In memory of

GEORGE WILSON's

fifty-four years service to
medical librarianship
in Manchester
1913–67

A NEW AND

Short Defense of *Tabacco*: with
the effectes of the same:
and of the right vse
thereof.

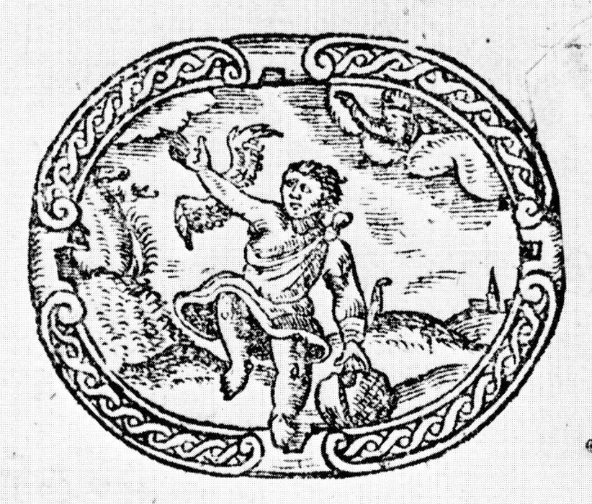

LONDON

Printed by V. S. for Clement Knight, and are
to be sold at his Shop at the Signe of the Holy
Lambe in Paules Church-yard.
1602.

CATALOGUE OF
MEDICAL BOOKS

IN MANCHESTER UNIVERSITY LIBRARY

1480 — 1700

Compiled by
ETHEL M. PARKINSON

assisted by
AUDREY E. LUMB

Published on behalf of
THE MANCHESTER MEDICAL SOCIETY
and
MANCHESTER UNIVERSITY LIBRARY
by
MANCHESTER UNIVERSITY PRESS

© 1972 University of Manchester

Published by
MANCHESTER UNIVERSITY PRESS
316–324 Oxford Road
Manchester M13 9NR

ISBN 0 7190 1246 5

Printed in Great Britain by Aberdeen University Press

CONTENTS

ACKNOWLEDGEMENTS

This is essentially a co-operative production and we should like to record our warm appreciation of all the help we received from past and present members of the Medical Library staff and also from various members of the Main Library staff who willingly assisted in one way or another. We should especially thank Margaret N. Blount, who did much of the cataloguing in the initial stages, Lawrence C. Aspden who contributed the index of printers, Jacqueline Sen and Dorothy Buckley for heroic efforts in typing from manuscript and B. B. Parkinson for countless hours of proof-correcting.

E.M.P.
A.E.L.

PREFACE

The wealth of some of the older provincial University Libraries is more often the subject of conjecture than recorded fact. Yet their stock often represents the first culling of some of the great nineteenth-century private collections. The medical collections in Manchester University Library pay particular tribute to these activities.

The principal source of these collections was the Manchester Medical Society. Founded in 1834 the Society was, and is, fortunate in having real bookmen among its members. Its Library came to the University on deposit in 1870 and was fully confirmed as part of the University Library in 1930. The present catalogue reflects the importance of the bibliographical contribution made by the Society. It also emphasises how relatively poor the University Library would be without such scholarly benefactors as Christie, Bullock, Partington, Arnold, and the various local Societies which have become very much associated with University life.

The catalogue was initiated and has been largely carried through by Mrs E. M. Parkinson of the University Library with the assistance chiefly of Miss A. E. Lumb and other former members of the Library staff. The standard of bibliographical scholarship aims at both the specialised medical bibliographer and the general librarian. The entries are full and the descriptive detail should enable collectors and librarians alike to compare and collate their copies. The bibliographical information is usually comprehensive and even on occasion definitive. The indexes of printers and places of publication find particular relevance in the history of printing and should be of use to many outside the field of medicine. The select subject index seeks to assist scholars pursuing medical research in both the historical and contemporary sense. In general the catalogue emphasises yet again the scholarly role of the early printers and the commitment of early men of medicine to scholarship rather than simply to medical scholarship.

There is much that will give satisfaction and even surprise among the 2,685 items, although inevitably there are gaps. On the one hand the first edition of Vesalius' *De Fabrica* is missing for the usual well-known reasons, reinforced on this occasion by two copies of the second edition. On the other hand the presence of the rare *A New and Short Defense of Tabacco*, London 1602, attributed to Dr Bellamy, is much more unexpected. Inevitably, however, the bulk of the collection is made up of books which no one would describe as rarities. They occupy a natural and essential place in the History of Medicine and they need no introduction or excuse here.

Certain limitations have been imposed by both time and space, which need comment. Firstly, and most obviously, the present publication has had to be confined to books printed before 1701. In fact the University's medical holdings of eighteenth- and nineteenth-century books are worth a catalogue in themselves. This omission is as unfortunate from the bibliographical as it is from the historical medical point of view, especially in the context of book illustration and book production. Taken as a whole they show clearly that if the History of Medicine is only now emerging as an accepted part of medical education, the teaching of medicine in Manchester has always had an eye firmly on the past. Very many of the books recorded here were brought together by men deeply involved in the History of Medicine, some seventy or eighty years ago.

Secondly, it has not been possible to include the pre-1701 medical holdings of the John Rylands Library. Just how unfortunate this omission is will be evident from the fact that of some 260 books so far identified, 103 are incunables, several of them very rare indeed. Of the others a large proportion are English books printed in the sixteenth century in England, for example, *This Lytell Boke Contaynethe Certayne Gostly Medycynes* by Paul Bushe, London *c.* 1532. The others, as a direct consequence of the Rylands concern with fine and rare printings, are often relatively rare books, such as the two Pynson printings of Galen, London 1522–1523. The Rylands Library incidentally contains a superb copy of the first edition of Vesalius.

Both of these omissions will be remedied at a later date. It is intended to devote a catalogue to the eighteenth- and nineteenth-century medical holdings in both the University Library and the Rylands Library. The pre-1701 medical holdings of the Rylands may very well be incorporated in the catalogue of our History of Science collections which is now in preparation. These catalogues, along with the present publication, seek to follow in the tradition established by the catalogue of the Christie collection, published in 1915. Much of what R. C. Christie said in the introduction to that volume applies here. Nothing, however, seems more pertinent at this time than the hope that he expressed, that students would find their subjects enriched by these books, or as he put it 'find these collections available for making the dry bones live'.

F. W. RATCLIFFE

A

ABANO (Pietro d')
See Petrus *de Abano*

ABDOLLATIF
See Abdu'l-Latif

ABDU'L-LATIF 1161–1231
Liber urinarum eiusdem [i.e. Isaac *Judaeus*]: cum . . .
Petri Hispani Commentarijs.
In Isaac *Judaeus*. Omnia opera, 1515, vol. 1, ff.
clvj–cciii.

> According to Campbell (p. 73) this is the work of Abdu'l-
> Latif, not Isaac.

ABEL LATHYF
See Abdu'l-Latif

ABEN EFID
See Albengnefit

ABEN-ESRA; ABEN-EZRA (Abraham)
See Abraham Aben Ezra

ABENGUEFIT
See Albengnefit

ABEN-HEZRA (Abraham)
See Abraham Aben Ezra

ABENNAR
See Abraham Aben Ezra

ABERCROMBY (David)   –1701 or 2
1. De variatione, ac varietate pulsus observationes.
Accessit ejusdem authoris Nova medicinae tum specu-
lativae tum practicae clavis, sive ars explorandi medicas
plantarum, ac corporum quorumcumque facultates ex
solo sapore. Londini, impensis Samuelis Smith, 1685.
[xii], 54 p. 6 ins.

> Imperfect. 1st part only. [SGC collates 2nd part as 6 ff, 36 p.]
> BM   Dawson 8   SGC 1   TC II 128   Wing A 80

ABHEGNEFID; ABHENGNEFIT
See Albengnefit

AB HORTO (Garcia); **AB ORTA** (Garcia)
See Garcia Ab Horto

**ABOU'L KASEM KHALAF BEN ABBAS AL
ZAHARAVI**
See Albucasis

ABRAHAM *Judaeus*
See Abraham *of Tortosa*

ABRAHAM *of Tortosa*. 13th cent.
See Albucasis. Bulchasis sive Servitoris . . . libellus
medicinae . . . [interprete Abraam iudeo tortuosiensi.]
[*In* Mesuë (Johannes) *the younger*. Opera, 1541, ff.
cclxxxix^v–ccxcviii^v.]
Albucasis. Liber Servitoris, id est liber 27 Bulchasim
benaberazerin . . . interprete Abraham Iudaeo Tor-
tuosiensi.
[*In* Mesuë (Johannes) *the younger*. Opera, 1602, Vol. 2,
ff. 240^r–251^v.]
Serapion *the younger*. Serapionis aggregatoris de
simplicibus commentarii, Abrahamo Iudaeo et Symone
Ianuensi interpretibus.
[*In* Brunfels (Otto). In hoc volumine continentur . . .
1531, pp. 1–308.]
Serapion *the younger*. Serapionis aggregatoris de simplicibus commentarii, Abrahamo Iudaeo et Symone
Ianuensi interpretibus.
[*In* Serapion *the elder*. Practica studiosis medicinae
utilissima, 1550, ff. 113–200.]

ABRAHAM ABEN EZRA 1092–1167
Liber . . . de criticis diebus.
In Ganivetus (Johannes). Amicus medicorum, 1550,
pp. 520–542.

ABRAHAM AVENAR
See Abraham Aben Ezra

**ABU ALI ALHOSSEIN BEN ABDALLAH BEN
SINA**
See Avicenna

ABU ALI IAHIAH BEN DSCHEZLA
See Buhahylyha Byngezla

**ABU BEKR MUHAMMED BEN ZAKARIJJA
EL-RAZI**
See Rhazes (Muhammad)

**ABU JUSUF JAKUB BEN ISHAK BEN
ALSABAH ALKINDI**
See Alkindus (Jacobus)

ABŪ MERVĀN 'ABDUL-MALIK IBN ZUHR
See Avenzoar

ABU MUHAMMAD ABDU'L LATIF IBN-JUSUF
See ABDU'L-LATIF

ABŪ NASR MUHAMMAD ABN TARKAN AL-FARABI
See ALPHARABIUS

ABU 'UBAYD
See SORSANUS

ABU YUSUF YA'QUB IBN-ISHAQ AL-KINDI
See ALKINDUS (Jacobus)

ABU ZEID HONAIN BEN ISHAK EL IBADI
See JOHANNITIUS

ABULCASA; ABULCASIS
See ALBUCASIS

ABUL-HASAN EL-MUCHTAR IBN BOTLAN
See ELLUCHASEM ELIMITHAR

ABUL KASIM CHALAF BEN ABBAS EL-ZAHRAWI
See ALBUCASIS

ABUL MOTARRIF ABD EL-RAHMAN IBN WAFID
See ALBENGNEFIT

ABUL WALID MUHAMMAD BEN ADMAD BEN ROSCHID
See AVERRÖES

ABUMERON
See AVENZOAR

ACACIA (MARTIN)
See AKAKIA (Martin)

ACADEMIA FLORENTINA
2. Novae Academiae Florentinae opuscula. Adversus Avicennam et medicos neotericos, qui Galeni disciplina neglecta, barbaros colunt. Lugduni, apud Seb. Gryphium, 1534.
132 p. 6·5 ins.

> *Contents:* 1. Dialogus qui Barbaromastix seu medicus dicitur.—2. Petri Francisci Pauli medici Galenici Avicennam de venae sectione tractatus.—3. Leonardi Giachini adversus Mesuem et vulgares medicos omnes tractatus.
> . . . Another copy bd. with CARDANO (G.). De methodo medendi, 1565. Christie Collection. De Thou copy.
> BM SGC 1 Wellcome 4585

ACAKIA (MARTIN)
See AKAKIA (Martin)

ACCORAMBONI (GIROLAMO) 1469–1537
3. Tractatus de lacte. Norimbergae, apud Johan. Petreium, 1538.
[71] p. 8 ins.
> Watt

ACKERSDYCK (CORNELIUS VAN) *respondent*
4. De partu difficili. Trajecti ad Rhenum ex officina Francisci Halma, 1697.
[7] 8–24 p. 8 ins.
> (Disp. med. inaug., Utrecht, Hermann Witsius, praeses.)
> *Bd. with* ROJESTEIN (Johannes a) *respondent*. De arthritide, 1683.

ACOLUTH (JOHANN) *respondent*
Virtus opii diaphoretica.
In ETTMÜLLER (Michael). Dissertationes medicae VII.
[*In* ETTMÜLLER (Michael). Opera medica theoretico-practica, Vol. 1, 1696, pp. 1725–1740.]

ACOROMBONUS EUGUBIUS (HIERONYMUS)
See ACCORAMBONI (Girolamo)

A COSTA (CHRISTOPHORUS)
See COSTA (Christophorus à)

ACTUARIUS (JOANNES) *Zachariae filius* 13*th cent.*
De differentiis urinarum.
In GESNER (Conrad). Compendium ex Actuarii Zachariae libris de differentiis urinarum [1541], ff. 1–35.
De febribus liber.
In DE FEBRIBUS, 1576, ff. 176r–179r [2nd seq.]

5. De medicamentorum compositione. Ruellio interprete. Parisiis, per Conradum Neobarium, 1539.
[8] 196 ff. 5·5 ins.

> First ed. of this 14th century Byzantine pharmacopoeia. This work consists of the 5th and 6th books of Actuarius's larger medical treatise "Methodus medendi" printed as an independent work. Complete work not published till 1554.
> Early English music parchment binding, possibly 14th century.
> . . . Another copy. Christie Collection.
> Wellcome 28

De spiritu animali libri duo: prior de actionibus & affectibus spiritus animalis, posterior de spiritus animalis nutritione: ad Iosephum Racendytam. Iulio Alexandrino Tridentino interprete. [De differentiis urinarum liber. Ab Ambrosio Leone Nolano latinus factus, ad graecorum autem exemplarium fidem à Iacobo Gopylo recognitus. De iudiciis urinarum libri II. Ab Ambrosio Leone Nolano in latinum sermonem versi, & à Iacobo Gopylo ad fidem exemplarium graecorum recogniti. De causis urinarum libri II. Ab Ambrosio Leone Nolano in latinum sermonem versi, & à Iacobo Gopylo ad fidem exemplarium graecorum recogniti. De praevidentia ex urinis . . . [libri II]. Medicus, sive de methodo medendi, libri VI. Cor. Henrico Mathisio Brugensi medico interprete.]
In MEDICAE ARTIS PRINCIPES, 1567, cols, 1–336 [2nd seq.]

6. Libri VII de urinis, Ambrosio Leone Nolano interprete: ad Graecorum exemplarium fidem à Iacobo Goupylo recogniti. Aristotelis Stagiritae lib. de coloribus. (Caelio Calcagnino interprete) Antonii Thylesii Cosentini de eadem re liber. Parisiis, Ioannem Raygni, 1548.
[xvi] 304 p. 6·5 ins.
> Watt

7. De urinis libri VII. Accedunt huic editioni aliorum medicorum dissertationes de urinis. Trajecti ad Rhenum, ex officina Gisberti à Zyll, 1670.

[xiv] 320, 461 [+3] p. 6·5 ins.

> *Contents:* Actuarius (Joannes). De urinis libri VII, pp. 1–308.—Willichius (Jodocus). Urinarum probationes, illustratae scholis medicis Hieronymi Reusneri Leorini D. med. his accessere remedia plurima ex urina desumpta, pp. 309–320; 1–300 (2nd series).—Willis (Thomas) Dissertatio de urinis, pp. 301–378.—Straten (William) Disputationum medicarum de fallaci urinarum judicio, pp. 379–418.—Aristotle. De coloribus liber, pp. 409–436.—Thylesius (Antonius). De coloribus libellus, pp. 437–461.
> BM   SGC 1

8. Methodi medendi libri sex, quibus omnia quae ad medicinam factitandam pertinent, fere complectitur. Cor. Henricus Mathisius Brugensis medicus nunc primum vertit. Accessit rerum ac verborum index locupletissimus. Venetiis, 1554.

xvi, 399, xli p. 8 ins.

> BM   SGC 1

See [ÉTIENNE (Henri)]. Dictionarium medicum, 1564.

ADAM (MELCHIOR) 1550?–1622

9. Vitae Germanorum jureconsultorum et politicorum: qui superiori seculo, et quod excurrit, floruerunt: concinnatae a Melchiore Adamo, cum indice triplici: personarum gemino, tertio rerum. Haidelbergae, impensis heredum Jonae Rosae, excudit Johannes Georgius Geyder, 1620.

[xxxii] 488 [xxxi] p. fold. tab. 7·5 ns.

> Christie Collection. Hoefel copy.
> BM

10. Vitae Germanorum medicorum: qui seculo superiori, et quod excurrit, claruerunt: congestae & ad annum usque cI I Iɔcxx deductae a Melchiore Adamo. Cum indice triplici: personarum gemino, tertio rerum. Haidelbergae, impensis heredum Jonae Rosae, excudit Johannes Georgius Geyder, 1620.

[xxxii] 451 [+27] p. 7·5 ins.

> . . . Another copy *bd. with his* Vitae Germanorum jureconsultorum et politicorum . . . 1620, Christie Collection.
> BM   SGC 1   Waller 15736   Wellcome 33

11. Vitae Germanorum philosophorum: qui seculo superiori, et quod excurrit, philosophicis ac humanioribus literis clari floruerunt. Collectae a Melchiore Adamo. Cum indice triplici: personarum gemino, tertio rerum. Haidelbergae, impensis Jonae Rosae Librarij, Francof., typis Johannis Lacelloti, 1615.

[xvi] 526 [vii] p. 7·5 ins.

> *Bd. with his* Vitae Germanorum jureconsultorum et politicorum . . . 1620.
> Christie Collection..
> BM

ADAM (TOBIAS) 1581–1643

Ad philosophos Germaniae praefatio.

In CAMPANELLA (Thomas). Prodromus philosophiae instaurandae, 1617.

> [*Bd. with his* Apologia pro Galileo . . . 1622.]

See CAMPANELLA (Thomas). De sensu rerum et magia, libri quatuor . . . Tobias Adami recensuit . . . 1620.

ADAMANTIUS *of Alexandria*

See ADAMANTIUS *Sophista.*

ADAMANTIUS *Sophista,* 4th century

12. Physiognomonica. Parisiis, per regium in graecis typographum, 1540.

[8o] p. 5·5 ins.

> Greek text. Device of Conradus Neobarius on t.-p.
> Christie Collection.
> BM Gresswell. Early Parisian Greek Press, vol. 1, p. 137
> Watt

ADER (GUILLAUME)

13. Enarrationes de aegrotis et morbis in Evangelio. Opus in miraculorum Christi Domini amplitudinem Ecclesiae Christianae elimatum. Tolosae, typis Raymundi Colomerii, 1623.

[xxiv] 458, [vi] p. 7 ins.

> Dawson notes: a rare work on diseases of lands of the Bible, Palestine, Syria etc.
> Dawson 82

ADMIRANDA RERUM ADMIRABILIUM ENCOMIA

See DISSERTATIONUM LUDICRARUM ET AMOENITATUM, scriptores varii, 1644.

AEGIDIUS COLUMNA,   –1316

. . . De regimine principium libro primo parte tertia de duodecim passionibus anime.

In ALBERTUS MAGNUS. Philosophia pauperum, 1493, ff. 46–48.

AEGIDIUS ROMANUS

See AEGIDIUS COLUMNA

AEGINETA (PAULUS)

See PAULUS *Aegineta*

AESCULAPIUS

De morborum, infirmitatum, passionumque corporis humani origine, descriptionibus, & cura. lib. unus.

In EXPERIMENTARIUS MEDICINAE, 1544. (Last item, separately paged I–LXXIX.)

> "Es ist keine selbstständige Arbeit, sondern eine Compilation aus methodischer und dogmatischer Quelle von einem christlichen Arzte, etwa des 7. Jahrhunderts"—B. Lex.

AETIUS *Amidenus c.* 500

14. Βιβλίων ἰατρικῶν τομος ά, τουτεστι βιβλια ὀκτω τα πρωτα . . . Librorum medicinalium tomus primus, primi scilicet libri octo nunc primum in lucem editi. (Venetiis, in aedibus haeredum Aldi Manutii, & Andreae Asulani), 1534.

[iv] 177 [i] ff. 12 ins.

> Greek text. Osler notes no second volume published.
> . . . Another copy with marginal MS. notes. Christie Collection Sykes copy.
> BM   Osler 435   SGC 1   Wellcome 47

15. [Contractae ex veteribus medicinae tetrabiblios hoc est quaternio, id est libri universales quatuor: singuli quatuor sermones complectentes, ut sint in

summa quatuor sermonum quaterniones id est sermones
sedecim] per Ianum Cornarium medicum physicum
latinè conscriptus. (Basileae, impensis Hier. Frobenii,
et Nic. Episcopii, 1542.)
932 [xxx] p. 10·5 ins.

> Wanting t.p. and pp. 19–20. Title from Haller. Imprint from
> colophon. Marginal MS notes.
> BM   Wellcome 50

16.   Contractae ex veteribus medicinae sermones XVI.
Per Ianum Cornarium medicum physicum latine conscripti. Venetiis, ex officina Farrea, 1543.
[8] 469 [+1] ff. 6 ins.

> Vol. 1 (Sermones I–VIII) only.
> Wellcome 51

Contractae ex veteribus medicinae tetrabiblos, hoc est
quaternio, id est libri universales quatuor; singuli
quatuor sermones complectentes: ut sint in summa
quatuor sermonum quaterniones, id est sermones XVI.
Per Ianum Cornarium . . . latinè conscripti.
In MEDICAE ARTIS PRINCIPES, 1567, cols. 1–842 [5th seq.]

De febribus . . . liber.
In DE FEBRIBUS, 1576, ff. 57ᵛ–65ᵛ.

Ex Aetio tetrabibli [excerpta de balneis].
In DE BALNEIS, 1553, ff. 482ʳ–486ᵛ [2nd seq.].

17.   Libri XVI in tres tomos divisi, quorum primus &
ultimus Ioan. Baptista Montano Veronensi medico,
secundus Iano Cornario Zuiccaviensi, & ipso medicinae
professore, interpretibus latinitate donati sunt. In quo
opere cuncta quae ad curandi artem pertinent congesta
sunt, ex omnibus qui usque ad eius tempora scripserant,
diligentissime excerpta. Additus est index in omneis (!)
tomos copiosissimus. Basileae, in officina Frob., 1533–5.
3 vols. in 1; [xii] 350 [ii]; [xii] 441 [+3]; [2] 3–182 [xxii] p.
11·5 ins.

> Vol. 1 dated 1535 (Books 1–7)
> Vol. 2 dated 1533 (Books 8–13) with title: De cognoscendis et
> curandis morbis sermones sex, iam primum in lucem editi,
> interprete Iano Cornario Zuiccavieñ. medico. Quae in singulis
> sermonibus continentur in principio cuiusque habetur. De
> ponderibus & mensuris, ex Paulo Aegineta, eodem interprete.
> Vol. 3 dated 1535.
> Colophon to each vol.: Basileae in officina Frobeniana, per
> Hieronymum Frobenium et Nicolaum Episcopium.
> MS biographical note on t.-p. Marginal MS notes.
> SGC 1

See AVICENNA. Liber canonis, de medicinis cordialibus,
et cantica, 1556.

[ÉTIENNE (Henri)]. Dictionarium medicum, 1564.

FONTANON (Denys). De morborum internorum curatione libri IIII, 1560.

LONITZER (Adam). De purgationibus libri III, 1596.

OROSCIUS (Christophorus). Annotationes in interpretes
Aetii . . . 1540.

RORARIUS (Nicolaus). Contradictiones . . . in libros . . .
Aetii . . . 1566.

AGER (NICOLAS) 1568–1634, *ed.*
See RYFF (Walther Hermann). Newe aussgeruste
deütsche Apoteck . . . 1602.

AGRICOLA (GEORG) 1494–1555
18.   De mensuris & ponderibus Romanorum atque
Graecorum, lib. V. De externis mensuris & ponderibus
lib. II. Ad ea, quae Andreas Alciatus denuo disputavit
de mensuris & ponderibus, brevis defensio, lib. I.
De mensuris, quibus intervalla metimur, lib. I. De
restituendis ponderibus atque mensuris, lib. I. De
precio metallorum & monetis, lib. III. Basileae, (apud
Hier. Frobenium et Nic. Episcopium), 1550.
[viii] 180 [+2] 181–192 [2 blank] 193–340 [+16] p. 13 ins.

> Imprint completed from colophon.
> Christie Collection.
> BM   Wellcome 60

De natura eorum quae effluunt ex terra, liber primus
(-quartus) .
In DE BALNEIS, 1553, ff. 273ʳ–288ᵛ [2nd seq.].

19.   De ortu & causis subterraneorum, lib. V. De
natura eorum quae effluunt ex terra lib. IIII. De natura
fossilium, lib. X. De veteribus & novis metallis,
lib. II. Bermannus, sive de re metallica dialogus, lib. I.
Interpretatio Germanica vocum rei metallicae, addito
duplici indice, altero rerum, altero locorum. Omnia ab
ipso authore, cum haud poenitenda accessione, recens
recognita. Basileae, (in officina Frobeniana per Hieronymum Froebenium & Nicolaum Episcopium) 1558.
[ii] 3 [4–5] 6 [7–8]; 470 [+39] p. 13 ins.

> Imprint completed from colophon.
> *Bd. with his* De mensuris & ponderibus . . . 1550.
> BM   Wellcome 63

20.   De peste libri tres. Basileae, per Hier. Frobenium
et Nic. Episcopium, 1554.
[ii] 3–161 [+15] p. 6·5 ins.

> BM   SGC 1   Wellcome 66

21.   Libri quinque de mensuris et ponderibus, in
quibus plaeraque à Budaeo et Portio parum animadversa
diligenter excutiuntur. Opus nunc primum in lucum
aeditum. Parisiis, excudebat Christianus Wechelus, 1533.
[ii] 3–261 [+5] p. 6 ins.

> BM   Osler 672   SGC 2   Wellcome 59

AGRICOLA (JOANNES) 1589–1643
22.   Erstér Theil commentariorum, notarum, observationum et animadversionum in Johannis Popii Chymische Medicin darinnen alle Process mit fleiss examin-
irt, von den Irrungen corrigert und mit etlich hundert
newen Processen, geheimen Handgriffen aus eigener
Erfahrung vermehrt und illustrirt, auch der rechte und
warhafftige Gebrauch der Artzeneyen mit etlich hundert
Historien verificirt darneben was in Chirurgia und
Alchimia oder metallorum damit zu verrichten gründlichen offenbahret allen Standes-Personen medicis,
chirurgis, chymicis, Balbirern Feld-Scherern Ross-
artzten Goldschmieden und allen haus-Wirthen hoch-
nützlich zu lesen und zu gebrauchen. Leipzig, In
verlegung Thomae. Schürers S. Erben und Matthiae
Götzen, 1638.
[xxvi] 1–160; 107–610 [c] p.

> 2nd engr. t.-p. Portrait is of Joannes Agricola aged 49.
> BM

AGRIPPA (Heinrich Cornelius) 1486–1535
Henrici Cornelii Agrippae . . . in artem brevem Raymundi Lullii commentaria.
In Lully (Raymond). Opera . . . 1657, pp. 790–916.

AICARDI (Paul) 15 ?–1607
See Mercuriali (Geronimo). De morbis cutaneis . . . diligenter excepti . . . opera Pauli Aicardii . . . 1572.

AILLEBOUST (Jean) ᶜ1550–ᶜ1600
Ioan. Albosii . . . foetus per ann. XXIIX in utero contenti & lapide facti historia elegantiss.
In Rousset (François). Foetis vivi . . . 1591. *And in his* Exsectio foetus vivi . . . 1601.

Ioan. Albosii . . . lithopaedii Senonensis, per annos XXIIX in utero contenti, historia elegantissima.
In Rousset (François). Ὑστεροτομοτοκια gallice primum edita . . . 1588.

Lithopaedii Senonensis (ut D. Ioan, Albosius descripsit) icon, cuius historia & exercitatio problematica de istius indurationis causis in extremo commentariorum Cordaei in Hippocr. Περὶ γυναικείων habetur.
In Spach (Israel). Gynaeciorum, 1597, p. 479 [2nd seq.].

Portentosum lithopaedion, sive embryum petrefactum urbis Senonensis. Adjecta levi & succincta exercitatione: eaque Academica, de hujus indurationis causis naturalibus. Cui accessit Simonis Provancherii . . . de eadem re opinio.
In Collectanea de diuturna graviditate, seriem tractatum, 1662, pp. 1–41.

AILLEBOUT (Jean)
See Ailleboust (Jean)

AISEIR
Descriptio ponderum et mesurarum ex breviario Aiseir.
In Articella . . . 1519, f. ccicciii.

AKAKIA (Martin)   –1551
De morbis muliebribus liber primus (-secundus).
In Spach (Israel). Gynaeciorum, 1597, pp. 745–801 [2nd seq.]

23. Synopsis eorum quae quinque prioribus libris Galeni de facultatibus simplicium medicamentorum continentur. Parisiis, apud Andream Wechelum, 1555.
[26] p. 7 ins.
> . . . Another copy Christie Collection *Bd. with* Hippocrates . . . Aphorismi, (1554).
> Eloy

AKEN (Cornelius van) *respondent*
24. De phthisi. Trajecti ad Rhenum, ex officina Guilielmi vande Water, 1700.
[10], [i] p. 8 ins.
    (Diss. med. inaug., Utrecht, Hermann van Halen, praeses)
> *Bd. with* Avemann (Joannes Christophorus) *respondent*. De medico eleemosynario publico. 1695.

ALBENGNEFIT 997–1068
De virtutibus medicinarum, et ciborum, translatus a magistro Gerardo Cremonensi de arabico in latinum.
In Elluchasem Elimithar Tacuini sanitatis, 1531, pp. 119–139.
De virtutibus simplicium medicinarum.
In Mesuë (Johannes) *the younger*. Opera quae extant omnia, 1562, ff. 466ᵛ–470ʳ.

Ex Abhenguefit libello. Sermo in appropinquatione medicinae ex corpore.
In De Balneis, 1553, ff. 429ᵛ–430ʳ [2nd seq.]

Libellus, in quo de simplicium medicinarum, & ciborum virtutibus in generali, & speciali, brevissime, & ordinatissime pertractatur.
In Mesuë (Johannes) *the younger*. Opera . . . 1602, Vol. 2, ff. 265ʳ–268ᵛ.

Subtilissimus Abhenguefit de simplicibus medicinis libellus.
In Mesuë (Johannes) *the younger*. Opera, 1541, ff. cccxxᵛ–cccxxiiiᵛ.

ALBERTI (Salomon) 1540–1600
25. Historia plerarumque partium humani corporis, membratim scripta, et in usum tyronum retractatius edita. (Vitaebergae, excudebant haeredes Johannis Cratensis, 1585.)
[xvi] 121 [ii] p. illus. fold. pls. 6 ins.
> Imprint from colophon. Interleaved copy.
> SGC 1   Waller 308   Wellcome 105

See Sennert (Daniel). De scorbuto tractatus. Cui accesserunt eiusdem argumenti tractatus & epistolae, . . . Salomonis Alberti . . . 1624.

ALBERTUS MAGNUS 1193–1280
Collectanea Lacinii ex Alberto Magno atque divo Thoma alijsque autoribus non vulgaribus.
In Lacinius (Janus) *ed*. Pretiosa margarita, 1546, ff. 180ʳ–194ᵛ and 1557 ed.

26. De secretis mulierum. Item de virtutibus herbarum, lapidum et animalium. [Item Michaelis Scoti libellus de secretis naturae.] Amstelodami, apud Iodocus Ianssonium, 1655.
358 [xiv] p. 5 ins.
> BM

27. De secretis mulierum. Item de virtutibus herbarum lapidum et animalium. Amstelodami, apud Ioannem Ravesteinium, 1665.
[2] 3–329 [+4] p. 5 ins.
> Engr. t.-p.
> University History of Science Collection. Theodores copy.

De secretis mulierum, tractatus . . .
In Aristotle. Problemata Aristotelis, ac philosophorum medicorumque complurium, . . . 1558.

De virtutibus herbarum, lapidum & animalium quorundam libellus.
In Aristotle. Problemata Aristotelis, ac philosophorum medicorumque complurium . . . 1558.

Die Heimligkeiten Alberti Magni.
In ROESLIN (Eucharius). Ehestandts Artzney, 1565.

28. Libellus qui inscribitur de formatione hominis in utero materno, vel ut notiori titulo, secreta mulierum, nunc recens ex archetypo exscriptus, exactiori diligentia recognitus et a multis prodigiosis mendis repurgatus. Cui tandem accesserunt scolia non minus philosophiae quam medicinae candidatis utilia. Antverpiae, ex officina viduae Martini Caesaris, 1538.
[110] p. 6·5 ins.
> *Bd. with his* Liber secretorum, 1555.

29. Liber secretorum Alberti Magni, de virtutibus herbarum, lapidum et animalium quorundam. Eiusdemque liber de mirabilibus mundi etiam de quibusdam effectibus causatis à quibusdam animalibus, etc. (Antverpiae, apud Ioannem Gymnicum, 1555.)
[ii, 61] p. 6 ins.
> Imprint from colophon.
> . . . Another copy. University History of Science Collection.
> Schunck copy. (*1st* part only)
> Wellcome 138

30. [Philosophia pauperum, sive philosophia naturalis.] (Brixiae, impraessum per D. Praesbyterum Baptista de Farfengo, 1493.)
[49] ff. woodcut illus. 8 ins.
> Also contains: Egidius de regimine principium libro primo parte tertia de duodecim passionibus anime, ff. 46–8. *and* Albertus Magnus' De intellectiva. f. 48.
> t.-p. (ai) missing.
> Marginal MS notes and 2 p. MS notes at end of volume.
> University History of Science Collection. Angus Smith Memorial copy.
> Ballard 79   BMC VII 985.   Klebs 23.5   Schullian 18   Stillwell A 268   Wellcome 122

ALBINUS (BERNARD) 1653–1721, *praeses*
See MENTZEL (Johannes Christianus). De aegro melancholia hypochondriaca . . . 1684.

ALBOSIUS (JOHANNES)
See AILLEBOUST (Jean)

ALBRECHT (AUGUSTUS JACOBUS)
De generatione disp. XII.
In LEICHNER (Eckard). De generatione . . . 1649.

ALBUCASIS 912?–1013?
Albucasis arabis quae de morbis muliebribus scripsit capita, cum instrumentis chirurgicis ad id necessariis.
In GYNAECIORUM, 1586 tomus II, sect. 2, pp. 489–500.

Bulchasis sive Servitoris . . . libellus medicinae studiosis utilitati non parvae futurus. [Translatus a Symone Januensi interprete Abraam iudeo tortuosiensi.]
In MESUË (Johannes) *the younger*. Opera, 1541, ff. cclxxxix^v–ccxcviii^v.

Liber Servitoris, id est liber 27 Bulchasim benaberazerin, translatus à Simone Ianuensi interprete Abraham Iudaeo Tortuosiensi.
In MESUË, (Johannes) *the younger*. Opera . . . 1602, Vol. 2, ff. 240^r–251^v.

Gravissimorum aliquot affectuum muliebrium, praecipue ad chirurgiam spectantium, curandi ratio, ex Albucasis . . . medendi methodo lib. II, desumpta.
In SPACH (Israel). Gynaeciorum, 1597, pp. 442–447 [2nd seq.].

Gynaeciorum, sive affectus aliquot mulierum gravissimos, praecipuè qui ad chirurgiam spectant curandi ratio: ex praestantissimi inter arabes medici Albucasis medendi methodi libro II.
In GYNAECIORUM, 1566, cols. 187–214.

Lib. chirurgici pars I (–III)
In PRISCIANUS (Theodorus). Octavii Horatiani rerum medicarum lib. quatuor, 1532, pp. 119–319.

31. Methodus medendi certa, clara et brevis, pleraque quae ad medicinae partes omnes, praecipuè quae ad chirurgiam requiruntur, libris III exponens. Cum instrumentis, ad omnes ferè morbos, utiliter, & γραφικῶς depictis . . . Ex pervetustis exemplaribus emendata, & iam primum typis impressa. Nam quae sub huius autoris nomine sunt aedita ab alijs, non dicimus qualia sint, sed si ad haec paulò exercitatior lector contulerit, quanti sint aestimanda intelligit. Rolandi omnibus boni medici dotibus insignis lib. IIII in quibus ordine & iudicio singulari fideliter tradit rationem medendi morbis interiorum & exteriorum partium humani corporis. Rogerij liber breviter perstringens quicquid de omnium venarum phlebotomia scire bonum medicum oportet. Constantini Africani de humana natura lib. I. Item eiusdem de elephantia lib. I. Et de remediorum ex animalibus materia lib. I. Antonij Gazii quo medicamentorum genere purgationes fieri debeant lib. I. Basileae, per Henricum Petrum (1541)
[xxxii] 342 [ii] p. illus. (woodcuts). 10 ins.
> Date from colophon.
> Decorated initials.
> . . . Another copy. 11·5 ins. Hand-ruled borders to text (in red). Initials G.T. on front cover.
> BM   Wellcome 12

See AVICENNA. Liber canonis, de medicinis cordialibus, et cantica, 1556.

ALBUCHASIS; ALBUKASIS
See ALBUCASIS

ALCADINO *fl.* 1191
De balneis Puteolanis ad Henricum Imp.
In DE BALNEIS, 1553, ff. 203^r–208^r [2nd seq.]
> According to Paul Paciaudi (De sacris balneis, 1750) 16 of the 34 verses are by Alcadino and 18 by Eustuzio de Matera (*see* B. méd.)

ALCHINDUS
See ALKINDUS (Jacobus)

ALCIATI (ANDREA) 1492–1550
See GALEN (Claudius). De compositione medicamentorum κατὰ γένη Lib VII . . . Eiusdem de ponderibus & mensuris liber, D. Andrea Alciato interprete . . . 1530.

ALCINIO (Pierre)
See Alcionio (Pierre)

ALCIONIO (Pierre) 1487–1527 or 8
32. Medices legatus de exsilio. (Venetiis, in aedibus Aldi et Andreae Asulani soceri, 1522.)
[140] p. 8 ins.
> Christie Collection.
> BM   Brunet

Medices legatus, sive de exsilio, libri II. Latinae linguae elegantia ad unguem expoliti, ac Christianis philosophicisque rationibus instructissimi.
In Cardano (Girolamo). De sapientia libri quinque . . . 1624.

See Aristotle. In hoc volumine haec continentur . . . De communi animalium motu liber I. Petro Alcyonio interprete . . . 1524.

ALCYONIUS (Petrus)
See Alcionio (Pierre)

ALDES (Theodorus) *Anglus, pseud.*
See Slade (Matthias)

ALDROVANDUS (Ulysses) 1524?–1607
Cycni encomium.
In Dissertationum Ludicrarum Et amoenitatum, scriptores varii. 1644, pp. 655–666.

ALEARDUS *de Pindemontibus*
De balneis Calderij . . .
In De Balneis, 1553, ff. 141^v–143^r [2nd seq.]

De virtute balneorum Calderianorum . . .
In De Balneis, 1553, ff. 189^v–190^r [2nd seq.]

ALECTHROCHORAS (Bartholomaeus) *pseud. respondent*
Dissertatio theoretico-practica de . . . hanreitatum materia, quam . . . praesidente . . . Dn. Josepho Cornigero Cornuto . . . proponit . . . Bartholomaeus Alecthrochoras Baro . . .
In Facetiae Facetiarum, 1627, part 16; 1647, pp. 445–510; 1657, pp. 425–489.

ALEMANUS (Adrianus)
See L'Alemant (Adrien)

ALESSANDRI (Francesco)
33. Trattato della peste, et febri pestilenti . . . ove con mirabil'ordine si vede chiaramente l'essenze, differenze, cause, segni, preservatione, et curatione de'morbi pestilenti, et suoi accidenti. Tradotto di latino in volgare dall'istesso autore et in molte parti ampliato. In Torino per Antonio de' Bianchi, 1586.
[viii] 114 [ii] ff. 8·5 ins.
> Bibl. Ital. 3.968

ALESSANDRINI *de Neustain* (Giulio) 1506–90
34. Salubrium sive de sanitate tuenda, libri triginta

tres . . . Coloniae Agrippinae, apud Geruinum Calenium & haeredes Quentelios, 1575.
[xxviii] 791 p. 12 ins.
> Wanting pp. 785–788.
> BM   SGC 2   Wellcome 216

See Actuarius (*Joannes*) *Zachariae filius*
De spiritu animali libri duo . . . Iulio Alexandrino Tridentino interprete. [*In* Medicae Artis Principes, 1567, col. 1–42 2nd seq.]

ALESSIO *Piemontese, pseud.* [Girolamo Ruscelli?]
35. De' secreti del Reverendo Donno Alessio Piemontese, prima parte, divisa in sei libri [-terza parte]. Opera utilissima, et universalmente necessaria, & dilettevole à ciascheduno. Ora in questa seconda editione dall' autor medesimo tutta ricorretta, & migliorata. Et aggiuntovi nel fine d'ogni libro molti bellissimi secreti nuovi . . . In Venetia, per Comin da Trino, 1557–1563.
3 parts; [xxiv] 191 [+1] p.; [2] 3–41 [+3] ff. 26 [1+ ?] ff. 8 ins.
> Imprint to Vols. 2 and 3. In Venetia, 1563.
> Woodcut border to t.-p. of each part incorporating the initials C.T.
> Imperfect. Wanting: part 1, pp. 113–120 (sig. P); 2. ff. 30–31; 34–36; 3. f. 25; all after first leaf of index at end.
> "Alexis piémontois est un nom supposé sous lequel on a publié les secrets rassemblés par Jérôme Ruscelli"—Brunet.
> Bullock Collection

36. Secreti del Reverendo Donno Alessio Piemontese, nuovamente dall'auttor medesimo riveduti & ricorretti. Con una aggiunta parte dell'istesso auttore, & parte raccolta dalle fatiche di diversi che di quelli ne hanno fatti gli esperimenti. In Pesaro, per Bartolomeo Cesano, 1558.
[xii] 179 ff. 6 ins.
> At f. 125: Aggiunta fatta a'secreti di Donno Alessio Piemontese, parte havvta dal medesimo auttore, & parte raccolta dalle fatiche di diversi, che di quelli ne hanno fatti gli esperimenti.
> Bullock Collection

37. Secreti nuovi di maravigliosa virtu' del Signor Ieronimo Ruscelli i quali continovando a quelli di Donno Alessio, cognome finto del detto Ruscelli, contengono cose di rara esperienza, & di gran giovamento. In Venetia, appresso gli heredi di Marchiò Sessa, 1567.
2 parts; [xxiv] 287 ff. 6 ins.
> Bullock Collection.

38. The third and last part of Secretes of the reverend maister Alexis of Piemont, by him collected and out of divers excellent authors, with a necessary table in the ende conteyning all the matters treated of in this present worke. Englished by William Ward. London, Thomas Dawson for John Wyght, 1578.
[i, 1] 2–75 [9] ff. 7·5 ins.
> Separate t.-p.s for pts. I and II. *Bd. with his* Seconde part of the Secretes . . . London, [1580].
> STC 307   Watt

39. The seconde part of the Secretes of Maister Alexis of Piemont, by him collected out of divers excellent authors and newly translated out of Frenche into Englishe. With a generall table of all matters contained in the saied booke by Willyam Warde. London, Jhon Kyngston for Jhon Wight, [1580].
[i, 1] 3–75 [+5] ff. 7·5 ins.
     STC 303   Watt

40. Kunstbuch des wolerfarnenherren Alexii Pedemontani, von mancherleyen nutzlichen und bewerten Secreten oder Kůnsten. Der ander Theil. Jetzt newlich verteutscht, durch Doctor Hanss Jacob Wecker. 1580.
[iv] 274 [xxi] p. 6·5 ins.
     Bd. with WECKER (Johann [or Hans] Jacob). Ein nutzliches Bůchlein von mancherleyen künstlichen, Wassern, Olen unnd Weinen . . . 1581.

41. De secretis libri septem: a Ioan. Iacobo Weckero, doctore medico, ex italico sermone in latinum conversi et multis bonis secretis aucti diligentiusque castigati. Accessit eiusdem Weckeri opera, octavus de artificiosis vinis liber. Editio quarta. Basileae, sumptibus Ludovici Künig, 1603.
[ii] 3–361 [xxx] p. 6 ins.

42. Les secrets du seigneur Alexis Piemontois reveu & augmentě d'une infinité de rares secrets. A Rouen, chez Jacques Cailloue, 1661.
[ii] 3–711 [+67] p. engr. illus. 6·5 ins.
     Erratically paginated. Table of contents incomplete.
     Partington Collection.

43. Les secrets du seigneur Alexis Piemontois divisés en deux parties; où les curieux trouveront une infinité d'experiences pour la conservation de leur santé, mille remedes infaillibles contre toute sorte de maladies, et ce qui est digne de leur connoissance. Nouvelle édition. Lyon, Guillaume Chaunod, 1669.
[iv] 645 [+62] p. 6·5 ins.

ALEXANDER *Aphrodisienses fl.* 200
Problematum Alexandri Aphrodisiei libri duo.
In ARISTOTLE. Contenta hoc volumine . . . 1524. [*Bd. with his* In hoc volumine haec continentur . . . 1524].

Super quaestionibus nonnullis physicis, solutionum liber, Angelo Politiano interprete.
In ARISTOTLE. Problemata Aristotelis, ac philosophorum medicorumque complurium . . . 1558.

ALEXANDER BENEDICTUS
See BENEDETTI (Alessandro)

ALEXANDER *Trallianus* 525–605
44. Ἀλεξάνδρου Τραλλιανου ἰατρου βιβλια δυοκαιδεκα. Ραζῆ λογος περὶ λοιμικῆς ἀπο της συρων διαλεκτου εξ ελληνισθεις Alexandri Tralliani medic ilibri XII. Rhazae de pestilentia libellus ex Syrorum lingua in Graecam translatus. Iacobi Goupyli in eosdem castigationes . . . Lutetiae, ex officina Rob. Stephani, 1548.
[viii] 259; 39 [+1] p. 13·5 ins.

Greek text. Colophon. MS marginal notes.
. . . Another copy. Christie Collection. Wodhull and Gennadius copy. Bound in red morocco by Roger Payne. MS marginal notes.
BM   SGC 1   Waller 345   Wellcome 208

45. Libri duodecim, Graeci et Latini, multo quàm antea auctiores et integriores: Ioanne Guinterio Andernaco interprete, et emendatore. Adiectae sunt per eundem variae exemplarium lectionis observations, cum Iacobi Goupyli castigationibus. Accessit etiam rerum et verborum toto opere memorabilium index. Basileae, per Henricum Petrum, (1556).
[xxii] 858 [+1] p. 7 ins.
     Date from colophon. Pp. 369–384 bound between pp. 32–33.
     BM   SGC 1   Wellcome 213

46. Libri duodecim. Ioanne Guinterio Andernaco interprete et emendatore. Nunc demum Ioannis Molinaei D. M. doctissimis annotationibus illustrati multisque in locis suo nitori restituti. Lugduni, apud Antonium de Harsy, 1576.
[ii] 3–804 [xxiii] p. 4·5 ins.
     BM   SGC 2   Wellcome 214

De arte medica libri duodecim, Ioanne Guinterio Andernaco interprete.
In MEDICAE ARTIS PRINCIPES, 1567, cols. 133–346 [+7 p.] [1st seq.]
De mirabilibus et longaevis libellus.
In ANTONINUS LIBERALIS. Transformationum congeries, 1568, pp. 69–105.
De Olympiis fragmentum.
In ANTONINUS LIBERALIS. Transformationum congeries, 1568, pp. 105–118.

47. De singularum corporis partium, ab hominis coronide ad imum usque calcaneum, vitijs, aegritudinibus, & iniurijs, libri ad unguem facti V, per Albanum Torinum Vitodurensem recens latinitate donati. Basileae excudebat Henricus Petrus, (1553).
[xxxiv] 342 [vi] p. 11·5 ins.
     Bookplate of Thomas Addams M.D.
     BM   SGC 1   Wellcome 206
Ex Alexandro Tralliano [excerpta de balneis].
In DE BALNEIS, 1553, ff. 480ᵛ–482ʳ [2nd seq.]
Liber de febribus Io. Guinterio.
In DE FEBRIBUS, 1576, ff. 44ᵛ–57ᵛ [2nd seq.]
See [ÉTIENNE (Henri)]. Dictionarium medicum . . . excerptae ex . . . Alex. Tralliano . . . 1564.

ALEXANDRINUS (JULIUS)
See ALESSANDRINI *de Neustain* (Giulio)

ALEXIS or **ALEXIUS** *Pedemontanus*
See ALESSIO *Piemontese* [i.e. Girolamo Ruscelli?]

ALFARABIUS
See ALPHARABIUS

ALI BEN EL-ABBAS
See HALY ABBAS

AL-KENDI (ABOU YUSSUF JACOUB BEN ISAC)
See ALKINDUS (Jacobus)

AL-KINDI (ABU YUSUF YA'QUB IBN-ISHAQ)
See ALKINDUS (Jacobus)

ALKINDUS (JACOBUS) –873.
De gradibus rerum.
In ELLUCHASEM ELIMITHAR. Tacuini sanitatis, 1531, pp. 140–163.
De investigandis compositarum medicinarum gradibus.
In MESUË (Johannes) *the younger.* Opera quae extant omnia, 1562, ff. 471–475ʳ.
Alchindi . . . de medicinarum compositarum gradibus investigandis libellus.
In MESUË (Johannes) *the younger.* Opera, 1541, ff. cccxxiiiiⁱᵛ–cccxxviiᵛ. *Also in* OPUSCULA ILLUSTRIUM MEDICORUM DE DOSIBUS, 1584, pp. 232–283.
Iacob Alchindi . . . in suum de medicinarum compositarum gradibus investigandis libellum praef.
In MESUË (Johannes) *the younger.* Opera . . . 1602, vol. 2, ff. 269ᵛ–273ᵛ.

ALLEN (BENJAMIN) 1663–1738
48. The natural history of the chalybeat and purging waters of England with their particular essays and uses among which are treated at large the apoplexy and hypochondriacism to which are added, some observations on the Bath waters in Somersetshire. London, S. Smith and B. Walford, 1699.
[xl] 184 p. 7 ins.
  BM   SGC 1   Watt   Wing A 1018

ALMELOVEEN (THEODORE JANSSEN VAN) 1651–1712
respondent
49. De semine. Ultrajecti, typis Appelarianis, 1680.
[16] p. 8 ins.
  (Disp. physiologico-medica, Utrecht, Jacobus Vallan, praeses)
  Bd. with AVEMANN (Joannes Christophorus) *respondent.* De medico eleemosynario publico, 1695.

50. Disputationum anatomicarum de corporis animalis oeconomia quinta. Ultrajecti typis Appelarianis, 1680.
10 [ii] p. 8 ins.
  (Diss. inaug., Utrecht, Johannes Munniks, praeses)
  Bd. with AVEMANN (Joannes Christophorus) *respondent.* De medico eleemosynario publico, 1695.

See CELSUS (Aurelius *or* Aulus Cornelius). De medicina libri octo . . . cura & studio Th. J. ab Almeloveen . . . 1687.

ALPAGO (ANDREA) *fl.* c. 1550
See AVICENNA. Canon medicinae . . . Andreae Alpagi Belunensis castigatione, 1595 & 1608 eds. Liber canonis, de medicinis cordialibus et cantica, 1556, Libri in re medica omnes, 1564.

SERAPION *the elder.* Practica studiosis medicinae utilissima; quam postremo Andreas Alpagus Bellunensis . . . in latinum convertit . . . 1550.

ALPAGUS (ANDREA)
See ALPAGO (Andrea)

ALPHABETUM EMPIRICUM, sive, Dioscoridis et Stephani Atheniensis . . . De remedijs expertis liber, iuxta alphabeti ordinem digestus. [Tiguri] 1581.
See DIOSCORIDES (Pedanius) [Pedacius] *Anazarbeus, and* STEPHANUS *Atheniensis.* Alphabetum empiricum.

ALPHARABIUS 870–950
See CHAMPIER (Symphorien). Castigationes . . . Arabum medicorum . . . Alpharabij . . . (1532).

ALPHONS or ALPHONSE DE SANTA CRUZ
See SANTA CRUZ (Alphonse de)

ALPINUS (PROSPER) 1553–1617
51. De medicina Aegyptiorum, libri quatuor. In quibus multa cum de vario mittendi sanguinis usu per venas, arterias, cucurbitulas ac scarificationes nostris inusitatas, deque inustionibus, & aliis chyrurgicis operationibus, tum de quamplurimis medicamentis apud Aegyptios frequentioribus, elucescunt. Quae cum priscis medicis doctissimis, olim notissima, ac pervulgatissima essent, nunc ingenti artis medicae iactura à nostris desiderantur. Venetiis, apud Franciscum de Franciscis Senensem, 1591.
xx, 150, xxv ff. woodcut illus. 9·5 ins.
  BM   Osler 1796   SGC 2   Waller 12509   Wellcome 232

52. De plantis Aegypti liber. In quo non pauci, qui circa herbarum materiam irrepserunt, errores deprehenduntur, quorum causa hactenus multa medicamenta ad usum medicinae admodum expetenda, plerisque medicorum, non sine artis iactura, occulta, atque obsoleta iacuerunt. . . . Accessit etiam liber de balsamo aliàs editus. Venetiis, apud Franciscum de Franciscis Senensem, 1592.
[iv] 57; [58–61] 62–80 [i.e. 84] ff. woodcut illus. 9·5 ins.
  2 sets of leaves numbered 37–40 inclusive not duplicate.
  Separate t.-p. for 'De balsamo dialogus'.
  . . . Another copy *bd. with his* De medicina Aegyptiorum libri quatuor, 1591.
  BM   Osler 1799   SGC 2   Wellcome 233

ALSAHARANUS, ALSAHARAVIUS, ALSARAVIUS, ALSCHARAVIUS
See ALBUCASIS

ALTOMARE (ANTONIO DONATO D') 1520–
Petri Salii Diversi . . . annotationes in librum Donati Antonii ab Altomari, De medendis humani corporis malis.
In DIVERSO (PIERRE SALIO). De febre pestilenti tractatus, 1586, pp. 372–473.

ALZAHARAVIUS
See ALBUCASIS

AMATUS LUSITANUS *pseud.* [i.e. JOHANNES RODRIQUEZ DE CASTELLO BRANCO] 1511–
53. Curationum medicinalium . . . centuria septima. Thessaloniae curationes habitas continens, varia multiplicique doctrina referta. Venetiis, apud Vincentium Valgrisium, 1566.
2 vols in 1; [2] 3–176 [viii]; [xvi] 350 p. 6 ins.
> Separate t.-p. to Vol. 2: Curationum medicinalium . . . tomus secondus, continens centurias tres, quintam videlicet, sextam, ac septimam non antea impressam: in ultimaque curatione centuriae sextae continetur colloquium eruditissimum, in quo doctissime disputatur, & agitur de curandis capitis vulneribus . . . (Contains centuria V & VI only).
> Bullock Collection.
> SGC 3 (Vol. 2)

See DIOSCORIDES (Pedanius) [Pedacius] *Anazarbeus*
In Dioscoridis Anazarbei de materia medica libros quinque, Amati Lusitani . . . enarrationes eruditissimae, 1558.

MATTIOLI (Pietro Andrea)
Opera quae extant omnia . . . Item apologia in Amatum Lusitanum, cum censura in ejusdem enarrationes . . . 1674.

AMELUNG (JOHANN HEINRICH) *respondent*
54. De fontibus. Marburgi Cattorum, typis Joh. Jodoci Kürsneri, 1683.
[2] 3–16 p. 8 ins.
> (Diss. physica inaug., Marburg, Johann Jakob Waldschmidt, praeses.)

AMERBACH (VITUS) 1487?–1557
Liber primus (-quartus) de anima.
In VIVES (Juan Luis). Ioannis Lodovici Vivis Valentini de anima & vita libri tres, (1563), pp. 285–465.

AMMAN (JOHANN KONRAD) 1669–1730
55. Dissertatio de loquela qua non solum vox humana, & loquendi artificium ex originibus suis eruuntur: sed & traduntur media, quibus ii, qui ab incunabilis surdi et muti fuerunt, loquelam adipisci, quique difficulter loquuntur, vitia sua emendare possint. Amstelaedami, apud Joannem Wolters, 1700.
[xxiv] 120 p. fold. tab. 6 ins.
> . . . Another copy. Deaf Education Library. Arnold Library copy.
> BM   Dawson 182   SGC 1

56. Surdus loquens seu methodus qua, qui surdus natus est, loqui discere possit. Amstelaedami, apud Henricum Wetstenium 1692.
[xii], 13–53 [+1] p. 5·5 ins.
> Deaf Education Library. Farrar copy.
> BM   Waller 387

Surdus loquens, of de doove sprekende, dat is wiskunstige beschryvinge op wat wyse men doof-geborene sal konnen leeren spreken. Alles op onweerleggelyke Gronden en d'Ervarentheid, steunende. t'Amsterdam, by Pieter Rotterdam, 1697.
[ii] 147–200 [iv] p.

In HELMONT (Franciscus Mercurius van). Een zeer korte afbeelding, 1697, pp. 145–200.

AMMAN (PAUL) 1634–1691
57. Medicina critica, sive decisoria, centuria casuum medicinalium in concilio facult. Lips. antehac resolutorum, comprehensa et in physicorum, practicorum, studiosorum, chirurgorum, aliorumque, usum notabilem primum collecta, ac variis discursibus aucta, nunc ab innumeris sphalmatis vindicata et exterorum in gratiam, latinitati donata, opera D. Christiani Francisci Paullini, Stadae, typis et impensis Johann Fesselii, 1677.
[lvi] 612, [xxvi] p. 7·5 ins.
> BM   SGC 1   Watt

58. Praxis vulnerum lethalium, sex decadibus historiarum rariorum ut plurimum traumaticarum cum cribrationibus singularibus adornata. Francofurti, sumptibus autoris apud Johann Friedrich Gleditsch, 1690.
[xxxiv], 483 [xxxii] p. 6·5 ins.
> BM   SGC 1   Watt

See FIDELIS (Fortunatus). De relationibus medicorum libri quatuor . . . revisi ac mendis librariis plerisque deletis, publico usui destinati, studio D. Pauli Ammani, 1674.

AMMANN (JEAN CONRAD)
See AMMAN (Johann Konrad)

AMMANN (PAUL)
See AMMAN (Paul)

AMPSING (JOHANNES ASSUERUS) 1560–1642
59. Dissertatio Iatromathematica in qua de medicinae et astronomiae praestantia, deque, utriusque indissolubili conjugio disseritur: tum vero ipsa etiam Astrologia quae pars est Astronomiae (quatenus quidem artis medicae inserviens et rationibus physicis et gravissimorum hominum observationibus, procul omni superstitione, nititur) à contemptu quorundam vindicatur. Editio secunda. Rostochi, typis haeredum Richelianorum impensis Johannis Hallervordij, 1629.
[ii] 311 [+7] p. 6 ins.
> BM   SGC 2   Watt

AMTHOR (CASPAR)
60. Nosocomium infantile, et puerile; das ist, Kinder Lazaret, darinnen die vornembsten Anstösse der jungen Kinder erzehlet, und wie man solchen mit Gottes Hülffe begegnen könne, schöne, gewisse und sichere experimenta eingeführet werden, allen Hausmüttern, welche nicht alsobald eines medici habhafft werden können sehr nützlich und tröstlich verfertiget durch Casparum Amthor. Schleusingen, gedruckt durch Peter Schmiden, 1638.
[46] p. 6 ins.
> Colophon consists of chronogram in German.
> SGC 1   Wellcome 284

ANANIA (Giovanni Lorenzo d') 1545–1607–9
61.   L'universale fabrica del mondo, overo cosmografia
... divisa in quattro trattati: ne'quali distintamente si
misura il cielo, e la terra, & si descrivono particolar-
mente le provincie, citta; castella, monti, mari, laghi,
fiumi, & fonti. Et si tratta delle leggi, & costumi di
molti popoli: de gli alberi, & dell'herbe, e d'altre cose
pretiose, & medicinali, & de gl'inventori di tutte le
cose. Di nuovo ornata con le figure delle quattro parti
del mondo in rame: et dal medesimo auttore con
infinite aggiuntioni per ogni parte dell'opera, ampliata.
In Venetia, presso il Muschio, ad instanza di Aniello
San Vito di Napoli, 1582.
xi, 402 p. 5 fold. engr. maps. 9 ins.

> Bullock Collection.
> BM

ANDRÉ (François de Saint)
See Saint André (François de)

ANDREA BELLUNESE
See Alpago (Andrea)

ANDREAE (Samuel)
See Bils (Louis de). Responsio ad epistolam Tobiae
Andreae ... Samuelis Andreae epistola ad eundem T.
Andreae de balsamationibus veterum ... 1678.

ANDREAE (Tobias) 1633–85
See Bils (Louis de). Responsio ad epistolam Tobiae
Andreae, 1678.

ANDRY DE BOISREGARD (Nicholas) 1658–1742
62.   De la génération des vers dans le corps de l'homme.
De la nature & des especes de cette maladie, de ses
effets, de ses signes, de ses prognostics: des moyens de
s'en préserver, des remedes pour la guérir, &c. ...
Avec trois lettres écrites à l'auteur, sur le sujet des vers;
les deux premieres d'Amsterdam par M. Nicolas
Hartsoéker, & l'autre de Rome par M. Georges Baglivi.
A Paris, chez Laurent d'Houry, 1700.
[xvi] 468 [x] p. 3 fold. pls. 6·5 ins.

> pp. 387–417: Lettre de M. Georges Baglivi ... écrite de Rome
> à l'auteur sur le sujet des vers. (Text in Latin and French),
> pp. 340–6: Lettre de M. Nicolas Hartsoéker écrite d'Amsterdam
> à l'auteur sur le sujet des vers [and] seconde lettre de M.
> Hartsoeker à l'auteur.
> Waller notes 7 pls.
> BM SGC 2   Waller 417   Watt

ANGELIS (Stephanus de) 1623–1697
See Borelli (Giovanni Alfonso). De vi percussionis,
et motionibus naturalibus a gravitate pendentibus ...
cum ... responsionibus in animadversiones ... D.
Stephani de Angelis ad librum de vi percussionis ...
1686.

ANGELUS DE CONTECILLUS (Joannes)
63.   Tractatus de differentiis et curatione febrium ac de
sanguinis missione rei medicae studiosis valde utilis &
accommodatus; nunc recens ad communem utilitatem
excusus. Venetiis, apud Felicem Valgrisium, 1583.
[viii] 75 ff. 7 ins.

> Marginal MS notes.
> *Bd. with* Lom (Joost van). De curandis febribus continuis liber,
> 1563.
> SGC 1   Wellcome 1580

64.   **ANIMANTIUM TERRESTRIUM, VOLAT-
ILIUM, ET AQUATILIUM EFFIGIES** ad vivum
depictae, una cum eorundem latinis et germanicis nomenclaturis. Gethier, Fisch, und Geflügels allerhandt, zam
und wildt, im Lufft, Wasser und Erdtrich wonende, mit
sampt iren mancherley Nomenclaturen und Namen,
Latein und Teutsch, gar artlich abconterfeyt und fürge-
malet. Franc[ofurti], apud haeredes Chr. Egenolphi,
1562.
19 p. col. illus. 8 ins.

> *Bd. with* Plantarum, Arborum, Fruticum, et Herbarum
> Effigies, 1562.

ANNAEUS (Teucrius) *Privatus Colchanthes, pseud.*
See Lonitzer (Adam)

65.   **ANTHROPOLOGIE ABSTRACTED**: or the
idea of humane nature reflected in briefe philosophicall,
and anatomicall collections. London, Henry Herringman, 1655.
[viii], 179 p. 6 ins.

> Presented by Dr. E. Bosdin Leech. Formerly the property of
> his great, great, great uncle Rev. Joseph Leech of Warton,
> Yorkshire.
> BM SGC 2   Wing A 3483

66.   **ANTIDOTARII ROMANI**, seu de modo componendi medicamenta quae sunt in usu opus: pharmacopolis, medicisque non minus utile, quam necessarium.
Nunc primum in Germania, ex Mediolanensi editione
hactenus desiderata, hac forma et charactere excusum.
Francofurti ad Moenum, typis Hartmanni Palthenii
sumptibus haeredum D. Zachariae Palthenii, 1624.
[xxx] 173 [+2] ff. 6·5 ins.

> *Bd. with* L'Écluse (Charles de) Antidotarium, 1561.
> BM

**ANTIDOTARIUM MEDICO CHYMICUM
REFORMATUM**
See Mylius (Joannes Daniel). Antidotarium medico
chymicum reformatum, 1620.

67.   **ANTIDOTUM MELANCHOLIAE** ioco ser-
ium inspice, volve, vale. [*And*] Antidoti melancholiae
secunda pars, vel: schola curiositatis, omnibus hypochondriacis & atra bili laborantibus sive fratribus
spleneticis & melancholicis, vulgo den Miltzbrüdern
aperta a praenobili & expertissimo domino Dn. Gaudioso
von Fürwitzhausen. Francofurti apud Joann. Bencard,
1668–1670.
[x] 165 [xvi]; [viii] 199 p. 5 ins.

> Additional engr. t.-p. bears portrait. Separate t.-p. for Part I.
> Imprint reads, Francofurti impensis Joannis Bencardi, 1670.
> Christie Collection.

67A.   Another edition of Pt. II entitled: Schola curiositatis sive antidotum melancholiae joco-serium, omnibus
hypochondriacis & atrabili laborantibus, sive fratibus

spleneticis & melancholicis, vulgo denen Herren Mültz und mit-Brudern zu sonderlicher Zeit-Passirung, a[us] unterschiedlichen curiosen Authoren, Manuscripten, täglichen Zeitungen, eignen Einfallen, meistens aus dess, dieser Facultåt incorporiten Gross-Vatters unlångst dem Herr von Fûrwitzhausen dedicirten curiosen Tractåtel gezogen, und aufs neue zusammen getragen von dem aus der Bôhmischen Nuss-schalen erôffneten. Germano Warheit veritatis studioso. Eben im Jahr, als dieses nôhtig war.
Without imprint.
[x] 278 p. 5 ins.

> Additional engr. double spread t.-p.
> Christie Collection

ANTIGONUS
Mirabilium narrationum congeries.
In ANTONINUS LIBERALIS. Transformationum congeries, 1568, pp. 119–154.

ANTONINUS LIBERALIS
68. Transformationum congeries. Phlegontis Tralliani de mirabilibus et longaevis libellus. Eiusdem De Olympiis fragmentum. Apollonii Historia mirabiles. Antigoni Mirabil. narrationum congeries. M. Antonini philosophi Imp. Romani, de vita sua libri XII ab innumeris quibus antea scatebant mendis repurgati, et nunc demum vere editi. Graece Latineque; omnia Guil. Xylandro August. interprete: cum annotationibus et indice. Basileae, per Thomam Guarinum, 1568.
[2] 3–348 [+5]; 344, [xlvi] p. 6·5 ins.

> Running title of Item 1. Metamorphoses.
> BM   Watt

ANTONIUS MUSA
See MUSA (Antonius)

APICIUS (Caelius) *fl.* c. 92 B.C.
69. Caelii apitii . . . de re culinaria libri X recens è tenebris eruti, & à mendis vindicati, typisque summa diligentia excusi. Praeterea, P. [i.e. B.] Platinae Cremonensis . . . De tuenda valetudine, natura rerum, & popinae scientia libri X ad imitationem C. Apitii ad unguem facti. Ad haec, Pauli AEginetae de facultatibus alimentorum tractatus, Albano Torino interprete. Cum indice copiosissimo. Basileae, 1541.
[xvi] 366 p. 8·5 ins.

> At p. 111: Appendicula de condituris variis ex Ioanne Damasceno, Albano Torino paraphraste.
> MS notes on fly-leaf and t.-p.
> Christie Collection.
> BM   Watt   Wellcome 352

70. Caelii Apitii . . . de re culinaria libri decem. B. Platinae Cremonensis de tuenda valetudine, natura rerum, & popinae scientia libri X. Pauli AEginetae de facultatibus alimentorum tractatus, Albano Torino interprete. Luguduni [!] apud Seb. Gryphium, 1541.
[2] 3–314 [xiv] p. 6·5 ins.

> At p. 100: Appendicula de condituris varijs, ex Ioanne Damasceno, Albano Torino paraphraste.
> Marginal MS notes.
> Christie Collection.
> BM   Osler 1821 and 1822   Waller 442   Wellcome 351

APOLLINARIS (QUIRINUS) *pseud.*
71. Kurtzes Handtbüchlein und Experiment vieler Artzneyen durch den gantzen Cörper des menschens von dem Haupt biss auff die Füss. Samptlebendiger Abcontrafactur etlicher der fûrnembsten und gebreuchlichsten Kråutter und darauss gebrannten und Distillierten Wassern krafft und tugend . . . Sampt dem Experiment Büchlin von swanzig Pestilentz wurtzlen des hochgelehrten Tarquinii Ocyori. Strassburg, Jos. Rihel, Sel. Truckerey, 1599.
[ii] 212 [+3, xiv] ff. illus. 6 ins.

> Quirinus Apollinaris possibly pseud. of W. H. Ryff.
> Clasps

APOLLONIUS
Historia mirabiles
See ANTONINUS LIBERALIS. Transformationum congeries 1568. pp. 105–118.

APOTECK für den gemainen man
See BRAUNSCHWEIG (Hieronymus) *and* SCHRICK (Michael Puff von). Apoteck für den gemainen man . . . (1529), 1563 eds.

APPONO (PETRUS DE)
See PETRUS *de Abano*

APULEIUS, *Barbarus,* c. 5th century
L. Apuleii Madaurensis . . . herbarum virtutibus vere aurea & salutaris historia, quam à Chirone centauro praeceptore Achillis, & ab Aesculapio accepit, hactenus nunquam in lucem aedita.
In THORER (Alban) *ed.* De re medica, 1528, ff. 99^r–123^v.

> 'His traditional name apart, the unknown author has nothing in common with Lucius Apuleius of Madaura . . . to whom the herbal used to be ascribed.'—Osler.

APULEIUS (LUCIUS) *of Madaura* c. 125
Egregius Apuleij . . . de ponderibus & mensuris libellus.
In MESUË (Johannes) *the younger.* Opera, 1541, f. cccxxiiii.
Also in his Opera quae extant omnia, 1562. f. 470^v.
And Opera . . . 1602, Vol. 2, ff. 268^v–269^v.

See HERMES *Trismegistus.* Mercurii Trismegisti Asclepius, Lucio Apuleio Madaurensi . . . interprete. [*In* IAMBLICHUS *Chalcidensis,* Iamblichus de mysteriis AEgyptiorum [&c], 1570, p. 473–543.]

MUSA (Antonius). Libellus utilissimus de betonica, quem Antonio Musae quidam, nonnulli Apuleio adscribendum autumant. [*In* THORER (Alban) *ed.* De re medica, (1528), ff. 124^r–125^r.]

APULEIUS (LUCIUS) *Platonicus*
See APULEIUS *Barbarus*

APULEIUS CELSUS
See APULEIUS *Barbarus*

AQUILA (SEBASTIANO D') 149?–1543
De febre sanguinis.
In GATINARIA (Marco). Omnes quos scripsit libri . . . , 1537, pp. 259–273.

. . . De morbo gallico.
In GATINARIA (Marco). Omnes quos scripsit libri . . . ,
1537, pp. 235–258.

AQUILANUS (SEBASTIAN)
See AQUILA (Sebastiano d')

AQUINAS (THOMAS)
See THOMAS DE AQUINO *Saint*

ARANTIUS (JULIUS CAESAR)
See ARANZI (Giulio Cesare)

ARANZI (GIULIO CESARE) 1530–89
72. I. Caes. Arantii in librum Hippocratis de vulneribus
capitis commentarius. Cum Claudii Porralii annotationibus marginalibus. Lugduni Batavorum, ex officina
Ioannis Maire, 1639.
[2] 3–177 p. 5 ins.
   Imperfect. (2 pp. missing at end according to Wellcome.)
   University History of Science Collection. Strachan Collection
   copy.
   Bd. with ARCEO (Francisco). De recta curandorum vulnerum
   ratione, 1658.
   BM SGC 2 Waller 4570 Wellcome 365

See VALVERDE DI HAMUSCO (Juan). Anatomie . . . Met
een aenwijsinghe om het selve te ontleden, volgens de
leeringe Galleni . . . en Arantii . . . 1647.

ARCAEUS (FRANCISCUS)
See ARCEO (Francisco)

ARCEO (FRANCISCO) 1493–1571
73. De recta curandorum vulnerum ratione, et aliis
ejus artis praeceptis libri II. . . . Ejusdem de febrium
curandarum ratione. Amstelodami, ex officina Petri
vanden Berge, 1658.
[xxiv] 311 p. 5 ins.
   Additional engr. t.-p.
   . . . Another copy. University History of Science Collection.
   Strachan Collection copy.
   BM SGC Waller 450 Watt

74. Kortbondige, ende rechte middel, en kunst; om
allerhande zoorten van wonden op de kortste ende
zeekerste manier to geneezen, zeer dienstig, niet alleen
voor Wondheelers, maar ook voor alle Liefhebbers der
geneeskunst; in 't Latijn beschreeven door den ver-
maarden Spaanjaard Franciscus Arcaeus . . . Met aanteekeningen op een yeder Hooftdeel verrijkt ende overgezet door Jacobus Geusius. Achter volgen noch tot
meerder profijt der Geneesmeesters, Wondheelers, en
Liefhebbers der Geneeskunst, zommige wonderlijke
ende nuttige aanmerkingen en geneezingen van verscheyden wonden, uyt de vermaarste Geneesmeesters
by een vergaadert door den selven Jacobus Geusius.
Leeuwarden, Yuo Takes Wielsma, 1667.
[xxiv] 339; [ii] 59 [+3] p. pl. 5.5 ins.

75. A most excellent and compendious method of
curing woundes in the head, and in other partes of
the body, with other precepts of the same arte, practised
and written by that famous man Franciscus Arceus . . .
and translated into English by Iohn Read, chirurgion.
Whereunto is added the exact cure of the caruncle, never
before set foorth in the English toung. With a treatise
of the fistulae in the fundament, and other places of the
body, translated out of Iohannes Ardern. And also the
discription of the emplaister called Dia Chalciteos, with
his use and vertues. With an apt table for the better
finding of the perticular matters, contayned in this
present worke. London, imprinted by Thomas East,
for Thomas Cadman, 1588.
[xxxii] p. 119 [+1] ff. illus. 7.5 ins.
   Illus. on p. [xxxi] shows shoe for the treatment of club foot.
   Fly leaves bear MS notes on the contents.
   BM SGC 1 STC 723 Waller 448 Wellcome 371

76. Zwey chirurgische Bücher in welchen die rechte
Art und kürtzeste Wege die Wunden Frantzösische
Geschwer und Fisteln zu heilen gezeiget werden: wie
auch eine Beschreibung der gemeinen und Wund-
Fieber samt derselben Cur. Mit nutzlichen Anmerck-
ungen über jedes Capitel und einem zweyfachen Register
der Capitel und merckwürdigen Dinge. Nürnberg,
Johann Daniel Tauber, 1674.
[xvi] 334 [xviii] p. 6.5 ins.
   Additional engr. t.-p.

ARCIGNANEUS (DOMINICUS VINCENTINUS)
Domini [ci] Archignanei de ponderibus, & mensuris
libellus tres continens tractatus, qui ad praxim quam
maxime necessarij sunt.
In MESUË (Johannes) *the younger*. Opera, 1541, ff.
cccxxviii^r–cccxxxv^v.

ARCOLANI (GIOVANNI)   –1460 or 1484
Ex Rasis continente, excerpta quae ad aquas & balnea
pertinent & ex eiusdem lib. ad Almansorem & Herculani commentarijs excerpta. [*In* DE BALNEIS, 1553, ff.
309^r–321^r [2nd seq.]]
In Avicennae quarti canonis fen primam de febribus
commentaria, quae ad balnea pertinent.
In DE BALNEIS, 1553, ff. 418^r–422^r [2nd seq.]

77. Practica . . . particularium morborum omnium, qui
sanè universos, qui proximo seculo in medicina scripsere,
longe antecellit. Dum enim his suis commentarijs,
nonum librum Rasis ad Almansorem regem accuratius
explicat, partium corporis humani anatomen, morbos,
symptomata, causas, ac signa, ea claritate pertractat:
medendi vero rationem atque remedia ea arte eaque
copia docet, ut nullum aliud opus medicinae exercendae
addictis, hoc uno esse videatur utilius. Quod quidem
magna diligentia cum probatis exemplaribus collatum,
& plurimis locis emendatum, multo ornatius, quàm
antea, denuo imprimendum curavimus. Instrumenta
vero chirurgica, quae in opere, hic, illic ab authore
citantur, ea sunt ad finem secundi indicis depicta.
Non desunt enim indices duo, alter quidem rerum ac
vocum scitu dignarum, alter vero capitulorum operis
totius. Venetiis, apud Iuntas, 1557.
[vi] 201 ff. 12.5 ins.
   Signature of 'Joannes Tressius' on t.-p.
   Colophon: Venetiis, apud haeredes Lucaeantonii Iuntae.

ARCULANUS (Joannes)
See Arcolani (Giovanni)

ARDERNE (John) 1307–90?
A treatise of the fistula in the fundament or other places of the body and of impostumes causing fistulaes, and of the office pertaining to the chirurgion; with certaine other things.
In Arceo (Francisco). A most excellent and compendious method of curing woundes in the head ... 1588. ff. 81–108.

ARDOINE (Sante) *fl.* c. 1430
78. Opus de venenis, a multis hactenus desideratum, et nunc tandem castigatissimè editum. In quo naturalis primùm historia venenatorum omnium, sive natura sive arte constent fidelissimè proponitur (quam partem theriacam graeci vocant:) & quibus signis venena non in genere tantùm, sed etiam in specie cognosci ac dijudicari debeant, ostenditur. Deinde verò Alexipharmacia, hoc est, ratio tum praecavendi venena, tum curandi, elegans, copiosa, secura, planéque methodica, & post omnes alios, qui in consimili argumento versati sunt, perfectissima & absolutissima traditur. Cum praefatione luculenta, in qua methodus venenorum cognoscendorum atque curandorum, summa arte, brevitate & facilitate docetur. Adiunximus eiusdem generis commentarium doctissimum, Ferdinandi Ponzetti Cardinalis. Indicem praeterea rerum atque verborum copiosissimum. Basileae, (per Henricum Petri, et Petrum Pernam 1562).
[xvi] 514 [4] 517–573 [vi] p. 11 ins.
 Printer and date from colophon.
 BM SGC 1 Wellcome 389

ARDOYNO; ARDUINO (Sante)
See Ardoine (Sante)

ARESKINUS (Robertus) *respondent*
79. Circa oeconomiam corporis humani. Trajecti ad Rhenum ex officina Guilielmi vande Water, 1700.
[3] 4–20 p. 8 ins.
 (Diss. med. inaug., Utrecht, Joannes Georgius Graevius, praeses.)
 Bd. with Lakeman (Nicolaus) *respondent*. De matheseos philosophiae experimentalis ac empiricis usu & abusu in medicinâ, 1711.
 BM

ARETAEUS *Cappadox* c. 120–200
80. Aretaei Cappadocis medici lib. VIII. Ruffi Ephesii de hominis partibus. li. III. Junio Paulo Crasso Patavino interprete. Accessere que Crassus non vertit Aretaei aliquot capita. Ruffi liber de vesicae ac renum affectibus. Eiusdem de medicamentis purgantibus. Adnotationes locorum in quibus ab interprete Graeca discrepant. Parisiis, apud Guilielmum Morelium & Jacobum Puteanum, 1554.
[xvi] 495 [496–528] 529–553 [+15] p. 5 ins.
 BM Wellcome 394

81. Περί αἰτιῶν καὶ σημείων ὀξέων καὶ Χρονίων παθῶν, βιβλ. δ. Ὀξέων καὶ Χρονίων νούσων θεραπευτικα, βιβλ. δ, De acutorum, ac diuturnorum morborum causis et signis, lib. IIII. De acutorum, ac diuturnorum morborum curatione, lib. IIII. Parisiis, apud Adr. Turnebum 1554.
[iv] 195 [+9] p. 6.5 ins.
 Greek text only. Pref. by Ἰάκωβος Γούπολος (Jacques Goupyl) Colophon: Typis regiis excudebatur Parisiis, 1552.
 ... Another copy. (Christie Collection.)
 BM Osler 327 SGC 1 Waller 455 Wellcome 393

De causis & signis acutorum morborum liber I (–II). [De causis & notis diuturnorum affectuum liber I (–II). De morborum acutorum curatione liber I (–II). De morborum diuturnorum curatione liber I (–II).] Iunio Paulo Crasso Patavino interprete.
In Medicae Artis Principes, 1567, cols. 1–96 [1st seq.]

De causis et signis acutorum morborum. Iunio Paulo Crassio Patavino interprete.
In Medici Antiqui Graeci 1581, pp. 3–145.

Ex Aretaeo [excerpta de balneis].
In De Balneis, 1553, f. 480 [2nd seq.]

See [Étienne (Henri)]. Dictionarium medicum ... expositiones vocum medicinalium, ad verbum excerptae ex ... Aretaeo ... 1564.

ARGENTERIO (Ercole) *ed.*
See Argenterio (Giovanni). Opera ... 1610.

ARGENTERIO (Giovanni) 1513–72
82. De consultationibus medicis sive (ut vulgus vocat) de collegiandi ratione liber. Florentiae, Laurentius Torrentinus, 1551.
[2] 3–190 [+1] p. 6.5 ins.
 SGC 1 Wellcome 400

83. Opera ... quorum nonnulla iam ante excusa, plurima vero a nemine hucusque visa, avidissime tamen desiderata, tandemque ab haeredibus ipsius reperta & in lucem prolata sunt. Omnia nunc pridem ex exemplari Veneto diligentius revisa, ex divisis quatuor partibus in unum volumen collecta, ac ab innumeris, quibus hinc inde scatebant, mendis emaculata. In quibus praecipuae difficilesque materiae, tam medicae, quam philosophicae, & praesertim hac tempestate adhuc controversae, non doctè minus, quam subtiliter & enucleate elucidantur, ipsiusque habitae sanitatis tuendae & amissae pariter recuperandae ratio plenissime traditur. Accessit ad haec Fabii Paulini Utinensis philosophi ac medici non vulgaris in libros artis medicinalis Galeni per tabulas oeconomia. Quo vero in loco quoque ordine operum contentorum unumquodque inquirendum sit, pagina orationem Herculis Argenterii autoris filii ad lectores subsequens sua serie demonstrabit. Hanoviae, typis Wechelianis apud haeredes Claudii Marnii, 1610.
[xxiii] p. 2598 columns [i.e. 1299 p.] [xxx] p. 13.5 ins.
 Bookplate of Professor Baader.
 BM SGC 2 Wellcome 408

ARGENTERIUS (HERCULES)
See ARGENTERIO (Ercole)

ARGENTERIUS (JOANNES)
See ARGENTERIO (Giovanni)

ARGENTIER (GIOVANNI)
See ARGENTERIO (Giovanni)

ARGENTIER (HERCULE)
See ARGENTERIO (Ercole)

ARISTOTLE 384–322 B.C.
Commentarius in lib. Arist. de conservatione sanitatis ad Alexandrum Magnum.
In STEPHANUS (Johannes). Opera universa, 1653.

84.   Contenta hoc volumine: Problematum Aristotelis sectiones duae de quadraginta: Theodoro Gaza interprete. Problematum Alexandri Aphrodisiei libri duo: eodem Theodoro interprete. Index in utriusque sectiones et problemata. Parisiis, ex officina Simonis Colinaei, 1524.
[xxxvii] 123 ff. diagrs. 12 ins.
> Sig. C bound between D and E.
> *Bd. with his* In hoc volumine haec continentur . . . 1524.
> Deaf Education Library.
> BM   Rénouard, p. 57–58

De coloribus liber.
In ACTUARIUS (Joannes). *Zachariae filius.*
Libri VII de urinis. 1548, pp. 261–281; Also 1670 ed., pp. 409–436.
Delle metheore.
In VIERI (Francesco de'). Trattato . . . 1582, pp. 179–424

Ex Aristotelis problematibus. Eorum quae ad mare, salsamque omnem aquam pertinerit . . .
In DE BALNEIS, 1553, ff. 470^r–473^r [2nd seq.]

85.   In hoc volumine haec continentur: Aristotelis de historia animalium libri IX. De partibus animalium & earum causis libri IIII. De generatione animalium libri V. Theodoro Gaza interprete. De communi animalium gressu liber I. De communi animalium motu liber I. Petro Alcyonio interprete. Indices in praefatorum operum singula. Parisiis, ex officina Simonis Colinaei, 1524.
[xlv] 101 [xiv] 42 [xiii] 53 [+3] 13 ff. 12 ins.
> Bookplate of Wm. Constable, F.R.S. and F.A.S.
> Deaf Education Library. Farrar copy.
> BM   Rénouard, p. 58

86.   Ludovici Septalii . . . commentariorum in Aristotelis problemata tomus I (–II) . . . ab eodem latinè factas. Francofurti, apud Claudium Marnium & heredes Ioannis Aubrii, 1602–7.
2 vols. in 1; [vi] 8,380 [xv]; [vi] 279 [+9] p. 13·5 ins.
> Separate t.-p. for tomus II, dated 1607.
> *Bd. with* SELVATICO (Giambattista). Galeni historiae medicinales . . . 1605.
> BM   Watt

87.   Problemata Aristotelis, ac philosophorum medicorumque complurium, ad varias quaestiones cognoscendas, & ad naturalem philosophiam discutiendam maximè spectantia, cum aliis quibusdam quorum catalogum sequens pagina indicabit. 1558.
[437] p. 6·5 ins.
> *Contents include:* 1. Marci Antonii Zimarae . . . problemata his addita, unà cum trecentis Aristotelis & Averrois propositionibus . . .—2. Alexandri Aphrodisei, super quaestionibus nonnullis physicis, solutionum liber, Angelo Politiano interprete. —3. Item Alberti . . . Magni de secretis mulierum, tractatus . . . —4. Eiusdem de virtutibus herbarum, lapidum & animalium quorundam libellus.—5. Praeter haec de mirabilibus mundi ac de quibusdam effectibus causatis á quibusdam animalibus. Woodcut of St. Christopher pasted inside front cover.
> Wellcome 451

Problemata quae ad stirpium genus, & oleracea pertinent.
In EOBANUS (Helius) *Hessus.* Bonae valetudinis conservandae praecepta, 1533, ff. 58–64.

See AVICENNA. Liber canonis, de medicinis cordialibus, et cantica, 1556.

DOTTORI (Benedetto). Trattato de sogni secondo l'opinione d'Aristotile . . . 1575.

HOFMANN (Caspar). De thorace . . . in quo discutiuntur . . . ea, quae inter Aristotelem & Galenum controversa sunt . . . 1627.

HOFMANN (Caspar). Variarum lectionum lib. VI. In quibus multa loca multa . . . Aristotelis . . . qua illustrantur, qua explicantur . . . 1619.

LICETI (Fortunio) . . . De his, qui diu vivunt sine alimento . . . multa item . . . Aristotelis . . . & aliorum principum autorum obscurissima theoremata illustrantur . . . 1612.

NIPHUS (Augustinus). In Aristotelis libros de coelo, & mundo commentaria, nuperrime ab innumeris erroribus expurgata, 1567.

PLANER (Andreas). Orationes tres . . . Tertia, est de arte dialectica, & organo Aristotelis . . . 1579.

SELNECKER (Nicolaus). Propositiones et quaestiones in octo libros physicorum Aristotelis, 1577.

ARLENSIS DE SCUDALUPIS (PETRUS)
Sympathia septem metallorum, ac septem selectorum lapidum ad planetas. Parisiis, apud Davidem Gillium, 1610.
In LEONARDUS (Camillus). Speculum lapidum, 1610, pp. 345–499.

ARMA (GIOVANNI FRANCESCO) 1510?–
88.   Commentarium . . . de morbo sacro empiricis, et methodicis medicis utile. Taurini, apud Martinum Cravotum, 1568.
[2] 3–48 p. 5·5 ins.
> BM   Watt

89.   De tribus capitis affectibus, sive de phrenetide de mania et de melancholia liber. Taurini, apud Martinum Cravottum et socios, 1573.
24, 33–47, 49–62 [+5] ff., 5·5 ins.
> BM   Watt

90. Examen trium specierum hydropum in dialogos. Taurini, apud Martinum Cravotum, 1566.
[iv] 53 [+4] p. 5·5 ins.
  BM Watt

ARMIN (PHILIP) *tr.*
See GLISSON (Francis) *and others.* A treatise of the rickets 1651.

ARNALDUS *de Villa Nova* c. 1235–1311
Aphorismi sive parabole universales.
In ARTICELLA . . . 1519, fol. c–cxvii.

Collectanea Lacinii ex Arnaldo de Villa Nova quae practicae compositionem lapidis philosophorum continent & exquisite docent.
In LACINIUS (Janus) *ed.* Pretiosa margarita, 1546, ff. 136[r]–159[r].
De febribus liber.
In DE FEBRIBUS, 1576, ff. 240[v]–254[r] [2nd seq.]

91. Opera omnia. Cum Nicolai Taurelli . . . in quosdam libros annotationibus: indice item copiosissimo. Basileae, ex officina Pernea per Conradum Waldkirch, 1585.
[xi] p. 2072 cols. [xliii] p. diagrs. 12·5 ins.
  Includes: Arnaldi vita a Domino Symphoriano Campegio . . . edita.
  BM SGC 1 Wellcome 475

92. Opera utilissima di Arnaldo di Villanuova di conservare la sanita, pur hora tradotta di Latina in buona lingua Italiana. (Venetia, per Michele Tramezino, 1549.)
[viii] 136 ff. 6 ins.
  Imprint from colophon.

See AVICENNA. Liber canonis, de medicinis cordialibus, et cantica. 1556.
HIPPOCRATES. Libellus de lege . . . traductus per Arnaldum de Villa Nova e greco in latinum.
In ARTICELLA . . . 1500. ff. 50 [3rd seq.]
POPP (Johannes) Von der gifftigen epidemischen Hauptkranckheit . . . 1623.
SALERNO, School of. Various editions of De conservanda bona valetudine . . . (1553), 1573, 1582, 1605, 1612, 1649.

ARNOLDUS *Novicomensis*
See ARNALDUS *de Villa Nova*

ARNOUTS (GEORGIUS) *respondent*
93. De pleuritide. Trajecti ad Rhenum, ex officinâ Francisci Halma, 1695.
15 [+1] p. 8 ins.
  (Disp. med. inaug., Utrecht, Cornelius van Eck, praeses.)
  Bd. with AVEMANN (Joannes Christophorus) *respondent.* De medico eleemosynario publico, 1695.

ARRAIS (EDWARD MADEIRA); **ARRAIZ** (DUARTE MADEIRA)
See MADEIRA ARRAIZ (Duarte)

ARTEFIUS LONGAEVUS
Artephii Liber secretus. Artephius, translated out of the Latin-copy (printed anno 1659) into English by William Salmon.
In SALMON (William). Clavis alchymiae. Book 3 of his Medicina Practica, 1692, pp. 433–520.

ARTEMIDORUS *Daldianus,* 2nd century
94. Cinq livres . . . de l'interpretation des songes. Traduits en françois, & reduits en epitome, par Charles Fontaine. Plus un brief recueil Valere Maxime, touchant certains songes. A Lyon, per Iean de Tournes, 1581.
[2] 3–192 p. 4·5 ins.
  Bullock Collection.

ARTHUSIUS (GUILIELMUS) *respondent*
Liber Galeni de morborum causis.
In SEBISCH (Melchior) *the younger praes.* [Dissertationes.] 1630–9.

95. **ARTICELLA** ista sunt opera que in hoc preclaro libro continentur. Impressum Venetijs per Joannem & Gregorium de Gregorijs fratres, 1500.
[i] 6; [i] 136; 49 [ii] ff.
  Contents: Primo est liber Joannitij qui dicitur Isagoge in greco. —Secundo libellus de pulsibus Philareti. Tertio est libellus Theophili de urinis.—Quarto sunt Hyppocratis aphorisimi in ordinem collecti. Quinto sunt aphorismi eiusdem cum commento Galieni.—Sexto liber pronosticorum cum translatione nova & antiqua.—Septimo liber regiminis acutorum continens quatuor particulas. Octavo est liber epidimiarum hyp cum commento viii particulas continens.—Nono est libellus hyp. qui intitulatur de natura fetus.—Decimo liber Galieni qui dicitur tegni sive ars parva.—Undecimo libellus Gentilis de Fulgineo de divisione rem.—Duodecimo libellus de lege hyp. & libellus qui dicitur iusiurandum.
  GKW 2683 Waller 21

96. [**ARTICELLA.**] Liber hysagoge Joannici. Liber Philareti de pulsibus. Liber Theophili de urinis. Liber aphorismorum Hypo. cum antiqua translatione & nova Theodori gaze elegantissima. Liber pronosticorum Hypocratis. Liber tegni Gal. Liber aphorismorum Damasceni. Flosculi in medicina ex Cornelio Celso extracti. Collectio aphorismorum Hypo. ad unamquamque egritudinem pertinentium. (Impressum Venetijs per Joannem & Gregorium de gregorijs fratres, 1502.)
[94] ff. 6·5 ins.
  Sig. M 6[v]: Jusjurandum Hypo. Gothic letter. Blind-stamped vellum over wooden boards. One clasp.
  Christie Collection.
  Wellcome 494

97. **ARTICELLA** nuperrime impressa cum quamplurimis tractatibus pristine impressioni superadditis . . . (Lugduni, per Jacobum myt impensis . . . Constantini Fradin, 1519).
cccciii ff. 6 ins.
  Imprint from colophon.
  Contents: Hysagoge Joannitii.—Phylaretus; De pulsibus.—Theophilus; De urinis.—Hippocrates; De lege; Jusiurandum. Pronostica; Aphorismi antiqua translatione; Aphorismi Theodoro Gaza interprete; Collectio aphorismorum ad unamquamque egritudinem potientium; Regimen acutorum; Liber epydimiarum; De natura fetus; Liber secretorum; Pronostica secundum lunam; Capsula eburnea; De humana natura; De aere et aqua

et regionibus; De pharmaciis; De insomniis.—Aphorismi Joannis Damasceni.—Flosculi medicinales ex Cornelio Celso extracti.—Parabole Arnaldi de Villa Nova.—Libri tres tegni Galeni antique translationis. Libri tres tegni Galeni translatione Laurentii Laurentiani.—Textus . . . canonis Avicenne.—Cantica Avicenne.—Textus novi ad Almansorem qui est de egritudinibus a capite usque ad pedes.—Summula Jacobi de partibus super antidotario Mesue.—Descriptio ponderum medicinalium mensurarum et dosium ex breviario Aiseir.
BM

ASCLEPIADES
See CHAMPIER (Symphorien). Rosa gallica, 1514

ASELLI (GASPAR) 1581–1626
98. De lactibus sive lacteis venis, quarto vasorum mesaraicorum genere, novo invento, dissertatio. Lugduni Batavorum, ex officina Johannis Maire, 1640. [viii] 104 [viii] p. 1 pl. 7·5 ins.

3 plates apparently missing.
SGC 1   Waller 504   Wellcome 506

De lactibus, sive lacteis venis quarto vasorum mesaraicorum genere. Dissertatio: qua sententiae anatomicae multae vel perperam receptae convelluntur, vel parum perceptae illustrantur. Ex recensione Iohannis Antonidae van der Linden.
[ii] iii–xxxv [+1] [10] p.
In SPIEGHEL (Adriaan van den). Opera, quae extant, omnia, Vol. 1, 1645.

Historia vasorum chyli.
In LE CLERC (Daniel) *and* MANGET (Jean Jacques) *comps.* Bibliotheca anatomica, 1685, Vol. 2, pp. 636–651; 1699, Vol. 2, pp. 668–689.

ASSENDELFT (NICOLAAS VAN) *tr.*
See FABRY (Wilhelm). Aanmerkingen, 1656.

ASSUERUS (JOHANNES AMPSINGIUS)
See AMPSING (Johannes Assuerus)

ASTARI (BLAISE)
Consilia quedam valde utilia . . .
In FERRARI DA GRADO (Giovanni Matteo). Consilia . . . 1521, ff. 116ʳ–121ᵛ.

Liber de curandis febribus.
In GATINARIA (Marco). Nonum ad Almansorem in gymnasio Papiensi publicè profitentis, de remediis morborum omnium particularibus . . . 1559, pp. 408–490.

Liber de curandis febribus.
In GATINARIA (Marco). Omnes quos scripsit libri . . . , 1537, pp. 171–215.

ASTELL (J   )
98A. Liquor Alchahest, oder ein Discurs von dem unsterblichen Dissolvente oder der auflôsenden Vaterie des Paracelsi und Helmontii . . . &c. In Englischer Sprach zu Londen am Tag gegeben durch J. A. Pyrophilus. Nurnberg, in Verlegung Johann Ziegers, 1686. [xx] 47 p. 5·5 ins.

Bd. *with* FRANCK DE FRANCKENAU (Georg). De studiorum noxa, 1695.

ASTERIUS (BLAISE)
See ASTARI (Blaise)

99.   De ASTHMATE
[20] p. 9 ins.
Wanting t.-p. and all after leaf C 3.
Bd. with ROJESTEIN (Johannes a) *respondent.* De arthritide, 1683.

ASULANUS (FRANCISCUS)
See DIOSCORIDES . . . Pedacii Dioscorides de materia medica libri sex. Greek text, with Latin preface by Franciscus Asulanus (1518).

HIPPOCRATES . . . Omnia opera Hippocratis. Edited by Franciscus Asulanus, 1526.

ATANAGI (DIONIGI) *fl. c. 1532, ed.*
See LETTERE di XIII huomini illustri, lib. 1–13, 1560.

ATHENAEUS *of Attalia fl.* A.D. 69
See HOFMANN (Caspar). Variarum lectionum lib. VI, 1619.

ATHENIUS (GULIELMUS) *ed.*
See MERCURIALI (Geronimo) Consultationes et responsa medicinalia quatuor tomis comprehensa, 1624. Vol. 4 edited by Gulielmus Athenius.

MERCURIALI (Geronimo). Praelectiones Patavinae . . . recognitae, emendatae, & . . . auctae opera ac studio Guglielmi Athenii Bruxellensis . . . 1627.

AUBERT (JACQUES)   –1586
See DU CHESNE (Joseph). Opera medica, scilicet, ad Jacobi Auberti Vindonis . . . brevis responsio, 1591.

AUGENIO (ORAZIO) 1527–1603
100.   De ratione curandi per sanguinis missionem libri XVII in duos tomos divisi: quorum prior decem, posterior septem continet. In quibus extirpatis erroneis opinionibus passim hodie apud novatores medicos vigentibus, omnia ad hoc argumentum pertinentia, secundum Galeni doctrinam explanantur. Cum indice duplici: uno capitum, altero rerum copiosissimo. Hac editione quinta ab innumeris propemodum erroribus, quibus priores editiones scatebant, expurgati, & nunc primum in Germania correctiori typo decorati. Francofurti, apud heredes Andreae Wecheli, Claudium Marnium, & Ioan. Aubrium, 1598. [xvi] 532 [xxviii] p. 12·5 ins.

BM   SGC 1

AUGENIUS (HORATIUS)
See AUGENIO (Orazio)

AUGUSTIS (QUIRICUS DE)
Lumen apothecariorum.
xliiii ff.
In MANLIIS de Bosco (Johannes Jacobus de). Luminare maius, 1525.

AULA, OTIUM, SCENA VITAE ET CONSILIA.
See [HATTRON (Carl Philip)]. Aula, otium, scena vitae et consilia, 1619.

AURELIANUS (CAELIUS)
See CAELIUS *Aurelianus*

AURIFABER (ANDREAS)
See GOLDSCHMIDT (Andreas)

AUSTRIUS (SEBASTIANUS)   –1550
101. De infantium sive puerorum, morborum & symptomatum, dignotione, tum curatione liber: ex Graecorum, Latinorum & Arabum placitis, atque scitis diligenter erutus, concinnatus, & in publicam utilitatem editus, à Sebastiano Austrio Rubeaquensi, apud Argentuariorum Colmariam medico. Adiecti sunt in frontispicio Hippocratis, aphorismi, noviter natorum adfectus enumerantes. In calce vero huius libri aphoristici sensus alii, ex autoribus hincinde citati. Eorundem de bona valetudine tuenda praescribentes praecepta. (Basileae, apud Barptholomaeum Westhemerum, 1540.)
[xvi] 239 [+17] p. 5·5 ins.
> Imprint from colophon.
> BM   SGC 1   Wellcome 560

AVEMANN (JOANNES CHRISTOPHORUS) *respondent*
102. De medico eleemosynario publico. Trajecti ad Rhenum ex officinâ Francisci Halma, 1695.
[5] 6–34 p. 8 ins.
> (Disp. med. inaug., Utrecht, Cornelius van Eck, praeses.)
> [*Bd. with* 61 other dissertations.]

AVENZOAR 1113–62 or 99
103. Abhomeron geminum de medica facultate opus, studiosis omnibus utilissimum, alterum Abhomeron Abynzohar. Colliget Averroys reliquum nuperrime diligenter correctum, et marginalibus adnotamentis nunquam hactenus adiectis illustratum. Addita est preterea utrique operi propria tabula omnium capitum, quo que scire volueris tibi facilius occurrant. Lugduni, Jacobo de Giunta, 1531.
[v], 123, [iv], 171 ff. 6·5 ins.
> Fine tooled binding probably contemporary.
> BM   Wellcome 566

De febribus liber.
In DE FEBRIBUS, 1576, ff. 105ᵛ–108ʳ [2nd seq.]

Ex Abimeron Abynzohar excerpta quae ad balnea faciunt
In DE BALNEIS, 1553, ff. 434ʳ–438ʳ [2nd seq.]

AVENZOHAR
See AVENZOAR

AVERROËS 1126–98
De febribus liber.
In DE FEBRIBUS, 1576, ff. 108ᵛ–117ᵛ [2nd seq.]
. . . De simplicibus.
In BRUNFELS (Otto). In hoc volumine continentur . . . (1531), pp. 313–372.
See ZIMARA (Marco Antonio) Problemata his addita, unà cum trecentis Aristotelis & Averrois propositionibus . . . [*In* ARISTOTLE, Problemata . . . 1558.]

AVICENNA 980–1036
104. Liber canonis Avicenne revisus et ab omni errore mendaque purgatus summaque cum diligentia impressus. (Venetiis, per Paganinum de Paganinis, 1507.)
[iv] 573 ff. 8·5 ins.
> Vellum bound with clasps. 2 MS notes on inside of cover dated 1518 and 1520.
> Wellcome 574

Textus . . . canonis Avicenne . . . translatus a . . . Gerardo Cremonensi in Toleto ab arabico in latinum.
In ARTICELLA . . . (1519), fol. cliii–ccxii.

105. Liber canonis de medicinis cordialibus et cantica. Iam olim quidem á Gerardo Carmonensi [!] ex arabico sermone in latinum conversa. Postea verò ab Andrea Alpago Bellunensi, philosopho & medico egregio, infinitis penè correctionibus ad veterum exemplarium arabicorum fidem in margine factis, locupletissimoque nominum arabicorum ab ipso interpretatorum indice decorata. Nunc autem demum à Benedicto Rinio Veneto, philosopho & medico eminentissimo, eruditissimis accuratissimisque lucubrationibus illustrata. Qui & castigationes ab Alpago factas, suis quasque locis aptissimè inseruit: & quamplurimas alias depravatas lectiones in margine ingeniossissimè emendavit. Et locos, in quibus autor ipse vel eandem sententiam eandém ve medicamenti unius compositionem iterat, vel oppositas inter se sententias ponit, vel aliquid denique ab Hippocrate, Aristotele, Dioscoride, Galeno, Paulo, Aetio, Alexandro, Serapione, Rasi, Halyabate, Alsarabio mutuatur, diligentissimè indicavit. Plurimis etiam arabicis vocibus nunquam antea expositis, latinum nomen invenit: indicemque latinum medicamentorum simplicium in secundum librum composuit. His accesserunt, Avicennae libellus de removendis nocumentis, quae accidunt in regimine sanitatis: eiusdem tractatus de syrupo acetoso. Ab eodem Alpago ex arabico in latinum sermonem translati. Cum indice rerum ac verborum notatu dignorum copioso. Basileae, per Ioannes Hervagios, 1556.
[xliv] 1104 [xxxviii] p. woodcut illus. diagr. 14·5 ins.
> 'De medicinis cordialis' translated by Arnaldus de Villa Nova, & 'Cantica' by Armegandus Blasius. pp. [viii]–[xi]: Avicennae vita, ex Sorsano Arabe eius discipulo: à Nicolao Massa . . . latinitate donata. pp. 1100–4 numbered 2000–4 in error. Another copy. Marginal MS notes. Imperfect.
> BM   SGC 2   Wellcome 578

106. Libri in re medica omnes, qui hactenus ad nos pervenere. Id est libri canonis quinque. De viribus cordis. De removendis nocumentis in regimine sanitatis. De sirupo acetoso. Et cantica. Omnia novissimè post aliorum omnium operam à Ioanne Paulo Mongio Hydruntino, & Ioanne Costaeo Laudensi recognita. Accessere autem in hac editione praeter magnam in emendando contextu diligentiam, & lectionum ex vetustissimis codicibus animadversam varietatem, praeter arabicarum vocum interpretationem passim ex optimis authoribus adhibitam, annotationes eorundem Costaei et Mongii in libros canonis, quibus consensus & dissensus principum tum philosophorum tum medicorum inter se, brevissimè quantum fieri potest,

suo loco explicantur. Adiecti etiam postremo loco sunt indices quatuor: duo quidem veluti arabicae linguae promptuaria; antiquum unum à Gerardo Cremonensi, ut videtur: alterum verò postea à Bellunensi editum: duo autem praeterea, quibus res omnes in his libris, in contextu, & in annotationibus memorabiles, copiosè, multa fide, atque ordine colliguntur. Venetiis, apud Vincentium Valgrisium, 1564.

2 vols.; [viii] 232 [4] 233–966; [xii] 429 [+1], [ccliv] p. 13 ins.

> Tomus secundus contains libri IV and V and Indices rerum memorabilium of Costaeus and Mongius.
> BM   SGC I   Wellcome 579

107. [Canon medicinae.] Ex Gerardi Cremonensis versione, & Andreae Alpagi Bellunensis castigatione. A Ioanne Costaeo, & Ioanne Paulo Mongio annotationibus iampridem illustratus. Nunc vero ab eodem Costaeo recognitus, & novis alicubi observationibus adauctus. Quibus principum philosophorum, ac medicorum consensus, dissensusque indicantur. Vita ipsius Avicennae ex Sorsano Arabe eius discipulo, à Nicolao Massa latine scripta, & figuris quibusdam, ex priori nostra editione sumptis. Additis nuper etiam librorum canonis oeconomijs, necnon tabulis isagogicis in universam medicinam ex arte humain, idest Ioannitii Arabis. Per Fabium Paulinum Utinensem. Cum indicibus quattuor, duobus vocum arabicarum, altero Gerardi Cremonensis, altero Bellunensis, duobus rerum memorabilium, altero in Avicennae contextu, altero in annotationibus contentarum. Venetiis, apud Iuntas, 1595.

2 vols.; [iii] 982 [i.e. 990]; [xii] 437 [+1] [cccii] p. woodcut illus. 14 ins.

> Vol. 1 has additional general t.-p. (mutilated) with engraved border and title: Canon medicinae. Quo universa medendi scientia pulcherrima, & brevi methodo planissime explicatur. Eiusdem de viribus cordis. [De] removendis nocumentis in regimine sanitatis. [De] syrupo acetoso. Cantica.
> 'Tabulae' and indexes have separate t.-p.
> BM   Dawson 331   SGC I   Wellcome 580

108. ... Another ed. with identical collation. Venetiis, apud Iuntas, 1608.

109. ... Canon medicinae interprete & scholiaste Vopisco Fortunato Plempio. Tom. I. Librum primum & secundum canonis exhibens, atque ex libro quarto tractatum de febribus. Lovanii, typis ac sumptibus Hieronymi Nempaei, 1658.

[xii] 432 [i.e. 232] [viii]; [xii] 311 [vi]; 71 [+1] p. 13 ins.

> Separate t.-p. for 'Liber secundus'.
> SGC I

Cantica ... translata ab arabico in latinum a ... Armegando Blasii de monte pesulano.
In ARTICELLA ... 1519, fol. cccxxxix–ccclxi.

De febribus tractatus quatuor.
In DE FEBRIBUS, 1576, ff. 67^r–199^r [i.e. 98^r] [2nd seq.]

Ex Avicennae libris excerpta, quae ad aquas & balnea pertinent.
In DE BALNEIS, 1553, ff. 321^r–340^r [2nd seq.]

See CASTELLI (Bartolomeo). Lexicon medicum graecolatinum ... ex Hippocrat. Galen. Avicenn ... auctum ... 1632.

CHAMPIER (Symphorien). Rosa gallica ... ex Hippocratis ... Avicennae ... libris in unum collectas ... (1514).

DESPARS (Jacques). Ex Iacobo de Partibus excerpta [de balneis] in librum primum Avicennae, [*In* DE BALNEIS, 1553, ff. 352^r–417^v [2nd seq.]]

FERRARI DA GRADO (Giovanni Matteo) Consilia ... 1521.

HEBENSTREIDT (Joannes). Aderlaszbuch, für XXX. Jharen ausgangen ... Aus dem Hippocrate ... Avicenna ... gezogen ... 1559.

INGRASSIA (Giovanni Filippo). De tumoribus praeter naturam tomus primus, 1553.

PICTOR (Georg). Enchiridion ... Ausz Hippocra ... Avicenna ... 1563.

RORARIUS (Nicolaus). Contradictiones, dubia, et paradoxa, in libros Hippocratis ... Avicennae ... 1566.

STEPHANUS (Johannes). Opera universa. (Includes Paraphrasis in novem fen. lib. III Avicennae), 1653.

SYRASUS. Ex Syrasi super fen secunda canonis primi Avicennae ...
[*In* DE BALNEIS, 1553, ff. 340^v–334^r [i.e. 346^r] [2nd seq.]]

AZALUS (POMPILIUS)
110. Liber Pompilii Azali Placentini de omnibus rebus naturalibus quae continentur in mundo videlicet. Colestibus et terrestribus necnon mathematicis. Et de angelis motoribus quae coelorum. Venetiis, apud Octavianum Scotum D. Amadei, 1544.
[ii] 140 [+2] ff. illus. tabs. 12.5 ins.

> Erratically foliated.
> University History of Science Collection. Presented by Professor S. Jevons.
> BM

B

BACCERUS (Janus) *ed.*
See Reinneccerus (Fidejustus). Thesaurus chymicus
experimentorum certissimorum collectorum usuque
probatorum, 1609.

[BACCHUS (Dionysius) *pseud., praeses*]
See [Braithwait (Richard) *pseud., respondent*]. Disputatio
inauguralis. Theoretico-practica, de jure potandi. [*In*
Facetiae Facetiarum, 1615, pp. 99–143; 1627, part
10; 1647, pp. 55–99; 1657, pp. 54–97.]

BACHMANN (Andreas)
See Rivinus (Andreas)

BACK (Jacobus de) 1594–1658
The discourse of James de Back, physician in ordinarie
to the town of Roterdam. In which he handles, the
nullitie of spirits, sanguification, the heat of living
things. There is premis'd a speech to the reader; and
annex'd, an addition, in defence of Harvey's circulation.
London, printed by Francis Leach, 1653.
[xx] 124 p. 6 ins.
In Harvey (William). The anatomical exercises, 1653.

   BM   SGC 2   Waller 585   Wing H 1083

... Another ed. London, printed by T.R., 1673.
[xx] 16, 13–172 p. 6·5 ins.
In Harvey (William). Anatomical exercises, 1673.

   BM   SGC 2   Waller 586   Wing H 1084

Dissertatio de corde. Cum copioso tam rerum quàm
capitum indice. Edito altera.
In Harvey (William). Exercitationes anatomicae, de
motu cordis & sanguinis circulatione ... 1654.

   Osler 735

Dissertatio de corde. ... Editio altera.
In Harvey (William). Exercitationes anatomicae, 1660,
pp. 283–464.

   Osler 736   Waller 583

BACON (Francis) *Viscount St. Albans* 1561–1626
111.   History naturall and experimentall, of life and
death. Or of the prolongation of life. Written in Latine
by the Right Honorable Francis Lo. Verulim, Vis-
Count St. Alban. London, printed by Iohn Haviland
for William Lee, and Humphrey Mosley, 1638.
[xxx] 435 [+p. 395, i.e. p. 436] p. 6 ins.

   Edited by W.R., i.e. William Rawley, Contains 2 versions of
   the same imprimatur, one facing t.-p. and second on recto
   opposite last page of text.
   BM   Osler 684   STC 1158

112.   Opuscula varia posthuma, philosophica, civilia,
et theologia. Nunc primum edita. Cura & fide Guilielmi

Rawley. . . . Una cum nobilissimi autoris vita. Accessit
& ejusdem auctoris dialogus de bello sacro. Amstelodami, apud Johannem Ravesteinium, 1663.
[2] 3–287 p. 5 ins.

   Bd. with Schrader (Justus). Observationes et historiae, 1674.
   BM

113.   Sylva sylvarum, or, A natural history, in ten
centuries. Whereunto is newly added, the history
natural and experimental of liee (!) and death, or of the
prolongation of life. Published after the authors death.
By William Rawley ... Whereunto is added articles of
enquiry, touching metals and minerals. And the New
Atlantis. As also the life of the Right Honorable
Francis Bacon never added to this book before ...
[by William Rawley]. The ninth and last edition, with
an alphabetical table of the principal things contained
in the ten centuries. London, printed by J. R. for
William Lee, and are to be sold by George Sawbridg,
Francis Tyton, Thomas Williams, John Martin,
Thomas Vere, Randolph Taylor, Henry Broom,
Edward Thomas, Thomas Passenger, Nevil Symmons,
Robert Clavel, William Crook, and James Magnes; and
other booksellers in London and Westminster, 1670.
[xviii] 14, 215 [xix] [2] 3–31 [ii] 221–227 [+1]; [viii]
64 p. 11·5 ins.

   Separate t.-p.s for the Life of Bacon; New Atlantis; Articles of
   enquiry touching metals and minerals (dated 1669). History ...
   of life and death (dated 1669). Front. is port. of the author aged
   66.
   Contents include: His Lordships usual receipt for the gout. (1 p.)
   University History of Science Collection. (Transferred from the
   Manchester Museum.)
   BM   Wing B 331

BACON (Roger) 1206–84
114.   The cure of old age and preservation of youth;
translated out of Latin; with annotations and an account
of his life and writings by Richard Browne. Also a
physical account of the Tree of Life by Edw. Madeira
Arrais; translated likewise out of Latin by the same
hand. London, for Thomas Flesher, Edward Evets,
1683.
[xl] 156, [vi] 108 [vii] p. 7 ins.

   BM   Dawson 349   TC II 20   Wing B 372

115.   De arte chymiae scripta. Cui accesserunt opuscula
alia eiusdem authoris. Francofurti, typis Ioannis Saurij,
sumptibus Ioannis Theobalid Schönwetteri, 1603.
[ii] 3–408 p. 5 ins.

   Old MS notes on flyleaves.
   Partington Collection.
   BM   Wellcome 620

Rogerii Bachonis Radix mundi, translated out of Latin into English and claused by William Salmon.
In SALMON (William). Clavis alchymiae. Book 3 of his Medicina Practica, 1692, pp. 585–642.

BAGELLARDUS (PETRUS)
De egritudinibus infantium.
In TOLET (Pierre). Opusculum recens natum de morbis puerorum. 1538.

BAGLIVI (GIORGIO) 1668–1707
De circulatione sanguinis in rana experimentum.
In LE CLERC (Daniel) *and* MANGET (Jean Jacques) *comps.*
Bibliotheca anatomica, 1699, Vol. 1, pp. 918–919 [2nd seq.]

116.   De praxi medica ad priscam observandi rationem revocanda. Libri duo. Accedunt dissertationes novae. Lugduni Batav [orum], apud Fredericum Haringium, 1700.
[xx] 259 [8] 9–119 [+9] p. engr. pl. 6·5 ins.
> Separate t.-p.s dated 1699 for each of the three dissertations.
> BM   Waller 605

Lettre de M. Georges Baglivi ... Ecrite de Rome à l'auteur [Nicholas Andry] sur le sujet des vers.
> Parallel Latin and French texts.

In ANDRY DE BOISREGARD (Nicholas). De la génération des vers dans le corps de l'homme, 1700, pp. 387–417.

BAÏF (LAZARE DE) 1485–1545 or 7
117.   De re navali libellus, in adolescentulorum bonarum artium studiosorum favorem, ex Bayfij vigilijs excerptus, & in brevem summullam facilitatis gratia redactus. Addita ubique puerorum causa, vulgari vocabulorum significatione. Lugduni, apud Seb. Gryphium, 1540.
[2] 3–76 [xx] p. 6·5 ins.
> Ed. by Charles Étienne.
> Christie Collection. Kerrich copy

118.   De re vestiaria libellus, ex Bayfio excerptus: addita vulgaris lingue interpretatione, in adulescentulorum gratiam atque utilitatem. Parisiis, apud Anthonium Bonnemere, 1535.
68 [ix] p. 6 ins.
> Ed. by Charles Étienne.
> *Bd. with* ROESLIN (Eucharius). De partu hominis ... 1535.
> BM   Watt

119.   ... Secunda editio. Parisiis, ex officina Roberti Stephani, 1541.
[2] 3–68 [xi] p. 6 ins.
> *Bd. with* BAÏF (Lazare de). De vasculis libellus, 1543.
> Christie Collection.
> SGC 4

120.   De vasculis libellus adulescentulorum causa ex Bayfio decerptus, addita vulgari latinarum vocum interpretatione. Parisiis (excudebat Ioannes Bignon), apud Ambrosium Girault, 1535.
56 [vi] p. 6 ins.

Ed. by Charles Étienne.
Bd. with ROESLIN (Eucharius). De partu hominis ... 1535.
Watt

121.   ... Another ed. Lugduni, apud Seb. Gryphium, 1539.
[2] 3–54 [vii] p. 6·5 ins.
> *Bd. with* his De re navali, 1540.
> Christie Collection.

122.   ... Another ed. Parisiis, ex officina Roberti Stephani, 1543.
[2] 3–52 [iii] p. 6 ins.
> Christie Collection.

BAILEY (WALTER) 1529–92
See VAUGHAN (William). Directions for health, 1633.

BAILLOU (GUILLAUME DE) 1538–1616
123.   Commentarius in libellum Theophrasti de vertigine. Editore M. Iacobo Thevart ... Parisiis, apud Iacobum Quesnel, 1640.
[iv] 41 [+3] p. 9 ins.
> *Bd. with* his Epidemiorum ... libri duo, 1640.
> BM   SGC 1   Waller 621   Wellcome 632

124.   Consiliorum medicinalium libri II. A Iacobo Thevart ... authoris pronepote, scholiis nonnullis illustrati, digesti ac in lucem primùm editi ... In quo pleraque continentur quae & ad morborum cognitionem, eorumdemque curationem propositis exemplis, & obscurorum Hippocratis locorum intelligentiam pertinebunt. Inter caetera elegantissimum & utilissimum est de calculo opusculum Adiecta est authoris vita, cum indicibus necessariis. Parisiis, apud Iacobum Quesnel, 1635.
2 vols; [2] 3–34, 572 [xix]; [xxiv] 319 [iv] p. pl. (port.) 8·5 ins.
> BM   Dawson 371   Wellcome 630

125.   Consiliorum medicinalium, liber III et postremus. Item, paradigmata et historiae morborum ob raritatem observatione dignissimae, quarum lectio non minùs rei ipsius gravitate & admiratione, quàm utilitatis ubertare est ad medendum & praesentiendum profutura. Omnia studio et operâ M. Iacobi Thevart ... digesta, & multis hinc illinc observationibus, ad obscuriorum locorum intelligentiam, illustrata ... Parisiis, apud Iacobum Quesnel, 1649.
[xii] 331 [+16] p. 8·5 ins.
> *Bd. with* above item.

126.   De convulsionibus libellus. In quo solennis quaestio explicatur, cur sauciatis dextrâ capitis parte convulsio sanae partis contingat. Editore M. Iacobo Thevart ... Nullum capitis vulnus etiam leve despiciendum. Parisiis, apud Jacobum Quesnel, 1640.
[xvi] 51 [iv] p. 9 ins.
> *Bd. with his* Epidemiorum ... libri duo, 1640.
> BM   SGC 1   Waller 623   Wellcome 633

127. Definitionum medicarum liber, in quo non ita in verbis ipsis laboratur, ut non potiùs rerum distinctiones proprietatésque exquirantur. Immo saepè datâ operâ relicto ipsius disputationis filo loci Hippocratis & Galeni obscuri explicantur, ut commentarij ad instar esse possit. Studio & operâ M. Iacobi Thevart . . . ordine alphabetico digestus, & in lucem primùm editus . . . Parisiis, apud Iacobum Quesnel, 1640.
[xix] 108 [viii] p. 9 ins.

> *Bd. with his* Epidemiorum . . . libri duo, 1640.
> BM   Waller 625   Wellcome 634

128. De virginum et mulierum morbis liber, in quo multa ad mentem Hippocratis explicantur, quae & ad cognoscendum & ad medendum pertinebunt. Studio, curâ & diligentiâ M. Jacobi Thevart . . . in lucem primùm editus & scholijs aliquot locupletatus . . . Parisiis, apud Jacobum Quesnel, 1643.
[xxiv] 269 [xxxii] p. illus. (port.) 8·5 ins.

129. . . . Another copy with additional preface matter dated 1591.

> BM   Dawson 372   Waller 624

130. Epidemiorum et ephemeridum libri duo, studio & operâ M. Iacobi Thevart . . . digesti, scholiis aliquot illustrati, & in lucem primùm editi . . . Parisiis, apud Jacobum Quesnel, 1640.
[xix] 273 [xviii] p. 9 ins.

> BM   SGC 1   Waller 626   Wellcome 631

131. Opuscula medica, de arthritide, de calculo et de urinarum hypostasi. In quibus omnibus Galeni & veterum authoritas contrà I. Fernelium defenditur. Item libellus verè aureus de rheumatismo & pleuritide dorsali. Qui duo affectus ab antiquis non sat abundè fuerunt explicati & definiti. Editore M. Iacobo Thevart . . . Parisiis, apud Jacobum Quesnel, 1643.
[xiv] 156 [2] 163–200 [xxvii] p. 8·5 ins.

> *Bd. with his* De virginum . . . morbis 1643.
> BM   Dawson 372   Waller 628

See BONET (Théophile). Labyrinthi medici extricati . . . monstrantibus Gulielmo Ballonio & Lud. Septalio . . . 1687.

BAINES (*Sir* Thomas) 1622–80
See BORELLI (Giovanni Alfonso). Scrittura fatta l'anno, 1664 . . . [*In* MALPIGHI (Marcello). Opera posthuma, 1697, pp. 1–8 [3rd seq.]].

BAIRO (PIETRO) 1468–1558
132. De medendis humani corporis malis enchiridion, quod vulgò veni mecum vocant: cui adiunximus hac editione eiusdem authoris tractatum De peste. Basileae, apud Petrum Pernam, 1563.
[xxx] 664 p. 6·5 ins.

> 'De peste' begins p. 516.
> SGC 1

BAKER (GEORGE) 1540–1600
133. The composition or making of the moste excellent and pretious oil called oleum magistrale. First published by the commaundement of the King of Spain, with the maner how to apply it particulerly. The which oyl cureth these disseases folowing. That is to say, wounds contusions, hargubush shot, cankers, pain of the raines, apostumes, hemerhoids, olde ulcers, pain of the joints and gout, and indifferently all maner of disseases. Also the third book of Galen of curing of pricks and wounds of sinowes. A method for curing of wounds in the ioynts, and the maner how to place them. A breef gathering togither of certain errours which the common chirurgians dayly use. Very profitable and necessary for all chirurgians and all other which are desirous to knowe the right method of curing. Faithfully gathered and translated into English by George Baker chirurgian (London, imprinted . . . by John Alde), 1574.
[xxxvi] p. 51 [+1] ff. 5·5 ins.

> Imprint completed from colophon.
> BM   SGC 2   STC 1209   Wellcome 645

The nature and properties of Quicksilver. [London, printed by M. Dawson, and are to be sold by Benjamin Allen and Peter Cole, 1637.]
226–229 [+3] p. 7·5 ins.
In CLOWES (William). A profitable and necessarie booke of observations for all those that are burned with the flame of gunpowder, etc., 1637.

See GESNER (Conrad). The practise of the new and old physicke. Newly corrected and published in English by George Baker. 1599.

BAKER (ROBERT)
134. Cursus osteologicus: being a compleat doctrine of the bones; according to the newest, and most refin'd notions of anatomy. Shewing their nature, substance, composition, manner of ossification, nourishment, etc. Also the various ways of their articulation; together with the parts to be consider'd in each particular bone of the whole skeleton, as figure, cavities, protuberancies, foramina, scituation, connexion and use; with several curious observations relating to the bones. To which is annex'd by way of appendix, An excellent method of whitening, cleansing, preparing, and uniting the bones, to form a movable skeleton, wherein the bones may have the same motions as in a living subject. The whole being a work very useful and necessary for all students in physick and chirurgery. London, printed by I. Dawks, for D. Browne; . . . and R. Clavell, 1697.
[x] 126 p. fold. tab. 7 ins.

> BM   TC III 6   Watt   Wing B 515

BALAMIO (FERDINAND) *fl.* 1550, *tr.*
Cl. Galeni . . . de ossibus ad tyrones. Ferdinando Balamio . . . interp.
In GALEN (Claudius). Ἅπαντα . . . Opera omnia, 1538, pars quinia, pp. 719–727.

See GALEN (Claudius). περὶ ὀστῶν τοῖς ἐισαγομένοις
. . . De ossibus ad tyrones liber. Ferdinando Balamio
interprete, 1630.

BALDE (JAKOB) 1603–68
135. Die gesunde Krankheit, oder Trost der Podagrischen, aus des sinnreichen Jesuiten Jacob Balde
Lateinischen, mit Einwilligung des Autoris, löblichen
Andenkens, in unsere Teutsche Muttersprach gesetzt,
von einem Mitglied des gekrönten Blum-Ordens, an
der Pegnitz. Nürnberg, verlegts Joh. Daniel Tauber, 1677.
[xvi], 195 p. 5·5 ins.

> Additional engr. t.-p.
> *Bd. with* FRANCKE (Johann). Veronica theézans . . . [1699?].

136. Solatium podagricorum authore Jacobo Balde è
Societate Jesu. Libri duo. Cum approbatione & licentia
superiorum. Monachii, typis Lucae Straub, sumptibus
Ioannis Wagneri, 1661.
[xxvi] 248 p. engr. frontis. 5 ins.

> Pars II contains: Lusus satyricus sive fragmenta poematis . . .
> adversus Burghardum Sallium Gintrionem.
> BM   Waller 632   Watt

BALDINI (BACCIO)
137. Tractatus de cucumeribus. Florentiae, apud
Bartholomaeum Sermartellium, 1586.
[ii] 3–16 p. 8·5 ins.

> BM

BALESCON de Tarente
See VALASCUS *de Taranta*

BALK (JOHANNES)
138. Een kort en klaar bewijs aangaande het adem-
halen van kinderen voor de geboorte in's moeders
lichaam. Te Leeuwarden, gedrukt by Hero Nauta, 1693.
[2] 3–12 p. 8 ins.

> *Bd. with* PRAUSERUS (Theophilus) *respondent.*
> De lactis natura, usu et abusu, 1706.

BALLONIUS (GULIELMUS)
See BAILLOU (Guillaume de)

139. De **BALNEIS** omnia quae extant apud graecos,
latinos, et arabas, tam medicos quàm quoscunque
caeterarum artium probatos scriptores: qui vel integris
libris, vel quoquo alio modo hanc materiam tractaverunt:
nuper hinc inde accurate conquisita & excerpta, atque
in unum tandem hoc volumen redacta. In quo aquarum
ac thermarum omnium, quae in toto ferè orbe terrarum
sunt, metallorum item, & reliquorum mineralium
naturae, vires, atque usus exquisitissime explicantur:
indicibus quatuor appositis, quorum primus auctores
omnes, qui in hoc volumine habentur: secundus balneorum nomina: tertius capita cuiuscunque libri: quartus
mirabiles curationes in his libris contentas, quae vi
ac beneficio balneorum factae fuerunt, complectitur.
Opus nostra hac aetate, in qua tam frequens est thermarum usus, medicis quidem necessarium, caeteris vero
omnibus tum summopere utile, tum etiam periucundum.
Venetiis, apud Iuntas, 1553.
14, 497 ff. woodcut illus. map. 12·5 ins.

Contents: Miraculosae curationes aliquot & beneficio & vi
balneorum effectae.—De balneis et thermis naturalibus omnibus
Italiae, sicque totius orbis, proprietatibusque earum . . .
Michaelis Savonarolae . . . libellus.—Bartholomaei de Montagnana, de aspectu, situ, minera, virtutibus, et operationibus
balneorum in comitatu Patavino repertorum, tractatus primus
(-tertius).—Antonii Guainerii de balneis aquae civitatis antiquissimae [in Monteferrato] commentariolus, quinque continens
capitula.—Recepta aquae balnei de Porrecta, edita per . . .
dominum Turam de Castello.—Ugulini physici de Monte
Catino liber de balneis.—Menghi Blanchelli . . . de balneis
tractatus.—Theodoricus Ostrogothorum rex Aloysio architecto,
s. [de balneis Aponi.]—Ioannis de Dondis . . . de fontibus
calidis agri Patavini consideratio.—Tractatus de causa salsedinis
aquarum, & modo conficiendi salis ex eis, ex consideratione
Iacobi de Dondis.—Ioannis Antonii Panthei . . . confabulationes de thermis Caldarianis, quae in Veronensi agro sunt.—
Alaerdus de Pindemontibus . . . de balneis Calderij.—Ex
Baverii de Baveriis consiliis, de balneis excerpta.—Matthaei
Bendinelli tractatus de balneo villae Lucensi.—Ad . . . doctorem
dominum Caesarem . . . Laurentii Bertolini epistola cum tractatu
de balneo Corsennae eidem dicato.—D. Georgii Franciotti . . .
tractatus de balneo Villensi, in agro Lucensi posito.—Gentilis
de Fulgineo de balneis tractatus primus. (-secundus).—Consilium de balneo Petrioli . . . Francisci de Senis.—Antonii
Fumanelli . . . de balneorum aquae ferratae facultatibus, &
praesertim Calderianae.—De virtute balneorum Calderianorum
. . . Aleardus Pedemontius.—Ludovici Zimaliae . . . liber, cui
titulus est, index balneorum S. Pancratij vallis Transcherianae
agri Bergomatis.—Guilhelmus Gratarolus ad Conradum
Gesnerum . . . de thermis Rhaeticis, & vallis Traschurij agri
Bergomatis.—Petri de Tussignano liber de balneis Burmi, in quo
non solum aquarum vires & medicinae, sed earum quoque
exhibendarum canones explicantur.—Petri Pauli Paravicini . . .
de Masinensium, & Burmiensium thermarum situ, natura,
miraculisque.—Ludovici Pasini . . . liber, in quo de thermis
Patavinis, ac quibusdam aliis Italiae balneis tractatur.—Alcadini
. . . de balneis Puteolanis.—Ioannis Elysii . . . breve compendium de totius Campaniae balneis. [De balneis AEnariae insulae,
eiusdemque mirabili incendio.]—Ex T. Lucretii Cari de rerum
natura, libro VI.—Ex P. Ovidii Nasonis metamorphoseon
libro XV.—Ioannis Ioviani Pontani ex libro suo meteororum
de fontibus & fluminibus.—Ex Ugonis Senensis consiliorum
medicinalium libro, excerpta de balneis.—Ex Ioanne de Sancto
Amando, de balneis excerptum.—Ex Turrisani plusquam comm.
in microtechnes Gal. librum tertium commen. LXXXI
balneandi canones.—Ex conciliatoris Petri Aponensis differentiarum libro differentia. CXXVIII.—Ex Christophori Barzizij
. . . practica medicinali, de balneis excerpta.—Ex Hieronymi
Gardani contradictionibus contradictione III.—Ex M. Vitruvii
libro VIII.—Ex L. Annaei Senecae libro tertio naturalium
quaestionum [excerpta de aquis].—Ex C. Plinii libro naturalis
historiae [de aquis].—Ex Pedacio Dioscoride, excerpta [de
mineralibus simplicibus & aqua].—Ioannis Francisci Branca-
leonis . . . de balneis dialogus.—Bartholomaei à Clivolo . . .
de balneorum naturalium viribus libri quatuor. Ex Leonardi
Fuchsii medicinae compendio, de balneis excerptum.—Georgii
Agricolae de natura eorum quae effluunt ex terra, liber primus
(-quartus).—Conradi Gesneri excerptorum & observationum de
thermis.—Liber primus [-secundus].—Poggij Florentini ad
Leonardum. Aretinum epistola, de schola epicurae factionis in
thermis Helveticis oppidi Baden Constantiensis, concilij
tempore scripta. De eisdem thermis Plumbarijs hendecasyllabi
Phaletij Ioachimi Camerarij.—Ex Nicolai Massa . . . medicinalium epistolarum libro, epistola xxvi. De balneis Calderianis.
—Consilium de balneis Aquensibus [Julii Delphini, Io. Andreae
Cellanovae & Bernardini Paterni].—Ex Cornelio Celso, de
balneis excerpta.—De thermis quae ad Timavi ostia sunt
[Iovita Rapicio.]—Ex Rasis continente, [excerpta quae ad
aquas & balnea pertinent & ex eiusdem lib. ad Almansorem
& Herculani commentarijs excerpta].—Ex Avicennae libris
excerpta, quae ad aquas & balnea pertinent.—Ex Syrasi super
fen secunda canonis primi Avicennae.—Ex Gentili de Fulgineo
excerpta, in librum primum Avicennae fen. ii. doctr. ii. sum. l.
—Ex Iacobo de Partibus excerpta, in librum primum Avicennae,
fen secunda doct. secunda summa prima.—Ex Mesuae canonibus

universalibus, et eius expositoribus, de balneis excerpta.—Ex Petri Aponensis additionibus in Mesuem.—Ex Francisco Pedemontano [de balneis.]—Ex Abhenguefit libello. Sermo in appropinquatione medicinae ex corpore.—Ex Ioanne filio Serapionis, excerpta de balneis.—Ex Abimeron Abynzohar excerpta quae ad balnea faciunt.—Rabi Moisis particula xix de balneis, quam ipse a Galeno excerpsit.—Ex Ioannis Damasceni aphorismis exceptum.—De aquarum omnium natura ex Hippocrate et Galeno.—De balneis ex Hippocrate et Galeno.—Ex Aristotelis problematibus. Eorum quae ad mare, salsamque omnem aquam pertinent.—[Ex Oribasio excerpta de aquis & balneis.]—Ex Aretaeo [excerpta de balneis.]—Ex Alexandro Tralliano [excerpta de balneis.]—Ex Aetio tetrabibli [excerpta de balneis].—Ex Paulo AEgineta de balneis.—Ioannis Antonii Sicci . . . de balneis compendium, ex Hippocrate et Galeno. Signature qqq appears to be a later addition while the volume was still in the press since the Colophon: Venetijs, apud haeredes Lucaeantonij Iuntae occurs both on leaves 488 & 497 and signature qqq is not included in the register (f. 488).
Dedicatory epistle by Thomas Junta.
Osler 1902   SGC 1   Wellcome 652

BANCKES'S HERBAL
See A BOKE OF THE PROPERTES OF HERBES THE WHICH IS CALLED AN HERBALL [*c* 1548].

BANESTER (JOHN) 1540–1610
140.   An antidotary chirurgicall: or, A storehouse of all sorts of medicines that commonly fall into the chyrurgians use: partly taken out of authors, partly obtained by free gift of sundry worthy men of that profession within this land. London, printed by Thomas Harper, 1633.
[xiv] 223 [xv] p. 7 ins.
> Forms part of Banester's complete works printed by Harper in 1633.
> BM   STC 1357   Waller 656   Wellcome 659

141.   The workes of that famous chyrurgian, Mr. John Banester; by him digested into five bookes. His cure (1) Of tumors, (2) Of wounds, (3) Of ulcers, in generall and particular, (4) Of fractures and luxations, (5) His antidotary, being a storehouse of all sorts of medicines belonging to the chyrurgians use. To which is added a treatise for distilling of oyles of all sorts, with a perfect order to prepare all minerals, and to draw forth their oyles and salts, etc. London, Thomas Harper, 1633.
[xvi] 296 [vi]; [xvi] 166; [xvi] 223 [xv]; [iv] 57 [+1] p. 7·5 ins.
> After part 4 is inserted with separate t.-p.: A treatise of chyrurgerie: briefly comprehending the generall and particular curation of ulcers. Collected out of severall famous authors, especially Antonius Calmeteus Vergesatus and Johannes Tagaltius.
> Additional engr. t.-p.
> BM   SGC 1   STC 1357   Waller 656   Wellcome 659

BANISTER (JOHN)
See BANESTER (John)

BANISTER (RICHARD)   –1626
142.   A treatise of one hundred and thirteene diseases of the eyes, and eye-liddes. The second time published, with some profitable additions of certaine principles and experiments. London, Imprinted by Felix Kyngston for Thomas Man, 1622.
[473] p. 5·5 ins.

Contents: WIER (Jean). A discourse of the scorby, translated out of Wyers observations. TEXTOR. Of the nature and divers kinds of cancers or cankers.
SGC 1   STC 1362   Wellcome 2998

BARBATO (HIERONIMO)
143.   De arthritide libri duo. In quorum primo examinantur, & refelluntur aliorum sententiae. In secundo non hactenus cognitae arthritidis desumpta ex circulari sanguinis motu, vera panditur cognitio, curaque experimentis confirmata praescribitur. Accessit de sanguine, & eius sero exercitatio. Venetiis, typis Valentini Mortali, 1665.
[4] 5–16; 123 [+1] p. 8·5 ins.
> Additional engr. t.-p.
> *Bd. with* MERCURIALI (Geronimo). De decoratione liber, 1601.
> BM   Watt

BARBECK (FRIDERICUS GODEFRIDUS)
144.   De corporis gravitate, cum universae philo[so]phiae thesibus. Duisburgi ad Rhenum, apud Franconem Sas, 1669.
[12] p. 7·5 ins.
> (Diss. phil. inaug., Duisburg)
> *Bd. with* MAJOR (Johann Daniel). Historia anatomica calculorum, 1662.

145.   De morbo regio. Duisburgi ad Rhenum, apud Franconem Sas, 1669.
[16] p. 7·5 ins.
> (Diss. med. inaug., Duisberg)
> *Bd. with* MAJOR (Johann Daniel). Historia anatomica calculorum, 1662.

BARBETTE (PAUL) 1629–99
146.   Opera chirurgico-anatomica, ad circularem sanguinis motum, aliaque recentiorum inventa, accommodata. Accedit de peste tractatus, observationibus illustratus. Lugd. Batav, ex officina Hackiana, 1672.
[x] 461 [+31] p. illus. 5·5 ins.
> Separate t.-p. for Tractatus de peste.
> Waller copy has front.
> BM   SGC 1   Waller 666

147. . . . Another ed. Amstelodami, apud Joannem Maximilianum Lucas, 1677.
> Additional engr. t.-p. Separate t.-p. for Tractatus de peste with imprint Lugd. Bat., ex typographia Hackiana, 1672.

148.   Opera omnia medica et chirurgica notis et observationibus nec non pluribus morborum historiis et curationibus illustrata. Editio novissima. Appendice eorum quae in praxi tum medica, tum chirurgica, vel omissa, vel concisiùs pertrectata fuerant, jam auctior. Opera et studio Joh. Jacob Mangeti . . . Genevae, sumptibus Joannis Antonii Chouët, 1688.
[x] 332 [xxviii]; [4] 5–542 [x] p. illus., 4 engr. pls. 8·5 ins.
> BM   SGC 2   Watt

149.   Praxis Barbettiana, cum notis & observationibus Frederici Deckers . . . Lugd. Batav., sumptibus auctoris, prostant apud Gaasbekios, 1669.
[xvi] 248 [lvi] p. 5·5 ins.
> Additional engr. t.-p.
> BM   SGC 1   Watt

150. Thesaurus chirurgiae: the chirurgical and anatomical works of Paul Barbette.... Composed according to the doctrine of the circulation of the blood, and
other new inventions of the moderns. Together with a
treatise of the plague, illustrated with observations.
Translated out of Low-Dutch into English. The third
edition to which is added the Surgeon's chest, furnished
both with instruments and medicines, all useful:
illustrated with several copper-plates: and to make it
more compleat is adjoyned a Treatise of diseases that
for the most part attend camps and fleets written in
High-Dutch by Raymundus Mindererus. London,
printed and are to be sold by Moses Pitt, 1676.
[xiv] 394 [xviii]; [ii] 152 [xii]; [ii] 16 p. front. 7 ins.

> Separate t.-p. for 'Medicina militaris: or, a body of military
> medicines experimented by Raymundus Mindererus. London,
> printed by William Godbid and are to be sold by Moses Pitt,
> 1674', and for Cista militaris, or, A military chest, furnished
> either for sea or land, with convenient medicines and necessary
> instruments. Amongst which is also a description of Dr.
> Lower's lancet, for the more safe bleeding. Written in Latine
> by Gulielmus Fabritius Hildanus. Englished for publick
> benefit. London, printed by William Godbid, and are to be
> sold by Moses Pitt, 1674.
> Dawson 409-10   SGC 1   TC I 231

151. ... The fourth edition ... London, printed for
Henry Rhodes, 1687.
[xiii] 200 [iv] 201-394 [xiv]; [iii] 119 [+8] p. front. illus.
3 fold. pls. 6·5 ins.

> Separate t.-p. for 'Medicina militaris ... London, printed for
> Charles Shortgrave, 1686'. This pagination sequence includes
> with separate t.-p. 'Cista militaris ... London, Charles Short-
> grave, 1686' (pp. 1-21).
> BM   TC II 182   Wing B 701

See Bils (Louis de). Responsio ad admonitiones ...
Johannis ab Horne ... ut & ad animadversiones ...
Pauli Barbette ... 1661.

Sforzia (Nathanael). Der sichere und Geschwinde
Artzt ... 1684.

Waldschmidt (Johann Jacob). Praxis medicinae
rationalis succincta ... Quibus accesserunt notae ejusdem ad Praxin chirurgicam Barbette ... 1691.

Waldschmidt (Johann Jacob). Opera medico practica
... IV. Notae ad Praxin chirurgicam Barbettae ...
1695.

[BARBEYRAC (Charles) 1629-99]

152. Traités nouveaux de medecine, contenans les
maladies de la poitrine, les maladies des femmes, &
quelques autres maladies particulieres, selon les nouvelles opinions. A Lyon, chez Jean Certe, 1684.
[xii], 357 p. 6 ins.

> Author from BM
> Bookplate: The Honble. George Baillie Esqr., one of the Lords
> of the Treasury, 1724.
> BM

BARLAEUS (Casparus)

Nuptiae peripateticae, sive universae philosophiae
ad statum conjugalem festiva applicatio.
In Dissertationum Ludicrarum et Amoenitatum,
scriptores varii. 1644, pp. 333-368; 1666, pp. 360-392.

Oratio de ente rationis.
In Dissertationum Ludicrarum et Amoenitatum,
scriptores varii. 1644, pp. 304-332; 1666, pp. 334-359.

BARLAND (Hubert) *fl.* 1530

See Manardi (Giovanni). Medicinales epistolae. 1529.

BARLES (Louys)

153. Les nouvelles découvertes sur toutes les parties
principales de l'homme et de la femme. Ensemble leur
composition, connexion, action et usages. Avec des
dissertations sur chacune en particulier, suivies des
remarques curieuses, et tres-utile pour la pratique des
medecins et des chirurgiens. Tome premier, reveu &
corrigé. Lyon, Esprit Vitalis, 1675.
[xxxviii] 282 p. front. (port.) 2 pls. 6 ins.
Vol. 1. only.

> Additional engr. t.-p. pp. 139-142 missing.
> BM

BARNER (Jacob) 1641-86

See Valentini (Michael Bernhard). Machiavellus
medicus ... 1698.

BARROUGH (Philip)

154. The method of physick, containing the causes,
signes, and cures of inward diseases in mans body,
from the head to the foote. Whereunto is added, the
forme and rule of making remedies and medicines,
which our phisitians commonly use at this day, with
the proportion, quantity and names of each medicine.
3rd ed. London, Richard Field, 1601.
[xvi] 476, [4] p. 7 ins.

> Contents table at end of volume imperfect.
> STC 1511   Wellcome 684

155. ... 5th ed. London, Richard Field, 1617.
[xvi] 477, +[7] p. 7·5 ins.
> BM   SGC 1   STC 1513   Wellcome 685

156. ... 6th ed. London, Richard Field, 1624.
[xvi] 477, [+7] p. 7·5 ins.
> BM   Dawson 431   SGC 1   STC 1514

BARROW (Philip)

See Barrough (Philip)

BARTHIUS (Gothofredus)

See Rivinus (Andreas). Veterum quorundam bonorum
scriptorum libri, 1654.

BARTHOLIN (Caspar) *the elder* 1585-1629

Ad institutiones anatomicas Caspari Bartholini.
In Riolan (Jean) *the younger.* Opuscula anatomica nova,
1649.

157. De aere pestilenti corrigendo consilium. Editio
secunda auctior ... Hafniae, apud Salomonem Sar-
torium, 1624.
[iv] 30 p. 8 ins.
> Waller 701

158. Institutiones anatomicae, novis recentiorum opinionibus & observationibus, quarum innumerae hactenus editae non sunt, figurisque secundo auctae ab auctoris filio Thoma Bartholino movendo. Lug[duni] Batavorum, apud Franciscum Hackium, 1645.
[xvi] 442 [ii] 443–488 [xxiv] p. illus. (incl. port.) 6 engr. pls. 7 ins.

> Engr. t.-p. pp. 443–488: Iohannis Walaei epistolae duae: de motu chyli, et sanguinis . . . Editio quarta.
> SGC 1   Waller 702

159. Syntagma medicum & chirurgicum de cauteriis praesertim potestate agentibus seu ruptoriis, olim in academiâ Patavinâ nationi Germanicae praelectum, nunc multorum desideriis satisfaciendi ergo revisum, auctum, arcanisque cauterijs usu probatissimis locupletatum & publici juris factum. Accessit ejusdem autoris de aëre pestilenti corrigendo consilium medicum. Hafniae, impensis Salomonis Sartorii, 1624.
[xiv] [2] 3–140 p. 7·5 ins.

> BM   SGC 2   Waller 704

See Bartholin (Thomas). Anatome ex . . . observationibus, imprimis institutionibus b.m. parentis Caspari Bartholini . . . 1673 and 1684 eds.

Bartholin (Thomas). Anatomia, ex Caspari Bartholini parentis institutionibus . . . 1651.
Also 1655 and 1666 eds.

BARTHOLIN (Caspar) *the younger* 1655–1738
Administrationum anatomicarum specimen, in quo selectiora quaedam operi majori praemittuntur.
In Lyser (Michael). Culter anatomicus, 1679.

160. De inauribus veterum syntagma. Accedit mantissa ex Thomae Bartholini miscellaneis medicis de annulis narium. Amstelodami, sumptibus J. Henrici Wetstenii, 1676.
[xvi] 148 [i] 17 [+9] p. illus. 5·5 ins.

> *Bd. with* Bartholin (Thomas). De armillis veterum schedion, 1676.
> BM   SGC 2

De mammis & lactis secretione dissertatio.
In Le Clerc (Daniel) *and* Manget (Jean Jacques) *comps.* Bibliotheca anatomica, 1699, Vol. 1, pp. 829–838 [2nd seq.].

161. De ovariis mulierum et generationis historia epistola anatomica, antea Romae edita. Cui jam accessit alia ejusdem argumenti. Amstelaedami, sumptibus Henr. Wetstenii, 1678.
[2] 3–69 [+2] p. 5 ins.

> Bookplates of Robt. Bland. M.D., & Sam. Merriman, M.D.
> Osler 1922   SGC 2   Waller 707

De ovariis mulierum, et generationis historia epistola ad D. Gulielmum Rivam . . . [&] . . . D. Gerardo Blasio . . . s.d. Casparus Bartholinus.
In Le Clerc (Daniel) *and* Manget (Jean-Jacques) *comps.* Bibliotheca anatomica, 1685, Vol. 1. pp. 521–530. Also 1699 ed. Vol. 1, pp. 674–682 [2nd seq.].

Diaphragmatis structura nova . . .
In Le Clerc (Daniel) *and* Manget (Jean-Jacques) *comps.*

Bibliotheca anatomica, 1685, Vol. 2, pp. 1–26; Also 1699 ed. Vol. 1, pp. 807–829 [2nd seq.].

162. Exercitationes miscellaneae varii argumenti inprimis anatomici. Lugd. Batav., ex officina Hackiana, 1675.
[xxiv] 151 [+7] p. 6·5 ins.

> BM   SGC 2

See Bartholin (Thomas). Antiquitatum veteris puerperii synopsis, a filio Casparo Bartholino commentario illustrata . . . 1676.

BARTHOLIN (Erasme) 1625–98
163. De aëre Hafniensi dissertatio. Francofurti, ex bibliopolio Hafniensi Danielis Paulli, 1679.
32 p. 6 ins.

> *Bd. with* Grube (Hermann). De ictu tarantulae. 1679.
> BM   Watt

De figura nivis dissertatio. Hafniae typis Matthiae Godicchii, sumptibus P. Hauboldi, 1661.
[vi] 42 [xv] p.
In Bartholin (Thomas). De nivis usu medico observationes variae, 1661.

> BM   Osler 1923

BARTHOLIN (Thomas) 1616–80
164. Acta medica & philosophica Hafniensia ann. 1671 & 1672 [volumen I] cum aeneis figuris [-ann. 1674. 1675. 1676. volum. III & IV.] Hafniae, sumptibus Petri Haubold, typis Georgii Gödiani, 1673-7.
4 vols. in 1; [xvi] 316; [xx] 376; [xxvi] 174; 216 p. illus. (woodcuts) 55 engr. pls. (fold.) 7·5 ins.

> Vol. 1 dated 1673, Vol. 2 1675, Vols. 3-4 1677.
> Separate t.-p-s for vols 1, 2 and 3–4; separate pagination for each vol.
> . . . Another copy.
> 2 vols. 8 ins. Vol. 1. Ann. 1671 and 1672. [xvi] 316 p. 16 engr. pls. Vol. 2. Ann. 1674, 1675, 1676 [xvi] 174; 216 p. 13 engr. pls.
> SGC 1   Waller 712

Administrationum anatomicarum specimen.
In Le Clerc (Daniel) *and* Manget (Jean-Jacques) *comps.* Bibliotheca anatomica, 1685, Vol. 2, pp. 1088–1101. Also 1699 ed. Vol. 2, pp. 1189–1201.

165. Anatome ex omnium veterum recentiorumque observationibus, imprimis institutionibus b.m. parentis Caspari Bartholini, ad circulationem Harvejanam, et vasa lymphatica quartum renovata. Cum iconibus novis, & indicibus. Lugduni Batavorum, ex officinâ Hackiana, 1673.
[xxx] 807 [xvi] p. front. (port.) engr. illus. 12 engr. pls. (fold.) 7·5 ins.

> pp. 111–112 imperfect; also plates facing pp. 562, 570, 686, 748. Additional engr. t.-p. with title 'Anatomia Bartholiniana,' dated 1674. pp. 759–804: Johannis Walaei epistolae duae: de motu chyli, et sanguinis: ad Thomam Bartholinum, Casp. filium. Editio decima. Portrait of the author, aged 56.
> . . . Another copy.
> [xxx] 804 [xvi] p. front (port.) engr. illus. 12 engr. pls. (fold.) 7·5 ins.
> Wanting pp. 805–807: D. Gerardo L. Blasio Th. Bartholinus s.d.
> BM   SGC 1

166. Anatome quartum renovata: non tantum ex institutionibus b.m. parentis, Caspari Bartholini, sed etiam ex omnium cùm veterum, tum recentiorum observationibus, ad circulationem Harveianam, & vasa lymphatica directis. Cum iconibus novis et indicibus Lugduni, sumpt. Marci & Joan. Henrici Huguetan, 1684.
1 vol. in 2; [xxx] 807 [xvi] p. front. (port.) 13 engr. pls (fold.) 7·5 ins.

> Interleaved copy with MS. notes.
> Additional engr. t.-p. with imprint Lugd. Batav, ex officina Hackiana, 1674. pp. 759–804: Johannis Walaei epistolae duae: de motu chyli, et sanguinis . . . Editio decima.
> Osler 1954

167. Anatomia, ex Caspari Bartholini parentis institutionibus, omniumque recentiorum & propriis observationibus tertiùm ad sanguinis circulationem reformata cum iconibus novis accuratissimis. Lugd. Batav., apud Franciscum Hackium, 1651.
[xvi] 576 [xiii] p. engr. illus. (incl. port.) 7 engr. pls. (fold.) 8 ins.

> Additional engr. t.-p. 'Anatomia reformata'.
> pp. 529–576: Johannis Walaei epistolae duae: de motu chyli, et sanguinis. Ad Thomam Bartholinum, Casp. filium. Editio quinta.
> BM SGC 2

168. Anatomia, ex Caspari Bartholini parentis institutionibus, omniumque recentiorum & propriis observationibus tertiùm ad sanguinis circulationem reformata cum iconibus novis accuratissimis. Accessit huic postremae editioni Th. Bartholini appendix de lacteis thoracicis & vasis lymphaticis. Hagae-Comitis, ex typographia Adriani Vlacq, 1655.
[xvi] 592 [xiii] p. engr. illus. (incl. port.) 8 pls. 7·5 ins.

> Additional engr. t.-p. 'Anatomia reformata'.
> Portrait of author, aged 39. Illus. on pp. 33, 37, 43, 47 are cancels.
> pp. 529–576: Johannis Walaei, epistolae duae: de motu chyli, et sanguinis. Ad Thomam Bartholinum, Casp. filium. Editio sexta.
> SGC 2

169. . . . Another ed. Same imprint, 1666.
[xvi] 594 [xiv] p. illus. (incl. port.) 8 fold. engr. pls. 8·5 ins.

> Additional engr. t.-p. 'Anatomia reformata'.
> pp. 529–594: [Johannis Walaei] epistola prima, de motu chyli et sanguinis; ad Thomam Bartholinum, Casp. filium. Editio octava.—Altera epistola de motu sanguinis, ad eundem.
> SGC 2

170. The anatomical history of Thomas Bartholinus . . . concerning the lacteal veins of the thorax, observ'd by him lately in man, and beast. Publickly proposed by Michael Lyserus answering. London, printed by Francis Leach for Octavian Pulleyn, 1653.
[vi] 127 p. 5·5 ins.

> Bd. with PECQUET (John). New anatomical experiments. 1653.
> BM SGC 1 Waller 748 Wing B 975

171. Bartholinus anatomy; made from the precepts of his father, and from the observations of all modern anatomists, together with his own. With one hundred fifty and three figures cut in brass, much larger and better than any have been heretofore printed in English. In four books and four manuals, answering to the said books. Book I. Of the lower belly. Book II. Of the middle venter or cavity. Book III. Of the uppermost cavities, *viz*. The head. Book IV. Of the limbs. The four manuals answering to the four foregoing books. Manual I. Of the veins, answering to the first book of the lower belly. Manual II. Of the arteries, answering to the second book of the middle cavity or chest. Manual III. Of the nerves, answering to the third book of the head. Manual IV. Of the bones, answering to the fourth book of the limbs. Als two epistles of the circulation of the blood. Published by Nich. Culpeper . . . And Abdiah Cole. London, printed by John Streater . . . , 1668.
[viii] 169, 301–377 p. fold. pls. diagrs. 11·5 ins.

> BM SGC 2 Wing B 977

172. Antiquita[tum] veteris puerper[ii] synopsis, a filio Casparo Bartholino commentario illustrata. Cum Thomae Bartholini ad filium epistola. Amstelodami, sumptibus J. Henrici Wetstenii, 1676.
[xxviii] 179 [+5] p. illus. 4 fold. pls. 5 ins.

> . . . Another copy. Bd. *with* his De armillis veterum schedion . . . 1676. Plate facing p. 164 in 1st copy is here bound as frontispiece.
> BM SGC 1

173. Cista medica Hafniensis, variis consiliis, curationibus, casibus rarioribus, vitis medicorum Hafniensium, aliisque ad rem medicam, anatomicam, botanicam & chymicam spectantibus referta. Accedit ejusdem domus anatomica brevissimè descripta. Hafniae, typis Matthiae Godicchenii, impensis Petri Hauboldi, 1662.
[xviii] 645 [+7]; 62 [i] p. engr. front. 6·5 ins.

> Additional engr. t.-p. Separate t.-p. for 'Domus anatomica Hafniensis brevissime descripta', with imprint 'Hafniae, literis Henrici Gödiani, sumptibus P. Hauboldi, 1662'. Front. illustrates the Domus anatomica and the Theatrum anatomicum. Bookplate of Thomas Arnold, M.D.
> BM SGC 2 Waller 717

174. De anatome practica, ex cadaveribus morbosis adornandâ, consilium, cum operum autoris hactenus editorum catalogo. Hafniae, sumptibus Petri Hauboldi, literis Georgii Gödiani, 1674.
[iv] 48 p. 7·4 ins.

> . . . Another copy. Bd. *with* GRYLLUS (Laurentius). Oratio de peregrinatione, 1566.
> BM Osler 1950 SGC 1

175. De angina puerorum Campaniae Siciliaeque epidemica exercitationes. Accedit de laryngotomia . . . Renati Moreau . . . epistola. Lutetiae Parisiorum, apud Olivarium de Varennes, 1646.
[xx], 140 p. 6 ins.

> Bookplate of Thomas Arnold, M.D.
> Bd. *with* his De pulmonum substantia & motu diatribe . . . 1663.
> BM Dawson 440 Osler 1925 Waller 718

176. De armillis veterum schedion. Accessit Olai Wormii de aureo cornu Danico ad Licetum responsio. Editio novissima, figuris aeneis illustrata. Amstelodami, sumptibus Henrici Wetstenii, 1676.
[xvi] 114 [xiv] [2] 3–40 p. illus. 5·5 ins.

> Separate t.-p. for Worms' 'De aureo cornu Danico.'
> Additional engr. t.-p.
> BM SGC 2

177. De cometa, consilium medicum, cum monstrorum nuper in Dania natorum historia. Hafniae, apud Matthiam Godicchenium, sumptibus Petr. Haubold, 1665.
[4] 5–154 [vi] p. 6.5 ins.
> *Bd. with his* De luce hominum & brutorum libri III . . . 1669.
> Osler 1938

178. De flammula cordis epistola cum Jacobi Holsti viri clarissimi ejusdem argumenti dissertatione. Accessit de carnibus lucentibus Danielis Puerarii responsio. Hafniae, apud Danielem Paulli, literis Henrici Gödiani, (1667).
[2] 3–136 p. 6 ins.
> Separate t.-p.s for works by Holst & Puerarius. Bartholin's
> letter is dated 1667.
> BM Osler 1941 SGC 2

De lacteis thoracicis dubia anatomica.
In Le Clerc (Daniel) *and* Manget (Jean-Jacques) *comps*. Bibliotheca anatomica, 1685, Vol. 2, pp. 673–681. Also 1699 ed. Vol. 2, pp. 703–712.

De lacteis thoracicis historia anatomica.
In Le Clerc (Daniel) *and* Manget (Jean-Jacques) *comps*. Bibliotheca anatomica, 1685, Vol. 2, pp. 657–672. Also 1699 ed. Vol. 2, pp. 688 [2nd seq.] –703.

De lacteis thoracicis, in homine, brutisque, nuperrimè observatis, historia anatomica. Publicè proposita respondente M. Michaele Lysero.
In Munier (Jean Alcide). De venis . . . 1654, pp. 79–168.

179. De luce hominum & brutorum libri III. Novis rationibus, & raris historiis secundùm illustrati. Hafniae, typis Matthiae Godicchenii, impensis Petri Hauboldi, 1669.
[xxiv] 531 [+45] p. 6.5 ins.
> Half-title: Thomae Bartholini de luce hominum & brutorum;
> & Conradi Gesneri de lunariis.
> Bookplate of Thomas Arnold, M.D.
> BM Waller 723

180. De medicina Danorum domestica dissertationes x. Cum ejusdem vindiciis & additamentis. Hafniae, typis Matthiae Godicchenii, sumptibus Petri Haubold, 1666.
[xvi] 527 [+1] p. 6 ins.
> . . . Another copy.
> BM Osler 1660 SGC 1 Waller 724

181. De medicis poëtis dissertatio. Hafniae, prostat apud Danielem Paulli, bibliopolam regium, literis Henrici Gödiani, 1669.
[iv] 149 [+7] p. 6.5 ins.
> BM Watt

182. De morbis biblicis miscellanea medica. Francofurti, ex officina Danielis Paulli, 1672.
[viii] 133 [+3] p. 6.5 ins.
> *Bd. with* Helvetius (Johann Friedrich). Diribitorium medicum, 1670.
> BM SGC 1

183. De nivis usu medico observationes variae. Accessit D. Erasmi Bartholini de figura nivis dissertatio; cum operum authoris catalogo. Hafniae, typis Matthiae Godicchii, sumptibus Petri Haubold, 1661.
[xxiv] 232 [viii]; [vi] 42 [xv] p. engr. pl. 6 ins.
> Separate t.-p.s for 'De figura nivis' & 'Catalogus operum
> Thomae Bartholini'.
> BM Osler 1933 SGC 2 Waller 726

184. De peregrinatione medica ad . . . Oligerum Jacobaeum nepotem suum et filios Casparum Bartholinum Christoph. Bartholinum. Hafniae, sumpt. Danielis Paulli, literis Christiani Weringii, 1674.
73 [+3] p. 7.5 ins.
> *Bd. with* Gryllus (Laurentius). Oratio de peregrinatione, 1566.
> . . . Another copy. *Bd. with* Amman (Paulus). Medicina critica, 1677.
> BM Osler 1951 SGC 1

De pulmonibus.
In Malpighi (Marcello). Opera omnia, 1687, Vol. 2, pp. 333–379.

185. De pulmonum substantia & motu diatribe. Accedunt . . . Marcelli Malpighii de pulmonibus observationes anatomicae. Hafniae, typis Henrici Gödiani, prostant apud P. Hauboldum, 1663.
[viii] ,127, [+9] p. 2 pl. 6 ins.
> BM Osler 1936 Waller 727

186. De sanguine vetito disquisitio medica, cum Cl. Salmasii judicio. Francofurti, ex officina Hafniensi Petri Hauboldi, 1673.
[viii] 104 p. 6.5 ins.
> BM SGC 1 Waller 728

De transplantatione morborum dissertatio epistolica.
In Grube (Hermann). De arcanis medicorum non arcanis commentatio, 1673.

187. De visitatione officinarum pharmaceuticarum programma. Hafniae, apud Danielem Paulli, 1672.
[2] 3–16 p. 7.5 ins.
> BM Osler 1947 SGC 1

188. De visitatione officinarum pharmaceuticarum programma II. Hafniae, apud Danielem Paulli, 1673.
[2] 3–20 p. 7.5 ins.

189. De visitatione officinarum pharmaceuticarum programma III. Hafniae, apud Danielem Paulli, 1674.
20 p. 7.5 ins.
> *Bd. with* Gryllus (Laurentius). Oratio de peregrinatione, 1566.
> BM SGC 1

190. Dissertatio anatomica de hepate defuncto novis Bilsianorum observationibus opposita. Hafniae, excudebat Christian Wering . . . sumptibus Petri Hauboldi, 1661.
[ii], 3–84 p. 6 ins.
> *Bd. with his* De pulmonum substantia & motu diatribe, 1663.
> BM Dawson 442 SGC 2 Waller 732

Domus anatomica Hafniensis brevissime descripta. Hafniae, literis Henrici Godiani, sumptibus P. Hauboldi, 1662.

In his Cista medica Hafniensis ... 1662. 62 [i] p. [2nd seq.] q.v.

191. Epistolarum medicinalium à doctis vel ad doctos scriptarum, centuria I & II. Cum indicibus necessariis. Hafniae, typis Matthiae Godicchenii, impensis Petri Haubold, 1663.
[xx] 739 [+38] p. illus. [woodcuts] 6 ins.
    Bookplate of Thomas Arnold, M.D.
    BM Osler 1934 SGC 1 Waller 736

192. Epistolarum medicinalium centuria III. Historiis medicis aliisque ad rem medicam spectantibus plena. Hafniae, typis Matthiae Godicchenii, sumptibus Petri Haubold, 1667.
[xii] 442 [443–4] [xxiii] p. illus. [woodcuts] 6 ins.
    Bookplate of Thomas Arnold, M.D.
    BM SGC 2

193. Epistolarum medicinalium centuria IV. Variis observationibus curiosis & utilibus referta. Hafniae, typis Matthiae Godicchenii, sumptibus Petri Haubold, 1667.
[viii] 568 [xxiv] p. illus. [woodcuts] 6 ins.
    Bookplate of Thomas Arnold, M.D.
    BM SGC 2

194. Historiarum anatomicarum rariorum centuria I et II. Amstelodami, apud Ioannem Henrici, 1654.
[xvi] 326 [ix] p. illus. 8 pls. 6 ins.
    Bookplate of Thomas Arnold, M.D. Engr. t.-p.
    BM SGC 1 (9 plates)

195. Historiarum anatomicarum rariorum centuria III & IV. Ejusdem cura accessere observationes anatomicae cl. viri Petri Pawi. Hafniae, typis Petri Hakii, sumptibus Petri Haubold, 1657.
[viii] 430 [viii] [2] 3–45 [+2] p. illus. 6 pls. 6 ins.
    Separate t.-p. and pagination for the work by Pieter Paaw.
    BM SGC 1 Waller 738

196. Historiarum anatomicarum & medicarum rariorum centuria V & VI. Accessit viri clarissimi Joannis Rhodii mantissa anatomica. Hafniae, typis Henrici Gödiani, sumptibus Petri Hauboldi, 1661.
[xvi] 386 [xiv]; [5] 6–32 p. illus. 8 pls. 6 ins.
    Separate t.-p. for the work by Johann Rhode.
    BM SGC 1 (2 pls.) Waller 739
Historiar. anatomic. rariorum centur. II historia c. de eodem foetu.
In COLLECTANEA de diuturna graviditate, seriem tractatum, 1662, pp. 42–52.

Mantissa ex Thomae Bartholini miscellaneis medicis de morbis biblicis cap. xix. De annulis narium. [i] 17 [+9] p.
In BARTHOLIN (Caspar) *the younger.* De inauribus veterum syntagma, 1676.

197. Medicus perfectus ex vita beati senis D. D. Pauli Moth archiatri regii informatus. Hafniae, typis Matthiae Godicchenii, 1670.
[79] p. 7·5 ins.
    Bd. with GRYLLUS (Laurentius). Oratio de peregrinatione, 1566.

198. Neu verbesserte Künstliche Zerlegung dess menschlichen Leibes in vier absonderliche Bücher eingetheilet. Darinnen grund-richtig gehandelt wird. I. Von dem Unter-Bauch. II. Von der mittlern Höle dess Leibes. III. Von der obern Höle desselben. IV. Von den äussersten Gliedmassen, und zwar also und dergestalt dass jedes bemeldter Bücher wieder mit seinem absonderlichen Büchlein versehen ist worinnen die Blut-Puls- und Spann-Adern samt den Gebeinen Krospeln und Sennen vorgestellet werden. Denen nach über das Johannis Walaei zwei send-schreiben von der Bewegung dess Milch-Safftes und Geblüts beygefüget sind. Alles aus der alten und neuen Anatomicorum merkwürdigen Beobachtungen sonderlich seines sel. Herrn Vatters Caspari Bartholini Institutionibus nach der Harvejanischen Circulation oder Auf und Ablaussung dess Geblüts und den Wasser Gefässen eingerichtet, und mit neuen accuraten Figuren von dem Autore versehen. Nunmehr aber mit allem Fleiss zu Nutz denen Wund-Aerzten und Liebhabern dieser Zerleg-Kunst; aus der Lateinischen in die Teutsche Sprache übersetzet durch Eliam Wallnern. Nürnberg, Johann Hofmann, 1677.
[xlii] 903, [+25] p. pls. (fold.) 8 ins.
    SGC 2

199. Opuscula nova anatomica, de lacteis thoracicis et lymphaticis vasis, uno volumine comprehensa. Ab autore aucta & recognita. Hafniae, (prostantque Amstelodami apud Joh. Blaeu), sumtib. Danielis Paulli, praelo AEgidii Vogelii, Francof., 1670.
[xvi] 726 p. front. (port.) 3 engr. fold. pls. 6·5 ins.
    Separate t.-p. for each item.
    BM SGC 1 Waller 741
Vasorum lymphaticorum historia nova.
In LE CLERC (Daniel) *and* MANGET (Jean-Jacques) *comps.* Bibliotheca anatomica, 1685, Vol. 2, pp. 692–699. *Also* 1699 ed., Vol. 2, pp. 722–157 [i.e. 729].

Vasa lymphatica nuper Hafniae in animantibus inventa, & hepatis exequiae ...
In MUNIER (Jean Alcide). De venis ... 1654, pp. 171–208.

See BARTHOLIN (Caspar) *the Elder*. Institutiones anatomicae ... 1645.

BENANCIUS (Lissetus). Declaratio fraudum et errorum ... latinitate donata & edita ex museo Thomae Bartholini ... 1671.

DEUSING (Anton). Exercitationes physico-anatomicae de nutrimento animalium ultimo. ... Accessit dissertatio epistolica de hepatis officio, ad c.v. D. Thomam Bartholinum ... 1661.

LYSER (Michael). Culter anatomicus, 1665. Also 1679 ed.

RUDBECK (Olaus). Olai Rudbeckii ... ad Thomam Bartholinum ... epistola ... 1657.

THEATRUM SYMPATHETICUM AUCTUM ... 1662.

ZAS (Nicholaus). Epistola apologetica ad magnum Th. Bartholinum ... 1661.

BARTHOLOMAEO (Bartholomaeus à) *respondent*
200. De scorbuto. Trajecti ad Rhenum, ex officina Guilielmi vande Water, 1700.
21 [+3] p. 8 ins.
> (Disp. med. inaug., Utrecht, Joannes Georgius Graevius, praeses.)
>> *Bd. with* AVEMANN (Joannes Christophorus) *respondent.*
>> De medico eleemosynario publico. 1695.

BARTHOLOMAEUS *Anglicus fl.* 1230–50
201. De genuinis rerum coelestium, terrestrium et inferarum proprietatibus, libri XVIII. Opus incomparabile, theologis; iureconsultis, medicis, omniumque disciplinarum & artium alumnis, utilissimum futurum. Cui accessit Liber XIX de variarum rerum accidentibus. Iam nunc nova specie, novaque plane forma renatum, & ab immundis mendis ad amussim repurgatum, adiuncto indice rerum & verborum locupletissimo. Procurante D. Georgio Bartholdo Pontano à Braitenberg . . . Francofurti, apud Wolfgangum Richterum, impensis Nicolai Steinii, 1601.
[xvi] 1261 [+17] p. 7 ins.
> See Osler's note on Bartholomew the Englishman and Bartholomew de Glanville, another English Franciscan friar who died *c.* 1360. On the relationship between the two men see also D.N.B.
> Partington Collection.
> BM   Wellcome 696

202. De proprietatibus rerum. Londini, in aedibus Thomae Bertheleti, 1535.
[viii] ccclxxxviii ff. 11·5 ins.
> English translation by John of Trevisa.
> Black letter. Double column.
> This ed. noted Osler 7419, Lowndes ii, p. 898.
> Deaf Education Library. Farrar copy.
> BM   SGC 1   STC 1537

203. Bertholomeus de proprietatibus rerum . . . newely printed with many places therein amended by the latin exemplare . . . [London] (printed by me Thomas Berthelet, the xxvii yere . . . of kynge Henry the viii) [i.e. 1535].
[vii] 388 ff. 11·5 ins.
> Title from incipit; t.-p. & f. 386 wanting.
> English translation by John of Trevisa.
> University History of Science Collection.

BARTHOLOMAEUS, *à Clivolo*
See VIOTTO (Bartolommeo)

BARTISCH (Georg) 1535–1606
204. Augen-Dienst; oder, Kurz und deutlich verfasster Bericht von allen und jeden in- und äusserlichen Mängeln, Schäden, Gebrechen und Zufällen der Augen, wie sie immer Namen haben mögen, samt ihren sonderbaren Kenn-Zeichen, Ursachen und benöthigten Curen, ingleichen auch allen hiezu erforderten Hand-Griffen, Instrumenten, Artzney-Mitteln und andern Zugehörungen umständlich aufrichtig und deutlich aus eigener so wol dem gemeinen Ruhm nach als durch öffentlich erlangte Zeugnusse wolbeglaubt und beträfftiger Erfahrung zu des Nothleydenden Nächsten Nutzen und Besten verabfasset. Und mit gehörigen Kupffern auch einem vollstandigen Register versehen. Nunmehr zum andernmal an den Tag gelegt. Sultzbach, Georg Scheurer, 1686.
[xl] 426 [+4, viii] p. pls. (fold.) 8 ins.
> Index incomplete.
> BM   Waller 754

BARTOLI (DANIELLO) 1608–85
205. Del suono de' tremori armonici e dell' udito. Trattati del P. Daniello Bartoli . . . In Roma, a spese di Nicolò Angelo Tinassi, 1679.
[xvi] 330 [i] p. diagrs. 7·5 ins.
> Deaf Education Library. Farrar copy.
> BM   Watt

206. . . . Another ed. In Bologna, a spese di Pietro Borelli, 1680.
[xii] 330 p. diagrs. 8 ins.
> Deaf Education Library. Farrar copy.
> BM   Watt

BARZIZZA (CHRISTOPHE) *fl.* 1400
Ex . . . practica medicinali, de balneis excerpta.
In De BALNEIS, 1553, ff. 225ʳ–226ʳ [2nd seq.].

207. Introductorium in medicinam legenti cuilibet perutile. (Auguste vindelicorum, in officina Sigismundi Grimm medicine doctoris, atque Marci wyrsung), 1518.
[126] p. 8·5 ins.
> Marginal MS notes.
> Text begins: Incipit, introductorium, sive ianua ad omne opus practicum medicine.
> Wooden boards; one clasp (broken)
> BM   SGC 1

BAS (JEAN)
208. Praxis Hippocratis et Galeni de febribus. Opuo medicinae candidatis apprime necessarium, nec doctiaribus inutile; methodo novâ atque expeditâ pertractde tum; in quo, quae ab his medicorum coryphaeis s-febribus dicta sunt per omnes ipsorum libros sparsa, hîc uno intuitu conspiciuntur hoc ordine digesta. 1. Quae ad essentiam febris: 2. Quae ad causas: 3. Quae ad signa: 4. Quae ad prognosim: 5. Quae ad curationem spectant, fidelissimè referuntur. In his quinque talis adhuc ordo observatur, qualem infra videre est. Biterris, ex typis Jacobi Barbut, 1678.
[viii] 345 [+3] p. 13 ins.

BASILIUS VALENTINUS, *pseud. c.* 1600?
209. Basil Valentine his triumphant chariot of antimony, with annotations of Theodore Kirkringius, M.D. With the true book of the learned Synesius a Greek abbot, taken out of the Emperour's library, concerning the philosopher's stone. London (printed for Dorman Newman, 1678).
[xvi] 176 p. front. 5 engr. pls. 7·5 ins.
> T.-p. mutilated. Imprint from separate t.-p. to 'The true book of the learned Synesius'. Possibly the pseud. of Johann Thölde (Garrison) or Jean Estchenreuter (B. Med.)
> BM   TC I 310   Waller 11,056   Wing B 1023

210. Theodori Kerckringii . . . commentarius in currum triumphalem antimonii Basilii Valentini, à se latinitate donatum. Amstelodami, sumptibus Andreae Frisii, 1671.
[xxiv] 342 [xvii] p. engr. illus. 5·5 ins.

Additional engr. t.-p.
. . . Another copy. Partington Collection.
BM   Watt

211. Two treatises of the most eminent and incomparable philosopher Basil Valentine, Frier of the order of the Benedicts. The first whereof declareth his manual operations, how he hath made and prepared his secret medicines; the stone ignis out of antimony and last of all the philosophers stone. The second discovereth things natural and supernatural, as also the first tincture, root, and spirit of metals and minerals; how they are conceived, ripened, brought forth, changed, and augmented. Printed heretofore in the German language, and now for the good and benefit of the English nation, translated into English. London printed by S.G. and B.G. for Edward Brewster, 1670.
[xxxii] 312; 343–414; 423–534 p. 6·5 ins.

BATE (GEORGE) 1608–1669
212. Pharmacopœia Bateana or, Bate's dispensatory. Translated from the second edition of the Latin copy, published by Mr. James Shipton. Containing his choice and select recipe's, their names, compositions, preparations vertues, uses and doses, as they are applicable to the whole practice of physick and chyrurgery: The Arcana Goddardiana, and their recipe's intersperst in their proper places, which are almost all wanting in the Latin copy. Compleated with above five hundred chymical processes; and their explications at large, various observations thereon, and a rationale upon each process. To which are added in this English edition, Goddard's drops, Russel's pouder, and the emplastrum febrifugum: those so much fam'd in the world; as also several other preparations from the Collectanea Chymica, and other good authors. London, printed for S. Smith and B. Walford, 1694.
[xvi] 965 [xviii] p. pl. 7 ins.

BM   SGC 1   TC II 478   Wing B 1088

See GLISSON (Francis) *and others.* Tractatus de rachitide sive morbo puerili . . . subtextis continue observationibus Georgii Bate . . . 1682.

GLISSON (Francis) *and others.* A treatise of the rickets . . . First published in Latin by Francis Glisson, George Bate and Ahasuerus Regemorter . . . 1651.

BATT (CHARLES) *fl. c.* 1590, *tr.*
See WIRSUNG (Christoph). Medcyn Boec. 1593.

BAUDERON (BRICE) 1539–1623
213. Pharmacopoea, cui adiecta sunt paraphrasis et miscendorum medicamentorum modus. Primum gallicè scripta a Bricio Bauderono . . . Nunc vero a sene doctissimo Philemone Hollando Anglo, M.D. in latinum sermonem conversa. Huic accedunt Ioannis du Boys pharmacopoei Parisiensis observationes in

methodum miscendorum medicamentorum topicorum, &c. Londini, typis Edwardi Griffini, sumptibus Richardi Whitakeri, 1639.
[viii] 194, 191–293 [ix]; [xiv] 121 [viii] p. 11 ins.

Separate t.-p. for the work by Du Boys.
BM   Dawson 464   SGC 2   STC 1592   Wellcome 721

See FONTEYN (Nicholaas). [I]nstitutiones pharmaceuticae 1633.

VERNY (Franciscus). Vindiciae Zwelferianae adversus quendam, Franciscum Verny, & contra notas eiusdem in pharmacopoeiam Bricij Bauderonij, 1662.

BAUDIS (JOACHIM) *fl.* 1500 *ed.*
See BERNARD *de Gordon.* Tractatus de conservatione vitae humanae . . . (1570).

BAUDOUS (WILLEM DE) *tr.*
See DU CHESNE (Joseph). Tractaet van de genesinghe der geschote wonden . . . 1642.

BAUER (GEORG)
See AGRICOLA (Georg)

BAUHIN (CASPAR) 1560–1624
214. Anatomica corporis virilis et muliebris historia . . . Hippocrat. Aristotel. Galeni auctoritat. illustrata & novis inventis plurimis aucta. Cum indice locupletissimo. [Lugduni], apud Ioannem le Preux, 1597.
[viii] 210 [vi] p. 6·5 ins.

Place of publication from S.G.C. & B. Méd; Watt gives Basle, 1597.
BM   SGC 1   Waller 779.

[Ioannis Riolani] animadversiones in theatrum anatomicum Caspari Bauhini.
In RIOLAN (Jean) *the younger.* Opera anatomica, 1649, pp. 685–734.
Also in his Opuscula anatomica nova, 1649, pp. 379–428.

Appendix varias et novas historias continens, quibus ea, quae in praecedenti tractatu continentur, comprobantur: a Casparo Bauhino addita.
In SPACH (Israel). Gynaeciorum, 1597, pp. 480–491 [2nd seq.].

Appendix to Rousset's De partu caesareo liber.

215. De corporis humani fabrica: libri IIII Methodo anatomica in praelectionibus pub. proposita: ad And. Vesalij tabulas instituta: sectionibusque publicis & privatis, comprobata. Multis denique novis inventis & opinionibus aucta . . . Basileae, per Sebastianum Henricpetri, (1615).
[xvi] 260 [261–294] [vii] p. 5 fold. pls. port. 6·5 ins.

Running title: Institut. Anatom. Dedication dated 1615.
Appendix: Tabulae ossium, musculorum, venarum et arteriarum nervorum [pp. 261–290]

216. De hermaphroditorum monstrosorumque, partuum natura ex theologorum, jureconsultorum, medicorum, philosophorum & rabbinorum sententia libri duo hactenus non editi: planè philologici, infinitis exemplis illustrati: omnium facultatum studiosis, lectu ut jucundissimi, sic & utilissimi. Oppenheimii, typis Hieronymi Galleri, aere Johan. Theodori de Brij, 1614.
[ii] 3–36, 572 p. front. (port.) fold. tab. 6·5 ins.

217. ... 2nd copy contains extra section, pp. 573–594 [+1] entitled Icones aliquot hermaphroditorum & monstrosorum partuum. Should be 5 plates but 1 blank. T.-p. reads in addition Francofurti, excudebat Mathaeus Becker impensis Io. Theo & Israel de Brij, frat. 1600.

 BM SGC 1 Waller 780 Wellcome 733

218. De lapidis Bezaaris oriental. & occident. Cervin. & Germanici. Ortu natura differentis veróque usu ex veterum & recentiorum placitis liber priore editione auctior. Basileae, sumptibus Ludovici Regis, 1625. [xxiv], 294 [ix] p. illus. 6·5 ins.

 BM Waller 781 Wellcome 732

Introductio pulsuum synopsin continens.
In STRUTHIUS (Joseph). Ars sphygmica... 1602, pp. 1–23.

219. Theatrum anatomicum novis figuris aeneis illustratum et in lucem emissum opera & sumptibus Theodori de Brij p.m. relictae viduae & filiorum Ioannis Theodori & Ioannis Israelis de Brij. Francofurti ad Moenum, typis Matthaei Beckeri, 1605. [xvi], 1314, [vi], 197 [+1], [xlvi] p. illus. 7·5 ins.
 Engr. t.-p.
 BM SGC 1 Waller 784 Wellcome 724

See MATTIOLI (Pietro Andrea). Opera quae extant omnia... a Casparo Bauhino... post diversarum editionum collationem infinitis locis aucti... 1674.

MERCURIALI (Geronimo). De morbis muliebribus lib. IV. Caspari Bauhini medici opera nunc primum editi. [*In* GYNAECIORUM, 1586, tomus II, sect. 1, pp. 1–195].

ROUSSET (Francois) De partu caesareo... Caspari Bauhini... e gallico conversus. [*In* GYNAECIORUM, tomus II, sect. 2, pp. 501–565.]

ROUSSET (François). Exsectio foetus vivi ... Casparo Bauhino latio reddita... 1601.

ROUSSET (François). Foetus vivi ... Casparo Bauhino... latio reddita... 1591.

ROUSSET (François). Ὑστεροτομοτοκια, gallice primum edita, nunc vero Caspari Bauhini opera latine reddita ... 1588. [Also *in* SPACH (Israel) Gynaeciorum, 1597.]

BAUHIN (JOHANN CASPAR) 1606–85
See PEYER (Johann Konrad). Quem nobilitatis vis maiorum exempla generosae mentis ardor... [1681].

BAUHINUS (GASPARUS)
See BAUHIN (Caspar)

BAUMANN (JOHANN NICOLAUS)
220. De tabaci virtutibus, usu et abusu... Basileae, impensis Johan. Jacobi Genathii, 1629. 31 p. 8 ins.
 (Diss. inaug. in Brabeuterio Acad, Basle.)
 BM SGC 1

BAVERIIS (BAVERIUS DE)
See BAVERIO *de Baveriis*

BAVERIO *de Baveriis* –1480
Consiliis, de balneis excerpta.
In De BALNEIS, 1553, ff. 143ʳ–145ᵛ [2nd seq.].

BAVIERA; BAVIERUS
See BAVERIO *de Baveriis*

BAYF (LAZARUS DE)
See BAÏF (Lazare de)

BAYFIELD (ROBERT) 1630–90
221. Τῆς Ἰατρικῆς κάρωσις, or a treatise de morborum capitis essentiis e prognosticis; adorned with above three hundred choice and rare observations: many of them selected out of the most eminent and renowned authors now extant amongst us. London, Printed by D. Maxwell, and sold by Richard Tomlins, 1663. [xxii] 190 p. 6·5 ins.
 BM Dawson 471 Watt Wing B 1467

BAYFIUS (LAZARUS)
See BAÏF (Lazare de)

BAYLE (FRANÇOIS) 1622–1709
222. Dissertationes mediciae, tres. I. De causis fluxus menstrui mulierum. II. De sympathia variarum corporis partium cum utero. III. De usu lactis ad tabidos reficiendos, & de immediato corporis alimento. In quibus receptae communiter circa subjectam materiam, veterum ac recentiorum opiniones erroneae refelluntur, & verae morborum ac symptomatum causae assignantur & demonstrantur. Hagae-Comitis, apud Petrum Hagium 1678. [xviii] 98 p. 5·5 ins.
 Bd. with his Tractatus de apoplexia... 1678.
 BM SGC 1 Watt

223. Dissertationes physicae in quibus principia proprietatum in mistis, oeconomia corporum in plantis & animalibus; causae & signa propensionum in homine, nec non alia quaedam ad lucem & refractionem spectantia demonstrantur. Cum figuris in fine appositis. Hagae-Comitis, apud Petrum Hagium, 1678. [xiv] 208 [iii] p. fold. pl. 5·5 ins.
 Bd. with his Tractatus de apoplexia... 1678.
 Watt

224. L'histoire du foetus humain, recoeüillie des extraits de Monsieur Bayle et publiée par Monsieur du Rondel. Leyde, Pierre van der Aa, 1688. [xii] 114 [4] p. 5 ins.
 BM Watt

225. Problemata physica et medica. In quibus varii veterum & recentiorum errores deteguntur: praecipue circa quasdam sanguinis evacuationes, tum sponte tum arte factas: & circa crises earumque causas; ac verae quorumdam remediorum indicationes demonstrantur ... Cum figuris in fine appositis. Hagae-Comitis, apud Petrum Hagium, 1678. [viii] 197 [9+?] p. engr. pl. 5·5 ins.
 Imperfect; index (S-Z) missing.
 Bd. with his Tractatus de apoplexia... 1678.
 BM SGC 1 Watt

226. Tractatus de apoplexia: in quo ex nova hypothesi hujus affectionis causa penitius inquiritur, omnium vulgò opinionum de hoc morbo absurditas ostenditur, & curatio vera atque succincta proponitur. Ex doctrina Hippocratis. Editio secunda emendatior. Hagae-Comitis, apud Petrum Hagium, 1678.
[xlviii] 137 [+5] p. 5·5 ins.
   BM   SGC 2   Watt

BAYLEY (FRANCISCUS) *respondent*
227. De phthisi. Lugduni Batavorum, apud Abraha-mum Elzevier, 1688.
[24] p. 8 ins.
   (Disp. med. inaug., Leyden, Charles Drelincourt, praeses.)
   Bd. with LIPSTORP (Gustavus Daniel) *respondent*.
   De animalculis in humano corpore genitis, 1687.
   BM

BAYRUS (PETRUS)
See BAIRO (Pietro)

BECHER (JOHANN JOACHIM) 1635–82
228. Actorum laboratorii chymici Monacensis, seu physicae subterraneae libri duo, quorum prior profundam subterraneorum genesin, nec non admirandam globi terr-aque-aërei super & subterranei fabricam, posterior specialem subterraneorum naturam, resolutionem in partes partiumque proprietates exponit, accesserunt sub finem mille hypotheses seu mixtiones chymicae, ante hâc nunquam visae, omnia, plusquam mille experimentis stabilita sumptibus & permissu serenissimi Electoris Bavariae &c. domini sui clementissimi elaboravit & publicavit Joannes Joachimus Becherus … Francofurti, imp. Joh. Davidis Zunneri, 1669.
[xxxviii] 633 [i.e. 631] [+7] p. 6 ins.
   Running title liber I.
   University History of Science Collection.
   BM

229… Another ed. Francofurti, imp. Mauritii Georgii Weidmanni, 1681.
[xxii] 560 [ii] 561–678 [ii] 679–810 [+10] [3] 4–136 [xlvii] p. engr. pl.
   University History of Science Collection. Angus Smith Memorial copy.

230. Chymischer Glücks-Hafen, oder grosse chymische Concordantz und Collection, von funffzehen hundert chymischen processen: durch viel Mühe und Kosten auss den besten Manuscriptis und Laboratoriis in diese Ordnung, wie hier folgendes Register aussweiset, zusammen getragen … Franckfurt, in Verlegung Johann Georg Schiele, 1682.
[viii] 810 [+35] p. 8 ins.
   University History of Science Collection.
   BM

231. Tripus Hermeticus Fatidicus, pandens oracula chymica, seu I. Laboratium portatile cum methodo vere spagyrice, sc. juxta exigentiam naturae, laborandi.

Accessit pro praxi & exemplo, II. Magnorum duorum productorum nitri & salis textura & anatomia, atque in omnium praecedentium confirmationem adjunctum est. III. Alphabetum minerale, seu viginti quatuor theses de subterraneorum & mineralium genesi, textura & analysi. His accessit Concordantia Mercurii lunae. Omnia juxta authoris doctrinam & principia in physica sua subterranea ejusque supplementis conscripta, adeo ut hic Tripus Hermeticus commentarius practicus super praefatam physicam subterraneam vere dici queat, utpote scriptum raris experimentis, multis figuris & profundis speculationibus innixum, ut lectori per se patebit. Ex aratum in Cornubia ad extrema Angliae ora inter ipsa mineralia experimenta & autopsiam. Francofurti ad Moenum, sumptibus Johannis Georgii Schiele, 1689.
[ii 2] 3–186 [ix] p. illus. 13 pls. (3 folding) 7 ins.
   Additional engr. t.-p. Professor Baader's bookplate.
   University History of Science Collection.
   BM

BECKER (DANIEL) 1594–1655
232. Een besondere genesinge van den prussiaenschen mes-inslicker, beschreven door den seer Wydt-besaemden Daniel Beckerus van Dantzick … Vyt het Latyn vertaelt dooz Thomas Stafford. Leyden, Cornelius Banheyningh, 1649.
[xlviii] 189 p. fold. pl. 4·5 ins.

233. Cultrivori prussiaci curatio singularis. Tertiae huic editioni accesserunt testimonia Serenis. Poloniae Regis, & Reip. Regiomontanae: similesque aliquot admirandae curationes. Lugduni Batavorum, ex officina Joannis Maire, 1640.
[xii] 129 [+7] p. 6 ins.
   BM   Watt   Wellcome 745
See THEATRUM SYMPATHETICUM AUCTUM … 1662.

BECKER (DANIEL CHRISTOPHORUS) 1658–91 *respondent*
234. De respiratione. Trajecti ad Rhenum, ex officina Johannis Ribbii, 1684.
[20] p. 8 ins.
   (Disp. med. inaug., Utrecht, Melchior Leydeckerus, praeses)
   Bd. with AVEMANN (Joannes Christophorus) *respondent*.
   De medico eleemosynario publico, 1695.

BECKER (GOTTLIEB) *respondent*
235. Lapidem Bezoar … publicae τῶν φιλιατρων ventilationi submittit auctor responsurus Gottlieb Becker. Wittebergae, typis Johannis Haken, 1673.
[64 p.] 7·5 ins.
   (Diss. inaug, Univ. of Wittenberg, Konrad Victor Schneider, praeses.)
   BM   SGC 1

BEDDEVOLE (DOMINICUS) *respondent*
See WALDSCHMIDT (Johann Jakob) *praeses*. [Theses medicae, 1679] no. VII.

BEERENDRECHT (GERARDUS DE BRUYN VAN)
See BERENDRECHT (Gerardus de Bruyn van)

BEERWINCKEL (Tobias Ernestus) *respondent*
236.   De venaesectione rite adhibenda. Jenae, literis
Samuelis Krebsii, [1675].
[32] p. 7·5 ins.
   (Diss. med. Jena, Georg Wolffgang Wedel, praeses)
   Bd. with Major (Johann Daniel). Historia anatomica calculorum,
   1662.
   BM   SGC 1

BEEST (Arnoldus Franciscus) *respondent*
237.   De phthisi. Trajecti ad Rhenum, ex officinâ
Francisci Halma, 1689.
10 [ii] p. 8 ins.
   (Disp. med. inaug., Utrecht, Joannes Luyts, praeses.)
   Bd. with Avemann (Joannes Christophorus) *respondent.*
   De medico eleemosynario publico, 1695.
   SGC 1

BEGUIN (Jean)
238.   Tyrocinium chymicum e naturae fonte et manuali
experientia depromptum. Hac secunda editione ab
ipsomet autore quam diligentissime recognitum &
auctum. Coloniae, apud Antonium Boëtzerum, 1612.
[xiv], 195 p. 5 ins.
   Bookplate of M. Nierenstein.
   Partington Collection.

239.   Tyrocinium chymicum e naturae fonte et manuali
experientia depromptum. Hac sexta editione, non
tantum vera medicamentorum ibidem contentorum
explicatione, & correctione; verum etiam notis elegantibus, ex ipsa ἐγχείρησις desumtis ut & aliorum
medicamentorum formulis optimis & secretis illustratum, plus duplo auctum & elaboratum, ac in gratiam
medicinae verae artisque spagyricae cultorum &
amatorum, publici juris denuo factum. Studio & opera
Christophori Gluckradts, excudebat Augustus Boreck,
impensis Clementis Bergeri, 1625.
[xvi] 392 [+4] p. 6·5 ins.

240.   Tyrocinium chymicum: or, chymical essays,
acquired from the fountain of nature, and manual
experience. London, Thomas Passenger, 1669.
[ix], 136 [iv] p. 6·5 ins.
   Interesting MS letter on fly-leaf on apportionment of payment
   for bridges in Staffs.
   Partington Collection.
   BM   Wing B 1703
Tyrocinium chymicum, notae D. Johannis Hartmanni
olim editae à Christophoro Glŭckradt.
64 [viii] p.
In Hartmann (Johann). Opera omnia medico-chymica
. . . 1684, Vol. 3.

BEHRENS (Andreas) *respondent*
241.   De calculo renum et vesicae. Helmestadi, typis
Henningi Mulleri, 1672.
[36] p. 7·5 ins.
   (Diss. med., Helmstadt, Hermann Conring praeses)
   Bd. with Matthis (Johannes Conradus) *respondent.* De mania,
   1669.
   BM

BEHRENS (Brandan Diderich) *respondent*
242.   De aquae calidae potu. Helmestadi, typis Georg-
Wolfgangi Hammii, [1689].
[36] p. 8 ins.
   (Diss. med. in Academia Julia, Heinrich Meibom,
   praeses.)
   Bd. with Adolphi (Christian Michael). De equitationis eximio
   usu medico dissertatio, 1729.
   BM

243.   De leniorum medicamentorum eximio usu.
Helmestadii, typis Georg-Wolfgangi Hammii, 1692.
[40] p. 8 ins.
   (Disp. med. inaug., in Academia Julia, Heinrich
   Meibom, praeses.)
   Bd. with Justenius (Joannes Nicolaus). De colica, 1704.

BEHRENS (Konrad-Barthold) 1660–1736
Ad per-illustrem Dn. Godefridum Guilielmum de
Leibniz, augusti Electoris Brunsvigo-Lŭneburgii consi-
liarum status, epistola.
45–50 p. 8 ins.
In Hartmann (Philipp Jacob). Descriptio anatomico-
physica xiphiae sive gladii piscis [c. 1694–95].

244.   Medicus legalis oder: Gesetzmäszige Bestell und
Ausŭbung der Artzney-Kunst worinnen nicht allein
ex principiis medicis sondern auch ex jure et philosophia
gezeiget wird wie das Artzney-Wesen dem gemeinen
Besten gemäs nŭtzlich einzurichten und gebŭhrend
zu bestellen sey. Jetzo zum andernmahl so wohl denen
angehenden practicis als allerley Standes-Personen zu
Nutz ŭbersehen aus ausgefertiget von C.B.B.M.D.
Franckfurt und Leipzig, in Verlag Paul Zeisings
Buchhl. in Helmstädt, 1696.
[viii] 215 [+1] p. port. 6·5 ins.

BEIRMAN (Arnoldus Boot) *respondent*
245.   De paralysi. Trajecti ad Rhenum, ex officinâ
Francisci Halma, 1695.
16 p. 8 ins.
   (Disp. med. inaug., Utrecht, Johannes Munniks,
   praeses.)
   Bd. with Avemann (Joannes Christophorus) *respondent.*
   De medico eleemosynario publico, 1695.
   BM

[BELLAMY, *Dr.*]
246.   A new and short defense of tabacco; with the
effectes of the same: and of the right use thereof.
London, printed by V.S. for Clement Knight, 1602.
[28] p. 6·5 ins.
   Bd. with Gardiner (E). The triall of tabacco [1610].
   SGC 4

BELLAMY (Edward) *tr.*
See Huarte Y Navarro (Juan de Dios). Examen de
ingenios, 1698.

BELLINI (Lorenzo) 1643–1704
Exercitatio anatomica de structura et usu renum.
In Le Clerc (Daniel) *and* Manget (Jean-Jacques) *comps.*
Bibliotheca anatomica, 1685, Vol. 1, pp. 367–375.
Also 1699 ed. Vol. 1, pp. 389–396 [2nd seq.].

Gustus organum . . . novissime deprehensum . . .
In Le Clerc (Daniel) *and* Manget (Jean-Jacques) *comps.*
Bibliotheca anatomica, 1685, Vol. 2, pp. 472–502. Also
1699 ed. Vol. 2, pp. 335–365.

247. Opuscula aliquot, ad Archibaldum Pitcarnium,
professorum Lugduno-Batavum, in quibus praecipue
agitur de motu cordis in & extra uterum, ovo, ovi
aere & respiratione. De motu bilis & liquidorum
omnium per corpora animalium. De fermentis &
glandulis, &c. Lugduni Batavorum, apud Cornelium
Boutesteyn, 1696.
[xx]. 261 [+3] p. 3 folding pls. 8·5 ins.
> Contains also 'De missione sanguinis' and 'De contractione'
> naturali & villo contractili'.
> Presented by Dr. Charles Clay.
> BM   Osler 2003   SGC 2

BELON (Peter) 1518–64, *tr.*
See Monginot (François de). A new mystery in physick
. . . 1681.

BELYE (Johannes)
Tractatus duo chemici singulares & breves quorum
prior est Johannis Belye Angli, alter Bernhardi Comitis
Trevirensis. His appendicis loco adduntur. 1. Doctrina
elegans de opere philosophico, ex libro ms. H. Aquilae
Thuringi. 2. Excerpta quaedam ex epistolis Eduardi
Kellaei Angli. 3. Fragmentium ex theoris Johan.
Isaaci Hollandi. Omnia hactenus nondum edita.
Geismariae, typis Salomonis Schadewiss, sumptibus
Sebaldi Kohlers, 1647.
[2] 3–38 p.
In Tractatus Aliquot Chemici singulares summum
philosophorum, 1647.
> Tractatus singularis Bernhardi Comitis Trevirensis begins p. 16.

BENANCIUS (Lissetus)
248. Declaratio fraudum et errorum apud pharmacopoeos commissorum . . . latinitate donata & edita ex
museo Thomae Bartholini. Accessit ejusdem argumenti
dialogus Joh. Antonii Lodetti. Editio secunda. Francofurti, apud Justum Rächerum, 1671.
[2] 3–160 p. 6 ins.
> *Bd. with* Rossi (Francesco). Nocturnae exercitationes . . . 1660.
> BM   SGC 2

BENCIUS (Ugone)
See Benzi (Ugone)

BENDINELLI (Matthaeus) 1487–1530
Tractatus de balneo villae Lucensi.
In De Balneis, 1553, ff. 145ᵛ–155ᵛ [2nd seq.].

BENEDETTI (Alessandro)   –1525?
249. Anatomice, sive de hystoria corporis humani,
libri quinque. Eiusdem aphorismorum liber. Aphorismi
Damascaeni. Hippocratis iusiurandum. Argentorati
(apud Iohannem Hervagium), 1528.
112 ff. 6·5 ins.
> 'Hystoria' altered in MS to 'Historia'.
> BM   SGC 1   Waller 888   Wellcome 201

De pestilenti febre liber unus.
In Petrus *de Abano.* De veneris eorumque remediis
[1561?]
Medicinalium observationum rara exempla ex libris
Alexandri Benedicti.
In Dodoens (Rembert). Medicinalium observationum
exempla rara, 1581, pp. 294–306.

250. Omnium à vertice ad calcem morborum signa,
causae, indicationes & remediorum compositiones
utendíque rationes, generatum libris xxx conscripta.
Praeterea. Aphorismorum lib. I. De pestilentiae causis,
praeservatione, & auxiliorum materia lib. I. Humani
corporis anatome, tractata lib. V . . . Quid porrò
castigando non vulgaribus quorundam vigiliis huic
aeditioni accesserit in toto opere, nulla pagina adeóque
nulla linea non indicabit. Basileae, per Henricum
Petrum (1539).
[liii] 1271 [+1] p. 7·5 ins.
> BM   SGC 2   Wellcome 202

BENEDICTUS (Alexander)
See Benedetti (Alessandro)

BENGEZIA
See Buhahylyha Byngezla

BENIVIENI (Antonio)   –1502
De abditis nonnullis ac mirandis morborum & fanatio-
num causis liber.
In Dodoens (Rembert). Medicinalium observationum
exempla rara, 1581, pp. 129–288.

BENNET (Christopher) 1617–55
251. Theatri tabidorum vestibulum: seu exercitationes
dianoeticae cum historiis et experimentis demonstrativis.
Quibus alimentorum respectu subactionis & distribu-
tionis; necnon sanguinis & succi nutritii innatantis,
respectu qualitatis, consistentiae, maturitatis, & circula-
tionis, vitia deteguntur, in morbis plerísque praesertim
pthisi, atrophia & hectica. Πτυολογία annectitur, &
rubentis sanguinis causa propalatur. Londini, typis
Tho. Newcomb, impensis Sam. Thomson, 1654.
[xx] 126 p. 6 ins.
> BM   Watt   Wing B 1883

See Muffett (Thomas). Healths improvement . . .
corrected and enlarged by Christopher Bennet . . . 1655.

BEN ROSCHID
See Averröes

BENTIUS (Ugone)
See Benzi (Ugone)

BENZI (Ugone) 1376–1439
Ex . . . consiliorum medicinalium libro, excerpta de
balneis.
In De Balneis, 1553, ff. 220ᵛ–221ʳ [2nd seq.]

BERCHOUT (ALBERTUS) *respondent*
252. De phthisi. Lugduni Batavorum, apud Abraha-
mum Elzevier, 1688.
[12] p. 8 ins.
  (Disp. med. inaug. Charles Drelincourt, praeses.)
  Bd. with LIPSTORP (Gustavus Daniel) *respondent.*
  De animalculis in humano corpore genitis, 1687.
  BM

BERENDRECHT (GERARDUS DE BRUYN VAN) *re-spondent*
253. De paralysi. Ultrajecti, ex officinâ Arnoldi ab
Eynden, 1683.
[12] p. 8 ins.
  (Disp. med. inaug., Utrecht, Petrus van Mastricht,
  praeses.)
  Bd. with AVEMANN (Joannes Christophorus) *respondent.*
  De medico eleemosynario publico, 1695.
  BM

254. Disputationum anatomicarum de corporis animalis oeconomia sexta. Ultrajecti, ex officinâ Arnoldi
ab Eynden, 1682.
[12] p. 8 ins.
  (Diss. inaug, Utrecht, Johannes Munniks, praeses).
  Bd. with AVEMANN (Joannes Christophorus) *respondent.*
  De medico eleemosynario publico, 1695.

BERENGARIO DA CARPI (GIACOMO)   –1550
255. Isagogae breves et exactissimae in anatomiam
humani corporis per illustrem medicum Carpum.
[Argentorati], 1530.
[271] p. illus. (woodcuts). 6 ins.
  Date and place from preface by Henricus Sybold.
  BM   Choulant. Hist. Anat. Illus. p. 140 Osler 2017 Waller 909

256. Tractatus perutilis et completus de fractura
cranei, ab . . . Jacobo Berengario Carpensi . . . aeditus.
(Venetijs, per Ioan Ant. de Nicolinis de Sabrio expensis
D. Ioan. Baptistae Pederzani), 1535.
iiii, 5–110 [i] ff. illus. (woodcuts) 8 ins.
  BM   Osler 2019 Waller 912 Wellcome 779

BERENGARIUS *Carpus* (JACOBUS)
See BERENGARIO DA CARPI (Giacomo)

BERENGER (JACQUES)
See BERENGARIO DA CARPI (Giacomo)

BERNARD *de Gordon, c.* 1300.
De febribus liber.
In De FEBRIBUS, 1576, ff. 207ᵛ–217ᵛ [2nd seq.]

257. Lilium medicinae ἑπταφυλλον tractatus nimirum
septem foliis sive particulis, accuratissimam omnium
morborum, tam universalium, quam particularium,
curationem complectens. Cui accesserunt tractatus de
methodo curandi affectus praeter nat., de regimine
acutorum, de prognosticis, urinis & pulsibus; una cum
decem tabulis pharmacorum Remacli Limburgensis.
Omnia primum à Bernardo Gordonio . . . concinnata:
nunc vero per Petrum Uffenbachium . . . revisa à

quam plurimis mendis correcta, & multis annotatiunculis adaucta. Francofurti, apud Lucam Iennis, 1617.
[xxxi] 1170 [xxvii] p. 6·5 ins.
  BM   Watt

258. Opus, lilium mediciae inscriptum, de morborum
propè omnium curatione, septem particulis distributum,
unà cum aliquot aliis eius libellis: quibus de novo
accesserunt libri, de phlebotomia. [De] conservatione
vitae humanae. [De] floribus diaetarum. Omnia,
quàm unquam antehac, emendatiora, & in novum
ordinem distributa, ut septima pagina indicabit . . .
Lugduni, apud Guliel. Rovillium, 1574.
1115 [+32] p. 6·5 ins.
  Marginal MS notes.
  BM   Waller 977 Watt

259. Tractatus de conservatione vitae humanae, à
die nativitatis usque ad ultimam horam mortis, nunc
primum in lucem editus opera D. Ioachimi Baudisii . . .
(Lipsiae, imprimebat Iohannes Rhamba . . . curante
Ernesto Vogelin, 1570).
[xv] 223 p. 6 ins.
  Imprint from colophon.
  BM   Wellcome 803

BEROALDO (FILIPPO) 1453–1505
260. Opusculum . . . de terraemotu & pestilentia, cum
annotamentis Galeni. Addita est explicatarum in annotamentis Galeni dictionum tabula. (Argentorati, in
Mathiae Schurerij Helvetensis officina, 1510.)
[iv] [xvi] xvii-xxxii [iii] ff. 8 ins.
  University History of Science Collection.
  BM   SGC 1 Wellcome 812

BERTHOLOMEUS
See BARTHOLOMAEUS *Anglicus*

BERTOLINI (LORENZO)
Ad magnificum iuris utriusque doctorem dominum
Caesarem ex nobilibus Lucen. equitem, & comitem
clarissimum . . . epistola cum tractatu de balneo Corsen-
nae eidem dicato.
In De BALNEIS, 1553, ff. 155ᵛ–157ᵛ [2nd seq.].

BERTOLINUS (LAURENTIUS)
See BERTOLINI (Lorenzo)

BERTRUCCIO; BERTRUTTUS
See BERTUCCIO

BERTUCCIO   –1342 or 7
De regimimine (!) diaetae ex opere Bertrutij Bononiensis medici. De regimine sanitatis conservandae.
In CAESARIUS (Jean). In hoc opusculo continentur hi
infra scripti libri sive tractatus profecto utilissimi
studiosis rei medicae ex ordine tres . . . 1534, ff. 29–46.

261. Nusquam antea impressum collectorium totius
fere medicine Bertrucij Bononiensis in quo infrascripta
continentur. Primo de commendatione medicine.
Secundo de informatione medici. Tertio de regimine

sanitatis. Quarto de egritudinibus particularibus que sunt a capite usque ad pedes. Quinto de egritudinibus universalibus hoc est de febribus. Sexto de crisi et de diebus creticis. Septimo de venenis. Octavo de decoratione. Nuperrime addita. Addita est practica perutilis de novo in lucem prodita de noticia et curatione universarum febrium et earum accidentibus donum dei vocata: quinque tractatus continens una cum tabula sive emporio omnium capitulorum. (Impressus fuit hoc opus Lugduni in edibus Jacobi myt sumptu honesti viri Bartholomei trot, 1518.)
[iv] 228 ff. 8 ins.

> Imprint from colophon.
> Imperfect, wanting ff. 46 & 47; ff. 223 & 224.
> Bibl. Nat.

BESANÇON (Charles de)
See Bezançon (Germain de)

BETERA (Félicien) *fl.* 1600
262.   Malignarum variolarum, et obiter etiam petechiarum tractatio nova & methodica ubi et de earundem accidentibus, de reparatione formae, ac pulchritudine agitur. Ad nobilissimos et sapientissimos patres civitatis Brixae. Brixae, apud Polycretum Turlinum (1591).
[viii] 195 [+4] p. 8 ins.

> Date from colophon.
> SGC 2

BETTS (John) *fl.* c. 1620–95?
263.   De ortu et natura sanguinis. Londini, Ex officina E. T. vaeneuntque apud Gulielmum Grantham, 1669.
[xxxviii] 325 [i] p. 7 ins.

> BM TC I 6   Waller 1010   Wing B 2087

BEUGHEM (Corneille de)
264.   Bibliographia medica & physica novissima: perpetuo continuanda sive conspectus primus catalogi librorum medicorum chymicorum, anatomicorum, chyrurgicorum, botanicorum, ut & physicorum, &c. Quotquot currente hoc semisaeculo, id est ab anno reparatae salutis 1651 (inclusive) per universam Europam, in quavis lingua, orientali tum graeca, latina, gallica, hispanica, italica, anglica, germanica & belgica, aut novi aut emendatiores & auctiores typis prodierunt. Undique acquisitis subsidiis adornata & adornanda opera ac studio. Amstelaedami, apud Janssonio-Waesbergios, 1681.
[viii] 503 p. 5·5 ins.

> Wanting pp. 481–492.
> BM   SGC I   Waller 18091

BEVEROVICIUS (Johannes)
See Beverwyck (Johann von)

BEVERWYCK (Johann von) 1594–1647
265.   Alle de wercken, zo in de medicyne als chirurgie. t'Amsterdam, by Ian Iacobz Schipper, 1656.
[viii] 200; [viii] 207 [iv] 124; [ii] 46; [vi] 154 [iv] p. engr. illus. 10·5 ins.

> Imperfect, wanting pp. 115–20 [2nd seq.].
> Engr. t.-p.; date from printed t.-p. of 'Schat der gesontheydt'.

266.   Ἀυτάρκεια Bataviae, sive introductio ad medicinam indigenam. Lugduni Batavorum, ex officina Ioannis Maire, 1644.
[2] 3–162 p. 5·5 ins.

> BM

267.   De calculo renum & vesicae liber singularis. Cum epistolis & consultationibus magnorum virorum. Lugd[uni] Batav[orum], ex officina Elseviriorum, 1638.
[xvi] 305 [+1; xiv] p. 5 ins.

> BM   SGC I   Waller 1012   Wellcome 836

268.   Exercitatio in Hippocratis aphorismum de calculo. Ad N.V. Claudium Salmasium . . . Accedunt ejusdem argumenti doctorum epistolae. Lugd[uni] Batavorum ex officina Elseviriorum, 1641.
[ii] 3–285 p. 5 ins.

> *Bd. with his* De calculo renum . . . 1638.
> BM

269.   Idea medicinae veterum. Ioh. Beverovicius concinnavit. Lugd[uni] Batav[orum], ex officina Elseviriorum, 1637.
[viii] 390 [x] p. 6 ins.

> BM   SGC I   Waller 12683

270.   Inleydinge tot de hollantsche genees-middelen. Ofte kort bericht, dat elck landt genoegh heeft, tot onderhoudt van het leven, ende de gesontheyt der invvoonders. Tot Dordrecht, voor Jasper Gorissz, 1642.
[x] 76 [ii] p. engr. pl. 6·5 ins.

See Saumaise (Claude de). Interpretatio Hippocrati aphorismi lxxix sectione iv. De calculo. Additae sunt epistolae duae Ioh, Beverovicii . . . 1640.

BEX (Abrahamus) *respondent*
271.   De melancholia. Ultrajecti, ex officina Francisci Halma, 1680.
[16] p. 8 ins.

> (Disp. med. inaug., Utrecht, Joannes Georgius Graevius, praeses.)
> *Bd. with* Avemann (Joannes Christophorus) *respondent*.
> De medico eleemosynario publico. 1695.

BEYER (Johann Hartmann) *ed.* 1563–1625
See Capivaccio (Girolamo). Practica medicina, 1594.

Mercado (Luiz de). Opera omnia medica & chirurgica, in quinque tomos divisa . . . 1619–29.

Valascus *de Taranta*. Philonium pharmaceuticum et chirurgicum, 1680.

BEZANÇON (Germain de)
272.   Les medecins a la censure. Ou entretiens sur la medecine. Paris, chez Louis Gontier, 1677.
[xii] 370 [i] p. 6 ins.

> BM   SGC I   Osler 4371   Waller 1023

BIANCHELLI (Mengo [i.e. Domenico]) c. 1440–15?
De balneis tractatus.
In De Balneis, 1553, ff. 58ʳ–89ᵛ [2nd seq.].

BIBLIOTHECA ANATOMICA
See LE CLERC (David) *and* MANGET (Jean-Jacques) *comps.*

BIDLOO (GOVERT) 1649–1713
273. Anatomia humani corporis, centum & quinque tabulis, per artificiosiss. G. de Lairesse ad vivum delineatis, demonstrata, veterum recentiorumque inventis explicata plurimisque, hactenus non detectis, illustrata. Amstelodami, sumptibus viduae Joannis à Someren, haeredum Joannis à Dyk, Henrici & viduae Theodori Boom, 1685.
[136] p. front. (port.) 106 engr. pls. 20 ins.
> Additional engr. t.-p. One extra unnumbered plate.
> Portrait is of the author.
> 2 other copies.
> BM   Choulant Hist. Anat. Illus. p. 250   SGC 1

274. Gulielmus Cowper, criminis literarii citatus, coram tribunali nobiliss. ampliss. Societatis Britanno-Regiae. Lugduni Batavorum, apud Jordanum Luchtmans, 1700.
[i] 54 p. 3 engr. pls. (fold.) 8 ins.
> Cowper is accused by Bidloo of issuing a compilation pirated from his Anatomy.
> BM   Osler 2033   SGC 1   Waller 16683

275. Vindiciae quarundam delineationum anatomicarum, contra ineptas animadversiones Fred. Ruyschii . . . Lugd. Batavorum, apud Jordanum Luchtmans, 1697.
[i] 60 p. illus. 6 engr. pls. 9 ins.
> BM   SGC 1   Waller 1041

See RUYSCH (Fredrik). Responsio ad Godefridi Bidloi, libellum, cui nomen vindiciarum inscripsit, 1697.

URBICH (Johan Casper) *respondent.*
De sanitatis et morborum fonte, 1696. (G. Bidloo, praeses.)

BIESIUS (NICOLAS) 1516–1572, *tr.*
See GALEN (Claudius). In artem medicam Galeni commentarii . . . 1560.

BIFRONS (JACOBUS) 1516–65
De operibus lactariis epistola.
In WILLICHIUS (Jodocus). Ars magirica [1556].

BIJWAART (HERCULES) *respondent*
276. De pleuritide vera. Lugduni Batavorum, apud Abrahamum Elzevier, 1688.
[16] p. 8 ins.
> (Disp. med. inaug., Leyden, Charles Drelincourt, praeses.)
> *Bd. with* LIPSTORP (Gustavus Daniel) *respondent.*
> De animalculis in humano corpore genitis. 1687.

BILS (LOUIS DE) 1624–70
277. Epistolica dissertatio: qua verus hepatis circa chylum, & pariter ductus chiliferi hactenus dicti usus, docetur. Roterodami, typis Joannis Naerani, 1659.
6 p. pl. 7·5 ins.
> *Bd. with* GRYLLUS (Laurentius). Oratio de peregrinatione, 1566.
> BM   SGC 2

278. Exemplar fusioris codicilli, . . . in quo agitur de vera humani corporis anatomia. Roterodami, typis Joannis Naerani, 1659.
8 p. 7·5 ins.
> *Bd. with* GRYLLUS (Laurentius). Oratio de peregrinatione, 1566.
> BM   SGC 2

279. Omnibus verae anatomes studiosis. Roterodami, apud Joannem Naeranum, 1660.
[4] p. 7·5 ins.
> *Bd. with* GRYLLUS (Laurentius). Oratio de peregrinatione, 1566.
> BM   SGC 2

280. Responsio ad admonitiones . . . Johannis ab Horne . . . ut & ad animadversiones . . . Pauli Barbette . . . interprete G. Buenio. Roterodami, ex officina Arnoldi Leers, 1661.
80 p. illus. fold. pl. 7·5 ins.
> *Bd. with* GRYLLUS (Laurentius). Oratio de peregrinatione, 1566.
> BM   SGC 1   Waller 1072

281. Responsio ad epistolam Tobiae Andreae . . . qua ostenditur verus usus vasorum hactenus pro lymphaticis habitorum. Juncta simul est historia memorabilis eorum quae auctori, occasione balsamationis sibi peculiaris, in Brabantia, et potissimum Lovanii evenerunt. Qua excusa Roterodami anno 1669 nunc recusa et a plurimis mendis repurgata. Accedunt demum I. Tobiae Andreae ejusdem . . . breve extractum actorum in cadaveribus Bilsiana methodo praeparatis. II. Samuelis Andreae epistola ad eundem T. Andreae de balsamationibus veterum seu ritu condiendi cadavera apud veteres. Omnia cum praefatione. . . . Joh. Jacobi Waldschmiedii. Marburgi Cattorum, typis Salomonis Schadewitzii, 1678.
[iv] 51 p. 7·5 ins.
> BM

282. Specimina anatomica, cum clariss. doctissimorumque virorum epistolis aliquot & testimoniis. Interprete G. Buenio. Roterodami, ex officina Arnoldi Leers, 1661.
27 p. front. illus. 7·5 ins.
> *Bd. with* GRYLLUS (Laurentius). Oratio de peregrinatione, 1566.
> BM   SGC 1   Waller 1073

See DEUSING (Anton). Exercitationes physico-anatomicae, de nutrimenti in corpore elaboratione, 1660.

STENSEN (Niels). Observationes anatomicae . . . et novum nobilissimi Bilsii de lymphae motu & usu commentum examinatur & rejicitur . . . 1662.

[ZAS (Nicholaus)]. Epistola apologetica ad magnum Th. Bartholinum . . . Ludovico Bilsio . . . perperam impactis . . . 1661.

BINDER (ULRICH)
See PINDER (Ulrich)

BINDONUS (GASPAR) *fl.* 1576, *ed.*
See DE FEBRIBUS, 1576.

BINNINGER (Jean-Nicolas) 1628–92
283. Observationum et curationum medicinalium, centuriae quinque. Ubi praeter diversorum affectuum historias, & curationum eventus, rara, nova, & inaudita quaedam memorantur. Montbelgardi, typis Hyppianis, 1673.
[xvi] 622 [xxii] p. port. 6·5 ins.
   BM   SGC 1

BIONDO (Michel-Angelo) 1497–1565
284. Ad R. Archiepiscopum Cyprium. De memoria libellus . . . In quo non tam dogmata quam & praesidia praestantissima narrantur, cum horis mercurialibus, quibus omnibus servatis, & compressa excitatur, & firma solatur, procul dubio & diuturna servatur memoria prudentium. Propterea eme cito & stude nam memor efficieris. Venetiis (per Ioann. Antonium et Petrum frates de Nicolinis de Sabio), 1545.
20 ff. tab. 6 ins.
   Printers from colophon. Running title: De memoria et reminiscentia.
   Bd. with his De partibus ictu sectis citissime sanandis . . . 1542.
   Christie Collection.
   BM   SGC 2
De origine morbi gallici, deque ligni indici ancipiti proprietate, adversus plurimorum opinionem liber.
In Chirurgia, 1555, ff. 234^r–241^r.

285. De partibus ictu sectis citissime sanandis, et medicamento aquae nuper invento. Idem, in plurimorum opinionem. De origine morbi gallici deque ligni indici ancipiti proprietate . . . (Venetijs, per Io. Ant. et Petrum frates de Nicolinis de Sabio), 1542.
[95] p. 6 ins.
   Imprint from colophon.
   Christie Collection. De Thou copy.
   BM   Osler 2059   SGC 2   Waller 1087
De partibus ictu sectis citissimè sanandis, & medicamento aquae nuper invento liber.
In Chirurgia, 1555, ff. 225^r–233^v

Dc partibus ictu sectis citissime sanandis, et medicamento aquae nuper invento. Idem, in plurimorum opinionem. De origine morbi gallici, deque ligni indici ancipiti proprietate.
In [Chirurgia]. De chirurgia, scriptores optimi quique veteres et recentiores . . . per Conradum Gesnerum in unum volumen collecti. [*In* Uffenbach (Peter). Thesaurus chirurgiae, 1610, pp. 965–984.]

BIRCH (Andrew) *respondent*
286. De ἰδιοκακίᾳ scorbutica, Lugduni Batavorum, apud viduam & heredes Johannis Elsevirii, 1674.
[15] p. 7·5 ins.
   (Disp. med. inaug., Leyden Univ., Arnoldus Syen, praeses.)
   Bd. with Gryllus (Laurentius). Oratio de peregrinatione, 1566.
   BM

BIRNBAUM (Gottfried Sigismund)
287. De dysenteria. Lugduni Batavorum, apud Viduam & Heredes Johannis Elsevirii, 1674.

[11] p. 7·5 ins.
   (Disp. med. inaug. Leyden Univ. Arnoldus Syen, praeses.)
   Bd. with Gryllus (Laurentius). Oratio de peregrinatione, 1566.
   BM

BISCHOFF (Christoff) *ed.*
See Vogter (Bartholomaeus). Wie man alle Gebresten und Kranckhaiten des menschlichen Leibs . . . 1531.

BLAES (Abraham) 1650–   , *tr.*
See Meek'ren (Job Janszoon van). Observationes medico-chirurgicae, 1682.

BLAES (Gerhard) 1626–82
288. Anatome medullae spinalis et nervorum inde provenientium. Amstelodami, apud Casparum Commelinum, 1666.
[viii] 9–74 [ii] p. 3 fold. pls. 5 ins.
   BM   SGC 2   Waller 1099
Gerardi Leon. Blasii . . . commentaria, in syntagma anatomicum . . . Joannis Veslingii . . .
[x] 3–228 p.
In Vesling (Johann). Syntagma anatomicum, 1663.

289. Medicina generalis, nová accuratâque methodo fundamenta exhibens. Amstelaedami, apud Petrum van den Berge, 1661.
[xiv] 415 [+1] p. 5·5 ins.
   BM   Watt

290. Medicina universa; hygieines & therapeutices fundamenta methodo nova brevissimè exhibens. Amstelodami, apud Petrum vanden Berge, 1665.
[xvi] 464 [xvi] p. 7·5 ins.
   BM   SGC 2   Watt

291. Miscellanea anatomica, hominis, brutorumque variorum, fabricam diversam magnâ parte exhibentia. Amstelodami, apud Casparum Commelinum, 1673.
[xii] 309 [+9] p. 39 engr. pls. (fold) 7 ins.
   Wanting pp. xiii–xiv of prelims; Waller copy has xiv prelims.
   Pages of MS notes interleaved; MS notes pasted over p. 168.
   Additional engr. t.-p.
   BM   Dawson 732   SGC 1   Waller 1101

292. Observata anatomica in homine, simiâ, equo, vitulo, ove, testudine, echino, glire, serpente, ardeâ, variisque animalibus aliis. Accedunt extraordinaria in homine reperta praxin medicam aeque ac anatomen illustrantia. Lugd[uni] Batav[orum] & Amstelod[ami], apud Gaasbeeck, 1674.
[vi] 141 [+11] p. 13 engr. illus. 6 ins.
   Additional engr. t.-p. 'Observata anatomico practica in homine brutisque variis.'
   . . . Another copy. *Bd. with* Schelhammer (Günther Christoph). De auditu liber unus . . . 1684.
   BM   SGC 1   Waller 1102

293. Observationes medicae rariores. Accedit monstri triplicis historia. Amstelodami, apud Abrahamum Wolfgang, 1677.
[iv] 120 [121–124] [2] 3–69 [+3] p. engr. illus. 6 ins.

> The addition has separate t.-p.s and signatures and contains: Historia infantis monstrosi a ... D. Michaele Heiland; Historia agni monstrosi a ... D. Mauritio Hoffmanno; Historia vituli monstrosi ab eodem ... D. Mauritio Hoffmanno.
> BM   Osler 2058   SGC 1

294. Observationes medicae rariores in quibus multa ad anatomiam et medicinam spectantia deteguntur. Accedit monstri triplicis historia. Amstelodami, apud Henricum et Joannem Boom, 1700.
[iv], 120 [+4]; [2] 3–69 [+3] p. tabs. 6 ins.

See LICETI (Fortunio). De monstris. Ex recensione Gerardi Blasii ... 1665.

WILLIS (Thomas). Opera omnia ... studio & opera Gerardi Blasii ... 1682.

BLANCARD (STEPHEN)
See BLANKAART (Stephan)

BLANCHELLUS (MENGHIUS)
See BIANCHELLI (Mengo)

BLANKAART (STEPHAN) 1650–1702
295. Anatomia practica rationalis oder anatomische Beschauung an seltzamen Kranckheiten verstorbener Leiber, nebst ein neuen Tractat von dem Amgang des Bluths durch Rohrlein und von derselben Thurlein oder Fallen, Anfangs von dem Autore in Hollånd auss derselben aber in unsere Mutter-Sprache übers tzet von J. L. Hannover und Wolffenbûttel, Gottlieb Heinrich Grentz, 1692.
[ii] 3–414 [viii] p. 7 ins.

> *Bd. with his* Neuscheinende Praxis der Medicinae ... 1700.

296. Anatomia reformata, sive concinna corporis humani. Dissectio, ad neotericorum mentem adornata, plurimisque tabulis chalcographicis illustrata. Accedit ejusdem authoris de balsamatione, nova methodus, à nemine antehac hoc modo descripta. Lugduni Batavorum, apud Cornelium Boutesteyn, Jordaanum Luchtmans, 1687.
[xv] 319; 288 [vii] p. 51 pls. 7.5 ins.

> Mutilated t.-p. Additional engr. t.-p.
> SGC 1

297. De borgerlyke tafel, om lang gesond sonder ziekten te leven. Waar in van yder spijse in ’t besonder gehandelt werd ... Mitsgaders een beknopte manier van de spijsen voor te snijden, en een onderrechting der schikkelijke wijsen, die men aan de tafel moet houden. Nevens de schola Salernitana. t’Amsterdam, by Jan ten Hoorn, 1683.
[viii] 192 [xvi] p. 5.5 ins.

> Additional engr. t.-p.
> Osler 3882

298. Collectanea medico-physica oft Hollands Jaar-Register der genees-en natuur-kundige Aanmerkingen van gantsch Europa &c. Door eigen onderwinding en gemeen-making van verscheide Heeren en Liefhebbers. t’Amsterdam, Johan ten Hoorn, 1680–1683. 3 vols in 1. 6.5 ins.

> *Contents:* 1680 (publ. 1680). [vi], 351 [+9] p. 11 pls. 1681–82 (publ. 1683): [viii], 378 [i.e. 380], [x] p. 8 pls. 1688 (publ. 1688): [vi], 194 [v] p. 2 pls. Separate t.-p.s for each vol.
> SGC 1

299. Nauwkeurige verhandelinge van de scheur-buik en des selts toevallen. Als ook een naakt vertoog wegens de fermentatie oft innerlijke beweginge der lighamen, meest op de gronden van Des-Cartes gebouwt. t’Amsterdam, by Jan Ten Hoorn, 1684.
[viii] 226 [i] 158 [xxi] p. 6 engr. pls. 6.5 ins.

> SGC 2

300. Neuscheinende Praxis der Medicinae, worinn angewiesen wird, dass alle Krankheiten eine Berdikkung des Bluts und der Såffte sind, und bloss von Sauer und Schleim entstehen. Ein Werk von grosser curiositat und Nutzbarkeit, dergleichen niemahlen, so lange die Welt gestanden, an das Tage-Licht gekommen ist; Anitzo aber wegen grossen Abgang der Exemplarien, wieder auffs neue gedrukt und abgetheilet in drey Theile, herausgegeben durch Steph. Blankard. Aus der hollånd in unsere Mutter-Sprache ubersetzet von G. H. W. Hannover und Wolffenbûttel, Gottfried Freytag, 1700.
[ii] 766 p. engr. frontis. 6.5 ins.

> Clasped binding.

301. De nieuwe hedendaagsche stof-scheiding, ofte chymia, uit vermaarde autheuren, en eygen ondervindingh, in de Nederduitsche taal, by eengebracht. t’Amsterdam, by Ian Claesz. ten Hoorn, 1678.
[6] 7–83 [+5] p. illus. (woodcuts) 6.5 ins.

> Imperfect; wanting pp. 17–32 (sig. B).
> *Bd. with his* Nieuw lichtende praktyk der medicynen, 1678.
> SGC 2

302. De nieuw hervormde anatomie, ofte ontleding des menschen lighaams. Gebouwd op de waaragtigste en naukeurigste ondervinding deser Eeuw. Zynde met een groot getal kunstige platen op nieuws verciert. Als ook een verhandelinge van het Balsemen der lighamen. Nooit voor desen dusdanig bekend gemaakt. 3e Druk. t’Amsterdam, Jan ten Hoorn, 1696.
[xiv] 761 [+21] p. 84 pls. 8 ins.

> Additional engr. t.-p.
> SGC 2

303. Nieuw lichtende praktyk der medicynen, gefondeert op de gronden van de deftighste autheuren deses tijdis: nevens de hedendaagse chymia, als ook de nederlantsche apothekers winkel; rijkelijk met inlantse genees-middelen voorsien. t’Amsterdam, by Ian Claesz. ten Hoorn, 1678.
[xiv] 259 [iv] p. 6.5 ins.

> Imperfect; wanting last 3 pp. of text and 2 leaves.
> Collation from SGC copy.
> SGC 2

304. De nieuwe nederlantsche apothekers winckel, t'eenemaal gestoffeert met inlandsche genees-middelen, in welke klaarlijk getoont wert, dat wy niet genoodsaakt zijn, andere uit verre gewesten te halen. t'Samen gestelt. t'Amsterdam, by Ian Claesz. ten Hoorn, 1678.
[6] 7–93 [+3] p. 6·5 ins.
Bd. with his Nieuw lichtende praktyk der medicynen, 1678.

305. A physical dictionary; in which, all the terms relating either to anatomy, chirurgery, pharmacy, or chymistry, are very accurately explain'd. London, printed by J. D. and are to be sold by Samuel Crouch, 1684.
[viii] 302 p. 7·5 ins.
SGC 1   Wing B 3164

306. The physical dictionary. Wherein the terms of anatomy, the names and causes of diseases, chyrurgical instruments and their use; are accurately describ'd. Also, the names and virtues of medicinal plants, minerals, stones, gums, salts, earths, &c. And the method of choosing the best drugs: the terms of chymistry, and of the apothecaries art; and the various forms of medicines, and the ways of compounding them. The third edition, with the addition of above a thousand terms of art, and their explanation. London, printed for S. Crouch, 1697.
[iv] 212 p. 7 ins.
TC III 30   Wing B 3166

307. Verhandelinge van de opvoedinge en zeikten der kinderen. Vertoonende op wat wyse de kinderen gezond konnen blyven, en ziek zijnde, bequamelyk konnen herstelt werden. Zeer nodig voor alle huyshoudende lieden. Met curieuse Kopere Platen verciert. t'Amsterdam, Hieronymus Sweerts, 1684.
[viii] 332 [xix] p. 6 pls. 6 ins.
Additional engr. t.-p.
BM   SGC 1   Waller 1120

See UCAY (Gervais). Nieuwe verhandeling van de Venus-ziekten ... met verscheyde noodige aanmerkingen door Steph. Blankaart ... 1700.

BLASIUS (ABRAHAMUS)
See BLAES (Abraham)

BLASIUS (ARMEGANDUS)   –c. 1314, *tr.*
See AVICENNA. Liber canonis, de medicinis cordialibus, et cantica, 1556.

BLASIUS (GERHARDUS)
See BLAES (Gerhard)

BLEGNY (NICOLAS DE) 1652–1722
308. L'art de guerir les maladies vénériennes expliqué par les principes de la nature et des méchaniques. 3e ed. La Haye, chez Pierre Hagen, 1683.
3 vols. in 1. Tome 1: [xxiv] 159 [+8]; [ii] 3–173 [+10]. p. Tome 2: [ii] 3–173 [+10] p. Tome 3: 178 [xii] p. 5 ins.
BM

309. New and curious observations on the art of curing the venereal disease. And the accidents that it produces in all its degrees, explicated by natural and mechanical principles, with the motions, actions and effects of mercury, and its other remedies. Wherein are discovered on the same subject the errours of some authors, and the most notorious cheats of empiricks, mountebanks, and generally of ignorant pretenders and impostors. Written in French by Monsieur de Blegny ... Englished by Walter Harris. London, printed for Tho. Dring and Tho. Burrel, 1676.
[xxxii] 182 [+2] p. 6·5 ins.
TC I 246   Watt   Wing B 3186

310. Le remede anglois pour la guerison des fievres; publié par ordre du roy. Avec les observations de Monsieur le Premier Medecin de sa Majesté, sur la composition, les vertus, & l'usage de ce remede. A Paris, chez l'auteur, et se vend a Bruxelles [chez] Eug. Henry Fricx, 1682.
4] 5–141 p. illus. 5·5 ins.
BM

311. Zodiacus medico-Gallicus, sive miscellaneorum medico-physicorum Gallicorum titulo recens in re medica exploratorum unoquoque mense Parisiis latinè prodeuntium ... [Annus 1–5, 1679–83]. Genevae, sumptibus Leonardi Chouët, 1680–1685.
[xiv] 332 [x]; [vi] 264; [ii, 3] 4–153 [i.e. 155] [+11]; [x], 368; [iv] 252 [iv] p. fronts. fold. pls. 9 ins.
Separate t.-p. for each Annus with slight variations.
Annus I published 1680. Annus II and III published 1682. Annus IV and V published 1685.
T.-p. to Annus I also reads: 'Accessere eiusdem tractatus duo utilissimi prior de herniis, posterior observationes circa luem veneream continens.'
SGC 1   Waller 1133   Watt

BLOCHWICH (MARTIN)
See BLOCHWITZ (Martin)

BLOCHWITZ (MARTIN)
312. Anatomia Sambuci, quae non solum Sambucum & hujusdem medicamenta singulatim delineat, verum quoque plurimorum affectuum, ex una fere sola Sambuco curationes breves, rationibus exemplis, historiis & medicamentis specificis non paucis illustratas simul exhibet. Londini, typis Johannis Field, sumptibus Octaviani Pulleyn, 1650.
[xxiv] 281 [+6] p. 5 ins.
Imprint on 2nd t.-p. reads: Lipsiae, sumptibus Gòthofredi Grosi, 1631.
BM   SGC 2   Watt   Wing B 3198

BLONDEL (FRANÇOIS) 1613–1703
313. Thermarum Aquisgranensium et Porcetanarum elucidatio, & thaumaturgia. Sive admirabilis earundem natura, & admirabiliores sanationes; quas producunt in usibus balneationis, potationis. Editio tertia, sincerissima, prioribus auctior, & emendatior. Sumptibus authoris. Aquisgrani, typis Joannis Henrici Clemens, 1688.
[xxviii] 160 [x] p. illus. 2 fold. pls. 7·5 ins.
BM   Dawson 740   SGC 1   Waller 1151

BLONDUS (Michael-Angelus)
See Biondo (Michel-Angelo)

BLUM (Emanuel) *respondent*
De dolore hypochondriaco, vulgò des falsò putato
splenetico.
In Ettmüller (Michael). Dissertationes academicae II.
[*In* Ettmüller (Michael). Opera medica theoretico-
practica, Vol. 1, 1696, pp. 1819–1829.]

BOBART (Jacob) 1599–1680
See Stephens (Philip) *and* Browne (William) Catalogus
Horti Botanici Oxoniensis . . . 1658.
    See D.N.B. note on this work under Bobart.

BOBART (Jacob) 1641–1719
See Stephens (Philip) and Browne (William) Catalogus
Horti Botanici Oxoniensis . . . 1658.
    See above item.

BOCK (Hieronymus) 1498–1554
See Eichmann (Johann). New Artznei und Practicier-
bûchlin, zu allen Leibs gebrechen und Kranckheyten,
. . . Sampt andern heylsamen Tractâtlin, D. Euricij
Cordi und H. Hieronymi Bock . . . (1557).

BODAEUS À STAPEL (Joannes)   –1636 *illus.*
See Theophrastus *Eresius*. De historia plantarum libri
decem, graecè & latinè, 1644.

BODENSTEIN (Adam von) 1528–77, *ed.*
See Paracelsus (Aureolus Philippus Theophrastus).
[Bombastus von Hohenheim.] Desz erfarnesten Fürsten
. . . [1563]; Libri quinque de causis, signis & curationibus morborum ex tartaro utilissimi, 1563; Opus
chyrurgicum . . . 1566.

BODIN (Jean) 1530–96
314. Demonomania de gli stregoni, cioè furori, et
malie de' demoni col mezo de gli huomini: divisa in
libri IIII. Di Gio. Bodino Francese. Tradotta dal Kr.
Hercole Cato. Nel primo de' quali si tratta, la natura
de' demoni; la communanza di essi con gli huomini, &
de' mezi divini, & naturali per sapere le cose occulte.
Nel secondo, si tratta l'arte profana, & i modi illeciti
usati da' sortilegi, ove si scuoprono que' modi, ò
trappole, da cui l'huomo si deve guardare. Nel terzo, si
ragiona de' modi leciti, & illeciti, per prevenire, ò
cacciare i sortilegi, malie, & maligni spiriti. Nel quarto,
& ultimo il modo di far inquisitione, & forma di
proceder contra i sortilegi, & delle prove requisite
per le pene contra di loro ordinate. Con una confutatione
dell' opinione di Gio. Vuier; laquale serve per confer-
mare quanto nell' opera si contiene, & contra quelli,
iquali niente credono à cosi fatte materie. Di nuovo
purgata, & ricorretta. In Venetia, presso Aldo, 1589.
[lii], 419 p. 8 ins.
    Bullock Collection.
    Renouard, p. 242.

BOE (Franz de le)
See Le Boe (Franz de)

[BOECKELMANN (Johan Frederik)] 1632–81
315. Medicus Romanus servus sexaginta solidis
aestimatus Sive tractatus de veterum medicorum nominibus functionibus & vili conditione, prorsus aliena
ab arte statuque recentioris aevi medicorum doctissi-
momorum (!) clarissimorumque virorum . . . Secundum editus. Lugduni Batavorum, 1681.
[ii] 55 p. 5 ins.
    Reprint of first ed. of 1671. Author's name supplied in MS on
    t.-p. Bookplate Io. Georgii Burckhard inside front cover.
    Osler 5688   SGC 1

BOERHAAVE (Hermann) 1668–1738 *respondent*
316. De distinctione mentis a corpore. Lugduni
Batavorum, apud Abrahamum Elzevier, 1690.
[xvi] p. 9 ins.
    (Disp. phil. inaug. Leyden University, Paul Hermann
    praeses).
    BM

BÖTTICHER (Justus Herbordus)
See Leichner (Eckard). De generatione . . . 1649.

BOGDAN (Martin) 1631–
Observationes anatomico-chirurgicae, ad Thomam
Bartholinum.
In Lyser (Michael). Culter anatomicus, 1665, pp. 257–
286, 1679, pp. 209–227.

See Rudbeck (Olaus). Olai Rudbeckii . . . ad Thomam
Bartholinum . . . epistola . . . contra Bogdani . . . 1657.

Simeon *Seth*. Σύνταγμα κατὰ στοιχειων περὶ τροφων
δυναμεων. Volumen de alimentòrum facultatibus iuxta
ordinem literarum digestum . . . emendatum, auctum,
& latina versione donatum . . . a Martino Bogdano . . .
1658.

BOHN (Johannes) 1640–1718
317. Circulus anatomico-physiologicus, seu, oeconomia corporis animalis, hoc est, cogitata, functionum
animalium potissimarum formalitatem & causas con-
cernentia. Dicatus Dn. Marcello Malpighio . . . Lipsiae
sumtibus Joh. Friedrich Gleditsch, 1686.
[viii] 479 [+25] p. 8·5 ins.
    SGC 2   Waller 1244

See Fabricius *ab Aquapendente* (Hieronymus). Opera
omnia anatomica & physiologica, . . . Accessit index
rerum . . . una cum praefatione Dn. D. Johannis
Bohnii . . . 1687.

Sforzia (Nathanael). Der sichere und Geschwinde
Artzt . . . 1684.

BOIS (Jacques du)
See Du Bois (Jacques)

BOISREGARD (Nicholas Andry de)
See Andry de Boisregard (Nicolas)

318. A BOKE OF THE PROPERTES OF HERBES the which is called an Herball (London, John Waley [c. 1548].)

[152] p. 5·5 ins.

> Black letter. Imprint from colophon. T.-p. has woodcut of two figures labelled Amos and Job and a third smaller figure. Below colophon woodcut showing St. John the Baptist within a circle. See E. S. Rohde. Old English herbals, p. 205.

BOLMANN (GEORGE) *fl.* 1650
See RAMELOV (Matthias) *and* BOLMANN (George). Hochnützliche, heilsame Wasser—und Brunnen—Betrachtung, 1682.

BOLOGNINI (ANGELO) *fl.* 1508–17
De cura ulcerum exteriorum libri II.
In CHIRURGIA, 1555, ff. 207ʳ–216ʳ.

De cura ulcerum libri duo, quibus accessit eiusdem liber de unguentis, quae communis chirurgorum usus in solutae unitatis medela recipit.
In [CHIRURGIA]. De chirurgia, scriptores optimi quique veteres et recentiores . . . per Conradum Gesnerum in unum volumen collecti. [*In* UFFENBACH (Peter). Thesaurus chirurgiae, 1610, pp. 941–964.]

Liber de unguentis, quae communis habet usus practicantium hodiernus in solutae continuitatis medela.
In CHIRURGIA, 1555, ff. 216ᵛ–223ᵛ.

BOMBASTUS VON HOHENHEIM (AUREOLUS PHILIPPUS THEOPHRASTUS)
See PARACELSUS (Aureolus Philippus Theophrastus). [Bombastus von Hohenheim.]

BON (JEAN LE)
See LE BON (Jean)

BONACCIUOLI, BONACIOLO, BONACIOLUS, BONATIOLUS (LODOVICO, LUDOVICUS)
See BUONACCIOLI (Lodovico)

BONARDO FRATTEGGIANO (GIOVANNI MARIA)
319. Le ricchezze dell' agricoltura . . . nelle quali sotto brevità si danno molti novi ammaestramenti, per accrescer le rendite de' campi, e insieme bellissimi secreti, si in materia di piantar, & inestare alberi, e viti, come di vini, & aceti, e come si fanno le colombaie col governo e l'augumento diquelle, e medesimamente alcuni ricordi per chi tiene fattori, castaldi, lavoratori. Cose per lo più non insegnate anchora d' alcuno scrittor di quest' arte antico, ò moderno, mandate in luce da Luigi Grotto, cieco d' Hadria. In Venetia, appresso. Fabio & Agostino Fratelli, 1586.
[viii] 74 [+5] ff. ports. 6 ins.

> Parts III and IV devoted to viticulture and wine making. Portraits of Grotto aged 31 and of Bonardo. Bullock Collection. Wellcome 960

BONET (IUAN PABLO) *fl.* 1590–1630
320. Reduction de las letras, y arte para enseñar a ablar los mudos . . . En Madrid, por Francisco Abarca de Angulo, 1620.

[xxvi] 308 [vi] p. 9 pls. (1 fold.) 8 ins.

> Deaf Education Library. Farrar copy. Biblioteca de Salvá stamped on binding.
> . . . 2 other copies Arnold Library.
> BM   Dawson 815   Guyot, p. 2   Waller 1273   Wellcome 966

BONET (THÉOPHILE) 1620–89
321. Labyrinthi medici extricati, sive methodus vitandorum errorum qui in praxi occurrunt, monstrantibus Gulielmo Ballonio & Lud. Septalio. Operâ Theophili Boneti . . . Additus est ejusdem Septalii tractatus de naevis. Cum indicibus necessariis. Genevae, sumptibus Samuelis de Tournes, 1687.
[xxviii] 733 [xliv] [3] 4–20 [iii] p. 9 ins.

> BM   SGC 1

322. Medicina septentrionalis collatitia sive rei medicae, nuperis annis a medicis anglis, germanis & danis emissae, sylloge & syntaxis. Exhibens observationes medicas, in quibus nova, abdita, admirabilia et monstrosa exempla adducuntur. Circa, aegritudinum causas, signa eventus curationes, praeterea admirandae proponuntur . . . Cum indicibus & figuris necessariis, &c. Genevae, sumptibus Leonardi Chouet & socij, prostant vero venales apud Johannem Gellibrand bibliopolam Londinensem, 1685–7.
2 vols.; [xii] 882 [xix]; [xiv] 1021 [xii] p. 27 engr. pls. 14 ins.

> Waller copy has 20 pls. in vol. 2; library copy has only 14. Imperfect, wanting pp. 145–146 (vol. 1); pp. 459–460 (vol. 2). BM   SGC 1   Waller 1275

323. Mercurius compitalitius sive index medicopracticus per decisiones, cautiones, animadversiones, castigationes & observationes in singulis affectibus praeter naturam et praesidiis medicis, diaeteticis, cheirurgicis & pharmaceuticis ex probatissimis practicis, priscis & neotericis depromptas veram et tutam medendi viam ostendens. Accessit appendix de medici munere. [Genevae, sumptibus Leonardi Chouët & socii, 1683.]
[xxiv] 987 [xv] p. 14 ins.

> Waller 1276

324. [Mercurius compitalitius: or,] a guide to the practical physician: shewing, from the most approved authors, both ancient and modern, the truest and safest way of curing all diseases, internal and external, whether by medicine, surgery, or diet. Lately published in Latin by Theoph. Bonet, M.D. And now rendred into English, with the subtraction of some things of less moment, a more exact relation of several others, and an addition of many considerable cases, rules and means of cure, that were omitted by the aforesaid author. A work very necessary and usefull for all practitioners in physick. To which is added, an appendix concerning the office of a physician, by the same author. London, printed for Thomas Flesher, 1684.
[xii] 396, 465–532, 545–668, 673–856, 853–868 [iv] p. 14 ins.

> BM   TC II 97   Wing B 3591

325. Sepulchretum sive anatomia practica ex cadaveribus morbo denatis, proponens historias et observationes omnium pene humani corporis affectuum,
ipsorumque causas reconditas revelans. Quo nomine
tam pathologiae genuinae, quam nosocomiae orthodoxae fundatrix, imo medicinae veteris ac novae
promptuarium dici meretur. Cum indicibus necessariis.
Opus omnium medicinae et anatomiae cultorum votis
hactenus expetitum summóque labore decerptum ac
congestum. Tomus primus (-secundus). Genevae,
sumptibus Leonardi Chouët, 1679.
2 vols.; [xl] 720, [ii] 721–1706 [i.e. 1716] [i] p. 14 ins.
    . . . Another copy. 1 vol. [xxxviii] 720 [ii] 721–1706 [i.e. 1716]
    [i] p. 14 ins.
    Osler 2077   SGC 1   Waller 1278

326. Sepulchretum sive anatomia practica, ex cadaveribus morbo denatis, proponens historias et observationes omnium humani corporis affectuum, ipsorumque
causas reconditas revelans. Quo nomine, tam pathologiae genuinae, quàm nosocomiae orthodoxae fundatrix, imo medicinae veteris ac novae promptuarium,
dici meretur. Cum indicibus necessariis. Editio altera,
quam novis commentariis et observationibus innumeris
illustravit, ac tertia ad minimum parte auctiorem fecit
Johannes Jacobus Mangetus . . . Tomus primus (-ter-
tius). Genevae, sumptibus Cramer & Perachon, 1700.
3 vols in 2; [xviii] 916; [2] 3–704; [2] 3–640 p. front.
(port.) 14 ins.
    Front. is portrait of author.
    BM   Dawson 817   Osler 2078   SGC 1

327. . . . Another ed. Lugduni, sumptibus Cramer &
Perachon, 1700. Imprint to vol. 3. Genevae, sumptibus
Cramer & Perachon, 1700. front. (port.). 20 pls.
    Deaf Education Library.
    Brunet

See FERNEL (Jean). Universa medicina . . . opera Theophili Boneti . . . 1679.

BONFILIOLUS (SYLVESTRUS)
See BONFIOLI (Sylvestre)

BONFIOLI (SYLVESTRE)
. . . Silvestro Bonfiliolo . . . Marcellus Malpighius s.p.
In MALPIGHI (Marcello). Opera posthuma, 1695, pp.
57–58 [1st seq.] Also 1697 ed. pp. 57–58 [2nd seq.].

BONGAJO (ANDREA)
See ALPAGO (Andrea)

BONHAM (THOMAS)
328. The chyrurgians closet: or, an antidotarie
chyrurgicall. Furnished with varietie and choyce of:
apophlegms, balmes, baths, caps, cataplasmes, causticks,
cerots, clysters, collyries, decoctions, diets, and wound-
drinks, defensatives, dentifrices, electuaries, embroca-
tions, epithemes, errhines, foments, fumes, gargarismes
iniections, liniments, lotions, oyles, pessaries, pils,
playsters, potions, powders, quilts, suppositaries,
synapismes, trochisces, unguents, and waters. The

greatest part whereof were scatteredly set downe in
sundry bookes and papers; by the Right Worshipfull
Mr. Thomas Bonham . . . ; and now drawne into
method, and forme, by Edward Poeton of Petworth
(late and long servant to the foresaid Right Worshipfull
Dr.) and published for the benefit of his country, and
the helpe and ease, of young practitioners in the ancient,
necessarie, and noble science of chyrurgerie. London,
printed by George Miller, for Edward Brewster, 1630.
[viii] 359 [xxvii] p. 7·5 ins.
    BM   SGC 1   STC 3279   Waller 1279   Wellcome 1630

BONI (PIETRO ANTONIO)
. . . Epistola . . . ad quendam ipsius familiarem.
In LACINIUS (Janus) ed. Pretiosa margarita, 1546, ff.
132ʳ–135ᵛ.

328A.   Introductio in divinam chemiae artem integra.
Nunc primum integra in lucem edita. Basileae, apud
Petrum Pernam, 1572.
[vii] 279 [+1] p. 7·5 ins.
    Running title: Margarita Preciosa. End of text reads 'Explicit
    preciosa novella Margarita, edita à Magistro Bono Lombardo
    da Ferraria physico, introducens ad artem alchemiae, composita
    anno domini 1330. In civitate Polae, in provincia Istriae.'
    Bullock Collection.

Pretiosa margarita novella ex concordantijs sapientum
collecta, de thesauro & lapide philosophorum, & est
arcanum, & secretum omnium secretorum ac dei
donum.
In LACINIUS (Janus) ed. Pretiosa margarita, 1546, ff.
1–131ᵛ.

BONIFACCIO (GIOVANNI) 1547–1635
329.   L'arte de' cenni con la quale formando si favella
visibile, si tratta della muta eloquenza, che non e'
altro che un facondo silentio. Divisa in due parti. Nella
prima si tratta de icenni, che da noi con le membra del
nostro corpo sono fatti, scoprendo la loro significatione,
e quella con l'autorità di famosi autori confirmando.
Nella seconda si dimostra come di questa cognitione
tutte l'arti liberali, e mecaniche si prevagliano. Materia
nuova à tutti gli huomini pertinente, e massimamente à
prencipi, che, per loro dignità, più con cenni, che con
parole si fanno intendere. In Vicenza, appresso Francesco
Grossi, 1616.
[xxii] 3–623 [+1] p. 8·5 ins.
    Deaf Education Library. Arnold Library copy.
    . . . Another copy. Presented by Abraham Farrar, 1928.
    BM   Waller 1281

BONOCIOLUS (LUDOVICUS)
See BUONACCIOLI (Lodovico)

BONTEKOE (CORNELIS) 1647–85
330. Fundamenta medica sive de alcali et acidi
effectibus per modum fermentionis & effervescentiae.
Acedit (!) item, anonymi cujusdam authoris pharma-
copaea ad mentem neotericorum adornata. Amstelodami
ex officina Corn. Blancardi, 1688.
[viii] 228 [xi] p. 6 ins.
    BM

331. Korte verhandeling van 's menschen leven, gesondheid, siekte, en dood, begrepen in een drie ledige reden, I. Over 't lighaam en sijne werkingen in gesondheid; II. Over de siekte en desselfs oorsaken; III. Over de middelen, om het leven en de gesondheid te bewaren en te verlengen; oversulx, om de meeste siektens voor te komen, en d'ouderdom een geruymen tyd af te weren, door spyse, drank, slapen, thee, coffee, chocolate, tabak, en andere dingen, en genees—middelen. Synde een korte vervulling van 't niew gebouw der chirurgie, van 't tractaat van thee, van de reden over de koortzen, en andere uytgegevene en beloof de boeken. Als mede drie verhandelingen, I Over de natuur. II Over de bevinding. III Over de sekerheit in de genees en heel-kunde. In 's Gravenhage, by Pieter Hagen, 1684.
[cxxviii] 409 [xv] 76 p. 6 ins.

    SGC 1

See OVERKAMP (Heydentryck). Nieuw gebouw der chirurgie of heel-konst . . . Nevens een brief over dit werk, van d'heer Cornelis Bontekoe . . . 1682

BONUS (PETRUS)
See BONI (Pietro Antonio)

BONVINIUS (ELIE)   –1612
332. De theriaca liber, quo de theriacae descriptione, ingredientium delectu, quantitate, praeparatione, ipsius denique antidoti compositione, ex Andromachi senioris mente agitur. Vratislaviae, typis Georgii Bauman, 1610.
[i] 239 p. 6 ins.

    BM SGC 2

BOOT (ARNAUD) 1606–50
Observationes medicae de affectibus omissis.
In BOREL (Pierre). Historiarum et observationum medicophysicarum centuriae IV, 1676.

BOREL (PIERRE) 1620–89
333. Bibliotheca chimica. Seu catalogus librorum philosophicorum hermeticorum. In quo quatuor millia circiter, authorum chimicorum, vel de transmutatione metallorum, re minerali, & arcanis, tam manuscriptorum, qùam in lucem editorum, cum eorum editionibus, usque ad annum 1653 continentur. Cum eiusdem bibliothecae appendice, & corollario. Heidelbergae, ex typographeio Samuelis Broun, 1656.
[x] 254 p. 5·5 ins.

    Bd. with ORIBASIUS. [In aphorismos Hippocratis commentaria . . .] 1658.
    Watt

334. Historiarum, et observationum medicophysicarum, centuriae IV. In quibus non solum multa utilia, sed & rara, stupenda ac inaudita continentur. Accesserunt D. Isaaci Cattieri . . . observationes Medicinales rarae, Dom. Borello communicatae et Renati Cartesii vita eodem P. Borello authore. Quae omnia nunc primùm in lucem prodeunt. Parisiis, apud Ioannem Billaine et viduam Mathurini Dupuis, 1656.

[xvi] 384 [10] 11–77 [+1] [iv] 59 [+1] p. illus. (woodcut), engr. pl. 7 ins.

    BM SGC 2 Waller 1310 & 16726

335. Historiarum et observationum medicophysicarum centuriae IV. Quibus ipse quidem subjunxit Isaaci Cattieri . . . observationes medicinales raras secum communicatas, Renatique Cartesii vitam à se perscriptam; nunc autem aliunde ob argumenti similitudinem accedunt Joh. Rhodii observationes, Arnoldi Bootii de affectibus omissis tractatus & Petri Matthaei Rossii consultationes & observationes selectae. Francofurti & Lipsae, apud Laur. Sigism. Cörnerum, 1676.
[xvi] 352 [xxx]; [9] 10–86; [3] 4–55; [xxxii] 178 [xxix]; [3] 4–40; [xvi] 167 [+8] p. fronti. illus. [woodcuts+engr.] 6·5 ins.

    2 pp. MS notes at end.
    . . . Another copy. Deaf Education Library. Farrar copy.
    BM

See THEATRUM SYMPATHETICUM AUCTUM . . . 1662.

BORELLI (GIOVANNI ALFONSO) 1608–79
336. De motu animalium . . . Opus posthumum. Pars prima [-altera]. Romae, ex typographia Angeli Bernabò, 1680–81.
2 vols; [xii] 376 [377–387]; [iv] 520 p. 16 fold. engr. pls. 8·5 ins.

    Wanting pls. 11 and 15.
    BM Dawson 843 Osler 2087 SGC 2

337. De motu animalium. [Editio altera. Correctior & emendatior.] Lugd[uni] Batav[orum], apud Danielem a Gaesbeeck, Cornelium Boutesteyn, Joannis de Vivie, Petrum vander Aa, 1685.
2 vols. in 1; [xvi] 280 [i.e. 274] [xvii]; [iv] 365 [+15] p. 17 engr. pls. 8 ins.

    Engr. t.-p.
    BM Dawson 844 SGC 2

De motu animalium . . . opus posthumum . . .
In LE CLERC (Daniel) *and* MANGET (Jean-Jacques) *comps.* Bibliotheca anatomica, 1685, Vol. 2, pp. 812–1044. And 1699 ed. Vol. 2, pp. 892–1112.

338. De vi percussionis, et motionibus naturalibus a gravitate pendentibus, sive introductiones & illustrationes physico-mathematicae apprimè necessariae ad opus ejus intelligendum de motu animalium unà cum ejusdem auctoris responsionibus in animadversiones illustrissimi doctissimique viri D. Stephani de Angelis ad librum de vi percussionis. Editio prima belgica. Priori italicâ multò correctior & auctior, cui etiam locô figurarum lignearum prioris editionis, substitutae sunt nitidissimae aeneae nec non triplices indices locupletissimi . . . Accurante J. Broen . . . Lugduni Batavorum, apud Petrum vander Aa, 1686.
[xvi] 262 [xxii]; [iv] 360 [xxxii] p. 20 fold. pls. 8 ins.

    Additional engr. t.-p.: Atrium physico-mathematicum apertum. Separate t.-p.s for 'De vi' and 'De motionibus'.
    BM Dawson 842 Osler 2088 SGC 1 Waller 10749

Scrittura fatta l'anno, 1664 . . . sopra le opposizioni delli Sig. Finchio e Fava Inglesi . . .
In MALPIGHI (Marcello). Opera posthuma, 1697, pp. 1–8 [3rd seq.].

See FRACASSATI (Carlo). Exercitatio epistolica de lingua ad D. Jo. Alphonsum Borellium . . . [*In* LE CLERC (Daniel) *and* MANGET (Jean-Jacques) *comps.* Bibliotheca anatomica, 1685, Vol. 2, pp. 460–471. Also 1699 ed. Vol. 2, pp. 323–334.]

MALPIGHI (Marcello). De pulmonibus. Epistolae duae, ad . . . Ioh. Alphonsum Borellium. [*In* LE CLERC (Daniel *and* MANGET (Jean-Jacques) *comps.* Bibliotheca anatomica, 1685, Vol. 2, pp. 127–133. Also 1699 ed. Vol. 1, pp. 964–969 [2nd seq.].]

MALPHIGI (Marcello). Exercitatio epistolica de lingua ad J. Alphonsum Borellium . . . [*In* LE CLERC (Daniel) *and* MANGET (Jean-Jacques) *comps.* Bibliotheca anatomica, 1685, Vol. 2, pp. 456–459.]

MALPIGHI (Marcello). Opera posthuma . . . Versio epistolarum . . . Correspondence between Malpighi, G. A. Borelli, &c. . . . 1697.

BORGHARUCCI (BORGHARUCCIO) *fl.* 1565, *ed.*

See FALLOPPIO (Gabriele).| Secreti diversi, e miracolosi, 1602.

ROSTINIO (Pietro) *and* ROSTINIO (Lodovico). Compendio di tutta la cirugia, 1568.

BORRICHIUS (OLAUS) 1626–90

339. Hermetis, Ægyptiorum et chemicorum sapientia ab Hermanni Conringii animadversionibus vindicata per Olaum Borrichium. Hafniae, sumptibus Petri Hauboldi, 1674.
[xii] 448, [viii] p. 7·5 ins.

Folding pl. at p. 156 'Figurae vitrorum quorundam destillatorium Ægyptiis olim usurpatorum, ex Zosimo'. Early illustration of distilling apparatus.
Bd. with CONRING (Hermann). De hermetica Ægyptiorum vetere, 1648.
Partington Collection.
BM

BOSCO (JOHANNES JACOBUS DE MANLIIS DE)
See MANLIIS *de* Bosco (Johannes Jacobus de)

BOSSEN (JOANNES HENRICUS)

340. De hydrope ascite. Helmestadi, typis Henningi Mulleri, 1672.
[64] p. 7·5 ins.
(Disp. med., Hermann Conring, praeses.)
Bd. with MATTHIS (Johannes Conradus) *respondent.* De mania, 1669.
BM

BOTAL, BOTALLAS, BOTALLI (LEONARDO)
See BOTALLO (Leonardo)

BOTALLO (LEONARDO) 1530–

De via sanguinis a dextro in sinistrum cordis ventriculum . . . Sententia promulgata Parisiis anno salutis 1564. (Bottallus lectori, Hos ego versiculos feci.) Francofurti, sumptibus Ioannis Beyeri, 1641.
[ii] 257–262 p. 5 ins.

In VESLING (Johann). Syntagma anatomicum publicis dissectionibus, in auditorum usum, diligenter aptatum, 1641.

341. Opera omnia medica & chirurgica. Hac postrema editione à mendis repurgata, methodicè disposita, paragraphis distincta, notis marginalibus, & authorum testimoniis aucta, hinc inde annotationibus illustrata, prodeunt è musaeo Joannis van Horne . . . Lugduni Batavorum, ex officina Danielis & Abrahami à Gaasbeeck, 1660.
[xvi] 800 [xxiv] p. 4 fold. engr. pls. 6 ins.

Additional engr. t.-p.
BM   SGC 1   Waller 1335

BOTTONI (ALBERTO) 15   ?–1596

De morbis muliebribus liber novus, ab infinitis mendis repurgatus. Hactenus in Germania non editi.
In GYNAECIORUM, 1586, tomus II, sect. 1, pp. 269–386.

De morbis muliebribus liber unus.
In SPACH (Israel). Gynaeciorum, 1597, pp. 338–394 [2nd seq.].

BOTTONI (ALBERTO) *and* CAMPOLONGO (AEMILIO) 1550–1604

342. Methodi medicinales duae in quibus vera & legitima consiliorum medicinalium instituendorum ratio & indicationum doctrina traditur. Nunc primum in lucem editae opera & studio Lazari Susenbeti . . . Francofurti ex officina Paltheniana, sumtibus Petri Fischeri, 1595.
[xi], 126 p. 6·5 ins.

Bd. with CAPIVACCIO (Girolamo). Nova methodus medendi . . . 1593.
BM

BOURGEOIS (LOUISE) 1563–1636

343. Observations diverses sur la sterilité, perte de fruict, foecondité, accouchements et maladies des femmes et enfants nouveaux naiz amplement traictees et heureusement praticquees . . . Oeuvre util et necessaire a toutes personnes . . . A Paris, chez Melchior Mondiere, 1642–44.
[xviii] 233 [+5] p.; [vi] p., 1–6 ff., 7–251 [+5]; [viii] 68 [+4] p. port. 6·5 ins.

Separate t.-p.s to books 2 and 3, dated 1642 and 1644 respectively.
Portrait of the author, aged 45, dated 1608.
Bookplate of Charles Palmer.
Book 2, pp. 109–196: Recit veritable de la naissance de messeigneurs et dames les enfans de France . . . Paris, chez Melchoir Mondiere, 1642, pp. 197–251: Instruction à ma fille.
Waller 1366

344. . . . Another ed. A Paris, chez Iean Dehoury, [1652].
[xx] 158 [vi]; [vi] 11–184 [vi]; [ii] 42 [ii] p. 2 ports. 6·5 ins.
Second and third books have separate t.-p.s with imprint: Paris, chez Henry Ruffin, 1652. Engr. t.-p. Portraits of Marie de Médicis and the author (aged 45); the latter dated 1608.
Book 2, pp. 91–149: Recit veritable de la naissance de messeigneurs et dames les enfans de France . . . Paris, chez Henry Ruffin, 1652, pp. 150–184: Instruction à ma fille.
SGC 1

345. Recueil des secrets de Louyse Bourgeois . . . Auquel sont contenues ses plus rares experiences pour diverses maladies, principalement des femmes, avec leurs embellissemens. A Paris, chez Melchior Mondiere, 1635.
[x] 226 [i] p. 6·5 ins.

> *Bd. with her* Observations diverses sur la sterilité . . . 1642.
> BM Waller 1368

346. . . . Another ed. A Paris, chez Iean Dehoury, 1653.
[viii] 151 p. 6·5 ins.

> *Bd. with her* Observations diverses sur la sterilité . . . 1652.
> SGC 1

347. Verscheyde aenmerckingen, nopende de onvruchtbaerheyt, misvallen, vrugtbaerheyt, kinderbaren, siecten der vrouwen, ende de geboorte der kinderen . . . Seer nut ende dienstig voor alle persoonen, voornamentlijck die geene die haer in't vroe-moedersampt begeven willen. Nu nieuwelijcx uyt het François int' Nederduyts vertaelt. Tot Delf, gedruckt by Aernold Bon, 1658.
[xx] 135 [iii] 88 [i] p. engr. pl. (port.) 6 ins.

> Additional engr. t.-p. Separate t.-p. for part 2.
> SGC 1 Waller 1371

BOURSIER (Louise)
See Bourgeois (Louise)

BOUSSUET (François) 1520–72
348. De arte medendi libri XII ex veterum & recentiorum medicorum sententia, omnibus medicinae studiosis admodum utiles. Lugduni, apud Matthiam Bonhomme, 1557.
287 p. 6·5 ins.

> BM SGC 2 Wellcome 1017

BOVIO (Tomaso)
See Bovio (Zefiriele Tomaso)

BOVIO (Zefiriele Tomaso) 1521–1609
349. Fulmine contro de' medici putatitii rationali . . . Verona, appresso Sebastian dalle Donne, & Andrea de' Rossi suo gencro, 1592.
[iv] 99 ff. 8 ins.

> MS marginal notes.
> BM SGC 1 and 2 Wellcome 1021

350. Opere contra medici putaticij rationali del Sig^r Zeffiriele Thomaso Bovio. In Padova, per Pietro Paolo Tozzi, 1626.
[xvi] 273; [2] 3–90; [2] 3–81; [2] 3–162; [2] 3–69 [+1] p. 6 ins.

> *Contents*: 1. Fulmine contro de' medici putatitii rationali. 2. Flagello de' medici rationali . . . nel quale, non solo si stuoprono molti errori di quelli, mà s'insegna ancora il medo di emendargli, & correggerli. 3. Gelli (Claudio). Risposta dell' eccellente dottor Claudio Gelli, ad un certo libro contra medici rationali. 4. Melampigo, overo confusione de' medici sofisti, che s'intitolano rationali, et del dottor Claudio Gelli, & suoi complici nuovi passali & achemoni. At pp. 146–162. Hyppocratis libellus de medicorum astrologia incipit; a Petro de Abano in latinum traductus. 5. Lodetto da Bergamo (Gio. Antonio). Dialogo de gl'inganni d'alcuni malvaggi speciali, dell'eccellente medico di Gio. Antonio Lodetto da Bergamo. Nel quale si scoprono molte frodi, che da detti speciali sono commesse, a pregiuditio si della vita de gli ammalati. Come dell' honor de gli eccellenti medici.
> Engr. t.-p. Separate t.-p.s for each work.
> Bullock Collection.
> BM Wellcome 1023

BOYLE (Robert) 1627–91
351. Apparatus ad historiam naturalem sanguinis humani, ac spiritus praecipuè ejusdem liquoris . . . Ex anglico sermone in latinum traducebat D.A.M.D. . . . Londini, impensis Samuelis Smith, 1684.
[xix] 179, 55 p. 6 ins.

> Fulton 146 B Wing B 3927

352. Chymista scepticus vel dubia et paradoxa chymico-physica, circa spagyricorum principia, vulgò dicta hypostatica, prout proponi & propugnari solent à Turba alchymistarum. Cui pars praemittitur alterius cujusdam dissertationis ad idem argumentum spectans. Genevae, apud Samuelem de Tournes, 1677.
[xii] 148 p. 8·5 ins.

> Fulton 39

353. De specificorum remediorum cum corpusculari philosophia concordia. Cui accessit dissertatio de varia simplicium medicamentorum utilitate, usuque. Ex anglico in latinum sermonem traducebat D.A.M.D. Londini, impensis Sam. Smith, 1686.
[xii] 180 p. 5·5 ins.

> pp. 176–179: 'Operum . . . Roberti Boyle in lucem editorum catalogus.'
> *Bd. with* Muys (Joannes). Podalirius redivivus . . . 1686.
> Fulton 167 SGC 1 Wing B 3939

354. Essays of the strange subtility, determinate nature, great efficacy of effluviums. To which are annext new experiments to make fire and flame ponderable: together with a discovery of the perviousness of glass . . . London, printed by W[illiam] G[odbid] for M. Pitt, 1673.
[vii] 69 [i] 47, 74 [ix] 85 [vi] p. 7 ins.

> Printer's name from BM Cat.
> BM Fulton 106 TC I 153 Waller 10762 Wing B 3951

355. Memoirs for the natural history of humane blood, especially the spirit of that liquor . . . London, printed for Samuel Smith, 1684.
[xvi] 289 [+7] p. 6·5 ins.

> Preface addressed to J.L. [John Locke].
> BM, Osler and Waller copies dated 1683/84. Dawson refers to this as the 'normal' issue, with a cancel t.-p. and to the library copy, dated 1684, as the first issue, with the t.-p. an integral part of signature A.
> *Bd. with his* 'Of the reconcileableness of specifick medicines', 1685.
> . . . Another copy. University History of Science Collection. Schunck copy.
> BM Dawson 897A Fulton 146A Osler 947 TC II 63 Wing B 3944

356. New experiments and observations touching cold, or, An experimental history of cold, begun. To which are added an examen of antiperistasis, and an examen of Mr. Hobs's doctrine about cold. Whereunto is annexed an account of freezing, brought in to the Royal Society, by the learned Dr. C. Merret, a Fellow of it. Together with an appendix, containing some promiscuous experiments and observations relating to the precedent history of cold . . . London, printed for Richard Davis, 1683.
[xxxviii] 266 [4] 267–324 [iv] 20 [ii] 29 p. 8 ins.

> Signature O has 2 leaves only, paginated 105–112; apparently a cancel.
> BM   Dawson 897   Fulton 71   Osler 942   SGC 1   Wing B 3997

357. Of the reconcileableness of specifick medicines to the corpuscular philosophy. To which is annexed a discourse about the advantages of the use of simple medicines. London, printed for Sam. Smith, 1685.
[xiv] 136 [ii] 137–225 [xiii] p. 6·5 ins.

> Last 13 pp. comprise 'A catalogue of late physick books sold by Samuel Smith'.
> Separate t.-p. for 'The advantages of the use of simple medicines'.
> *Bd. with his* Memoirs for the natural history of humane blood . . . 1684.
> BM   Fulton 166   Osler 949   TC II 199   Waller 1391   Wing B 4013

358. The sceptical chymist: or chymico-physical doubts & paradoxes, touching the experiments whereby vulgar spagirists are wont to endeavour to evince their salt, sulphur and mercury, to be the true principles of things. To which in this edition are subjoyn'd divers experiments and notes about the producibleness of chymical principles. Oxford, printed by Henry Hall for Ric. Davis, and B. Took, 1680.
[xxii] 440; [xxviii] 268 p. 7 ins.

> BM   Fulton 34   Madan 3261   TC I 387   Waller 11093   Wing B 4022

359. Short memoirs for the natural experimental history of mineral waters. Addressed by way of letter to a friend [Dr. S. L.] London, printed for Samuel Smith, 1684–85.
[xviii] 112 [xiii] p. 6·5 ins.

> Signature B consists of a single leaf only.
> BM   Fulton 159   Osler 948   TC II 124   Waller 11097   Wing B 4023

360. Some considerations touching the usefulnesse of experimental naturall philosophy, propos'd in a familiar discourse to a friend, by way of invitation to the study of it. A second edition [since the first published June 1663]. Oxford, printed by Hen. Hall for Ric. Davis, 1664.
[xv] 126 [iv]; [ii] 3–416 [i.e. 396] [xiv] p. 8 ins.

> pp. 18–19 and 22–23 transposed. pp. 121–122 not used; copy complete.
> Dawson 890   Fulton 51   Madan 2655   Waller 10756   Wing B 4030

BOYS (JEAN DE, JEAN DU)
See DU BOYS (JEAN)

BRACCIOLINI (POGGIO) 1380–1459
Poggij Florentini ad Leonardum Aretinum epistola, de schola epicureae factionis, in thermis Helveticis oppidi Baden, Constantiensis concilij tempore scripta.
In DE BALNEIS, 1553, ff. 291ᵛ–292ʳ [2nd seq.].

BRADY (ROBERT) 1628?–1700
See SYDENHAM (Thomas). Opera universa . . . II. Epistolae responsoriae duae. Prima de morbis epidemicis . . . ad . . . Robertum Brady . . . 1688.

[BRAITHWAIT (RICHARD) *pseud., respondent.*]
Disputatio inauguralis theoretico-practica, de jure potandi.

> (Dionysius Bacchus, *pseud., praeses*)
> *In* FACETIAE FACETIARUM, 1615, pp. 99–143; 1627, part 10; 1647, pp. 55–99; 1657, pp. 54–97.

BRANCALEO (GIOVANNI FRANCESCO)
See BRANCALEONE (Giovanni Francesco)

BRANCALEONE (GIOVANNI FRANCESCO) *fl.* 1536
De balneis dialogus.
In DE BALNEIS, 1553, ff. 240ʳ–246ʳ [2nd seq.].

BRASSAVOLA (ANTONIO MUSA) 1500–55
361. Examen omnium catapotiorum vel pilularum, quarum apud pharmacopolas usus est. Conradi Gesneri . . . enumeratio medicamentorum purgantium, vomitoriorum & aluum bonum facientium, ordine alphabeti. Omnia nunc primum & nata & excusa. (Basileae) ex officina Frobeniana (per Hier. Frobenium et Nicol. Episcopium, 1543).
[viii] 166 [ii] p. 7·5 ins.

> SGC 2

362. Examen omnium simplicium, quorum usus in publicis est officinis. Opus perinsigne, & medicinam facientibus perutile, ab ipso authore recognitum & auctum. Cum indice. Lugduni, apud Antonium Vincentium, 1556.
[2] 3–862 [lxiv] p. 4·5 ins.

> 'C'est cet ouvrage que Linnée, . . . attribue par erreur à Antoine Musa, médecin d'Auguste'—Dzeimeris.
> BM records a 1556 ed. with imprint 'apud I. Frellonium Lugduni 1556.'

363. Examen omnium syruporum, quorum publicis usus est. Venetiis, in officina Divi Bernardini, 1538.
[iv] 84 ff. 6 ins.

> t.-p. with woodcut border. Colophon: Venetijs, per D. Bernardinum Stagninum, 1538.
> Osler 2119   SGC 1   Wellcome 1050

Index refertissimus in omnes Galeni libros, qui ex octava Iunctarum editione extant: in quam, indicem eorum operum inclusimus, quae postremo ad nos pervenere. Venetiis, apud Iuntas, 1609.
In GALEN (Claudius). Opera . . . Vol. 6, 1609.

Index refertissimus in omnes Galeni libros qui ex nona Iunctarum editione extant: in quam, indicem eorum operum inclusimus, quae postremò ad nos pervenere. Venetiis apud Iuntas, 1625.
In GALEN (Claudius). Opera . . . Vol. 5, 1625.

See HIPPOCRATES. Aphorismorum . . . sectio octava, opera & studio Antonii Musae Brasavoli . . . in unum congesta, & tandem in linguam latinam quam accuratissimè ab eodem versa. [*In* HIPPOCRATES. Aphorismorum . . . sectiones septem, 1543, pp. 65–68.]

MUNDELLA (Aloisius). Epistolae medicinales . . . annotationes in Antonii Musae Brasavolae simplicium medicamentorum examen. [1548?]

BRAUNSCHWEIG (HIERONYMUS) 1450–1512

364. Chirurgia, das ist, handwürckung der wundertzney M. Hieronymi Braunschwéig . . . wie er die von vil erfarnen Artzeten gelernet, und inseiner Practica lôblich gebraucht hat. Mit sonderm fleyss von newem wider aussgangen. (Gedruckt in . . . Augspurg, durch Alexander der Weyssenhorn,) 1539.

[iv] cxix ff. illus. 8 ins.

> *Bd. with* RYFF (Walther Hermann). Warrhafftige, künstliche, gerechte underweisung unnd anzeygung . . . 1540.

See DIOSCORIDES (Pedanius) [Pedacius] *Anazarbeus.* Kräuterbuch, 1610.

BRAUNSCHWEIG (HIERONYMUS) 1450–1512 *and* SCHRICK (MICHAEL PUFF VON) 1400–73

365. Apoteck für den gmeynen man. Der die Ertzte zuersuchen am gût niecht vermügens oder sonst in der not allwege nicht erraychen kan. Fleyssig corrigiert unnd mit vil gûtten Stucken gemeret. Wittenberg, 1527.

[ii] XXV [+1] ff. 7·5 ins.

> Decorated t.-p. and initials (woodcut).

366. Apoteck für den gemainen man, der die Ertzte zů ersuchen, am gût nicht vermûgens, oder sonst in der not, allwege nicht erraichen kan. (Gedruckt zu Nûrmberg durch Fryderich Peypus, 1529).

[ii] 21 ff. 8 ins.

> Decorated woodcut t.-p. slightly damaged. Leaf 2 of text unnumbered.
> MS note on t.-p. 'Ludovic Choulant, 1857'.
> Wellcome 1121

367. Apoteck für den gemeinen Mann der die Artzte zûersûchen am gût nicht vermag, oder sunst in der not allwegen nit erreichen kann fleissig corrigieret, und mit viel gûten stûcken gemehret. (Getruckt zu Marpurgk, bey Andreas Kolben), 1563.

xxxviii [+i] ff. 6 ins.

> Woodcut t.-p.

BRAVO DE SOBRAMONTE RAMIRES (GASPARO) 1610–83

368. Tractatus duo: quorum primus continet X consultationes medicas, alter vero tyrocinium practicum artis curatricis hominum, nusquam hactenus editum . . . Editio novissima. Coloniae Agrippinae, sumptibus Joannis Wilhelmi Friessem junioris, 1671.

[xix] 436 [xvi] p. engr. illus. 8 ins.

> BM

BREDEROE (JOANNES VAN) *respondent*

369. De epilepsia. Lugduni Batavorum, apud Abrahamum Elzevier, 1688.

[24] p. 8 ins.

> (Disp. med. inaug., Leyden, Charles Drelincourt, praeses.)

> *Bd. with* LIPSTORP (Gustavus Daniel) *respondent.*
> De animalculis in humano corpore genitis, 1687.
> BM

BREMER (WILLIAM)

See VICARY (Thomas). The English-mans treasure . . . Also the rare treasure of the English bathes written by William Turner . . . gathered and set forth . . . by William Bremer, 1641.

BRENTA (ANDREAS) –1484, *ed.*

See HIPPOCRATES. De natura hominis, Andrea Brentio Patavino interprete. [*In* HIPPOCRATES. Aphorismorum . . . sectiones septem, 1543, pp. 102–121.] Also [*In* HIPPOCRATES. Hippocrates ac Galeni libri aliquot, 1532, pp. 135–164].

HIPPOCRATES. Opera, 1526.

BRENTIUS (ANDREAS)

See BRENTA (Andreas)

BRESCIUS (ZACHARIAS) *respondent*

370. De lumbricis. Lugduni Batavorum, apud Abrahamum Elzevier, 1699.

[24] p. 9·5 ins.

> (Disp. physico-med. inaug., Acad. Lugd. Bat., Jacobus Triglandius, praeses.)
> BM   Waller 1449

BRETTSCHNEIDER (JOHANN) –1574?

See EOBANUS (Helius). *Hessus.* De tuenda bona valetudine, libellus, commentariis doctissimis ilustratus (!) à Ioanne Placotomo . . . [1556?]

BRIGGS (WILLIAM) 1650–1704

371. Nova visionis theoria, Regiae Societati Londin. proposita. Per Guilielmum Briggs . . . Editio altera. Londini, typis J.P. impensis Sam. Simpson, bibliopol. Cantabrig. & prostant venales apud Sam. Smith . . . London., 1685.

[xvi] 80 p. 6 ins.

> *Bd. with* his Ophthalmographia . . . 1687.
> BM   Wing B 4667

372. Ophthalmo-graphia, sive oculi eiusque partium descriptio anatomica. Cui accessit nova visionis theoria. Regiae Societati Londin. proposita. Editio altera. Londini, typis J.P. impensis Sam. Simpson, 1685.

[xxvi] 80 [+vii]; [xvi] 80 p. 3 fold. pls. 6 ins.

> 2nd t.-p. reads: Cantabrigiae, excudebat Joan. Hayes, impensis Jon Hart, 1676.
> Separate t.-p. for 2nd item.
> TC II 131   Watt   Wing B 4668 A

373. Ophthalmographia, sive oculi ejusque partium descriptio anatomica . . . Editio secunda ab auctore recognita. Londini, typis M.C., impensis Ricardi Green, 1687.
[xxiv] 80 [vii] p. fold. pl. 6 ins.

> Christie Collection.
> Wing B 4669

Ophthalmo-graphia, sive oculi ejusque partium descriptio anatomica.
In Le Clerc (Daniel) *and* Manget (Jean-Jacques) *comps.* Bibliotheca anatomica, 1685, Vol. 2, pp. 353–365. Also in 1699. Vol. 2, pp. 174–185.

BRIGHT (Timothy) 1551–1615
374. Hygieina, id est, de sanitate tuenda, medicinae pars prima. Cui accesserunt de studiosorum sanitate libri III Marsilii Ficini. Moguntiae, typis Nicolai Heyll, sumpt. Philippi Jacobi Fischeri, 1647.
[ii], 3–92; [ii], 3–116 p. 5 ins.

> Second t.-p. reads 'Therapeutica, hoc est, de sanitate restituenda, medicinae, pars altera'.
> Work by Ficino mentioned on t.-p. not actually included.
> BM

375. A treatise of melancholy contayning the causes thereof, and reasons of the straunge effects it worketh in our minds and bodies: with the phisicke cure, and spirituall consolation for such as have thereto adioyned afflicted conscience. The difference betwixt it, and melancholy, with diverse philosophicall discourses touching actions, and affections of soule, spirit and body: the particulars whereof are to be seene before the booke. Imprinted at London by John Windet, 1586.
[xvi] 276 p. 5·5 ins.

> t.-p. damaged.
> BM   Osler 2128   STC 3748   Watt

BROEN (Johann), *ed.*
See Borelli (Giovanni Alfonso). De vi percussionis, 1686.

BRONCHORST (Joannes)
376. De numeris libri duo, quorum prior logisticen & veterum numerandi consuetudinem, posterior theoremata numerorum complectitur, ad doctissimum virum Andream Eggerdem professorem Rostochiensem. Nunc recens in lucem emissi. Parisiis, ex officina Christiani Wecheli, 1539.
[2] 3–117 p. diagrs. 6·5 ins.

> MS marginal notes.
> Deaf Education Library. Farrar copy.
> BM

BROSSE (Guy de la)
See La Brosse (Guy de)

BROTBEQUIUS (Johannes Conradus) *praeses*
See Gmelin (Johann-Georgius) *respondent.* Scrutinium orgasmi . . . 1674.

BROWNE (John) 1642–1700
377. A compleat discourse of wounds both in general and particular: whereunto are added the severall fractures of the skull, with their variety of figures. As also a treatise of gunshot-wounds in general. Collected and reduced into a new method by John Brown, and approved, and allowed by his Majestie's chief chirurgeons; and may be of singular use to all practitioners in the art of chirurgery. London, printed by E. Flesher, for William Jacob, 1678.
[viii] 349 [+3] p. pls. 8 ins.

> BM   SGC 2   TC I. 319   Waller 1508   Wing B 5124

378. A compleat treatise of preternatural tumours, both general and particular, as they appear in humane body from head to foot. To which also are added many excellent and modern historical observations, concluding most chapters in the whole discourse. Collected from the learned labours both of ancient and modern physicians and chirurgions, composed and digested into this new method by the care and industry of John Brown. London, printed by S.R. for R. Clavel, 1678.
[xvi] 395 [iv] p. frontis. pls. tab. diagr. 7 ins.

> Front. portrait of author.
> BM   SGC 1   Waller 1509   Wing B 5125

379. A compleat treatise of the muscles, as they appear in humane body, and arise in dissection; with diverse anatomical observations not yet discover'd. Illustrated by near forty copper-plates, accurately delineated and engraven. London, printed for Dorman Newman, 1683.
[xxx] 213 p. pls. 12·5 ins.

> SGC 2   Waller 1510

380. Myographia nova sive musculorum omnium (in corpore humano hactenùs repertorum) accuratissima descriptio, in sex praelectiones distributa. Nomina singulorum in suo quaequae loco, situque naturali, in aereis musculorum iconibus exarantur: eorum item origines, insertiones, & usus, graphice describuntur, additis insuper ipsius authoris, & aliorum nuperrimis observationibus & inventis. Londini, excudebat Joannes Redmayne, 1684.
[xvi] 88 [iv] p. engr. front. (port.) 40 engr. illus. & pls. fold. tab. 14 ins.

> BM   Osler 2155   SGC 1   Waller 1512   Wing B 5127

381. Myographia nova: or, a graphical description of all the muscles in humane body, as they arise in dissection: distributed into six lectures; At the entrance into every of which, are demonstrated the muscles properly belonging to each lecture now in general use at the theatre in Chyrurgeons-Hall, London; And illustrated with one and forty copper plates, accurately engraved after the life, with their names on the muscles, as much as can be expressed by figures: as also, with their originations, insertions, uses, and divers new observations of the authors, and other modern anatomists. Together, with an accurate and concise discourse of the heart, and its use; As also of the circulation of the blood, and the parts of which the sanguinary mass is made and framed. Written by the late learned Dr. Lower. Digested into this new method, by the care and study of John Browne. London, printed by Tho. Milbourn, for the author, 1697.
[xl] 109 p. front. (port.) pls. 13·5 ins.

> Front. portrait of author.
> BM   SGC 1   Wing B 5128

382. Myographia nova: or a graphical description of all the muscles in the human body, as they arise in dissection; distributed into six lectures. At the entrance into which, are demonstrated the proper muscles belonging to each lecture, now in general use at the theatre in Chirurgeons Hall, London, and illustrated with two and forty copper-plates accurately engraven after the life, not only with their names, but their uses, fairly delineated on each plate, as much as can be exprest by figures; with an explanation of their names throughout the whole discourse; as also with their originations, insertions and uses, at large, in their proper descriptions, and various useful annotations, and curious observations both of the author's and other modern anatomists. Together with a philosophical and mathematical account of the mechanism of muscular motion, and an accurate and concise discourse of the heart and its use, with the circulation of the blood, &c. and with a compleat account of the arteries and veins, as to their outward coats, proving them to be made with circular fleshy fibres, by whole contractions their trunks become narrowed, and the fluid particles of the blood are sent forwards into all the parts of the body. Digested into this new method, by the care and study of John Browne. London, printed by Tho. Milbourn for the author, 1698.
[viii] viii [xxii] x, 9–186 p. front. (port.) pls. 14 ins.
  Front. portrait of author.
  BM   Wing B 5129

BROWNE (RICHARD) *tr.*, c. 1625–94

See BACON (Roger). The cure of old age ... 1683.

MADEIRA ARRAIZ (Duarte). Arbor vitae.
[*In* BACON (Roger). The cure of old age, 1683.]

BROWNE (*Sir* Thomas) 1605–82
383. Hydriotaphia, urne-buriall, or, a discourse of the sepulchrall urnes lately found in Norfolk. Together with the Garden of Cyrus, or the quincunciall lozenge, or net-work plantations of the ancients, artificially, naturally, mystically considered; with sundry observations. London, printed for Hen. Brome, 1658.
[x] 73 [+2] p. front. 9 ins.
  Engraving on p. [32] (front. to the Garden of Cyrus).
  Bd. with his Pseudodoxia epidemica ... 1658.
  BM   Dawson 1022   Keynes 93   Osler 4499   Wing B 5154

384. Pseudodoxia epidemica: or, enquiries into very many received tenents, and commonly presumed truths. By Thomas Browne Dr. of Physick. The second edition, corrected and much enlarged by the author. Together with some marginall observations, and a table alphabeticall at the end. London, printed by A. Miller, for Edw. Dod and Nath. Ekins, 1650.
[xvi] 329 [x] p. 10·5 ins.
  Some of the 'observations' are by the author, others by N.N. (John Whitefoot?)—BM note.
  BM   Keynes 74   Osler 4489   Waller 19463   Wing B 5160

385. Pseudodoxia epidemica: or, enquiries into very many received tenents, and commonly presumed truths. By Thomas Brown Dr. of Physick. The fourth edition.

With marginal observations, and a table alphabetical. Whereunto are now added two discourses. The one of urn-burial, or sepulchrall urns, lately found in Norfolk. The other of the Garden of Cyrus, or network plantations of the antients. Both newly written by the same author. London, printed for Edward Dod, and are to be sould by Andrew Crook, 1658.
[xvi] 118, 135–356, 369–468 [xvi] p. 9 ins.
  BM   Keynes 76   Osler 4491   Wing B 5162

386. Religio medici cum annotationibus. Argentorati, sumpt. Io. Friderici Spoor, 1665.
[xvi] 440 [xl] p. 6·5 ins.
  Engr. t.-p. With notes by L.N.M.E.M., probably Levin Moltke, Eques Misniensis or Mecklenbergensis or Megalopolitanus, and prefaces by Browne and John Merryweather.
  ... Another copy.
  Dawson 1019   Keynes 64   SGC 2   Waller 1534

BRUCAEUS (HENRI)
See BRUCOEUS (Henri)

BRUCOEUS (HENRI) 1531–93
De scorbuto propositiones de quibus disputatum est publicè Rostochii ...
In BRUNNER (Balthasar). De scorbuto tractatus duo, 1658, pp. 51–72.

BRUDO (MANUEL) *Lusitanus fl.* c. 1550
387. De ratione victus in singulis febribus secundum Hippocratem, in genere et sigillatim libri III. (Venetiis, per Ioannem Rubeum, 1558.)
[viii] 163 ff. 6 ins.
  T.-p. damaged, only top half extant. Imprint from colophon.
  SGC 2   Wellcome 1090

388. Liber de ratione victus in singulis febribus secundùm Hippoc ... Venetiis (apud haeredes Petri Ravani & socios), 1544.
[viii] [4] 5–163 ff. 6 ins.
  Publisher from colophon. MS notes.
  BM   SGC 2   Waller 1545   Wellcome 1089

BRUEL (WALTER)
389. Praxis medicinae, or, The physicians practice: wherein are contained inward diseases from the head to the foote: explayning the nature of each disease, with the part affected: and also the signes, causes, and prognostiques, and likewise what temperature of the ayre is most requisite for the patients abode, with direction for the diet he ought to observe, together with experimentall cures for every disease. Practised and approved of: and now published for the good, not onely of physicians, chirurgions, and apothecaries, but very meete and profitable for all such which are solicitous of their health and welfare. Written by that famous and worthy physician, Walter Bruel. London, printed by John Norton, for William Sheares, 1632.
[iv] 411 [iv] p. 7·5 ins.
  BM   STC 3929   Wellcome 1093

390. ... The second edition newly corrected and amended. London, printed by John Norton for William Sheares, 1639.

> BM   Dawson 1038   SGC 1   STC 3930

BRUGGIS (THOMAS)
See BRUGIS (Thomas)

BRUGIS (THOMAS) 1610?–
391.   The marrow of physicke. Or, a learned discourse of the severall parts of mans body. Being a medicamentary, teaching the maner and way of making and compounding all such oiles, unguents, sirrups, cataplasmes, waters, powders, emplaisters, pilles, &c. as shall be usefull and necessary in any private house, with little labour, small cost, and in short time. And also an addition of divers experimented medicines, which may serve against any disease that shall happen to the body. Together with some rare receipts for beauties, and the newest and best way of preserving and conserving: with divers other secrets never before published. Collected and experimented by the industry of T. B Gen. Practitioner in physicke and chyrurgery. London, printed by Richard Hearne, 1640.
[xvi] 88, 175 [xxii] p. fold. tab. diagr. 7 ins.

> BM   SGC 1   STC 3931   Wellcome 1095

392.   Vade mecum or, a companion for a chyrurgian. Fitted for times of peace or war. Briefly shewing the use of every instrument necessary, and the vertues and qualities of such medicines as are ordinarily used, with the way to make them. Also the dressing of green wounds, either incised or contused, ulcers, fistulas, fractures and dislocations. Together with the manner of making reports, either to a magistrate or a coroners enquest. 2nd ed. corrected, with the addition of a treatise concerning bleeding at the nose. London, printed by T.H. for Tho. Williams, 1653.
[xxviii] 237 p. 5.5 ins.

> N.B. Front. (port.) added at beginning but possibly from elsewhere.
> SGC 2   Wing B 5226

393.   Vade mecum: or, A companion for a chirurgion. Fitted for sea, or land; peace, or war. Shewing the use of his instruments, and virtues of medicines simple and compound most in use, and how to make them up after the best method. With the manner of making reports to a magistrate, or coroner's inquest. A treatise of bleeding at the nose, and directions for bleeding, purging, vomiting, &c. By Thomas Brugis. Being amended, and augmented with an institution of physick and seven new treatises, viz. of tumors, wounds, ulcers, fractures, dislocations, lues venerea, anatomy. Whereto is also added, (by way of supplement,) another new discourse called Chirurgus methodicus, or, The young chirurgion's conductor through the labyrinth of the most difficult cures occurring in his whole art, and whereby he is distinguished from empyricks and quacksalvers. By Ellis Prat. M.D. The seventh edition. London,

printed for B.T. and T.S. and sold by Fr. Hubbert, 1689.
[xlvi] 407 [viii] [2] 3–78 p. front. (port.) 6 ins.

> Separate t.-p. for 'Chirurgus methodicus'.
> BM   SGC 1   TC II 262   Waller 1555   Wing B 5229

[BRUNET (CLAUDE)]
394.   Le progrès de la médecine, contenant un recueil de tout ce qui s'observe d'utile à la pratique: avec un jugement de tous les ouvrages qui ont rapport à la théorie de cette science. Paris, chez Laurent d'Houry, 1697.
[xx] 242 [ii] 66 p. 2 fold. pls. 6.5 ins.

> Author's name from dedication. pp. 111–112 not used; copy apparently complete.
> Journals 1–4, January-April, 1695. Last 66 pp. entitled: 'Nouvelle lettre de M. Malpighi sur la structure des glandes conglobées; avec un discours sur l'utilité du microscope.'

BRUNFELS (OTTO) 1488?–1534
395.   Iatrion medicamentorum simplicium, continens remedia omnium morborum, quae tam hominibus quàm pecudibus accidere possunt, opus sane praeclarum atque insigne, cuiusque hactenus par in lucem non prodijt, digestum in libros quatuor ... Per Othonem Brunfelsium ... [Argentorati, G. Ulricher, 1533].
[xxxii] 240 ff. 6.5 ins.

> Liber primus only, and index to books 1–4.
> Imprint from dedication. & BM
> BM   SGC 2

. . . *ed.*
396.   In hoc volumine continentur: Insignium medicorum, Ioan. Serapionis arabis de simplicibus medicinis opus praeclarum & ingens. Averrois arabis, de eisdem liber eximius. Rasis Filii Zachariae, de eisdem opusculum perutile. Incerti item autoris de centaureo libellus hactenus Galeno inscriptus. Dictionum arabicarum iuxta atque latinarum index valde necessarius. In quorum emendata excusione, ne quid omnino desyderaretur, Othonis Brunfelsij singulari fide & diligentia cautum est. (Argentorati, excudebat Georgius Ulricher Andlanus, 1531.)
[xx] 399 [+1] p. 12.5 ins.

> MS marginal notes. Fragmentary MS notes on front end-paper. On t.-p.: signature of Joh. Laur. Löelig Dr. and 'ex dono M. Melchioris Gerlachij sum Johannis Hilerj'.
> Two clasps (broken).
> Choulant p. 372.   SGC 1   Wellcome 5936

See FRISIUS (Lorenz). Spiegel der Artzney, 1532.

PAULUS *Ægineta*. Pharmaca simplicia, Othone Brunfelsio interprete ... 1532.

BRUNNER (BALTHASAR) 1533–1604
397.   De scorbuto tractatus duo. Hagae Comitis ex typographia Adriani Vlacq, 1658.
72 p. 6 ins.

> Includes (p. 51–), De scorbuto propositiones, de quibus disputatum est publicè Rostochii sub viro clarissimo Henrico Brucaeo....
> 2 pp. MS notes at end.
> *Bd. with* EUGALENUS (Severinus). De morbo scorbuto liber cum observationibus quibusdam.... 1658.
> BM   Watt

BRUNNER (JOHANN CONRAD) 1653–1727
398. Experimenta nova circa pancreas. Accedit diatribe de lympha & genuino pancreatis usu. Amstelaedami, apud Henr. Wetstenium, 1683.
[xvi] 168 [viii] p. 6·5 ins.
> BM   SGC 1   Waller 1566

Experimenta nova circa pancreas.
In LE CLERC (Daniel) *and* MANGET (Jean-Jacques) *comps.* Bibliotheca anatomica, 1685, Vol. 1, pp. 212–221. Also 1699 ed. Vol. 1, pp. 241–250 [2nd seq.].

BRUNSCHWIG (HIERONYMUS)
See BRUINSCHWEIG (Hieronymus)

BRUNSFELD: BRUNSFELS (Otto)
See BRUNFELS (Otto)

BRUNSWICK, JEROME OF
See BRAUNSCHWEIG (Hieronymus)

BRUYN VAN BERENDRECHT (GERARDUS DE)
See BERENDRECHT (Gerardus de Bruyn van)

BRUYTSMA (REGNERUS)
See SALERNO, School of. Novo-antiqua Schola Salerna . . . 1635.

BRYDALL (JOHN) c. 1635–1704
399. Non compos mentis: or, the law relating to natural fools, mad-folks, and lunatick persons, inquisited and explained, for common benefit. London, Richard and Edward Atkins for Isaac Cleave, 1700.
[xvi] 127 p. 7 ins.
> BM   Watt   Wing B 5265

BUCASIS
See ALBUCASIS

BUCHANAN (GEORGE) 1506–82
See [JOHNSTON (Arthur)]. Consilium Collegii Medici Parisiensis de mania G. Eglishemii, 1619.

BUCHIUS (PAULLUS) *respondent*
400. Medicinae ideam generalem . . . continens. Hardervici, apaud Albertum Sas, 1689.
[19] p. 9 ins.
> (Disp. inaug. physico-med., Zutphaniae Academia, Johann Meyer, praeses.)
>> *Bd. with* BIDLOO (Govert). Vindiciae quarundam delineationum anatomicarum, 1697

BUCKING (JOHANN JUSTUS)
See BUECKING (Johann Justus)

BUCOLDIANUS (GERARDUS)
401. De puella, quae sine cibo & potu vitam transigit, brevis narratio, teste & authore Gerardo Bucoldiano. Parisiis, ex officina Rob. Stephani, 1542.
[15] p. 6 ins.
> *Bd. with* BAIF (Lazare de). De vasculis libellus, 1543.
> Christie Collection.
> BM   Haller. vol. 2, p. 64

BUCRETIUS (DANIEL)
See RINDFLEISCH (Daniel)

BÜCKING (JOHANN JUSTUS) *respondent*
402. Aegrum pollutione nocturna laborantem . . . exponet Johannis Justus Bückingius. Jenae, typis Samuelis Krebsii, [1675].
[20] p. 7·5 ins.
> [Diss. inaug., Academia Salana, Georg Wolffgang Wedel, praeses.)
>> *Bd. with* MAJOR (Johann Daniel). Historia anatomica calculorum, 1662.
>> . . . Another copy. *Bd. with* MATTHIAS (Johannes Conradus) *respondent*. De mania. 1669.
> BM   SGC 1

403. Consultatio medica practica proponens aegrotum arthritico-nephriticum. Jenae, typis Samuelis Krebsii, [1675].
[32] p. 7·5 ins.
> (Diss. inaug. ?, Jena, Augustin Heinrich Fasch, praeses.)
>> *Bd. with* MAJOR (Johann Daniel). Historia anatomica calculorum, 1662.
> BM   SGC 1

BUELIUS (LUDOVICUS GOTHOFREDUS) *respondent*
See WALDSCHMIDT (Johann Jakob) *praeses.* [Theses medicae, 1679], nos. II. VI.

BUENIUS (G   )
See BILS (Louis de). Responsio ad admonitiones . . . Johannis ab Horne, . . . interprete G. Buenio . . . 1661.
BILS (Louis de). Specimina anatomica . . . interprete G. Buenio . . . 1661.

BÜRLEIN (JACOB) *fl.* 1664
See THEATRUM SYMPATHETICUM AUCTUM . . . 1662.

BUHAHYLYHA BYNGEZLA   –1100
404. Tacuini aegritudinum et morborum ferme omnium corporis humani, cum curis eorundem. Christianissimo regi Carolo eius nominis primo, nuncupati. Argent., apud Ioannem Schottum, 1532.
[ii] iii–lix [+1]; 89 [+1]; p. tabs. 12 ins.
> Ornamental woodcut border to t.-p. Ornamental tailpieces.
> *Bd. with* ELLUCHASEM ELIMITHAR. Tacuini sanitatis, 1531.
> SGC 1   Wellcome 1148

BUHUALYHA
See BUHAHYLYHA BYNGEZLA

BUKKY (CHRISTIANUS) *respondent*
405. De medicina stercoraria. Trajecti ad Rhenum, ex officina Guilielmi vande Water, 1700.
16 p. 8 ins.
> (Disp. med. inaug., Utrecht, Joannes Georgius Graevius, praeses.)
>> *Bd. with* AVEMANN (Joannes Christophorus) *respondent*. De medico eleemosynario publico, 1695.
> SGC 1

BULWER (JOHN) *fl.* 1654
406. Anthropometamorphosis: man transform'd: or,
The artificiall changling historically presented, in the
mad and cruell gallantry, foolish bravery, ridiculous
beauty, filthy finenesse, and loathsome loveliness of
most nations, fashioning and altering their bodies
from the mould intended by nature; with figures of those
transfigurations. To which artificiall and affected
deformations are added, all the native and nationall
monstrosities that have appeared to disfigure the humane
fabrick. With a vindication of the regular beauty and
honesty of nature. And an appendix of the pedigree of
the English gallant. Scripsit J. B. cognomento Chiroso-
phus. M.D....[2nd ed.], London, printed by William
Hunt, 1653.
[lvi] 559 [xxx] p. front. (port.) illus. 7·5 ins.

  Additional engr. t.-p. Port. of the author engr. by W. Faithorne.
  ... Another copy. Deaf Education Library. Farrar copy.
  BM   Osler 2179   SGC 2   Waller 19481   Wing B 5461

407.   Chirologia: or the naturall language of the hand.
Composed of the speaking motions, and discoursing
gestures thereof. Whereunto is added Chironomia: or,
the art of manuall rhetoricke. Consisting of the naturall
expressions, digested by art in the hand, as the chiefest
instrument of eloquence, by historicall manifesto's,
exemplified out of the authentique registers of common
life, and civill conversation. With types, or chyrograms:
a long-wish'd for illustration of this argument. By J. B.
Gent. Philochirosophus. London, printed by Tho.
Harper, and are to be sold by Henry Twyford, 1644.
[xxxi] 187 [+4]; [xviii] 146 [i] p. illus. 6·5 ins.

  Separate t.-p. for Chironomia. Additional engr. t.-p.s for both
  parts.
  ... Four copies in Deaf Education Library as follows:
  1. Farrar copy:
  This copy has rare half t.-p. with word 'Chirotheca' within
  engraved ornament. MS note cites Bodleian Cat. 1843, Vol. 1,
  p. 362. Pencil note '1st ed. with very rare half title. Sale of Col.
  Bulwer, Quebec Hall, E. Dereham.'
  2. Arnold Library copy, 1644 but wanting half title and additional engr. t.-p. [i.e. xxvii prelims to pt. I.] Imprint: London,
  printed by Tho. Harper and are to be sold by R. Whitaker.
  3. Another Arnold Library copy. Same date and imprint as 2,
  wanting half title but with additional engr. t.-p. i.e. [xxix] prelims
  to part I.
  4. Same date and imprint as 2 and 3 but bound in 2 vols. Additional engr. t.-p. (bound in facing t.-p. xxix prelims to pt. I).
  Wanting additional engr. t.-p. to pt. II.
  Presented by G. H. Greenslade.
  BM   Guyot p. 403   SGC 2   Wing B 5462

408.   Pathomyotomia or a dissection of the significa-
tive muscles of the affections of the minde. Being an
essay to a new method of observing the most important
movings of the muscles of the head, as they are the
neerest and immediate organs of the voluntarie or
impetuous motions of the mind. With the proposall of
a new nomenclature of the muscles. By J. B. sirnamed
the Chirosopher. London, printed by W. W. for
Humphrey Moseley, 1649.
[xxxvi] 240 p. 6 ins.

  Deaf Education Library. Farrar copy.
  BM   Osler 2178   SGC 2   Wing B 5468

409. Philocophus: or, The deafe and dumbe mans
friend. Exhibiting the philosophicall verity of that
subtile art, which may inable one with an observant
eie, to heare what any man speaks by the moving of his
lips. Upon the same ground, with the advantage of an
historicall exemplification, apparently proving, that a
man borne deafe and dumbe, may be taught to heare
the sound of words with his eie, & thence learne to
speake with his tongue. By I.B. sirnamed the chirosopher
... London, printed for Humphrey Moseley, 1648.
[xl] 191 p. 5·5 ins.

  Additional engr. t.-p. Bookplate of I. Eliot Hodgkin, 1881.
  ... Another copy. Deaf Education Library. Arnold Library
  copy.
  BM   Guyot p. 3   Osler 2177   Waller 1642   Wing B 5469

BUONACCIOLI (LODOVICO)   −1540
Enneas muliebris; qua multa variáque de conceptione,
uteri gestatione, abortu, partu, obstetricatu; puerperio,
nutricum & infantium cura, aliáque huiusmodi copiosè
& eruditè disseruntur.
In GYNAECIORUM, 1586, tomus 1, no. 6, pp. 222–303
[N.B. Two eds.].

Enneas muliebris
In PINEAU (Séverin). De integritatis & corruptionis
virginum notis: de graviditate & partu naturali mulierum, 1639, pp. 1–240. Also 1641, pp. 1–232; 1650, pp.
1–232.

Enneas muliebris ... Nunc primum ex vetusto exemplari a mendis innumeris integritati & ordini restituta.
In SPACH (Israel). Gynaeciorum, 1597, pp. 109–148
[2nd seq.].

Muliebrium liber, quo multa variáque de conceptione,
uteri gestatione, abortu, partu, obstetricatu, puerperio,
nutricum & infantium cura, aliáque huiusmodi copiosè
& eruditè disseruntur.
In GYNAECIORUM, 1566, cols. 553–770.

See ROESLIN (Eucharius). Ehestandts Artzney, 1565.

BUONOCCIULI (LODOVICO)
See BUONACCIOLI (Lodovico)

BURG (JOHANNES) *respondent*
410. Visum ... physiologicè examinandum ... disquisitioni sistet. Jenae, literis Krebsianis, [1674].
[32] p. 7·5 ins.

  (Diss. inaug?, Jena, Georg Wolffgang Wedel, praeses.)
  ... Another copy. *Bd. with* MAJOR Johann Daniel). Historia
  anatomica calculorum, 1662.
  BM   SGC 1 and 2

BURGER (PETRUS) *respondent*
411.   Disputatio medica inauguralis in qua varias
medico-philosophicas positiones ... examini subjicit P.
Burger. Lugduni Batavorum, apud Abrahamum Elzevier, 1689.
[16] p. 9 ins.

  (Disp. med. inaug., Leyden, Jacobus Triglandius,
  praeses.)
  ... Another copy *bd. with* BIDLOO (Govert). Vindiciae quarundam deliniationum anatomicarum, 1697.
  BM

BURIDANUS (JOHANNES)

412. Quaestiones in octo libros politicorum Aristotelis. Una cum indice quaestionum dubiorumque eisdem annexorum locupletissimo. Oxoniae, Guilielmus Turner, 1640.

[iv] 431 [+14] p. 7·5 ins.

  BM   STC 4120   Watt

BURLINUS (JACOBUS)

See BÜRLEIN (Jacob)

BURNET (GILBERT) *Bishop of Salisbury* 1643–1715

413. Some letters, containing an acccount (!) of what seemed most remarkable in travelling through Switzerland, Italy, some parts of Germany, &c. In the years 1685 and 1686. The second edition, corrected, and altered in some places by the author. To which is added, an appendix, containing some remarks on Switzerland and Italy, writ by a person of quality, and communicated to the author. Together with a table of the contents of each letter. Rotterdam, printed for Abraham Acher, 1687.

[xxii] 336 [xvi] 191 [+1] p. 6·5 ins.

  At p. 248 (1st sequence) an account of lip-reading by a deaf child.
  Deaf Education Library. Arnold Library copy.
  BM   Wing B 5918

BURNET (THOMAS) *respondent*

414. De vomitu. Lugduni Batavorum, apud Abrahamum Elzevier, 1691.

[12] p. 9 ins.

  (Disp. med. inaug., Leyden, Wolferd Senguerd, praeses.)

  Bd. with BIDLOO (Govert). Vindiciae quarundam delineationum anatomicarum, 1697.
  BM

BURNET (*Sir* THOMAS) 1632?–1715?

See HIPPOCRATES. Hippocrates contractus in quo magni Hippocratis medicorum principis opera omnia, in brevem epitomen, summa diligentia redacta habentur. Studio et opera Thomae Burnet . . . 1685.

BURTON (ROBERT) 1577–1646

415. The anatomy of melancholy. What it is, with all the kinds causes, symptomes, prognostickes, & severall cures of it, in three partitions, with their severall sections, members & subsections, philosophically, medicinally, historically, opened & cut up. By Democritus Junior. With a satyricall preface, conducing to the following discourse. The eighth edition, corrected and augmented by the author. London, printed for Peter Parker, 1676.

[viii] 46; [vi], 434 [x] p. 12 ins.

  Engr. illus. t.-p. Double column text.
  Christie Collection. Bradbury copy.
BM   Osler 4629   Wing B 6184

BUSSCHOF (HERMAN)

416. Two treatises, the one medical, of the gout, and its nature more narrowly search'd into than hitherto; together with a new way of discharging the same. By Herman Busschof Senior, of Utrecht, residing at Batavia in the East-Indies, in the service of the Dutch East-India Company. The other partly chirurgical, party medical; containing some observations and practices relating both to some extraordinary cases of women in travel; and to some other uncommon cases of diseases in both sexes. By Henry van Roonhuyse, Physitian in Ordinary at Amsterdam. Englished out of Dutch by a careful hand. London, printed by H.C. and are to be sold by Moses Pitt, 1676.

[xiv] 136 [vi] 208 p. front. fold. pl. 6·5 ins.

  BM   SGC 2   TC I 236   Wing B 5257

BUSTAMENTE PAZ (BENEDICTUS)

417. Methodus in septum aphorismorum libris ab Hippocrate observata, quam & continuum librorum ordinem argumenta & schemata declarant. (Venetiis, apud Aldi filios, 1550.)

[iv], 67, [i] ff. 8 ins.

  Imprint from colophon. Device on t.-p.
  Christie Collection. H. W. Walpole's copy.
  BM   Renouard p. 147

BUTINI (ISAAC) *fl.* 1600

See HIPPOCRATES. Aphorismi graece et latine, 1580.

C

CABALLIS, CABALLUS (Francesco)
See Cavallo (Francesco)

CABROL (Barthélemy) 1529–1603
418.   Ontleeding des menschelycken lichaems. Eertijts in 't latijn beschreven door Bartholomaeus Cabrolius. Nu verduytscht en met by-voechselen als oock figuren verrijckt. Door V[opiscus] F[ortunatus] P[lemp.] t'Amsterdam, by Cornelis van Breugel, voor Hendrick Laurentsz, 1633.
[xvi] 262 p. illus. 2 engr. fold. pls. 12·5 ins.

> Additional engr. t.-p. SGC copy has 8 plates.
> SGC 1

See Collegium Anatomicum . . . trium virorum Julii Jasolini Locri, marci Aurelii Severini Thurii, Bartholomaei Cabrolii Aquitani . . . 1654.

Gracht (Jacob van der). Anatomie . . . 1634.

CADAMOSTI (Thomas)
See Massa (Nicolò). De morbo gallico liber . . . Epistola . . . ad . . . Thomam Cademustum . . . 1559.

CAELESTINUS (Claudius)
419.   De his quae mundo [mi]rabiliter eveniunt; ubi de sensuum erroribus, & potentijs animae, ac de influentijs caelorum, F. Claudij Caelestini opusculum. De mirabili potestate artis et naturae, ubi de philosophorum lapide, F. Rogerij Bachonis Anglici, libellus. Haec duo gratissima, & non aspernanda opuscula, Orontius F. Delph. Regius Mathematicus, diligenter recognoscebat, & in suam redigebat harmoniam. Lutetiae Parisiorum, apud Simonem Colinaeum, 1542.
[iii] 52 ff. 7·5 ins.

> Bacon's work starts at fol. 37.
> Note on front board: lacks dedication leaf of first part.
> University History of Science Collection.
> BM   Wellcome 1178

CAELIUS *Aurelianus* 6th cent.
420.   De acutis morbis. Lib. III. De diuturnis lib. V. Ad fidem exemplaris manu scripti castigati, & annotationibus illustrati. Cum indice copiosissimo, ac locupletissimo. Lugduni, apud Guliel. Rouillium, 1566.
[xiv], 554, [xx] p. 6·5 ins.

> Running title of item 2 reads 'Caelii Tard. Pass.'
> Marginal notes.
> Wellcome 547

CAESALPINUS (Andreas)
See Cesalpino (Andrea)

CAESARIUS (Joannes) 1460–1551
421.   In hoc opusculo continentur hi infra scripti libri sive tractatus profecto utilissimi studiosis rei medicae

ex ordine tres, per Iohannem Caesarium recogniti & castigati diligentissime, & locis obscurioribus illustrati. Isagoge sive introductio Ioannitij in artem parvam Galeni de medicina speculativa. Ex tribus medicinae partibus, pars ea quae circa diaetam sive regimen sanitatis conservandae versatur, ex Bertrutio inter recentiores medicos minime vulgari. Cophonis inter medicos sui temporis expertissimi de arte medendi sive de medicina practica introductio. Argentorati, Iacobus Cammerlander excudebat, 1534.
87 ff. 6 ins.

> Wellcome 1189

See Celsus (Aurelius *or* Aulus Cornelius). De re medica libri octo . . . D. Joan. Caesarius . . . castigavit . . . 1528.

Serenus Samonicus (Quintus). De medicina praecepta saluberrima . . . post Io. Caesarei castigationem . . . [*In* Celsus (Aurelius *or* Aulus Cornelius). De re medica . . . 1528, 1542, 1566 eds.]

CAGNATI (Marsilio) 1543–1612
422.   Variarum observationum libri quatuor, quorum duo posteriores nunc primum accessere. Eiusdem disputatio de ordine in cibis servando. Romae, apud Bernardinum Donangelum, 1587.
[viii], 328, [xxxviii]; 34, [x] p. 6 ins.

> BM   Waller 1691

See Manelfi (Giovanni). Responsio brevis ad annotationes Prosperi Martiani Saxolensis, in commentationem Marsilii Cagnati Veronensis super aphorismo concocia 22 lib. 1. Hippocratis . . . 1621.

CAIUS (Bernardin *fl.* 17th cent.
423.   De alimentis, quae cuique naturae conveniant liber. In quo etiam de voluptatis natura, de saporibus, de frigidae potione, de viribus salnitri ad refrigerandum, de auro potabili, ac de octimensi partu cumulatissime disputatur. Venetiis, apud Evangelistam Deuchinum, & Io. Baptistam Pulcianum socios, 1608.
[xvi] 175 p. 9 ins.

> BM

CAIUS (Joannes)
See Kaye (John)

CALCAGNINUS (Caelius)
E[n]comium pulicis.
In Dissertationum Ludicrarum et Amoenitatum, scriptores varii. 1644, pp. 67–82; 1666, pp. 122–133.

See Aristotle. De coloribus liber. [*In* Actuarius (Joannes). Libri VII de urinis, 1548.]

CALVO (MARCO FABIO)   –1527 *ed.*
See HIPPOCRATES Opera, 1526.

CALVUS (MARCUS FABIUS) *Rhavennas*
See CALVO (Marco Fabio)

CALZAVELIA (VINCENTIUS)
424. De theriacae abusu in febribus pestilentibus.
Brixiae, apud Vincentium Sabiensem, 1570.
32 ff. 8·5 ins.
> BM   Dawson 1156   SGC 1   Wellcome 1213

CAMBRIDGE UNIVERSITY
See A REGISTER of the doctors of physick in our two
Universities of Cambridge and Oxford . . . 1694–95.

CAMERARIUS (ELIAS RUDOLF) 1641–95, *praeses*
See GEUDER (Melchior Friedrich) *respondent*. De vomitu
aquae ex gula, vulgo, 1686.

CAMERARIUS (JOACHIM) *the elder*, 1500–74
425. Commentarii utriusque linguae, in quibus est
διασκευη ὀνομαστικη τῶν ἐν τῷ ἀνθρωπίνῳ σωματι
μερῶν. Hoc est, diligens exquisitio nominum, quibus
partes corporis humani appellari solent. Προστεθεισων
καὶ των της χρείας ἑκαστων ὀνομασιων, καὶ π? ᾿ετρ? μένων
τινῶν αὐταῖς. Additis et functionum nomenclaturis,
& alijs, his accedentibus: παραλληλως σχεδον κειμένων
τῶν τε ἑλληνικων και των ῥωμαικων λεξεων.
Positis ferè contra se graecis ac latinis vocabulis.
Basileae, edebantur per Ioannem Hervagium, 1551.
[xliv] 498 [i.e. 488] cols. [= 244 p.] [xl] p. diagr. 12 ins.
> Chained book.
> BM   SGC 1

De eisdem thermis Plumbarijs hendecasyllabi.
In De BALNEIS, 1553, f. 298 [2nd seq.].

See GALEN (Claudius). ῾Απαντα . . . Opera omnia.
Edited by L. Fuchs, Joachim Camerarius & Hieronymus
Gemusaeys . . . 1538.

CAMERARIUS (JOACHIM) *the younger*, 1534–98
426. Hortus medicus et philosophicus: in quo pluri-
marum stirpium breves descriptiones, novae icones non
paucae, indicationes locorum natalium, observationes
de cultura earum peculiares, atque insuper nonnulla
remedia euporista, nec non philologica quaedam continentur . . . Item Sylva Hercynia: sive catalogus plantarum sponte nascentium in montibus & locis plerisque
Hercyniae sylvae quae respicit Saxoniam, conscriptus
singulari studio à Ioanne Thalio medico Northusano.
Omnia nunc primum in lucem edita. Francofurti ad
Moenum, (impressum apud Iohannem Feyerabend,
impensis Sigismundi Feyerabendij, Heinrici Dackij, &
Petri Fischeri), 1588.
3 pts.; [xvi] 184; [62]; [2] 3–133 [+1] p. illus. 7·5 ins.
> Colophon at end of each part. Separate t.-p.s for:
> (1) Icones accurate nunc primum delineatae praecipuarum
> stripium, quarum descriptiones tam in horto quam in Sylva
> Hercynia suis locis habentur. Autore Ioachimo Camerario . . .
> (2) Sylva Hercynia . . . a Ioanne Thalio . . .
> University History of Science Collection. Transferred from the
> Manchester Museum.
> BM   SGC 4   Wellcome 1225

427 Synopsis commentariorum de peste. Autoribus
Hieronymo Donzellino. Joanne Philippo Ingrassia.
Caesare Rincio. Joachimo Camerario. Noribergae (in
officina Catharinae Gerlachin, & haeredum Iohannis
Montani), 1583.
[xvi, 143] p. 7 ins.
> *Contents:* Commentarius de peste . . . D. Hieronymi Donzellini
> . . . conversus ex Italico sermone in Latinum a Joachimo
> Camerario.—Brevis methodus curandi pestiferum contagium,
> quod Anno Christi MD LXXV & LXXVI Panormum metro-
> polim Siciliae invasit: conversa ab eodem ex Italico libro . . .
> Joannis Philippi Ingrassiae.—Disputatio de peste Mediolanensi,
> quae Anno Christi MD LXXVII urbem afflixit . . . D. Caesaris
> Rincii.—De recta & necessaria ratione praeservandi a pestis
> contagio, tam imminente quam exoriente loca quaelibet . . .
> Joachimi Camerarii . . .—Constitutiones, leges & edicta quae-
> dam, tempore pestis anno MDLXXVI a MDLXXVII. publice
> Venetiis & alibi proposita, breviter in latinam linguam conversa
> eodem autore.—De bolo Armenia & terra Lemnia observationes
> eiusdem.
> *Bd. with* SCHNEEBERGER (Anton). Medicamentorum . . . enumer-
> atio . . . 1580.
> BM   SGC 1

See MARANTA (Bartolomeo) *Venusinus.* Libri duo, de
theriaca et mithridatio . . . Nunc primum opera D.
Joachimi Camerarii . . . latina civitate donati, 1576.

428. Synopsis quorundam brevium sed perutilium
commentatiorum de peste, autoribus aliquot excellentissimis medicis, quorum nomina post praefationem posita
sunt . . . (Noribergae, in officina Catharinae Gerlachin,
& haeredum Iohannis Montani), 1583.
[159] p. 7 ins.
> *Contents:* Commentarius de peste doctissimus atque accuratis-
> simus . . . D. Hieronymi Don Zellini Veronensis.—Brevis
> methodus curandi pestiferum contagium quod Anno Christi
> MDLXXV & LXXVI Panormum metropolim Siciliae invasit:
> conversa ab eodem ex Italico libro . . . Joannis Philippi Ingras-
> siae.—Disputatio de peste Mediolanensi, quae Anno Christi
> MDLXXVII urbem afflixit . . . D. Caesaris Rincii.—De rectu
> & necessaria ratione praeservandi a pestis contagio, tam im-
> minente quàm exoriente loca quaelibet, brevis & diligens medi-
> tatio Joachimi Camerarii.—Constitutiones, leges & edicta
> quaedam, tempore pestis anno MDLXXVI a MDLXXVII
> publice Venetiis & alibi proposita . . . eodem autore.—De bolo
> Armenia & terra Lemnia observationes eiusdem.
> Imprint from colophon.
> *Bd. with* DIVERSO (Pierre Salio). De febre pestilenti tractatus,
> 1586.
> Wellcome 1224

CAMERARIUS (JOHANNES RUDOLPHUS) *fl.* 1600
429. Sylloges memorabilium medicinae et mirabilium
naturae arcanorum centuriae duodecim. Argentorati,
sumptibus Eberhardi Zetzneri, 1626–1630.
[xlviii], 288; [viii], 86; [x], 105; [viii], 100; [xiv], 161;
[viii], 118 p. 5 ins.
> T.-p. dated 1630.
> Also separate t.-p.s as follows:
> Centuria V 1627; VI 1626; VII 1627; VIII 1627; IX 1628.
> SGC 2

430. Sylloges memorabilium medicinae et mirabilium
naturae arcanorum centuriae XX. Editio altera, emendata, & quatuor centuriis postumis aucta. Tubingae,
sumptibus Joh. Georg. Cottae, 1683.
[xx], 1662, [xcv] p. 7 ins.
> SGC 1

CAMERARIUS (Rudolf Jakob) 1665–1721
431. Oratio de quercuum Gallis, quae legitur in epistola ejus de sexu plantarum scripta ad Dn. D. Michael Bernhard Valentini.
37–44 p. 8 ins.

> *Bd. with* HARTMANN (Philipp Jacob). Descriptio anatomico-physica xiphiae sive gladii piscis [c. 1694–95.]

CAMILLA (GIOVANNI)
432. Enthosiasmo di Gio. Camilla filosofo e medico Genovese. De'misterii, e maravigliose cause della compositione del mondo ... In Vinegia, appresso Gabriel Giolito de' Ferrari, 1564.
[xvi] 110 [i] p. 6 ins.

> Index (in prelims) bound in wrong order.
> Bullock Collection.

CAMILLI (CAMILLO) *fl.* 1580, *tr.*
See HUARTE Y NAVARRO (Juan de Dios). Essame de gl'ingegni de gl'huomini, per apprender le scienze, 1586.

CAMOTIUS (JOANNES BAPTISTA) 1515 ?–81
See PAULUS *Ægineta*. Opera ... Ioanne Baptista Camotio philosopho novissime corrigente ... 1554.

CAMPANELLA (THOMAS) 1568–1639
433. De sensu rerum et magia, libri quatuor, pars mirabilis occultae philosophiae, ubi demonstratur, mundum esse dei vivam, statuam, beneque cognoscentem; omnes que illius partes, partiumque particulas sensu donatas esse, alias clariori, alias obscuriori, quantus sufficit ipsarum conservationi ac totius, in quo consentiunt; & ferè omnium naturae arcanorum rationes aperiuntur. Tobias Adami recensuit, et nunc primum evulgavit. Francofurti, apud Egenolphum Emmelium, impensis Godefridi Tampachij, 1620.
[xvi] 371 p. 8 ins.

> *Bd. with his* Apologia pro Galileo, 1622.
> University History of Science Collection.
> ... Another copy. Christie Collection.
> BM   Watt   Wellcome 1236

434. Medicinalium, juxta propria principia, libri septem. Opus non solum medicis, sed omnibus naturae et privatae valetudinis studiosis utilissimum. Lugduni, ex officina Ioannis Pillehotte, sumptibus Ioannis Caffin, & Francisci Plaignard, 1635.
[xxvi] 690 [i] p. 9 ins.

> BM   SGC 1   Wellcome 1240

435. Prodromus philosophiae instaurandae, id est, dissertationis de natura rerum compendium secundum vera principia, ex scriptis Thomae Campanellae praemissum. Cum praefatione ad philosophos Germaniae [by Tobias Adam] Francofurti, excudebat Ioannes Bringerus sumptibus Godefridi Tampachii, 1617.
[24] 25–86 p. 8 ins.

> *Bd. with his* Apologia pro Galileo, 1622.
> University History of Science Collection.
> ... Another copy. *Bd. with his* De sensu rerum. Christie Collection.
> BM   Watt

CAMPDOMERCUS (JOHANNES JACOBUS)
436. Epistola anatomica, problematica quarta, ad ... Fredericum Ruyschium ... De glandulis, fibris, cellulisque lienalibus, &c. Amstelaedami, apud Joannem Wolters, 1696.
16 p. engr. illus. 9 ins.

> pp. 6–12: Frederici Ruyschii responsio, ad ... Joh. Jac. Campdomercum. In epistolam ejus anatomicam, problematicam, quae inter nostras ordine existit quarta.
> *Bd. with* GAUB (Joan). Epistola problematica, prima [-tertia], 1696.
> BM

CAMPEGIUS (SYMPHORIANUS)
See CHAMPIER (Symphorien)

CAMPOLONGO (AEMILIO), 1550–1604
See BOTTONI (Alberto) *and* CAMPOLONGO (Aemilio). Methodi medicinales duae ... 1595.

CANAPE (JEAN) *fl.* 1540 *tr.*
See GALEN (Claudius). L'anatomie des os du corps humain ... 1541.

GALEN (Claudius). Deux livres des simples ... 1542.

GUY *de Chauliac*. Prologue, & chapitre singulier de tresexcellent docteur en medecine, & chirurgie maistre Guidon de Cauliac, 1542.

VASSÉE (Louis). Tables anatomicques du corps humain universel, 1542.

CANONHERIUS, CANONHIERUS (PETRUS ANDREA)
See CANONIERO (Pietro Andrea)

CANONIERO (PIETRO ANDREA) *fl.* 1600
437. De admirandis vini virtutibus libri tres. In quibus multa curiosissima & utilissima, ad vinum pertinentia, tractantur. Ad illustrissimum D. Dominicum Mariam Gentilem ... Antverpiae, apud Hieronymum Verdussium, 1627.
[xxxv] 684 [ii] p. 6 ins.

> BM   Waller 19484   Wellcome 1254

CAPELLA (GALEAZZO FLAVIO CAPRA) 1487–1537
438. L'anthropologia di Galeazzo Capella secretario dell' illustrissimo Signor Duca di Milano. (In Venetia nelle case delli heredi d'Aldo Romano, & d'Andrea d' Asola), 1533.
[2] 3–74 [i.e. 75] [i] ff. 6 ins.

> Christie Collection.
> ... Another copy. Bullock Collection.
> BM   Brunet   Goldsmid   Bibl. Curiosa. Vol. 2. no. 235.
> Istituto di Storia della Medicina dell' Università di Roma. Catalogo. Vol. 2   SGC 4   Watt   Wellcome 1257.

CAPELLUTI (ROLANDO)
See ROLANDO CAPELLUTI

CAPITO (LEPIDUS) *pseud., respondent*
Theses de hasione & hasibili qualitate ... de quibus sub praesidio Fabii Stengleri Leporini, responente Lepido Capitone ... disputabitur.

In Facetiae Facetiarum, 1627, part 11; 1647, pp. 511–530; 1657, pp. 490–508. *Also in* Nugae Venales, [16] 32, part 3; 1642, pp. 127–151; 1644, pp. 108–128; 1648, pp. 99–117; 1662, pp. 99–117; 1663, pp. 99–117; 1689, pp. 93–110.

CAPIVACCIO (Girolamo) 15 ?–1589
De pulsibus tractatus . . .
In Struthius (Joseph). Ars sphygmica . . . 1602, pp. 357–460.

439.   Nova methodus medendi . . . lectionibus publicis explicata, & recens suis locis capitibus distincta. Francofurti, apud Ioannem Feyrabendium, impensis Henrici Osthausii junioris, 1593.
[ii] 126 ff. 6.5 ins.
> SGC 2   Welcome 1261

440.   Practica medicina seu methodus cognoscendorum et curandorum, omnium humani corporis affectuum . . . nunc vero recens elimata librisque septem & capitibus interstincta; studio et opera Iohannis Hartmanni Beyeri. Accessit Index Librorum & capitum bigeminus. Francofurti, ex officina Paltheniana, sumtibus Petri Fischeri, 1594.
[xvi], 1090 [i.e. 1080], [xxviii] p. 8.5 ins.
> BM   SGC 2

See Muenster (Johann). Discussio eorum quae ab Abrahamo Schopffio . . . Quibus duae accesserunt . . . appendices; una, contra Hieronymum Capovacceum . . . 1603.

CAPOA (Leonardo)
See Capua [or Di Capoa] Leonardo

CAPO DI VACA (Hieronimo)
See Capivaccio (Girolamo)

CAPUA [*or* **DI CAPOA**] (Leonardo) 1617–95
441.   Parere . . . divisato in otto ragionamenti, ne' quali partitamente narrandosi l'origine, e'l progresso della medicina, chiaramente l'incertezza della medesima si fa manifesta. Terza impressione . . . Napoli, per Giacomo Raillard, 1695.
[viii] 304 [vi] p. 9.5 ins.
> SGC 2

442.   Ragionamenti . . . in torno alla incertezza de' medicamenti. Napoli, per Giacomo Raillard, 1695.
[vi] 67 [+4] p. 9.5 ins.
> *Bd. with his* Parere . . . divisato in otto ragionamenti . . . 1695.
> SGC 2

443.   The uncertainty of the art of physick, together with an account of the innumerable abuses practised by the professors of that art. Clearly manifested by a particular relation of the original and progress thereof. Also divers contents between the Greeks and Arabians concerning its authors. Written in Italian by the famous Lionardo di Capoa, and made English by J. L. Gent. London, printed by Fr. Clark, for Thomas Malthus, 1684.
[x] 102 p. 5.5 ins.
> BM notes J.L. = John Lancaster.
> BM   SGC 2   TC II 49   Wing C 481

CARACCIOLO (Pasqual)
444.   La gloria del cavallo. Opera dell'illustre S. Pasqual Caracciolo, divisi in dieci libri: ne' quali, oltra gli ordini appartenenti alla cavalleria, si descrivono tutti i particolari, che son necessari nell' allevare, custodire, maneggiare, & curar cavalli: accommodandovi essempi tratti da tutte l'historie antiche, & moderne, con industria, & guidicio dignissimo d'essere avvertito da ogni cavalliero. Di nuovo riccorretta, & ristampata, & in quest' ultima edittione aggiuntevi le postille. Con due tavole copiosissime, una delle cose notabili, l'altra delle cose medicinali. In Venetia, appresso i Gioliti, 1587.
[lxviii] 520, 4, 521–969 [+2]; [viii] 136 p. 8 ins.
> Includes (2nd pagination sequence) CITO (Giovanni Antonio) Del conoscere le infermità, che avvengono al cavallo et al bue, co' rimedij a ciascheduna di esse . . . libri tre, 1589.
> Bullock Collection.
> BM   Wellcome 1482A

445.   La gloria del cavallo. Opera dell'illustre Signor Pasqual Caracciolo divisa in dieci libri. Ne' quali si descrivono gli ordini appartenenti alla cavalleria, & a far un eccellente cavaliero, insieme con tutti i particolari, che son necessari nell'allevare, custodire, maneggiare, e curur cavalli si in pace e viaggio, come in guerra, & alla campagna; accommodandovi essempi tratti dall'historie antiche, & moderne. Con due nuove aggiunte d'altri approvatissimi rimedij. Una à tutte l'infermità de'cavalli: l'altra per tutte l'infermità de'buoi. Di nuovo ristampata, e più corretta, e delle sue postille migliorata. Con due tavole copiosissime, una delle cose notabili, l'altra delle cose medicinali. In Venetia, appresso Nicolo Moretti, 1589.
[lxiv] 520, 4, 521–969 [+1] [xxii] p. illus. 8 ins.
> Bullock Collection.
> BM   Wellcome 1271

CARAMUEL (Aspasio) *pseud.*
See Schott (Gaspar)

CARCEUS (Martin)
See Le Boe (Franz de). Praxeos medicae idea nova . . . Index materiae medicae . . . a Martino Carceo . . . 1672.

CARDAN (Jérôme)
See Cardano (Girolamo)

CARDANO (Giovanni Battista) 1534–60
446.   Contradicentium medicorum libri duo, quorum primus centum & octo, alter verò totidem disputationes continet. Addita praeterea eiusdem autoris de sarza parilia, de cina radice, eiusque usu, consilium pro dolore vago, disputationes etiam quaedam aliae non inutiles. Accesserunt praeterea Iacobi Peltarij contradictiones ex Lacuna desumptae, cum eiusdem axiomatibus. Quorum omnium indicem locupletissimum operi praefiximus. Parisiis, apud Iacobum Macaeum, 1564.
[xii] 180; [iv] 314 [i] ff.; [2] 3–8 p., 9–24, 33–40 ff. 7 ins.

Separate t.-p. to liber secundus dated 1565.
Separate t.-p. & pagination for Pelletier (J.) De. conciliatione locorum Galeni.
Bullock Collection.
SGC 2   Wellcome 1284

De abstinentia ab usu ciborum foetidorum libellus exiguus.
In CARDANO (Girolamo) De utilitate ex adversis capienda, libri IIII . . . (1561), pp. 1153–1161.

CARDANO (GIROLAMO) 1501–76
447.   De methodo medendi, sectiones quatuor. Parisiis, in aedibus [Philippi Galteri] Rovillij, 1565.
[xvi], 393, [+14] p. 6·5 ins.

> *Contents:* De methodo medendi sectione prima, recentiorum medicorum errores centum refelluntur.—Sectione secunda, de simplicium medicamentorum nocumentis agitur, & eorum usus ad amussim enucleatur.—Sectio tertia, admirandas curationes, & praedictiones morborum continet.—Sectio quarta, consilia in diversis morborum generibus complectitur.
> Separate t.-p. to sections 2 and 4. Woodcut border to t.-p.
> Christie Collection. De Thou copy.
> SGC 1   Wellcome 1279

448.   De propria vita liber. Ex bibliotheca Gab. Naudaei. Parisiis, apud Iacobum Villery, 1643.
[xcvi] 374 p. 7 ins.

> pp. 323–374: Testimonia praecipua de Cardano.
> Christie Collection.
> . . . Another copy. Christie Collection. Crossley copy.
> BM

449.   De rerum varietate libri XVII. Adiectus est capitum, rerum & sententiarum notatu dignissimarum index. Basileae, (per Henricum Petri), 1557.
[xxx], 1194 [lxiv] p. woodcut illus. 3 fold pls. 7·5 ins.

> Imprint completed from colophon.
> Verso of t.-p. portrait of author dated 1553.
> Partington Collection.
> BM   Wellcome 1298

450.   De sapientia libri quinque, quibus omnis humanae vitae cursus vivendique ratio explicatur. Eiusdem De consolatione libri tres. His propter similitudinem argumenti, & ipsius Cardani commendationem, adiecti sunt Petri Alcyonii . . . De exilio, libri duo perquam elegantes & eruditi. Aureliopoli, apud Petrum & Iacobum Chouët, 1624.
[viii] 336 [xxiii]; [ii], 170; [iv] 100 [vii] p. 7 ins.

> Bound in following order: Cardani de sapientia. Alcyonii de exilio. Cardani de consolatione. Separate t.-p.s for each item.
> Portrait of Cardano as front.
> Christie Collection.

451.   De subtilitate libri XXI nunc demum recogniti atque perfecti. . . . Basileae, per Ludovicum Lucium, 1554.
[xxiv] 561 [+1] p. illus. 12·5 ins.

> Title is followed by a note: Typographus lectori.
> MS note on t.-p. on rarity of this ed. MS marginal notes.
> Portrait of author, aged 49, on verso of t.-p.
> Deaf Education Library. Farrar copy.
> BM   Osler 2238   Vogt p. 171   Wellcome 1291

452.   De subtilitate libri XXI. Nunc demum ab ipso autore recogniti atque perfecti. Lugduni, apud Gulielmum Rovillium, 1559.

718 [liv] p. illus. 6·5 ins.

> University History of Science Collection. Marillier Collection. Wellcome 1292

453.   De subtilitate libri XXI. Ab authore plusquam mille locis illustrati, nonnullis etiam cum additionibus. Addita insuper Apologia adversus calumniatorem, qua vis horum librorum aperitur. Basileae (ex officina Petrina, 1560).
[lxxxvii] 1426 [iv] p. woodcut illus. 7 ins.

> Imprint completed from colophon. Portrait of author on verso of t.-p. dated 1553.
> Partington Collection.
> BM   Wellcome 1293

454.   De subtilitate libri XXI. Iam postremò, ab authore plusquàm mille locis illustrati, nonnullis etiam cum additionibus. Addita insuper apologia adversus calumniatorem quavis horum librorum aperitur. Basileae (per Sebastianum Henricpetri), 1611.
[lxxx] 1148 [iv] p. illus. (woodcuts) 7·5 ins.

> Portrait of the author aged 48 on verso of t.-p.
> Books 11–14 cover 'De homine'. Imperfect, wanting pp. 563–574.
> Deaf Education Library. Arnold Library copy.
> BM   Guyot, p. 378

455.   Hieronymi Cardani mediolanensis medici, De utilitate ex adversis capienda, libri IIII. Ex quibus in omni fortuna, rebus secundis & adversis, diligens lector mirabilem ad tranquille feliciterque vivendum (quantum in hac misera miserorum mortalium conditione fieri potest) utilitatem percipiet: praeterea magnam multarum, variarumque rerum scientiam, usum & prudentiam, theologus, iureconsultus, medicus & philosophus, sibi comparabit. Defensiones eiusdem pro filio coram praeside provinciae & senatu habitae. Ioannis Baptistae Cardani Mediolanensis medici, De abstinentia ab usu ciborum foetidorum libellus exiguus, quem moriens explere non potuit. Basileae, (per Henrichum Petri, 1561).
[lxx], 1161 [+3] p. 6·5 ins.

> pp. 1107–1144; Defensio Ioan. Baptistae Cardani filii mei per Hieronymum Cardanum . . .
> pp. 1144–1153: Responsio eiusdem ad criminationem D. Evangelistae Seroni.
> Christie Collection. Bookplate of Joh. Georg. a Werdenstein. Broken clasps.
> . . . Another copy. Deaf Education Library. Farrar copy.
> 2 clasps (one broken).
> BM

456.   De utilitate ex adversis capienda libri IV. Franikerae, excudit Idzardus Balck, 1648.
[xx] 879 [xx] p. 6 ins.

> Ed. by J. A. van der Linden. Engr. t.-p.
> Deaf Education Library. Farrar copy.
> . . . Another copy. Deaf Education Library. Arnold Library copy.
> BM   Dawson 1187

Ex . . . contradictionibus, contradictione III. Articulari morbo, an balneum competat.
In De BALNEIS, 1553, f. 226^{v}, [2nd seq.].

457. Liber de libris propriis, eorumque ordine, et usu, ac de mirabilibus operibus in arte medica per ipsum factis, ad Nicolaum Siccum, Mediolani Iustitiae Praefectum. Lugduni, apud Gulielmum Rovillium, 1557. [ii] 3–192 p. 6 ins.
> Christie Collection. Guilford copy.
> BM   Osler 4654   Wellcome 1301

458. Metoposcopia libris tredecim, et octingentis faciei humanae eiconibus complexa: cui accessit Melampodis de naevis corporis tractatus, graecè & latinè nunc primùm editus: interprete Claudio Martino Laurenderio. Lutetiae Parisiorum, apud Thomam Iolly, 1658. [viii] VIII, 225 [+2] p. illus. (woodcuts) 13 ins.
> Stamp on verso of t.-p.: 'Ex bibl. Acad. Erlangensi.'
> BM

459. Opera omnia: tam hactenus excusa; hic tamen aucta & emendata; quàm nunquam aliàs visa, ac primùm ex auctoris ipsius autographis eruta: curâ Caroli Sponii … Tomus primus (-decimus). Lugduni, sumptibus Ioannis Antonii Huguetan, & Marci Antonii Ravaud, 1663. 10 vols.; [xlvi] 701 [+25]; [iv] 736 [xxxviii]; [iv] 713 [xliv]; [viii] 630; [viii] 728; [xvi] 923; [viii] 515 [i.e. 509]; [iv] 806 [viii] 570; [viii] 585 [+17] p. front. (port.), tabs. diagrs. 16·5 ins.
> Contents: Vol. I. Philologica, logica, moralia. II. Moralia quaedam, et physica. III. Physica. IV. Arithmetica, geometrica, musica. V. Astronomica, astrologica, onirocritica. VI. Medicinalium primus. VII. Medicinalium secundus. VIII. Medicinalium tertius. IX. Medicinalium quartus. X. Opuscula miscellanea ex fragmentis & paralipomenis. Vol. 1 includes 'Vita Cardani, ac de eodem iudicium per Gabrielem Naudaeum'. Vol. 9 imperfect; wanting Sig. GGg (pp. 429–436).
> BM   Osler 2226   SGC 1

Podagrae encomium.
In LÖSEL (Johann). De podagra tractatus, morbi huius indolem & curam diligenter exponens. 1639, pp. 341–379. Also in DISSERTATIONUM LUDICRARUM ET AMOENITATUM, scriptores varii. 1644, pp. 41–66; 1666, pp. 148–170.

CARDANUS (HIERONYMUS)
See CARDANO (Girolamo)

CARDELINUS (VICTOR)
460. De origine foetus libri duo. In quibus praeter caetera luculentis Graecorum auctoritatibus calidum à calore dirimitur, ac expenditur, quid utrunque apud eosdem significet cum adiectione innati, vitalis, naturalis, genitalis & animalis. Quidue sit archigonum. Vincentiae, apud haeredes Dominici Amadei, 1628. [ii] 131 [+3] p. 8 ins.
> BM   SGC 2

CARDILUCIUS (JOHANNES HISKIA)
461. Magnalia medico-chymica continuata oder Fortsetzung der hohen Artzney und Feuerkunstigen Geheimnüssen: darinn die übrigen Tractaten, so viel deren der so genannte berünmte Philosophus Philaletha heraus gegeben, zum fleissigsten verhochdeutschet vorgetragen werden Handlend von der Universal-Artzney oder dem Stein der Weisen. Item die sämtliche experientz-reiche Schrifften des Englischen philosophi, Georgii Riplaei, so bis dato noch nie verdeutscht worden. Wie auch einige principal Schrifften des unvergleichlichen hochdeutschen Philosophi Basilii Valentini, so theils noch nie ausgangen, theils aber in allen verigen Exemplarien in einer gantz andern Ordnung befunden, und anjetzo aus einem geheimen Manuscript ersetzt worden. Nürnberg, in verlegung Wolffgang Moritz Endter und Johann Andreae Endters seel. Söhnen, 1680. [xxiv], 818 [x] p. 6·5 ins.
> BM   Waller 1772

462. Pharmacopoliolum campestre et itinerarium, oder Feld- und Reise-Apothecklein begreffend das vor diesem von Hn. D. Minderer für die Soldatem gestelltes vortreffliches Kriegs-Artzney-Buchlein, medicina militaris genannt. So anitzo mit vielen vortrefflichen Experimenten und schönen Artzney-Stücken vermehret und abermal ausgesertiget worden. Nürnberg, In Verlegung Wolffgang Moritz Endter und Johann Andreae Endters seel Söhnen, 1679. [xxxvi] 467 [1] p. 5·5 ins.
> BM

See SFORZIA (Nathanael). Der sichere und geschwinde Artzt … 1684.

CARDOSO (FERNANDO) *fl.* 1640
463. Philosophia libera in septem libros distributa: in quibus omnia, quae ad philosophum naturalem spectant, methodicè colliguntur, & accuratè disputantur. Opus non solùm medicis, & philosophis, sed omnium disciplinarum studiosis utilissimum … Cum duplici indice, quaestionum, ac rerum notabilium. Ad serenissimum Venetiarum principem, amplissimosque, & sapientissimos reipublicae Venetae senatores. Venetiis, Bertanorum sumptibus, 1673. [xii] 758 [xx] p. 12·5 ins.
> Imperfect; wanting pp. 207–212, 561–562, 743 744.
> BM

CARDOSO (ISAAC)
See CARDOSO (Fernando)

CARE (HENRY) *tr.*
See SENNERT (Daniel). Practical physick, 1679.

CARERIUS (ALEXANDER)
464. De somnijs deque divinatione per somnia brevis consideratio. Patavii, Laurentius Pasquatus excudebat, 1575. [2] 15 ff. 8 ins.
> Bd. with DOTTORI (Benedetto). Trattato de sogni secondo l'opinione d'Aristotile … 1575.
> Bullock Collection.
> BM

CARIE (WALTER)
See CARY (Walter)

CARNIVORA (CORNELIA) *pseud., respondent*
Theses inaugurales quas . . . propugnabit . . . D. Cornelia Carnivora . . . sub praesidio . . . Simonis Kuckelbrionis. no. 7 entitled 'De medicinis et medicina'.
In NUGAE VENALES, 1642, pp. 255–328; 1644, pp. 210–269; 1648, pp. 191–244; 1662, pp. 191–244; 1663, pp. 191–244; 1689, pp. 179–228.

CARR (WILLIAM) *tr.*
See RIVIERE (Lazare). The universal body of physick. 1657.

CARRANZA (ALONSO *or* ALPHONSUS)
465. Tractatus juridicus et practicus, de partu, de eius conceptione, formatione, de foetu in utero, de postumis, de conditione partus, expositione, suppositione, ventra exsecto tempore partus vario (ubi et de anni compuettione prolixè agitur) abortivo, monstruoso, numeroso partu, superfoetatione, generatione, succubis. Cum diatriba eiusdem, super primore temporum doctrina in libris Pat. Dionysii Petavii, novissima prostantibus, contenta: ubi agitur de anno Hebraeorum, Aegyptiorum Graecorum et Romanorum. Additae insuper Caroli Annibali Fabroti antecessoris Aqui-sextiensis, Exercitationes duae: 1. De tempore humani partus. 2. De numero puerperii. Coloniae, Sumptibus Ioannis de Tournes, & Jacobi de la Pierre, 1629.
[lix] 734 [liv]; [ii] 31; [iv] 5–78 p. 9 ins.

466. Tractatus novus & accuratissimus, de partu naturali et legitimo: ubi controversiae iuridicae, philologicae, philosophicae, medicae discutiuntur, ad fori usum & praxim, de partus conceptione, formatione: de foetu in utero, de postumis, de conditione partus, expositione, suppositione, ventre exsecto, tempore partus vario (ubi & de anni computatione prolixè agitur) abortivo, monstruoso, numeroso partu, superfoetatione, generatione, succubis. Cui propter argumenti similitudinem, additae sunt duae exercitationes. Caroli Annibalis Fabroti, . . . de tempore humani partus, & de numero puerperij. Item eiusdem Alphonsi a Carranza diatriba, super prima temporum doctrina, adversus Dionysium Petavium: ubi agitur de anno hebraeorum, aegyptiorum, graecorum, romanorum. [Genevae], sumptib. Ioann, de Tournes, et Iacobi de la Pierre, 1629.
[liv] 734 [liv] [2] 3–31 [2] 3–78 p. 9 ins.
Place of publication from imprint on t.-p. of Carranza's 'Diatriba'.

CARRERIUS (ALEXANDER)
See CARERIUS (Alexander)

CARRICHTER (BARTHOLOMÄUS) 1506–74?
Certa & genuina ratio medendi morbis ab incantatione dependentibus, nunc primùm latinitate donata.
In MERCKLIN (Georg Abraham) *junior*. Sylloge physicomedicinalium . . . 1698, pp. 193–214.

467. Kräutterbuch . . . darinnen begriffen under welchem zeichen Zodiaci, auch in welchem Gradu ein jedes Kraut stehe, wie sie in Leib und zu allen Schäden zu bereyten und zu welcher zeit sie zu colligieren sein. Strassburg, durch Antonium Bertram, 1589.
[xvi], 223 [xv] p. 6 ins.
Bd. with his Practica . . . 1590.
BM

468. Practica, auss den fürnemesten secretis, weiland des Edelen unnd hochgelehrten Herren Bartholomei Carrichters . . . Von allerhand Leibskranckheyten: Von Ursprung der Offenen schäden und ihrer heylung. Strassburg, durch Antonium Bertram, 1590.
[xvi] 383 p. 6.5 ins.
BM

CARTESIUS (RENATUS)
See DESCARTES (René)

CARVINUS (JOANNES)
469. De sanguine, dialogi vii. Ad prudentissimum senatus Tolosani praesidem, D. Antonium à Paulo. Nunc recèns editi. Cum indice copiosissimo. Lugduni, apud haered. Seb. Gryphii (1564?).
[2] 3–159 [xi] p. diagrs. 6 ins.
Date altered in MS from 1562.
Bookplate of Corn. Henr. â Roy, medicinae doctor.
BM and Watt record 1562 eds.

CARY (WALTER)
470. A briefe treatise, called Caries farewell to physick, newlie imprinted and augmented: wherein are to be found divers rare and speciall helps for manie ordinarie diseases. Hereto is adjoined an other treatise called the hammer for the stone . . . London, published by Walter Carie, printed in the . . . dwelling house of Henrie Denham [c. 1587].
[vi] 57 p. 5.5 ins.
Bd. with ERRA PATER. A pronostycation for ever of Erra Pater . . . [1535?].
BM STC 4731 Watt

CASAUBON (ISAAC) 1559–1614 *pseud* [i.e. Gasparus Scioppius]?
See CELSUS (Aurelius *or* Aulus Cornelius).
De medicina libri octo, brevioribus Rob. Constantini, Is. Casauboni aliorumque scholiis . . . illustrati. . . . 1687.

CASMANN (OTTO)   –1607
471. Marinarum quaestionum tractatio philosophica bipartita, disceptans quaestiones parte priore ad maris naturam pertinentes interiorem: posteriore de motu maris agitatas, praecipue vero de eo, qui dicitur affluxus & refluxus marinus. Francofurti, ex officina M. Zachariae Palthenii, 1596.
[x] [11–16] 17–244 p. 6.5 ins.
Bd. with CAPIVACCIO (Girolano). Nova methodus medendi . . 1593.

CASSERI (GIULIO) 1561–1616
472. Anatomische Tafeln, mit denselben welche Daniel Bucretius hinzugethan, und aller beygefügten Erklärung; zu Nutz und Ehren der Wund-ärtzte, insonderheit aber derer in den hoch-löblichen König-

reichen Dånnemarck und Norwegen Wohnenden. Auff
Anordnung D. Simonis Paulii . . . fůr diesem in Deutsche
übergesetzet, nun aber allererst an den Tag gegeben,
nebenst einer Lateinischen Zugabe, in sich begreiffend
die Einführung der Anatomen-Kunst, und derer
offentlichen Ubung, auff der uhralten und weitberůhm-
ten Kōniglichen Academien Kopenhagen. Franckfurt
am Mayn, in Verlegung Thomae Matthiae Gōtzen,
1656.
[l] 218, 18 [ii] [4] 5–94 p. illus. (incl. port.) 4 fold. pls. 8 ins.

> Additional engr. t.-p.
> Rindfleish or Bucretius, entrusted by Spieghel with the publica-
> tion of his work 'De humani corporis fabrica' incorporated with
> it the anatomical tables of Casserio, first published together,
> Venice, 1627.
> Separate t.-p.s for: Herrn Adriani Spigelii . . . Bůchlein von der
> Frucht in Mutter-Leibe: oder Ander Theil, derer von Simone
> Paulli . . . verdeutscheten anatomia; De anatomiae origine,
> praestantia, et utilitate, syntagma; auctore Simone Paulli . . .
> conscriptum & editum. Anno 1643. Editio secunda correctior;
> Oratio introductoria, in Regia Haffniensi Academiâ, ad claris-
> simos Dn. professores, ac studiosos omnium ordinum, habita à
> Simone Paulli . . . Cum Galenum de ossibus, ad sceleton,
> publicè in collegiô Finckianô esset interpretaturus; edita anno
> MDCXLI; Simonis Paulli . . . programma ad ornatissimos Dn.
> studiosos in incluta Regiâ Hafniensi Academiâ commorantes;
> affixum; cum primâ vice, in theatro anatomico divinâ annuente
> gratiâ, anatomen esset auspicaturus. Anno MDCXLIV; . . .
> Theatrum anatomicum, Hafniae noviter extructum, rege augustis-
> simo Christiano Quarto: procurante Academiae patrono summo
> . . . Christiano Thomaeo . . . anno . . . 1644; Michaelis Kirstenii
> . . . nonnulla epigrammata: quae in Regio Haffniensi theatro
> anatomico leguntur.
> SGC 2   Waller 1807

De formato foetu tabulae, earumque explanatio.
In SPIEGHEL (Adriaan van den). Opera, quae extant,
omnia, Vol. 1, 1645, pp. 29–49.

473.   De vocis auditusque organis historia anatomica
singulari fide methodo ac industria concinnata tractatibus duobus explicata ac variis iconibus aere excusis
illustrata. (Ferrariae, excudebat Victorius Baldinus,
sumptibus unitorum Patavii, 1600–1.)
[lvi] 191 [+1]; 126 [i] p. 34 engr. illus. 2 pls. (ports.)
16 ins.

> Engr. t.-p. Colophon to tractatus primus dated 1601: that to
> tractatus secundus, 1600. Portraits of author, aged 39, and of
> Ranuccio Farnese, Duke of Parma. Engravings by Joseph [or
> Josias] Maurer.
> Deaf Education Library. Ex libris Tho. Howell, 1820.
> BM   Choulant. Hist. Anat.   Illus. p. 223   Dawson 1234
> SGC 1   Waller 1809   Wellcome 1333

474.   Tabulae anatomicae LXXIIX. Omnes novae nec
ante hac visae. Daniel Bucretius XX quae deerant
supplevit & omnium explicationes addidit. Francofurti,
impensis & coelo Matthaei Meriani, 1632.
221 p. engr. illus. 8 ins.

> *Bd. with* SPIEGHEL (Adriaan van den). De humani corporis fabrica
> libri decem . . . 1632.
> BM   SGC 2   Wellcome 6040

Tabulae anatomicae lxxviii, cum supplemento XX
tabularum Danielis Bucretii . . . Qui & omnium explicationes addidit.
[2] 3–199 p.

In SPIEGHEL (Adriaan van den). Opera, quae extant,
omnia, Vol. 1, 1645.

CASSERIUS (Julius) *Placentinus*
See CASSERI (Giulio)

CASSIUS *Iatrosophista, fl.* 415
475.   Ἰατρικαι ἀποριαι και προβληματα περι ζωῶν και
τετραποδων . . . De animalibus quaestiones medicinales.
(Parisiis, impensis Emondae Tusanae viduae Conradi
Neobarii), 1541.
[42] p. 5·5 ins.

> Colophon in Greek. Greek text.
> *Bd. with* ADAMATIUS *Sophista*. Physiognomica. 1540.
> Christie Collection.
> BM   Greswell   Early Parisian Greek Press. Vol. 1, pp. 138–139.

Medicae quaestiones & problemata. Adriano Junio
Hornano medico interprete.
In MEDICAE ARTIS PRINCIPES, 1567, cols. 752–767, p.
768 [1st seq.].

476.   Naturales et medicinales quaestiones LXXXIIII
circa hominis naturam & morbos aliquot, Conrado Gesnero . . . interprete, nunc primum editae. Eaedem Graece,
longe quam antehac castigatiores, cum scholiis quibusdam. His accedit Catalogus medicamentorum simplicium et parabilium, quae pestilentiae veneno adversan-
tur, quorum & veteres & recentiores clarissimi quique
scriptores meminerunt, longe accuratissimus, cum brevi
iisdem utendi institutione: qualis hactenus à nemine
alio conscriptus est, authore Antonio Schnebergero.
(Tiguri, excudebat Iacobus Gesnerus, 1562.)
[iii] 28; [i] 29–72; [v] 58 ff. 6·5 ins.

> Date from Gesner's preface. Separate t.-p. for Schneeberger.
> Running title to 1st. part 'Problemata Cassii'. Latin and Greek
> separate texts.
> BM   Osler 645   Waller 8653

CASTAIGNE (GABRIEL DE) after 1562–c. 1630
477.   Les oeuvres . . . tant medicinales que chymiques,
divisées en quatre principaux traitez. I. Le paradis
terrestre. II. Le grand miracle de la nature metallique.
III. L'or potable. IV. Le thresor philosophique de la
medecine métallique. 2e edition. A quoy sont adioustez
les aphorismes Basiliens, & la methode particuliere
pour bien faire le merveilleux onguent appellé manus
dei. A Paris, chez Jean Dhourry, 1661.
[ii] 3–19 [+1]; 93; [ii] 78; [ii] 3–146; [iv] 15 p. 7 ins.

> Separate t.-p.s for items II and III dated 1660.
> BM

CASTELLAN (PIERRE); **CASTELLANUS** (PETRUS)
See DU CHATEL (Pierre)

CASTELLI (BARTOLOMEO)   –1607
478.   Lexicon medicum graeco-latinum, compendiosiss.
à Bartholomaeo Castello Messanense inchoatum: nunc
verò mystarum Apollineorum in commodum publicum,
operâ & studio Emmanuelis Stupani . . . ex Hippocr.
Galen. Avicenn. & complurium aliorum summè celebrium medicorum monumentis auctum, illustratum &
perfectum. Basileae, impensis Joh. Jacobi Genathi, 1632.
[xii] 372 p. 6 ins.

CASTELLI (Petrus Vascus)   –1650
479.   Exercitationes medicinales, ad omnes thoracis affectus, decem tractatibus absolutae. Quorum primus est de angina. Secundus de tussi. Tertius de asthmate. Quartus de sanguinis sputo. Quintus de pleuritide. Sextus de peripneumonia. Septimus de empyemate. Octavus de phthisi. Nonus de cordis palpitatione. Decimus de syncope. Quibus perquàm multae novae difficultates medicae, ac physicae, tam theoricae quàm practicae, discutiuntur, & penè innumera Hippocratis, Galeni, aliorumq́ue medicinae procerum loca pugnantia conciliantur, difficilia explanantur, & ad usus medicos reducuntur. Opus omnibus medicis, ac philosophis, rerum causas pervestigantibus, & rectè, utiliter atque decorè, tum in consultationibus (quas vocant) tum aliàs, medicam artem exercere cupientibus utilissimum. Tolosae, sumptibus Ioannis Petri Charlot, 1616.
[xliv] 986 [xxxiii] p. 9 ins.

   SGC 2 with imprint: Tolosae, apud R. Colomerium, 1616.

CASTELLI (Pietro)   –1656
See Severino (Marco Aurelio). Seilo-phlebotome castigata . . . ad M. Aurelion Severinum . . . epistola. Petri Castelli responsio . . . 1654.

CASTELLI (Tura de)
Recepta aquae balnei de Porrecta, edita per . . . dominum Turam de Castello, Bononiae civem.
In De Balneis, 1553, ff. 46ʳ–47 [2nd seq.].

CASTELLO (Tura)
See Castelli (Tura de)

CASTELLUS (Bartholomaeus)
See Castelli (Bartolomeo)

CASTELLUS (Joannes)
480.   Tractatus de peste, nec non de ipsius causis, signis, praeesagiis, curatione & praeservatione. Ex doctissimorum phylosophorum ac medicorum scriptis collectus. Ad . . . Wolfgangnum Theodoricum . . . Augustae Vindelicorum, excudebat Christophorus Mangus, 1608.
[v] 187 [viii] p. 6 ins.

   Text begins on verso of p. [v] Imperfect, wanting pp. 172–185. *Bd. with* Mizauld (Antoine). Memorabilium, utilium, ac iucundorum centuriae novem . . . 1566.
   BM   SGC 2

CASTELLUS (Petrus Vascus)
See Castelli (Petrus Vascus)

CASTLE (George) 1635 ?–73
481.   The chymical Galenist: a treatise, wherein the practise of the ancients is reconcil'd to the new discoveries in the theory of physick; shewing, that many of their rules, methods, and medicins, are useful for the curing of diseases in this age, and in the northern parts of the world. In which are some reflections upon a book, intituled, Medela medicinae . . . London, printed by Sarah Griffin for Henry Twyford . . . and Timothy Twyford, 1667.
[xv] 196 [xii] p. 6.5 ins.

'In his "Medela", 1665, M. Needham attacked the College of Physicians'—B. Osler.
University History of Science Collection. Angus Smith Memorial copy.
BM   Osler 2253   SGC 3   Wing C 1233

CASTRENSIS (Stephanus Rodericus)
See Castro (Esteban Rodrigo de)

CASTRO (Esteban Rodrigo de) 1550–1627
482.   Tractatus duo; quorum primus agit de complexu morborum, alter verò de sero lactis. Medicinae studiosis apprimè utiles, & mirabili doctrina repleti, denuò in lucem emissi, & à mendis repurgati, cum indice capitum, rerum & verborum, Noribergae, typis Dümlerianis, 1646.
[viii] 240 [xxii]; [2] 3–65 [+9] p. 5 ins.

   Separate t.-p. for 'De sero lactis'. 2 p. of errata at end.
   . . . Another copy *bd. with* Schaffer (Carolus). Deliciae botanicae Hallenses . . . 1662.

CASTRO (Pietro de)   –1663
483.   Febris maligna puncticularis aphorismis delineata. Patavii, Matthaei Cadorini Bolzettae impensis, 1653.
[xii] 256 p. 5 ins.

   Engr. t.-p.
   BM

CASTRO (Roderich de) 1546–1627
484.   De universa mulierum medicina, novo et antehac a nemine tentato ordine opus absolutissimum. Et studiosis omnibus utile, medicus verò pernecessarium. Pars prima theorica. Quatuor comprehensa libris, in quibus cuncta, quae ad mulieris naturam, anatomen, semen, menstruum, conceptum, uteri gestationem, foetus formationem, & hominis ortum attinent, abundantissimè explicantur. Cum triplici indice, primo, capitum totius operis. Secundo, dubiorum, & problematum, quae pleraque pulcherrima, utilissima ac jucundissima passim inserta sunt. Tertio, eorum quae tot opere scitu digniora habentur. [-Pars secunda, sive praxis. Quatuor contenta libris, in quibus mulierum morbi universi, tam, qui cunctis foeminis sunt communes, quam, qui virginibus, viduis, gravidis, puerperis, & lactantibus peculiares, singulari ordine traduntur, subindeque variae sterilitatis species, earumq́ue naturae, causae, signa, & curationes, distincta & accurata methodo edocentur. Additis insuper singulis fere capitibus eiusdem authoris scholiis, quibus, quaecunque circa foemineos morbos curandos dubia, aut controversa hactenus apud medicos fuerant, brevissime deciduntur; ab eisq́ue non parva lux cunctis aliis morbis profligandis accessit, utpote quibus pleraque Hippocratis & Galeni difficilima loca universaq́ue fere ars medica illustratur . . .] Hamburgi, in officina Frobeniana, excudebatur typis Philippi de Ohr, 1603–4.
2 vols. in 1; [xii] 135 [+21]; [viii] 333 [i.e. 329], [+23] p. 12.5 ins.

   Bd. with Gorris (Jean de) *the elder*. Definitionum medicarum libri XXIIII . . . 1564.
   BM   SGC 2   Wellcome 1360

485. ...Another ed. Venetiis, apud Paulum Baleonium, 1644.
[lii] 176 [xl] 177–598 p. fold. pl. (tab.) 9 ins.

> Separate t.-p. for part 2 at p. 177.
> SGC 2

486. ...Another ed. Hamburgi, apud Zachariam Hertelium, 1662.
[xvi] 226 [xlv]; [iv] 524 [xliv] p. 8 ins.

> SGC 2

CASTRO (RODERICUS À)
See (1) CASTRO (Esteban Rodrigo de) *or* (2) CASTRO (Roderich de)

CATELAN (LAURENT)
See STROBELBERGER (Johann Stephen). Tractatus novus in quo de Cocco Baphica, & quae indè paratur confectionis alchermes recto usu disseritur. Cui insertus est Laurentii Catelani genuinus ejusdem confectionis apparandae modus . . . 1620.

CATO (HERCULE) *tr.*
See BODIN (Jean). Demonomania de gli stregoni . . . 1589.

ÉTIENNE (Charles). L'agricoltura et casa di villa . . . 1590.

CATTIER (ISAAC)
Observationes medicinales Petro Borello, medico communicatae.
In BOREL (Pierre). Historiarum et observationem medicophysicarum centuriae IV, 1656. Also 1676 ed.

CAVALLO (FRANCESCO) *the elder*   –1540
Liber . . . de animali thirio, pastillos theriacos & theriacam ingrediente.
In MONTAGNANA (Bartholomeo). Opera selectiora, 1652, pp. 137–156 [2nd seq.].

CELLANOVA (JOANNES ANDREAS) *joint author*
See DELPHINUS (Julius) *and others.* Consilium de balneis Aquensibus. [*In* DE BALNEIS, 1553, f. 303 [2nd seq.]]

CELSUS (AURELIUS *or* AULUS CORNELIUS) 53 B.C.–A.D. 7
De febribus liber.
In DE FEBRIBUS, 1576, ff. 179^r–183^r [2nd seq.].

487. [Medicine libri octo noviter emendati et impressi]. (Lugduni, impressor Simon Bevelaqua fuit, 1516.)
106 [v] ff. 8 ins.

> Imperfect, wanting f. 1. Margins at head mutilated.
> Title from Wellcome. Imprint from colophon (f. 106).
> Contemporary binding (spine repaired).
> BM   Dawson 1268   Wellcome 1395

488. De re medica, libri octo eruditissimi. Q. Sereni Samonici praecepta medica, versibus hexametris. Q. Rhemnij Fannij Palaemonis, de ponderibus & mensuris, liber rarus & utilissimus. Ad lectorem. Hos libros D. Joan. Caesarius . . . summa cura, studioque inenarrabili, sub incudem revocatos, castigavit. Adiecto perdocto

commentario, in eorum gratiam, qui huius professionis, rudes sunt, adpositis passim graecis dictionibus, quae in alijs libris desyderabantur, vel mutile mendoseque & adulterinis legebantur literis. Quod si quis per ocium hos cum prioribus contulerit, animadvertet, tantum interesse inter utrosque, quantum inter pessimos & optimos. His, quia castigati, integri, & forma pulcherrima sunt, foelix utere, & vale. Haganoae, per Ioan Sec[erium], 1528.
[2] 3–288 [xvi] [2] 3–29 [+2] ff. 6·5 ins.

> Marginal MS notes.
> Separate t.-p. for the works by Serenus Samonicus and Fannius.
> BM   SGC 1   Wellcome 1396

489. De re medica libri octo. Item Q. Sereni liber de medicina. Q. Rhemnii Fannij Palaemonis de ponderibus & mensuris liber. Omnia ex diversorum codicum diligentissima collatione castigata. Lugduni, apud Seb. Gryphium, 1542.
[2] 3–476 [xviii] p. 6·5 ins.

> Marginal MS notes.
> Christie Collection.
> BM   Osler 292   SGC 2   Wellcome 1399

490. De re medica libri VIII. Item Qu. Sereni liber de medicina. Qu. Rhemnij Fannij Palaemonis de pond. & mensuris liber. Omnia ex diversorum codicum diligentissima collatione castigata. Lugduni, apud Ioan. Tornaesium, & Guilielmum Gazeium, 1554.
[2] 3–581 [+25] p. 5 ins.

> Woodcut border to t.-p.
> Christie Collection.
> BM   Wellcome 1401

491. De re medica libri octo. Q. Sereni medicinale poëma. Rhemnii poëma de pond. & mensuris. Cum adnotationibus & correctionibus R. Constantini. Lugduni. apud Guliel, Rovillium, 1566.
[xvi] 499 [i.e. 497] [+15] p. 6·5 ins.

> Bookplate of Corn. Henr. à Roy, medicinae doctor. pp. 497–499: Vindiciano atributum carmen, videtur esse Sereni peroratio, finisque poëmatis.
> BM   SGC 2

492. De re medica, libri octo. Q. Sereni medicinale poëma. Rhemnii poëma pond. & mensuris. Cum adnotationibus, et correctionibus R. Constantini. Venetijs, apud Hieronymum Scotum, 1566.
[2] 3–400 p. 6 ins.

> pp. 384–386: Vindiciano attributum carmen, videtur esse Sereni peroratio finisque poematis.
> BM   SGC 2

De re medica libri octo, operis ab eo scripti de artibus, pars sexta.
In MEDICAE ARTIS PRINCIPES, 1567, cols. 1–186 [3rd seq.].

493. De re medica libri octo. Accessere in primum eiusdem, Hieremiae Thriveri Brachelii commentarij doctissimi: in reliquos verò septem, Balduini Ronssei Gandensis . . . enarrationes. Lugduni Batavorum, ex officina Plantiniana, apud Franciscum Raphelengium, 1592.

[xxiv] 568 [8] 569–752 [xv] p. illus. (woodcuts) 8·5 ins.

First 8 p. of the index are duplicated between pp. 568 and 569.
BM   SGC 1   Waller 1851   Wellcome 1405

494.   De medicina libri octo, ex recognitione Joh. Antonidae vander Linden. Editio secunda. Lugduni Batavorum, apud Salomonem Wagenaer, 1665.
[xxiv] 592 [viii] p. 5·5 ins.

Additional engr. t.-p.
. . . Another copy.
SGC 1

495.   De medicina libri octo, brevioribus Rob. Constantini, Is. Casauboni aliorumque scholiis ac locis parallelis illustrati. Cura & studio Th. J. ab Almeloveen . . . Amstelaedami, apud Joannem Wolters, 1687.
[xlviii] 574 [xxv] p. illus. port. 5·5 ins.

Prelims. include a life of Celsus by Johann Rhode (14 p.)
Additional engr. t.-p.
Osler 295   SGC 1

Ex Cornelio Celso, de balneis excerpta.
In De Balneis, 1553, ff. 303v–306r [2nd seq.].

Flosculi medicinales extracti ex libro Cornelij Celsi medicorum omnium ornatissimi: ex primo (-quinto) libro.
In [Articella] 1502, sig. M3r–M6r.

Flosculi medicinales.
In Articella . . . 1519, ff. xcvii–c.

496.   In hoc volumine haec continentur. Aurelii Cornelii Celsi, medicinae libri VIII quam emendatissimi, graecis etiam omnibus dictionibus restitutis. Quinti Sereni liber de medicina et ipse castigatissimus. Accedit index in Celsum, et Serenum sane quam copiosus. (Venetiis, in aedibus Aldi, et Andreae Asulani soceri, 1528).
[viii] 164 ff. 8·5 ins.

Ed. by G. B. Cipelli under pseud. J. B. Egnatius.
. . . Another copy. Christie Collection.
. . . Another copy. Imperfect; wanting t.-p. and index (6 leaves) at the beginning and Quintus Serenus Samonicus' 'De medicina' at end (16 leaves)—Note by T. W. Marginal MS notes.
BM   Dawson 1269   Osler 291   SGC 2   Wellcome 1397

See [Étienne (Henri)]. Dictionarium medicum, 1564.

Hippocrates. Hippocratis loci aliquot . . . [*In* Medicae Artis Principes, 1567].

Hippocrates. Aphorismi graece et latine . . . 1580.

Hippocrates. Iusiurandum . . . 1587.

Liceti (Fortunio). . . . De his, qui diu vivunt sine alimento libri quatuor, 1612.

Paaw (Pieter). Succenturiatus anatomicus . . . 1616.

Rhode (Johann). Antiquitates philosophicae, medicae & chirurgicae . . . 1691.

Rhode (Johann). De acia dissertatio, 1639.

Rorarius (Nicolaus). Contradictiones . . . 1566.

Ryff (Walther Hermann). Medicinae theoricae et practicae . . . enchiridion . . . 1542.

CENTORIO DEGLI HORTENSII (Ascanio) *fl.* 1576
497.   I cinque libri de gli avvertimenti, ordini, gride, et editti: fatti, et osservati in Milano, ne' tempi sospetosi della peste: de gli anni MDLXXVI & LXXVII con molti avvedimenti utili, e necessari à tutte le città d'Europa, che cadessero in simili infortunij, e calamità. In Milano, per Filippo Ghisolfi, ad instanza, & spese di Gio. Battista Bidelli, [1631].
[xxiv] 380 [i.e. 384] [ii] p. 8 ins.

Date from dedication. Bookplate of Biblioteca Lucini Passalaqua. Bullock Collection.
BM   SGC 1   Wellcome 1410

CERASTUS CORNANUS (Cornelius) *pseud., praeses*
See Crufenas (Cariollinus Tevetio) *pseud., respondent.* Themata medica de beanorum . . . [*In* Facetiae Facetiarum, 1627, part 9; 1647, pp. 549–584; 1657, pp. 535–559]. *Also in* Nugae Venales 1632, etc.].

CERMISONE (Antonio)   –1441
Consilia medicinalia contra omnes fere aegritudines a capite usque ad pedes, una cum Francisci Caballi tractatu de animali thirio . . . Prodeunt ex Collegio Musarum Paltheniano quod est in nobili Francofurto, 1604.
In Montagnana (Bartholomeo). Opera selectiora, 1652, pp. 1–137 [2nd seq.].

498.   **CERTAIN NECESSARY DIRECTIONS,** as well for the cure of the plague, as for preventing the infection: with many easie medicines of small charge, very profitable to His Majesties subjects. Set down by the Colledge of Physicians. London, printed by John Bill and Christopher Barber, 1665.
[viii] 35 p. 7 ins.

Wing C 1708

CESALPINO (Andrea) 1519–1603
499.   De plantis libri XVI . . . Ad serenissimum Franciscum Medicem, magnum Aetruriae ducem. Florentiae, apud Georgium Marescottum, 1583.
[xl] 621 [x] p. 9 ins.

Bd. with his Quaestionum peripateticarum lib. V, 1593.
BM   Osler 902   Waller 11483   Wellcome 1181

500.   Κάτοπτρον, sive speculum artis medicae Hippocraticum, spectandos, dignoscendos, curandosque exhibens universos, tum universales tum particulares, totius corporis humani morbos, in quo multa visuntur, quae à praeclarissimis quibusque medicis intacta prorsus relicta erant arcana. Antea quidem Romae excusum nunc vero castigatius editum. Francoforti, typis Matthiae Beckeri, impensis Lazari Zetzneri, 1605.
[xvi] 663 p. 6·5 ins.

Marginal notes.
Osler 904   SGC 2

501.   . . . Another copy. Identical except for imprint: Argentorati, impensis Georgii Andreae Dolhopfii & Joh. Eberhardi Zetneri, 1670.

502. Quaestionum peripateticarum lib. V. Ad sereniss. Franciscum Medicem magnum Hetruriae ducem II. Daemonum investigatio peripatetica Ad illustriss. ac reverendiss. Archiepiscopum Pisanum Petrum Iacobum Borbonium ex marchionibus Sanctae Mariae. Secunda editio. Quaestionum medicarum libri II. De medicament. facultatibus lib. II. Ad sereniss. Ferdinandum Medicem magnum Hetruriae ducem III. Nunc primum editi. Venetiis, apud Iuntas, 1593.

[xx] 291 ff. diagrs. 9 ins.

    Vellum binding dated 1594.
    BM   Dawson 1146   SGC 2   Waller 1878   Wellcome 1182

CHABRAEUS (Dominiqus)
See Chabré (Dominique)

CHABRÉ (Dominique)   –1667
503. Stirpium icones et sciagraphia: cum scriptorum circa eas consensu et dissensu: ac ceteris plerisque omnibus quae de plantarum natura, natalibus, synonymis, usu & virtutibus, scitu necessaria. Genevae, typis Phil. Gamoneti & Iac. de la Pierre, 1666.

[viii], 661, [xxviii] p. illus. 14 ins.

    2nd engr. t.-p. with title: Stirpium sciagraphia et icones ex musaeo Dominici Chabraei Med. Doctoris. Coloniae Allobrogum, 1666.
    . . . Another copy *bd. with* Muller (Friedrich). Lexicon medico-Galeno-chymico-pharmaceuticum, 1661.
    BM   Watt

See Sebisch (Melchior) *the younger, praeses,* [Dissertationes.] 1630–39. [Dominique Chabré, *respondent.*]

CHALMETUS (Antonius)
See Chaumette (Antoine)

CHAMBERLAIN (Peter ?)
See The Compleat Midwife's Practice Enlarged, 1698 and 1699 eds.

CHAMBERLEN (Hugh) 1664–1728
504. A few queries relating to the practice of physick, with remarks upon some of them. Modestly proposed to the serious consideration of mankind, in order to their information (!) how their lives and healths (which are so necessary and therefore ought to be dear to them) may be better preserved. London, printed and sold by T. Sewle, 1694.

[x] 122 p. 5·5 ins.

    BM   SGC 1   Wing C 1873

CHAMPIER (Symphorien) 1472–1539
Arnaldi vita a Domino Symphoriano Campegio . . . edita.
In Arnaldus *de Villa Nova.* Opera omnia, 1585.

505. Castigationes seu emendationes pharmacopolarum, sive apothecariorum, ac Arabum medicorum Mesue, Serapionis, Rasis, Alpharabij & aliorum iuniorum medicorum. A domino Symphoriano Campegio . . . in quatuor libros ac tomos divisae: in quas quicquid apud Arabes erratum fuerit summa cum diligentia congestum est. Liber primus de simplicibus medicamentis quo docentur errata seplasiarum & pharmaco-

polarum, sive aromathariorum, ac recentium medicorum additis eorundem confutationibus. Liber secundus in quo continentur castigationes in antidotarium seu grabadin Ioannis Mesue, Nicolai, Serapionis, ac aliorum recentiorum medicorum. Liber tertius est de ingenio curandorum corporum per medicinas laxativas. Liber quartus complectitur curationes ac remedia aegritudinum principalium humani corporis. Quibus adiungitur Officina apothecariorum, & iuniorum medicorum. Item de phlebotomia sive sanguinis missione, & praesertim in pleuritide, ex opinionibus Graecorum quorum dicta in plaerisque non intellexerunt Arabes. Item de vinis febricitantium ex traditionibus Graecorum Arabum, Poenorum, ac confirmationibus sacrarum literarum. (Lugduni, excusa apud Ioannem Crespin alias du carre, 1532).

[I] II–CXII; [I] II–LV[+I] ff. 6·5 ins.

    Imprint from colophon. Chapter in small type at end of Lib. IV 'De pudendagra'—a reply to attacks of L. Fuchs.
    Separate t.-p. and pagination for: 'Officina apothecariorum, seu seplasiariorum, pharmacopolarum, ac iuniorum medicorum D. Symphoriani Campegij . . . in qua quicquid in Antidotis Arabum, ac recentiorum medicorum Mesue, Alpharabij, Rasis, Nicolai, Cophonis, Arnoldi erratum fuerit, in lucem propagatur. His accedunt novitiorum Antidota ab eo tam adamussim emendata, ut dubium reliquerit, prestatior ne Gallica sit Arabica officina. Item Racemationes in Mesuen & Nicolaum. Item Antidotarius eiusdem Domini Symphoriani Campegij continens secreta sublimia, pilulas, & experimenta virorum illustrium, & antiquorum philosophorum ad varios curandos morbos in tres libros seu etiam tomos divisus. Disceptatio Epitomatica, qua docetur per quae loca sanguis mitti debeat in viscerum inflammationibus, praesertim in pleuretide. De venis febricantium symphonia in libros tres eleganter distributa.'
    Fol. Lᵛ–LIIIʳ of this sequence contains 'Quaestio de vini exhibitione in febribus ab Iacobo Sylvio Ambianate aedita'.
    Fol. LIIIᵛ–LVᵛ: 'Enchiridion medici Christiani . . . ad filium Iacobum Claudium Campegium.'
    Separate t.-p. for the Antidotarius.
    Partington Collection.
    . . . Another copy Medical Library. Wanting all after liber quartus.
    BM   Osler 2275   SGC 1

506. Cribratio medicamentorum ferè omnium, in sex digesta libros . . . His accesserunt Quaestio aurea de exhibitione medicinarum venenosarum, De mistorum generatione, de concretis, & abstractis. Apologia in Academiam novam Hetruscorum. Lugduni, apud Seb. Gryphium, 1534.

[ii] 3–149 [+11] p. 6·5 ins.

    Woodcut coats of arms, initials and printer's device. The De mistorum generatione (et elementis) has separate half-title 'Medulla totius philosophiae naturalis, ac medicinae'.
    At p. 111 'Catalogus librorum Galeni . . . & quo hi sint ordine legendi' by Jean Champier, the author's kinsman.
    BM   Osler 2276

507. Ιατρικὴ πραξις . . . De omnibus morborum generibus, ex traditionibus Graecorum, Latinorum, Arabum, Poenorum ac recentium autorum libri V. Item eiusdem liber unus de omnibus febrium generibus. Basileae, per Henrichum Petrum (1547).

[xliv] 639 p. 6·5 ins.

    'De omnibus febrium generibus' begins p. 500.
    MS note on t.-p. 'Conradi Gesneri Ex dono Typograph'.
    BM   Wellcome 1434

508. De triplici disciplina cuius partes sunt philosophia naturalis, medicina, theologia, moralis philosophia, integrantes quadruvium. Contenta in hoc volumine: Vocabulatius sive collectaneum difficilium terminorum naturalis philosophie ac medicine: unacum philosophia platonica domini Simphoriani Champerij. Liber quartus ethymologiarum sancti Isidori: qui est de medicina cum interpretatione domini Simphoriani Champerij. Theologie orphice Simphoriani Champerij aurei libri tres. Theologie trimegistice eiusdem domini Simphoriani de secretis et mysterijs egyptiorum particule xii. Justini philosophi & martyris christiani admonitorium gentium. Epistola Lenis imperatoris ad Amarum regem Saracenorum de religione christiana. De republica lib. Italie et Gallie panegyricum. De origine civitatis Lugdunensis. Ludovici bolognini de quattuor singularibus in Gallia reptis. Demosthenis oratio. Halcyon Platonis. (Ludg[uni], arte Claudii davost al's de Troys, 1508.) [24; 103; 107; 48] ff. 6·5 ins.

> Imprint from colophon.
> Christie Collection.
> Osler 2266   Wellcome 1421

509. Claudii Galeni Pergameni . . . Historiales campi, per D. Symphorianum Campegium . . . in quatuor libros congesti, & commentarijs non poenitendis illustrati. D. Symphoriani Campegii . . . clysteriorum camporum secundum Galeni mentem libellus utilis & necessarius. Eiusdem de phlebotomia libri duo. Basileae, (apud And. Cratandrum, et Io. Bebelium), 1532. [iv] 77 [i.e. 79] [i] ff. 13 ins.

> *Bd. with* CONSTANTINUS *Africanus*. Operum reliqua (1539).
> BM   Wellcome 1432

510. Hortus Gallicus, pro Gallis in Gallia scriptus, veruntamen non minus Italis, Germanis, & Hispanis, quam Gallis necessarius. Symphoriano Campegio equite aurato ac Lotharingorum archiatro authore in quo Gallos in Gallia omnium aegritudinum remedia reperire docet, nec medicaminibus egere peregrinis, quum deus & natura de necessariis unicuique regioni provideat. Lugduni, in aedibus Melchioris et Gasparis Trechsel fratrum, 1533. [xii] 83 p. 6·5 ins.

> At p. 69: Analogie medicinarum Indarum et Gallicarum, in qua Gallos in Gallia omnes medicinas laxativas Gallis necessarias reperire docet, nec medicaminibus egere peregrinis. Ad D. Ioannem Galfredum . . . Symphoriano Campegio . . . authore.
> Bookplate of Le Comte de Carburi.
> Christie Collection.
> BM   SGC 4 (1st part) Wellcome 1433 (1st part)

511. Liber d[e] quadruplici vita. Theologia Asclepij hermetis trismegisti discipuli cum commentarijs eiusdem domini Simphoriani. Sixti philosophi pythagorici Enchiridion. Isocratis ad Demonicum oratio preceptiva. Silve medicinales de simplicibus: cum nonnullis in medice facultatis praxim introductorijs. Quedam ex Plinij iunioris practica. Tropheum gallorum quadruplicem eorundem complectens historiam. De ingressu Ludovici XII francorum regis in urbem Genuam. De eiusdem victoria in Genuen[ses]. Regum francorum genealogia. De claris Lugdunensibus. De gallorum scriptoribus. De gallis summis pontificibus Ep[isto]le ad eundem d[omi]num Simphorianum. (Lugduni, expensis Stephani Gueynardi & Jacobi Huguetani: arte . . . et industria Jannot de campis, 1507). 140 ff. 10 ins.

> T.-p. red, black woodcut border. Woodcut illus. initials and printer's device. Double-column text. Imprint from colophon.
> *See* note 'Bulletin du Bibliophile, Juillet-Août, 1893', p. 409/10.
> Christie Collection.
> BM   Osler 2265   SGC 4

512. Rosa gallica aggregatoris Lugdunensis domini Symphoriani Champerij omnibus sanitatem affectantibus utilis & necessaria, quae in se continet praecepta, auctoritates, atque sententias memoratu dignas, ex Hippocratis, Galeni, Erasistrati, Asclepiadis, Diascoridis, Rasis, Haliabatis, Isaac, Avicennae, multorumque aliorum clarorum virorum libris in unum collectas: quae ad medicam artem rectamque vivendi formam plurimum conducunt. Una cum sua preciosa margarita: de medici atque aegri officio. [Parisiis (ex officina Ascensiana emissum), vaenundatur ab Iodoco Badio (1514).] viii, 136 ff. 6·5 ins.

> *Bd. with* ARTICELLA (1502).
> Christie Collection.
> Allut 12   BM   Wellcome 1422

See MONTEUX (Sébastien de). Annotatiunculae . . . Epistola responsiva pro graecorum defensione in arabum errata, a domino Symphoriano Campegio composita, 1533.

CHARAS (MOYSE) 1618–98

513. Histoire naturelle des animaux, des plantes, & des minéraux qui entrent dans la composition de la thériaque d'Andromachus. . . . Avec les reformations & les observations de l'auteur, tant sur l'election, & sur la préparation, que sur le dernier mélange de tous les ingrédiens de cette grande composition. Paris, chez Olivier de Varennes, 1668. [xxviii] 310 [+2] p. 5·5 ins.

> Additional engr. t.-p.
> BM   SGC 2

514. New experiments upon vipers. Containing also an exact description of all the parts of a viper, the seat of its poyson, and the several effects thereof, together with the exquisite remedies, that by the skilful may be drawn from vipers, as well for the cure of their bitings, as for that of other maladies. Originally written in French by M. Charas of Paris. Now rendred English. London, printed by T.N. for J. Martyn, 1670. [xvi] 223 p. front. fold. illus. 7 ins.

> Additional engr. t.-p.
> BM   Dawson 1307   TC I 43   Watt   Wing C 2037

515. Pharmacopoea regia, Galenica et chymica, gallice ab authore conscripta, jam verò latinitate donata . . . Genevae, sumptibus Joannis Ludovici Du-four, 1683. 2 vols. in 1; [viii] 496; [ii] 404 [xxvii] p. 6 engr. pls. 9·5 ins.

516.　Pharmacopée royale Galénique et chymique. Nouvelle edition, revûë, corrigée, & augmentée par l'auteur . . . Paris, chez Laurent d'Houry, 1691–92.
2 vols in 1; [xiv] 424; [2] 3–20, 425–848 [xlviii] p. 6 engr. pls. 10 ins.

> Additional engr. t.-p. Tome 2 dated 1691.
> Osler 2280

CHARERIUS (Joannes Benedictus)
. . . De catalogo superius in ultimis verbis promisso. *In* Ingrassia (Giovanni Filippo). De tumoribus praeter naturam tomus primus, 1553, pp. 1–24.

CHARETANUS (Johannes)
517.　Wundartznei: zů allen gebrechen des gantzen Leibs, und zů iedem Glid besonder, mit was zůfällen die entstehn, unnd eim Wundartzt zůkommen mögen. Viledler, bewårter Artzneien, Rath unnd Meysterstuck. Rechte Kunst und Bericht der Aderläss. für die Aderlässer und Scherer. Zu Strassburg, Chr. Eg[enolphus] (1530).
[31] p. illus. (woodcut) 8 ins.

> Date from colophon.
> BM

CHARLETON (Walter) 1619–1707
518.　The darknes of atheism dispelled by the light of nature. A physico-theological treatise. London, printed by J.F. for William Lee, 1652.
[li] 354 p. 7·5 ins.

> *Bd. with* Helmont (Joannes Baptista van). A ternary of paradoxes, 1650.
> BM　Dawson 1318　Wing C 3668

519.　De scorbuto liber singularis. Londini, typis E. Tyler, & R. Holt, prostant apud Guliel. Wells & Rob. Scot. 1672.
[xiii] 270 p. 7 ins.

> BM　Osler 2293　TC I 89　Waller 1918　Wing C 3669

520.　Enquiries into human nature, in VI anatomic praelections in the new theatre of the Royal Colledge of Physicians in London. London, printed by M. White for Robert Boulter, 1680.
[xlvi] 150, 369–544 [iv] ;17–352 p. diagrs. 8 ins.

> Contents: Praelectio 1–3 Of nutrition, pp. 1–149.—4. Of life, pp. 369–427.—5. Of fevers, pp. 429–492.—6. Of motion voluntary, pp. 493–548.—A treatise of wounds in general, pp. 17–352.
> BM　Osler 2296　SGC 1　Wing C 3678

521.　Exercitationes de differentiis & nominibus animalium. Quibus accedunt Mantissa anatomica, et quaedam de variis fossilium generibus, deque differentiis & nominibus colorum. Editio secunda, duplo fere auctior priori, novisque iconibus ornata. Oxoniae, e theatro Sheldoniano, 1677.
[xx] 119; 106; [ii] 57 [ii] 61–78 [xix] p. illus. 2 pls. 12 ins.

> University History of Science Collection.
> BM　Osler 2292　SGC 1　Wing C 3672

522.　Exercitationes physico-anatomicae, de oeconomia animali, novis in medicina hypothesibus superstructa & mechanicè explicata. . . . Editio secunda, priori multò correctior. Amstelaedami, apud Joannem Ravesteynium, 1659.
[xx] 243 [i.e. 241] [+1] p. fold. pl. diagrs. 6 ins.

> BM　SGC 2　Watt

523.　Inquisitiones medico-physicae, de causis catameniorum, sive fluxus menstrui; nec non uteri rheumatismo, sive fluore albo. In qua etiam nervose probatur sanguinem in animali fermentescere nunquam. . . . Lugd[uni] Batavorum, apud Petrum vander Aa, 1686.
[viii] 204 p. 5·5 ins.

> Additional engr. t.-p.
> Dawson 1322　Osler 2298　SGC 1　Waller 1920

524.　Ὀνομαστικόν ζωικόν, continens plerorumque animalium quadrupedum, serpentium, insectorum, avium, & piscium differentias, eorumque nomina propria diversis linguis exposita. Cui accedunt mantissa anatomica, et nonnulla de variis fossilium generibus. Cum figuris. Londini, apud Jacobum Allestry, 1671.
[xx] 213 [5] 217–309 [xxxiv] p. illus. 8 fold. pls. 8 ins.

> Reissue of 1st ed. 1668, with new t.-p. and the first sheet reset— Osler.
> Osler 2291　Wing C 3689

525.　Oratio anniversaria, habita in theatro inclyti Collegii Medicorum Londinensium, quinto die Augusti, Anno Domini 1680, in commemorationem beneficiorum à doctore Harveo, aliisque munificis viris eidem collegio praestitorum. Londini, sumptibus Joannis Baker, 1680.
[vi] 28 p. 7·5 ins.

> *Bd. with* Gryllus (Laurentius). Oratio de peregrinatione, 1566.
> BM　TC I 418　Watt

526.　Physiologia Epicuro-Gassendo-Charltoniana: or A fabrick of science natural, upon the hypothesis of atoms, founded by Epicurus, repaired by Petrus Gassendus, augmented by Walter Charleton . . . London printed by Tho: Newcomb, for Thomas Heath, and are to be sold at his shop, 1654.
[xxx] 475 [iii] p. 12 ins.

> University History of Science Collection. Angus Smith Memorial Committee copy.
> BM　Osler 2289　SGC 1　Waller 11312a　Wing C 3691

527.　Spiritus Gorgonic[us], vi sua saxipara exutus; sive de causis, signis, & sanatione lithiaseos diatriba. Lugd[uni] Batav[orum], ex officina Elseviriorum, 1650.
[xii] 242 p. 6·5 ins.

> BM　Osler 2288　SGC 1

528.　Three anatomic lectures, concerning 1. The motion of the bloud through the veins and arteries; 2. The organic structure of the heart; 3. The efficient causes of the hearts pulsation: read on the 19, 20, and 21 days of March, 168⅔ in the anatomic theatre of His Majesties Royal College of Physicians in London. London, printed for Walter Kettilby, 1683.
[vi] 105 [+7] p. 2 pls. diagrs. 8 ins.

> Wing C 3693

BM Osler 2297 SGC 1 TC II 46 Wing C 3693
See HELMONT (Joannes Baptista van). A ternary of paradoxes.... translated, illustrated and ampliated by Walter Charleton. 1649 and 1650 eds.

CHARLTON (WALTER)
See CHARLETON (Walter)

CHARTIER (RÉNÉ) *ed.*

See HIPPOCRATES. Hippocrates Coi, et Claudii Galeni Pergameni Archiatrωn opera, 1679.

HIPPOCRATES, Magni Hippocrates Coi et Claudii Galeni ... universa quae extant opera, 1639.

CHASTEL, CHATEL (PIERRE DU)
See DU CHATEL (Pierre)

CHAULIAC (GUY DE)
See GUY *de Chauliac*

CHAUMETTE (ANTOINE)
Enchiridion chirurgicum, externorum morborum remedia tum universalia, tum particularia brevissimè complectens. Quibus, morbi venerei curandi methodus probatissima accessit.
In ENCHIRIDION PRACTICUM MEDICO-CHIRURGICUM, 1644.
See FERNEL (Jean). Universa medicina, 1679.

CHEMNITZ (SAMUEL) *respondent*
529. Dissertatio medica, sistens aegrum hydropicum. Jenae, Stanno Krebsiano, [1674].
[28] p. 7·5 ins.
(Diss. med., Jena, Georg Wolffgang Wedel, praeses.)
Bd. with MAJOR (Johann Daniel). Historia anatomica calculorum, 1662.
BM SGC 2

CHESNE (JOSEPH DU)
See DU CHESNE (Joseph)

CHIOCCO (ANDREA)   –1624
530. ...Apologia pro divina Hieronymi Fracastorij v.c. syphilide, vel libris de morbo gallico adversus Iulij Caesaris Scaligeri censuram. Nunc primum in lucem edita à Bernardo Chiocco auctoris fratre, & clariss. i.c. Baptistae Busetto ... dedicata. Veronae, apud Hieronymum Discipulum, 1598.
[8] 9–40 p. 8 ins.
Christie Collection.

CHIOCCO (BERNARD) *ed.*
See CHIOCCO (Andrea) ... Apologia pro divina Hieronymi Fracastorij syphilide ... 1598.

CHIPLICUS (DACRION) *pseud., respondent*
Materia merè magistralis multisciorum studiosorum magistrorumque multivas miserias maleque moratos magistrorum musis merentium momos, mutilatores, multa mala magistris mentientes, magis tamen multos in musis quàm mugiles, merulas & mullos, magistra-

liter meritoque memorans & magnificans. Praesidente ... M. Ogravitto ... respondente Dn. Dacrione Chiplico.
In FACETIAE FACETIARUM, 1627, part 5, 1647, pp. 333–377; 1657, pp. 321–362.

531. **CHIRURGIA.** De chirurgia scriptores optimi quique veteres et recentiores, plerique in Germania antehac non editi, nunc primum in unum coniuncti volumen [a Conrado Gesnero.] Singuli qui hoc volumine continentur authores cum suis scriptis, sequente mox pagina enumerantur. Tiguri, per Andream Gessnerum f. et Iacobum Gessnerum fratres, 1555.
[ix] 408 [xxi] ff. illus. (woodcuts) 12ins.
Contents: Ioannis Tagaultii Ambiani Vimaci ... de chirurgica institutione libri quinque, quibus totum Guidonis Cauliaci chirurgicum volumen continetur, sed multo copiosius, et pro barbaro obscuroque, iam latinum, elegans & expeditum.—Iacobi Hollerii Stempani ... de materia chirurgica liber.—Mariani Sancti ... Compendium chirurgiae.—Tractatus de capitis laesionibus à chirurgo curandis.—Libellus de calculo renum & vesicae, eiusque causis, signis & curatione.—Libellus aureus de lapide vesicae per incisionem extrahendo.—Libellus de modo examinandi medicos chirurgicos.—Angeli Bolognini ... de cura ulcerum exteriorum libri II. Liber de unguentis, quae communis chirurgorum usus in solutae unitatis medela recepit.—Michaelis Angeli Blondi Itali liber de partibus ictu sectis citissimè sanandis, & medicamento aquae nuper invento.—De origine morbi gallici, deque ligni indici ancipiti proprietate, adversus plurimorum opinionem.—Bartolomaei Maggii Bononiensis ... de vulnerum sclopetorum & bombardarum curatione tractatus.—Alfonsi Ferrii Neapolitani ... de sclopetorum sive archibusorum vulneribus libri III.—Corollarium de sclopeti ac similium tormentorum pulvere.—De caruncula sive callo, quae cervici vesicae innascuntur, opusculum chirurgis omnibus imprimis utile.—Io. Langii Lembergij ... themata chirurgica XI.—Cl. Galeni de fasciis liber, Vido Vidio Florentino interprete.—Oribasii de laqueis liber ex Heracle, eodem interprete.—Eiusdem ex Heliodoro de machinamentis liber, eodem interprete.—Iacobi Dondi Patavini ... enumeratio remediorum simplicium & compositorum ad affectus fere omnes qui à chirurgo curantur.—Examen leprosorum authoris innominati. Conradi Gesneri observationes de medicinae chirurgicae praestantia & antiquitate. Eiusdem enumeratio alphabetica virorum illustrium qui rem chirurgicam vel scriptis vel artis usu excoluerunt.
Wanting ff. 231–233, 249–250.
BM Dawson 1376 Osler 643 SGC 1 Waller 1959 Wellcome 1460

[CHIRURGIA]. De chirurgia, scriptores optimi quique veteres et recentiores, plerique ante hac non editi, postea vero Tiguri per Conradum Gesnerum in unum volumen collecti, tandemque, per Petrum Uffenbachium ... revisi & operibus chirurgicis Ambrosii Paraei adjuncti. Singulos qui hoc volumine continentur autores cum suis scriptis sequens pagina enumerat.
Contents: Joannis Tagaultii Ambiani Vimaci ... institutionum chirurgicarum libri quinque, quibus totum, Guidonis Cauliaci chirurgicum volumen continetur, sed multo copiosius & pro barbaro obscuroque iam latinum, elegans & expeditum.—Jacobi Hollerii Stempani ... Liber de materia chirurgica, qui liber sextus institutionum chirurgicarum intitulatur ... —Mariani Sancti ... Compendium chirurgicum; Tractatus de capitis laesionibus à chirurgo curandis; Libellus de calculo renum & vesicae, eiusque, causis, signis & curatione. Libellus aureus de lapide vesicae per incisionem extrahendo. Libellus de modo examinandi medicos chirurgicos.—Angeli Bolognini ... de cura ulcerum libri duo. Librum de unguentis quae communis chirurgorum usus insolutae unitatis medela recipit.—Michaelis Angeli Blondi Itali liber de partibus ictu sectis citis-

sime sanandis & medicamento aquae nuper invento; De origine morbi gallici, déque ligni indici ancipiti proprietate adversus plurimorum opinionem.—Alfonsi Ferrii . . . de sclopetorum sive archibusorum vulneribus libri III; Corollarium de sclopetii ac similium tormentorum pulvere; De caruncula sive callo, quae cervici vesicae solet innasci opusculum chirurgis omnibus imprimis utile.—Iacobi Dondi . . . enumeratio remediorum simplicium & compositorum ad affectus ferme omnes, qui à chirurgo curantur.—Examen leprosorum autoris innominati.—Guilielmi Fabricii Hildani . . . Observationum & curationum chirurgicarum centuria; Eiusdem de combustionibus libellus.
Woodcut illus.

In Uffenbach (Peter). Thesaurus chirurgiae . . . 1610, pp. 661–1164.

532. A CHOICE COLLECTION of wonderful miracles, ghosts, and visions. London, printed for Benjamin Harris and sold by Langley Curtis in Goathan Court, 1681.
4 p. 12·5 ins.
Wing C 3915

CHRISTOPHE *de Barziziis*
See Barzizza (Christophe)

CHUNONUS (Philippus Henricus) *respondent*
Monita medica circa opii et opiatorum usum vulgo Schlaff—Trânck. Marpurgi Cattorum, typis Salomonis Schadewitzii, 1676.
[ii] 22 p. 8 ins.
(Diss. inaug, Marburg, Johann Jakob Waldschmidt, praeses.)
BM

CIPELLI (Giovanni Battista), *ed.*
See Celsus (Aurelius *or* Aulus Cornelius). In hoc volumine haec continentur. Aurelii Cornelii Celsi medicinae libri VIII quam emendatissimi, graecis etiam omnibus dictionibus restitutis. (1528).

CITO (Giovanni Antonio)
Del conoscere le infermità, che avvengono al cavallo, et al bue, co' rimedij à ciascheduna di esse di Gio. Antonio Cito Napolitano libri tre. Aggiunti alla gloria del cavallo. [by P. Caracciolo]. In Venetia, appresso i Gioliti, 1589.
[viii] 136 p.
In Caracciolo (Pasqual). La gloria del cavallo, 1587.

CLARAMONT (Charles)
533. De aere, locis, & aquis terrae Angliae; deque morbis Anglorum vernaculis. Cum observationibus ratiocinatione & curandi methodo illustratis. Londini, typis Thomae Roycroft, & impensis Johannis Martyn, 1672.
[xlvi] 180 p. 4·5 ins.
BM SGC 1 TC I 98 Watt Wing C 4652

CLARKE (Samuel) *ed. and tr.*
See Rohault (Jacques). Physica . . . 1697.

CLAROMONT (Charles); **CLAROMONTIUS** (Carolus)
See Claramont (Charles).

CLAUDER (Christian Ernst) *respondent*
534. De arthritide vaga scorbutica. Jenae, excudebat Samuel Krebs, [1674].
[32] p. 7·5 ins.
(Diss. inaug., Jena, Georg Wolffgang Wedel, praeses.)
Bd. with Major (Johann Daniel). Historia anatomica calculorum, 1662.
BM SGC 1 Watt

CLAUDER (Gabriel) 1633–91
535. Methodus balsamandi corpora humana, aliaque majora sine evisceratione et sectione hucusque solita. Ubi non modò de condituris veterum AEgyptiorum, Arabum, Ebraeorum, ac in specie corporis Christi, ut & modernorum diversa proponuntur; sed etiam modus subjungitur, quomodo cadavera integra sine exenteratione possint condiri. Adnexa item est methodus parandi varias essentias atque spiritûs chymicos extemporanée, sine igne aut destillatione. Altenburgi, apud Godofredum Richterum, 1679.
[xvi] 216 [xi] p. 7·5 ins.
BM SGC 1 Waller 1999

CLAUDINI (Franciscus)
See Claudini (Julius Caesar). De ingressu ad infirmos libri duo. 1627.

CLAUDINI (Julius Caesar) 15 ?–1618
536. De ingressu ad infirmos libri duo. In quibus medici omne, extempore medicinam facturi, munus, sive per se curet, sive cum aliis de curando consultet, accuratissimè, tanquam in tabula, delineatum continetur. Accessit appendix de remediis generosioribus. Cum indice capitum, titulorum, rerum & verborum locupletiss. Adjecta item est coronidis loco quaestio philosophico-medica de sede principum facultatum. Basileae, sumptibus Joan. Jacobi Genathii, 1617.
[xviii] 529 [+47]; [ii] 36 p. 6·5 ins.
Separate t.-p. for: Quaestio philosophico medica de sede facultatum principum.
BM SGC 2 Watt

537. De ingressu ad infirmos libri duo. In quibus medici omne, ex tempore medicinam facturi, munus, sive per se curet, sive cum alijs de curando consultet, accuratissimè, tanquàm in tabula, delineatum continetur. Cum appendice de remediis generosioribus, & quaestione philosophica medica de sede principium facultatum. Adiectus est coronidis loco tractatus de catarrho. Quae omnia cùm ab ipso auctore dum viveret copiosissimè aucta & studiosissimè recognita fuerint, nunc secundo opera, & studio Francisci Claudini auctoris filij philosophi, & medici edita sunt. Hanoviae, typis Wechelianis, apud Claudium Marnium & haeredes Ioann. Aubrij, 1627.
[xxviii] 362 [i.e. 364] [viii] p. fold. tab. 8·5 ins.

538. Responsionum et consultationum medicinalium tomus unicus; in duas sectiones partitus, in quarum prima responsiones; in altera consultationes continentur; ad illustriss. senatum Bononiensem. Opus ut ijs, qui in theoria rei medicae acquiescere cupiunt, cognitu

iucundissimum; ita praxin eiusdem consectantibus, eoque studia sua referentibus, longe utilissimum, summeque necessarium . . . Francofurti, sumptibus Lazari Zetzneri, 1607.
[xxxi] 970 [xxx] p. 6·5 ins.
> Binding dated 1622.
> Dawson 1425   SGC 1   Wellcome 1487

539.   Tractatus de crisibus et diebus criticis. In quo cùm de caeteris omnibus, quae ad horum pertinent cognitionem, tùm de causis praecipuè, accuratè juxtà, & ordine disseritur . . . Basileae, sumptibus Joan. Jacobi Genathii, 1620.
[2] 3–164 [xx] p. fold. pl. (tab.) 6 ins.
> *Bd. with* HOFMANN (Caspar). Variarum lectionum, lib VI, 1619.
> BM   SGC 2   Watt

. . . Tractatus . . . in quo agitur de natura et usu lactis & seri, thermarum, lutorum, fovearum, stuffarum, guaiaci ligni, sassafras, salsae parilliae, chinae radicis, vini medicati, chalybis, stillicidiorum, balnei aquae dulcis tepidi, medicamentorum ex viperis.
In CONSILIA MEDICINALIA, 1605, pp. 253–284 [2nd seq.].

CLEOPATRA, 69–30 B.C.
See WOLFF (Caspar). Cleopatrae, Moschionis, Prisciani, et incerti cuiusdam muliebrium libri.
[*In* GYNAECIORUM, 1566 and 1586 eds.]

WOLFF (Caspar). Harmonia gynaeciorum.
[*In* SPACH (Israel). Gynaeciorum, 1597]

CLERC (DANIEL LE)
See LE CLERC (Daniel)

CLERC (JOHANN LE); **CLERICUS** (JOANNES)
See LE CLERC (Johann)

CLERMONT (CHARLES)
See CLARAMONT (Charles)

CLEYER (ANDREAS) *fl.* 17th century
540.   Specimen medicinae Sinicae, sive opuscula medica ad mentem Sinensium, continens I. De pulsibus libros quatuor à Sinico translatos. II. Tractatus de pulsibus ab erudito Europaeo collectos. III. Fragmentum operis medici ibidem ab erudito Europaeo conscripti. IV. Excerpta literis eruditi Europaei in China. V. Schemata ad meliorem praecedentium intelligentiam. VI. De indiciis morborum ex linguae coloribus & affectionibus. Cum figuris aeneis & ligneis: edidit Andreas Cleyer. Francofurti, sumptibus Joannis Petri Zubrodt, 1682.
[iv], 48; 99 [+9]; 54; [ii] 3–16 p. 3 woodcut illus. 30 copper pls. 10 ins.
> BM   Choulant. Hist. Anat. Illus. p. 362   SGC 1   Waller 9107

CLOOTHACK (MARCUS)
See CLOPTHACK (Marcus)

CLOPTHACK (MARCUS)
541.   De catalepsi. Lugduni Batavorum, apud Abrahamum Elzevier, 1687.
[16] p. 8 ins.

(Disp. med. inaug., Leyden, Friedrich Spanhem, praeses.)
> *Bd. with* LIPSTORP (Gustavus Daniel) *respondent.*
> De animalculis in humano corpore genitis, 1687.

CLOWES (WILLIAM) 1540–1604
542.   A profitable and necessarie booke of observations, for all those that are burned with the flame of gunpowder &c. and also for curing of wounds made with musket and caliver shot, and other weapons of warre, commonly used at this day both by sea and land, as here after shall be declared: with an addition of most approved remedies, gathered for the good and comfort of many, out of divers learned men both old and new writers. Last of all is adioyned a short treatise, for the cure of Lues Venera by unctions and other approved wayes of curing, heretofore by me collected: and now againe newly corrected and augmented in the yeare of our Lord 1596. 3rd ed. London, printed by M. Dawson, and are to be sold by Benjamin Allen and Peter Cole, 1637.
[iv] 52, 57–144 [ii] 147–225 p. diagrs. 7·5 ins.
> BM   SGC 1   STC 5443   Waller 2015   Wellcome 1507

CLUSIUS (CAROLUS)
See L'ÉCLUSE (Charles de)

CNOBLOCH (TOBIAS)
See KNOBLOCH (Tobias)

CNYRIMIUS (JOHANN NICOLAUS) *respondent*
543.   De vera origine fontium dulcium et salinorum. Marburgi Cattorum, typis Johannis Henrici Stockenii, 1686.
[2] 3–20 p. 8 ins.
> (Disp. inaug. physico-hydroscopica, Marburg, Johann Jakob Waldschmidt, praeses.)
> SGC 3

COBER (TOBIAS)
See KOBER (Thomas)

COCAIUS, COCCAJUS (MERLINUS) *pseud.*
See FOLENGO (Teofilo)

COCCEJUS (JOHANNES) *praeses*
See SAMPSON (Henry). De celebri indicationum fundamento, 1668.

COCKBURN (WILLIAM) 1669–1739
544.   A continuation of the account of the nature, causes, symptoms and cure of the distempers that are incident to seafaring people. Illustrated with some remarkable instances of the sicknesses of the fleet during the last summer, historically related. To which is prefix'd, an essay concerning the quantity of blood that is to be evacuated in fevers. Being the third part of the work. London, printed for Hugh Newman, 1697.
[xxiv] 153 [+3] p. 6 ins.
> Autograph copy.
> BM   Watt   Wing C 4816

545.   Oeconomia corporis animalis. Londini, excudebat
F. Leach, impensis Hugonis Newman, 1695.
[viii] 92 [+ ?] p. 7 ins.

  Imperfect; wanting all after G6.
  Collation of copy in Bib. Nat. is vi, 140 p.
  Bib. Nat. TC II 559 Watt Wing C 4817

Oeconomia corporis animalis.
In LE CLERC (Daniel) *and* MANGET (Jean Jacques),
comps. Bibliotheca anatomica, 1699, Vol. 2, pp. 1113–
1140.

COGAN (THOMAS) 1545–1607
546.   [The haven of health, chiefly made for the comfort
of students, and consequently for all those that have a
care for their health, amplified upon five wordes of
Hippocrates, written Epid 6. labour, meate, drinke,
sleepe, Venus: . . . Hereunto is added a preservation
from the pestilence. London, H. Midleton for W.
Norton, 1584.]
[vi] 284 [+18] p. 7 ins.

  T.-p., first 4 leaves and last leaf missing.
  Marginal notes.
  BM   Osler 2331   STC 5478

547.   The haven of health, chiefly made for the comfort
of students, and consequently for all those that have a
care of their health, amplified upon five wordes of
Hippocrates, written Epid. 6. labour, meate, drinke,
sleepe, Venus: . . . and now of late corrected and augmented. Hereunto is added a preservation from the
pestilence: with a short censure of the late sicknesse at
Oxford. London, Richard Field for Bonham Norton,
1596.
[xviii] 276 [+12] p. 7 ins.

  Illus. t.-p.
  BM   SGC 2   STC 5481

548.   . . . Another ed. London, printed by Melch.
Bradwood for John Norton, 1612.

  BM   Osler 2333   STC 5483   Wellcome 1530

549.   . . . the fourth edition, corrected and amended.
London, printed by Anne Griffin for Roger Ball, 1636.
[xvi] 321 [xxii] p. 7·5 ins.

  Wanting pp. 189/190
  BM   SGC 1   STC 5484   Waller 2036   Wellcome 1531

COGHAN (THOMAS)
See COGAN (Thomas)

COITER (VOLCHER) 1535–1600
De quadrupedum aliquot animalium sceletis.
In FALLOPPIO (Gabriele). Lectiones . . . de partibus
similaribus humani corporis, 1575, pp. 47–74.

550.   Externarum et internarum principalium humani
corporis partium tabulae, atque anatomicae exercitationes observationesque variae, novis, diversis, ac
artificiosissimis figuris illustratae, philosophis, medicis,
in primis autem anatomico studio addictis summè utiles
. . . Ad amplissimum et prudentissimum inclytae urbis

Noribergensis senatum . . . Noribergae, in officina
Theodorici Gerlatzeni, 1573.
[xiv] 133 [+1] p. 7 fold. pls. 14 ins.

  BM   SGC 1   Waller 2053

Tractatus anatomicus, de ossibus foetus abortivi et
infantis, dimidium annum nati: recensitus per Henricum
Eyssonium . . .
In LE CLERC (Daniel) *and* MANGET (Jean Jacques), *comps.*
Bibliotheca anatomica, 1699, Vol. 2, pp. 508–512.

See FALLOPPIO (Gabriele). Lectiones . . . de partibus
similaribus humani corporis, . . . a Volchero Coiter . . .
collectae . . . 1575.

COLBATCH (*Sir* JOHN) 1670–1729
551.   (1) A physico-medical essay concerning alkaly
and acid, so far as they have relation to the cause or
cure of distempers. Wherein is endeavoured to be
proved that, acids are not (as is generally and erroneo-
ously supposed) the cause of all or most distempers, but
that alkalies are. Together with an account of some
distempers, and the medicines, with their preparations,
proper to be used in the cure of them. As also a short
digression concerning specifick remedies . . . *Followed by*
(2) Some farther considerations concerning alkaly and
acid, by way of appendix to a late essay. Wherein the
terms are made clear, and the natures of them both more
fully explained: together with an answer to the objectiones that have been raised against some things contained in the said essay . . . The second edition corrected
and enlarged. London, printed for Dan. Brown, 1698.
[xxiv] 122 p. 6·5 ins.
(3) Novum lumen chirurgicum: or a new light of
chirurgery wherein is discovered, a much more safe and
speedy way of curing wounds, than hath heretofore
been usually practised. Illustrated with several experiments made in Flanders in the year 1694. *Followed by*
(4) Novum lumen chirurgicum vindicatum: or, the new
light of chirurgery vindicated from the many unjust
aspersions of some unknown calumniators. With the
addition of some few experiments made this winter,
being 169$\frac{4}{5}$ in England. 2nd ed. London, printed for
D. Brown, 1698.
86 p. 6·5 ins.

  Issued under title Four treatises of physick and chirurgery.
  BM   SGC 2   Wing C 5004

552.   A treatise of the gout: wherin both its cause and
cure are demonstrably shewn. To which are added som
medicinal observations concerning the cure of fevers;
etc., by the means of acids. 3rd ed. London, D. Brown
and A. Bell, 1699.
[ii] 235–399 [+1] p. 7 ins.

  Wing C 5015

553.   [Works]
Contents:
1. Novum lumen chirurgicum: or, a new light of
chirurgery. Wherein is discover'd a much more safe
and speedy way of curing wounds than has heretofore
bin usually practis'd. Illustrated with several experiments

made in Flanders in the year 1694. 3rd ed. London printed by J.D. for D. Brown, 1698.
58 p. 7 ins.

Wing C 4999

2. Novum lumen chirurgicum vindicatum: or, the new light of chirurgery. Vindicated from the many unjust aspersions of several unknown calumniators. With the addition of som few experiments made this winter 169⅘ in England. 3rd ed. London, printed by J.D. for D. Brown, 1698.
59–85 p. 7 ins.

Wing C 5002

3. A physico-medical essay concerning alkaly and acid, so far as they relate to the cause or cure of distempers. Wherein is endeavored to be prov'd, that acids are not (as is generally and erroneously suppos'd) the cause of all or most distempers, but that alkalies are. With an account of som distempers, and the medicins, with their preparations proper to be us'd in the cure of them. As also a short digression concerning specific remedies. 3rd ed. with som additions. London, printed by J.D. for D. Brown, 1698.
85–172 p. 7 ins.

Wing C 5005

4. Some farther considerations concerning alkaly and acid, being an appendix to a late essay wherein the terms are made clear, and the natures of them more fully explain'd. Together with an answer to the objections rais'd against som things contained in the essay. 3rd ed. with som additions. London, printed by J.D. for Daniel Brown . . . , 1698.
173–237 p. 7 ins.

Wing C 5011

5. A treatise of the gout: wherein both its cause and cure are demonstrably made appear. To which are added, some medicinal observations concerning the cure of fevers, etc. by the means of acids. London, printed for Daniel Brown . . . and Roger Clavel. 1697.
xxxii, 143 p.

Wing C 5013

6. The doctrine of acids in the cure of diseases farther asserted: being an answer to some objections raised against it by Dr. F. Tuthill of Dorchester in Dorsetshire. In which are contained some things relating to the history of blood: as also an attempt to prove what life is, and that it is principally supported by an acid and sulphur. To which is added an exact account of the case of Edmund Turner, Esq., deceased; as also the case of another gentleman now living, exactly parallel to Mr. Turner's. London, printed for Dan. Brown, . . . and Abel Roper, 1698.
xvi, 128 p. 7 ins.

Wing C 4995

7. A relation of a very sudden and extraordinary cure of a person bitten by a viper, by the means of acids. Together with some remarks upon Dr. Tuthill's vindication of his objections against the doctrine of acids. Wherein are contained several things in order to the further clearing of the said doctrine. London, printed for Dan. Brown . . . , Abel Roper . . . , and Tho. Leigh, 1698.
[xii] 116 p. 7 ins.

Wing C 5007
These seven items bd. together.

COLE (ABDIAH) 1610–70?
See PLATER (Felix) *the elder.* A golden practice of physick, 1662.

RIVIÈRE (Lazare). The practice of physick, 1678.

[RIVIÈRE (Lazare)]. The rationall physitian's library. 1661.

SENNERT (Daniel). Two treatises, 1660.

COLE (WILLIAM) 1626–62
See COLES (William) 1626–62

COLE (WILLIAM) 1635–1716
De secretione animali cogitata.
In LE CLERC (Daniel) *and* MANGET (Jean-Jacques), *comps.* Bibliotheca anatomica, 1685, Vol. 2, pp. 773–812. Also 1699 ed., Vol. 2, pp. 853–891.

Dissertatiuncula de mechanica ratione, peristaltici intestinorum motus. Ex o[b]servatione anatomica, qua ostenditur fibras, quae pro annularibus habentur, esse revera spirales. In latinam versa per authorem Gulielmum Cole M.D.
In LE CLERC (Daniel) *and* MANGET (Jean Jacques), *comps.* Bibliotheca anatomica, 1699, Vol. 1, pp. 804–806 [2nd seq.].

554. Novae hypotheseos, ad explicanda febrium intermittentium symptomata et typos excogitatae hypotyposis. Unà cum aetiologiâ remediorum; speciatim verò de curatione per corticem Peruvianum. Accessit dissertatiuncula de intestinorum motu peristaltico. Londini, impensis D. Browne . . . & S. Smith, 1693.
[xl] 266; [iv] 17 p. 7 ins.

Separate t.-p. for: 'Dissertatiuncula de mechanicâ ratione peristaltici intestinorum motus.'
BM   Dawson 1462   SGC 2   TC II 465   Wing C 5042

555. . . . Another ed. Ad exemplar Londinense recusum. Lipsiae, Joh. Jacobi Winckleri, 1695.
[xxiii] 278 [i] 16 [xii] p. 6·5 ins.

Bd. with DISCURSUS MEDICUS de impotentia virili, 1698.
Osler 2348

556. A physico-medical essay concerning the late frequency of apoplexies. Together with a general method of their prevention, and cure. In a letter to a physitian. Oxford, printed at the Theater, 1689.
[iv] 196 p. tabs. 7 ins.

Illustrated t.-p.
BM   Osler 2347   SGC 1   Wing C 5043

See SYDENHAM (Thomas) Opera universa . . . Editio altera . . . 1685.

COLES (William) 1626–62

557.   Adam in Eden: or, natures paradise. The history of plants, fruits, herbs and flowers. With their several names, whether Greek, Latin or English; the places where they grow; their descriptions and kinds; their times of flourishing and decreasing, as also their several signatures, anatomical appropriations, and particular physical vertues; together with necessary observations on the seasons of planting, and gathering of our English simples with directions how to preserve them in their compositions or otherwise. A work of such a refined and useful method, that the arts of physick and chirurgerie are so clearly laid open, that apothecaries, chirurgions and all other ingenuous practitioners, may from our own fields and gardens, best agreeing with our English bodies, on emergent and sudden occasions, completely furnish themselves with cheap, easie, and wholsome cures for any part of the body that is ill-affected. London, Nathaniel Brooke, 1657.

[xx] 1–144, 75–78, 145–165, 116–396, 1–66, 551–629 [xxii] p. 11 ins.

BM   SGC 1   Wing C 5087

558.   **COLLECTANEA** de diuturna graviditate, seriem tractatum, versa pagina exhibet. Amstelodami, apud Petrum van den Berge, 1662.

[iv] 60; 32 p. pl. 5 ins.

Contents: Portentosum lithopaedion, sive embryum petrefactum urbis Senonensis. Adjecta levi & succincta exercitatione: eaque Academica, de hujus indurationis causis naturalibus, a Joan. Albosio … Cui accessit Simonis Provancherii … de eadem re opinio.—Thomae Bartholini historiar. anatomic. rariorum centur. II historia c. de eodem foetu.—Ostentum seu historia mirabilis infantis in ventre a morte matris reperti post annos sexdecim et amplius graviditatis.—Arnoldi Senguerdii discursus de ostento dolano.—Observatio singularis Mussipontana foetus extra uterum, in abdomine retenti, tandemque lapidescentis. Separate t.-p. for each item.

BM   SGC 2

COLLECTANEA MEDICO-PHYSICA

See Blankaart (Stephan). Collectanea medico-physica … 1680–88.

559.   **COLLECTIONS OF ACUTE DISEASES.** Taken from the best authors that have written most accurately of some particular acute diseases. Very useful for surgeons that attend on the army, or go to sea. And for others that can't procure, or have not leisure to peruse large volumes. The first part contains all that the learned and experienced Dr. Sydenham has written of the smallpox and measles, being the most exquisite description of the nature, and several kinds of these diseases, with the manner of their beginning, increase, state, and declination; as also of the various symptoms that accompany them; together with the most exact method of managing the sick, and properest remedies to be exhibited to them. London, printed by F.C. and are to be sold by Henry Bonwicke, 1687.

vi] 101 [9] [ii] 8 p. 7 ins.

SGC 2   TC II 177   Wing P 1019

560.   **COLLEGIUM ANATOMICUM** . . . trium virorum Julii Jasolini Locri, Marci Aurelii Severini Thurii, Bartholomaei Cabrolii Aquitani, per quos singulos collatae operae posteriore paginae facie patescent. Collect. & promot. Joanne Georgio Volcamero. Hanoviae, sumptibus Christophori Le-Blon, typis Joannis Aubry, 1654.

[iv] 68 p. engr. pl. tab. 8 ins.

Bd. with Severino (Marco Aurelio). Seilo-phlebotome castigata, 1654.
SGC 2

COLMENERO DE LEDESMA (Antoine)

561.   Chocolata Inda. Opusculum de qualitate & naturâ chocolatae, Hispanico antehac idiomate editum: nunc verò curante Marco Aurelio Severino . . . in latinum translatum. Norimbergae, typis Wolfgangi Enderi, 1644.

[xx] 73 [+6] p. front. (double-page) 4 ins.

SGC 2

COLUMBO (Realdo)

See Columbus (Matthaeus Realdus)

COLUMBUS (Matthaeus Realdus) 1494?or1516?–59

562.   . . . De re anatomica libri XV. Venetiis, ex typographia Nicolai Bevilacquae, 1559.

[viii] 269 [+3] p. 13 ins.

Woodcut t.-p.
BM   Osler 897   SGC 1   Waller 2076   Wellcome 1546

563.   De re anatomica libri XV. Hisce iam accesserunt Iohannis Posthii . . . observationes anatomicae. Francofurti, apud Ioannem Wechelum, 1590.

[viii] 517 p. 7·5 ins.

Bd. with Varolio (Constanzo). Anatomiae … libri III, 1591.
Wellcome 1548

COLUMBUS (Michaelis), *ed.*

See Mercuriali (Geronimo). Consultationes et responsa medicinalia quatuor tomis comprehensa, 1624.

Mercuriali (Geronimo). De compositione medicamentorum tractatus … 1591.

Valverde di Hamusco (Juan). Anatome corporis humani … 1589.

COLUMNA (Fabius) 1567–1650

564.   Fabii Columnae … Minus cognitarum rariorumque nostro coelo orientium stirpium Ἔκφρασις qua non paucae ab antiquioribus Theophrasto, Dioscoride, Plinio, Galeno aliisque descriptae, praeter illas etiam in φυτοβασανω editas disquiruntur ac declarantur. Item de aquatilibus aliisque nonnullis animalibus libellus … Omnia fideliter ad vivum delineata, atque aeneis. Typis expressa cum indice in calce voluminis locupletissimo. Romae, apud Jacobum Mascardum, 1616.

[viii, 2] 3–340; lxxiii [+vii]; [xii] 99 p. illus. 8·5 ins.

Pt. 2 (separate t.-p.) is bound after De aqualitibus aliisque nonnullis animalibus libellus. Engr. t.-p.
University History of Science Collection. Schunck copy.
BM

565. Opusculum de purpura. Romae primum, an. 1616 editum, & nunc iterum luci datum operâ ac studio Johann-Danielis Majoris, medicinae D. Cujus novissime accesserunt annotationes quaedam. Kiliae, imprimebat Joachim Reumannus, 1674–75.

[xiv] 44 [x]; [viii] 114 [lxxiv] p. illus. 7·5 ins.
 University History of Science Collection. Schunck copy.

566. Purpura, hoc est de purpura ab animali testaceo fusa, de hoc ipso animali, alijsque, rarioribus testaceis quibusdam ... Cum iconibus ex aere ad vivum representatis, elencho rerum, et indice. Romae, apud Jacobum Mascardum, 1616.

[viii] 42 p. 8·5 ins.
 Engr. t.-p.
 Bd. with his Minus cognitarum rariorumque ... 1616.
 University History of Science Collection.
 BM Wellcome 1542

567. **De COMETIS** dissertationes novae clariss. virorum Thom. Erasti. Andr. Dudithii, Marc. Squarcialupi, Symon. Grynaei. [Basle], ex officina Leonardi Ostenii, sumptibus Petri Pernae, 1580.

2 pts.; [x] 196, 88 p. illus. (woodcuts) 8·5 ins.
 Contents: Iudicium Tho. Erasti de cometis.—Andr. Dudithii epistola ad Erastum de Squarcialupi sententia.—Squarcialupus de cometis adversus Erastum.—Erasti adversus Squarcialupum defensio.—Dudithij de cometis epistola ad D. Ioan. Cratonem.—Simonis Grynaei commentarij duo, unus de ignitis meteoris: alter de cometarum causis.
 Bd. with GESNER (Conrad). Epistolarum medicinalium, 1577.
 BM

568. **The COMPLEAT COOK**: expertly prescribing the most ready wayes, whether Italian, Spanish, or French, for dressing of flesh and fish, ordering of sauces, or making of pastry. London, printed by F. Leach for Nat. Brooks, and are to be sold by Tho. Guy, 1675.

[ii] 3–123 [vii] p. 6 ins.
 Bd. with The QUEENS CLOSET OPENED, 1674.
 Waller 19530

569. **The COMPLEAT MIDWIFE'S PRACTICE ENLARGED,** in the most weighty and high concernments of the birth of man. Containing a perfect directory or rules for midwives and nurses. As also a guide for women in their conception, bearing and nursing of children: From the experience of our English authors. Viz. Sir Theodore Mayern, Dr. Chamberlain, Mr. Nich. Culpeper, and others of foreign nations. With instructions of the Queen of France's midwife to her daughter, a little before her death, touching the practice of the said art. As also a farther discovery of those secrets kept close in the breast of Sir Theodore Mayern, Mr. Nicholas Culpeper, and other English writers, not made publick till now. The fifth edition corrected, and much enlarged, by John Pechey. The whole illustrated with copper plates. London, printed for H. Rhodes, ... J. Philips ... etc. etc. 1698.

[xvi], 290 p. pls. 6·5 ins.
 SGC 2 Wing P 1022

570. ... The fifth edition corrected, and much enlarged ... London, printed and sold by A. Bettesworth, 1699.

[xvi], 290 p. frontis. (port.) pls. 7 ins.
 Portrait is of Madame Louys Bourgeois, midwife to the Queen of France.

CONNOR (BERNARD) 1666–98

571. Evangelium medici: seu medicina mystica; de suspensis naturae legibus, sive de miraculis; reliquisque ἐν τοῖς βιβλίοις memoratis, quae medicae indagini subjici possunt. Ubi perpensis prius corporis naturâ, sano & morboso corporis humani statu, nec non motûs legibus, rerum status super naturam, praecipuè qui corpus humanum & animam spectant, juxta medicinae principia explicantur. Amstelaedami, apud Joannem Wolters, 1699.

[xvi] 193 [+10] p. 6 ins.
 Contents include: 'De secretione animali', 'Novum oeconomiae animalis exemplar' (running title) and 'Nova tabula oeconomiae animalis demonstrata Oxonii primum, ann. 1695. dein Londini, & tandem Cantabrigiae ann. 1696.'
 BM SGC 1

CONRAD (ISRAEL)

572. Dissertatio medico-physica de frigoris natura et effectibus. Typis & sumptibus Monasterii Olivensis, 1677.

[xx] 204 p. 5·5 ins.
 BM SGC 1

CONRING (HERMANN) 1606–81

573. De Germanicorum corporum habitus antiqui ac novi causis dissertatio. Helmestadi, ex officina Henningi Mulleri, impensis Martini Richteri, 1645.

[viii] 119 [+1] p. 7·5 ins.
 On fly-leaf: ex libris Ludovici Choulant. 1826.
 On t.-p. in MS: 'In altera editione haec addita sunt verba: Editio altera auctior' and (below the imprint) 'altera editio iterum excusa Helmestadi, anno MDCLII'. Waller has this edition.
 Marginal MS notes. Pages of MS additions to text are interleaved. Pagination in MS.
 SGC 2

574. De hermetica Ægyptiorum vetere et Paracelsicorum nova medicina liber unus. Quo simul in Hermetis Trismegisti omnia, ac universam cum Ægyptiorum tum chemicorum doctrinam animadvertitur. Helmestadii, typis Henningi Mulleri, sumptibus Martini Richteri, 1648.

[viii] 404 [xvi] p. 7·5 ins.
 ... Another copy. Partington Collection.
 BM Osler 2362 SGC 2

575. De sanguinis generatione et motu naturali opus novum ... Helmestadii, sumtibus Ieremiae Rixneri, excudit Henningus Mullerus, 1643.

[xvi] 364 [365–369] [i.e. 371] p. 7·5 ins.
 Port. in medallion on t.-p.
 SGC 2

Disputatio medica inauguralis de paralysi.
In JORDAN (Hieronymus). De eo quod divinum aut supernaturale est in morbis humani corporis, 1651.

Exercitatio physiologica de lacte.
In DEUSING (Anton). De motu cordis et sanguinis, 1655, pp. 585–621.

Programma in festo S. Michaelis archangeli.

In Jordan (Hieronymus). De eo quod divinum aut supernaturale est in morbis humani corporis, 1651.

See Behrens (Andreas) *respondent*. De calculo renum et vesicae. 1672.

Borrichius (Olaus). Hermetis, AEgyptiorum et chemicorum sapientia ab Hermanni Conringii . . . 1674.

Bossen (Joannes Henricus) *respondent*. De hydrope ascite, 1672.

Garmers (Johan) *respondent*. Disquisitionem de venaesectione, 1672.

Matthaeus (Theophilus) *respondent*. De peste, 1678.

Salmuth (Philipp). Observationum medicarum centuriae tres . . . 1648.

Theatrum Sympatheticum Auctum . . . 1662.

De **CONSERVANDA BONA VALETUDINE** opusculum versibus conscriptum . . . (Franc[ofurti]), apud Christianum Egenolphum, 1553.
See Salerno, School of.

CONSERVANDAE bonae valetudinis praecepta . . . 1582.
See Salerno, School of.

576. **CONSILIA MEDICINALIA,** cum mixtim praestantissimorium Italiae medicorum; tum seorsim Antonii Mariae Venusti . . . De gravissimis humani corporis malis curandis. Quibus accessere Iulii Caesaris Claudini Bononiensis . . . breves quidem, sed summè utiles tractatus de natura & usu lactis & seri, thermarum, guaiaci ligni, sassafras, salsae parilliae, chinae radicis, vini medicati, chalybis, stillicidiorum, balnei aquae dulcis tepidi, medicamentorum ex viperis. Collecta, digesta, polita ac edita omnia à Iosepho Lautenbachio . . . Francofurti, ex officina typographica Wolfgangi Richteri, impensis Iohannis Sartorii, 1605.
[xii] 368, 284 p. 7·5 ins.
. . . Another copy.
BM   SGC 2

CONSTANTIN (Robert)   –1605, *ed.*

See Celsus (Aurelianus *or* Aulus Cornelius). De re medica, libri octo, 1566. Also 1687 ed.

Dioscorides (Pedanius) [Pedacius] *Anazarbeus*. In Dioscoridis Anazarbei de medica materia libros quinque, 1558.

Theophrastus *Eresius*. De historia plantarum libri decem, 1644.

CONSTANTINUS *Afer*
See Constantinus *Africanus*

CONSTANTINUS *Africanus, c.* 1020–87
Constantini Africani . . . de animalium virtutibus naturalibus.
In Rivinus (Andreas). Veterum quorundam bonorum scriptorum libri . . . 1654.

De animalibus, liber I.
In Albucasis. Methodus medendi certa, 1541 pp. 329–334.

De elephantia, liber I.
In Albucasis. Methodus medendi certa, 1541, pp. 322–328.

De febribus liber.
In De Febribus, 1576, ff. 101ᵛ [i.e. 201ᵛ]–207ʳ [2nd seq.].

De humana natura, vel de membris principalibus corporis humani, liber I.
In Albucasis. Methodus medendi certa, 1541, pp. 313–321.

Liber de oblivione a Constantino africano editus.
In Isaac *Judaeus*. Omnia opera, 1515, vol. 2, ff. ccix–ccx.

Liber . . . de oculis.
In Isaac *Judaeus*. Omnia opera, 1515, vol. 2, ff. clxxij–clxxviiij.

Liber . . . de stomacho.
In Isaac *Judaeus*. Omnia opera, 1515, vol. 2, ff. clxxviiij–clxxxvj.

Liber . . . de virtutibus simplicium medicinarum.
In Isaac *Judaeus*. Omnia opera, 1515, vol. 2, ff. clxxxvj–clxxxix.

577. Opera, conquisita undique magno studio, iam primum typis evulgata, praeter paucula quaedam quae impressa fuerunt, sed & ipsa à nobis ad vetustissimorum exemplarium manuscriptorum veritatem tanta cura castigata, ut huius autoris antehac nihil aeditum censeri possit. Librorum aegrotis & medicis utilissimorum maximeque necessariorum catalogum haec pagina versa & prima epistola demonstrabunt. Basileae, per Henricum Petrum, (1536).
[xvi] 387 [+1] p. 12 ins.
On t.-p. 'Ex libris Petrj Praetorij W. Saxonis, philosoph. & medic. D.'
Bookplate of J. Baart de la Faille, med.
Date from colophon.
BM   SGC 1   Waller 2098   Wellcome 1574

578. Operum reliqua, hactenus desiderata, nuncque primum impressa ex venerandae antiquitatis exemplari, quod nunc demum est inventum. In quibus omnes communes loci, qui propriè theorices sunt, ita explicantur & tractantur, ut medicum futurum optimè formare & perficere possint: quaecunque enim Galenus iustò fusius habet clara & docta brevitate perstringit, & apud Hippocratem obscurioribus mirabilem lucem addit, disciplinarum omnium, praecipuè dialectices praesidijs instructissimus autor. Basileae, apud Henricum Petrum, (1539).
[xvi] 361 [+3] p. 13 ins.
pp. 347–361: 'Antonius Gaizo de somno ac eius necessitate, quidque faciat ad bonum digestionem,' which is the same work as his 'De somno et vigilia libellus.'
Date from colophon. pp. 43–46 supplied in MS.
BM   Osler 3891   Wellcome 1575

See Galen (Claudius). Terapeutica: megatechni . . . a Constantini aphricano . . . studiose abbreviati: & ad epitomatis formam accuratissime reducti.

[*In* Isaac *Judaeus*. Omnia opera. vol. 2. ff. clxxxix–ccix].

Haly Abbas. Liber pantegni ysaac israelite . . . quem Constantinus aphricanus . . . sibi vendicavit.
[*In* Isaac *Judaeus*. Omnia opera, 1515, vol. 2, ff. i–cxliiij].

Isaac *Judaeus*. Viaticum ysaac: in septem partitum libros: quod Constantinus aphricanus . . . latinum fecit . . . [*In* Isaac, *Judaeus*. Omnia opera, 1515, vol. 2, ff. cxliiij–clxxj].

CONSTANTINUS *Carthaginensis*
See Constantinus *Africanus*

CONTE (Jean Le)
See Le Conte (Jean)

CONTECILLUS (Joannes Angelus de)
See Angelus de Contecillus (Joannes)

CONVENT (Arnoldus van) *respondent*
579. De ephialte. Lugduni Batavorum, apud Abrahamum Elzevier, 1698.
[16] p. 8 ins.
> (Disp. med. inaug., Leyden, Gerardus Noodt, praeses.)
> *Bd. with* Rojestein (Johannes a) *respondent*. De arthritide, 1683.

COOKE (James) 1614–85
580. Mellificium chirurgiae: or, the marrow of chirurgery. An anatomical treatise. Institutions of physick, with Hippocrates's aphorisms largely commented upon. The marrow of physick, shewing the causes signs and cures of most diseases incident to human bodies. Choice experienced receits for the cure of several distempers. The fourth edition, enlarged with many additions, and purged from many faults that escaped in the former impressions. Illustrated in its several parts with twelve brass cuts. London, printed by T. Hodgkin, for William Marshall, 1685.
[xvi], 408, 417–616 [12] p. fold. illus. pls. 8 ins.
> SGC 1 TC II 104 Waller 2104 Wing C 6015

581. Supplementum chirurgiae or the supplement to the marrow of chyrurgerie. Wherein is contained fevers, simple and compound, pestilential, and not, rickets, small pox and measles, with their definitions, causes, signes, prognosticks, and cures, both general, and particular. As also the military chest, containing all necessary medicaments, fit for sea, or land-service, whether simples, or compounds, such as purge, and those that do not; with their several vertues, doses, note of goodness, &c. as also instruments. Amongst which are many approved receipts for several diseases. London, printed for John Sherley, 1655.
[xii] 431 p. 5·5 ins.
> BM Dawson 1517 SGC 2 Waller 2105 Wing C 6017

COOPER (William)
See Cowper (William)

COP (Guillaume) 14 ?–1532, *ed.*
See Galen (Claudius). De affectorum locorum notitia . . . (1513).

Hippocrates. De ratione victus in morbis acutis: seu, de ptisana, liber primus (-quartus). Guilielmo Copo Basiliensi interprete.
[*In* Hippocrates. Hippocrates ac Galeni libri aliquot, 1532 pp. 165–270. *Also in* Hippocrates. Aphorismorum . . . sectiones septem, 1543, pp. 122–192.]

Hippocrates. Opera, 1526.

Hippocrates. Praesagiorum liber primus (-tertius). Guilielmo Copo Basiliensi interprete.
[*In* Hippocrates. Hippocrates ac Galeni libri aliquot 1532, pp. 87–134. *Also in* Hippocrates. Aphorismorum . . . sectiones septem, 1543, pp. 69–101. *Also in* Hippocrates . . . Prognosticorum . . . libri tres, 1543.]

Paulus *Ægineta*. Pharmaca simplicia, 1532.

COPHO 11th cent.
Anatomia porci.
In Eichmann (Johann). Anatomiae . . . pars prior, 1537, pp. 57–59.

De variis medendi morbis libellus.
In Caesarius (Joannes). In hoc opusculo continentur hi infra scripti libri sive tractatus profecto utilissimi studiosis rei medicae ordine tres . . . 1534.

Cophonis tractatus de arte medendi, omnibus morborum curam auspicaturis apprime necessarius.
In Mesuë (Johannes) *the younger*. Opera, 1541. ff. cccxiiij[v]–cccxviij[r]. *Also in* 1602 ed., Vol. 2, ff. 273[v]–278[r].

COPUS (Guielmus)
See Cop (Guillaume)

CORBERUS (Hermannus Fridericus) *respondent*
582. Exercitatio chimica de menstruis. Jenae, literis Krebsianis, 1674.
[32] p. 7·5 ins.
> (Diss. inaug?, Jena, Georg Wolffgang Wedel, praeses.)
> *Bd. with* Major (Johann Daniel). Historia anatomica calculorum, 1662.
> BM SGC 1

CORCYRAEUS (Nicolaus Petreius)
See Meletius. De natura structuráque hominis opus, 1552.

CORDAEUS (Mauricius), **CORDATUS** (Maurus), **CORDE** (Maurice de la)
See La Corde (Maurice de)

CORDUS (Euricius) 1486–1538
583. Ein nützlich bǔchly, darinn allerley gewüsse unnd bewârte stuck und artzny für die grusamme plag dess Steinwees, Begriffen: durch den wytberǔmpten Doctor der artzny Euricium Cordum Beschriben, mit einer vorred Joannis Dryandri Medici. (Marpurg, 1542.)
[11] ff. 5 ins.
> Imprint from foreword. MS notes on last blank leaves.
> Wellcome 1592

See Eichmann (Johann). New Artznei und Practicierbuchlin, zu allen Leibs gebrechen und Kranckheyten. Sampt andern heylsamen Tractatlin D. Euricij Cordi und H. Hieronymi Bock, (1557).

CORDUS (Valerius) 1515–44
584.   Dispensatorium pharmacorum omnium, quae in usu potissimùm sunt. Ex optimis autoribus, tàm recentibus quàm veteribus, collectum, ac scholiis utilibus illustratum, in quibus inprimis simplicia diligenter explicantur. Autore primo Valerio Cordo. Antehac cum aliis pluribus, ad hanc rem pertinentibus, quae sequentibus indicantur: opera et studio Collegii Medici inclytae Reipub. Noribergensis, emendatius ac selectis compositionibus auctius: nunc verò ex tertia editione multò emaculatius publicatum . . . Noribergae, excudebat Paulus Kaufmann, 1612.
[xii] 295 [+9]; [xi] p. 12 ins.

> Last 11 p. comprise: 'Leges ac statuta ampliss. senatus Norimbergensis, ad medicos, pharmacopoeos, & alios pertinentia.'
> BM   Watt

585.   Pharmacorum conficiendorum ratio. Vulgò vocant dispensatorium. Ex omni genere bonorum authorum, cum veterum tum recentium collectum, & scholijs utilissimis illustratum. Denuò doctissimi atque praestantis viri, medicae facultatis doctoris, studio & diligentia auctum & emendatum . . . Nerobergae, in officina Ioannis Daubmani imprimebatur, 1551.
[xxxi] 508 [i] p. 6 ins.

CORIOLANUS (Christophorus) 1540–1600?
See Mercuriali (Geronimo). De arte gymnastica libri sex. Editio novissima, aucta, emendata, authenticis & figuris Christophori Coriolani exornata, 1672.

CORNACCHINUS (Marcus)   –1621
Methodus qua omnes humani corporis affectiones ab humoribus copia vel qualitate peccantibus genitae, tutò, citò, & jucundè, chymicè & Galenice curantur.
In Hartmann (Johann). Opera omnia medico-chymica . . . 1684, Vol. 1, pp. 144–170. *Also in his* Praxis chymiatrica . . . 1682, pp. 225–329 [xxix] p. [2nd seq.].

See Mercuriali (Geronimo). Commentarii eruditissimi . . . A Marco Cornacchino . . . excepti, nunc primum in lucem editi . . . 1602.

CORNANUS (Cerastus Cornelius) *pseud.*
See Cerastus Cornanus (Cornelius) *pseud.*

CORNARIUS (Janus)
See Hagenbut (Johann)

CORNARO (Luigi) 1467–1566
Tractatus de vitae sobriae commodis.
In Leys (Leonard). Hygiasticon seu vera ratio valetudinis bonae et vitae. 1613.

CORNAX (Mathias) *fl.* 1520
Historia gestationis in utero foetus mortui per annos plus quatuor . . .
In Dodoens (Rembert). Medicinalium observationum exempla rara, 1581, pp. 306–316.
Historia secunda: quod eadem femina denuò conceperit, & gestaverit foetum vivum, perfectum, masculum,

ad legittimum pariendi tempus: quodque ex posthabita sectione, mater unà cum puella interierit.
In Dodoens (Rembert). Medicinalium observationum exempla rara, 1581, pp. 316–321.

586.   Medicae consultationis apud aegrotos secundum artem & experientiam salubriter instituendae enchiridion: libellus unus pro multis. Adiectae sunt & historiae aliquot, gestationis in utero foetus mortui, &c. eodem autore. . . . Basileae, per Ioannem Oporinum (1564).
[xv] 227 [+19] p. 6.5 ins.

> Date from colophon.
> BM

CORNIGERUS (Josephus) *pseud., praeses*
See Alecthrochoras (Bartholomaeus) *pseud., respondent.* Dissertatio theoretico-practica de . . . hanreitatum materia, quam . . . praesidente . . . Dn. Josepho Cornigero Cornuto . . .
[*In* Facetiae Facetiarum, 1627, part 16; 1647, pp. 445–510; 1657, pp. 425–489.]

CORTE (Claudio)
587.   Il cavallarizzo . . . nel qual si tratta della natura de' cavalli, del modo di domarli, & frenarli; et di tutto quello, che a' cavalli & à buon cavallarizzo s'appartiene. In Venetia, appresso Giordano Ziletti, 1562.
[xii] 9–130 [i.e. 126] ff. 8 ins.

> Bullock Collection.

CORTESE (Isabella)
588.   Secreti della Signora Isabella Cortese ne'quali si contengono cose minerali, medicinali, arteficiose, & alchimiche. Et molte de l'arte profumatoria, appartenentia ogni gran signora. Di nuovo ristampati, & con diligenza corretti. In Venetia, appresso Carlo Conzatti, 1665.
[xxiv] 329 p. 5.5 ins.

> Bullock Collection.
> BM

CORTESI (Giovanni-Battista) 1554–1636
589.   Tractatus de vulneribus capitis, in quo omnia, quae ad cognitionem, curationémque laesionum calvariae attinent, accuratè considerantur, et singula, quae ab Hippocrate tradita sunt in libro περὶ τῶν τραυμάτων τῆς κεφαλῆς uberrimis commentarijs illustrantur. Adiecti sunt in calce duo tractatuli: alter de contusione calvariae in pueris, alter de eorundem hydrocephalo. Ad illustrissimum Dominum Alexandrum Ursum . . . Messanae, typis Petri Breae, 1632.
[xv] 341 [xxviii]; 31 [viii] p. engr. illus. 8 ins.

> Colophon, dated 1631.
> BM   SGC 2   Waller 2143   Wellcome 1632

See Varolio (Constanzo). Anatomiae, sive de resolutione corporis humani . . . libri IIII. a Joan. Baptista Cortesio . . . nunc primum editi . . . 1591.

CORTI (Matteo) 1475–1542
Ad Tyrunculos dosandi methodus.
In Opuscula Illustrium Medicorum de Dosibus, 1584, pp. 1–38.

590. Matthaei Curtii Papiensis de prandii ac caenae modo libellus. Romae, apud Paulum Manutium, Aldi F. 1562.

[vi] 90 p. 8.5 ins.

> Bookplate: Ex libris Aldis.
> Bullock Collection.
> BM

591. De venae sectione quum in alijs affectibus, tum vel maximè in pleuritide liber. Lugduni, apud Seb. Gryphium, 1538.

189 [+3] p. 7 ins.

> MS marginal notes.
> BM SGC 1

See MONDINO *de Liucci*. Matthaei Curtii Papiensis . . . in Mundini anatomen commentarius . . . 1551.

CORTILIO (SEBASTIANUS)
De chirurgica institutione lib. V. Followed by Practica [chirurgica].
In MARQUARD (Johann). Practica medicinalis, 1610, pp. 331–705.

COSTA (CHRISTOPHORUS À) ?1515–80 or 1594
Aromatum et medicamentorum in orientali India nascentium liber: plurimum lucis adferens iis quae à Doctore Garcia de Orta in hoc genere scripta sunt: Caroli Clusii Atrebatis opera ex Hispanico sermone Latinus factus, in epitomen contractus, & quibusdam notis illustratus. Altera editio. Antverpiae, ex officina Plantiniana, apud viduam, & Ioannem Moretum, 1593.
In GARCIA AB HORTO. Aromatum et simplicium aliquot medicamentorum apud Indos nascentium historia, 1593, pp. [225]–312.

COSTAEUS (JOANNES)
See COSTEO (Giovanni)

COSTEO (GIOVANNI)   –1603, *ed.*
See AVICENNA [Canon medicinae], 1595.

AVICENNA. Libri in re medica omnes, 1564.

MESUË (Johannes) *the younger*. Opera . . . 1602.

COURTIN (GERMAIN)   –1587
See GUILLEMEAU (Jacques). Les oeuvres de chirurgie de Jacques Guillemeau . . . enrichies de plusieurs traictez, pris des lecons de Me. Germain Courtin . . . 1649.

COURVÉE (JEAN DE LA)
See LA COURVÉE (Jean de)

COWPER (WILLIAM) 1666–1709
592. The anatomy of humane bodies, [with figures drawn after the life by some of the best masters in Europe, and curiously engraven in one hundred and fourteen copper-plates. Illustrated with large explications, containing many new anatomical discoveries and chirurgical observations. To which is added an introduction explaining the animal oeconomy]. Oxford, printed at the Theater for Sam. Smith and Benj. Walford, 1698.

[141] p. front. (port.) 114 pls. 21 ins.

> T.-p. imperfect—title taken from SGC. Additional engr. t.-p. For an account of the relation between Bidloo's Anatomia humani corporis and this work *see* Choulant's Anat. Illus., p. 252. Portrait is of the author (mezzotint).
> BM SGC 1 TC III 64 Wing C 6698

See BIDLOO (Govert). Gulielmus Cowper, criminis literarii citatus, coram tribunali nobiliss. ampliss. Societatis Britanno-Regiae, 1700.

COYTER (VOLCHER)
See COITER (Volcher)

CRAANEN (THEODORUS) 1620–88
593. Tractatus physico-medicus de homine, in quô status ejus tam naturalis, quam praeternaturalis, quoad theoriam rationalem mechanicè demonstratur. Lugduni Batavorum, apud Petrum vander Aa, 1689.

[xvi] 765 [+51] p. 37 pls. (fold.) 8 ins.

> Pl. 36 imperfect; wanting pl. 17.
> BM SGC 1

CRAMER (HENRICUS) *of Coervorden, comp.*
See LEYDEN UNIVERSITY. Anatomical Theatre. Catalogus antiquarum et novarum rerum, 1671.

CRASSO (GIULIO PAOLO)   –1574
Andreae Cornelio patritio Veneto, amplissimo Brixiae episcopo [epistola].
In GUENTHER (Johann) *von Andernach*. Anatomicarum institutionum, ex Galeni sententia, libri IIII, 1541, pp. 125–130.

Quaestiones naturales et medicae a Iunio Paulo Crasso Patavino editae.
In MEDICI ANTIQUI GRAECI, 1581, pp. 94–108. [2nd seq.]

See ARETAEUS, *Cappadox*. De causis & signis acutorum morborum liber I(–II). Iunio Paulo Crassio Patavino interprete.
[*In* MEDICAE ARTIS PRINCIPES, 1567, cols. 1–96 [1st seq.].
Also in MEDICI ANTIQUI GRAECI, 1581, pp. 3–145.]

HIPPOCRATES. De medicamentis purgatoriis, libellus nunquam prius in lucem editus. Iunio Paulo Crasso interprete.
In GUENTHER (Johann) *von Andernach*. [Anatomicarum institutionum, ex Galeni sententia, libri IIII, 1541.]

MEDICI ANTIQUI GRAECI . . . Omnes a Iunio Paulo Crasso . . . latio donati . . . 1581.

RUFUS, *of Ephesus*. De appellationibus partium corporis humani, libri III. . . . Horum librorum primus a Iunio Paulo Crasso latinitate donatus est . . .
[*In* MEDICAE ARTIS PRINCIPES, 1567, col. 101–128 [1st seq.]].

THEOPHILUS, *Protospatharius*. De hominis fabrica, lib. v. Iunio Paulo Crasso Patavino interprete. 1555. Also 1556 ed. *Also in* GUENTHER (Johann) *von Andernach*. Anatomicarum institutionum, ex Galeni sententia, libri IIII, 1541.

CRASSO (JÉRÔME) *fl.* 1560
594. De calvariae cura[t]ione tractatus duo (Venetiis, 1560).
[12] ff. 6 ins.

Contents: Tractatus 1. Tractatus de fractura ossis capitis, quod craneum, seu calvariam vocamus.—Tractatus 2. De communibus ossium fractorum curationibus, tractatus secundus.
Imprint from colophon.
Indecipherable MS note on t.-p. dated Padua 1561.
. . . Another copy *bd. with* BIONDO (Michel-Angelo). De partibus ictu sectis citissime sanandis, 1542. Christie Collection.
BM   Kestner, p. 228.   SGC 1

CRASSUS (HIERONYMUS)
See CRASSO (Jérôme)

CRASSUS (JUNIUS PAULUS)
See CRASSO (Giulio Paolo)

CRATO VON KRAFFTHEIM (JOHANNES) 1519–86
Analogismus, sive artificiosus transitus à generali methodo ad exercitationem particularem.
In his Consiliorum medicinalium . . . liber singularis, 1598, pp. [xxxviii–lxvii]. And in other eds.

595. Assertio . . . pro libello suo germanico, modo tertiùm recuso, in quo pestilentem febrem putridam ab ea quae à contagione oritur lateque disseminatur, discernit. Adiuncta est brevis de contagione & putridine, vera etiam curandi & praecavendi contagiosam febrem pestilentem ratione commentatio & commonefactio. Francofurdi, apud heredes Andreae Wecheli, 1585.
61 p. 6·5 ins.

> *Bd. with* CLAUDINI (Julius Caesar). De ingressu ad infirmos libri duo, 1617.
> SGC 1

596. Consiliorum medicinalium conscriptorum à praestantiss. atque exercitatiss. nostrorum temporum medicis, liber singularis. Opus, cum ad gravissimorum affectuum curationem, tum ob doctrinae varietatem, omnibus medicinam exercentibus summe necessarium, ac maxime fructuosum. Adiuncto indice rerum omnium memorabilium copiosissimo. Nunc primum studio & opera Laurentii Scholzii . . . hoc modo in lucem editus. Francofurti ad Moenum, apud Andreae Wecheli haeredes, Claudium di Marni, & Ioh. Aubrium, 1598.
[lxviii] p. 1164 cols. [i.e. 582 p.] [xviii] p. 13·5 ins.

> *Contents include:* 'Iohannis Cratonis, à Kraftheim . . . Μικροτεχνη seu parva ars medicinalis' and 'Analogismus, sive artificiosus transitus à generali methodo ad exercitationem particularem doct. Iohannis Cratonis à Kraftheim'.
> Engr. t.-p. Double column text.
> Vellum binding dated 1599.
> BM

597. Consiliorum & epistolarum medicinalium, liber primus. Studio & labore Laurentii Scholzii . . . in lucem editus . . . Francofurti, in officina Danielis ac Davidis Aubriorum & Clementis Schleichii, 1620.
[viii] 337 [+6] p. 6 ins.

598. Consiliorum et epistolarum medicinalium Joh. Cratonis a Kraftheim . . . et aliorum praestantissimorum medicorum, liber secundus; nunc primum studio & opera. Laurentii Scholzii . . . in lucem editus. Hanoviae, typis Wechelianis, apud Claudium Marnium, & heredes Ioan. Aubrii, 1609.

421 [+3] p. 6 ins.

> *Bd. with* 1620 ed. of vol. 1.

599. Consiliorum et epistolarum medicinalium, Joh. Cratonis a Kraftheim . . . et aliorum excellentissimorum, ac philosophorum, liber tertius nunc primum labore & industria Laurentii Scholzii . . . in lucem editus. Hanoviae, sumptibus Johannis Pressii, 1646.
496 p. 6 ins.

> pp. 449–496: Μικροτέχην seu parva ars medicinalis.
> *Bd. with* 1620 ed. of vol. 1.

600. [Co]nsiliorum, et epistolarum medicinalium Joh. Cratonis a Kraftheim . . . et aliorum praestantissimorum medicorum, liber quartus; nunc primum studio & labore Laurentii Scholzii . . . in lucem editus. Hanoviae, typis Wechelianis apud haeredes Ioh. Aubrii, 1614.
629 [+3] p. 6 ins.

> *Contents include:* pp. 443–463; Succini historia, breviter & succincte descripta, a . . . D. Andrea Aurifabro. pp. 465–472: De rana et lacerta. succino Prussiaco insitis. Danielis Hermanni Prussi, discursus philosophicus.
> [Wanting illus. on p. 465 noted in B. Osler. in the ed. of 1593.]
> pp. 473–629: Commentarius de vera praecavendi et curandi febrem pestilentem contagiosam ratione, Iohan. Cratonis à Kraftheim . . . Germanico idiomate conscriptus. Nunc in Latinum, ex postrema & locupletissima ipsius authoris recognitione conversus, additis plurimis remediorum formulis nunquam antea editis, studio & opera Martini Weinrichii Vrat. Addita est eiusdem assertio Latina pro libello Teutonice edito.

601. Consiliorum et epistolarum medicinalium, Ioh. Cratonis a Kraftheim . . . et aliorum praestantissimorum medicorum, liber quintus; nunc primùm labore & studio, Laurentii Scholzii . . . in lucem editus. Francofurti, apud Andreae Wecheli heredes, Claudium Marnium & Ioan. Aubrium, 1594.
643 [+1] p. 6 ins.

> pp. 609–643; with separate t.-p.: De morbo gallico commentarius, nunc primum studio & opera, Laurentii Scholzii . . . in lucem editus.
> Osler 2388

602. Consiliorum et epistolarum medicinalium. Ioh. Cratonis a Kraftheim . . . et aliorum praestantissimorum medicorum, liber quintus; nunc secundo labore & studio Laurentii Scholzii . . . in lucem editus. Hanoviae, typis Wechelianis, impensis Danielis ac Davidis Aubriorum & Clementis Schleichii, 1619.
643 [+i] p. 6 ins.

> pp. 609–643, with separate t.-p.: De morbo gallico commentarius, nunc primum studio & opera, Laurentii Scholzii, . . . in lucem editus.
> *Bd. with* 1614 ed. of liber quartus.

603. Consiliorum et epistolarum medicinalium . . . liber septimus; nunc primum labore & studio Laurentii Scholzii . . . in lucem editus: cui post indicem consiliorum, analogismus, sive artificiosus transitus à generali methodo, ad exercitationem particularem D. Iohan. Cratonis à Kraftheim . . . praefigitur. Hanoviae, typis Wechelianis, apud heredes Ioan[nis] Aubrii, 1611.
[clix] 843 p. 6·5 ins.

604. Methodus θεραπευτικη, ex sententia Galeni &
Ioannis Baptistae Montani . . . scripta à Ioanne Cratone
. . . His accessit idaea Hippocratica, de generatione
pituitae, methodus de humore melancholico, de victus
ratione: eodem autore. [i.e. I. B. Montanus.] Basileae,
per Ioannem Oporinum (1555).
190 [i] p. 6·5 ins.
> Date from colophon.
> BM   Watt

605. In Cl. Galeni divinos libros methodi therapeutices.
Perioche methodica, in qua perspicua brevitate obscura
explicata esse, & quae reprehensionem habuerunt,
confirmata, videbit lector. Accessit his demonstratio,
quo modo ex generali methodo, exercitatio sive singulorum morborum curatio petenda sit. Basileae, (per
Petrum Pernam), 1563.
[xxiii] 431 p. 6·5 ins.
> Printer's name from colophon.
> Watt

Μικροτεχνη, seu parva ars medicinalis.
In his Consiliorum medicinalium . . . liber singularis,
1598, pp. [xxix–xxxvii]. And other eds.

See DUDITH (Andreas) *von Horekovicz*. De cometis
epistola ad D. Ioan. Cratonem.
In DE COMETIS dissertationes, 1580, pp. 167–196.

MONTE (Giovanni Battista). In nonum librum Rhasis ad
R. Almansorem lectiones . . . integritati restituae a
Ioanne Cratone . . . 1562.

CRAUSE (RUDOLF WILHELM) 1642–1718
606.   De ictero flavo. Jenae, literis Joh. Jacobi Bauhoferi, 1672.
[ii] 38 p. 7·5 ins.
> (Diss. inaug., Academia Salana, Jena.)
> *Bd. with* MAJOR (Johann Daniel). Historia anatomica calculorum,
> 1662.
> BM

—*praeses*
See STRUVE (Johannes Philippus) *respondent*. De fonticulis, 1675.

CRELLIUS (JACOBUS)
See SALERNO, School of. De conservanda bona valetudine
opusculum versibus conscriptum . . . Opera & studio
J. Curionis & J. Crellii . . . (1553).

CREMA (LIBERALIS)
See SPIEGHEL (Adriaan van den). De formatu foetu liber
singularis. Opera posthuma studio Liberalis Cremae
Tarvisini . . . edita. 1631.

CREMONINI (CESARE) 1552–1631
607.   De calido innato, et semine, pro Aristotele
adversus Galenum. Lugd. Batavorum, ex officina
Elseviriana, 1634.
384 p. 4·5 ins.
> BM   SGC 2

CRESSIUS (SEBASTIANUS)
608.   De plica german. Wichtel-zopff. Heidelbergae,
litteris Samuelis Ammonii, 1682.
24 p. 7·5 ins.
> (Diss. inaug., Heidelberg, Frid. Chr. Winclerus,
> praeses.)
> *Bd. with* MELETIUS. De natura structuráque hominis opus . . .
> 1552.
> BM   SGC 1

CROCE (GIOVANNI ANDREA DELLA) 1514–75
609.   Chirurgiae universalis opus absolutum. In quo
quorumcunque affectuum universo corpori humano
obvenientium, & ad chirurgi curam spectantium, notio,
praedictio, atque curatio perspicua methodo narrantur,
& tam medicorum insignium auctoritate, quàm
experimentorum approbatione confirmantur. Addita
insuper est Officina chirurgica, in qua nempe instrumenta omnia aliaque chirurgico convenientia suis
figuris delineata expressaque cernuntur. Venetiis, apud
Robertum Meiettum, 1596.
[iv] 108; 260; 71 p. illus. 13·5 ins.
> BM   SGC 1   Waller 2275

610.   Cirugia universale e perfetta di tutte le parti
pertinente all' ottimo chirurgo . . . Nellaquale si contiene
la theorica, & prattica di ciò, che può essere nella cirugia
necessario: come più ampiamente nel sommario si
dichiara. Aggiuntovi di nuovo in quest' ultima impressione, oltre li dissegni di tutti gl'istromenti antichi, &
moderni in tal arte necessarij, le figure de cauterii, &
anatomia, con le dichiarationi del medesimo authore
. . . Venetia, appresso Roberto Meglietti, 1605.
[x] 319 ff. illus (woodcuts) 12 ins.
> Wanting ff. 82, 87. 2 leaves MS notes at end.
> SGC 1   Wellcome 1670

611. Officina aurea. Das ist, Güldene Werckstatt der
Chirurgy oder Wundtartzney, von allen Gliedtmassen
dess gantzen menschlichen Leibs und derselbigen
eusserlichen Gebrechen. Als, den viel und mancherley
unnaturlichen Geschwůlsten, Wunden, Geschwårn,
Frantzosen, Beinbrůchen, Verrenckungen, vermischten
unnd unvermischten Artzneyen und allen nohtwendigen
Instrumenten gantz conterfåtisch vorgestelt: erstlich
von Ioanne Andrea de Cruce . . . beschrieben, nun
mehr aber allen Wundtartzten unnd Liebhabern solcher
Kunst, die der frembden Sprachen unerfahrn, zum
besten, auss dem Italienischen, als seinem Original in
unsere hoch Teutsche Sprach versetzt, durch Petrum
Uffenbachium . . . Getruckt zu Franckfort am Meyn
bey Johann Saurn, in Verlegung Jonae Rhodii, 1607.
[xx] 716 [ix] p. illus. 13·5 ins.
> Imperfect. Wanting pp. 665–668. Engraved border to t.-p.
> SGC 1   Waller 2278

See VIGO (Giovanni di). La prattica universale in cirugia
. . . Con due trattati di Gio. Andrea dalla Croce, l'uno
in materia delle ferite, l'altro del cauar l'armi, e le
saette fuori della carne . . . 1685.

CRÖKER (CHRISTOPHORUS)
See LEICHNER (Eckard). De generatione seu propagativa animalium, plantarum & mineralium . . . 1649.

CROESER (HERMANN DE) 1510–73
See HIPPOCRATES. Liber primus et tertius de morbis epidemiis, . . . cum commentariis Galeni, Hermanno Cruserio Campensi interprete . . . 1534.

CROLL (HEINRICH) *respondent*
Assertiones chymiatricae, de natura catarrhorum, etc.
In HARTMANN (Johann) *praeses*. Disputationes chymico-medicae. 1611, pp. 60–71. *Also in* HARTMANN (Johann) *praeses*. Disputationes chymico-medicae VI, pp. 29–31. [*In* HARTMANN (Johann). Opera omnia medico-chymica . . . 1684, vol. 4.]

CROLL (OSWALD) 1580–1609
612.   Basilica chymica, continens philosophicam propria laborum experientia confirmatam descriptionem & usum remediorum chymicorum selectissimorum e lumine gratiae & naturae desumptorum. In fine libri additus est eiusdem autoris tractatus novus 'De signaturis rerum internis'. Coloniae Allobrogum, excudebat Paulus Marcellus, 1610.
[xviii] 3–364 [lx]; [xiv] 92 [xxxvi] p. 6 ins.
> T. p. bears device of Gryphius.
> Christie Collection.

613.   . . . Another ed. Genevae, apud Philippum Albertum, 1631.
[xxxix] 364 [lix]; [xiv] 92 [xxxvi] p. 6·5 ins.
Basilica chymica, pluribus selectis & secretissimis propria manuali experientia approbatis descriptionibus, & usu remediorum chymicorum selectissimorum aucta à Johanne Hartmanno.
128 p.
In HARTMANN (Johann). Opera omnia medico-chymica . . . 1684, vol. 2.
Tractatus de signaturis.
129–150 [viii] p.
In HARTMANN (Johann). Opera omnia medico-chymica . . . 1684, vol. 2.

See LIBAVIUS (Andreas). Appendix necessaria Syntagmatis arcanorum chymicorum . . . 1615. De magia Paracelsi ex Crollio . . . pp. 1–87 [2nd seq.].

CRONENBURGIUS (BERNARDUS DESSENIUS)
See DESSEN (Bernard) *von Kronenburg*

CROOKE (HELKIAH) 1576–1635
614.   Μικροκοσμογραφια; A description of the body of man. Together with the controversies thereto belonging. Collected and translated out of all the best authors of anatomy, especially out of Gasper Bauhinus and Andreas Laurentius. Published by the Kings Majesties especiall direction and warrant according to the first integrity, as it was originally written by the author. The second edition corrected and enlarged. Printed at London by Thomas and Richard Cotes and are to be sold by Michael Sparke, 1631.
[xxviii] 1004 p. illus. 13 ins.

Additional engr. t.-p. The second part, separately paginated [iv] 64 [iii] p. entitled An explanation of the fashion and use of three and fifty instruments of chirurgery. Gathered out of Ambrosius Pareus, the famous French chirurgian, and done into English, for the behoofe of yong practitioners in chirurgery, by H.C.
Osler 2395   SGC 1   STC 6063   Waller 2218   Wellcome 1686

615.   Μικροκοσμογραφια; A description of the body of man. Together with the controversies and figures thereto belonging. Collected and translated out of all the best authors of anatomy, especially out of Gasper Bauhinus and Andreas Laurentius. London, printed by R. Cotes and are to be sold by John Clarke, 1651.
[xxviii] 766 p. illus. tab. 13 ins.
> Engr. t.-p.
BM   Waller 2219   Wing C 7230

[CROONE (WILLIAM) 1633–84]
616.   De ratione motus musculorum. Londini, excudebat J. Hayes, prostant venales apud S. Thomson, 1664.
[ii] 34 p. fold pl. 7·5 ins.
> *Bd. with* GRYLLUS (Laurentius). Oratio de peregrinatione, 1566.
> BM   Osler 2396   Waller 2220   Wing C 7235

. . . Editio secunda priori emendatior. Amstelodami, apud Casparum Commelinum, 1667.
[iv] 5–34 p. fold. pl.
> *Bd. with* WILLIS (Thomas). Cerebri anatome, 1667.
> BM   Waller 2222

CROQUERUS (JOHANNES)
See RONDELET (Guillaume). Opera omnia medica . . . studio & opera I. Croqueri . . . 1619 & 1628 eds.

CRUCE (GIOVANNI ANDREA DE); **CRUCEJUS** (JOANNES ANDREAS)
See CROCE (Giovanni Andrea della)

CRUFENAS (CARIOLLINUS TEVETIO) *pseud., respondent*
Themata medica de beanorum, archibeanorum, beanulorum et cornutorum quorumcunque affectibus et curatione. Ad quae praesidente . . . Cornelio Cerasto Cornano . . . respondebit Cariollinus Tevetio Crufenas.
In FACETIAE FACETIARUM, 1627, part 9, 1647, pp. 549–584; 1657, pp. 535–559. *Also in* NUGAE VENALES [16] 32, part 7; 1642, pp. 223–254; 1644, pp. 183–209; 1648, pp. 168–190; 1662, pp. 168–190; 1663, pp. 168–190; 1689, pp. 158–178.

CRUSCIANUS
See RUSTICHELLI (Pietro Torrigiano)

CRUSERIUS (HERMANNUS)
See CROESER (Hermann de)

CRUSIUS (DAVID) 1589–1640
617.   Methodica physicae peripatetico-hermeticae delineatio, qua Aristotelis sensa cum hermeticae philosophiae placitis aut conciliantur, aut solicis naturae fundamentis confutantur. Erfurti, typis Johannis Rohbocks, impensis Johannis Bischoffs, 1616.
[xvi] 165 [+10] p. 2 tabs. (fold.) 6·5 ins.
> Tab. 1 incomplete. Running title: Physices liber 1 (–5)
> *Bd. with* FUCHS (Samuel). Metoposcopia & ophthalmoscopia, 1615.
> BM

CUBA (JOHANN VON)
See ROESLIN (Eucharius). Ehestandts Artzney . . .
Frauwen Artzney, D. Johan Cuba . . . 1565.

CUBE (JOHANN VON)
See CUBA (Johann von)

CUJACIUS (ISAAC)
618. Medicina peregrinantium, nunquam antehac
edita, quam publico donat Isaacus Cujacius Genevensis.
Bremae, typis Bertholdi de Villiers, 1651.
xi, 120 p. 5 ins.

CULMANNUS (JOANNES)
See HIPPOCRATES. Opera . . . Nova et argumenta in
singulos libros per Ioan. Culman. Geppingen . . . sunt
addita . . . D. Antonio Lezerino . . . 1679.

CULPEPER (NICHOLAS) 1616–54
619. Culpeper's last legacy: left and bequeathed to his
dearest wife, for the publick good. Being the choycest
and most profitable of those secrets which while he
lived were lockt up in his breast and resolved never to
be publish'd till after his death. Containing sundry
admirable experiences in several sciences, more especially in chirurgery and physick: viz. Compounding of
medicines, making of waters, syrups, oyls, electuaries,
conserves, salts, pills, purges, and trochischs. With two
particular treatises; the one of fevers, the other of
pestilence: as also rare and choyce aphorisms and receipts, fitted to the understanding of the meanest
capacities. With an addition of two hundred choyce
receipts. Lately found never publish'd before in any of
his other works; and a compleat table. The fifth impression; whereunto is added An exact and perfect
treatise of anatomy of the reins and bladder, brain and
nerves of all parts of the body, never published before
this year. London, printed for Nath. Brooke, 1676.
[viii] 1–176, 179–276 [xiv]; [ii] 60 [+18] p. 6 ins.

>   Separate t.-p. for 2nd item.
>   Wing C 7521A

620. A directory for midwives: or, a guide for women,
in their conception. Bearing, and suckling their children.
The first part contains, 1. The anatomy of the vessels of
generation. 2. The formation of the child in the womb.
3. What hinders conception, and its remedies. 4. What
furthers conception. 5. A guide for women in conception. 6. Of miscarriage in women. 7. A guide for
women in their labour. 8. A guide for women in their
lying-in. 9. Of nursing children. To cure all diseases in
women, read the second part of this book. Newly corrected from many gross errors. London, printed and are
to be sold by most booksellers, 1693.
[viii] 424 p. tabs. 5·5 ins.

>   pp. 171–424 consist of the 4th book of practical physick. Of
>   womens diseases.
>   BM   TC II 495   Wing C 7495

621. The English physitian enlarged; with three
hundred, sixty and nine medicines, made of English
herbs that were not in any impression until this: being

an astrologo-physical discourse of the vulgar herbs of
this nation; containing a compleat method of physick,
whereby a man may preserve his body in health, or
cure himself, being sick, for three pence charge, with
such things only as grow in England, they being most
fit for English bodies. Herein is also shewed these
seven things; viz. 1. The way of making plaisters,
oyntments, oyls, pultisses, syrups, decoctions, juleps or
waters, of all sorts of physical herbs, that you may have
them ready for your use at all times of the year. 2. What
planet governeth every herb or tree (used in physick)
that groweth in England. 3. The time of gathering all
herbs, both vulgarly and astrologically. 4. The way of
drying and keeping the herbs all the year. 5. The way of
keeping their juyces ready for use at all times. 6. The
way of making and keeping all kind of useful compounds
made of herbs. 7. The way of mixing medicines according to cause and mixture of the disease, and part of the
body afflicted. By Nich. Culpepper. London, printed
for George Sawbridge, 1676.
[xiv] 285 [+17] p. 7 ins.

>   Wing C 7510

622. . . . Another edition. London, printed for Hannah
Sawbridge, 1683.

>   BM   Watt   Wing C 7512

623. Pharmacopoeia Londinensis: or the London
dispensatory. Further adorned by the studies and collections of the Fellows, now living, of the said colledg.
Wherein you may finde. 1. The virtues, qualities, and
properties of every simple. 2. The virtues and use of
the compounds. 3. Cautions in giving all medicines
that are dangerous. 4. All the medicines that were in the
old Latin dispensatory, and are left out in the new Latin
one, are printed in this fourth impression in English
with their virtues. 5. A key to Galen's method of physick
containing thirty three chapters. 6. In this impression
the Latin name of every one of the compounds is
printed, and in what page of the new folio Latin book
they are to be found. 7. According to the longing
desire of the author, for the good of the Common-
wealth as in Fol. 71. and many other places, this book is
printed in this character to the end that its price may
not exceed the poores purse. London, printed by a
Well-wisher to the Common-wealth of England, 1654.
[xiv] 3–386 [xx] p. 5·5 ins.

>   BM   Wing C 7526

624. Pharmacopoeia Londinensis; or, the London
dispensatory further adorned by the studies and collections of the fellows now living, of the said college. In
this impression you may find 1. Three hundred useful
additions. 2. All the notes that were in the Margent are
brought into the book between two such crochets as
these [ ]. 3. The virtues, qualities, and properties of every
simple. 4. The virtues and use of the compounds. 5.
Caution in giving all medicines that are dangerous. 6. All
the medicines that were in the old Latin dispensatory,
and are left out in the new Latin one, are printed in this
impression in English, with their virtues. 7. A key to

Galen and Hippocrates, their method of physick, containing thirty three chapters. 8. In this impression, the Latin name of every one of the compounds is printed, and in what page of the new folio Latin book they are to be found. London, printed for Hanna Sawbridge, 1683. [xxiv] 306 [+38] p. 6·5 ins.

Double column text.

BM   Dawson 1657   TC II 55   Watt   Wing C 7536

625.   A physical directory: or a translation of the dispensatory made by the Colledge of Physitians of London, and by them imposed upon all the apothecaries of England to make up their medicines by. Whereunto is added, the vertues of the simples and compounds. And in this second edition are seven hundred eighty four additions the general heads whereof are these: viz. (1) The dose (or quantity to be taken at one time) and use, both of simples and compounds. (2) The method of ordering the body after sweating and purging medicines. (3) Cautions (to all ignorant people) upon all simples or compounds that are dangerous. With many additions, in every page, marked with the letter A. The second edition much enlarged, by Nich. Culpeper. Gent. Student in Physick. London, printed by Peter Cole, 1650. [xii] 212 p. [numbered 140, 161–208, 219–242] front. (port.) 10·5 ins.

Double column text. Front. portrait of author.
Wing C 7541

626.   Culpeper's Semeiotica uranica: or, an astrological judgement of diseases from the decumbiture of the sick much enlarged. 1. From Aven Ezra by way of introduction. 2. From Noel Duret by way of direction. Wherein is laid down, the way and manner of finding out the cause, change and end of the disease. Also whether the sick be likely to live or die; and the time when recovery or death is to be expected. With the signs of life or death by the body of the sick party, according to the judgement of Hippocrates. Whereunto is added, a table of logisticall logarithmes, to find the exact time of the crisis Hermes Trismegistus upon the first decumbiture of the sick: shewing the signs & conjectures of the disease, and of life and death, by the good or evil position of the moon at the time of the patients lying down, or demanding the question: infallible signs to know of what complexion any person is whatsoever: With a compendious treatise of urine. 3rd ed. London. printed for Nath. Brooke, 1658. [xiv] 224 [xii] p. front. tabs. 6 ins.

At p. 201 with separate t.-p. 'Urinalia: or a treatise of the crisis hapning to the urine: through default either of the reins, bladder, yard, conduits, or passages. With their causes, signs, and cures.'
BM   Osler 2402   SGC 2   Wing C 7548

See The COMPLEAT MIDWIFE'S PRACTICE ENLARGED, 1698 and 1699 eds.

GLISSON (Francis) *and others*. A treatise of the rickets. . . . Corrected and much amended by Nich. Culpeper, 1651.

PLATER (Felix) *the elder*. A golden practice of physick, 1662.

RIVIÈRE (Lazare). The practice of physick, 1678.
[RIVIÈRE (Lazare)]. The rationall physitian's library, 1661.
SENNERT (Daniel). Practical physick, 1679.
SENNERT (Daniel). Two treatises, 1660.
VESLING (Johann). The anatomy of the body of man . . . Englished by Nich. Culpeper . . . 1677.

CUMANUS (MARCELLUS)
Curationes et observationes medicae. Nunc primum editae è Bibliotheca Georgii Hieronymi Velschii cum ejusdem notis.
In WELSCH (Georg Hieronymus). Sylloge curationum et observationum medicinalium centurias VI . . . 1668.

CUNAEUS (ANDREAS)
See KEIL (Andreas von)

CUNELIUS (GEORGIUS)
De dracunculis, disputatio medica. Basileae, typis Leonh. Ostenii, 1589.
(Diss. inaug ?, Leipzig.)
In WELSCH (Georg Hieronymus). Exercitatio de vena medinensi, ad mentem Ebsinae . . . 1674.

CURATIO SUDORIS ANGLICI in Germania experta.
In PETRUS *de Abano*. De venenis eorumque remedis, 1561, ff. 87–97.

CURIDEMUS (VESPASIANUS) *pseud., praeses*
See PERTINAX (Zachaeus) *Hierosolymitanus, pseud., respondent*. Disputatio de cornelio et ejusdem natura ac proprietate.
[*In* FACETIAE FACETIARUM, 1627, part 17; 1647, pp. 539–557; 1657, pp. 517–534.]

CURIO (JOANNES) *ed.*
See SALERNO, School of, 1553, 1573, 1582, 1605, 1612 eds.

CURTIUS (MATTHAEUS)
See CORTI (Matteo)

[**CUSAC** (LOUIS)]
627.   Réflexions sur la théorie et la pratique d'Hippocrate et de Galien. Avec la methode de guerir les maladies, par les voyes de la transpiration & de l'évacuation. Paris, l'auteur, la veuve de Claude Thiboust et Pierre Esclassan, 1692. [xlviii] 284 [+22] p. 6 ins.
BM

CYPRIANUS (ABRAHAM) 1656–1725
628.   Epistola historiam exhibens foetus humani post xxi menses ex uteri tuba, matre salva ac superstite, excisi. Ad ampliss. virum D. D. Thomam Millington. Lugduni Batavorum, apud Jordanum Luchtmans, 1700. [i] 94 p. 4 engr. fold. pls. 7·5 ins.
. . . Another copy.
BM   SGC 1   Waller 2256

[**CZANAKIUS** (MATTHAEUS M   )]
Nobile scabiei encomium.
In FACETIAE FACETIARUM, 1627, part 2; 1647, pp. 101–138; 1657, pp. 98–135.

D

DACIER (ANDRÉ) *tr.* 1651–1722
See HIPPOCRATES. Les œuvres d'Hippocrate, 1697.

DA COSTA (CHRISTOPHORUS)
See COSTA (Christophorus à)

DA GRADO (GIOVANNI MATTEO FERRARI)
See FERRARI DA GRADO (Giovanni Matteo).

DALE (SAMUEL) 1659–1739
629. Pharmacologia, seu manuductio ad materiam medicam, in qua medicamenta officinalia simplicia, hoc est mineralia, vegetabilia, animalia earúmque partes in medicina officinis usitata, in methodum naturalem digesta succinctè & accurate describuntur, cum notis generum characteristicis, specierum synonymis, differentiis & viribus. Opus omnibus medicis, philosophis, pharmacopoeis, chirurgis, & pharmacopolis utilissimum ... Londini, sumptibus Sam. Smith & Benj. Walford, 1693.
lxix] 656 [iv] p. 6·5 ins.
> Bookplate of D. de Superville.
> BM   TC II 480   Watt   Wing D 126

DALECHAMPS (JACQUES) 1513–88, *ed.*
See DIOSCORIDES (Pedanius) [Pedacius] *Anazarbeus*.
In Dioscoridis Anazarbei de medica materia libros quinque, 1558.
PAULUS *Ægineta*. Opera ... 1589.

DALGARNO (GEORGE) 1628?–87
630. Ars signorum, vulgo character universalis et lingua philosophica. Qa (!) poterunt, homines diversissimorum idiomatum, spatio duarum septimanarum, omnia animi sua sensa (in rebus familiaribus) non minus intelligibiliter, sive scribendo, sive loquendo, mutuo communicare, qam (!) linguis propriis vernaculis. Praeterea, hinc etiam poterunt juvenes, philosophiae principia, & veram logicae praxin, citius & facilius multo imbibere, qam (!) ex vulgaribus philosophorum scriptis. Londini, excudebat J. Hayes, sumptibus authoris, 1661.
[xvi] 127 p. fold. tab. 5·5 ins.
> Deaf Education Library. Farrar copy.
> BM   Watt   Wing D 128

631. Didascalocophus or The deaf and dumb man's tutor, to which is added a discourse of the nature and number of double consonants: both which tracts being the first (for what the author knows) that have been published upon either of the subjects. Oxford, printed at the Theater, 1680.

[x] 136 [i.e. 132] p. pl. 6·5 ins.
> Engr. of the Sheldonian on t.-p. Bookplate of Thomas Maitland, Dundrennan.
> Deaf Education Library. Arnold Library copy.
> ... Another copy. Deaf Education Library. Farrar copy.
> Signature of Saml. Barker on t.-p.
> BM   DNB   Guyot, p. 19   Madan 3263   TC I 407
> Wing D 129

DALLA CROCE (GIOVANNI ANDREA)
See CROCE (Giovanni Andrea della)

DAMASCENUS (JANUS)
See MESUË (Johannes). *Also* SERAPION.

DANZIUS (JOANNES)
See DIOSCORIDES (Pedanius) [Pedacius] *Anazarbeus*.
Kräuterbuch ... 1610.

DAUSTENIUS (JOHANNES)
Rosarium secretissimum philosophorum arcanum comprehendens. Geismariae typis Salomonis Schadewiss, sumptibus Sebaldi Kôhlers, 1647.
[2] 3–110 p.
In TRACTATUS ALIQUOT CHEMICI singulares summum philosophorum arcanum continentes, 1647.

DAVIDSON (WILLIAM)
632. Commentaria in idaeam medicinae philosophicae Petri Severini Dani ... ad faciliorem difficultatum enodationem, quae in ipso, propter lectoris in philosophia veterum parum forsan versati defectum, apparere videntur, aditum praebentia. Hagae-Comitis, ex typographia Adriani Vlacq, 1663.
259 p. 8 ins.
> *Bd. with his* Commentariorum in ... Petri Severini Dani ideam medicinae philosophicae ... prodromus 1660.
> BM

633. Commentariorum in sublimis philosophi & incomparabilis viri Petri Severini Dani ideam medicinae philosophicae, propediem proditurorum prodromus. In quo Platonicae doctrinae explicantur fundamenta, super quae Hippocrates, Paracelsus & Severinus: nec non ex antithesi, Aristoteles & Galenus sua stabilivere dogmata. Sub finem authoris doctrina, febrium exemplo, in praxim reducitur. Hisce selectiorum chemicorum remediorum, omnibus à capite ad calcem affectibus appropriatorum, 40 annorum usu probatorum, sine fuco & jactantia descriptorum, manipulus adjicitur. Hagae-Comitis, ex typographia Adriani Vlacq, 1660.
[xii] 708 p. illus. 8 ins.
> BM

DAVIONUS (IOANNES)
See HIPPOCRATES. Aphorismi, sexcentis locis immutato ac recognito per Ioannem Davionum . . . 1542.

DAVISSON (WILLIAM)
See DAVIDSON (William)

DE ANGELIS (STEPHANUS)
See ANGELIS (Stephanus de)

DE ASTHMATE
See under ASTHMATE

DE AUGUSTIS (QUIRICUS)
See AUGUSTIS (Quiricus de)

DE BACK (JACOBUS)
See BACK (Jacobus de)

DE BAÏF (LAZARE)
See BAÏF (Lazare de)

DE BAILLOU (GUILLAUME)
See BAILLOU (Guillaume de)

DE BALNEIS
See under BALNEIS

DE BESANÇON (CHARLES)
See BEZANÇON (Germain de)

DE BEZANÇON (GERMAIN)
See BEZANÇON (Germain de)

DE BLEGNY (NICOLAS)
See BLEGNY (Nicolas de)

DE CASTAIGNE (GABRIEL)
See CASTAIGNE (Gabriel de)

DE CASTRO (ESTEBAN RODRIGO)
See CASTRO (Estaban Rodrigo de)

DE CASTRO (PIETRO)
See CASTRO (Pietro de)

DE CASTRO (RODERICH)
See CASTRO (Roderich de)

DECKERS (FREDERIK)
See DEKKERS (Frederik)

DE COMETIS
See under COMETIS

DE CRUCE (JOANNES ANDREAS)
See CROCE (Giovanni Andrea della)

DE DONDI (GIACOMO)
See DONDI (Giacomo de)

DE FOUR (DAVID)
See FOUR (David de)

DE GARENCIÈRES (THÉOPHILE)
See GARENCIÈRES (Théophile de)

DE GORDON, BERNARD
See BERNARD *de Gordon*

DE GRAAF (REGNIER)
See GRAAF (Regnier de)

DE GRADIBUS (JOHANNES MATTHAEUS FERRARIUS)
See FERRARI DA GRADO (Giovanni Matteo)

DE HEERS (HENRI)
See HEERS (Henri de)

DE HOEST (NICOLAUS)
See HOEST (Nicolaus de)

DE HOUPPEVILLE (GUILLAUME)
See HOUPPEVILLE (Guillaume de)

DEKKERS (FREDERIK) 1648–1720
634. Exercitationes practicae circa medendi methodum, auctoritate, ratione, observationibusve plurimis confirmatae ac figuris illustratae . . . Editio altera priori duplò auctior. Lugduni Batavorum, apud Cornelium Boutesteyn [et] Jordanum Luchtmans, 1695.
[xvi] 722 [xxiv] p. fold. front. (port.). 21 pls. 7·5 ins.
   Additional engr. t.-p.
   Waller 2331
See BARBETTE (Paul). Praxis Barbettiana, cum notis & observationibus Frederici Deckers . . . 1669.
FRANKEN (Gerhard) *respondent*. De pancreate, 1700. (F. Dekkers, praeses.)
HOVIUS (Bernhardus). De hydrope in genere, 1700. (F. Dekkers, praeses.)

DEKKERS (HUBERTUS) *respondent*
635. De syncope. Lugduni Batavorum, apud Abrahamum Elzevier, 1694.
[24] p. 8 ins.
   (Disp. med. inaug., Leyden, Charles Drelincourt praeses.)
   Bd. with PRAUSERUS (Theophilus) *respondent*. De lactis natura usu et abusu, 1706.
   SGC 1

DE LA BROSSE (GUY)
See LA BROSSE (Guy de)

DE LA CORDE (MAURICE)
See LA CORDE (Maurice de)

DE LA FORGE (LOUIS DE)
See LA FORGE (Louis de)

DE LA FRAMBOISIÈRE (NICHOLAS-ABRAHAM)
See LA FRAMBOISIÈRE (Nicolas-Abraham de)

DE LA PLANQUE (Nicolaus)
See La Planque (Nicolaus de)

DE LA RIVIÈRE (Étienne)
See La Rivière (Étienne de)

DE LA RUELLE (Jean)
See La Ruelle (Jean de)

DE LA SERNA (Juan Gallego)
See Gallego de la Serna (Juan)

DE LA TORRE (Alfonso)
See La Torre (Alfonso de)

DE LAUNAY (Jean Poichon)
See Launay (Jean Piochon de)

DE LE BOË (Franz)
See Le Boë (Franz de)

DE L'ÉCLUSE (Charles)
See L'Écluse (Charles de)

DE LEEUW (Joannes)
See Leeuw (Joannes de)

DE LEEW (Theodorus)
See Leew (Theodorus de)

DELFINO (Domenico) *fl.* 1550
636. Sommario di tutte le scienze...dal quale si possono imparar molte cose appartenenti al vivere humano, & alla cognition di dio. Con la tavola, & le postille delle cose piu notabili. In Vinegia, appresso Gabriel Giolito de' Ferrari, 1565.
[lvi] 360 p. 6 ins.

> According to Brunet, this is merely a translation of Alfonso de la Torre's 'Vision deleytable de la filosofia, y artes liberales, metafisica, y filosofia moral'.
> Bullock Collection.
> BM

DEL HUERTO (Garcia)
See Garcia ab Horto

DE LIBERATIS (Liberatus)
See Liberatis (Liberatus de)

DELIUS (Matthaeus)
De arte jocandi, libri quatuor.
In Facetiae Facetiarum, 1615, pp. 1–65

DELLA CROCE (Giovanni Andrea)
See Croce (Giovanni Andrea della)

DELORME (Charles) 1584–1678
637. Πτελεινοδαφνειαι Hoc est Caroli Delorme laureae apollinares, a primâ ad supremem. Sive enneas quaestionum medicarum, pro baccaltu licentia, et doctoratu. His accesserunt varia Ἔνδοξα, Ἀμφίδοξα, Παράδοξα. Quae omnia, ut vera, variis congressibus propugnavit...In famoso Æsculapij apud Monspelienses fano. Parisiis, apud Adrianum Beys, 1608.

[xvi] 46 [viii] 24 [vi] 8 p. 7·5 ins.

> *Bd. with* Du Laurens (Andre). De mirabili strumas sanandi VI ... 1609.
> Waller 2345   Wellcome 1733

DELPHINUS (Julius) *and others*
Consilium de balneis Aquensibus. Existimavimus non fore legentibus iniocundum, si in hac tam multiplici, variáque & aquarum, & balneorum descriptione, atque explicatione, consilium quoque statuendum curavissemus, quod...Iulius Delphinus, Ioan. Andreas Cellanova, & Bernardinus Paternus...Ferdinando Gonzagae de Luto, quodest apud aquas Statiellorum, Aquenses vulgo nominant, dederunt de quo Ioan. Baptista Rasarius, qui fuit frequens eorum auditor, nobis copiam fecit.
In De Balneis, 1553, f. 303 [2nd seq.].

DE MANDEVILLE (Bernardus)
See Mandeville (Bernardus de)

DE MANLIIS *de Bosco* (Johannes Jacobus)
See Manliis *de Bosco* (Johannes Jacobus de)

DE MAYERNE (*Sir* Théodore Turquet)
See Mayerne (*Sir* Théodore Turquet de)

DE METRI (Nicholaus)
See Metri (Nicolaus de)

[DEMETRIUS, *Pepagomenus, fl.* 1261–83]
De podagra libellus incerti autoris, è graeco sermone in latinum à Marco Musuro versus.
In Medicae Artis Principes, 1567, cols. 835–846 [2nd seq.].

DE MILAN (Daniel)
See Milan (Daniel de)

DE MONTEUX (Jérôme)
See Monteux (Jérôme de)

DE MOOR (Bartholomaeus)
See Moor (Bartholomaeus de)

DEODATUS (Claudius) *fl.* 1628
638. Pantheum hygiasticum Hippocratico-hermeticum, de hominis vita, ad centum et viginti annos salubriter producenda libris tribus distinctum: novis, raris, admirandis, reconditae naturae mysteriis, pretiosis Hippocratico-hermeticorum arcanis, essentiis, tincturis, elyxiriis, spiritibus, oleis, salibus &c, longaevitatis balsamum, in multos annos conservaturis, politico-historia, & medico-spagyrica narratione exornatum. Omnibus, omnis aetatis, sexus, conditionis, & status hominibus ad Mathusaleos, & Nestoreos annos aspiraturis, & sacrae hygeinae stipendia facturis, iocundum, utile, necessarium. Bruntruti, excudebat Wilhelmus Darbellay, 1628.
[xxvi] 408 [xix]; [xii] 212 [i.e. 214] [xiv]; [viii] 234 [xii] p. 9 ins.

> Additional, engr. t.-p.; with imprint: Excusum Bruntruti et apud Ludovicum König inveniendum, 1629. On both t.-p.s: 'Michael Baeri medicinae licentiatiis 1631.' MS.
> BM   SGC 1   Waller 2370   Wellcome 1742

DE ORTA (Garcia)
See Garcia ab Horto

DEPARTS (Jacques)
See Despars (Jacques)

DE ROMA (Franciscus)
See Romanus (Franciscus)

DE RYP (Nicolaus)
See Ryp (Nicolaus de)

DE SAUMAISE (Claude)
See Saumaise (Claude de)

DESCARTES (René) 1596–1650
639.   De homine figuris et latinitate donatus a Florentio Schuyl. Lugduni Batavorum, apud Franciscum Moyardum & Petrum Leffen, 1662.
[xxxvi] 121 [i.e. 123] [+1] p. illus. 10 engr. pls. 8·5 ins.
   BM   Dawson 1855   Osler 931   SGC 2
Renati Cartesii vita. Authore P. Borello.
In Borel (Pierre). Historiarum et observationem medicophysicarum centuriae IV, 1656. Also 1676 ed.

640.   Tractatus de formatione foetus. Gallicè primum editus, nunc autem Latinitate fruens. Lugd. Batav. & Amstelod., apud Danielem, Abrahamum & Adrianum à Gaesbeeck, 1672.
[vi] 50 p. 7·5 ins.
   Bd. with Gryllus (Laurentius). Oratio de peregrinatione, 1566.
   BM   Watt

641.   Tractatus de homine, et de formatione foetus. Quorum prior notis perpetuis Ludovici de la Forge, M.D. illustratur. Amstelodami, apud Danielem Elsevirium, 1677.
[lxxvi] 239 p. illus. 8 ins.
   BM   Dawson 1856   Osler 932   SGC 2   Waller 2377
See Blankaart (Stephen). Nauwkeurige verhandelinge van de scheur-buik en des selfs toevallen . . . 1684.

Overkamp (Heydentryck). Nieuw gebouw der chirurgie of heel-konst . . . 1682.

DE SERRES (Louis)
See Serres (Louis de)

DESIDER (Guido)
See Valascus *de Taranta*. Philonium pharmaceuticum et chirurgicum . . . post Guidonis Desideri editionem . . . 1680.

DESPARS (Jacques)   –1465
Ex Iacobo de Partibus excerpta [de balneis] in librum primum Avicennae, fen secunda doct. secunda summa prima.
In De Balneis, 1553, ff. 352ʳ–417ᵛ [2nd seq.].
Summula morborum omnium, ac remediorum in hoc volumine contentorum. A Iacobo de partibus olim per ordinem alphabeti collecta, nunc multis mendis expurgata, & aucta.

In Mesuë (Johanes) *the younger*. Opera . . . 1602, vol. 2, ff. [i–xii (end seq.)].
Summula de partibus per alphabetum super plurimis remediis ex ipsius Mesuë libris excerptis.
In Articella . . . 1519, ff. ccclxxxix–cccciii.

DESSEN (Bernard) *von Kronenburg* 1510–74
642.   [De compositione medicamentorum hodierno aevo apud pharmacopolas passim extantium . . . libri X. Lugduni, apud haeredes Iacobi Iuntae, 1556.]
15 [16–32] 912 [913+59] p. 6·5 ins.
   Imperfect; t.-p. missing (pp. 1–2). Title and imprint from Eloy and BM. At pp. 2–20: 'De plantarum differentiis, partibus, ortu, delectu . . .'
   BM   Wellcome 1747

643.   Medicinae veteris et rationalis, adversus oberronis cuiusdam mendacissimi atque impudentissimi Georgii Fedronis, ac universae sectae Paracelsicae imposturas, defensio. Adiuncta est Aegloga, ad doctiss. medicum, D. Bernardum Cronenburgium, auctore Petro Reidano Daventriensi . . . Accessit praeterea purgantium medicamentorum usitatorum, & pillularum, in minore pondere, particularis divisio, à nemine hactenus tradita, medicis purgare volentibus diligenter examinanda, quia utilis, ac in primis necessaria, cum quibusdam notatu dignis, eodem auctore. Additi sunt indices rerum ac verborum copiosi. Coloniae Agrippinae, apud Ioannem Gymnicum, 1573.
[xxxii] 246 [xxxviii] p. front. (port.) 8 ins.
   BM   Watt   Wellcome 1749

644.   Purgantium medicamentorum usitatorum, et pilularum, in minori pondere, particularis divisio: a nemine hactenus tradita, medicis purgare volentibus diligenter examinanda, quia utilis, ac in primis necessaria, cum quibusdam notatu dignis. Ad Reverendum Dn. Godefridum Gropperum . . . Coloniae Agrippinae, apud Ioannem Gymnicum, 1573.
[viii] 49 [+5] p. 7·5 ins.
   BM   Watt
See Pharmacopoeias. Cologne. Pharmacopoea sive dispensatorium Coloniense, 1627.

DESSENIUS (Bernardus) *Cronenburgius*
See Dessen (Bernard) *von Kronenburg*

645.   **A DETECTION OF SOME FAULTS** in unskilful physitians, ignorant and careless apothecaries, and unknowing running chirugians. Written by a doctor of physick in Queen Elizabeths dayes. And also a translation of Papius, concerning apothecaries. Useful for all sorts of people. London, printed by G. D[awson], 1651.
[x], 123–243 [vi] p. 5·5 ins.
   Bd. with Record (Robert). The urinal of physick, 1651.
   Osler 3768   SGC 2

DEUSIANUS VALORIUS
See Rustichelli (Pietro Torrigiano)

DEUSING (ANTON) 1612–66
646.   Appendix ad dissertationem de hepatis officio seu vindiciae hepatis redivivi, leni correctione tangentes sequiorem interpretationem clarissimi viri D. J. van Horne. Groningae, typis Francisci Bronchorstii, 1661. 40 p. 5 ins.
> *Bd. with his* Exercitatio physiologica-medica de nutritione animalium, 1660.
> BM   SGC 2

647.   De motu cordis et sanguinis, itemque de lacte ac nutrimento foetus in utero, dissertationes. Publicae ventilationi submissae in illustri Groningae & Omlandiae Academia. Accessêre disquisitiones & dissertationes variae, quarum indicem sequens pagina exhibet. Groningae, apud Franciscum Bronckhorst, 1655. [xlii] 719 [720] p. 5 ins.
> *Contents include:* Notae ad dissertationem de motu cordis & sanguinis, viri alicujus clarissimi, ac veritatis strenui indagatoris.—Commentarius autoris in dissertationem eandem, adversus notas praedictas.—Objectiones...D. Joh. Andreae Schmitz... adversus dissertationem de lacte; ac responsiones autoris...—Dissertatio de lacte D. Joh. Antonid. vander Linden.—Exercitatio physiologica de lacte D. Herm. Conringii.—Dissertatione de venaesectione in pleuritide Ant. Deusingii.—Ejusdem oratio panegyrica, de judicij difficultate.
> Colophon: Groningae, typis Henrici Lussinck, 1655.
> BM   Watt

648.   Exercitatio physiologico-medica, de nutritione animalium. Groningae, typis Francisci Bronchorstii, 1660. [xx] 150 p. 5 ins.
> BM

649.   Exercitationes de motu animalium ubi de motu musculorum & respiratione; itemque de sensuum functionibus ubi & de appetitu sensitivo, et affectibus. Groningae, typis Francisci Bronchorstii, 1661. [xiv] 319 p. 5 ins.
> *Bd. with his* Exercitatio physiologico-medica de nutritione animalium, 1660.
> BM   SGC 1

650.   Erercitationes (!) physico-anatomicae, de nutrimenti in corpore elaboratione. Ubi de chylificatione, & chyli motu; sanguificatione, depuratione alimenti, itemque spiritibus. Quibus adjecta appendix, in qua examini ac iudicio aliorum subjiciuntur varia de chyli motu, & nutrimenti in corpore elaboratione, nec non de admiranda anatome nobiliss. viri D. Ludovici de Bils. Groningae, typis Francisci Bronchorstii, 1660. [x] 368 p. 5 ins.
> *Bd. with his* Exercitatio physiologico-medica de nutritione animalium, 1660.
> BM   SGC 1

651.   Exercitationes physico-anatomicae de nutrimento animalium ultimo. Ubi de sanguinis usu, ac commento nutritii succi per nervos influentis. Accessit dissertatio epistolica de hepatis officio, ad celeberrimum virum, D. Thomam Bartholinum. Groningae, typis Francisci Bronchorstii, 1661. [xi] 357 p. 5 ins.
> *Bd. with his* Exercitatio physiologica-medica de nutritione animalium, 1660.
> BM   SGC 1

652.   Foetus Mussipontani, extra uterum in abdomine geniti, secundinae detectae: quibus multa naturae admiranda & abstrusa in lucem eruuntur. Accessit historia partus infelicis: quo gemellorum ex utero in abdomnis cavum elapsorum, ossa sensim, multis annis post, per abdomen ipsum in lucem prodierunt... Groningae, typis Joannis Draper, 1662. [2] 3–312 [ii] p. 5·5 ins.
> SGC 2   Watt

653.   Genesis microcosmi, seu, de generatione foetus in utero dissertatio. Accesserunt curae secundae de generatione & nutritione. Amstelodami, apud Petrum van den Berge, 1665. [xx] 332 [i] p. 5 ins.
> BM   SGC 2   Waller 2412

654.   Sympathetici pulveris examen: quo superstitiosa ac fraudibus cacodaemonis implicita vulnerum et ulcerum curatio in distans, per rationis trutinam, ad ipsas naturae leges expenditur; subversis curae sympatheticae fundamentis, ab illustriss. Comite Digbaeo, nec non D. D. Papinio, & Mohyo, positis. Groningae, typis Johannis Cölleni, 1662. [xii] 660 p. 5·5 ins.
> BM   SGC 1   Waller 2413

655.   Twee diepsinnige en heilzame onderzoekingen nopende de pest, waer van de eerste handelt of de pest ook besmettelijk zy? de tweede of en op wat wijze de zelve, zonder evenwel de liefde tot zijnen evennaesten te krenken, te schuwen zy? Amsterdam, voor Abraham Witteling, 1664. 63 [+1] p. 6·5 ins.
> Colophon: Amsterdam, ter drukkerije van Gerrit Harmensz, en Israël de Paull, 1664.
> SGC 1

DE VEGA (CHRISTÓBAL)
See VEGA (Christóbal de)

DE VEGA (THOMAS RODRIQUEZ)
See VEGA (Thomas Rodriquez de)

DEVENTER (HENDRIK VAN) 1651–1724
656.   Inaugurale positien in de medicyne opgestelt in form van disputatie tot verkrijginge van de doctorale gradus in die Faculteyt. Groningen, by Hermannus Papinck, 1694. [4] p. 8 ins.
> *Bd. with* AVEMANN (Joannes Christophorus) *respondent.* De medico eleemosynario publico, 1695.

DEVENTERWAAG (THEODOR VON) *respondent*
657.   De hydrope in genere. Lugduni Batavorum, apud Abrahamum Elzevier, 1689. [8] p. 9 ins.
> (Disp. med. inaug., Leyden, Jacobus Triglandius, *praeses*.)
> *Bd. with* BIDLOO (Govert). Vindiciae quarundam delineationum anatomicarum, 1697.
> BM

DE VICTORIIS (Leonellus) *Faventinus*
See Vettori (Leonello)

DE VRIES (Gerardus)
See Vries (Gerardus de)

DE VRIES (Jacobus) *respondent*
See Vries (Jacobus de)

DE WALSCHE (Petrus)
See Walsche (Petrus de)

DI CAPOA (Leonardo)
See Capua [*or* Di Capoa] Leonardo

DIEMERBROECK (Timann van) *ed.*
See Diemerbroeck (Ysbrand van). Opera omnia, 1685
and 1687 eds.

DIEMERBROECK (Ysbrand van) 1609–74
658.   Anatome corporis humani, plurimis novis inventis instructa variisque observationibus, & paradoxis, cùm medicis, tùm physiologicis adornata. Editio novissima innumeris naevis quibus aliae scatent sedulò repurgata, & multis figuris aeneis de novo emendatis ditata. Genevae, apud Samuelem de Tournes, 1679.
[xxii] 844 [viii] p. 13 engr. pls. 8·5 ins.

> Additional engr. t.-p.
> Waller 2451

659.   The anatomy of human bodies, comprehending the most modern discoveries and curiosities in that art. To which is added a particular treatise of the small-pox and measles. Together with several practical observations and experienc'd cures. Written in Latin by Isbrand de Diemerbroeck. Translated from the last and most correct and full edition of the same by William Salmon. London, printed for Edward Brewster, 1689.
[xlii] 616 [x] 237 [iv] p. front. fold. pls. 13 ins.

> T.-p. erroneously dated 1489.
> Front. is portrait of William Salmon.
> BM   SGC 1   TC II 252   Wing D 1415

660.   ... Another ed. With 139 figures curiously cut in copper, representing the several parts and operations. London, printed for W. Whitwood, 1694.
[xlii] 616 [x] 237 [iv] p. front. pls. (fold.) 12 ins.

> Front. is portrait of William Salmon.
> SGC 2   Osler 2451   Wing D 1416

661.   Opera omnia, anatomica et medica partim jam antea excusa, sed plurimis locis ab ipso auctore emendata, & aucta, partim nondum edita. Nunc simul collecta, & diligenter recognita, per Timannum de Diemerbroeck, Isb. fil... Ultrajecti, apud Meinardum à Dreunen, & Guilielmum à Walcheren, 1685.
[xvi] 568 [vi]; [viii] 268 [x] 271–303 [+1]; [ii] 130 [ii]; [iv] 70 p. 16 engr. pls. 12·5 ins.

> *Contents:* Anatomes corporis humani, libri decem.—Tractatus de peste, libri quatuor.—Tractatus de variolis & morbillis.— Observationes & curationes medicae.—Disputationes practicae, ad historias aegrorum propositae de morbis capitis thoracis, & infimi ventris.

> Additional engr. t.-p.
> Signatures of Joshua Baker and Thomas Swanwick on recto and verso of t.-p. respectively.
> BM   Dawson 1904   SGC 1   Waller 2452

662.   ... Another ed. in II tomos divisa ... Genevae, apud Samuelem de Tournes, 1687.
2 vols.; [iv] xv [+vii] 844 [xvi] 3–183; [xv] 902 p. engr. front. (port.) 16 fold. engr. pls. 8·5 ins.

> *Contents:* Vol. 1. Anatomes corporis humani, libri decem.— Vol. 2. Tractatus de peste, libri quatuor. Tractatus de variolis & morbillis.—Observationes & curationes medicae. Disputationes practicae, ad historias aegrorum propositae de morbis capitis, thoracis, & infimi ventris.
> Additional engr. t.-p.

DIGBY (*Sir* Kenelm) 1603–65
663.   Discours fait en une célèbre assemblée ... Touchant la guerison des playes par la poudre de sympathie. Paris, Charles Osmont, 1681.
152 p. 5·5 ins.

> BM   Waller 2465

664.   A late discourse made in a solemne assembly of nobles and learned men at Montpellier in France; ... touching the cure of wounds by the powder of sympathy; with instructions how to make the said powder, whereby many other secrets of nature are unfolded ... Rendred faithfully out of French into English by R. White. London, printed for R. Lownes, and T. Davies, 1658.
[x] 152 p. 5·5 ins.

> Osler 2457   SGC 1   Wing D 1435

665.   Medicina experimentalis Digbaeana, das ist: Ausserlesene und bewårte Artzney-Mittel, auss weiland Herren Grafen Digby, Manuscriptis, zusammen gebracht; welchen auch einige, so sonsten von vornehmen Personen herkommen, und gleichfals bewårt seynd, beygefügt worden. Samt etlichen andern angehånckten experimenten und secreten. Durch etliche Liebhaber der wahren natürlichen Wissenschafft übersetzt, und an Tag gegeben. Franckfurt, in Verlegung Johann Peter Zubrodt, Gedruckt bey Paul Hummen, 1670.
[xxi] 216 [xxx] p. 7 ins.

666.   Two treatises in the one of which, the nature of bodies; in the other, the nature of mans soule; is looked into: in way of discovery of the immortality of reasonable soules. At Paris, printed by Gilles Blaizot, 1644.
[xliv] 466 p. 13·5 ins.

> ... Deaf Education Library. Arnold Library copy.
> ... Another copy. Deaf Education Library. Farrar copy.
> BM   Dawson 1908 A   Wing D 1448

667.   Two treatises: in the one of which, the nature of bodies; in the other, the nature of mans soule, is looked into: in way of discovery of the immortality of reasonable soules. London, printed for John Williams, 1645.
[xlix] 312, 301–429; [x] 141 [i] p. front. (port.) diagrs. 7·5 ins.

> Portrait is of the author.
> Deaf Education Library. Farrar copy.
> BM   Osler 2461   SGC 4   Wing D 1449

668. ... Another ed. 1665.
Deaf Education Library. Farrar copy.
BM   Dawson 1909   Wing D 1451

[Two treatises]
669. Of bodies, and of mans soul. To discover the immortality of reasonable souls. With two discourses of the powder of sympathy, and of the vegetation of plants. London, printed by S. G. and B. G. for John Williams, 1669.
[lvi], 441; [x], 231 p. diagrs. 7·5 ins.
Separate t.-p. for 2nd part of 1st item and for both discourses.
Contents:
1. Second treatise: declaring the nature and operations of mans soul: out of which the immortality of reasonable souls is convinced. London, printed in the year, 1669, pp. 1–142.
2. Of the sympathetick powder. A discourse in a solemn assembly at Montpellier. Made, in French, by Sir Kenelm Digby... 1657. London, printed for John Williams, 1669, pp. 143–205.
3. A discourse concerning the vegetation of plants. Spoken by Sir Kenelme Digby, at Gresham Colledge, on the 23rd of January, 1660. At a meeting of the Society for promoting philosophical knowledge by experiments. London, printed for John Williams, 1669, pp. 207–231.
At p. 320 account of teaching deaf mute to speak by means of lip reading. At p. 407 training of performing animals. (Bank's horse).
... 2 other copies Deaf Education Library. Presented by Abraham Farrar 1928. One with bookplate of Bradby-Hall.
BM   SGC 1   Wing D 1445–6   1434

See DEUSING (Anton). Sympathetici pulveris examen ... 1662.

THEATRUM SYMPATHETICUM ... 1660. Also 1662 ed.

670. **DIGITI-LINGUA:** or, The most compendious, copius, facile, and secret way of silent converse ever yet discovered. Shewing, how any two persons may be capable, in half an hours time, to discourse together by their fingers only, and as well in the dark as the light. The directions herein given are so clear, and the method so extensive, (yet both superlatatively (!) easie) that if six persons are in company, (and each of them well versed in the design) yet two of them may discourse together, and the other four wholly ignorant of what they mean. By a person who has conversed no otherwise in above nine years. The figures curiously engraved on copper plates. London, printed for P. Buck, 1698.
[ii] 30 p. illus. 2 pls. 7 ins.

2 copies. Deaf Education Library. One Arnold Library Copy, the other Farrar copy.
BM   Wing D 1472

DINCKGREVE (JOHANN) *respondent*
671. De epilepsia, von der schweren Noht. Marburgi Cattorum, typis Salomonis Schadewitzii, 1676.
[2] 3–28 p. 8 ins.
(Diss. med., Marburg, Johann Jakob Waldschmidt, *praeses*.)
BM

DIOCLES *Carystius*
Epistola ad Antigonum regem de sanitate tuenda.
In MELETIUS. De natura structuráque hominis opus, 1552, pp. 184–187.

DIOSCORIDES (PEDANIUS) [PEDACIUS] *Anazarbeus*, 1st century *and* **STEPHANUS**, *Atheniensis*

672. Alphabetum empiricum, sive ... de remediis expertis liber, iuxta alphabeti ordinem digestus. Nunc primum à Casparo Vuolphio Tigurino medico in latinam linguam conversus, & in lucem editus. [Tiguri], 1581.
76 ff. 6·5 ins.
Place of publication from Watt and Waller. Watt lists this under spurious works.
Arms of Iac. August Thuanus (De Thou) on covers and monogram on spine. Note on fly-leaf: Cat. Bib. Thuanae, ii, 383 ...
Christie Collection. Beckford copy.
BM   SGC 1   Waller 2488   Watt

DIOSCORIDES (PEDANIUS) [PEDACIUS] 1st century.
673. De medicinali materia libri quinque. De virulentis animalibus et venenis cane rabioso, et eorum notis, ac remediis libri quatuor Ioanne Ruellio Suessionensi interprete. [Parisijs], habetur venale in officina Henrici Stephani (1516).
[xii] 157 [ii] ff. 12·5 ins.
Place of publication from preface and Choulant (p. 80).
Woodcut border to t.-p. Marginal MS notes in red.
Bd. with BRUNFELS (Otto) *ed.* In hoc volumine continentur ... 1531.
BM   Osler 339   SGC 1   Wellcome 1782

674. Πεδακίου Διοσκορίδου περὶ ὕλης ἰατρικῆς λογοι ἕξ. τοῦ αὐτοῦ περὶ ἰοβολων ἐν οἱς καὶ περὶ λυσσῶντος κυνός σημειωσίς τε τῶν ἀπ αὐτῶν δεδηγμενων. καὶ θεραπεια. λόγοι δύο. ἔλεγχος τῶν ἀπάντων φυτῶν, καὶ ζώων, καὶ μεταλλθυομενων ὧνπερ το χρεαιμον, ὁ συγγραφθυς. Διοσκορίδης ἐν τῷ παροντι βὶβλὶῳ διδάσκει. ἐπίκος περὶ δυναμεως τινῶν φυτῶν ἐν τοις παλαιοις θυρισκομενοι ἀντι γραφοίς. Pedacii Dioscoridis de materia medica libri sex. Eiusdem de venenatis animalibus libri duo, quibus canis rabidi signa, et curatio eorum continetur, quibus venenata animalia morsum defixerint. Index omnium plantarum, animalium, metallorum quorum utilitatem author Dioscorides praesenti in libro docet. Carmina de virtute, sive facultate quarundam plantarum in antiquis reperta exemplaribus. (Venetiis in aedibus Aldi at Andreae [Asulani] soceri, 1518.)
[xii] 243 [+1] ff. 8 ins.
Date from colophon. Greek text, with Latin preface by Franciscus Asulanus, and notes.
Christie Collection.
... Another copy. Medical Library. Imperfect. With MS notes.
BM   Osler 335   Procter-Isaac 12,880   Wellcome 1777

675. De medicinali materia libri sex, Ioanne Ruellio Suessionensi interprete. Singulis cum stirpium, tum animantium historiis, ad naturae aemulationem expressis imaginibus, seu vivis picturis, ultra millenarium numerum adiectis: non sine multiplici peregrinatione, sumptu maximo, studio atque diligentia singulari, ex diversis regionibus conquisitis. Additis etiam annotationibus sive scholiis brevissimis quidem, quae tamen de medicinali materia omnem controversiam facile tollant. Per Gualtherum H. Ryff ... omnia ex doctissimorum virorum lucubrationibus iamprimum concinnata, & in lucem aedita ... Accessere in eundem autorem scholia nova, cum nomenclaturis Graecis, Latinis, Hebraicis &

Germanicis, Ioanne Lonicero autore. Franc[ofurti], apud Chr. Egenolphum, [1543].

[xxiv] 439 [+1], [xx] p. 87 ff. col. illus.

> Date from end of " Epistola dedicatoria " of first part, and from colophon of second part. Second part has also separate t.-p.: In Dioscoridae Anazarbei de re medica libros, a Virgilio Marcello versos, scholia nova, Ioanne Lonicero autore. Marpurgi, Christianus Aegenolphus excudebat.
> Pagination very irregular. Wanting pp. 337–338.
> BM   Wellcome 1784

676.   *Ἔυποριστα* Ped. Dioscoridis Anazarbei ad Andromachum, hoc est de curationibus morborum per medicamenta paratu facilia, libri II. Nunc primum & graecè editi, & partim à Ioanne Moibano … partim verò post huius mortem à Conrado Gesnero in linguam latinam conversi: adiectis ab utroque interprete symphoniis Galeni aliorumque graecorum medicorum. Argentorati, excudebat Iosias Rihelius, 1565.

[lxii] 903 [+22] p. 7 ins.

> BM   SGC 1   Waller 2484

Excerpta [de mineralibus simplicibus & aqua].
In De BALNEIS, 1553, ff. 238ᵛ–240ʳ [2nd seq.].

677.   In Dioscoridis Anazarbei de medica materia libros quinque, Amati Lusitani … enarrationes eruditissimae. Accesserunt huic operi praeter correctiones lemmatum, etiam adnotationes R. Constantini, necnon simplicium picturae ex Leonharto Fuchsio Iacobo Dalechampio, atque aliis. Lugduni, apud viduam Balthazaris Arnoleti, 1558.

[lxxvi] 807 [+17] p. illus. 7 ins.

> Pigskin binding dated 1565. Two clasps.
> … Another copy. Christie Collection. Hastings copy.
> Imperfect, wanting t.-p. and leaf aa8. MS notes.
> BM   Wellcome 262 a

678.   Kräuterbuch dess uralten unnd in aller Welt berühmtesten Griechischen Scribenten Pedacii Dioscoridis Anazarbaei, von allerley wolriechenden Kräutern, Gewürtzen, köstlichen Oelen und Salben, Bäumen, Hartzen, Gummi, Geträyt, Kochkräutern, scharpff schmäckenden Kräutern, und andern, so allein zur Artzney gehörig, Kräuterwein, Metalln, Steinen, allerley Erden, allem und jedem Gifft, viel und mancherley Thieren, und derselbigen heylsamen und nutzbaren stück. In siben sonderbare Bücher underschieden. Erstlich durch Ioannem Danzium von Ast, … verteutscht, nun mehr aber von Petro Uffenbach, bestelten. Auffs newe ubersehen, verbessert, in ein richtige Form gebracht, und nicht allein mit vielen Figuren in Kupffer geziert, sondern auch mit dess wolerfahrnen Wundartztes Hieronymi Braunschweig zweyen Büchern, als der Kunst zu destillieren, und dann dem heylsamen und vielfaltigen Gebrauch aller und jeden destillierten Wasser, vermehrt. Franckfurt am Mayn, gedruckt durch Johann Bringern in Verlegung Conrad Corthoys, 1610.

[xii] 469 [3] 474–477, 479–616 [xxxvii] p. pls. 13 ins.

> Engr. t.-p. Woodcut on pages preceding colophon.
> Copperplate engravings in the text.
> SGC 2

679.   Libri octo graece et latine. Castigationes in eosdem libros. Parisiis, impensis viduae Arnoldi Birkmanni, 1549.

[xx] 392 ff. 7 ins.

> Colophon: Excudebat Benedictus Prevost, 1549.
> 'Castigationes' by Jacques Goupyl. Libri 1–5 J. Ruellio interprete. Bookplate of Johann Kemnitz, M.D. MS notes.
> … Another copy. Christie Collection.
> BM   SGC 1   Wellcome 1780

680.   τα σωζόμενα ἅπαντα … Opera quae extant omnia. Ex nova interpretatione Jani-Antonii Saraceni … Addita sunt ad calcem eiusdem interpretis scholia, in quibus variae codicum variorum lectiones examinantur, diversae de medica materia, seu priscorum, seu etiam recentiorum sententiae proponuntur, ac interdum conciliantur: ipsius denique autoris corruptiora, obscuriora, difficilioraque loca restituuntur, illustrantur, & explicantur. [Francofurti ad Moenum], sumtibus haeredum Andreae Wecheli, Claudii Marnii, & Ioan. Aubrii, 1598.

[xxxiv] 479; [ii] 144 [ii]; [xii] 135 [vii] p. illus. (ports.) 13·5 ins.

> Place of publication from Choulant. Text in Latin and Greek. Portraits of Dioscorides and Sarrasin.
> Additional t.-p.s for 'Iani Antonii Saraceni … scholia in Dioscoridis de materia medica libros V & eiusdem de venenis lib. II', and, 'Περὶ ευποριστων ἁπλῶν τε καὶ συνθετων φαρμάκων βιβλία δύο, προς Ἀνδρομαχον … De facile parabilibus tam simplicibus quàm compositis medicamentis, ad Andromachum, libri duo. Interprete Iano Antonio Saraceno …'
> Dawson's copy appears to contain these 2 items bound in the reverse order.
> BM   Dawson 1928–9   SGC 2   Wellcome 1781

See AVICENNA. Liber canonis de medicinis cordialibus et cantica. 1556.

CHAMPIER (Symphorien). Rosa gallica, 1514.

GESNER (Conrad). Epistolarum medicinalium, 1577.

HOFMANN (Caspar). Variarum lectionum lib VI, 1619.

MATTIOLI (Pietro Andrea). I Discorsi … 1568.

[MATTIOLI (Pietro Andrea)]. Historia plantarum, 1561 and 1567.

MATTIOLI (Pietro Andrea). Opera quae extant omnia … 1674.

SERAPION, *the younger* … De simplicibus commentarii. [*In* SERAPION, *the elder*. Practica studiosis medicinae utilissima, 1550, ff. 113–200.]

681.   A **DISCOURSE**, wherein the interest of the patient in reference to physick and physicians is soberly debated, many abuses of the Apothecaries in the preparing their medicines are detected, and their unfitness for practice discovered. Together with the reasons and advantages of physicians preparing their own medicines. London, printed for Richard Chiswel, 1669.

[xx] 112; 177–334 p. 5·5 ins.

> pp. 177–334 are headed: 'It seems most evident that many diseases may be cured by a convenient diet.'
> Variously attributed to Thomas Coxe and David Cox.
> BM   SGC 1   TC I 2   Wing C 6727

682. **DISCURSUS MEDICUS** de impotentia virili theoreticopracticus, antea in dissertatione quadam defensus: nunc vero ab eodem autore denuò rivisus, et in lucem editus. Coloniae, impensis Petri Martau, 1698. 48 p. 6·5 ins.

> BM notes [by C. H. Schrey?]
> BM   SGC 1

683. **DISSERTATIONUM LUDICRARUM ET AMOENITATUM,** scriptores varii. Editio nova et aucta. Lugd[uni] Batavor[um], apud Franciscum Hegerum, 1644.
[xii] 5–666 [i.e. 664] p. 5 ins.

> *Contents:* Laus podagrae, Bilibaldi Pirkheimeri p. 1.—Laus podagrae Hieron. Cardani p. 41.—Encomium pulicis, Caelii Calcagnini p. 67.—De arte notandi, per Nicolaum Wijnman, p. 83.—Laus formicae, Philippi Melanthonis, p. 190.—Encomium luti, M. Ant. Majoragii, p. 209.—Laus anseris, Iul Caesaris Scaligeri, p. 255.—Encomium asini, Ioan. Passeratii p. 259.—Laus umbrae, Iani Dousae F. p. 270.—In obitu picae, Italo quodum auctore, p. 301.—De ente rationis, Casparis Barlaei, p. 304.—Nuptiae peripateticae, ejusdem, p. 333.—Allocutio nuptialis, Marci Zuerii Boxhornii, p. 369.—Laus pediculi, Danielis Heinsii, p. 383.—Bellum grammaticale, Andreae Salernitani, p. 400.—Laus elephantis Iusti Lipsii, p. 447.—Encomium febris quartanae, Guil. Menapi, p. 474.—Encomium caecitatis, Iacobi Gutherii, p. 519.—Muscae principatus Francisci Scribanii, p. 555.—Democritus seu de risu, Erycii Puteani, p. 579.—Encomium ovi, Erycii Puteani, p. 597.—Encomium cycni, Ulyssis Aldrovandi, p. 655.
> Engr. t.-p.
> Christie Collection. 2 copies.
> BM   Osler 5303

684. . . . Another edition entitled Admiranda rerum admirabilium encomia, sive diserta & amoena Pallas disserens seria sub ludicra specie, hoc est Dissertationum ludicrarum, nec non amoenitatum scriptores varii. Noviomagi Batavorum, typis Reinerii Smetii, 1666.
[xii] 660 p. 5 ins.

> Contents as above but in different order and with omission of (1) De arte natandi per Nicolaum Wijnman. (2) Laus anseri Iul. Caesaris Scaligeri. (3) Encomium cycni Ulyssis Aldrovandi and addition of (1) Testamentum M. Grunnii Corocottae Porcelli, incerti authoris. (2) Encomium senis, Arturi Jonstoni. (3) Encomium ululae, Conradi Goddaei. (4) Encomium surditatis Martini Schoockii. (5) Encomium fumi, ejusdem. (6) Mantissa, Itali cujusdam authoris.
> Christie Collection.

DITTRICH (Justine) 1650?–
685. Die Chur-Brandenburgische Haff-Wehe-Mutter, das ist, ein hôchst-nôthiger Unterricht, von schweren und unrecht-stehenden Geburten, in einem Gespräch vorgestellet, wie nehmlich, durch Gôttlichen Beystand eine wohl-unterrichtete und geûbte Wehe-Mutter, mit Verstand und geschickter Hand, dergleichen verhûten, oder wanns Noth ist, das Kind wenden Kônne, durch vieler Jahre Ubung, selbst erfahren und wahr befunden, nun aber, Gott zu Ehren und dem Nechsten zu Nutz, auch, auf gnädigst- und instândiges Verlangen, Durchlauchtigst- und vieler hohen Standes-Personen nebst Vorrede, Kupfer-Bildern, und nôthigem Register auf eigene Unkosten zum Druck befôrdert. Côlln an der Spree, gedruckt bey Ulrich Liebperten, 1690.

[xli] 260 [xiv] p. engr. front. (port.) 43 pls. 8 ins.

> Additional engr. t.-p.
> . . . Another copy.

DIVERSO (Pierre Salio)
686. De febre pestilenti tractatus; et curationes quorundam particularium morborum, quorum tractatio ab ordinarijs practicis non habetur: atque annotationes in artem medicam de medendis humani corporis malis, a Donato Antonio ab Altomari Neapolitano conditam . . . Francofurdi, apud heredes Andreae Wecheli, 1586.
[xiv] 473 [+19] p. 7 ins.

> BM   Dawson 1946   SGC 2   Wellcome 1809

DÖBEL (Johann Jacob)
See Doebel (Johann Jacob)

DODOENS (Rembert) 1517–85
687. Commentariorum de stirpium historia imaginum tomus secundus. Item, annotationes in aliquot utriusque tomi imagines. Et, stirpium herbarumque complures imagines novae, quae supra priores, huic posteriori aeditioni accesserunt. Antverpiae, ex officina Ioannis Loëi, 1559.
[xxxii] 445 [+1] p. illus. (woodcuts) 6·5 ins.

688. De frugum historia, liber unus. Eiusdem epistolae duae, una de farre, chondro, trago, ptisana, crimno, & alica. Altera de zytho, & cerevisia. Antverpiae, ex officina Ioannis Loei, 1552.
78 [+?] ff. illus. 6·5 ins.

> Imperfect; wanting ff. 73, 79– .
> *Bd. with his* Historia frumentorum . . . 1569.
> BM   Pritzel 2342*   Wellcome 1810

689. Florum et coronariarum odoratarumque nonnullarum herbarum historia. [Antverpiae, ex. off. C. Plantini, 1568 or 9]
13–311 [+8] p. illus. 6·5 ins.

> Wanting pp. 1–12, 15–16, 233–234 and 295–296.
> Imprint from BM and SGC.
> *Bd. with his* Historia frumentorum . . . 1569.
> BM   SGC 2   Wellcome 1819 or 1820

690. Historia frumentorum, leguminum, palustrium et aquatilium herbarum, ac eorum, quae eò pertinent. Additae sunt imagines vivae, exactissimae, iam recens non absque haud vulgari diligentia & fide artificiosissimè expressae, quarum pleraeque novae, & hactenus non editae. Antverpiae, ex officina Christophori Plantini, 1569.
293 [ix] p. illus. 6 ins.

> BM   Dawson 1958   Osler 2474   Pritzel 2346

691. In D. Remberti Dodonaei praxin artis medicae, amplissimi viri D. Sebastiani Egberti Cos scholia, cum auctario annotationum Nicolai Fontani med. Amstelodami, sumptibus Hendrici Laurentij, 1640.
[xvi] 565 [+10] p. 6·5 ins.

> BM   Wellcome 1826

692. Medicinalium observationum exempla rara, recognita & aucta. Accessere et alia quaedam, quorum elenchum pagina post praefationem exhibet. Coloniae, apud Maternum Cholinum, 1581.
[xxxi] 333 [2] 335–397 [i.e. 399] p. 6 ins.

> *Contents include:* Antonij Benivenij Florentini ... de abditis nonnullis ac mirandis morborum ac fanationum causis cum annotationibus Dodonaei.—Medicinalium observationum exempla rara Valesci Tarantani, & Alexandri Benedicti.—Historiae gestationis foetus mortui in utero, Matthiae Cornacis Rom ... , Aegidij Hertogij ... Achillis Gassari.—Physiologices medicine partis, tabulae expeditae per Rembertum Dodonaeum olim conscriptae, nunc primum editae.
> BM SGC 1 Wellcome 1822

693. A new herbal, or historie of plants: wherein is contained the whole discourse and perfect decription of all sorts of herbes and plants: their divers and sundry kinds, their names, natures, operations, and vertues: and that not onely of those which are here growing in this our country of Engalnd, (!) but of all others also of forraine realmes commonly used in physicke. First set forth in the Dutch or Almaigne tongue, by that learned D. Rembert Dodoens, physition to the Emperor: and now first translated out of French into English, by Henry Lyte Esquire. Corrected and amended. London, imprinted by Edward Griffin, 1619.
[xxii] 564 [xxx] p. illus. 11 ins.

> Engr. t.-p.
> BM STC 6987

694. Praxis medica. Amsterdami, impensis Henrici Laurentij, 1616.
[vi] 618 [vii] p. 6 ins.

> Waller 2502 Wellcome 1825

695. Purgantium aliarumque eo facientium, tum et radicum, convolvulorum ac deleteriarum herbarum historiae libri IIII. Accessit appendix variarum & quidem rarissimarum nonnullarum stirpium, ac florum quorundam peregrinorum, elegantissimorumque icones omnino novas nec antea editas, singulorumque breves descriptiones continens: cuius altera parte umbelliferae exhibentur non paucae. Antverpiae, ex officina Christophori Plantini, 1574.
[2] 3–505 [+1, v] p. 6·5 ins.

> BM Pritzel 2348* SGC 1 Wellcome 1821

DODONAEUS (Rembertus); **DODONEE** (Rembert)
See DODOENS (Rembert)

DOEBEL (Johann Jacob) 1640–84 *ed.*
See RIVIÈRE (Lazare). Opera medica universa, 1679.

DÖRING (Michael)   –1644
Danielis Sennerti ... epistolarum medicinalium una cum responsoriis D. Michaelis Doringij centuriae duae.
In SENNERT (Daniel). Opera omnia in sex tomos divisa, 1676, vol. 6, pt. IV.

696. De medicina et medicis adversus iatromastigas et pseudiatros libri II. In quibus non solum generatim medicinae origo, progressus, dignitas, & medici officium prolixe asseritur: sed etiam particulatim tam Hippocraticae & Galenicae praestantia; quàm empiricae, magicae, methodicae & Paracelsicae usus atque abusus excutitur: ob rerum, historiarum, et quaestionum varietatem omnium facultatis studiosis lectu nec ingrati, nec infructuosi. Giessae Hessorum, typis Nicolai Hampelii, 1611.
[viii] 334 [i.e. 356] p. 6 ins.

> BM SGC 2 Wellcome 1827

697. $\Delta\iota\alpha\tau\rho\iota\beta\dot{\eta}$ de opobalsamo Syriaco, Judaico, Ægyptio, Peruviano, Tolutano, et Europaeo. Jenae, typis Johannis Beithmanni, impens. haered. Johannis Eyring & Johannis Perferti, 1620.
[xvi] 102 [vii] p. 6 ins.

> BM SGC 2

See FABRY (Wilhelm). Aanmerkingen ... beschreven door D. Michael Doringius ... 1656.

DOERMER (Augustus Michael) *respondent*
698. De diarrhoea. Jenae, typis Samuelis Krebsii, [1673].
[36] p. 7·5 ins.
> (Dis. inaug., Jena, Georg Wolffgang Wedel, praeses.)
> *Bd. with* MAJOR (Johann Daniel). Historia anatomica calculorum, 1662.
> BM SGC 1

DOLAEUS (Johann) 1651–1707
See SALMON (William). Systema medicinale ... Translated out of Latin into English out of the most learned John Dolaeus ... 1686.

WALDSCHMIDT (Wilhelm Ulrich). Dissertatio epistolica una, de rebus medicis & philosophicis variis (1693).

DOMENICHI (Lodovico) 1500?–65 *tr.*
See PLINIUS SECUNDUS (Caius). Historia naturale, 1573.

DONATI (Giovanni Battista)
699. De aquis Lucensib. quae vulgo Villenses appellantur liber primus. In quo nostrae de harum aquarum natura rationes prorsus alio modo se habent, ac quae allatae sunt a ceteris, qui hactenus de hisce scripserunt. Lucae, ex biblioteca Octaviani Guidobonii, 1580.
[4] 5–20 ff. 8 ins.
> Watt

DONATUS AB ALTOMARI (Antonio)
See ALTOMARE Antonio Donato d')

DONDI (Giacomo de) 1298–1359
Enumeratio remediorum simplicium & compositorum ad affectus ferè omnes qui à chirurgo curantur, ex vetustissimis & optimis quibusque authoribus: multò quàm antehac emendatior.
In CHIRURGIA, 1555, ff. 359r–391v.

Enumeratio remediorum simplicium et compositorum ad affectus ferme omnes, qui a chirurgo curantur, ex vetustissimis et optimis quibusque autoribus. Cui in fine accessit Examen leprosorum autoris innominati. *In* [CHIRURGIA] De chirurgia, scriptores optimi quique veteres et recentiores . . . per Conradum Gesnerum in unum volumen collecti. [*In* UFFENBACH (Peter). Thesaurus chirurgiae, 1610, pp. 1019–1062.]

Tractatus de causa salsedinis aquarum, & modo conficiendi salis ex eis, ex consideratione Iacobi de Dondis.
In DE BALNEIS, 1553, f. 109 [2nd seq.].

DONDI DALL' OROLOGIO (GIOVANNI) –c.1400
De fontibus calidis agri Patavini consideratio, ad magistrum Iacobum Vicentinum.
In DE BALNEIS, 1553, ff. 94ʳ–108ᵛ [2nd seq.].

DONDIS, DONDUS (JACOBUS)
See DONDI (Giacomo de)

DONDIS, DONDUS (JOANNES)
See DONDI DALL'OROLOGIO (Giovanni)

DONZELLINI (GIROLAMO) –1588
Commentarius de peste doctissimus atque accuratissimus . . . D. Hieronymi Donzellini Veronensis: conversus ex italico sermone in latinum a Joachimo Camerario D.M.
In CAMERARIUS (Joachim) *the younger*. Synopsis quorundam brevium sed perutilium commentariorum de peste, 1583.

See JACCHINUS (Lionardo). In nonum librum Rasis arabis medici ad Almansorem regem . . . Opera ac diligentis Hieronymi Donzellini . . . 1564. Also 1577 ed. 1564 and 1577 eds.

MONTE (Giovanni Battista). Consilia medica omnia . . . Opera ac diligentia Hieronymi Donzellini . . . 1559.

MONTE (Giovanni Battista). Opuscula varia ac praeclara . . . Hieronymi Donzellini . . . in duo volumina digesta . . . 1558.

DÖRING (MICHAEL)
See DOERING (Michael)

DORLIX (PETRUS) *praeses*
See PASSER (Ernestus Petrus) *respondent*. De digestione seu chylosi [1671].

DÖRMER (AUGUSTUS MICHAEL)
See DOERMER (Augustus Michael)

DORN (GERHARDT)
700. Dictionarium Theophrasti Paracelsi, continens obscuriorum vocabulorum, quibus in suis scriptis passim utitur, definitiones: a Gerardo Dorneo collectum, & plus dimidio auctum. Francoforti, 1583.
94 p. 6 ins.
  BM

701. Theophrastische practica, das ist, ausserlesene Theophrastische Medicamenta, beneben eigentlicher Beschreibung derer Praeparation: auch richtigem Nutz und Gebrauch, Weyland durch Herren Gerhard Dorn,

in lateinischer Sprache beschrieben, ins Teutsch versetzt und nunmehr in Druck befôrdert durch Michaelem Horingium. [Halle], gedruckt bey Peter Schmidt, in Vorlegung Michael Oelschlâgels, 1618.
[viii] 492 [+11] p. 6 ins.
  Place of publication from SGC.
  SGC 2

See PARACELSUS (Aureolus Philippus Theophrastus) [Bombastus von Hohenheim]. Archidoxorum libri decem . . . 1570. [G. Dorn *tr.*]

PARACELSUS (Aureolus Philippus Theophrastus) [Bombastus von Hohenheim]. De summis naturae mysteriis libri tres . . . 1570. [G. Dorn *tr.*]

DORNAEUS, DORNEUS (GERARDUS)
See DORN (Gerhardt)

DOTTORI (BENEDETTO)
702. Trattato de sogni secondo l'opinione d'Aristotile . . . In Padoa per Lorenzo Pasquati, 1575.
[iii] 28 ff. 8 ins.
  Bullock Collection
  BM Watt

DOUSA (IANUS) *the younger*
In laudem umbrae.
In DISSERTATIONUM LUDICRARUM ET AMOENITATUM, scriptores varii, 1644, pp. 270–300; 1666, pp. 448–472.

DRAGE (WILLIAM) 1637?–69
703. Physical experiments: being a plain description of the causes, signes, and cures of most diseases incident to the body of man. To which is added a discourse of diseases proceeding from witchcraft. Faithfully collected from ancient and modern writers, and partly experimented by William Drage. London, printed for Simon Miller, 1668.
[ii] 416, 3–40 p. 7·5 ins.
  Watt Wing D 2118

DRAKE (ROGER) 1608–69
704. Vindiciae contra animadversiones D. D. Primirosii in theses ipsius quas pro sanguinis motu circulari sub praesidio cl. doctissimique viri D. Johannis Walaei in celeberrimâ Leydae Academiâ publico examini ante annum subiecerat. Londini, excudebant R.O. & G.D. pro Johanne Rothwell, 1641.
[xx] 81 p. 7·5 ins.
  BM Watt Wing D 2132

DRELINCOURT (CHARLES) 1633–97
De conceptu conceptus, quibus mirabilia dei super foetus humani formatione, nutritione atque partitione, sacro velo hactenus tecta, systemate felici reteguntur.
In LE CLERC (Daniel) *and* MANGET (Jean-Jacques) *comps.* Bibliotheca anatomica, 1685, Vol. 1, pp. 741–757.

705. De humani foetus membranis hypomnemata . . . Lugduni Batavorum, apud Cornelium Boutesteyn, 1685.
[8] 9–134 [xxii] p. 5 ins.
  Imperfect; pp. 93–94, 121–122, lacking.

De semine virili. [Corollaria de humano foetu].
In Le Clerc (Daniel) *and* Manget (Jean-Jacques) *comps.*
Bibliotheca anatomica, 1685, Vol. 1, pp. 758–763.

706. De tunica foetus allantoide meletemata…
Lugduni Batavorum, apud Cornelium Boutesteyn,
1685.
[6] 7–128 p. 5 ins.
> Imperfect, pp. 31–32, 45–46 wanting.
> Includes: De tunica chorio animadversiones (pp. 27–58);
> De membrana foetus agnina castigationes (pp. 59–102); De
> foetum pileolo sive galea emendationes (p. 103–128).
> *Bd. with his* De humani foetus … 1685.
> Watt

Excerpta ex … consilio medico
In Le Clerc (Daniel) *and* Manget (Jean Jacques) *comps.*
Bibliotheca anatomica, 1699, Vol. 2, p. 192.

Excerpta ex … praeludio anatomico.
In Le Clerc (Daniel) *and* Manget (Jean Jacques) *comps.*
Bibliotheca anatomica, 1699, Vol. 2, pp. 191–192.

707. Experimenta anatomica, quibus adjecta sunt
plurima curiosa super semine virili, foemineis ovis,
utero, uteríque tubis atque foetu. Lugd[uni] Batav[orum]
apud Cornelium Boutesteyn, 1684.
[x] 128 p. 5 ins.
> BM   SGC 1

Experimenta anatomica, ex vivorum sectionibus petita,
edita per Ernestum Gottfried Heiseum…
In Le Clerc (Daniel) *and* Manget (Jean-Jacques) *comps.*
Bibliotheca anatomica, 1685, Vol. 2, pp. 681–690. Also
in 1699 ed., Vol. 2, pp. 712–720.

Experimenta super acidis sanguini mistis.
In Le Clerc (Daniel) *and* Manget (Jean Jacques) *comps.*
Bibliotheca anatomica, 1699, Vol. 1, pp. 950–951 [2nd
seq.].

Experimenta super volatilibus & fixis urinosis sanguini
infusis.
In Le Clerc (Daniel) *and* Manget (Jean Jacques) *comps.*
Bibliotheca anatomica, 1699, Vol. 1, pp. 951–952 (2nd
seq.].

Opuscula varia generationem partesque ad ipsam facientes, imò foetum ipsum spectantia.
> *Contents:* De conceptione adversaria, sive neotericorum super
> foetus humani conceptione hypotheses atque dogmata, ab
> ipsis perperam vel concepta vel fota.—De humani foetus
> membranis hypomnemata.—De tunica foetus allantoide
> meletemata.—De tunicâ chorio animadversiones.—De mem-
> brana foetus agninâ castigationes.—De foetuum pileolo sive
> galea emendationes.—De humani foetus umbilico meditationes
> elencticae.—De conceptu conceptus.—De faeminarum ovis,
> historicae atque physicae lucubrationes.—De faeminarum ovis
> curae secundae.—Appendix de utero.—De tubis uteri.—Corol-
> laria de humano foetu.—Observationes D. Basnage, & ad eas
> D. Drelincurtii responsio.

In Le Clerc (Daniel) *and* Manget (Jean Jacques) *comps.*
Bibliotheca anatomica, 1699, Vol. 1, pp. 740–798 [2nd
seq.].

Rationes quibus ex clarissimô suô parente probatum ivit
sanguinis circulationem ipsi Hippocrati fuisse notam, ex
ejus ad dissertationem de lienosis epimetris excerptae.
In Le Clerc (Daniel) *and* Manget (Jean Jacques) *comps.*

Bibliotheca anatomica, 1699, Vol. 1, pp. 949–950 [2nd
seq.].

DRELINCOURT (Charles) 1633–97, *praeses*
See Bayley (Franciscus) *respondent.* De phthisi, 1688.
Berchout (Albertus) *respondent.* De phthisi, 1688.
Bijwaart (Hercules) *respondent.* De pleuritide vera, 1688.
Brederoe (Joannes van) *respondent.* De epilepsia, 1688.
Dekkers (Hubertus) *respondent.* De syncope, 1694.
Guyot (Elias) *respondent.* De empyemate, 1688.
Hilken (Joannes) *respondent.* De sterilitate, 1689.
Kemper (Engelbert) *respondent.* Disputatio medica
inauguralis exhibens decadem observationum exotica-
rum, 1694.
Kramer (Daniel Paridom) *respondent.* De hydrophobia,
1688.
Luge (Daniel) *respondent.* De pituita praeternaturali,
ejusque curâ, 1694.
Maschuré (Petrus Henricus) *respondent.* De humorum
alteratione, 1694.
Schuyl (Hermannus) *respondent.* De respiratione, 1688.
Schuyl (Hermannus) *respondent.* De vi corporum elastica
1688.
Walter (Godofredus) *respondent.* De suffocatione hypochondriacâ in viro, 1688.

DRINKMUCH (Blasius) *pseud.*
See Braithwait (Richard)

DRIVERE (Jeremias) 1504–54
708. In omnes Galeni de temperamentis libros epitome.
Lugduni, apud Godefridum & Marcellum Beringos,
fratres, 1547.
30 p. 5 ins.
> *Bd. with his* Novi et integri commentarii in omnes Galeni libros
> de temperamentis. 1547.
> BM   Wellcome 6290

709. In τεχνὴν Galeni clarissimi commentarii. Lugduni
apud Godefridum & Marcellum Beringos, fratres, 1547.
474 p. 5 ins.
> *Bd. with his* Novi et integri commentarii in omnes Galeni libros
> de temperamentis, 1547.
> Wellcome 6291

710. Novi et integri commentarii in omnes Galeni
libros de temperamentis. Lugduni, apud Godefridum &
Marcellum Beringos, fratres, 1547.
400 p. 5 ins.
> BM   Wellcome 6290

See Celsus (Aurelius *or* Aulus Cornelius). De re medica
libri octo. Accessere in primum eiusdem, Hieremiae
Thriveri Brachelii commentarij doctissimi … 1592.

DRIVERIUS BRACHELIUS (Hieremias)
See Drivere (Jeremias)

[DROET (Peter)]
711. A new counsell against the pestilence, declaring what kinde of disease it is, of what cause it procedeth, the signes and tokens thereof: with the order of curing the same. London, imprinted by John Charlewood for Andrew Maunsell [1572?].
[72] p. illus. 5·5 ins.
> Author and date from dedication.
> *Bd. with* ERRA PATER. A pronostycation for ever of Erra Pater ... [1535?].

DRYANDER (JOHANN)
See EICHMANN (Johann)

DUBE (PAUL)
712. Medicinae theoreticae medulla, seu medicina animi et corporis. Ad Iatrophilum. Parisiis, apud Edmundum Couterot, 1671.
[viii] lix [+1] 351 [+1] p. 6 ins.
> Additional engr. t.-p.
> BM Watt

DU BOIS (JACQUES) 1478–1555
713. Commentarius in Claudii Galeni duos libros de differentiis febrium. Hac in recenti editione summa in emendando diligentia est adhibita. Venetiis, ex officina Erasmiana, Vincentii Valgrisii, 1556.
205 p. 6·5 ins.
> *Bd. with* STRUTHIUS (Joseph). Ars sphygmica ... 1602.
> Wellcome 6175

De febribus commentarius, ex libris aliquot Hippocratis & Galeni, parte plurima selectus ...
In SAVONAROLA (Giovanni Michele). Practica canonica ... 1560, pp. 1021–1108.

De mensibus muliebrib. liber: in quo etiam obiter diversi foeminei affectus explicantur, & curantur.
In GYNAECIORUM, 1566, cols. 771–868.

De mensibus muliebribus liber: in quo etiam obiter diversi foeminei affectus explicantur, & curantur: quibus adjicitur de generatione hominis, sive de foecunditatis, & sterilitatis causis libellus.
In GYNAECIORUM, 1586, tomus 1, no. 7, pp. 304–340.

De mensibus mulierum, et hominis generatione. [Sive foecunditatis et sterilitatis causis ... libellus.]
In SPACH (Israel). Gynaeciorum, 1597, pp. 148–166 [2nd seq.].

Quaestio de vini exhibitione in febribus ab Iacobo Sylvio Ambianate aedita.
In CHAMPIER (Symphorien). Castigationes (1532), fol. Lᵛ–LIIIʳ (2nd seq.).

See MESUË (Johannes) *the younger*. Opera quae extant omnia, 1562. Also 1602 ed.

DUBOURGDIEU (CAROLUS VALESIUS)
714. Commentarii de peste, et exanthematibus ad Alexandrum VII Pont. opt. max. Romae, typis Ignatii de Lazaris, 1656.
[viii] 366 [+1] p. 8·5 ins.
> SGC 1

DU BOYS (JEAN)
715. Pharmacopoei Parisiensis methodus miscendi & conficiendi medicamenta, diligenter recognita, & à multis, quibus antea scatebat mendis, repurgata. Novae huic editioni accessit Hispalensium pharmacopoliorum recognitio, auctore D. Simone è Tovar ... Hagae-Comitis, officina Theodori Maire, 1640.
[vi] 396 [xxii]; [vi] 165 [+2] p. 5 ins.
> BM SGC 2 Wellcome 1875

Pharmacopoei Parisiensis observationes in methodum miscendorum medicamentorum topicorum, quae in quotidiano sunt usu. Ut etiam dilucidationes diversorum simplicium medicamentorum horum compositiones ingredientium, ex graecis, arabibus & neotericis. Opus valdè utile, in quo vera miscendi medicamenta methodus exactè traditur. Revisum & pluribus locis emendatum.
[xiv] 121 [viii] p.
In BAUDERON (Brice). Pharmacopoea, 1639.

See FONTEYN (Nicolaas). [I]nstitutiones pharmaceuticae, ex Bauderonio & Du Boys ... 1633.

DU CHASTEL (PIERRE)
See DU CHATEL (Pierre)

DU CHATEL (PIERRE) 1585–1632
716. Vitae illustrium medicorum qui toto orbe, ad haec usque tempora floruerunt. Antverpiae, apud Guilielmum à Tongris, 1617.
[2] 3–255 [+1] [vii] p. 7 ins.
> Date altered in MS to 1618. BM and Osler note similar copies.

717. ... Another edition. Christie Collection. Dated 1618.
> BM Dawson 1239 Hirsch 110 SGC 1 Wellcome 1340

DU CHESNE (JOSEPH) 1546–1609
718. Ios. Quercetani Opera medica, scilicet, ad Jacobi Auberti Vindonis de ortu & causis metallorum contra chymicos explicationem brevis responsio. De exquisita mineralium, animalium, & vegetabilium medicamentorum spagirica praeparatione & usu, perspicua tractatio. Sclopetarius, sive de curandis vulneribus, quae sclopetorum & similium tormentorum ictibus acciderunt, liber. Antidotarium spagiricum adversus eosdem ictus. [Lugduni,] apud Joannem Lertout, 1591.
[xiv] 186 [xiii]; [xvi] 209 [+10] p. 6·5 ins.
> 'De mineralium' has a separate t.-p. [p. 77] dated 1575.
> 'Sclopetarius' has separate t.-p. (dated 1591) and sequence of pagination.
> Place of publication from SGC.
> BM SGC 1

719. ... Another ed. Lipsiae, impensis Thomae Schüreri & Bartholomaei Voigt, 1614.
[xvi] 152 [xv]; [xvi] 175 [+16] p. 6 ins.
> Separate t.-p. for De mineralium dated 1600. Separate t.-p. and pagination sequence for Sclopetarius.
> Partington Collection.
> SGC 1

720. Pharmacopoea dogmaticorum restituta preciosis selectisque hermeticorum floribus abunde illustrata. Lipsiae, impensis Thomae Schüreri & Barthol. Voigt (excudebant haeredes Michaelis Lantzenbergeri), 1613. [xii] 745 [xxiii] p. 6·5 ins.

    SGC 1   Wellcome 1891

721. The practise of chymicall, and hermeticall physicke, for the preservation of health. Written in Latin by Josephus Quersitanus, Doctor of Physicke. And translated into English by Thomas Timme, Minister. London, printed by Thomas Creede, 1605. [x, 194] p. 7 ins.

    BM   SGC 1   STC 7276   Wellcome 1885

722. Quercetanus redivivus hoc est ars medica dogmatico-hermetica ex Quercetani scriptis digesta opera Joannis Schröderi. Francofurti, sumptibus Joannis Beÿeri, 1648. [ii] 853–923; [2] 3–267 [i.e. 263] [xlii] p.
    Should be 3 vols; Vols. 2 (pp. 853–923) and 3 only

    Engraved t.-p.
    Tome 3 has separate t.-p.: Quercetani redivivi tomus III. Hoc est, ars medica practica. Videlicet I. De peste.—II. De pleuritide.—III. De epilepsia.—IV. De apoplexia.—V. De vertigine.—VI. De paralysi.—VII. De cachexia virginea.—VIII. De lue venerea.—IX. De calculo.—X. De arthritide.—XI. De dolore. Index to vols. 1–3 at end (imperfect).
    SGC 1

723. Tractaet van de genesinghe der geschote wonden . . . Hier is noch by gevoeght een kort begrijp van de geschote wonden, beschreven door . . . Laurentius Joubertus. Beyde verduytscht door W. D. Baudous. t'Amsterdam, ghedruckt by Broer Jansz, 1642. [xv] 278 [x] p. 6 ins.

See FIORAVANT (Leonardo). Three exact pieces . . . With Quercetanus his spagyrick antidotary for gunshot, 1652.

LIBAVIUS (Andreas). Syntagma selectorum . . . traditorum alchymiae arcanorum, pt. 2, 1611–13.

DU CIIOUL (JOHANNES)
See GESNER (Conrad). De raris et admirandis herbis . . . Io du Choul . . . Pilati Montis in Gallia descriptio. [1555 ?].

DUDITH (ANDREAS) *von Horekovicz*, 1533–89
De cometis epistola ad D. Ioan. Cratonem.
In De COMETIS dissertationes, 1580, pp. 167–196.

Epistola ad Erastum de Squarcialupi sententia.
In De COMETIS dissertationes, 1580, pp. 22–26.

See SQUARCIALUPI (Marcello). De cometa in universum, atque de illo qui anno 1577, visus est, opinio Marcello Squarcialupi . . . ad . . . Andream Dudithium . . .
In De COMETIS dissertationes, 1580, pp. 27–102.

DUEREN (JOHAN VAN)
724. De ontdekking der bedriegeryen vande gemeene pis-besienders, waar in naaktelijk vertoont werden hunne valsche waanen, doortrapte vonden, nietige uytvlugten, en hunne gevaarlijke genees-oeffeningen.

Waar door zy de pis-brengers, en de zieken bedektelijk bedriegen, en schandelijk misleyden. Amsterdam, by Timotheus ten Hoorn, 1688. [xxxii] 426 [i.e. 424] p. 6·5 ins.

    Additional engr. t.-p.
    SGC 2   Waller 2619

DU FOUR
See HIPPOCRATES. Les aphorismes d'Hippocrate . . . Par M. du Four, 1699.

DU FOUR (VITALIS)
See FURNO (Vitalis de)

DUFTIUS (CHRISTIANUS TIMOTHEUS) *resp.*
See LEICHNER (Eckard). De generatione . . . 1649.

DU GARDIN (LOUIS)   –1637?
725. Circunstantiae et tempora, de varijs venis, pleuritidis ratione secandis, inter varios medicinae proceres, litem dirimentia. Duaci, typis viduae Petri Avroy, 1632. 99 [+1] p. illus. [engr. & woodcut] 7·5 ins.

    BM

DU LAURENS (ANDRÉ) 1558–1609
726. De mirabili strumas sanandi vi solis Galliae regibus christianissimis divinitus concessa liber unus. Et de strumarum natura, differentiis, causis, curatione quae fit arte & industria medica. Liber alter. Parisiis, apud Marcum Orry, 1609. [xvi] 307 [xviii] p. engr. fold. pl. 7·5 ins.

    Engr. t.-p.
    BM   SGC 1   Waller 2626   Wellcome 1940

727. De morbis melancholicis, & eorum cura tractatus. E lingua gallica in latinam conversus studio Thomae Moundefordi . . . Huic accedit eiusdem dictio brevior de laude medicorum, & fraude empiricorum. Londini, ex officina typographica Felicis Kingstoni, 1599. [xiv] 205; [ii] 51 p. 6·5 ins.

    Separate t.-p. for 'De laude medicinae'.
    STC 7303

728. Discursus de visus nobilitate et conservandi modo. A Joanne Theodoro Schönlino . . . ex . . . Andreae Laurentii . . . Gallico libello Latio adscriptus. Philosophis, medicis ac politicis usui futurus. Monachii, ex formis Bergianis apud viduam, 1618. [xii] 166 p. 5 ins.

    Engr. t.-p.
    . . . Another copy.
    BM   Wellcome 1934

729. Historia anatomica humani corporis et singularum eius partium multis controversijs & observationibus novis illustrata. Francoforti, apud Matthaeum Beckerum, impensis Theodorici de Brij viduae & duorum filiorum, [1599]. [xxiv] 442 [xxviii] p. 26 engr. illus. 12 ins.

    Corresponds to Wellcome 1936 (with engr. port. of Henry IV flanked by panels of 'Justitia' and 'Concordia'), except that library copy has Henry IV flanked by 'Justitia' and 'Prudentia'. Engr. t.-p. with portrait of author aged 39.
    BM   Wellcome 1936

[Ioannis Riolani] animadversiones in opus anatomicum Andreae Laurentii.
In RIOLAN (Jean) *the younger*. Opera anatomica, 1649, pp. 623–684.

730.   Opera anatomica. In quibus historia singularum partium, primum accurate describitur; mox quae in ea occurrunt controversa enodantur, Hippocratis libri anatomici illustrantur, & a recentiorum pene innumeris calumniis Galenus vindicatur. Editio altera, ab innumeris mendis, quibus prior passim scatebat, vindicata, & nunc primum in Germania edita . . . Hanoviae, apud Guilielmum Antonium, 1595.
[xxiv] 736 [xl] p. 7 ins.
> Wellcome 6872

731.   Opera omnia anatomica et medica. Ex postrema recognitione, accessione quorundam librorum, qui lucem antea non viderant, locupletata . . . Francofurti typis Caspari Rötelij, impensis Wilhelmi Fitzeri, 1627.
[xii] 442 [xxi] p. 26 engr. illus. 12 ins.
> Engr. t.-p. as for 'Historia anatomica' of 1599, with re-engraved title and imprint.

732.   Opera therapeutica. Nimirum I. Tractatus de crisibus. II. Tractatus de mirabili strumas sanandi vi, solis Galliae regibus divinitus concessa. III. Tractatus de nobilitate visus, eiusque conservatione. IV. De melancholia libri. II. V. Tractatus de senectute. VI. De morbo articulari tractatus. VII. De lepra tractatus. VIII. Tractatus de lue venerea. Omnia nunc primum edita. Cum indicibus necessariis, capitum, & materiarum. Francofurti, typis Caspari Rötelij, impensis Guilielmi Fitzeri, 1627.
[vi] 60 [iv] 46 [iv] 25 [+1] 37 [+2] 52 [ii] p. 12 ins.
> *Bd. with his* Opera omnia anatomica et medica . . . 1627.

Tractatus excellentissimus de catarrho e Gallico sermone in Latinum conversus per Ioannem Vigierium.
In VIGIER (Jean) *the elder*. Tractatus . . . de catarrho . . . 1620, pp. 185–220.

See GRACHT (Jacob van der). Anatomie . . . 1634.
RIOLAN (Jean) *the younger*. Opuscula anatomica nova . . . Animadversiones in historiam anatomicam Andreae Laurentii . . . 1649.

DUMONT (JÉRÔME)
See MONTEUX (Jérôme de)

DUMONT (SÉBASTIEN)
See MONTEUX (Sébastien de)

DU MOULIN (ANTOINE) c. 1520–

See NIPHUS (Augustinus). Des augures, ou, divinations. Traduict par maistre Antoine du Moulin Masconnois, 1581.

SERENUS SAMONICUS (Quintus). De medicina praecepta saluberrima, Antonii Molinii Matisconensis opera . . . [*In* CELSUS (Aurelius *or* Aulus Cornelius) De re medica, 1542, pp. 431–470. And 1554 ed. pp. 534–575.

DU MOULIN (JEAN)
See DESMOULINS (Jean)

DU PINET (ANTOINE)
See PINET (Antoine du)

DURANTE DA GUALDO (CASTOR)   –1590
733.   Il tesor della sanita . . . nel quale s'insegna il modo di conservar la sanità, & prolungar la vita. Et si tratta della natura de'cibi, & de'rimedii de'nocumenti loro. Con la tavola delle cose notabili. In Venetia, appresso Michiel Bonibello, 1596.
[xvi] 326 p. 6 ins.
> Bullock Collection.

734.   Thesaurus sanitatis. Das ist: Bewerter Schatz und güldenes Kleinodt der Gesundtheit: in welchem alle sechs Stück, von den Medicis Res non naturales genannt, zur Gesundtheit gehörig, als nemlich der eusserliche Lufft, Bewegungen dess Leibs, Schlaffen un Wachen, Erfüllung und Ausslarung, Zufalle dess Gemüths und alles das jenige, dessen sich der Mensch zu seiner Speiss und Tranck jezu gebrauchen pflegt, auss führlich erklährt wirdt. Erstlich . . . in Lateinischer und Italienischer Spraach beschrieben. Itzundt aber durch einen beydes dieser Kunst und Spraachen erfahrnen zum trewlichsten verteutscht, und allen denen, so ihre Gesundtheit Lieb haben, zum besten in offenen Truck verfertiget und mit zweyen Registern geziehrt. Franckfurt am Mayn, in Verlegung Lucae Iennis, 1623.
[xvi] 356 [xxiv] p. 6 ins.

DURET (LOUIS) 1527–86 *ed.*

See HIPPOCRATES. Coacae praenotiones, 1658. Also 1665 ed.

HOULLIER (Jacques). Omnia opera practica, 1623.

DU ROY (HENRI) 1598–1679
735.   Fundamenta medica. Ultrajecti, apud Theodorum Ackersdycium, 1647.
[xx] 281 [i.e. 282] [i] p. 8 ins.
> *Bd. with his* Fundamenta physices, 1646.

736.   Fundamenta physices. Amstelodami, apud Ludovicum Elzevirium, 1646.
[xvi] 306 [i] p. illus. diagrs. 8 ins.
> BM

737.   Medicinae libri IV. Editio secunda. Priore locupletior & emendatior. Traiecti ad Rhenum, typis Theodori ab Ackersdijck, & Gisberti a Zijll, 1657.
[xi] 280 [8] 289–676 [xxiv] p. 8 ins.
> Includes, p. 289–'Praxis medica, medicationum exemplis demonstrata. Editio secunda, priore multo locupletior, & emendatior'.
> SGC 1

738.   Philosophia naturalis; in qua tota rerum universitas, per clara & facilia principia, explanatur. Amstelaedami, apud Ludovicum & Danielem Elzevirios, 1661.
[xliv] 523 [+1] p. illus. 2 fold. pls. 8 ins.
> Engr. port. of the author.
> University History of Science Collection. Jevons copy.
> BM   Waller 10990

739. Henrici Regii spongia qua eluuntur sordes animadversionum, quas Jacobus Primirosius adversus theses pro circulatione sanguinis in Academia Ultrajectina disputatas nuper edidit. [Lugduni Batavorum, ex officina W. Christiani, sumptibus J. Maire, 1647?] 3–31 p. 7·5 ins.

> Wanting t.-p., pp. 1–2.
> Title from heading to p. 3 (corresponding to Osler copy 1640).
> Place of publication and date from Manchester Medical Society Catalogue, 1890.
> BM

DUSSEN (Paulus vander) *respondent*
740.   De ileo seu iliaca passione. Lugduni Batavorum apud Abrahamum Elzevier, [1699?].
[20] p. 9 ins.

> (Diss. med. inaug., Leyden, Jacobus Triglandius, praeses.)

> T.-p. erroneously dated MDCXCXIX.
> *Bd. with* Bidloo (Govert). Vindiciae quarundam delineationum anatomicarum, 1697.
> SGC 2

DU VERNEY (Guichard Joseph) 1648–1730
De auditus organo tractatus.
In Le Clerc (Daniel) *and* Manget (Jean Jacques) *comps.*

Bibliotheca anatomica, 1685, Vol. 2, pp. 427–453. Also 1699 ed., Vol. 2, pp. 247–273.

741.   Traité de l'organe de l'oüie; contenant la structure, les usages & les maladies de toutes les parties de l'oreille. A Paris, chez Estienne Michallet, 1683.
[xxiv] 210 p. 16 fold. pls. 6 ins.

> Deaf Education Library. Farrar copy.
> BM   Dawson 2072 A   Guyot p. 293   SGC 1   Waller 2670

742.   Tractatus de organo auditus, continens structuram, usum et morbus omnium auris partium . . . è Gallico latinè versus. Norimbergae, impensis Johannis Ziegeri; typis Joannis Michaelis Spörlini, 1684.
[xii], 48 p. 16 fold. tabs. 8·5 ins.

> Folding tables each carry half a page of text 'Explicatio'.
> BM   Osler 7689   SGC 2   Waller 2669

DYK (Cornelius van)
743.   Osteologia, of nauwkeurige geraamt beschryving van verscheyde dieren, nevens hare historien, uit de vermaartste, soo oude als nieuwe schrijvers, by een gebragt. Amsterdam, by Johannes ten Hoorn, 1680.
[xii] 286 [ii] p. 20 engr. pls. 6·5 ins.

> Additional engr. t.-p.
> BM   SGC 1

E

EBENUS (PHILIPPUS LUDOVICUS) 1576–1657
743A.   Observationum medicarum centuria posthuma.
Studio & opera Joannis Franci. Augustae Vindelicorum,
typis & sump. Jacobi Koppmayeri, 1693.
[ii] 3–103 [+5] p. 5 ins.
> *Bd. with* FRANCK DE FRANCKENAU (Georg). De studiorum noxa
> dissertatio, 1695.

EBN SERABI
See SERAPION *the younger*

EBN WAFED AL LACHMI
See ALBENGNEFIT

ECHT (JOHANN) 1515 ?–54?
See RONSS (Baudouin). Opuscula medica . . . 1618.

SENNERT (Daniel). De scorbuto tractatus. Cui accesserunt eiusdem argumenti tractatus & epistolae Balduini
Ronssei, Johannis Echthii . . . 1624.

ECK (CORNELIUS VAN) *praeses*
See ARNOUTS (Georgius) *respondent*. De pleuritide, 1695.

AVEMANN (Joannes Christophorus) *respondent*. De
medico eleemosynario publico, 1695.

SOLINUS (Samuel) *respondent*. De pleuritide vera, 1695.

ECKHARDUS (MARTINUS) *respondent*
744.   De colore AEthiopum qui vulgò nigritae.
Marburgi Cattorum, typis Joh. Jodoci Kürsneri, 1683.
[ii] 18 p. 8 ins.
> (Disp. physica, Marburg, Johann Jakob Waldschmidt,
> praeses.)

ECKHART DER GETREUE, *pseud.*
See ETTNER (Johann Christoph)

EGBERT (SÉBASTIEN)
See DODOENS (Rembert). In D. Remberti Dodonaei
praxin artis medicae . . . D. Sebastiani Egberti Cos
scholia . . . 1640.

EGENOLPH (CHRISTIAN)
See ANIMANTIUM TERRESTRIUM, VOLATILIUM, ET
AQUATILIUM EFFIGIES, 1562.

HERBARUM IMAGINES VIVAE, 1535.

PLANTARUM, ARBORUM, FRUTICUM, ET HERBARUM
EFFIGIES, 1562.

EGIDIO DA ROMA
See AEGIDIUS COLUMNA

EGLISHAM (GEORGE) *fl.* 1612–42
See [JOHNSTON (Arthur)]. Consilium Collegii Medici
Parisiensis de mania G. Eglishemii, 1619.

EGNATIUS (JOHANNES BAPTISTA) *pseud.*
See CIPELLI (Giovanni Battista)

EICHELBORN (GEORG)
See LEICHNER (Eckard). De generatione . . . 1649.

EICHHORN (JOHANNES GUILIELMUS) *respondent*
745.   De febri petechiali. Jenae, typis Samuelis Krebsii,
[1674].
[32] p. 7·5 ins.
> (Diss. inaug. Jena, Georg Wolffgang Wedel, praeses.)
> *Bd. with* MAJOR (Johann Daniel). Historia anatomica calculorum,
> 1662.
> BM   SGC 1

EICHMANN (JOHANN)   –1560
746.   Anatomiae, hoc est, corporis humani dissectionis
pars prior, in qua singula quae ad caput spectant recensentur membra, atque singulae partes, singulis suis ad
vivum commodissime expressis figuris, deliniantur.
Omnia recens nata. Item anatomia porci, ex traditione
Cophonis. [Anatomia] infantis, ex Gabriele de Zerbis.
Marpurgi, apud Eucharium Cervicornum, 1537.
72 p. illus. 7·5 ins.
> Woodcut border to t.-p. MS marginal notes.
> BM   SGC 1   Wellcome 1869

747.   New Artznei und Practicierbüchlin, zu allen
Leibs gebrechen und Kranckheyten. Sampt andern
heylsamen Tractätlin, D. Euricij Cordi, und H. Hieronymi Bock. (Franckfort am Meyn, getruckt bei Christian
Egenolffs Erben, 1557.)
viii 128 ff. illus. (woodcuts) 6·5 ins.
> Imprint from colophon. Woodcut on t.-p.

See CORDUS (Euricius). Ein nützlich Büchly (1542).

MONDINO *de Liucci*. Anatomia Mundini . . . (1541).

ELISIO (GIOVANNI)
See JASOLINO (Giulio). De rimedii naturali . . . E nell'
ultimo aggiunti li bagni d'Ischia de Gio, Elisio medico
Napoletano . . . 1689.

ELISIUS (JOANNES)
See ELYSIUS (Joannes)

ELLEBODE (NICAISE VAN) c. 1500–77
See NEMESIUS *Bishop of Emesa*. Περι φυσεως ανθρωπου,
βιβλιον ἐν . . . De natura hominis lib. unus, nunc
primum & in lucem editus, & latine conversus a
Nicasio Christophori Casletano, 1565.

ELLINGER (JOHANN)
Allmodischer Kleyder Teuffel. Das ist, 1. Schimpff uund Ernstlicher Discurs, uber den heuttigen Allmodischen: oder, a-la-modischen, Kleyder Teuffel, &c. 2. Erörterung der Frage: wie ein Erbarer Teutscher Mann thun solle, wann sein Weib (da es doch sein Seckel nicht ertragen kônte) sich Allmodisch tragen wolte, damit er des Hausscepters nicht gar verlustig werde. 3. Regulae eines Getrewen Ehe Weibs. Verfasset durch M. Johann Ellinger . . . Getruckt in Verlag Johann-Carl Onckels Buchhåndlers zu Frankfurt am Mayn, 1629.
In FACETIAE FACETIARUM, 1627, part 21.

ELLUCHASEM ELIMITHAR   –1052
748. Tacuini sanitatis . . . de sex rebus non naturalibus, earum naturis, operationibus, & rectificationibus, publico omnium usui, conservandae sanitatis, recens exarati. Albengnefit de virtutibus medicinarum, & ciborum. Iac. Alkindus de rerum gradibus. Argentorati, apud Ioannem Schottum, 1531.
[4] 5–163 [+7] p. illus. (woodcuts) tabs. 12 ins.

> BM   SGC 1   Waller 2740   Wellcome 1996

ELSHOLTZ (JOHANN SIGISMUND) 1623–88
749. Anthropometria, sive de mutua membrorum corporis humani proportione, & naevorum harmonia libellus. Editio post Patavinam altera, figuris aeneis illustrata. Stadae, apud Ernestum Gohlium, 1672.
[x] 266 [i.e. 166] [i] p. engr. front. 7 engr. pls. 6 ins.

> Waller 2742

750. Clysmatica nova. Oder newe Clystier-Kunst, wie eine Arzney durch erôffnete Ader bey zu bringen, dass sie ihre Wirckung eben also verrichte, als wan sie durch den Mund genommen worden wåre: in Thieren mit starcken, in Menschen aber annoch mit gelinden Dingen probiret, und wahr befunden, Berlin, bey Daniel Reicheln, 1665.
15 p. 6 ins.

> BM   SGC 1

ELYOT (*Sir* THOMAS) 1490?–1546
751. The castell of helth corrected, and in some places augmented by the first author thereof, Sir Thomas Elyot . . . And nowe newely imprinted, the yere of our Lorde, 1572. London, Thomas Marshe, 1572.
[vii]; 97 ff. 5·5 ins.

> BM   STC 7652

ÉLYSIUS (JOHANNES) *fl.* 1500
Breve compendium de totius Campaniae balneis ad . . . Bernardinum Sanseverinum Bisiniani principem. [De balneis AEnariae insulae, eiusdemque mirabili incendio.]
In De BALNEIS, 1553, ff. 208ᵛ–212ᵛ [2nd seq.].

EMERICUS (FRANCISCUS)
752. Medicorum auxiliorum dexter usus . . . Norimbergae, apud Ioh. Petreium, 1537.
[viii] 53 p. 7·5 ins.

> *Bd. with* BRASSAVOLA (Antonio Musa). Examen omnium catapotiorum . . . (1543).
> SGC 2   Wellcome 2006

753. Oratio de re medica Viennae publice dicta, cum in amplissimo clarissimorum hominum consessu Ioanni Schrötero Vinariensi gradus doctoris decerneretur . . . Viennae Austriae, excudebat Egidius Aquila, 1552.
[8] ff. 8 ins.

> *Bd. with* MONTE (Giovanni Battista). Summaria declaratio eorum . . . 1552.

See MONTE (Giovanni Battista). Summaria declaratio eorum . . . Item an urinarum vel pulsum observatio certiores notas salutis vel mortis medico praebeat, utilis enarratio Francisci Emerici, 1552.

RIVINUS (Andreas). Veterum quorundam bonorum scriptorum libri, 1654.

754. **ENCHIRIDION PRACTICUM MEDICO-CHIRURGICUM** Sive de internorum externorumque morborum curatione, breves, sed accurati tractatus duo. I. Incerti, at magni authoris opus posthumum, ut luculenter in epistola ad lectorem declaratur. II. Anthonij Chalmetei olim apud Anicienses chirurgi celeberrimi. Manuale chirurgicum summariis theoricis singulis capitibus praefixis. Opus omnibus tam medicinam quam chirurgiam facientibus summè necessarium. Accessit huic novae editioni, praeter locorum quamplurium emendationem, novus capitum & morborum, priore enchiridio contentorum pernecessarius index. Genevae, apud Petrum & Jacobum Chouët, 1644.
[xvi] 495; [vii] 351 [vii] p. 6·5 ins.

> BM notes first item conjecturally ascribed to J. Fernelius.
> BM   SGC 2

ENCKELMANN (ACHATIUS CHRISTOPHORUS) *respondent*
See SEBISCH (Melchior), *the younger, praeses,* [Dissertationes.] 1630–9.

ENGELHARDT (JOHANNES LAURENTIUS) *respondent*
755. De AEsculapio inventore medicinae. Argentorati, literis Johannis Welperi, 1669.
[viii] 72 p. 8 ins.

> (Diss. philologico-medica, in Argentoratensium Univcrsitatc, Johann Albert Sebitz, praeses.)
> *Bd. with* FRIZSCHIUS (Benjamin) *respondent.* De masticatione mortuorum, [1679].
> BM   SGC 1

756. The **ENGLISH MIDWIFE** enlarged, containing directions to midwives; wherein is laid down whatever is most requisite for the safe practising her art. Also instructions for women in their conceiving, bearing and nursing of children. With two new treatises, one of the cure of diseases and symptoms happening to women before and after child-birth. And another of the diseases etc. of little children, and the conditions necessary to be considered in the choice of their nurses and milk. The whole fitted for the meanest capacities. Illustrated with near 40 copper-cuts. London, printed for Thomas Sawbridge, 1682.
[xiv] 320 p. illus. fold. pls. 6 ins.

ENT (*Sir* GEORGE) 1604–89

757. Ἀντιδιατριβή sive animadversiones in Malachiae Thrustoni, M. D. diatribam de respirationis usu primario . . . Londini, typis J. M. impensis Guil. Bromwich, 1679.
[iii] 214 p. front. (port.) 7 ins.

 BM TC I 343 Waller 2763 Wing E 3134

Ἀντιδιατριβή sive animadversiones in Malachiae Thrustoni diatribam de respirationis usu primario.
In LE CLERC (Daniel *and* MANGET (Jean-Jacques) *comps.* Bibliotheca anatomica, 1685, Vol. 2, pp. 186–223. Also 1699 ed., Vol. 1, pp. 1020–1057 [2nd seq.].

758. Laureae Apollinari, praeside . . . Benedicto Sylvatico . . . promotore . . . Joan. Dominico Sala. . . . Georgio Ent Anglo in celeberrimo Lyceo Patavino XXVIII Aprilis MDCXXXVI collatae amicorum applausus. Patavii, typis Julii Crivellarii, [1636?].
[8] p. 7·5 ins.

 A collection of congratulatory verse.
 Bd. with GRYLLUS (Laurentius). Oratio de peregrinatione, 1566.
 BM Dawson 2165

759. Opera omnia medico-physica, observationibus curiosissimis, ratiociniisque solidissimis, ex solidiore & experimentali philosophiâ petitis, nitidè superstructa, orationisque elegantiâ famigeratissima. Nunc primùm junctim edita, à plurimis mendis repurgata, ac indice capitum, rerum et verborum accuratissimo aucta & ornata. Lugduni Batavorum, apud Petrum vander Aa, 1687.
[xxx] 629 [+26] p. front. (port.) 6·5 ins.

 Additional engr. t.-p. Separate t.-p. (p. 419) for 'Ἀντιδιατριβή'.
 Waller 2765

EOBANUS (HELIUS) *Hessus,* 1488–1540

760. Bonae valetudinis conservandae praecepta ad magnificum D. Georgium Strutiaden. Medicinae laus ad Martinum Hunum. Coena Baptistae Fierae de herbarum virtutibus, & ea medicae artis parte, quae in victus ratione consistit. Item Polybus de salubri victus ratione privatorum, Ioanne Guinterio Andernaco . . . interprete Aristotelis problemata, quae ad stirpium genus & oleracea pertinent. Parisiis, apud Simonem Colinaeum, 1533.
64 ff. 6 ins.

 Contains also, ff. 47–55, the Hortulus amoenissimus of Strabus Gallus.
 BM Osler 4774 SGC 2 Wellcome 2043

761. De tuenda bona valetudine, libellus, commentariis doctissimis illustratus à Ioanne Placotomo . . . In quibus multa eruditè explicantur, studiosis philosophiae plurimum profutura. Eiusdem, de natura & viribus cerevisiarum, & mulsarum, opusculum. De causis, praeservatione, & curatione ebrietatis, dissertationes. Coena Baptistae Fierae, de herbarum virtutibus, et ea medicae artis parte, quae in victus ratione consistit. Strabi Galli poetae hortulus amoenissimus. Franc., apud Chr. Egen[olph] [1556?].
156 [+3] ff. illus. (woodcuts) 6 ins.

 SGC 1

ERASISTRATUS, *fl.* c. 300 B.C.
See CHAMPIER (Symphorien). Rosa gallica, 1514.

ERASTUS (THOMAS) 1525–83
De cometarum ortu, natura et causis tractatus: in quo Aristot. sententia explicatur, & contra D. Marcellum Squarcialupum . . . defenditur . . .
In De COMETIS dissertationes, 1580, pp. 103–166.

De cometarum significationibus iudicium Thomae Erasti.
In De COMETIS dissertationes, 1580, pp. 1–21.

762. De occultis pharmacorum potestatibus: quid, et quotuplices eae sint: quibus in morbis, quomodo, quando, quem in curationibus usum habeant. Accessit huic tractatui disputatio alia eiusdem ferè argumenti, de medicamentorum purgantium facultate, tribus absoluta quaestionibus, in qua tota propè horum pharmacorum natura declaratur. Basileae, per Petrum Pernam, 1574.
[viii] 194 [xvi] p. 8·5 ins.

 9 p. MS contents list at front of volume.
 BM Osler 2529 Waller 2777 Wellcome 2060

763. Disputationum de medicina nova Philippi Paracelsi. Pars prima: [-altera] in qua, quae de remediis superstitiosis & magicis curationibus ille prodidit, praecipuè examinantur. Ad illustris. principem, D. Augustum Saxoniae Ducem & Electorem, &c. Liber omnibus, quarumcunque artium & scientiarum studiosis apprimè cum necessarius tum utilis . . . Basileae, apud Petrum Pernam, [1572].
2 vols; [xv] 267 [+19]; [viii] 284 [6] 7–143 [+37] p. 8·5 ins.

 T.-p. to vol. 2 reads: Disputationum de nova Philippi Paracelsi medicina pars altera: in qua philosophiae Paracelsicae principia & elementa explorantur. . . . Continet praesens haec disputatio, praeter solidam fundamentorum doctrinae Paracelsi confutationem, alia plurima ad verae philosophia perceptionem utilissima: quorum capita quaedam generalia post praefationem ponuntur . . . 1572.
 Separate t.-p.s in vol. 2 for: Explicatio quaestionis famosae illius, utrum ex metallis ignobilibus aurum veterum & naturale arte conflari possit, and for Epistola de natura, materia, ortu atque usu lapidis Sabulosi, qui in Palatinatu ad Rhenum reperitur.
 BM SGC 1 Waller 2778 (Vol. 1) Wellcome 2057/8

764. Disputationum & epistolarum medicinalium volumen doctissimum. Nunc recens in lucem editum, opera et studio Theophili Maderi . . . Tiguri, apud Ioannem Wolphium, typis Frosch., 1595.
[iv] 115 [i] 106 [ii] ff. 9 ins.

 Bookplate of D. de Superville. Marginal MS notes.
 SGC 1

765. Varia opuscula medica . . . quae cum ipse studiosis communicare statuisset, morte praeventus, in lucem edere non potuit . . . Ad serenissimum principem Fridericum . . . Cum indice rerum & verborum longe copiosissimo. Francofurdi ad Moenum, apud Ioannem Wechelum, sumptibus Iacobi Castelvitrei senioris. 1590.
[iv] 248 [vi] p. 13·5 ins.

Contents: 1. De medicinae laudibus oratio.—2. Medicinae methodus brevissima.—3. Disputatio de saporibus . . .—4. Epistola de natura, & ortu lapidis Sabulosi, qui in Palatinatu ad Rhenum reperitur, ac de usu eiusdem.—5. De vapore disputatio ad D. Matth. Stoium medicum.—6. Epistola de quibusdam quaestionibus ad curationem pestilentiae pertinentibus, ad Conradum Gesnerum . . .—7. Anatome librorum quinque Comitis Montani.—8. In aliquot primi libri aphorismos praelectiones.—9. In primum & secundum Hippocratis prognosticum praelectiones.—10. Expositio primi aphoris. sect. 5 lib. 6 epidem. Hippocra. (Morborum naturae medicatrices).—11. Varia ad morbos varios consilia.

Bd. with SCHOLTZ (Lorenz) *von Rosenau,ed.* Consiliorum medicinalium conscriptorum à praestantiss. atque exercitatiss. nostrorum temporum medicis, liber singularis. 1598.

BM   Wellcome 2063

See DUDITH (Andreas) *von Horekovicz.* Epistola ad Erastum de Squarcialupi sententia.

In De COMETIS dissertationes, 1580, pp. 22–26.

HOFMANN (Caspar). Animadversiones in Com. Montani libros quinque de morbis, et Thomae Erasti anatomen eorundem . . . 1641.

ERCOLANI
See ARCOLANI (Giovanni)

ERNESTUS (JOANNES)
Tractatus . . . de oleis variis arte chymica destillatis.
In HARTMANN (Johann). Praxis chymiatrica . . . 1682, pp. 1–189 (2nd seq.).

EROS
See TROTULA. Trotulae, sive potius Erotis medici liberti Juliae muliebrium liber.
In Gynaeciorum, 1566. Also 1586 ed., tomus 1 no. 4, pp. 89–127.]

EROTIANUS, 1st cent.
Τῶν παρ᾽ Ἱπποκράτει λέξεων συναγωγή.
In [ÉTIENNE (Henri)]. Dictionarium medicum, 1564, pp. 5–53.

766.   Vocum, quae apud Hippocratem sunt, collectio. Cum annotationibus Bartholomaei Eustachij Sanctoseverinatis . . . Eiusdemque Eustachii libellus de multitudine. Venetijs, apud Lucam Antonium Iuntam, 1566.
[xx] 152 ff., 8 ins.

Index and contents bound in incorrect order.
BM   Wellcome 2070

ERRA PATER
767.   A pronostycation for ever of Erra Pater . . . Profytable to kepe the bodye in helthe. And Ptholomeus sayeth the same. [London, R. Wyer, 1535?].
[31] p. 5·5 ins.

Last leaf missing; supplied in MS. Followed by 7 p. of MS notes. Imprint from BM.
BM

ERYTHROPILUS (HENRICUS CHRISTOPHORUS) *respondent*
768.   De phthisi. Helmestadi, typis Henrici Davidis Mülleri, 1675.
[32] p. 7·5 ins.

(Exercitatio med., Academia Julia, Heinrich Meibon, praeses.)
Bd. with MATTHIS (Johannes Conradus) *respondent.* De mania, 1669.
BM   SGC 1

ESCHENBACH (JOHANNES) *respondent*
769.   Satyriasin et priapismum. Jenae, ex officina Samuelis Krebsii, [1670].
[3] 4–52 [iv] p. 7 ins.

(Diss. inaug., Saxonum Academia, Johannes Rikemann, praeses.)
Imperfect, wanting sig. F (pp. 41–48).
BM   SGC 1

ESCULAPIUS
See AESCULAPIUS

ESSENIUS (LEONARDUS) *respondent*
770.   De febre quartana. Duisburgi ad Rhenum, typis Johannis Sas, 1698.
32 p. 7·5 ins.

(Diss. med. inaug., Duisburg.)
Bd. with OEHMBIUS (Carolus Christianus) *respondent.* De acido primigenio, 1710.

ÉSTIENNE (CHARLES)
See ÉTIENNE (Charles)

ESTIENNE (HENRI)
See ÉTIENNE (Henri)

ÉTIENNE (CHARLES) 1503–64
771.   L'agricoltura et casa di villa . . . Nuovamente tradotta dal cavaliere Hercule Cato. Con tre tavole, una de' capitoli: l'altra delle cose più notabili; & la terza delle cose più appartenenti alle medicine. Di nuovo ristampata, & con diligenza corretta. In Turino, 1590.
[lvi] 616 p. 7 ins.

Bullock Collection.
Greswell, Vol. 2, p. 6

772.   De dissectione partium corporis humani libri tres. Una cum figuris, & incisionum declarationibus, a Stephano Riverio chirurgo compositis. Parisiis, apud Simonem Colinaeum, 1545.
[xxiv] 375 p. illus. (woodcuts) 14 ins.

MS marginal notes. Bookplate of Charles White, F.R.S.
BM   Dawson 2182A   Osler 2541   SGC 1   Waller 2819
Wellcome 6076

773.   De nutrimentis, ad Baillyum, libri tres. Parisiis, ex officina Rob. Steph., 1550.
156 [xx] p. 6·5 ins.
BM   Waller 2820

774.   De re hortensi libellus, vulgaria herbarum, florum, ac fruticum, qui in hortis conseri solent nomina latinis vocibus efferre docens ex probatis authoribus. In puerorum gratiam atque utilitatem. Parisiis, ex officina Roberti Stephani, 1535.
[6] 7–99 [+13] p. 6 ins.

Christie Collection.
BM

775. . . . Another ed. Lugduni, apud haeredes Simonis Vincentii, 1536.
[iv] 5–88 [xiv] p. 6 ins.

> Colophon reads: Excudebant Lugduni Melchior et Gaspar Trechsel fratres, 1536.
> Christie Collection.
> BM

776. . . . Another ed. Lugduni, apud Seb. Gryphium, 1536.
97 [+15] p. 6 ins.

> *Bd. with* ROESLIN (Eucharius). De partu hominis . . . 1535.
> BM   Osler 2535   Wellcome 6068

777. . . . Another ed. Lugduni, apud Seb. Gryphium, 1539.
[2] 97 [+15] p. 6·5 ins.

> *Bd. with* BAÏF (Lazare de). De re navali libellus, 1540.
> Christie Collection.

See BAÏF (Lazare de). De re navali libellus, 1540.

BAÏF (Lazare de). De re vestiaria libellus, 1541.

BAÏF (Lazare de). De vasculis libellus, 1535, 1539, 1543 eds.

ÉTIENNE (HENRI) 1528–98

778. Dictionarium medicum, vel, expositiones vocum medicinalium, ad verbum excerptae ex Hippocrate, Aretaeo, Galeno, Oribasio, Rufo Ephesio, Aetio, Alex. Tralliano, Paulo Aegineta, Actuario, Corn. Celso. Cum latina interpretatione. Lexica duo in Hippocratem huic dictionario praefixa sunt, unum Erotiani, nunquam antea editum alterum Galeni, multo emendatius quàm antea excusum. [Genevae], excudebat Henricus Stephanus, illustris viri Huldrici Fuggeri typographus, 1564.
608 [xxvii] p. 6·5 ins.

> pp. 179–180 have emendations on Erotianus by Gesner.
> BM and Bib. Nat. give Geneva as place of printing; SGC gives Paris.
> Marginal MS notes.
> BM   Osler 7028   SGC 1   Waller 2822   Wellcome 6084

See RIVINUS (Andreas). Veterum quorundam bonorum scriptorum libri. 1654.

ETTMÜLLER (MICHAEL) 1644–83

779. Etmullerus abridg'd: or, A compleat system of the theory and practice of physic. Being a description of all diseases incident to men, women and children. With an account of their causes, symptoms, and most approved methods of cure, both physical and chirurgical. To which is prefix'd a short view of the animal and vital functions; and the several vertues and classes of med'-cines. Translated from the last edition of the works of Michael Etmullerus. . . . London, printed for E. Harris and A. Bell, 1699.
[xv] 677 [i.e. 661] p. 7·5 ins.

> Dawson 2187   SGC 1   Wing E 3385 A

780. Opera medica theoretico-practica; hoc est, exercitationes et collegia omnia, ab eodem tam publice quam privatim et privatissime quondam habita; in quibus universa doctrina & praxis medica, sive dilucida omnium totius humani corporis morborum descriptio, eorumque causarum per varios casus & observationes accuratior explicatio, & prudens per selectissima medicamenta curatio exhibetur; secundum ultimas b. autoris hypotheses harmonice connexa, ac prioribus editionibus duplo plus auctiora, correctioraque. Opus certè & philosophis & medicis, omnibusque rerum naturalium curiosis scrutatoribus summè necessarium atque utile, ob materiae cumulum in duo volumina digestum, cum indicibus locupletissimis; studio et cura Johannis Casp. Westphali . . . Francofurti ad Moenum, impensis Johannis Davidis Zunneri, et Amstelodami, apud Johannem Rips, 1696–7.
2 vols in 3; [xii] 1333; [xvi] 1940 [cii] p. 2 engr. pls. 14 ins.

> *Contents:* Vol. 1. Synopsis collegii institutionum medicarum in theses concinnati.—Collegii institutionalis discursus theoretico-therapeuticus, & prolegomena.—Institutionum medicarum.—Collegium chymicum.—Collegium pharmaceuticum in Johann. Schroderi, pharmacopoeiam medicochymicam.—Collegium pharmaceuticum in Danielis Ludovici, pharmaciam moderno seculo applicandam. Collegium, sistens doctrinam praescribendarum formularum.
> Vol. 2. Collegium practicum doctrinale.—Collegium consultatorium practico-casuale.—Exercitationes variae academicae. I. Collegium privatum pathologico-disputatorium. II. Autoris disputatio de fermentatione. III. Ejusd. dissertatio de chirurgia transfusoria. IV. Dissertationes medicae aliae ab ipso b. autore elaboratae . . . V. Dissertationes academicae à Dnn. respondentibus elaboratae, sub b. Ettmulleri tamen praesidio publicae philiatrorum censurae submissae . . . VI. B. autoris observationes binae de crinonibus & sironibus. VII. Ejusdem programmata bina academica.
> SGC 1

See HEINTKE (Georg) *respondent.* Valetudinarium infantile, [1675]. [M. Ettmuller praeses.]

SFORZIA (Nathaneal). Der sichere und geschwinde Artzt . . . 1684.

ETTMÜLLER (MICHAEL ERNST) 1673–1732

781. Epistola anatomica, problematica, duodecima . . . Ad . . . Fredericum Ruyschium . . . De cerebri corticali substantia, &c. Amstelaedami, apud Joannem Wolters, 1699.
[2] 3–29 [+3] p. 3 engr. pls. 9 ins.

> pp. 7–29: Frederici Ruyschii responsio, ad . . . Mich. Ernestum Ettmullerum . . . in epistolam ejus anatomicam problematicam [XII].
> *Bd. with* GAUB (Joan). Epistola problematica, prima [-tertia], 1696.
> BM

ETTNER (JOHANN CHRISTOPH) 1654–

782. Des Getreuen Eckhart's entlauffener Chymicus in welchem vornemlich der Laboranten und Process-Krämer Bossheit und Betrůgerey, wie dieselben zu erkennen und zu fliehen; hernach bewåhrteste Artzney-Mittel in allerhand Kranckheiten und Zufållen menschlichen Leibes zu gebrauchen; dann sonderliche, philosophische, politische, medicinische am meisten aber chymische Anmerckung und Process; wie auch eine grůndliche Erőrterung vieler zweiffelhaffter Vorträge; endlich welcher Gestalt man auff Reisen und so wohl in frembden als einheimischen Zusammenkunfften sich verhalten soll, mit Beyfůgung Sinn—und Lehr-

reicher, erschrecklicher und lustiger Begebenheiten vorgestellet werden. Augspurg und Leipzig, bey Lorentz Kroniger u. Gottlieb Gobels sel Erben, 1697.
[xiv] 1120 p. engr. front. 6·5 ins.

MS index ([15] p.) has been added.
Bd. with ZAPATA (Giovanni Battista). Mirabilia sive secreta medico-chirurgica, 1696.

EUGALENUS (SEVERINUS) 1535–
783. De morbo scorbuto liber cum observationibus quibusdam, brevique & succincta cujusque curationis indicatione. Editio ultima recognita & emendata. Hagae-Comitis, typis Adriani Vlacq, 1658.
[xvi] 453 [+51] p. 6 ins.

BM SGC 2

EUGENIUS (HORATIUS)
See AUGENIO (Orazio)

EUONYMUS PHILIATER
See GESNER (Conrad). Euonymus, sive de remedijs secretis, 1569.

GESNER (Conrad). Thesaurus Euonymi Philiatri ... 1554.

EUSTACHI (BARTHOLOMMEO) 1520?–74
Libellus de multitudine.
In EROTIANUS. Vocum, quae ad Hippocratem sunt, collectio, 1566, pp. 125–152.

EVERAERTS (ANTON) –1679
784. Novus et genuinus hominis brutique animalis exortus. Medioburgi, ex officinâ Francisci Kroock, 1661.
[xxiv] 288 [xii] p. 5 ins.

EVERARDI (ANTHONIUS)
See EVERAERTS (Anton)

EXPERIMENTARIUS MEDICINAE
785. Continens Trotulae curandarum aegritudinum muliebrium, ante, in, & post partum lib. unicum, nusquàm antea editum. Quo foeminci sexus accidentes morbi & passiones. Infantum & puerorum à partu cura, nutricis delectus, ac reliqua ijsce adnata. Dispositiones utrique sexui contingentes. Experimenta deniquè variarum aegritudinum: cum quibusdam medicamentis decorationi corporis inservientia, edocentur. Oct. Horatiani, de curationibus omnium fermè morborum homini accidentium. De acutis & chronicis passionibus. De mulierum accidentibus: & curis eorundem. Deque physica scientia experimentorum libros quatuor. Lib. item quatuor Hildegardis, de elementorum, fluminum aliquot germaniae, metallorum, leguminum, fruticum, herbarum, arborum, arbustorum, piscium, volatilium, & animantium terrae naturis & operationibus. Oribasii de simplicium, quae medicis praecipuè in usu sunt,

virtutibus liber quinquè. Theodori dietam: quibusnam vel salubriter utendum, vel cautius abstinendum. Hippocratis item brevissimam, per singulos anni menses. Esculapii de morborum, infirmitatum, corporisquè accidentium origine, caussis, descriptionibus & cura lib. unum utilissimum. Argent[orati], apud Ioannem Schottum, 1544.
[4] 5–35 [+3] 114 [ii] 247 [+1] lxxix [+4] p. illus. (woodcuts) 12 ins.

BM SGC 2 Wellcome 2100

EYGEL (ANTONIUS)
786. Apologema pro urinis humanis of verantwoordingh voor de menschelicke wateren. Tegen alle kleynachters der selver: waer in klaerlick bewesen wort, dat de selve verre te boven gaen alle andere teikenen in de medicijn, soo dat sonder grondige kennis der selver de geneeskonst niet bestaen en kan. Ten tweeden: een beschrijvingh der selver wateren, soo door eygen ondervindingen van 't iaer 1636 als door bewijs der autheuren, of instelleren bevestight. Ten derden: een weder-leggingh tegen de schriften der wateren van de Heeren Forestus, en Stratenius ingestellt zijnde. Amsterdam, voor den autheur, by Sierik Paulusz gedrukt, 1672.
[xxx] 400 [401–5] p. engr. front. 6·5 ins.

Additional engr. t.-p.
BM SGC 1 Waller 2862

787. **EYN GUT ARTZNEY** die hie nach steet: d; frawen und man an geet findest du vill sachen mitt wenig worten entzalt. Auch wie ein kindt in mutter lyb sey gestalt. Auch wie du solt probieren an dir. Ob die schuld d'unfruchtbarkeitsey dein od'ir. Vil gûtter kunst und artzney kurtz begriffenn. Auch wie du magst an einer sehen und wissen. Ob eine sey ein frauw oder ein metlin. Auch andre bewerte stücklein. Und aventur und kunst die man sol bruchen zu pferden. Listu dz buchlin es wirt, dirlieb werden. Auch von den grossen tugende und krefften & krütter was sie wurcken an den mannen und weytter.
[47] p. illus. (woodcuts) 8 ins.

EYSSON (HENRI) 1620–90
Tractatus anatomicus et medicus de ossibus infantis cognoscendis, conservandis & curandis ...
In LE CLERC (Daniel) *and* MANGET (Jean Jacques) *comps.* Bibliotheca anatomica, 1699, Vol. 2, pp. 483–507.

See COITER (Volcher). Tractatus anatomicus ... [Ed. H. Eysson.]
[*In* LE CLERC (Daniel) *and* MANGET (Jean Jacques) *comps.* Bibliotheca anatomica, 1699, Vol. 2, pp. 508–512.]

HOBOKEN (Nicolaas). Anatomia secundinae humanae repetita ... Praemittuntur literae ... Henri Eyssonii ... cum autoris responsionibus ... 1672.

F

FABER (Johann Matthias)   –1702
788.   De comedente cibus. Devastatio militaris exitiosa, divinitus compensata, messe sine satura miraculosa. 23–36 p. 3 pls. (fold.) 8 ins.

> *Bd. with* Hartmann (Philipp Jacob). Descriptio anatomico-physica xiphiae sive gladii piscis. [c. 1694–5]

789.   Strychnomania explicans strychni manici antiquorum, vel solani furiosi recentiorum, historiae monumentum, indolis nocumentum, antidoti documentum. Quam, occasione stragis, quâ crebritate, quâ celeritate, quâ gravitate mirabiliter noxiferae, ac miserabilater neciferae, in Ducali Würtemberg. sede, quae est Neostadij ad Cocharum, obortae, anno 1667 prid. Kal. septembris styl. jul. memoriae cautelae, medelae gr. publico bono dedicat. Augustae Vindelicorum, sumptibus Theophili Geobelij, typis Joannis Schönigkij, 1677.
[viii] 107 [+21] p. engr. front. 12 fold. engr. pls. 8·5 ins.

> BM   SGC 1   Watt

FABRE (Pierre Jean)   –1650
790.   Myrothecium spagyricum; sive pharmacopoea chymica, [o]ccultis naturae arcanis, ex hermeticorum medicorum scriniis depromtis abundè illustrata. Item: insignes curationes [var]iorum morborum, qui medicamentis chymicis, jucundissimâ methodo curati fuêre. Cum chirurgia spagyrica, in qua de morbis cutaneis omnibus, spagyricè & methodicè agitur, & curatio eorum cita, tuta, & jucunda tractatur. Argentorati, sumptibus heredum Lazari Zetzneri, 1632.
[iv] 380 [i.e. 378] [xvii]; 157 [+4] p. 7 ins.

> Separate t.-ps. (p. 297) for 'Insignes curationes variorum morborum', & for 'Chirurgia spagyrica' (with separate pagination).
> SGC 1

791.   Palladium spagyricum. Editio secunda. Argentorati, sumptibus heredum Lazari Zetneri, 1632.
[x] 326 [xiv] p. 7 ins.

> *Bd. with his* Myrothecium spagyricum . . . 1632.
> SGC 1

See Lange (Christian). Opera omnia . . . 1688.
Contains: 'Pathologia animata seu animadversiones in pathologiam spagiricam . . . Petri Johannis Fabri . . .

FABRI (Honoré) 1606 or 7–1688
792.   Tractatus duo: quorum prior est de plantis, et de generatione animalium; posterior de homine. Parisiis, apud Franciscum Muguet, 1666.
[xxvii] 440, 142 p. 9·5 ins.

> BM   Watt

793.   . . . Another edition. Norimbergae, sumtibus Wolfgangi Mauritii Endteri, & Johannis Andreae Endteri haeredum, 1677.
[xii] 582 [xiv] p. 9 ins.

> BM   Watt

FABRIANO (Mambrino da) *fl.* 1544–71 *tr.*
See [Herrera (Gabriello Alfonso di)]. Libro di agricoltura utilissimo, 1557.

FABRICIUS AB AQUAPENDENTE (Hieronymus) 1537–1619
Chirurgy, oder Wundt Artzney.
In Wirsung (Christoph). Ein newes Artzney Buch, 1605, pp. 1–222 [1st seq.]

794.   Opera anatomica. De formato foetu. [De] formatione ovi, & pulli. [De] locutione, & eius instrumentis. [De] brutorum loquela. Cum indicibus capitum, et rerum notatu dignarum novis, & copiosissimis. Et figuris aeneis. Patavii, sumptibus Antonij Meglietti, 1625.
5 parts: [x] 150 [ii]; 23; 66 [10] 67–68; 27 [ii]; 27 [ii] p. engr. illus. 16·5 ins.

> Part 2 entitled: De vernarum ostiolis; this is not mentioned on the t.-p. & does not seem to form part of SGC copy.
> BM   SGC 2

795.   Opera omnia anatomica & physiologica, hactenus variis locis ac formis edita; nun verò certo ordine digesta, & in unum volumen redacta. Accessit index rerum ac verborum locupletissimus, unà cum praefatione Dn. D. Johannis Bohnii . . . Lipsiae, sumptibus Johannis Friderici Gleditschii, excudebat Christianus Goezius, 1687.
[xii] 452 [xxiv] p. 61 engr. pls. (fold.) 14 ins.

> BM   Osler 2557   SGC 1   Waller 2891

796.   Tractatus anatomicus triplex quorum primus de oculo, visus organo secundus [de] aure, auditus [organo] tertius [de] laringe, vocis [organo] admirandam tradit historiam, actiones, utilitates: magno labore ac studio . . . Hieronimi Fabricy . . . conscriptus plus quàm trecentis figuris proportionatis exornatus, et in gratiam artium ac medicinae candidatorum. [Francofurti], per Iohann Theodorum de Bry denuò publicatus, 1614.
[viii] 163 [+11] p. engr. illus. diagrs. 11·5 ins.

> Engr. t.-p. Place of publication from SGC.
> . . . Another copy. Imperfect. Wanting t.-p.
> . . . Another copy. Deaf Education Library.
> SGC 1

FABRICIUS, FABRITIUS *Hildanus* (Guilielmus)
See Fabry (Wilhelm)

FABRIZI, FABRIZJ, FABRIZIO (Girolamo)
See Fabricius Ab Aquapendente (Hieronymus)

FABROT (Charles Annibal) 1580–1659
Exercitationes duae, de tempore partus humani & de numero puerperii.
In Carranza (Alonso). Tractatus . . . de partu naturali et legitimo, 1629.

FABRUS Petrus Johannes)
See Fabre (Pierre Jean)

FABRY (Wilhelm) 1560–1634
797. Aanmerkingen, rakende de genees ende heelkonst bestaande in zes deelen, yder deel in hondert geschiedenissen. Nevens een brief van een wonderlijk lijk—moeders—scheurzel, daar de vrucht levendig uitgesneden is: beschreven door D. Michael Doringius: en beantwoort door Fabricius Hildanus. Uit de latijnsche inde nederduitsche taal overgezet, door Nicolaes van Assendelft . . . Rotterdam, gedrukt by Arnout Leers, 1656.
[x] 358, 542 [i.e. 540] [xxxii] p. illus. (woodcuts). 9 ins.
 SGC 2

Cista militaris, or, A military chest, furnished either for sea or land, with convenient medicines and necessary instruments. Amongst which is also a description of Dr. Lower's lancet, for the more safe bleeding. Written in Latine by Gulielmus Fabritius Hildanus. Englished for publick benefit. London, printed by W. Godbid for Moses Pitt, 1674.
[ii] 16 p. 7 ins.
In Barbette (Paul). Thesaurus chirurgiae, 1676.
Wing F 71

. . . Another edition. London, printed for Charles Shortgrave, 1686.
[ii] 21 p.
In Barbette (Paul). Thesaurus chirurgiae, 1687.

Observationum et curationum chirurgicarum centuria, in qua inclusae sunt viginti et quinque, antea seorsim aeditae: reliquae nunc cum nonnullis instrumentorum, ab autore inventorum delineationibus, in gratiam & utilitatem artis chirurgicae in lucem prodeunt.
In [Chirurgia]. De chirurgia scriptores optimi quique veteres et recentiores . . . per Conradum Gesnerum in unum volumen collecti. [*In* Uffenbach (Peter). Thesaurus chirurgiae, 1610, 1065–1164.]

798. Opera quae extant omnia, partim ante hac excusa, partim nunc recens in lucem edita. Omnia ab authore recognita, multisque in locis, tum epistolis clarissimorum virorum, tum observationibus & exemplis novis, aucta. In ultima hacce editione instrumenta quamplurima, in praecedentibus editionibus ineptè depicta, & sculpta, nunc singulari artificio ad vivum adumbrantur, multáque alia ab authore inventa adjiciuntur. Cum indice rerum & verborum locupletissimo . . . Adjectis, ob materiae ἀδελφιλίαν Marci Aurelii Severini Tharsiensis . . . de efficaci medicinae libris tribus.

Francofurti ad Moenum, sumptibus Johannis Beyeri, 1646.
[xxiv] 1044 [+19]; [xvi] 297 [+14] p. pl. (maps) engr. & woodcut illus. 13 ins.
 2 additional engr. t.-p's, one for the main work and one for Severinus' De efficaci medicina lib. III.
 Dawson 2224 SGC 1
 . . . Another copy. (Without the work by Severinus.)
 Last leaf wanting.
 BM SGC 1 Waller 2908

799. Opera quae extant omnia, partim antehac excusa, partim nunc recens in lucem edita. Omnia ab authore recognita, multisque in locis, tum epistolis clarissimorum virorum, tum observationibus & exemplis novis, aucta. In ultima hacce editione instrumenta quamplurima, in praecedentibus editionibus ineptè depicta, & sculpta, nunc singulari artificio ad vivum adumbrantur, multáque alia ab authore inventa adjiciuntur. Cum duplici indice, uno morborum secundùm partes corporis, altero rerum & verborum locupletissimo. Additus quoque ob materiae similutidinem Marci Aurelii Severini liber de efficaci medicinâ, chirurgiae & medicinae cultoribus maxime utilis. Francofurti ad Moenum, sumptibus Ioan. Ludovici Dufour, typis Balthas. Christophori Wustij jun., 1682.
[xxxvi] 1044 [+20]; [xvi] 272 [xii] p. illus. (woodcuts) 14 ins.
 2 additional engr. t.-p's, one for the main work, and one for Severinus' De efficaci medicina libri III.

800. . . . Another copy as above but imprint to Severinus' De efficaci medicina libri III' reads: Francofurti sumptibus haeredum Joannis Beyeri, 1671.
 SGC 2

801. Wund-Artzney, gantzes Werck, und aller Bûcher, so viel deren vorhanden. Welche theils vor diesem getruckt, theils anjetzo erst an das Tagliecht kommen. Alle von dem Authore auffs new übersehen, an vielen Orthen so wol mit Sendschreiben vortrefflicher Leuth, als newen Warnehmungen, Exempeln und vielen raren Instrumenten vermehret, auss dem Lateinischen in das Teutsche übersetzt, durch Friderich Greiffen . . . Getruckt zu Hanaw, bey Johann Aubry, in Verlegung Johann Beyers, in Franckfurth am Mayn, 1652.
[xxviii] 1338 [1339–1366] p. woodcut illus. 13 ins.
 BM SGC 1 Waller 2912
See Sforzia (Nathanael). Der sichere und geschwinde Artzt . . . 1684.

802. **FACETIAE FACETIARUM**, hoc est, joco-seriorum fasciculus, exhibens varia variorum auctorum scripta non tam lectu jucundu & jocosa, amoena & amanda, quàm lectu verè digna & utilia, multisve moralibus ad mores seculi nostri accommodata, illustrata, & adornata. Quorum seriem sequens pagina indicat. Francofurti ad Moenum, 1615.
[iv] [2] 3–452 p. 5 ins.
 Contents: Matthaeus Delio de arte jocandi libri IV, p. 1.—Nicodemi Frischlini in ebrietatem elegia, p. 66.—De peditu, ejusque speciebus. [B. Stevarzius praeses, B. Sclopetarius, respondent],

p. 73.—De jure potandi disputatio [D. Bacchus praeses, B. Multibibus respondent], p. 99.—De Iustitudine studentica, p. 145.—De cucurbitatione disputatio feudalis [Henricus à Greissheim, praeses, V. Rabe respondent], p. 161.—Bonus mulier sive de mulieribus [C. Trentacinquius, praeses; J. E. ab Hannow, respondent], p. 173.—De osculis jucunda dissertatio [G. Rittershusius auctor], p. 219.—De jure & natura pennalium disputatio [O. Palaeottus praeses; L. de Penna, respondent], p. 285.—Vincent. Obsopoeus de arte bibendi, p. 315.—De virginibus theses inaugurales [J. Parthenophilus, praeses, C. Florida respondent], p. 389.—Floja cortum versicale. Autore Gripholda Knickknackio.
Christie Collection.
BM

803. **FACETIAE FACETIARUM,** hoc est, jocoseriorum fasciculus novus, exhibens varia variorum autorum scripta, non tàm lectu jucunda & jocosa, amoena & amanda, quàm lectu verè digna & utilia, multisve moralibus ad mores seculi nostri accommodata, illustrata & adornata, 1627 (1625–9).
21 parts in 1 vol.; [vi] 28; [iii] 21; [ii] 24; [36]; [31]; [36]; [16]; [16]; [16]; [24]; [16]; [15]; [32]; [12]; [8]; [36]; [15]; [8]; [8]; [24]; [2] 3–56 p. 8 ins.

> Main t.-p. dated 1627. Separate t.-p. and imprint to each part (*see* contents).
> *Contents:* Part 1. Jucundus & verè lectu dignus de barba et coma Antonii Hotomanni … dialogus. Rostochi, ex officina Ferberiana, 1628.
> 2. Nobile scabiei encomium … Scriptum à Matthaeo M. Czanakio, 1627.
> 3. Johannis Quistorpii … orationes duae, una, in qua schoristae, altera in qua nationalia collegia, seu nationales societates delineantur … Rostochi, per Augustinum Ferberum, 1627.
> 4. Jucunda de osculis dissertatio historica, philologica, auctore Georgio … Rittershusio, 1626.
> 5. Materia merè magistralis multisciorum studiosorum magistrorumque multivas miserias maleque moratos magistrorum musis merentium momos, mutilatores, multa mala magistris mentientes, magis tamen mutos in musis quàm mugiles, merulas & mullos, magistraliter meritoque memorans & magnificans. Praesidente … M. Ogravitto … respondente Dn. Dacrine Chiplico.
> 6. Bonus mulier, sive centuria juridica practica quaestionum illustrium: de mulieribus vel uxoribus [quam praesidente … Cunrado Trentacinquio … defendere conabitur Joachimus Eberartus ab Hannow …], 1627.
> 7. Discursus methodicus de peditu, ejusque speciebus, crepitu & visio, in theses digestus, quas praeside … Bombardo Stevarzio … defendere conabitur Buldrianus Sclopetarius … Clareforti, apud Stancarum Cepollam, 1626.
> 8. Disputatio physiolegistica, de jure & natura pennalium … quam praesidente Onuphrio Palaeotto … excutiendam proponit Dn. Lucas de Penna … 1626.
> 9. Themata medica, de beanorum, archibeanorum, beanulorum et cornutorum quorumcunque affectibus et curatione. Ad quae praesidente … Cornelio Cerasto Cornano … respondebit Cariollinus Tevetio Crufenas. Cornanae, typis Wolfgangi Blass, [n.d.].
> 10. Disputatio inauguralis theoretico-practica, jus potandi … quam … praesidente Dionysio Baccho … exponet Blasius Multibibus … Oenozythopoli, 1627.
> 11. Theses de hasione et hasibili qualitate. De quibus sub praeside Fabii Stengleri Leporini, respondente Lepido Capitone … Disputabitur … [n.d.]
> 12. Delineatio summorum capitum Iustitudinis studenticae in nonnullis academijs usitatae … 1627.
> 13. Theses inaugurales de virginibus, quas … sub … praesidio … Junonii Parthenophili Virginensis … proponet … Catharina Florida Paphiensis. Excusum Virginiae, sub praelo typographi, [1627?]
> 14. Theses de cochleatione ejusque venenosa contagione … quas sub praeside Hasione Leflero Narragonensi … defendet Volucrinia Lepida Stutzerensis, 1627.

> 15. Disputatio feudalis de cucurbitatione … quam … sub praesidio Henrici Christophori à Greissheim … defendet Victor Rabe … 1625.
> 16. Dissertatio theoretico-practica de … hanreitatum materia, quam … praesidente … Dn. Josepho Cornigero, Cornuto … proponit … Bartholomaeus Alecthrochoras Baro … Hanripoli Cornutorum, typis exscripsit Andraeas Kleinstengel, 1627.
> 17. Disputatio de cornelio et ejusdem natura ac proprietate. Cujus positiones sub praesidio … Dn. Vespasiani Curidemi … proponit Zachaeus Pertinax Hierosolymitanus … Gremerstadi, apud Chrysippum Grillomannum, sumptibus Lippoldi Ohrenkrâtzers, 1627.
> 18. Flöia cortum versicale, de flois swartibus, illis deiriculis, quae omnes ferè minschos, mannos, weibras, jungfras, &c. behûppere, & spitzibus schnaflis steckere & bitere solent. Autore Gripholdo Knickknackio ex Floilandia, 1627.
> 19. Consilium nuptiale, von der Frag: was vor ein Weib ein rechtschaffener studiosus nehmen und freyen soll? Durch Georgium Scribonium … 1627? [Chronogram].
> 20. Hans Pumbsack, das ist: ein Gespräch zwischen zweyen Persohnen Philomusum und Hansen Pumsack … 1627.
> 21. Allmodischer Kleyder Teuffel. Das ist, 1, Schimpff unnd Ernstlicher Discurs, uber den heuttigen Allmodischen: oder, a-la-modischen, Kleyder Teuffel, &c. 2. Erörterung der Frage: wie ein Erbarer Teutscher Mann thun solle, wann sein Weib (da es doch sein Seckel nicht ertragen kõnte) sich Allmodisch tragen wolte, damit er des Hausscepters nicht gar verlustigt werdo. 3. Regulae eines Getrewen Ehe Weibs. Verfasset durch N. Johann Ellinger.
> The following items from the 1615 edition are omitted:
> Matthaeus Delio de arte jocandi libri IV.
> Nicodemi Frischlini in ebrietatem elegia.
> Vincent. Obsopoeus de arte bibendi.
> The following items are additional to those in the 1615 edition: parts 1, 2, 3, 19, 21.
> Christie Collection.

804. **FACETIAE FACETIARUM,** hoc est, iocoseriorum fasciculus novus, exhibens varia variorum autorum scripta, non tàm lectu jucundu & jocosa; amoena & amanda, quàm lectu verè digna & utilia, multisve moralibus ad mores seculi nostri accommodata, illustrata, & adornata. Pathopoli, apud Gelastinum Severum, 1647.
[iv] [3] 4–530 [2] 531–595 [+1]p. 5 ins.

> *Contents:* As for 1615 edition, with the following additions: Encomium scabiei [scriptum à M.M. Czanakio], p. 101.—De multisciis studiosis & magistris [M. Ogravittus, *pseud.*, praeses, Dacrion Chiplicus, *pseud.*, respondent], p. 333.—De cochleatione disputatio [Hasio Leflerus, *pseud.*, praeses; Volucrinia Lepida, *pseud.*, respondent], p. 379.—Hans Pumbsack, p. 397.—De hanreitate [Josephus Cornigerus, *pseud.*, praeses; Bartholomaeus Alecthrochoras, *pseud.*, respondent], p. 445.—De hasione & hasibili qualitate [Fabius Stenglerus, *pseud.*, praeses; Lepidus Capito, *pseud.*, respondent], p. 511.—De cornelio & ejusdem natura. [Vespasianus Curidemus, *pseud.*, praeses; Zachaeus Pertinax *pseud.*, respondent], p. 539.—De beanis [Cornelius Cerastus Cornanus, *pseud.*, praeses; Cariollinus Tevetio Crufenas, *pseud.*, respondent], p. 559.—De casei laudibus [by Merlinus Cocaius, *pseud.*], p. 586.
> The following items from the 1615 edition are omitted:
> Matthaeus Delio de arte jocandi libri IV.
> Nicodemi Frischlini in ebrietatem elegia.
> Vincent. Obsopoeus de arte bibendi.
> Additional engr. t.-p. dated 1645.
> Christie Collection.
> BM

805. **FACETIAE FACETIARUM,** hoc est, jocoseriorum fasciculus novus, exhibens variorum autorum scripta, non tàm lectu jucunda & jocosa; amoena & amanda, quàm lectu verè digna & utilia, multisve

moralibus ad mores seculi nostri accommodata, illustrata, & adornata. Pathopoli, apud Gelastinum Severum, 1657.

[6] 7–570 [i] p. 5 ins.

> Additional engr. t.-p. Contents as for 1647 edition.
> Christie Collection. Strangford copy.
> BM   Waller 19615

FALCONIIS (Nicolaus de)
See Falcucci (Nicolo)

FALCUCCI (Nicolo)   –1412
806. Nicolai Nicoli Florentini philosophi medicique prestantissimi sermo sextus de membris generationis. Additus est index nunquam antea excusus copiosissimus. (Venetijs, in edibus Luce Antonij Junte Florentini, 1533.)

76 ff. 12·5 ins.

807. Nicolai Nicoli Florentini philosophi medicique prestantissimi sermo septimus de chyrurgia & de decoratione. (Venetijs, in officina Luceantonij Junte Florentini, 1533.)

[ix] 4–255 ff. 12·5 ins.

> MS marginal notes.
> *Bd. with* above item.

FALCUTIUS (Nicolaus)
See Falcucci (Nicolo)

FALLOPPIO (Gabriele) 1523–62
808. Lectiones . . . de partibus similaribus humani corporis, ex diversis exemplaribus a Volchero Coiter summa cum diligentia collectae. His accessere diversorum animalium sceletorum explicationes iconibus artificiosis, et genuinis illustratae, quae omnia loco appendicis anatomicarum exercitationum prius editarum, anatomiae & philosophiae naturalis studiosis inservire utiliter poterunt. Autore eodem Volchero Coiter . . . Ad amplissimum & prudentissimum inclytae urbis Noribergensis senatum. Noribergae, in officina Theodorici Gerlachii, 1575.

[74] p. 4 fold. engr. pls. fold. tab. 14 ins.

> *Bd. with* Coiter (Volcher). Externarum et internarum principalium humani corporis partium tabulae, 1573.
> BM   SGC 1   Waller 2933   Wellcome 2160

809. Opera omnia, in unum congesta, & in medicinae studiosorum gratiam excusa: volumen tam excellens, tantaque doctrina refertum, ut omnes, qui eiusmodi scriptis sese applicuerint, in morbis & dignoscendis & curandis non parvam gloriam adepturi sint. Omnia multo accuratius nunc denuo edita, & praeter indicem capitum in limine positum, altero etiam indice alphabetico adaucta. Cui nunc demum accessit tomus secundus cum suo peculiari titulo, duplicique indice cum capitum, tum aliarum rerum maxime notabilium miro modo locupletatus. Francofurti, apud haeredes Andreae Wecheli, Claud. Marnium & Io. Aubrium, 1600.

2 vols. in 1; [xvi] 749 [+43]; [viii] 344 (xxviii) p. 13·5 ins.

> Separate t.-p. for Tomus secundus, Vol. 2 edited by Johannes Petrus Maphaeus.
> BM   SGC 1   Waller 2938

810. Secreti diversi, e miracolosi. Raccolti dal Faloppia, & approbati da altri medici di gran fama. Nuovamente ristampati, & à commun beneficio di ciascuni, distinti in tre libri, Nel primo de' quali si contiene il modo di fare diversi olij, ceroti, onguenti, ontioni, elettuarij, pillole, & infiniti altri medicamenti. Nel secondo s'insegna à fare diverso sorti di vini, & acque molto salutifere. Nel terzo si contengono alcuni importantissimi Secreti di Alchimia, & altri dilettevoli, & curiosi. In Venetia, appresso Lucio Spineda, 1602.

[xxxii] 366 p. 6 ins.

> Bullock Collection.
> Wellcome 2163

811. Tractatus de compositione medicamentorum dilucidissimus; nunc primum ad candidatorum medicinae utilitatem summa opera, ac cura castigatus, & in lucem editus. Cui accesserunt eiusdem authoris De cauteriis tabulae perquam utiles, ac necessariae, nec non indices duo, prior quidem capitum: alter vero rerum, & verborum, quae adnotatione vel maxime digna videbantur. Venetijs, apud Paulum & Antonium Meietos fratres, 1570.

[iv] 72 [xii] ff. 8 ins.

> Colophon: Venetiis, ex officina Gratiosi Perchacini, 1570.
> De cauteriis tractatus begins fol. 65.
> Bullock Collection.
> BM   Wellcome 2159

See Valverde di Hamusco (Juan). Anatomie, 1647.

FANNIUS (Quintus Rhemnius) *Palaemon fl.* A.D. 48
De ponderibus & mensuris liber.
In Celsus (Aurelius *or* Aulus Cornelius), De re medica libri octo . . . 1528, ff. 26–29. Also 1542 ed. pp. 471–476; 1554, pp. 576–581; 1566, pp. 379–383; 1566, pp. 491–496.

> "More accurately attributed to Priscianus"—Wellcome.
> But marginal note (p. 471 of 1542 ed.): Sunt qui huius opusculi Priscianum autorem esse putent: sed reclamat eruditorum maior pars.

In Galen (Claudius). De sanitate tuenda libri sex, 1526, ff. 26–29.

In Medicae Artis Principes, 1567, cols. 431–434 [3rd seq.]

FARNER (Christopher)
See Glauber (Johann Rudolf). Apologia contra mendaces Christophori Farnneri calumnias . . . 1655.

FASCH (Augustin Heinrich) 1639–90, *praeses*
See Bücking (Johann Justus) *respondent*
Consultatio medica practica proponens aegrotum arthritico-nephriticum, [1675].

Loew (Andreas) *respondent*. De morbo Hungarico, [1682].

Wesener (Wolffgangus Christophorus) *respondent*.
Ordo et methodus considerandi tractandique parturientes. [1675].

FAVA (Thomas)
See Baines (*Sir* Thomas)

812. De **FEBRIBUS** opus sane aureum, non magis utile, quàm rei medicae profitentibus necessarium: in quo trium sectarum clarissimi medici habentur, qui de hac re egerunt; nempè graeci, arabes, atque latini, quorum nomina versa pagina indicabit. Cum indice, tum capitum, tum rerum accomodatissimo ... Venetiis, apud Gratiosum Perchacinum, expensis Gasparis Bindoni, 1576.

[iv] 14, 7–314 ff. 11·5 ins.

> *Contents:* Hippocratis Coi de febribus liber ex commentarijs Ioan. Marinelli in lib. Hip.—Oribasii synopseos as Eustachium filium, de febribus liber.—Nonii de febribus liber.—Cl. Galeni Pergameni de differentiis febrium liber primus [-secundus] interprete Laurentio Laurentiano...—Cl. Galeni Pergameni de febribus curandis libri quinque ... Thoma Linacro interprete.—Galeni Pergameni de febribus curandis liber, qui primus est in his, qui de arte curativa ad Glauconem inscribuntur. Pauli Æginetae de febribus liber interprete Ioanne Guinterio.—Alexandri Tralliani liber de febribus Io. Guinterio Andernaco interprete.—De febribus Aetii liber.—Avicennae de febribus tractatus quatuor.—De febribus Rasis liber.—Abimeron Avenzoar de febribus liber.—Averrois de febribus liber.—Isaac Israelitae de febribus liber.—Serapionis de febribus liber.—Halyabatis de febribus liber.—Actuarii filii Zachariae de febribus liber.—Aurelii Cornelii Celsi de febribus liber. Q. Sereni de febribus carmina.—C. Plinii Secundi de febribus liber.—Garioponti de febribus liber.—Constantini Aphricani de febribus liber.—Ber. Gordonii de febribus liber.—Petri de Abano quaestiones de febribus.—Arnaldi de Villanova. De febribus liber.—Philonii de febribus liber.—Nicolai Nicoli de febribus epitome.
> Edited by Gaspar Bindonus. Colophon: Venetijs, 1575.
> SGC 2   Wellcome 6868

FEDELE (Fortunatus)
See Fidelis (Fortunatus)

FEDRO (Georg)
See Phaedro (Georg)

F[ELGENHAUER] (P[aul])
813. Anthora, das ist Gifft-Heil, oder Beschreibung des Giffts der Pestilenz, auch vieler andern gifftigen und gefährlichen Kranckheiten. Aus schuldiger Liebe zum Nechsten geschrieben durch P.F. [Bremen], 1677.

[56] p. 5 ins.

> Author's name from last page of text. Place of publication from SGC
> *Bd. with* Molitor (Johann Horatius). Tractatus de thermis artificialibus ... 1676.
> SGC 2

FELICI (Costanzo) *tr.*
See Menabenus (Apollonius). Trattato del grand' animale ... 1584.

FELICIANUS (Joannes Bernardus)
See Regazola (Giulio Bernard)

FELIX (Antonius)
814. De ovis cochlearum epistola ad Marcellum Malpighium ... cum Joh. Jacobi Harderi ... epistolis aliquot, de partibus genitalibus cochlearum, generatione item insectorum ex ovo, ad praefatum abbatem, & D. Lucam Schröckium ... Augustae Vindelicorum, sumpt-ibus Theophili Goebelii, literis Leonhardi Zachariae, 1684.

[x] 58 p. 2 engr. pls. 6 ins.

> *Bd. with* Schelhammer (Günther Christoph). De auditu liber unus ... 1684.
> Watt

... Another ed.
In Malpighi (Marcello). Opera omnia, 1687, Vol. 2, pp. 85–110.

815. **FELIX PUERPERA** seu observationes medicae, circa regimen puerperarum & infantium recens natorum ad cl. virum D.D. Drelincurtium, per M.M.M. Lugd[uni] Batavor[um] apud Petrum vander Aa, 1684.

[viii] 40 p. 5 ins.

> Dedication signed Movium M.M.

FELTMAN (Gerhard)
816. De dea podagra liber singularis. Bremae, sumptibus Hermanni Braueri, 1693.

[3] 4–214 [xlvi] p. 6·5 ins.

> BM   Dawson 2281   Watt

FERDINANDI (Epifanio) 1569–1638
817. Centum historiae, seu observationes, et casus medici, omnes fere medicinae partes, cunctosque corporis humani morbos continentes; quae non minus ob theoricam, et praxim, quàm ob variam eruditionem, aureasque digressiones, erunt philosophis, et medicis, aliarumque bonarum artium studiosis, apprimè utiles, necessariae, ac periucundae, lectuque dignissimae. Nunc primum in lucem editae.... Ad illustrissimam, & excellentissimam Iuliam Farnesiam.... Venetiis, apud Thomam Ballionum, 1621.

[xxviii] 352 p. 13 ins.

> BM   SGC 1

FERMOSTHENUS (Johannes)
818. Homicidium theriacale. Das ist, Wie und durch was Betrug die Marckschreyer und Theriacks-Krämer unter dem Schein ihres wolbewehrten Theriacks approbirten Æsculapii, Electuarii Regii, Secreti Balsami vitae, und dergleichen experimentirt—vermeyneten Medicamenten, die einfältigen betriegen und auffzuopffern pflegen. 1672.

[8] p. 8 ins.

> SGC 1

FERNEL (Jean) 1497–1558
... Pathologia ... cujus singula capita singulis illius praxis capitibus praefixa sunt. Cura Theo. P. Boneti ... 1682
In Hartmann (Johann). Praxis chymiatrica ... 1682.

Select medicinal counsels.
In [Rivière (Lazare)]. The rationall physitian's library, 1661.   pp. 323–341.   [2nd seq.].

819. Universa medicina, ab ipso quidem authore ante obitum diligenter recognita, & quatuor libris nunquam antè [e]ditis, ad praxim tamen perquam necessariis aucta. Nunc autem studio & diligentia Guil. Plantij Cenomani postremùm elimata, & in librum therapeutices septimum doctissimis scholiis illustrata. Accessit recens, methodus generalis curandarum febrium, nunquam antehac edita. Adiectis indicibus luculentissimis. Editio quinta. Francofurti, apud Andreae Wecheli heredes, Claud. Marnium. & Ioan. Aubrium, 1592.
[xvi] 350 [xxii]; [2] 3–283 [+17]; [2] 3–142 [viii] p. port. 12·5 ins.

> *Contents:* Physiologiae lib. VII;—Pathologiae, libri VII;—Therapeutices universalis, seu medendi rationis, libri septem;—Febrium curandarum methodus generalis;—De luis venereae curatione perfectissima liber;—Consilium epileptico praescriptum; De abditis rerum causis libri duo.
> Profile woodcut of Fernel on verso of t.-p.
> Sherrington 70 J14   Watt

820. [Universa medicina . . . 6th ed.] Hanoviae impensis heredum Claudii Marnii, 1610.
[xxvi] 350 [+23]; [2] 3–283 [+17]; [2] 3–142 [viii]; [2] 3–78 p. 12·5 ins.

> 6th folio ed. Contents as for 1592 ed., with the addition of 'Consiliorum medicinalium liber . . . Quinta editio.'
> Imperfect; t.-p. wanting. Imprint from t.-p.s to separate works.
> Sherrington 77 J21

821. Universa medicina, primùm studio & diligentiâ Gulielmi Plantii Cenomani elimata, postea notis, observationibus et remediis secretis, Iohann. & Othonis Heurni Ultraject. & aliorum praestantissimorum medicorum scholiis illustrata, cum casibus, et observationibus rarioribus, ex diario practico Othonis Heurni . . . annotatis. Nunc demùm operâ Theophili Boneti . . . auctior adjectione encheiridii medicopractici, incerti authoris, & chirurgici Chalmetei, adeò ut singula illorum capita singulis pathologiae Fernelii capitibus respondeant. Duplici cum indice, altero capitum, altero rerum & verborum locupletissimo. Genevae, apud Samuelem de Tournes, 1679.
[xxxii] 814, 17 [xxxiv] p. port. 14 ins.

> Contents as for 1592 edition with the addition of 'Consiliorum medicinalium liber', Plancy's life of Fernel, & Magiri's 'Appendix ad Fernelium de prognostici signis'.
> Engr. port. on verso of half-title, by P. Pinchard.
> SGC 1 (Coloniae Allobrogum.) Sherrington 87 J31.

See BAILLOU (Guillaume de). Opuscula medica, de arthritide, de calculo et de urinarum hypostasi. In quibus omnibus Galeni & veterum authoritas contra I. Fernelium defenditur . . . 1643.

RIOLAN (Jean) *the elder*. In libros Fernelii partim physiologicos, partim therapeuticos commentarii . . . 1588.

RIVIÈRE (Lazare) The practice of physick, 1678.

SCHNEEBERGER (Anton). Medicamentorum . . . adversus . . . articulorum dolores enumeratio . . . Item Joannis Fernelii Ambiani consilium pro epileptico scriptum, 1580.

VAUGHAN (William). Directions for health . . . Whereto is annexed two treatises of approved medicines

for all diseases of the eyes, and preservation of the eye sight. The first written by Dr. Baily . . . the other collected out of those two famous physitians, Fernelius and Riolanus. 1633.

FERNELIUS (JOANNES) *Ambianus*
See FERNEL (Jean)

FERRARI DA GRADO (GIOVANNI MATTEO) –1472
822. Consilia J. Mat. de Gradi cum tabula. Consummatissimi artius & medicine doctoris domini Joan. Matthei de Gradi Mediolanensis consiliorum secundum viam Avicen. ordinatorum utile repertorium. Additis antiquissimi medici Rabbi Moysi de regimine vite quinque tractatibus ad Sultanum inscriptis. Necnon sacri doc. Raymundi Lulij de insula Maioricarum de secretis nature libris duobus. Una etiam cum precipuis consilijs quibusdam Blasij Astarij tempestate nostra medici expertissimi: nunc primum in lucem editis. Que omnia novissime recognita: ac infinitis erroribus castigata feliciter incipiunt. (Venetijs, impressa mandato & expensis . . . Luceantonij de giunta Florentini, 1521).
121 ff. 12 ins.

> BM

823. Pars prima commentarij textualis in nonum Almansaris cum ampliationibus & additionibus materierum per Magistrum Johannem Matheum ex Ferrarijs de Gradi Mediolanensem. [Mediolani, Joannes Antonius de Honate pro Petro Antonio de Castelliono, 1481]
204 ff. 16 ins.

> Wanting Pt. 2. Clasped vellum binding.
> Pellechet 5285(I)

FERRARIUS (OMNABONUS)
824. De arte medica infantium, libri quatuor. Quorum duo priores de tuenda eorum sanitate, posteriores, de curandis morbis agunt. Ad excellentissimum celeberrimumque philosophorum ac medicorum Veronensium Collegium. Brixae, apud Petrum Mariam Marchettum, 1598.
[xii] 195 [+1] p. engr. illus. 8 ins.

> SGC 2

FERRARIUS DE GRADIBUS (JOHANNES MATTHAEUS)
See FERRARI DA GRADO (Giovanni Matteo)

FERRERIUS (AUGERIUS)
See FERRIER (Auger)

FERRI (ALFONSO) 1515–95
De caruncula sive callo, quae cervici vesicae innascuntur liber.
In CHIRURGIA, 1555, ff. 305ʳ–310ᵛ.

De sclopeti ac similium tormentorum pulvere corollarium.
In CHIRURGIA, 1555, ff. 304ʳ–305ᵛ.

De sclopetorum sive archibusorum vulneribus libri III.
In CHIRURGIA, 1555, ff. 288ʳ–304ʳ.

De sclopetorum sive archibusorum vulneribus libri tres. Corollarium de sclopeti, ac similium tormentorum pulvere. De caruncula sive callo, quae cervici vesicae innascuntur, chirurgis omnibus opusculum imprimis utile.
In [CHIRURGIA] De chirurgia, scriptores optimi quique veteres et recentiores . . . per Conradum Gesnerum in unum volumen collecti. [*In* UFFENBACH (Peter). Thesaurus chirurgiae, 1610, pp. 985–1018.]

FERRIER (AUGER) 1513–85
825. Augerii Ferrerii Tolosatis medici liber de somniis. Hippocratis de insomniis liber. Galeni liber de insomniis. Synesii liber de somniis. Lugduni, apud Ioan Tornaesium, 1549.
[ii] 202 p. 5 ins.
> Fly leaf note "Bound by Trautz-Bauzonnet".
> Christie Collection.
> BM   Wellcome 2249

FERRIUS, FERRUS (ALPHONSUS)
See FERRI (Alfonso)

FESEL (Wolradus Engelhardus), *respondent*
See SEBISCH (Melchior), *the younger*, *praeses*. [Dissertationes.] 1630–9.

FEUERBERG (JOHANNES)
Fons sacer, das ist: beschreibung des Wunderbahren und Welt-berühmten Heiligen Brunnen, Heil-Brunnens, gelegen in der Herrschafft Pyrmont, samt seiner fürtrefflichen Krafft und Wirckung, auch welche Gebrechen des Menschlichen Côrpers durch dieses Wassers Nützung, ohn kosten mit weniger Neben—Artzney, geheilet und curiret werden konnen . . . und gedruckt zu Lemgo durch Conrad Grothen Erben, im Jahr 1597. Anitzo wegen des gemeinen Nutzens wieder aufs neue durchgesehen, nach dieser Zeit verbessert und mit historischen Anmerckungen dieses Landes und Pyrmontischen Herrschafft herausgegeben von Andrea von Keil.
In KEIL (Andreas von). Οξυδρωγραφια Pyrmontana, 1698, pp. 1–22.

FEYENS (JOHANNES)   –1584 or 5
826. De flatibus humanum corpus molestantibus, commentarius novus ac singularis. In quo flatuum natura, causae & symptomata describuntur, eorumque remedia facili & expedita methodo indicantur. Amstelodami, apud Joannen Janssonium, 1643.
[xvi] 240 [iii] p. 5 ins.
> Dawson 2323   Osler 2586   SGC 1   Waller 3019

827. A new and needful treatise of spirits and wind offending mans body. Wherein are discovered their nature, causes and effects . . . Englished by William Rowland . . . for the improvement of physick, and more speedy cure of diseases. London, printed by J.M. for Benjamin Billingsley and Obadiah Blagrave, 1668.
[xiv]: 115; [+5] p. 5·5 ins.
> BM   Osler 2587   Wing F 841

FEYENS (THOMAS) 1567–1631
828. [De cauteriis libri quinque. In quibus vires, materia, modus, locus, numerus, tempus ponendorum cauteriorum, ex veterum graecorum, arabum, latinorum, necnon neotericorum sententia quam dilucide explicantur. Lovanii, J. B. Zangrius, 1598.]
[vii] 258 ff. 3 engr. pls. 6 ins.
> T.-p. missing; title from Waller.
> SGC 1   Waller 3020

829. De formatrice foetus liber in quo ostenditur animam rationalem infundi tertia die. Antverpiae, apud Gulielmum à Tongris, 1620.
[xvi] 283 [+2] p. 7·5 ins.
> BM   SGC 2

830. De viribus imaginationis tractatus. Editio postremâ. Lugd[uni] Batavorum, ex officinâ Elseviriana, 1635.
[12] 13–377 [+7] p. 4 ins.
> BM   Watt

831. Simiotice, sive de signis medicis, tractatus. Opus accuratissimum, omnibus medicinae studia amplexantibus summè necessarium. In duas partes divisum, cum indicibus nova methodo paratis. Lugduni, sumpt. Ioannis Antonii Huguetan, & Marci Antonii Ravaud, 1664.
[xii] 414 [x] p. 9 ins.
> BM   SGC 2   Watt

FEYNES (FRANÇOIS)   –1573
832. Medicina practica: in quatuor libros digesta. Opus vere aureum, summorum medendi artificum puram putam doctrinam praeferens, ac selectissimis probatissimisque remediorum formulis abundè instructum, ad felicem facilemque internorum omnium corporis humani affectuum diagnosin, prognosin & curationem. Nunc primum è bibliotheca clar. viri, Renati Morae, archiatri, regiique medicinae apud Parisienses interpretis, studiosorum usibus benignè concessum. Lugduni, sumpt. Ioannis Antonii Huguetan, & Marci Anton. Ravaud, 1650.
[xvi] 740 [xlvi] p. 9 ins.
> Bookplate of Richard Middleton Massey of Wisbech, M.D.
> BM   SGC 1

FICINO (MARSIGLIO) 1433–99
Argumentum . . . in librum Mercurij Trismegisti, ad Cosmum Medicem, patriae patrem.
In IAMBLICHUS, *Chalcidensis*. Iamblichus de mysteriis Ægyptiorum [&c.], 1570, pp. 361–366.

833. De vita libri tres: quorum I. De studiosorum sanitate tuenda. II. De vita producenda. III. De vita coelitus comparanda . . . Lugduni, apud Guliel. Rovil., 1566.
461 [xiv] p. 4·5 ins.

834. Tomo primo [-secondo] delle divine lettere del gran Marsilio Ficino. Tradotte in lingua Thoscana per

M. Felice Figliuccii Senese. In Vinetia, appresso Gabriel Giolito di Ferrarii, 1548–9.

2 vols in 1. [xii] 320; vii 213 [i] ff. diagrs. 6·5 ins.

> Vol. 1 dated 1549; Vol. 2 dated 1548. T.-p. to vol. 2 with addition of Al Gran Cosimo de Medici duca di Fiorenza.
> Bullock Collection.

835.   Libri III de vita. I. De studiosorum sanitate tuenda. II. De vita eorum producenda. III. De vita valida & longa coelitus comparanda. Moguntiae, typis Nicolai Heyll, sumpt. Philippi Iacobi Fischeri, 1647. [xvi] 196 p. 6 ins.

> University History of Science Collection. Adamson copy.

See IAMBLICHUS, *Chalcidensis.* Iamblichus de mysteriis AEgyptiorum, Chaldaeorum, Assyriorum, 1570. [Tr. from the Greek by M. Ficino].

SYNESIUS De somniis translatus à Marslio Ficino. [*In* FERRIER (Auger). Liber de somniis . . . 1549.]

FIDELIS (FORTUNATUS) 1550–1630
836.   De relationibus medicorum libri quatuor, in quibus ea omnia, quae in forensibus, ac publicis causis, medici referre solent, plenissimè traduntur. Adjecto duplici indice: capitum scil. & rerum memorabilium, revisi, ac mendis librariis plerisque deletis, publico usui destinati. studiô D. Pauli Ammanni. Lipsiae, impensis Joh. Christ. Tarnovii, literis Christiani Michaelis, 1674. [xxviii] 612 [xliii] p. engr. front. 6·5 ins.

SGC 1

FIENUS (JOANNES)
See FEYENS (Johannes)

FIENUS (THOMAS)
See FEYENS (Thomas)

FIERA (GIOVANNI BAPTISTA) 1469–1538
Coena de herbarum virtutibus, & ea medicae artis parte, quae in victus ratione consistit.
In EOBANUS (Helius) *Hessus.* Bonae valetudinis conservandae praecepta, 1533, ff. 23ᵛ–46. *Also in his* De tuenda bona valetudine, libellus . . . [1556?], ff. 122–147.

FIERLINCK (HEINRICH) *respondent*
837.   De angina. Lugduni Batavorum, apud Abrahamum Elzevier, 1687. [16] p. 8 ins.
> (Disp. med. inaug., Leyden, Friedrich Spanhem, praeses)

> *Bd. with* LIPSTORP (Gustavus Daniel), *respondent.*
> De animalculis in humano corpore genitis. 1687.
> BM

FIERLINCX (HENRICUS)
See FIERLINCK (Heinrich)

FINCELIUS (JOB) *fl.* 1550
838.   De peste tractatus in quo de natura, causis, et remediis pestiferae luis accurate et diligenter metrico stylo disseritur, olim à clarissimo & excellentissimo viro Dn. Iobo Fincelio . . . conscriptus, nunc verò solerti cura, & medicorum Witebergensium approbatione in

lucem missus. A. M. Balthasare Mencio . . . Witebergae, excudebat Zacharias Lehman sumptibus Mencianis, 1597.

[xxvi] 95 [i] p. illus. (ports.) 6 ins.

FINCH (*Sir* JOHN) 1626–82
See BORELLI (Giovanni Alfonso). Scrittura fatta l'anno, 1664 . . . sopra le opposizioni delli Sig. Finchio e Fava Inglesi . . .
[*In* MALPIGHI (Marcello). Opera posthuma, 1697, pp. 1–8 [3rd. seq.]]

FIORAVANTI (LEONARDO)   –1588
839.   De capricci medicinali . . . libri quattro. Nel primo de quali s'insegna a conoscere diversi segni delle cose naturali, con molti secreti nella medicina, & cirugia. Nel secondo si mostra il modo di fare varij, & diversi medicamenti utilissimi. Nel terzo si tratta dell'alchimia dell' huomo, & dell' alchimia minerale con molti capricci a figliuole dell'arte. Nel quarto si contengono alcuni belli discorsi filosofici, & medicinali. Di nuovo dall' istesso autore in molti luoghi, di secreti importantissimi, ampliati, i quali così a professori di fisica, come di cirugia, erano grandemente necessarij. Con molta diligenza revisti, corretti, & ristampati. In Venetia, appresso Lodovico Avanzo, 1573.
[xxiv] 283 [i.e. 291] ff. illus. 5·5 ins.
> Imperfect; f. 32 missing.
> Bullock Collection.
> SGC 2

840.   . . . Another edition. Venetia, appresso gli heredi di Melchior Sessa, 1582.
[xx] 267 [i] ff. illus. (woodcuts) 6 ins.
> Marginal MS notes.
> BM   SGC 2   Watt

841.   Compendium oder Aussug der Secreten, Gehaymnissen und verborgenen Kûnsten. I. Von Gehaymnissen der Medicin oder innerlichen Artzney. II. Von Secreten der Chirurgy und wie dieselbige zuûben. III. Von wahrem Bericht, Kûnsten und Proben der Alchimy. IV. Von allerley Schmûncken, deren sich die Wieber zuvermehrung ihrer Schônheit zugebrauchen pflegen. V. Von sonsten vielen bewehrten Stûcken allerley unterschiedlichen Kûnsten. Jetzund auss dem Italianischen von wegen seines vielfaltigen Nutzens &c. In Teutsch versetzet. Darmbstadt, gedruckt durch Johann Leinhosen, in verlegung Johann Berners, 1624.
399 p. 6 ins.
> *Bd. with his* Physica . . . 1618.

842.   Corona oder Kron der Artzney dess fûrtrefflichen, hoch und weytberûmbten Medici und Wundt Artztes. In vier sonderbare Bûcher unterscheiden: In dem I wirdt gehandelt von allerley unterschiedtlichen Zeichen natûrlicher Ding, beneben vieben schônen unnd bewehrten Secreten der Medicin und Chirurgy. Das II zeigt den Weg und Kunst allerley nûtzliche und heylsame Artzneyen zu componieren. Das III handelt von der Alchimy dess Menschen, und der Mineralien. Das IV und letzte hâlt und verfasset in sich viel schône

Philosophische unnd Medicinalische Discurs, so sampt-
lich einem Medico zuwissen, hoc von nõhten. Erst
newlich in Italiânischer Sprach von dem Autore
selbst in Truck verfertiget. Nunmehr aber in unsere
hochteutsche Sprach mit allem fleiss versetzt. Franckfurt am Mayn, gedruckt bey Anthoni Hummen, in
Verlegung Johann Berrners, 1618.
[vii] 512 [xiii] p. 6 ins.

> *Bd. with his* Physica . . . 1618.

843. Dello specchio di scientia universale . . . libri tre.
Nel primo de' quali, si tratta di tutte l'arti liberali, &
mecanice, & si mostrano tutti i secreti piu importanti,
che sono in esse. Nel secondo si tratta di diverse scientie,
& di molte belle contemplationi de' filosofi antichi.
Nel terzo si contengono alcune inventioni notabili,
utilissime & necessarie da sapersi. Con la tavola di
tutti i capitoli. In Venetia, appresso Vincenzo Valgrisi,
1564.
[xii] 313 [i] ff. 6.5 ins.

> Ex libris Francisci Cucchiari.
> Bullock Collection.
> Watt

844. Physica, das ist: Experientz unnd Naturkûndi-
gung. I. Von Erschaffung dess Menschen auss den vier
Elementen, dessen Complexion, Engenschafften, Sinnen
unnd Krâfften, Gesundheit und Kranckheit, und den
vier Jahrzeiten. II. Von geheymen niemals erhôrten
Experimenten der Chirurgy und Artzney. III. Von
mancherley Kranckheiten dess Menschen und deroselben
Cur. IV. Von allerhandt Alchimistischen gewissen unnd
probierten verborgeneu hohen Stûcken. Jetzund auss
dem Italiânischen obseiner unsâglichen Fûrtrefflichkeit,
Hochheit und Geheimnuss wegen ins Teutsch ubersetzt.
Franckfurt am Meyn, getruckt bey Anthonj Hummen
in Verlegung Johann Berrners, 1618.
[viii] 462 [x] p. 6 ins.

845. Regiment und Ordnung der Pestilentz, in welcher
beschrieben: was die Pestilentz sey, Woher dieselbige
fûrnemlich entspring, wie sich ein jede Obrigkeit in
solcher Zeit, wann diese Seuche regiert, zu verhalten,
sich und ihre Unterthanen zu verwahren: und wie die
jenige, so allbereyt bey einem Menschen eingerissen, zu
curiren. Darbey dann viel schône unnd bewehrte
Secreten zu solcher Seuche, verzeichnet. Sampt angehengten vielen nûtzlichen Aphorismis, deren Wissenschafft zu dieser, und allen andern Kranckheiten sehr
hoch von nohten. Nunmehr aber in unsere Hochteutsche Spraach versetzt. Franckfurt am Mâyn, bey
Johan-Nicol Stoltzenberaern, in Verlegung Johann
Berners & Wittib., 1632.
[2] 3–364 [xviii] p. 6 ins.

> *Bd. with his* Physica . . . 1618.

Scelta di diversi capitoli importantissimi alla cirugia.
Estratti dalle opere dell'eccellentiss. dottore, e cavalier
Leonardo Fioravanti Bolognese.
In VIGO (Giovanni di). La prattica universale in cirugia,
1685, pp. 474–484.

846. Secreti medicinali divisi in tre libri. Nel primo
insegna a conoscere varij, & diversi segni naturali,
con molti secreti mirabili nella medicina, & cirugia.
Nel secondo dimostra il modo di far varij, & diversi
medicamenti. Nel terzo si tratta dell' alchimia dell'
huomo, & dell' alchimia minerale, materia molto
utilissima a ciascheduno. Venetia, appresso Lodovico
Avanzo, 1561.
[xvi] 183 ff. illus. (woodcuts) 6 ins.

> Marginal MS notes.
> BM

847. A short discours . . . uppon chirurgerie. With a
declaration of many thinges, necessarie to be knowne,
never written before in this order: wherunto is added a
number of notable secretes, found out by the saide
author. Translated out of Italyan into English, by John
Hester . . . London, Imprinted by Thomas East, 1580.
[viii] 64 ff. 7 ins.

> Coat of arms on verso of t.-p. mutilated.
> BM   SGC 1   STC 10881

848. Three exact pieces of Leonard Phioravant,
Knight, and Doctor in Physick, viz. his rationall secrets,
and chirurgery, reviewed and revived. Together with a
book of excellent experiments and secrets, collected out
of the practises of several expert men in both faculties.
Whereunto is annexed Paracelsus his one hundred and
fourteen experiments: with certain excellent works of
B. G. a Portu Aquitano. Also Isaac Hollandus his
secrets concerning his vegetall and animall work. With
Quercetanus his spagyrick antidotary for gun-shot.
London, printed by G. Dawson, and are to be sold by
William Nealand, 1652.
[viii] 16 [ii] 180; [vi] 106; [x] 72; [xii] 75 p. 7.5 ins.

> Separate t.-p.s and series of pagination for 2nd, 3rd and 4th
> items, viz.:
> (2) A treatise of chirurgery: published with many excellent
> experiments and secrets. [vi] 106 p.
> (3) The excellencie of physick and chirurgerie, collected out of
> approved practices, and learned observations of many expert
> men in both faculties. [x] 72 p.
> (4) Paracelsus (Aureolus Philippus Theophrastus). One hundred
> and fourteen experiments and cures, etc. [xii] 75 p.
> BM   Osler 2593   SGC 2   Watt   Wing F 953

See ROSTINIO (Pietro) *and* ROSTINIO (Lodovico). Compendio di tutta la cirugia, 1568.

FISCHER (JOHANNES PETRUS) *respondent*
849. De gonorrhoea virulenta. Lugduni Batavorum,
apud Abrahamum Elzevier, 1686.
[20] p. 8 ins.

> (Disp. med. inaug., Academia Lugd.-Bat., Johannes
> Voet, praeses)

> *Bd. with* OEHMBIUS (Carolus Christianus) *respondent*
> De acido primigenio, 1710.
> BM

FISCHER (LEVINUS)
Corporis medicinae imperial. titulus XII. De morbis
magicè per sagas inductis naturaliter curandis.
In MERCKLIN (Georg Abraham) *junior*. Sylloge physico-
medicinalium . . . 1698, pp. 189–192.

FLACIUS (Mathias)
See Frankowitz (Mathias)

FLAMAND

850.　The art of preserving and restoring health. Explaining the nature and causes of the distempers that afflict mankind. Also shewing that every man is, or may be, his own best physician. To which is added a treatise of the most simple and effectual remedies for the diseases of men and women. Written in French, . . . and faithfully translated into English. London, printed for R. Bently . . . H. Bonwick . . . S. Manship, 1697.
[xxii] 110 [viii] p. 6 ins.

TC III 14　Wing F 1129

FLAMMEL (Nicholas)

Nicholai Flammel Hieroglyphica. The Hieroglyphicks of Nicholas Flammel, newly translated into English, and claused by William Salmon.
4 engr. pls.

See Salmon (William). Clavis alchymiae. Book 3 of his Medicina Practica, 1692, pp. 521–584.

FLORENCE. Academia Florentina
See Academia Florentina.

FLORENCE [Ricettario Fiorentino]

851.　[Del ricettario dell'arte et università de medici et speziali della città di Firenze . . .] (In Fiorenza, stampato da Giorgio Marescotti, 1597.)
[ix] 296[l] p. 12 ins.

T.-p. missing. Imprint from colophon. Additional engr. t.-p. Bullock Collection.
BM　Wellcome 2318

FLORENTIUS (Henricus)

See Paaw (Pieter). Tractatus de peste. Cum Henrici Florentii ad singula eiusdem tractatus capita additamentis, 1636.

[**FLORIDA** (Catharina) *Paphiensis*,] *pseud., respondent*
Theses inaugurales de virginibus. (Junonius Parthenophilus, pseud., praeses.)
In Facetiae Facetiarum, 1615, pp. 389 442; 1627, part 13; 1647, pp. 251–301; 1657, pp. 245–293.

FLOYER (*Sir* John) 1649–1734

852.　An enquiry into the right use and abuses of the hot, cold and temperate baths in England. In which 1. The several kinds of baths are examin'd, and their virtues explain'd by their sensible qualities. 2. The right use and abuses of hot baths are discover'd. 3. The proper use and abuses of the temperate baths are described. 4. Cold bathing, as it is used by the ancient and modern physicians, is recommended, and the injuries of it in some cases are observed: with a particular description of the virtues and use of Buxton-Bath in Derbyshire; being the most excellent, temperate, and safe cool bath in England. To this is added 1. An extract of Dr. Jones's treaty on Buxton-Bath; with some additions and remarks on it. 2. A letter from Dr. Clayton of Lanca-

shire, concerning the use of St. Mungus-well. 3. An abstract of some cures perform'd by the Bath at Buxton. London, printed for R. Clavel, 1697.
[lxx] 144 p. 6 ins.

BM　Dawson 2378　Osler 2615　Wing F 1387

853.　Φαρμακο-βασανος: or, The touch-stone of medicines. Discovering the vertues of vegetables, minerals, & animals, by their tastes and smells. In two volumes. London, printed for Michael Johnson, 1687.
2 vols. 7 ins.

Vol. 1 only, [xxviii] 321 [i] p. T.-p. for vol. 1: Φαρμακο-βασανος or, the touch-stone of medicines. Vol. 1 Containing three parts. Part the first. Of tastes & odors in general. Part the second. A phytological essay, how to discover the vertues of plants, whether spontaneous in England, or found in gardens and shops, by their tastes and smells. Part the third. Of the tastes and smells of the products of vegetables; viz. gums, resins, turpentines, &c. Vol. 2 was published in 1690.—DNB.
BM　SGC 1　TC II 199　Wing F 1388

See Vallerius (Nicolaus). Tentamina physico chymica circa aquas thermales. Atque Joh. Floyeri inquisitio in usum & abusum calidorum, frigidorum & temperatorum balneorum, 1699.

FLUDD (Robert) 1574–1637

854.　Integrum morborum mysterium: sive medicinae catholicae tomi primi tractatus secundus, in sectiones distributus duas; quorum prior generalem morborum naturam, sive variam munimenti salutis hostiliter invadendi atque oppugnandi rationem, mare novo & minimè antea audito, sive intellecto describit. Ultima, universale medicorum sive aegrotorum depingit caroptron: in quo meteororum morbosorum signa tam demonstrativa, quam prognostica, lucidè speculantur, & modo haud vulgari atque alieno plane designantur. Francofurti, typis excusus Wolfgangi Hofmanni prostat in officina Guilielmi Fitzeri, 1631.
[xxvi] 503; [iv] 413 [i.e. 407]; [ii] 93 [+1] p. front. illus. port. fold. tab. 12.5 ins.

Engr. t.-p. Separate t.-p.s as follows:
1st section. "Tractatus secundi sectio prima: in qua integrum morborum, seu meteorum in salubrium mysterium."
2nd section. "Καθολικον medicorum κατοπτρον . . . sive tomi primi, tractatus secundi, sectio secunda, de morborum signis."
3rd section. "Pulsus, seu nova et arcana pulsuum historia, e sacro fonte radicaliter extracta, nec non medicorum ethnicorum dictis & authoritate comprobata."
Bookplate: Ex libris C.H. Fuchs. Additional portrait tipped in.
SGC 1　Waller 3095

855.　Tomus secundus de supernaturali, naturali, praeternaturali et contranaturali microcrosmi historia, in tractatus tres distributa. Oppenhemij, impensis Iohannis Theodorij de Bry, typis Hieronymj Galleri, 1619.
[iv] 277; 191 [+11] p. illus. 12.5 ins.

Engr. t.-ps.
Half title.—Microcosmi historia.
Separate t.-p. to 2nd part reads: "Tomi secundi tractatus primi, sectio secunda, de technica microcosmi historia, in portiones VII divisa.
Osler 2623.

See Theatrum Sympatheticum Auctum . . . 1662.

FOES (Anuce) 1528–95
Oeconomia Hippocratis alphabeti serie distincta. Opus non solum tyronibus, sed etiam artis Apollineae mystagogis, et è superiore loco docentibus longè utilissimum. In quo dictionum apud Hippocratem omnium, praesertim obscuriorum quae κατὰ γλῶσσαν appellantur, usus explicatur, & velut ex amplissimo penu depromitur, ita ut lexici, & concordantiarum Hippocratearum vicem implere possit ... Quid huic postremae ac emendatissimae editioni accesserit novissima ad lectorem epistola indicabit. Genevae, typis & sumptibus Samuelis Chouët, 1662.
[viii] 418 p. 15 ins.
In Hippocrates ... Opera omnia quae extant, 1657.
> BM SGC 2

See Hippocrates, Claudii Galeni in aphorismos Hippocratis commentaria, 1633.

Hippocrates, Coacae praenotiones, 1660.

Hippocrates. ... Opera omnia quae extant, 1595.

FOGEROLAEUS (Franciscus); Fogeroles (Francois de)
See Fougerolles (François de)

FOIGNY (Pierre Louis Gandoger de)
See Gandoger de Foigny (Pierre Louis)

[FOLENGO (Teofilo)]
Descriptio patriae casei et felicitatis indicibilis loci. Facta per Merlinum Coccajum ...
In Facetiae Facetiarum, 1647, pp. 586–595; 1657, pp. 561–570.

FOLIGNO (Gentile da)
See Gentile da Foligno

FOLIUS (Caecilius)
See Folli (Cecilio)

FOLLI (Cecilio) 1615–60
Sanguinis a dextro in sinistrum cordis ventriculum defluentis facilis reperta via, cui non vulgaris in lacteas nuper patefactas venas animadversio praeponitur.
In Vesling (Johann). Syntagma anatomicum publicis dissectionibus, in auditorum usum, diligenter aptatum, 1641. [ii] 195–243 p.

FOLLINO (Federico)
856. Descrittione dell'infirmità, morte, et funerali del sereniss. Sig. il Sig. Gugulielmo Gonzaga, III, Duca di Mantova, e di Monferrato I. Con quelle de le solemni cerimonie, fatte nella coronatione del Sereniss. Sig. il Sig. Duca Vincenzo suo figlio e successore. Insieme con le orationi recitate in ciascuna di queste attioni; et con la raccolta di quante compositioni, volgari, e latine, fin'ad hora sono sopra ciò uscite. In Mantova, appresso Francesco Osanno, 1587.
[iv] 20 [132] p. 7·5 ins.
> Bullock Collection.
> BM

FOLLINUS (Hermanus Janszoon)
857. Amuletum Antonianum seu luis pestiferae fuga, in duos libros distributa, multisque remedijs usu & observatione cognitis expedita; cui accessit utilis libellus de cauteriis ... Antverpiae, apud Hieronymum Verdussium, 1618.
[xxiii] 308 p. port. 6 ins.
> Separate t.-p. for "De cauteriis" (p. 279).
> Imperfect, SGC copy has 310 p.
> BM SGC 1

FONSECA (Roderigo de) –1622
858. Commentaria in septem libros aphorismorum Hippocratis. Eo ordine contexta, quo doctoratus (ut aiunt) puncta exponi consuevere. Accessit huic quartae index aphorismorum. Venetiis, apud Ioannem Guerilium, 1628.
[viii] 248 ff. 9 ins.
> Waller 3107

859. De hominis excrementis libellus. Ad ... Dominicum Rivarolam. Pisis, apud Io. Baptistam Boschettum, & Ioannem Fontanum socios, 1613.
[viii] 262 p. 7·5 ins.
> Bookplate of Corn. Henr. à Roy, medicinae doctor.
> Library's copy wants folding table.
> BM Wellcome 2343

860. In septem aphorismorum Hippocratis libros commentaria, eo ordine contexta, quo doctoratus puncta exponi consuevere. Quibus accessere eiusdem auctoris in singulas sententias adnotationes, quae, non modo clariorem doctrinam reddant, verum etiam omnes ambiguitates tollant; opus cunctis artis medicae studiosis perutile ac necessarium. Ad illustr. & reverend. S.R.E. Cardinalem Montaltum ... Venetijs, apud Franciscum de Franciscis Senesem, 1595.
[iv] 244 [i.e. 246] ff. 8 ins.
> Bullock Collection.
> Watt

861. Tractatus de febrium acutarum et pestilentium remedijs, diateticis, chirurgicis, & pharmaceuticis, cum indice rerum notabilium. Patavii, apud Cadorinum, 1679.
[ii] 363–440 [iv] p. 9 ins.
> Possibly part of "Commentaria in septem libros aphorismorum Hippocratis ... Accessit huic novae editioni index aphorismorum et tractatus de febribus locupletissimus. Patavii, 1679" [In B.M. Cat.].

FONTAINE (Charles) *tr.*
See Artemidorus *Daldianus*. Cinq livres ... de l'interpretation des songes, 1581.

FONTAINE (Gabriel) –1660?
862. De veritate Hippocraticae medicinae firmissimis rationum & experimentorum momentis stabilita, & demonstrata; seu medicina antihermetica, in qua dogmata medica physiologica, pathologica, & therapeutica, contra Paracelsi, & hermeticorum placita clarissimè promulgantur: non reiectis penitus chymicorum inventis, ad Hippocraticam artem conferentibus. Adiectus

est ad calcem generalis index rerum in hoc opere contentarum: necnon introductio ad methodum medendi: atque apologeticon adversus Van-Helmont ubi firmissimè demonstratur, quatuor humores Galenistarum non esse fictitios: caetera octavo abhinc folio recensentur. Lugduni, sumpt. Philip. Borde, Lavr. Arnaud, & Cl. Rigaud, 1657.
[xxviii] 464 [xxx] p. 9 ins.
    BM   SGC 1

FONTANON (Denys)   –1544?
863. De morborum internorum curatione libri IIII. Adiectis ab Ioanne Raenerio medico in singulis capitum initiis morborum causis, & signis, ex Galeno, Paulo Aegineta, atque Aetio desumptis. Lugduni, apud Antonium Vincentium, 1560.
[xxii] 381 [+2] p. 6 ins.
    Colophon: Lugduni, excudebat Symphorianus Barbierus.

FONTANUS (Gabriel)
See Fontaine (Gabriel)

FONTANUS (Nicolas)
See Fonteyn (Nicolaas)

FONTE (Laelius a) *Eugubinus*
864. Consultationes medicae: in quibus vera, vivaque consultandi effigies elucet, plurimorumque difficilium, & notatu dignorum affectuum agnitio, tractandique ratio docte, artificioseque traditur. Eiusdem disputationes duae succinctae simul, & accuratae: una de modo visionis; altera de vesicantium usu ... Nunc primum in Germania editae. Francofurti ad Moenum, impensis Rulandior., typis Matthiae Beckeri, 1609.
16, 942 [xcv] p. 7 ins.
    BM   SGC 1

FONTEYN (Nicolaas) *fl.* 1640
865. [I]nstitutiones pharmaceuticae, ex Bauderonio & Du Boys [in] pharmacopoeorum gratiam potissimum concinnatae. Amsterdami, [ex] typographia Iacobi Charpentier, 1633.
[xii] 327 [+20] p. 5 ins.
    BM   Watt

866. Observationum rariorum analecta. Amstelodami, sumptibus Henrici Laurentii, 1641.
[xx] 126 [+1] p. engr. illus. 7.5 ins.
    BM   SGC 1

867. Syntagma medicum. De morbis mulierum in libros IV distinctum ... Amstelodami, apud Iohannem Ianssonium, 1644.
[xvi] 188 p. 5 ins.
    Bd. with his Institutiones pharmaceuticae ... 1633.
    BM   Watt
    ... Another copy. (Interleaved). *Bd. with* Feyens (Thomas). De flatibus humanum corpus molestantibus ... 1643.
    BM   Watt

See Dodoens (Rembert). In D. Remberti Dodonaei praxin artis medicae ... scholia ... cum auctario annotationum Nicolai Fontani ... 1640.

FOREEST (Pieter van) 1522–97
868. The arraignment of urines: wherein are set downe the manifold errors and abuses of ignorant urine-monging empirickes, cozening quacksaluers, women-physitians, and the like stuffe: confining the urines within their owne lists and limits, and adding such caveats and cautions to the inspection and judgement of diseases by the same, as have not hitherto by any beene observed. And for the readers recreation, illustrated with many pleasant and delectable histories. Collected and gathered as well out of the most ancient as the moderne and late physitians of our time: and written first in the Latine tongue, and divided into three bookes by Peter Forest ... and for the benefit of our British Nations newly epitomized, and translated into our English tongue by James Hart. London, printed by G. Eld for Robert Mylbourne, [1623].
[xxii] 122 p. 7 ins.
    BM   SGC 1   STC 11180

869. Observationum et curationum medicinalium liber vigesimus—nonus, de arthritide & aliis affectibus partium externarum. [Lugduni Batavorum], ex officina Plantiniana, Raphelengii, 1603.
[xvi] 240 [vii] p. 6 ins.
    Place of printing from SGC.
    SGC 2

870. Observationum et curationum medicinalium, sive medicinae theoricae & practicae, libri XXVIII ... in quibus eorundem caussae, signa, prognoses & curationes graphice depinguntur ... auctiores et limatiores, cum universali rerum, locorum, observationum, morborumque indice. Francofurti, in officina Paltheniana, Philippi Fieveti, 1634.
[xlvi] 476; 166; 776 [xxix] p. 12 ins.
    Contents: Lib. I. De febribus ephemeris synochis.—II. De febr. continuis.—III. De febr. intermittentibus.—IV. De febr. hecticis.—V. De febr. compositis.—VI. De febribus publice grassantibus; cum malis epidemiis, deque febribus malignis, contagiosis, pestilentibus ac peste.—VII. De symptomatibus febrium.—VIII. De exterioribus vitiis & morbis capitis.—IX. De variis capitis doloribus.—X. De universis cerebri & menyngum eiusdem symptomatis & morbis.—XI. De morbis oculorum & palpebrarum.—XII. De aurium morbis.—XIII. De nasi affectibus.—XIV. De aegritudinibus labiorum, gingivarum, dentium, oris ac linguae.—XV. De faucium, gutturis, gulae, & asperae arteriae affectibus.—XVI. De pectoris pumonisque vitiis & morbis.—XVII. De cordis ac quibusdam mammillarum affectibus.—XVIII. De stomachi & ventriculi affectibus.—XIX. De hepatis malis ac affectibus.—XX. De lienis morbis vitiis ac affectibus, & de scorbuto.—XXI. De mesenterii & intestinorum affectibus, ac de colicis & iliacis doloribus; deque vermibus.—XXII. De diversis profluviorum alui generibus.—XXIII. De sedis & ani vitiis ac affectibus.—XXIV. De renum affectibus & morbis.—XXV. De vesicae malis ac affectibus.—XXVI. De penis ac virgae vitiis.—XXVII. De scroti ac testiculorum affectibus vitiisque; ac de ramicum diversis speciebus.— XXVIII. De mulierum morbis & affectibus, & infantis regimine: agunt.
    Preliminary t.-p. reads: "Observationum et curationem medicinalium ac chirurgicarum opera omnia etc."
    BM   SGC 1

871. Observationum et curationum medicinalium et chirurgicarum sive medicinae theoricae & practicae libri XXXII ... in quibus eorundem causae, signa, prognoses accuratè & graphicè depinguntur. Quibus

accesserunt eiusdem authoris libri III de incerto ac fallaci urinarum iudicio adversus uromantas & uroscopos. Rothomagi, sumpt. Joan. & Davidis Berthelin, fratr., 1653.

> 4 vols. in 2. [xlviii] 602; [iv] 435; [iv] 583 [+30]; [iv] 379 [+12] p. 14 ins.
> *Contents:* Vol. 1, Lib. I–X as in 1634 ed. Vol. 2, Lib. XI–XX as in 1634 ed. Vol. 3, Lib. XXI–XXVIII as in 1634 ed. *And* Lib. XXIX De arthritide & aliis externarum partium affectibus.—Lib. XXX. De venenis.—Lib. XXXI. De fucis.—Lib. XXXII De lue venereâ. Vol. 4. Libri novem chirurgici. De tumoribus praeter naturam sanguineis, biliosis, pituitosis, melancholicis mixtis seu compositis.—VI. De plagio seu vulneribus cruentis, casu, offensione, percussione, concussione ac contusione.—VII. De ulceribus.—VIII. De fracturis.—IX. De luxationibus . . . Accesserunt . . . libri III de incerto ac fallaci urinarum iudicio adversus uromantas & uroscopos.
> Additional t.-p. reads "Obervationum et curationum medinalium ac chirurgicarum opera omnia quatuor tomis digesta" etc.
> BM   SGC 1

872.   Observationum et curationum medicinalium, sive medicinae theoricae et practicae, libri XXXVIII . . . in quibus eorundem caussae, signa, prognoses & curationes graphice depinguntur. Editione illa Rothomagensi auctiores & limatiores cum universali rerum, locorum, observationum, morborumque indice. Francofurti, apud Johannem Andream & Wolfgangi Endteri junioris haeredes, 1661.

[xlvi] 476; 166; 776 [xxix] 170; [iv] 5–245 [+15] [iv] 777–827; [iv] 139 [+7] p. 13 ins.

> *Contents:* Lib. I–XXVIII as for 1634. Observationum et curationum chirurgicarum libri quatuor posteriores. I. De plagis, seu vulneribus cruentis, casu, offensione percussione, contusione ac concussione.—II. De ulceribus.—III. De fracturis.—IV. De luxationibus. [Last 4 books cited on t.-p. as Lib. XXXV–XXXVIII.] Observationum et curationum chirurgicarum, libri quinque. De tumoribus praeter naturam I Sanguineis, II Biliosis, III Pituitosis, IV Melancholicis, V Mixtis seu compositis [cited on t.-p. as Lib. XXX–XXXIV]. Quibus accesserunt . . . Libri III de incerto ac fallaci urinarum iudicio adversus uromantas & uroscopos. Lib. XXIX. De arthritide & aliis affectibus partium externarum. Lib. XXX–XXXII. De venenis, fucis & lue venerea, (not mentioned on t.-p.). N.B. Separate t.-p.s for Lib. XXIX & for Libs. XXX–XXXII both give as imprint: "Prodiit e Collegio Musarum Paltheniano, quod est in nobili Francofurto, 1631."
> . . . Another copy without t.-p. and bound in the order Lib. I–XXXII; Observationum et curationum chirurgicarum libri quinque (as above). Lib. III De incerto ac fallaci urinarum iudicio, etc.; Observationum et curationum libri quatuor (as above). Last 2 sections bear imprint "Francofurti, prostant in officina Paletheniana Philippi Fieveti, 1634."

Von der Weiss und Kunst die Todten Côrper zu Balsamieren, genommen auss dem XXIX Buch Petri Foresti, und auss dem Lateinischen in das Teutscheversetzt.

In WIRSUNG (Christoph). Ein newes Artzney Buch, 1605, pp. 162–167 [2nd seq.]

See OBSERVATIONS et HISTOIRES CHYRURGIQUES . . . 1669.

FORESIUS

See HIPPOCRATES . . . Aphorismi, commentarijs Foresij . . . (1554).

FOREST (JACOB)
See FORREST (Jacob)

FORESTUS (PETRUS)
See FOREEST (Pieter van)

FORGE (LOUIS DE LA)
See LA FORGE (Louis de)

FORNER (FRIEDRICH)
873.   De temulentiae malo, eiusque remediis, variis item scitu iucundissimis, nec non utilissimis de rebus, quae in vini usu, tùm laudabili ac sobrio, tùm execrando abusu cernuntur; de conviviorum luxu demùm, & eorum licitis illicitisve cupedijs, apparatibus, parergis, & animi relaxationibus libri IIII. & quamplurimis, tum sacris, tum prophanis authoribus, qui suismet verbis, sententijs, historijs, locotenus passim allegantur, haud mediocri labore congesti. Accessit in fronte operis, authoris epistola paraenetica, de ebrietate, ad quendam amicum; praefatio item ad lectorem, & elenchus capitum, quae singulis contenta libris. Ad calcem vero copiosus rerum inibi tractatarum index. Ingolstadii, typis Ederianis apud Andream Angermarium, 1603.
[lxiv] 471 [+29] p. 6·5 ins.

> Watt

FORREST (JACOB) *respondent*
874.   De mensibus vitiosis. Lugduni Batavorum, apud Abrahamum Elzevier, 1691.
[36] p. 9 ins.

> (Disp. med. inaug., Leyden, Wolferd Senguerd, praeses)
> *Bd. with* BIDLOO (Govert). Vindiciae quarundam delineationum anatomicarum, 1697.
> BM

FOSCARINUS (JACOBUS) *tr.*
See PSELLUS (Michael). Introductio in philosophiae modos 1541. [*Bd. with* ADAMANTIUS, *Sophista*, Physiognomonica. 1540].

FOUGEROLLES (FRANÇOIS DE) 1560–
875.   De senum affectibus praecavendis, nonnullisque curandis enarratio. Lugduni, sumptib. Ioan. de Gabiano, & Lavr. Durand, 1610.
[2] 3–128 p. 9 ins.

> BM   SGC 1

876.   Methodus in septem aphorismorum libros ab Hippocrate observata, omnibus tamen retro saeculis inaudita. Iam primùm mirabili schematon artificio demonstrata. Parisiis, apud Adrianum Perier, 1612.
[xvi] 86 [2] 87–154 [i] p. 9 ins.

> *Bd. with* FONSECA (Roderigo de). Commentaria in septum libros aphorismorum Hippocratis . . . 1628.
> BM

FOUR (DAVID DE) *respondent*
877.   De purgantibus rite adhibendis. Jenae, typis Samuelis Krebsii, [1675].
[40] p. 7·5 ins.

> (Diss. med., Jena, Georg Wolffgang Wedel, praeses.)
> *Bd. with* MAJOR (Johann Daniel). Historia anatomica calculorum, 1662.
> BM   SGC 1

FOUR (VITALIS DU)
See FURNO (Vitalis de)

FOURNIER (DENIS)   –1683

878.   L'anatomie pacifique nouvelle et curieuse. Conforme à la doctrine d'Hippocrate et de Galien, . . . avec ses oeconomies chirurgicales, qui servent à rendre le chirurgien parfait, principalement en la reduction des fractures & dislocations. Paris, chez l'autheur . . . et chez Sebastien Cramoisy, 1678.
[xvi]; 30; 64; [iv]; 65–104; 99–154 p. fold. pls. port. diagrs. 8·5 ins.

> Illus. t.-p. Portrait of Fournier.
> SGC 2

879.   L'antiloimotechnie ou l'art qui chasse la peste, et tous ses accidents qui sont, le pourpre, la petite verolle, la rougeolle pourprée, la dyssenterie, les bubons, les charbons, l'estiomene, & la gangrene, par une methode generale de la medecine & par un remede experimenté, appellé Alexipharmaque, 1671.
[xvi]; 84 p. illus. diagrs. 8·5 ins.

> Illus. t.-p.
> *Bd. with his* L'anatomie pacifique . . . 1678.
> SGC 1   Waller 3156

880.   L'oeconomie chirurgicale, pour le r'habillement des os du corps humain. Contenant l'osteologie, la nososteologie, et l'apocatastosteologie, ou la science et le discours des os, de leurs maladies, de leurs remedes, & de la façon de les reduire. Et outre ce le traitte des bandages, avec plusieurs figures demonstratives d'iceux, des appareils, instruments, organes & machines, à ce necessaires, suivant la methode d'Hippocrate, de Galien, d'Oribaze, & des autre anciens, comme aussi des plus experts de ce temps, reformez & commentez. Paris, chez Francois Clouzier . . . Robert de Ninville . . . Sebastien Cramoisy, 1671.
[xxii]; 47; 64–130; 127–344; [xvi] p. fold. pls. ports. diagrs. 8·5 ins.

> Illus. t.-p. Portrait of Oribaslus (p. 292).
> *Bd. with his* L'anatomie pacifique . . . 1678.
> SGC 1   Waller 3158

881.   L'oeconomie chirurgicale, pour le restablissement des parties molles du corps humain. Contenant les principes de chirurgie, & un traité methodique de la garison de la peste, & de tous ses accidens, par le moyen d'un remede experimenté. Paris, Francois Clouzier, 1671.
[18] 154 [12] 83 [i] p. 8·5 ins.

> *Bd. with his* L'anatomie pacifique . . . 1678.
> Waller 3157

882.   Traite methodique des bandages, tant en general qu'en particulier, avec l'explication de tous les appareils, suivant la doctrine des anciens, & des recens, enrichy de figures tres-correctes, 1671.
[ii]; 16; 92 p. fold. pls. port. 8·5 ins.

> Illus. t.-p. Portrait of Hippocrates.
> *Bd. with his* L'anatomie pacifique . . . 1678.

FRACASSATI (CARLO)
Dissertatio epistolica responsoria de cerebro . . . ad . . . D. Marcellum Malpighium . . .
In LE CLERC (Daniel) *and* MANGET (Jean Jacques) *comps.* Bibliotheca anatomica, 1685, Vol. 2, pp. 301–320. Also in 1699 ed. Vol. 2, pp. 63–82. *And in* MALPIGHI (Marcello). Opera omnia, 1687, Vol. 2, pp. 125–162.

Domini Caroli Fracassati epistolae.
In MALPIGHI (Marcello). Opera posthuma, 1695, pp. 4–5 [1st seq.], 1697, ed. pp. 4–5 [2nd seq.)

Exercitatio epistolica de lingua ad D. Jo. Alphonsum Borellium . . .
In LE CLERC (Daniel) *and* MANGET (Jean-Jacques) *comps.* Bibliotheca anatomica, 1685, Vol. 2, pp. 460–471. Also 1699 ed. Vol. 2, pp. 323–334. *And in* MALPIGHI (Marcello). Opera omnia, 1687, Vol. 2, pp. 173–197.

See MALPIGHI (Marcello). Exercitatio epistolica de cerebro. Ad Carolum Fracassatum . . . [*In* LE CLERC (Daniel) *and* MANGET (Jean Jacques) *comps.* Bibliotheca anatomica, 1685, Vol. 2, pp. 294–300. Also 1699 ed. Vol. 2, pp. 56–62.]

FRACASTORI (GIROLAMO) 1483–1553
[Lettere]
In LETTERE di XIII huomini illustri . . . 1560, lib.15, pp. 706–746.

883.   Opera omnia, in unum proxime post illius mortem collecta: quorum nomina sequens pagina plenius indicat. Accessit index locupletissimus. Secunda editio. Venetiis, apud Iuntas, 1574.
[xix] 214 ff. diagrs. 9 ins.

> *Contents:* Homocentricorum sive de stellis liber unus.—De causis criticorum dierum libellus.—De sympathia & antipathia liber unus.—De contagionibus & contagiosis morbis, & eorum curatione libri tres.—Naugerius sive de poëtica dialogus. —Turrius sive de intellectione dialogus.—Fracastorius sive de anima dialogus.—De vini temperatura sententia.—Syphilidis, sive de morbo Gallico libri tres.—Ioseph libri duo.—Carminum liber unus.
> Bullock Collection.
> Baumgartner-Fulton 33. BM   Osler 2651   SGC 2   Wellcome 2397

884.   Operum pars prior [-posterior]. Philosophica et medica continens, quorum elenchum pagina sequens indicat. Accessit huic postremae editioni index rerum ac verborum memorabilium locupletissimus. Genevae, typis Jacobi Stoer, 1637.
[xxxii] 657 [+31]; [xv] 235 [iv]; 95 p. illus. 6·5 ins.

> T.-p. of part 2 reads: Operum pars posterior. Astronomica continens, figuris quàmplurimùm illustrata. Poëmata item varia hac ultima editione & aucta & emendata.
> BM   Waller 3170 (Pt. 1 only)

885.   Syphilis: or, A poetical history of the French disease. Written in Latin by Fracastorius and now attempted in English by N. Tate. London, printed for Jacob Tonson, 1686.
[xviii] 84 p. 7 ins.

> The preface contains 8 p. on the life of Fracastorius.
> BM   Watt   Wing F 2049

See CHIOCCO (Andrea) ... Apologia pro divina Hieronymi Fracastorij v.c. syphilide, vel libris de morbo gallico adversus Iulij Caesaris Scaligeri censuram, 1598.

THEATRUM SYMPATHETICUM AUCTUM ... 1662.

FRAGOSO (JUAN)
886.   La cirugia. Parti due nelle quali di tutte le cose, che alla cirugia appartengono, esattamente si ragiona. Tradotte dalla lingua spagnola nella italiana de Baldassar Grasso alias Grassia, con l'aggionta di altri tre trattati utilissimi alla cirugia del secondo Gio. Fragoso. Venetia, presso Paolo Baglioni, 1686.
[xii] 519 p. 9 ins.
> SGC 2

FRAGOSO (JUAN) *the younger*
See FRAGOSO (Juan). La cirugia ... con l'aggionta di altri tre trattati utilissimi alla cirugia del secondo Gio. Fragoso 1686.

FRAMBESARIUS (NICOLAUS ABRAHAM); **FRAMBOISIÈRE** (NICOLAS-ABRAHAM DE LA)
See LA FRAMBOISIÈRE (Nicolas-Abraham de)

FRANCESCO *de Piedimonte,*   –1319?
Additiones ... Francisci de Pedemontio.
In MESUË (Johannes) *the younger*. Opera, 1541, ff. cxxi[r]–ccxxix[r].

Ex Francisco Pedemontano [de balneis].
In DE BALNEIS, 1553, ff. 427[v]–429[v] [2nd seq.]

Supplementum ferme omnium quae Mesue proposuerat,
In MESUË (Johannes) *the younger*. Opera quae extant omnia, 1562, ff. 229–366.

Supplementum in secundum librum secretorum remediorum Ioannis Mesuae, quae vocant de appropriatis.
In MESUË (Johannes) *the younger*. Opera ... 1602, ff. 11[v]–159[r].

FRANCESCO DI BARTHOLOMEO CASINI, *da Siena*
See FRANCISCUS, *de Sienis*

FRANCIOTTUS (GEORGIUS)
Tractatus de balneo Villensi, in agro Lucensi posito.
In DE BALNEIS, 1553, ff. 157[v]–180[v] [2nd seq.]

FRANCISCUS *de Pedemontium*
See FRANCESCO *de Piedimonte*

FRANCISCUS *de Sienis*   –1390
Consilium de balneo Petrioli ... ad reverendum dominum Episcopum Papiensem.
In DE BALNEIS, 1553, f. 182[v] [2nd seq.]

FRANCISCUS DE FRANCISCO (JOANNES)
887.   Libellus aureus de venae sectione contra empiricos. Francofurti & Lipsiae, ex officina Hafniensi,

Christiani Hauboldi & Johannis Liebe, typis Aubryanis, 1685.
[xvi] 78 p. 6.5 ins.
> *Bd. with* TILING (Matthias). De febribus petechialibus tractatus curiosus ... 1676.
> SGC 1

FRANCK DE FRANCKENAU (GEORG) 1643–1704
888.   De studiorum noxa dissertatio in promotione trium medicinae doctorum solemniter habita VI novembr. 1673. Editio secunda. Ienae, apud Johann. Bielkium, 1695.
[xlviii] p. 5 ins.
> ... Another copy. *Bd. with* WEDEL (Georg Wolffgang). Theoremata medica ... 1692.
> BM   SGC 1

Excerpta e ... tractatione physico-medicâ, de unguibus.
In LE CLERC (Daniel) *and* MANGET (Jean Jacques) *comps*. Bibliotheca anatomica, 1699, Vol. 1, pp. 36–44 [2nd seq.]

See LANGE (Christian). Opera omnia ... cum praefatione D. Georgii Franci, 1688.

MAXWELL (William). De medicina magnetica libri III. ... Edente Georgio Franco ... [1679]

WICKEN (Georgius) *respondent*. Disputatio medica qua lupanaria S.v. Huren-Hâuser ex principiis medicis qq. improbantur ... praeside Georgio Franco. [1674?]

ZACCHIA (Paolo). Quaestionum medico-legalium, tomi tres, 1688.

FRANCKE (JOHANN) 1648–1728, *respondent*
890.   De sterilitate muliebri. [Tubingen]. Stanno Heiniano, [1677].
12 p. 7.5 ins.
> (Disp. med. inaug., Collegium Medicum Tubingensis, Georg Balthasar Mezger, praeses)
> *Bd. with* GMELIN (Johann Georg) & 27 other items (no. 24).
> BM   SGC 1

891.   Veronica theézans, id est, collatio veronicae Europaeae cum theé Chinitico. Accedit mantissae loco conjectura de alysso Dioscoridis. Ad virum magnificum D. D. Jo. Georgium Klosterbaur ... Lipsiae, ap. P. G. Pfotenhauerum, literis Moritz Hagen, [1699?]
[x] 172 [viii] p. front. 3 engr. pls. 5.5 ins.
> Date from BM. MS date on t.-p. 1700.
> BM

See MARIUS (JOANNES) *Bollensis*. J. F. Castorologia ... labori in insolito subjecta, jam vero ejusdem auctoris & aliorum medicorum observationibus luculentis ineditis, adfectibus omissis, & propria experientia parili labore aucta à Joanne Franco ... 1685.

FRANCUS (GEORGIUS)
See FRANCK DE FRANCKENAU (Georg)

FRANCUS (JOANNES)
See FRANCKE (Johann)

FRANKEN (Gerhard) *respondent*
892. De pancreate. Lugduni Batavorum, apud Abrahamum Elzevier, 1700.
[27] p. 8 ins.
    (Disp. med. inaug., Leyden Frederick Dekkers,
    praeses.)
    Bd. with Bidloo (Govert). Vindiciae quarundam delineationum
    anatomicarum, 1697.
    . . . Another copy. *Bd. with* Lakeman (Nicolaus). De matheseos
    philosophiae experimentalis ac empiricis usu & abusu in medi-
    cinâ 1711.
    BM

FRANKFORT *on the Main*
893. Reformation oder Ernewerte Ordnung des Heyl.
Reichs Statt Franckfurt am Mayn, die Pflege der
Gesundheit betreffend; welche den Medicis, Apotheckern, Materialisten und andern Angehörigen daselb-
sten, Auch sonsten jedermänniglich zur Nachrichtung
gegeben worden, Beneben dem Tax und Werth der
Artzneyen, welche in den Apothecken allda zufinden.
Franckfurt am Mayn, bey Thomas Matthias Gotzen,
1669.
[2] 3–190 p. 6·5 ins.
    Bookplate of D. de Superville on verso of t.-p. German and
    Latin texts.
    A second t.-p. [pp. 37–38]: Valor, sive taxatio medicamentorum,
    tam simplicium, quàm compositorum, quae in Officinis Franco-
    furtanis prostant. Tax und Werth, aller deren Artzneyen, welche
    in den Apothecken zu Franckfurt anzutreffen und zu finden.
    Franckfurt am Mayn, bey Thomas Matthias Götzen, 1669.
    p. 38 onwards interleaved with blank sheets, one with MS notes.
    BM

FRANKOWITZ (Mathias) *the younger*
894. Commentariorum physicorum de vita et morte
libri III: in quibus ea, quae ejusdem argumenti ab
Aristotele, & Galeno, caeterisque tum philosophis, tum
medicis brevius sparsim obscuriusque tradita sunt:
expeditiori methodo copiosius explicantur, comprae-
hensorum: & quemadmodum autor illa ante obitum,
post accuratam à se factam revisionem, atque castigationem locupletata, denuò publici juris fieri destina-
rat: Posthuma, & à multis doctis viris diu desiderata
editio . . . Lubecae, excudebat Iohannes Albinus,
sumptibus Samuelis Iauchij, 1616.
[xxix] 421 [+19] p. 2 fold. tabs. 6·5 ins.
    Bd. with Fuchs (Samuel). Metoposcopia & ophthalmoscopia.
    1615.

FRANTZIUS (Samuel) *respondent*
895. Disputatio medica inauguralis virginum valetudinarium continens. Trajecti ad Rhenum, ex officina
Francisci Halma, 1698.
26 p. 8 ins.
    (Diss. inaug., Utrecht, Jacobus Vallan praeses.)
    Bd. with Avemann (Joannes Christophorus). *respondent* De
    medico eleemosynario publico, 1695.

FRANZIUS (Elias) *respondent*
896. Disputatio medica, exhibens aegrum laborantem
colica. Jenae, literis Krebsianis, [1674]
[20] p. 7·5 ins.
    (Disp. med., Georg Wolffgang Wedel, praeses.)

Bd. with Major (Johann Daniel). Historia anatomica calculorum.
1662.
. . . Another copy. *Bd. with* Matthis (Johannes Conradus)
respondent. De mania. 1669.
BM   SGC 1

FRAUNDORFFER (Philipp) 1650?–1702
896A. Opusculum de morbis mulierum, ad mentem
recentiorum constructum, & pluribus selectioribusque
Hippocratis textibus munitum. Norimbergae, impensis
Johannis Ziegeri, 1696.
[x] 11–108 p. 5 ins.
    Bd. with Franck de Franckenau (Georg). De studiorum noxa
    dissertatio, 1695.
    BM   SGC 1

FREISZ (Laurent)
See Frisius (Lorenz)

FREITAG (Johann) 1581–1641
897. Aurora medicorum Galeno-chymicorum: seu, de
recta purgandi methodo è priscae sapientiae decretis
postliminiò in lucem reducta, & medicamentis purgantibus simplicibus, compositisque tam veterum, quam
neotericorum & chymiatrorum libri IV. Selectis
observationibus et ad omnes pene morbos remediis, ad
instar dispensatorii universalis, propria experientia
comprobatis, & secretioribus, multifariam referti.
Francofurti, impensis Ioannis Theobaldi Schönwetteri,
1630.
[xvi] 642 [643+29] p. 7·5 ins.
    Engr. t.-p.
    BM   SGC 1

See Sperling (Johann). Tractatus physico-medicus, de
origine formarum . . . pro D. Daniele Sennerto . . .
contra D. Johannem Freitagium . . . 1634 etc.

Theatrum Sympatheticum . . . 1662

FREITAG (Johann) 1587–1654
898. Kurtzer Bericht von der Melancholia hypochondriaca. Nebenst zwölff curiosen Fragen, und einer
Analogia der grossen Welt mit der kleinen. Darbey
dess Wundersteins der Weissheit und Reichthumbs nicht
vergessen wird. Augspurg, in Verlegung Gottlieb
Göbels, gedruckt bey Jacob Koppmayer, 1678.
[xlvi] 536 p. engr. front. 5 ins.

FRENCH (John) 1616–57
899. The art of distillation: or, a A treatise of the
choicest spagiricall preparations performed by way of
distillation. Together with the description of the
chiefest furnaces & vessels used by ancient and moderne
chymists. Also, a discourse of divers spagiricall experiments and curiosities: and the anatomy of gold and
silver, with the chiefest preparations and curiosities
thereof; together with their vertues. All which are
contained in VI bookes. The second edition. To which
is added, the London-distiller. Exactly and truly showing
the way (in words at length, and not in mysterious char-
acters and figures) to draw all sorts of spirits and strong-
waters: to which is added their vertues: with the additions of other excellent waters. London, printed by E.
Cotes, for Thomas Williams, 1653.

[xvi] 191 [2] 3–64 [xvi] p. illus. (woodcuts) 7.5 ins.

> Separate t.-p. for The London-Distiller, dated 1652.
> BM   Watt   Wing F 2169

FRENTZ (Gerard)
900.   Epistola anatomica, problematica quinta . . . Ad . . . Fredericum Ruyschium . . . De vasis sanguiferis periostii tibiae, ut & viis, per quas vesicula fellea sarcinam acquirit. Amstelaedami, apud Joannem Wolters, 1696.
10 [ii] p. 2 fold. pls. 9 ins.

> pp. 5–10: Frederici Ruyschii responsio ad . . Gerardum Frentz . . . in epistolam ejus anatomicam, problematicam, quae inter literas nostras ordine est quinta . . .
> *Bd. with* Gaub (Joan). Epistola problematica, prima [-tertia], 1696.
> BM

FRERUS (Joannes)
See Fryer (John)

FREY (Janus Caecilius)
Floia cortum versicale de flois swartibus, illis diericulis, quae omnes fere minsshos mannos, weibras, jungfras, &c. behüppere & spiezibus schnaflis steckere & bitere solent. Autore Gripholdo Knickknakio ex Floilandia.
In Facetiae Facetiarum, 1615, pp. 443–452; 1627, part 18; 1647, pp. 531–538; 1657, pp. 509–516. *Also in* Nugae Venales, [16]32, part 5; 1642, pp. 152–165; 1644, pp. 129–142; 1648, pp. 118–126; 1662, pp. 118–126; 1663, pp. 118–126; 1681, pp. 99–107; 1689, pp. 111–119.

FREYTAG (Johann)
See Freitag (Johann)

FRICCIUS (Melchior)
See Frick (Melchior)

FRICK (Melchior) 1651–1703(?)
901.   Icon podagrae seu accurata delineatio repraesentans morbi podagrici historiam, causas, prognosin, et curationem. Ulmae, typis Gassenmejerianis, 1693.
[viii] 230 p. 5.5 ins.

> Slip pasted on t.-p.: Ex legato Wepferi. "Acad. Lugd." stamped on t.-p.
> BM

902.   Paradoxa medica, in quibus plurima curiosa & utilia contra communes medicorum opiniones pertractantur, & affectuum aliquot, ut apoplexiae, maniae, vulnerum venenatorum, hydrophobiae & aliorum theoria & praxis ostenditur. Ulmae, sumptibus Georgii Wilhelmi Kühnen, 1699.
[xii] 300 p. 5.5 ins.

> BM   SGC 2

FRIDAEVALLIS, FRIDAEVALLIUS, FRIDE-VALLIS (Hugo)
See Frigida Valle (Hughes de)

FRIES (Lorenz)
See Frisius (Lorenz)

FRIESE (Martinus Fridericus) *praeses*
Examen coraliorum tincturae.
In Ettmüller (Michael). Dissertationes medicae II. [*In his* Opera medica theoretico-practica, Vol. 1, 1696, pp. 1649–1658.]

FRIESS (Martinus Fridericus)
See Friese (Martinus Fridericus)

FRIGIDA VALLE (Hughes de) *fl.* 1550
903.   De balneis et eorum usu μεθοδικον συνταγκα (!) Ad R.P.D.D. Rogerium à Montmorancio D. Vedasti . . . Duaci, excudebat Lodovicus de Winde, 1565.
[2] 3–78 [i] p. 6 ins.

> *Bd. with* Mizauld (Antoine). Memorabilium, utilium, ac iucundorum centuriae novem . . . 1566.
> BM

904.   De tuenda sanitate, libri VI. Antverpiae, ex officina Christophori Plantini, 1568.
262 [viii] p. 6 ins.

> BM   SGC 1

FRISCHLIN (Nicodemus)
In ebrietatem, elegia, ad I. Posthium.
In Facetiae Facetiarum, 1615, pp. 66–72.

FRISEN (Lorenz)
See Frisius (Lorenz)

FRISIUS (Lorenz)   –1531
905.   Spiegel der Artzney, vor Zeyten zů Nutz unnd Trost den Leyen gemacht, durch Laurentium Friesen, aber offt nun gefelschet, durch Unfleiss der Bůchtrucker, yetzund durch den selbigen Laurentium, und M. Othonem Brunfelss, widerumb gebessert unnd in seynen ersten Glantz gestellet. Hiemit sollen widerůfft, und falsch declariert sein alle Exemplar diss Bůchs, so vor disem Truck ussgangen seind. (Strassburg, getruckt durch Balthassar Beck), 1532.
[vi] cxlii ff. 12 ins.

> Woodcut border to t.-p. MS marginal notes.
> BM   Waller 3268

FRIZSCHIUS (Benjamin) *respondent*
906.   De masticatione mortuorum. Lipsiae, typis Michaelis Vogtii, [1679].
[24] p. 8 ins.

> (Diss. historico-philosophica, Academ. Lips., Philippus Rohr, praeses.)
> SGC 1

FROMANN (Johann Christian) 1640–
907.   Tractatus de fascinatione novus et singularis, in quo fascinatio vulgaris profligatur, naturalis confirmatur, & magica examinatur; hoc est, nec visu, nec voce fieri posse fascinationem probatur; fascinatio naturalis non per contagium, sed alio modo explicatur; magos de se nec visu, nec voce, nec contactu, nec alio modo laedere posse roboratur, theologis, jurisperitis et medicis, praesertim animarum sacerdotibus provincialibus, quibus cum variis superstitionum monstris saepè est

pugnandum, imo omnibus hoc seculô corruptô, quo non tantum pravus circa fascinum sensus simpliciorum ingenia fascinat, sed & praeservatio & curatio morborum verbalis (ad quam per occasionem hìc fit digressio) ad ἀκμὴν tendere videtur, lectu utilis. Norimbergae, sumtibus Wolfgangi Mauritii Endteri, & Johannes Andreae Endteri haeredum, 1675.
[lxxviii] 1067 [+43] p. front. 8 ins.

> Caillet 4241   Dawson 2533

FRYER (JOHN)   –1563 *ed.*
See HIPPOCRATES. Ἀφορισμοι, πεζικοι καὶ εμμετροι . . . Aphorismi, soluti & metrici . . . 1633.

FUCHS (LEONHARD) 1501–66
908. Ad quinque priores suos libros de curandi ratione, seu de sanandis totius humani corporis eiusdémque partium tam internis quàm externis malis, appendix iam recèns edita: in qua chirurgica maximè tractantur. Lugduni, apud Gulielmum Rovillium, 1553.
250[v] p. illus. 5 ins.

> SGC 1

Annotationes in libros Claudii Galeni . . . de tuenda valetudine in quibus non modo vocabula obscuriora explicantur, sed & loca quamplurima non omnibus obvia scitissime enarrantur, nec non multa interpretis latini errata ostenduntur, ut hoc nomine prolixi commentarij vice esse possint.
In GALEN (Claudius). De sanitate tuenda libri sex, 1541.

909. Compendiaria ac succincta admodum in medendi artem εισαγωγὴ, seu introductio. Haganoae, (per Iohan. Secerium), 1531.
[215] p. 5·5 ins.

> Woodcut border to t.-p.

910. Compendiaria in artem medendi introductio, diligenter recognita, & locis multis quam antea auctior. Accessit priori aeditioni conficiendorum medicamentorum ratio: itemque de urina & pulsibus praeceptio. Argentorati, (in officina Ioan. Alberti), 1535.
[xvi] 108 [iii] ff. 5·5 ins.

> *Bd. with* above item.

911. De curandi ratione libri octo, causarum signorumque catalogum brevitur continentes, partim olim conscripti, & nunc postremùm recogniti, multisque locis aucti: partim recens adiecti. Accessit quoque locuples rerum & verborum memorabilium index . . . Basileae, (per Ioannem Oporinum, 1568).
[xv] 569 [8] 570–727 [xxxi] p. illus. 7 ins.

> Imprint from colophon.
> BM   Watt

912. De historia stirpium commentarij insignes. Adiectis earundem vivis, & ad naturae imitationem artificiose expressis imaginibus . . . Accessit ijs, succincta admodum vocum quarundam subobscurarum in hoc opere passim occurrentium explanatio. Triplex item index. Prior stirpium latinas nomenclaturas, alter officinis & vulgò usitatas, tertius gallicas dabit. Lugduni, apud Balthazarem Arnolletum, 1551.

[xxx] 852 [xii] p. illus. (woodcuts) 6·5 ins.

> Portrait of the author, aged 41, on verso of t.-p.
> Christie Collection. Kerrich copy.
> BM

913. De humani corporis fabrica, ex Galeni & Andreae Vesalii libris concinnatae, epitomes pars prima, duos, unum de ossibus, alterum de musculis, libros complectens. Tubingae, per Ulricum Morhardum, 1551.
212 [vii] ff. 6 ins.

> Marginal MS notes.
> SGC 2   Waller 3293 (Pts. 1 & 2)

Ex . . . medicinae compendio, de balneis excerptum.
In De BALNEIS, 1553, ff. 271ᵛ–273ʳ [2nd seq.]

914. Institutionum medicinae, ad Hippocratis, Galeni, aliorúmque veterum scripta rectè intelligenda mirè utiles, libri quinque. Nunc postremùm diligentissime recogniti, ab innumeris mendis repurgati, compluribusque in locis auctiores redditi . . . Basileae, ex officina Oporiniana, (1572).
[xv] 816 [lxxxv] p. 6 ins.

> Imperfect, wanting pp. 785–786. Date from colophon.
> BM   SGC 1

915. Methodus seu ratio compendiaria perveniendi ad veram solidamque medicinam, mirificè ad Galeni libros rectè intelligendos utilis, nunc recens in lucem aedita. Eiusdem de usitata huis temporis componendorum miscendorumque medicamentorum ratione libri III iis qui medicinam faciunt, vel, ut hodie loquuntur, praxim exercent, maximè necessarij . . . Basileae, apud Michaëlem Isingrinium, 1541.
[lxxviii] 540 p. 6·5 ins.

916. New Kreüterbůch, in welchem nit allein die gantz Histori, das ist, Namen, Gestalt, Statt und Zeit der Wachsung, Natur, Krafft und Würckung des meysten Theyls der Kreüter so in Teütschen unnd andern Landen wachsen, mit dem besten vleiss beschriben, sonder auch aller derselben Wurtzel, Stengel, Bletter, Blümen, Samen, Frücht, und in summa die gantze Gestalt, allso artlich und kunstlich abgebildet und contrafayt ist, das dessgleichen vormals nie gesehen, noch an Tag kommen. Basell, Michael Isingrin, 1543.
[437] ff. frontis. illus. (woodcuts) 14 ins.

> 513 wood engravings full page except for two.
> Recto of front. bears portraits of the illustrators Heinrich Hullmaurer & Albrecht Meyër & the engraver Rüdolff Speckle. Verso is plate C.
> BM

917. Paradoxorum medicinae libri tres, in quibus sanè multa à nemine hactenus prodita, arabum aetatisque nostrae medicorum errata non tantum indicantur, sed & probatissimorum autorum scriptis, firmissimisque rationibus ac argumentis confutantur . . . Obiter deníque hic Sebastiano Montuo . . . respondetur, eiusque annotatiunculae velut omnium frigidissmae prorsus exploduntur . . . Basileae, ex aedibus Io. Bebelij, 1535.
[x] 122 ff. 11·5 ins.

> Marginal MS notes.
> BM   SGC 1   Waller 3298   Wellcome 2433

918.   Primi de stirpium historia commentariorum tomi vivae imagines, in exiguam angustioremque formam contractae, ac quam fieri potest artificiosissime expressae, ut quicunque rei herbariae radicitus cognoscendae desiderio tenentur, eas vel deambulantes vel peregrinantes in sinu commodius gestare, adque nativas herbas conferre queant. Una cum duplici indice, quorum primus stirpium nomenclaturas latinas, alter vero germanicas continet. Basileae, [in officina Isingriniana], 1545.
[xxiv] 516 p. 6·5 ins.

> Name of publisher from his device on t.-p., a palm tree with the words: Palma Ising.
> BM   Haller Bibl. Bot. 1.269   Watt

See DIOSCORIDES (Pedanius) [Pedacius] *Anazarbeus*
In Dioscoridis Anazarbei de medica materia libros quinque . . . enarrationes eruditissimae, 1558.

GALEN (Claudius). De curatione per sanguinis missionem . . . 1546.

GALEN (Claudius). Ἅπαντα . . . Opera omnia, 1538, Pars secunda.

HIPPOCRATES.   Aphorismorum sectiones septem. . . . 1544.

HIPPOCRATES. The aphorismes of Hippocrates, 1655.

HIZLER (Georg). Oratio de vite et morte clarissimi viri . . . D. Leonharti Fuchsii, 1566.

MONTEUX (Sébastien de). Annotatiunculae . . . 1533.

MYREPSUS (Nicolaus). De compositione medicamentorum opus . . . [*In* MEDICAE ARTIS PRINCIPES, 1567, cols. 337–834 [2nd seq.]

FUCHS (SAMUEL) 1588–1630
919. Metoposcopia & ophthalmoscopia. Argentinae, excudebat Theodosius Glaserus, sumptibus Pauli Ledertz, 1615.
[xvi] 140 p. engr. ports. 6·5 ins.

> Dawson 2545   Waller 3303

FULGINEO (GENTIBUS DE)
See GENTILE DA FOLIGNO

FUMANELLI (ANTONIO) *fl.* 1536.
De balneorum aquae ferratae facultatibus & praesertim Calderianae.
In De BALNEIS, 1553, ff. 183ʳ–189ʳ [2nd seq.]

920.   Omnium febrium & dignoscendarum & curandarum absolutissima methodus. Eiusdem consilium chirurgicum, de calvariae fractura, pectoris atque pulmonis vulnere, ac inflammatione. Historia et curandi ratio pro urinae reddendae difficult. & angustia. Item, an mineralis aqua urinae conveniat difficultati. In quibus omnibus totius artis medicae universalia ad particularium exercitationem, summo eiusdem candidatorum usu deducuntur. De balnei ferrati facultatibus, ferrique natura. De balneis aquae simplicis. Omnia nunc primum in lucem edita . . . Basileae, (ex officina Ioannis Oporini, 1543).
[xii] 255 [+1] p. 7·5 ins.

> Place of publication & date from colophon.
> *Bd. with* HIPPOCRATES Ὅρκος, sive jusjurandum, 1643.
> SGC 1

921.   Opera multa, & varia, cum ad tuendam sanitatem, tum ad profligandos morbos plurimum conducentia . . . Cum indice copioso. Tiguri, per Andream Gesnerum f., 1557.
[viii] 602 [xxx] p. illus. 12 ins.

> SGC 1   Wellcome 2477

FURNO (VITALIS DE) *fl.* 1312
922.   Pro conservanda sanitate, tuendaque prospera valetudine, ad totius humani corporis morbos at aegritudines, salutarium remediorum, curationumque liber utiliss. iamprimum in studiosorum utilitatem e tenebris erutus, et a situ quantum licuit. vindicatus . . . Moguntiae, (apud Ivonem Schoeffer), 1531.
[xviii] 271 p. 11 ins.

> p. [xviii]: Hippocratis medici iusiurandum.
> Printer from colophon.
> *Bd. with* SERAPION *the elder.* Iani Damasceni . . . therapeuticae methodi . . (1543).
> SCG 1   Wellcome 2479

FYENS (THOMAS)
See FEYENS (THOMAS)

G

GÄBELCHOVER, GÄBELKHOVER (OSWALD)
See GAEBELKHOVER (Oswald)

GABIANO (JOANNES FRANCISCUS DE)
See SOLENANDER (Reinert). Consiliorum medicinalium . . sectiones quinque . . . a Ioanne Francisco de Gabiano Lugduni edita . . . 1596 and 1609 eds.

GABUCCINI (GERONIMO)
923. Commentarius, de podagra: ad medicinam faciendam accommodatissimus . . . Venetiis, apud Io. Baptistam Somascum, & fratres, 1569.
[iv] 59 [x] ff. 8 ins.

> *Bd. with* HORNE (Johannes van). Miscellanea haec anatomica et chirurgica . . . 1645.
> BM SGC 1

924. De comitiali morbo libri III. Venetiis, Aldus, 1561.
[iv] 99 [xvii] ff. 8 ins.

> Christie Collection.
> BM Renouard 1561, no. 3. p. 182 SGC 1 Wellcome 2484

GABUCINUS (HIERONYMUS)
See GABUCCINI (Geronimo)

GADALDINI (AGOSTO) *ed.*
See ORIBASIUS [Ex Oribasio excerpta de aquis & balneis]. [*In* DE BALNEIS, 1553, ff. 474ʳ–480ʳ [2nd seq.].]
STEPHANUS, *Atheniensis*. Explanationes in Galeni priorem librum therapeuticum ad Glauconem. [*In* MEDICI ANTIQUI GRAECI, 1581, pp. 109–212.]

GADALDINI (BELISARIUS) *ed.*
See TRINCAVELLA (Vittore). In Galeni libros de differentiis febrium, 1575.

GADDESDEN (JOHN OF) 1280?–1361
925. Ioannis Anglici praxis medica, Rosa Anglica dicta, quatuor libris distincta, de morbis particularibus, de febribus, de chirurgia et pharmacopoeia, emendatior et in meliorem redacta ordinem, recens edita opera ac studio . . . Doct. Philippi Schopffii, medici physici Durlacensis, in medicinae studiosorum gratiam. Additae sunt ad calcem libri quaedam annotatiunculae et index rerum praecipuarum ac capitum. Augustae Vindelicorum, typis Mangeti, 1595.
2 vols. [xvi] 668; [ii] 669–1193 [+1, xxi] p. 7·5 ins.

> BM SGC 1

GÄBELKHOVER (OSWALD) 1538–1616
926. Artzneybuch, darinnen . . . vast für alle, des menschlichen Leibs, anligen unnd gebrechen, ausserlesene und bewehrte Artzneyen, gemeinem Vatterland Teutscher Nation zu gutem, auss vilen hohen und niders Stands Personen geschribnen Artzneybüchern zusamen getragen, und in den Truck verfertiget sind . . . und nun . . . publiciert, an vilen Orten verbessert, und mit nutzlichen heilsamen Artzneyen gemehrt worden. Was von der Basslerischen, Franckfurtischen, und Eisslebischen Edition dises Artzneybuchs zuhalten, würdt der guthertzig Leser in nechse volgender Vorred vernemen. Tübingen, getruckt bey Georgen Gruppenbach, 1595.
[xii] 424 [ii] 147 [147–152] 153–434 [iv] p. 7·5 ins.

> Wanting pp. 97–100; 105–110.
> MS notes on verso of t.-p. & at end.
> Separate t.-p.s for: "Ander Theil dises Artzneybuchs. Von anligen und Kranckheiten des weiblichen Geschlechts, und der jungen Kinder" and (p. 151): "Der dritte, vierdte, und fünffte Theil dises Artzneybuchs".
> Another copy *bd. with* WITTICH (Johann). Vade mecum. Lacks last 2 unnumbered pages.
> SGC 1

927. . . . Another ed. Tübingen, hiebevor getruckt bey Georgen Gruppenbach, an jetzo aber mit Bewilligung, auffs new in Truck verfertigt, in Verlegung Johann Jacob Porschen S. Wittib, und Johann Berners & Erben, 1641.
[xii] 424 [ii] 434 [iv] p. 7·5 ins.

> Separate t.-p. for: "Ander Theil dieses Artzneybuchs. Von anliegen und Kranckheiten dess weiblichen Geschlechts, und der jungen Kinder." & (p. 151) "Der dritte, vierdte and fünfft Theil dieses Artzneybuchs."
> Bookplate of Jo. Theobald Murer.
> SGC 2

GAGLIARDI (DOMENICO) *fl. c.* 1700
Anatomes ossium novis inventis illustratae pars prima.
In LE CLERC (Daniel) *and* MANGET (Jean Jacques) *comps.* Bibliotheca anatomica, 1699, Vol. 2, pp. 1207–1223.

GAGNON (F   A   D   )
928. La recherche de la verité dans la médecine, et les découvertes qui en ont esté faites par diverses expériences & observations nouvelles. Contenant six traitez, ou l'on fait voir les abus & les erreurs qui s'y sont introduites; avec les moyens pour s'en deffendre & pour découvrir la verité de cette science. Paris, chez Jean de Nully, 1697.
[viii] 172 p. 6·5 ins.

> Waller 3331

929. Addition à la recherche de la verité dans la médecine. Ou introduction a la médecine naturelle, qui apprend une méthode nouvelle de guérir, en traitant la nature par la nature même, & qui découvre un moyen sûr pour éviter le danger qu'il y a de se tromper dans

cet art, en donnant des remedes qui ne manquent point, & qui du moins ne sçauroient jamais faire de mal. Adressés à Monsieur Bourdelot. Paris, chez Jean de Nulli, 1698.
[iv] 44 p. 6·5 ins.
> BM   Waller 3332

GAILLARD (JOHANNES PAULUS) *respondent*
930.   De nephritide. Lugduni Batavorum, apud Abrahamum Elzevier, 1694.
[16] p. 8 ins.
> (Disp. med. inaug., Leyden, Philippus Reinhardus Vitriarius, praeses).
> *Bd. with* LIPSTORP (Gustavus Daniel). De animalculis in humano corpore genitis. 1687.

GALANDRUS (JOHANN)
See LEICHNER (Eckard). De generatione . . . 1649.

GALE (THOMAS) 1507–86
931.   [Certaine workes of chirurgerie, newly compiled and published. London, R. Hall, 1563].
[xii] 53 [+5]; [ii] 86; [iv] 58; [i] 19 [i] ff. fold. tabs. illus. 5·5 ins.
> *Contents:* 1. An institution of a chirurgian. 2. An enchiridion of chirurgerie, conteyning the exacte and perfect cure of woundes, fractures and dislocations. 3. An excellent treatise of wounds made with gonneshot, in which is confuted bothe the grose errour of Jerome Brunswicke, John Vigo, Alfonse Ferrius, and others; in that they make the wounde venemous, which commeth through the common pouder and shotte. 4. An antidotarie conteyning hidde and secrete medicines simple and compounde: as also all such as are required in chirurgerie.
> Wanting main t.-p. and separate t.-p.s to individual items. Also fol. 4 of item 1 and fol. 87 of item 2. Contents from Osler.
> BM   Osler 2704   SGC 2   STC 11529   Waller 3336

932.   Certaine workes of chirurgerie, newlie compiled and published. London, printed by Thomas East, 1586.
[viii] 112 [+6] ff. 7·5 ins.
> Contents as for 1563 ed.
> BM   SGC 1   STC 11529a

933.   Certaine workes of Galens called methodus medendi, with a briefe declaration of the worthie art of medicine, the office of a chirurgion, and an epitome of the third booke of Galen, of naturall faculties: all translated into English. London, printed by Thomas East, 1586.
[vi] 138 ff. front. (port.) 7 ins.
> Front. is portait of Thomas Gale.
> Another copy *bd. with his* Certaine workes of chirurgerie, 1586.
> BM   SGC 1   STC 11531

See VIGO (Giovanni di). The whole worke of that famous chirurgion Maister John Vigo . . . whereunto are annexed certain works, compiled and published by Thomas Gale, maister in chirurgerie, 1586.

GALEN (CLAUDIUS) A.D. 130–200
934.   *Collected Works*
Γαληνου Απαντα . . . Opera omnia, ad fidem complurium & perquam vetustorum exemplariorum ita emendata atque restituta, ut nunc primum nata, atque in lucem aedita, videri possint . . . Basileae, (apud Andream Cratandrum), 1538.

3 vols; [xvi] 148 [4] 149–567 [+1], [4] 5–491 [+1]; [viii] 487; [viii] 480 [i]; [viii] 727 p. illus. (woodcuts) 14 ins.
> *Contents:* Vol. 1. [Galeni librorum pars prima.] Pars secunda.—Vol. 2. Pars tertia. Pars quarta.—Vol. 3. Pars quinta. (Includes the Latin text of 'De ossibus', translated by Ferdinandus Balamius.)
> Greek colophons as follows:
> Pars prima: Basileae, apud Andream Cratandrum.
> Pars secunda: Basileae, apud Joannem Bebelium.
> Pars quinta: Basileae, apud Andream Cratandrum & Joannes Bebelium.
> Latin colophon to pars quarta: Basileae, apud Ioan. Hervagium et Ioan. Erasmium Frobenium.
> Edited by Leonhard Fuchs, Joachim Camerarius & Hieronymus Gemusaeus.
> Greek text. MS marginal notes. Woodcut initial letters by Hans Holbein.
> Ackermann, p. ccxviii.   BM   Dawson 2565   Wellcome 2508

935.   [Omnia . . . opera, quotquot apud Graecos in hunc usque diem extiterunt tum olim, tâm noͤ ita pridem hominum doctissimorum diligentia in latinam linguam conversa, deinde recognita et pristinae integritati restituta. Quibus praemissa est praefatio dedicatoria, medicinae primam inventionem eiusque incrementa, tum ipsam quoque Galeni, vitam ex ejus operibus partim decerptam, prolixe depingens. Duplex praeterea adjectus est index totius operis. Basileae, ap. Froben, 1542.]
Vols. 1–4. 14 ins.
> *Contents:* Vol. 1 Missing from set.—Vol. 2 Classis III. Classis IV.—Vol. 3 Classis V, Classis VI.—Vol. 4. Tomus septimus qui extra ordinem classium sunt libros complectens. Tomus octavus in quo insunt libri Galeno ascripti: artis totius farrago varia. Libri Isagogici. Index in tomos omnes operum Galeni.
> Ackermann XVIII, p. ccxxx.   BM

936.   Opera quae ad nos extant omnia, partim iampridem, partim penitus recens, à viris doctissimis in latinam linguam conversa, & nunc multis recentissimis translationibus per Ianum Cornarium medicum physicum exornata; ab eodemque recognita ex toto, & innumeris locis restitutis absolutissima. Accesserunt etiam nunc primum, capitum numeri & argumenta per Conradum Gesnerum medicum in omnes libros, quae cum in alios multos, tum illos plerosque omnes, qui medicinae candidatis apprime necessarij legitimae epitomes instar haberi possint. His omnibus subiectus est index foecundissimus, ab artis medicae peritissimo conscriptus. Basileae, apud Hieronymum Frobenium et Nicolaum Episcopium, 1549.
3 vols. 15 ins.
> *Contents:* Vol. I. Index. Classis I. Vol. I. Another copy (without index) Classis I. Classis II.—Vol. 2. Libri Isagogici. Classis II. Classis III.—Vol. 3. Classis VI. Imperfect. Begins. col. 9. Extra ordinem classis. Libri ascripti.
> Ackermann XVIII, p. ccxxx–i.

937.   [Omnia, quae extant, in Latinum sermonem conversa . . . His accedunt nunc primum Con. Gesneri praefatio & prolegomena tripartita, de vita Galeni, eiusque libris & interpretibus. Ex III Officin. Frobenianae editione. Basileae, in off. Frobeniana, per Hier. Frobenium & N. Episcopium, 1561–1562].
4 vols. illus. 15 ins.

Contents: Vol. 1. Isagogici libri. Extra ordinem classium libri. Galeno ascripti libri; Spurii libri, novus index in omnia quae extant [by Gulielmus Gratarolus].—Vol. 2. Classis I & II.—Vol. 3. Classis III & IV.—Vol. 4. Classis V, VI & VII.
. . . Another copy bound up differently.
Vol. I. Classis V, VI & VII.—Vol. II. Extra ordinem classium libri; Ascripti libri; Spurii libri.—Vol. III. Classis II, III & IV.
Ackermann, p. ccxxxi. Osler 357.   SGC 1

938. Opera ex octava Iuntarum editione . . . Ad amplissimum Venetorum Medicorum Collegium. Venetiis, apud Iuntas, 1609.
6 vols; [civ] 72, 79, 126, 44; 341 [i] 6 [i] 7–109; 266, 122, α cxxiii–cxxviii, β cxxix-cxxxiv, 123–220; 277, 21; 322 [i.e. 326]; [iv] 547 [i] ff., illus. 14 ins.

> *Contents:* Vol. 1. Isagogici libri, Extra ordinem classium libri, Spurii Galeno ascripti libri, Operum quorundam, quae aliquo modo mutilata ad nos pervenere, fragmenta . . . Quarto editio.—Vol. 2. Galeni librorum prima classis. Secunda classis.—Vol. 3. Tertia classis. Quarta classis.—Vol. 4. Quinta classis. Sexta classis.—Vol. 5. Septima classis.—Vol. 6. Antonii Musae Brasavoli . . . index refertissimus in omnes Galeni libros.
> Woodcut headpieces & ornamental initials.
> Woodcut borders to t.-p.s of individual classes & works.
> Ackermann XVIII, p. ccxxix.   SGC 1

939.   Opera ex nona Iuntarum editione . . . Ad amplissimum Venetorum Medicorum Collegium. Venetiis, apud Iuntas, 1625.
5 vols; [civ] 44, 72, 126, 79, 341; [i] 6 [i] 7–109, 266; 122, α cxxiii–α cxxviii, β cxxix–β cxxxiiii 123–220; 277; 21, 322; [iv] 547 [i] ff., illus. 14 ins.

> *Contents:* Vol. 1. Operum quorundam, quae aliquo modo mutilata ad nos pervenere fragmenta. Quinta editio.—Isagogici libri.—Spurii Galeno ascripti libri.—Extra ordinem classium libri.—Galeni librorum prima classis.
> Vol. 2. Secunda classis.—Tertia classis.
> Vol. 3. Quarta classis.—Quinta classis.
> Vol. 4. Sexta classis.—Septima classis.
> Vol. 5. Antonii Musae Brasavoli . . . index refertissimum in omnes Galeni libros.
> Woodcut headpieces and ornamental initials. Woodcut borders to individual works and classes.
> Ackermann XVIII, p. ccxxix.   BM   SGC 1

940. [Magni Hippocratis Coi et Claudii Galeni . . . universa quae extant opera. R. Charterius . . digessit et conjunctim graece et latine primus edidit; astruxit et medicam synopsin rerum his in operibus contextarum indicem]. Lutetiae Parisorum, 1639.
Vols. 1–8, 13. Vol. I [xliv] 102 p. II [iv] 406 [+1] p. III [iv], 443 [+1] p. IV [iv] 714 p. V [iv] 469 [+1] p. VI [iv], 552 [+13] p. VII [iv] 908 p. VIII [iv], 924 [+1] p. XIII [iv] 1026 p. Vols. I–III bound together. 16·5 ins.

> *Contents:* Tomus I. Ad utriusque principis vitam ac genus spectantia.—II. Quae in artem medicam introducunt.—III. Elementa, temperamenta, humores.—IV. Dissectiones, ac partes corporis.—V. Ad animam facultates, functiones, & spiritus spectantia.—VI. Ad santitatem tuendam spectantia.—VII. τα παθελογικὰ & quaedam κατὰ μερη θεραπευτικα.—VIII. τασημειωτικα, κριτικὰ, προγνωσικὰ πρόρρητικα.—XIII. Quae ad pharmaciam & medicamenta spectant.
> Ornate engr. general t.-p. in Greek and Latin.
> Main t.-p. missing (taken from BM).
> Half title "Universa Hippocratis et Galeni opera" lettered on spine.
> Portraits of Hippocrates and Galen on separate t.-p.s to each volume.
> See note in Brunet, Vol. 2, p. 425 under 1679 ed.

941. Hippocrates Coi, et Claudii Galeni Pergameni Archiatrων Opera. Renatus Charterius . . . plurima interpretatus, universa emendavit, instauravit, notavit, auxit, secundum distinctas medicinae partes in tredecim tomos digessit & conjunctim Graece & Latine primus edidit. Lutetiae Parisiorum, apud Petrum Auborüm, 1679.
13 vols. in 9. Tomus I. [xxvi] 102 p. II. [iv] 406 [+1] p. III. [iv] 444 p. IV. [iv] 714 p. V. [iv] 469 [+1] p. VI. [iv] 552 [+13] p. VII. [iv] 908 p. VIII. [iv] 924 [+1] p. IX. [iv] 602 p.; 408 p. X. [iv] 723 p. XI. [iv] 202 p. XII. [iv] 575 [i.e. 568] p. XIII. [iv] 1026 p. Vols. I–III, V–VI, XI–XII bound together. 16 ins.

> *Contents:* Tomus I. Quae ad vitam, ac genus tum Hippocratis, tum Galeni spectant.—II. In artem medicam opuscula.—III. Elementa, temperamenta, humores.—IV. Dissectiones.—V. Quae ad animam spectant faculates, functiones, spiritus.—VI. Ad sanitatem tuendam spectantia.—VII. Quae ad morbos, morborum causas, spectant.—VIII. τα σημειωτικὰ, κριτικα, προγνωσικά, προρρητικα.—IX. Permixta opera. Aphorismi.—X. Quae ad morborum curationem spectant.—XI. Ad aegrotantium victus rationem spectantia. XII. Ad chirurgiam spectantia.—XIII Quae ad pharmaciam & medicamenta spectant.
> Dates on t.-p.s to vols. II, III, IV, V–XIII.
> Greek and Latin text in parallel columns.
> Title pages in black and red, engravings of Hippocrates and Galen on t.-p.s of vols. VII, VIII, XI.
> Bookplate of Sir George Shuckburgh, Bart.

942. Operum omnium sectio septima. Illustriores quam unquam antea prodeunt in lucem omnes hi Galeni libri. Accesserunt enim his ex veterum Graecorum exemplarium collatione adnotationes luculentissimae singulis locis in margine oppositae. Venetiis (apud Ioannem Farreum & fratres), 1544.
[xxxvii] 1202 [+2] p. 6·5 ins.

> Bullock Collection

943. Operum omnium sectio octava. Libros omnes spurios Galeno attributos comprehendens. Venetiis (ex officina Farrea), 1543.
[2] 3–1052 p. 6·5 ins.

> Bullock Collection

944. Epitome Galeni Pergameni operum, in quatuor partes digesta, pulcherrima methodo universam illius viri doctrinam complectens: per Do. And. Lacunam . . . summa fide studioque collecta. Accesserunt eiusdem And. Lacunae annotationes in Galeni interpretes: quibus varij loci, in quos hactenus impegerunt lectores, & explicantur & summa fide restituuntur. Item, de ponderibus & mensuris medicinalibus utilis commentarius: index rerum & verborum maximè memorabilium copiosissimus. Basileae, per Thomam Guarinum, 1571.
[viii] p. 1298 cols. [i.e. 655 p.] [cxxxix] p. illus. 12·5 ins.

> Text in double columns, numbered 1–1298, except that 357–358, 655–656, 1011, 1288 and 1293–1298 are in normal page form.
> Ackermann XX, p. ccxlv.   BM

945. Libri aliquot graeci partim hactenus non visi, partim à mendis quibus scatebant innumeris ad vetustissimos codices repurgati & integritati suae restituti, annotationibusque illustrati per Ioannem Caium Britannum, medicum. Horum catalogum ordine versa pagina exhibebit. Basileae, (apud Hier. Frobenium et Nic. Episcopium), 1544.

[viii] 32, 354 [355–6] 79 [3] 83–91 [+1] p. 8 ins.

> *Contents:* Galeni liber primus Περὶ τῶν Ἱπποκράτους καὶ Πλάτωνος δογμάτων graecus, iam primum inventus, & per Ioannem Caium in latinum sermonem versus.—Περὶ τοῦ παρ' Ἱπποκρατην κώματος, nunquam hactenus impressus.—Περὶ αντεμβαλλομένων ex vetusto codice integer nunc factus, prius mutilus.—Περὶ ἀνατομικῶν εγχειρήσεων libri IX infinitis in locis ad vetustissima exemplaria tria emendati, atque annotationibus & argumentis illustrati, per Ioannem Caium.—Περὶ μυῶν κινήσεως libri II ad vetustos codices castigati, additis in eosdem annotationibus Ioannis Caij.—Libri VII Περὶ χρείας μορίων fragmentum, in codicibus graecis impressis desideratum.—Hippocratis Περὶ φαρμάχων liber. Et haec quidem per Ioannem Caium.
> Greek text; Latin commentaries. Incomplete; wanting pp. 7–8.
> Printers from colophon (leaf × 6).
> Ackermann XIX, p. ccxxxiv.   BM   Osler 359

946.   Varia . . . opera, Ioanne Guinterio Andernaco interprete, partim nunc recens aedita, partim diligentissime recognita . . . Parisiis, apud Simonem Colinaeum, 1534.

[x] 329 [+?] p. 14·5 ins.

> *Contents:* De facultatum naturalium substantia liber I.—Quod animi mores, corporis temperaturam sequuntur, liber I.—De propriorum animi cuiusque affectuum agnitione, & remedio, liber I.—De sectis, ad medicinam introductio I.—De elementis secundum Hippocratis sententiam, libri duo.—In Hippocratis librum de natura hominis commentarij duo.—In Hippocratis opus de victus ratione privatorum commentarius I.—De constitutione artis medicae lib. I.—De praesagijs ex insomnijs, libellus I.—De optima corporis humani constitutione libellus I.—De bono corporis habitu liber I.—De plenitudine liber I.—De atra bile liber I.—De tumoribus praeter naturam liber I.—De diebus decretorijs libri tres, nunc ab interprete asserti.—De morborum temporibus liber I.—De totius morbi temporibus liber I.—De theriaca liber I.—De pulsibus introductio liber I.—Introductio seu medicus Galeno inscriptus.
> p. 287 onwards, damaged & imperfect.
> *Bd. with his* De crisibus libri tres.
> Wellcome 2534 (N.B. Collation 6 ff., 172 p. only).

Two or more works

947.   De anatomicis administrationibus libri novem. De constitutione artis medicae liber. De theriaca, ad Pisonem commentariolus. De pulsibus, ad medicinae candidatos liber. Per Ioan. Guinterium Andernacum latinitate iam recens donata. Basileae, apud And. Cratandrum, 1531.

[iv] 87 ff. 13 ins.

> Woodcut border to fol. 1 (sig. a1).
> 'De theriaca' is probably spurious—Ackermann.
> *Bd. with* CONSTANTINUS *Africanus*. Operum reliqua, 1539.
> Ackermann XIX, p. ccxxxix.

948.   De antidotis libri duo, a Ioanne Guinterio Andernaco nunc primùm latinitate donati. Eiusdem Galeni de remedijs paratu facilibus liber unus, eodem Ioanne Guinterio Andernaco interprete. Parisiis, apud Simonem Colinaeum, 1533.

[xiv] 3–94 p. 14·5 ins.

> BM   Wellcome 2561

949.   De compositione medicamentorum κατὰ γένη lib. VII. Per Ioannem Guinterium Andernacum iamprimum latinitate donati. Eiusdem de ponderibus & mensuris liber, D. Andrea Alciato interprete. Adiecimus brevem ὑπογραφήν, in qua cuique quantum quae-libet mensura capiat, clarè patebit. Basileae, (ex officina Andreae Cratandri), 1530.

[iv] 99 [+3] ff. 13 ins.

> 'De ponderibus & mensuris' is spurious, according to Ackermann.
> Printer from colophon. Leaf 98 bound in after 99.
> Woodcut border to f. 1 (sig. A1).
> *Bd. with* CONSTANTINUS *Africanus*. Operum reliqua, 1539.
> Ackermann XIX, p. ccxxxix.   SGC 1

950.   De constitutione artis medicae. De partibus artis medicae introductio, seu medicus. Ars medicinalis. Omnia ad emendatiorum codicum fidem recognita. Lugduni, apud Gulielmum Rovillium, 1552.

302 [i] p. 5 ins.

> Colophon: Lugduni, excudebat Philibertus Rolletius.
> BM   SGC 1   Waller 3351

951.   Περὶ τῶν καθ' Ἱπποκρατην στοιχειων βιβλια δυο. Τοῦ αὐτοῦ περὶ ἀριστης κατασκευης τοῦ σωμάτος ἡμῶν. Τοῦ ἀξτοῦ περὶ ἐνεξίας. De elementis secundum Hippocratem libri duo. Eiusdem de optima corporis nostri constitutione. Eiusdem de bono habitu. Parisiis, apud Sorbonam, (1530).

91 [+1] p. 6 ins.

> Colophon reads: Excudebat Gerardus Morrhius Campensis in academia Parisiensi, anno 1530.
> Greek text. Marginal MS notes.
> Christie Collection.
> Ackermann IX, 8, p. LXXV.   Wellcome 2530

952.   Περι κρασεων βιβλια τρία. του αυτου περί ανωμάλου δυσκρασίας. Ἱπποκρατους ορκος. De temperamentis libri tres. Eiusdem de in aequali intemperie libellus. Cum his Hippocratis iuramentum. Adiecimus eorundem libellorum latinam quoque versionem: & in praedictos Galeni libellos introductionem. Basileae, (per Thomam Platterum), 1538.

[viii] 182, 139 p. 6·5 ins.

> Greek & Latin texts.
> Ackermann XIX, p. ccxxxv.

Single Works
Ars medica

Liber . . . tegni sive ars parva.

In ARTICELLA . . . 1500. ff. 1–49ʳ [3rd seq.]

Liber primus (-tertius) tegni Galeni.

In [ARTICELLA] 1502, sig. H 7ᵛ–L 6ᵛ.

Tegni Galeni

In ARTICELLA . . . 1519, ff. cxviiᵛ–cxxxv.

Ars medicinalis, Ioanne Manardo interprete.

In PSELLUS (Michael). Pselli de victus ratione, 1529, pp. 90–171.

Τεχνη ἰατρική, id est, ars medicinalis, interprete Nicolao Leoniceno.

In HIPPOCRATES. Hippocrates ac Galeni libri aliquot, 1532, pp. 271–427.

Τεχνη ἰατρική, Id est, ars medicinalis, Nicolao Leoniceno interprete.

In HIPPOCRATES Aphorismorum . . . sectiones septem, 1541, pp. 193–299.

Τεχνη ιατρικη, id est, ars medicinalis, Nicolao Leoniceno interprete.

In HIPPOCRATES. Aphorismorum sectiones septem, 1543, pp. 193–299.
> Osler 394

953.   *Τέχνη ἰατρική*. Ars medicinalis. Adscripsimus ad finem libri varias lectiones, ex multis antiquissimis exemplaribus manu scriptis. Parisiis, excudebat Christianus Wechelus, 1548.
61 [+3] p. 8 ins.
> Greek text only. Marginal MS notes.
> Ackermann IX, 50 p. cxv.   BM

954.   In artem medicam Galeni commentarii, ad . . . D. Viglium Zwichemum . . . Antverpiae, apud viduam Martini Nutij, 1560.
[xxx] 345 [+24] ff. 6·5 ins.
> With Latin text, trans. from the Greek by Biesius.
> *Bd. with* KRAFFT (Johann). Methodus θεραπευτική, ex sententia Galeni & Ioannis Baptistae Montani . . . (1555).
> Ackermann IX, 50, p. cxix.   BM

De adfectum renibus infidentium dionotione et curatione liber adscriptitius.

955.   De renum affectus agnitione vel de calculo liber. Parisiis, apud Iacôbum Izeruer, 1535.
[45] p. 6·5 ins.
> Attributed to Galen. Spurious according to Ackermann.
> Ackermann IX, 128, p. clxvi.   BM

De alimentorum facultatibus

956.   . . . De alimentorum facultatibus libri tres, iam recêns multis in locis recogniti. Eiusdem de attenuante victus ratione, libellus: Martino Gregorio interprete. Lugduni apud Gulielmum Rovillium, 1547.
[viii] 9–271 [+1] p. 5 ins.
> Colophon; Lugduni, excudebant Stephanus Rufinus, & Ioannes Ausultus.
> Christie Collection.
> Ackermann IX, 66, p. cxxxvi.   SGC 1

De compositione medicamentorum
Universalis doctrina de compositione pharmacorum secundum locos affectos à capite ad calcem, particularibus medicamentis remotis. Opus medicum, practicum, verè aureum, & postremae lectionis.
In GESNER (Conrad). Compendium ex Actuarii Zachariae libris de differentiis urinarum . . . [1541], ff. 36–158ʳ
> Ackermann, IX, no. 54, p. cxxiv.   Osler 380

Sylvula experimentorum Galeni, et aliquot aliorum.
In GESNER (Conrad). Compendium ex Actuarii Zachariae libris de differentiis urinarum . . . [1541], ff. 158ᵛ–183.
> Ackermann IX, no. 54, p. cxxiv.   Osler 380

De crisibus

957.   De crisibus libri tres, Nicolao Leoniceno interprete, ad graeci exemplaris fidem recogniti. Parisiis, apud Simonem Colinaeum, 1530.
[2] 3–66 p. 14·5 ins.
> Colophon: Parisiis, ex chalcographia Ludovici.
> Blaublomii Gandavi, impensis Simonis Colinaei, 1530.
> Ackermann IX, 43, p. cix.   BM   Wellcome 2568.

De curatione per venae sectionem
De la raison de curer par evacuation de sang.
In PAULUS, *Ægineta.* La chirurgie, 1540, pp. 454–546.
Also 1541 ed., pp. 195–234.

958.   De la raison de curer par evacuation de sang . . . Oeuvre nouvellement traduict de grec en latin: & de latin en francoys. A Lyon, chés Estienne Dolet, 1542.
[2] 3–63 [+1] p. 6·5 ins.
> pp. 55–63: Petits traictes propres à la medecine. Autheur Galien, *viz.* Des sangues.—De revulsion.—Des ventouses.—De scarification.
> Christie Collection.

959.   De curatione per sanguinis missionem, libellus. Leonharto Fuchsio . . . authore . . . Lugduni, apud Ioannem et Franciscum Frellonios, 1546.
[xviii] 131 [+1] p. illus. 7 ins.
> *Contents include:* De hirudinibus, revulsione, cucurbitula, & scarificatione. Libellus (pp. 121–131).
> *Bd. with* CORTI (Matteo). De venae sectione . . . liber. 1538.
> Ackermann IX, 60, p. cxxxii.   BM   Waller 3353

De differentiis febrium

960.   De differentiis febrium libri duo, Laurentio Laurentiano Florentino interprete: accurate per Simonem Thomam recogniti et ex fide graeci exemplaris penè alii facti. Parisiis, ex officina Simonis Colinaei, 1535.
26 ff., 14·5 ins.
> *Bd. with his* De antidotis, 1533.
> BM

De differentiis febrium liber primus (-secundus). Interprete Laurentio Laurentiano Florentino.
In De FEBRIBUS, 1576, ff. 7ʳ–19ᵛ [2nd seq.]

See DU BOIS (Jacques). Commentarius in Claudii Galeni duos libros de differentiis febrium . . . 1556.

TRINCAVELLA (Vittore). In Galeni libros de differentiis febrium, 1575.

De fasciis
De fasciis, Vido Vidio Florentino interprete.
In GUIDI (Guido) *the elder.* Chirurgia . . . 1544, pp. 415–466.
> Ackermann IX, 100, p. clviii.

De fasciis liber Vido Vidio Florentino interprete.
In CHIRURGIA, 1555, ff. 321ʳ–337ᵛ.
> Ackermann IX, 100, p. clviii.   Osler 403

De hirudinibus, revulsione, cucurbitula, incisione et scarificatione

Petits traictés propres a la medecine. [Des sangues.-De revulsion.—Des ventouses.—De scarification.]
In PAULUS, *Ægineta.* La chirurgie 1540, pp. 548–556.
Also 1541 ed. pp. 235–238.

Petits traictes propres a la medecine. Autheur Galien. viz. Des sangsues.—De revulsion.—Des ventouses.—De scarification.
In GALEN (Claudius). De la raison de curer par evacuation de sang. 1542, pp. 55–63.

De hirudinibus, revulsione, cucurbitula, & scarificatione libellus.
In GALEN (Claudius). De curatione per sanguinis missionem libellus. 1546, pp. 121–131.

De insomniis

De insomniis liber. Guinterio Andernaco interprete.
In FERRIER (August) . . . Liber de somniis. 1549, pp. 106–111.

De locis affectis

961.   De affectorum locorum notitia, libri sex, Guilielmo Copo Basiliensi interprete. Venales habentur Parisijs in officina Henrici Stephani, (pref. 1513).
138 [iv] ff., 8·5 ins.

> T.-p. with border. MS marginal notes.
> *Bd. with* BARZIZZA (Christophe). Introductorium in medicinam legenti cuilibet perutile, 1518.
> Ackermann IX, 31, p. xcix.   BM   Dawson 2567   SGC 2

De morbis et symptomatis

[. . . In Galeni lib.] de differentiis morborum annotationes.
In JOUBERT (Laurent). Operum latinorum tomus primus (-secundus) 1599, Vol. 1, pp. 199–212.

De ossibus ad tirones

962.   L'anatomie des os du corps humain . . . Nouvellement traduicte de Latin en francoys, par monsieur maistre Iehan Canappe . . . À Lyon, chés Estienne Dolet, 1541.
[ii] 3–47 [+1] p. 6 ins.

> Christie Collection.
> Waller 3384

963.   Περὶ ὀστῶν τοῖς εἰσαγομένοις . . . De ossibus ad tyrones liber. Ferdinando Balamio interprete. Cum notis perpetuis Casp. Hofmanni . . . Francofurti ad Moenum, typis Wechelianis, sumptibus Clementis Schleichii, & Petri de Zetter, 1630.
[iv] 31 p. 12·5 ins.

> Greek & Latin texts in parallel columns.
> *Bd. with* HOFMANN (Caspar). De generatione hominis libri quatuor. 1629.
> Ackermann IX, 17, p. lxxxv.   BM   Wellcome 2599

[In librum Galeni] de ossibus, ad tyrones commentarius didacticus, & apologeticus, pro Galeno, adversus novitios & novatores anatomicos . . . per Ioannem Riolanum.
In RIOLAN (Jean) *the younger*. Opera anatomica, 1649, pp. 427–524.

De pulsibus ad tirones

964.   Περι των σφυγμῶν εἰσαγομένοις. [Liber] de pulsibus introductorius. Parisiis, apud Simonem Colinaeum, 1529.
[19] ff. 6·5 ins.

> Greek text. Ed. by Joannes Guinterius, Andernacus
> *Bd. with* ORIBASIUS. Commentaria in aphorismos Hippocratis . . . 1535.
> Ackermann, p. cvi.

De remediis facile parabilibus

965.   Περι εὑποριστων βιβλιον . . . De facilibus paratu remedijs liber. Εν Λευκετία των Παρρισιων Παρὰ Σιμονι το Κωλιναιῳ αφλ. [Lutetiae Parisiorum, apud Simonem Colinaeum, 1530].
[27] ff. 6 ins.

> Date from Christie catalogue Greek text only.
> Last 2 leaves consist of items not by Galen.
> *Bd. with* HIPPOCRATES . . . Aphorismi. (1554).
> Christie Collection.

De sanitate tuenda

966.   De sanitate tuenda libri sex, interprete Thoma Linacro Anglo: eque huius recognitione novissima et emendati nunc & excusi. (Coloniae), in aedib. Eucharii Colon, 1526.
[viii] 427 p. 6·5 ins.

> 10 p. MS notes at front.
> Colophon: Coloniae, impensa integerrimi bibliopolae M. Godefridi Hittorpii. Woodcut border to t.-p.
> On t.-p. 'Bibliothecae G. G. Dittmann'. pp. 416–417: Pauli Aeginetae de victus ratione anni tempore utili.
> Ackermann IX, 65, p. cxxxv.
> BM   Osler 374   Waller 3363

967.   De sanitate tuenda libri sex, Thoma Linacro Anglo interprete, ad graecum exemplar denuo collati. Parisiis, apud Simonem Colinaeum, 1530.
[viii] 61 ff. diagrs. 14·5 ins.

> Colophon: Parisiis, ex officina Ludovici Blaublomii.
> Gandavi, impensis . . . Simonis Colinaei, 1530.
> *Bd. with his* De antidotis. 1533.
> Wellcome 2613

968.   De sanitate tuenda libri sex, à Thoma Linacro Anglo latinitate donati, & nunc recens annotationibus sane luculentis, & quae commentarij vice esse possint, à Leonharto Fuchsio . . . in studiosorum gratiam, illustrati . . . (Tubingae, apud Ulricum Morhardum, 1541).
[xv] 170, 158 [ix] ff., illus. 6·5 ins.

> Imprint from colophon.
> Separate t.-p. for 'Annotationes' of Fuchs.
> Ackermann IX, 65, p. cxxxvi.
> BM   Dawson 2569   Osler 376   SGC 2

969.   De sanitate tuenda, libri sex, Thoma Linacro Anglo interprete: nuperrime ad exemplar Venetûm recogniti, & divulgati. Lugduni, apud Guliel. Rovil. (excudebant Philibertus Rolletius, & Bartholomaeus Fraenus), 1549.
375 [+40] p. illus. 5 ins.

> BM   Osler 378

De simplicium medicamentorum temperamentis et facultatibus

970.   Deux livres des simples . . . C'est asscavoir, le cinquiesme, et le neufviesme. Nouvellement traduicts de latin en francoys par monsieur maistre Iehan Canappe . . . A Lyon, chés Estienne Dolet, 1542.
162 [+1] p. 6 ins.

> *Bd. with* GUY de Chauliac. Prologue, & chapitre singulier, 1542.
> Christie Collection.
> . . . Another copy. Christie Collection.
> BM

971. De simplicium medicamentorum facultatibus, libri XI. Theodorico Gerardo Gaudano interprete. Qui nunc tibi emendatiores exeunt, locis conpluribus suo nitori restitutis, ex graeci exemplaris collatione. Lugduni, apud Gulielmum Rovillium, 1552.
[xxxii] 734 [i] p. 5 ins.

> Colophon: Lugduni, excudebat Philibertus Rolletius.
> *Bd. with his* De constitutione artis medicae. 1552.

See AKAKIA (Martin). Synopsis eorum quae quinque prioribus libris Galeni de facultatibus simplicium medicamentorum continentur. 1555.

De succedaneis

De succidaneis, hoc est, quae inter se commutantur medicamentis, Albano Torino interprete.
In SERAPION, *the elder.* Iani Damasceni . . . therapeuticae methodi, 1543, pp. 485–490.

De tumoribus praeter naturam

Des tumeurs contre nature.
In PAULUS *Ægineta.* La chirurgie, 1540, pp. 414–452. Also 1541 ed., pp. 178–194.

972. Des tumeurs oultre le coustumier de nature. Opuscule nouvellement traduict de grec en latin: & de latin en francoys (par Pierre Tolet). A Lyon, chés Estienne Dolet, 1542.
[ii] 3–26 [iii] p. 6 ins.

> Christie Collection.

De urinis

973. Περι οὐρων βιβλίον. De urinis liber. Εν λευκετία τῶν παρρισιων παρα Σίμωνι το Κολιναίω. [Lutetiae Parisiorum, apud Simonem Colinaeum, 1530?]
48 ff. 6 ins.

> Greek text only. Date from Christie catalogue.
> ff. 16–45: Γαληνου περι εὐχυμιας και κακοχυμιας.
> ff. 46–48: Γαληνου περι βδελλων.
> *Bd. with* HIPPOCRATES . . . Aphorismi (1554).
> Christie Collection.

De virtute centaureae

[Incerti item autoris] de centaureo libellus hactenus Galeno inscriptus.
In BRUNFELS (Otto). In hoc volumine continentur . . . 1531, pp. 309–312.

> Listed in Ackermann as a spurious work.
> Ackermann IX, 141, pp. clxxi–ii.

In Hippocratem de articulis commentarius primus [-quartus], Vido Vidio Florentino interprete.
In GUIDI (Guido) *the elder.* Chirurgia . . 1544, pp. 215–342.

In Hippocratem de fracturis commentarius primus [-tertius], Vido Vidio Florentino interprete.
In GUIDI (Guido) *the elder.* Chirurgia . . . 1544, pp. 131–214.

> Ackermann VIII, 17, p. clxxxv.

In Hippocratem de officina medici commentarius primus [-tertius], Vido Vidio Florentino interprete.
In GUIDI (Guido) *the elder.* Chirurgia . . . 1544, pp. 343–414.

Των Ἱπποκράτοις γλωσσῶν ἐξήγησις.
In [ETIENNE (Henri)]. Dictionarium medicum, 1564, pp. 54–104.

Τῶν Ἱπποκράτοις γλωσσῶν ἐξήγησις.
In HIPPOCRATES . . . βιβλια ἅπαντα . . . . Libri omnes, 1538, pp. 542–562.

Methodus medendi

Terapeutica: megatechni: seu de ingenio sanitatis libri . . . Galieni: a Constantino aphricano . . . studiose abbreviati: & ad epitomatis formam accuratissime reducti: et eamobrem compendium megatechni a quanplurimis peonie artis non parve existimationis professoribus presens opusculum in decem sectum particulas dictum est.
In ISAAC, *Judaeus.* Omnia opera, 1515, vol. 2, ff. clxxxix–ccix.

974. Methodus medendi, vel de morbis curandis libri quatuordecim. Thoma Linacro Anglo interprete. Parisiis, apud Simonem Colinaeum, 1530.
[xliv] 283 p. 14.5 ins.

> Woodcut border to t.-p.
> BM   Waller 3387   Wellcome 2637

975. Le quatorziesme livre de la methode therapeutique de Claude Galien. [Paris, C. Chevallon, c. 1537].
[47] p. 6 ins.

> Imprint reads: On les vend a paris, au Soleil dor, rue sainct Iaques. Printer from device on t.-p.
> Without pagination; signatures A-C⁸
> Marginal MS notes.
> Christie Collection.

976. Methodi medendi, vel de morbis curandis libri XIIII. Postrema hac editione ad cuiuscunque varietatis exemplarium fidem collati & restituti. Accesserunt peritissimorum quorundam medicorum industria, nova quaedam partitio librorum in sua capita, item & annotationes complures in margine: cum interpretatione graecorum nominum, quae in toto opere extant. Lugduni, apud Gulielmum Rovillium, 1547.
[cxci] 752 p. 5 ins.

> Colophon: excudebant Lugd. Stephanus Rufinus, & Ioannes Ausultus.

De febribus curandis liber, qui primus est in his, qui de arte curativa ad Glauconem inscribuntur.
In De FEBRIBUS, 1576, ff. 34ʳ–38ʳ [2nd seq.]

De febribus curandis libri quinque, qui in his, qui de methodo medendi inscribuntur, sunt VIII. IX. X. XI. & XII. Thoma Linacro interprete.
In De FEBRIBUS, 1576, ff. 20ʳ–34ʳ [2nd seq.]

See CRATO VON KRAFFTHEIM (Johannes). In Cl. Galeni divinos libros methodi therapeutices, 1563.

CRATO VON KRAFFTHEIM (Johannes). Methodus θεραπευτικη, ex sententia Galeni & Ioannis Baptistae Montani . . . (1555).

GALE (Thomas). Certaine workes of Galens called methodus medendi . . . 1586.

STEPHANUS *Atheniensis*. Explanationes in Galeni priorem librum therapeuticum ad Glauconem. [*In* MEDICI ANTIQUI GRAECI, 1581, pp. 109–212.]

General References

AVICENNA. Liber canonis de medicinis cordialibus et cantica, 1556.

BAILLOU (Guillaume de). Opuscula medica, de arthritide, de calculo et de urinarum hypostasi. In quibus omnibus Galeni & veterum authoritas contra I. Fernelium defenditur, 1643.

BAS (Jean). Praxis Hippocratis et Galeni de febribus, 1678.

BEROALDO (Filippo). Opusculum . . . de terraemotu & pestilentia, Cum annotamentis Galeni, (1510).

CAESARIUS (Jean). In hoc opusculo continentur hi infra scripti libri sive tractatus profecto utilissimi studiosis rei medicae ordine tres . . . 1534.

CASTELLI (Bartolomeo). Lexicon medicum graecolatinum, 1632.

CHAMPIER (Symphorien). Historiales campi, 1532.

CHAMPIER (Symphorien). Rosa gallica, 1514.

DIOSCORIDES (Pedanius) [Pedacius] *Anazarbeus.* Εὐπόριστα Ped. Dioscoridis Anazarbei ad Andromachum . . . medicorum, 1565.

DU LAURENS (André). Opera anatomica, 1595.

[ÉTIENNE (Henri)]. Dictionarium medicum, 1564.

FONTANON (Denys). De morborum internorum curatione libri IIII, 1560.

FUCHS (Leonhard). De humani corporis fabrica ex Galeni & Andreae Vesalii libris concinnatae . . . 1551.

FUCHS (Leonhard). Methodus seu ratio compendiaria perveniendi ad veram solidamque medicinam . . . 1541.

GALE (Thomas). Certaine workes of Galens, 1586.

GUENTHER (Johann) *von Andernach.* Anatomicarum institutionum, ex Galeni sententia, libri IIII, 1541.

HEBENSTREIDT (Joannes). Aderlaszbuch, für XXX. Jharen ausgangen . . . 1559.

HIPPOCRATES. Aphorismi. Editions of 1526, 1532, 1542, 1544, 1554, 1655.

HIPPOCRATES. De aquarum omnium natura ex Hippocrate et Galeno. [*In* De BALNEIS, 1553, ff. 439r–454r [2nd seq.]]

HIPPOCRATES. De balneis ex Hippocratis et Galeni libros. [*In* De BALNEIS, 1553, ff. 454v–470r [2nd seq.]]

HIPPOCRATES. Galeni in librum Hippocratis de victus ratione . . . 1531. [*Bd. with* GALEN (Claudius). De antidotis libri duo, 1533.]

HIPPOCRATES Ἱπποκρατους Κωου, το περὶ διαίτης, ὀξέων νοσηνάτων ἤτοι περὶ πτισσάνης. De victus ratione in morbis acutis, 1543.

HIPPOCRATES. Liber primus et tertius de morbis epidemiis, 1534.

HIPPOCRATES. . . . Le livre des presaiges previsions ou prenostiques du divin & maistres des medicins Hyppocras de Lisle dicte Cos divise en trois parties ou particules, 1539.

HIPPOCRATES . . . Opera omnia quae extant, 1657.

HIPPOCRATES . . . Prognosticorum . . . libri tres, 1543.

HOFMANN (Caspar). Commentarii in Galeni de usu partium corporis humani lib. XVII. 1625.

HOFMANN (Caspar). De thorace, 1627.

HOFMANN (Caspar). Relatio historica judicii acti in Campis Elysiis coram Rhadamanto contra Galenum, 1642.

HOFMAN (Caspar). Variarum lectionum lib. VI, 1619.

HOLTZEMIUS (Petrus). Prognosis vitae et mortis, 1605.

JOUBERT (Laurent) . . . In Galeni libros de facultatibus naturalibus annotationes. [*In* JOUBERT (Laurent), Operum latinorum tomus primus (-secundus) 1599, Vol. I, pp. 156–198.]

JOUBERT (Laurent) . . . In lib. Galeni de symptom. differentiis annotationes. [*In* JOUBERT (Laurent). Operum latinorum tomus primus (-secundus) 1599, Vol. I, pp. 212–219.]

LIBAVIUS (Andreas). Antigramania secunda, 1595.

LICETI (Fortunio) . . . De his, qui diu vivunt sine alimento libri quatuor, 1612.

LONITZER (Adam). De purgationibus libri III, 1596.

LONITZER (Johann). Erotemata in Galeni, 1550.

MARTINIUS (Henricus). Anatomia urinae Galenospagyrica, 1658.

MOSES *Maimonides.* Rabi Moisis particula. xix de balneis, quam ipse a Galeno excerpsit. [*In* De BALNEIS, 1553, f. 438 [2nd seq.]

ODDI (Oddo degli). Exactissima, & dilucidiss. expositio, in librum artis medicinalis Galeni . . . 1607.

ORIBASIUS . . . Oribasii collectaneorum artis medicae liber ex Galeni commentariis, 1556.

PELLETIER (Jacques). Iacobi Peletarii Cenomani, de conciliatione locorum Galeni. 1564. [*In* CARDANO (Geronimo). Contradicentium medicorum libri duo. 1564.]

PICTOR (Georg). Enchiridion . . . 1563.

PLANER (Andreas). Orationes tres . . . Altera, utilitatem & summam libelli Galeni, qui inscribitur ars parva, seu ars medicinalis, recenset . . . 1579.

POZZI (Francesco). Apologia in anatome pro Galeno, contra Andream Vesallium Bruxellensem . . . 1562.

RORARIUS (Nicolaus). Contradictiones . . . in libros Hippocratis . . . Galeni . . . 1566.

RUSTICHELLI (Pietro Torrigiano). Ex Turrisani plusquam comm. in microtechnes Gal. librum tertium commen. LXXXI balneandi canones. [*In* De BALNEIS, 1553, f. 222r. [2nd seq.]]

Santorio (Santorio). Commentaria. In artem medicinalem Galeni . . . 1612.

Sebisch (Melchior) *the younger*. Commentarius in libellos Galeni de curandi ratione per sanguinis missionem: hirudinibus: revulsione: cucurbitula: scarificatione . . . 1652.

Selvatico (Giambattista). Galeni historiae medicinales a Jo. Baptista Silvatico . . . Jo. Petri filio, enarratae . . . 1605.

Senf (Michel Angelo). Absurda vera sive paradoxa medica. 1697.

Serapion, *the younger* . . . De simplicibus commentarii. [*In* Serapion, *the elder*. Practica studiosis medicinae utilissima, 1550, ff. 113–200].

Severino (Marco Aurelio). Quaestiones anatomicae quatuor. . . . Quarta, osteologia pro Galeno adversus augutatores . . . 1654.

Siccus (Joannes Antonius). De balneis compendium, ex Hippocrate et Galeno. [*In* De Balneis, 1553, ff. 489^r–497^v [2nd seq.]]

Soerensen (Peder). Idea medicinae philosophicae, continens fundamenta totius doctrinae Paracelsicae, Hippocraticae & Galenicae . . . 1571 and 1660 eds.

Valles (Francisco). Commentaria illustria, in Cl. Galeni Pergameni libros subsequentes . . . 1594.

Valverde di Hamusco (Juan). Anatomie, 1647.

Vega (Christóbal de). Opera omnia, 1626.

Vega (Thomas Rodriquez de). Opera omnia in Galeni libros edita, 1593 & 1594 eds.

Zwinger (Theodor) *the elder*. In artem medicinalem Galeni, tabulae & commentarij, 1561.

Zwinger (Theodor) *the elder*. In Galeni librum de constitutione artis medicae, tabulae & commentarij, 1561.

GALLEGO DE LA SERNA (Juan)

977. Recte ac dogmatice medendi vera methodus. Opus novum, multorum, insigniumque experimentorum, praeceptorum & certissimorum rationibus illustratum. In sex tractatus distributum. Omnibus medicinam facientibus summè profuturum. Parisiis, sumptibus Antonii Bertier, 1639.

[xvi] 495 [+37] p. 14 ins.

> *Contents:* 1. De indicationibus.—2. De necessitate habitus practici, & de exercitandi ratione.—3. De ratione tollendi affectus per consensum, & de eorumdem dignotione, ac differentiis.—4. De cibandi ratione in aegrotantibus.—5. De methodo inveniendi remedia per indicationes exercitata in sanguinis missione. —6. De purgandi occasione.
> BM

GALLUS (Pascalis)
See Lecocq (Pascal)

GANIVETUS (Johannes)

978. Amicus medicorum . . . cum òpusculo, quod inscribitur, caeli enarrant: & cum abbreviatione Abrahae Aveneezrae de luminaribus, & diebus criticis. Quibus adiecimus astrologiam Hippocratis, & indicem copiosissimum. Lugduni, apud Gulielmum Rovillium, 1550.

[2] 3–585 [+22] p. tabs. diagrs. 5 ins.

> Colophon: Lugduni, excudebant Philibertus Rolletius, & Bartholomaeus Fraenus.
> Christie Collection.
> BM   Waller 3408   Watt

Tractatus de gradibus medicinarum.
In Opuscula Illustrium Medicorum de Dosibus, 1584, pp. 208–232.

Tractatus de reductione medicinarum ad actum.
In Opuscula Illustrium Medicorum de Dosibus, 1584, pp. 179–207.

GARCIA AB HORTO 1490–1570

979. Aromatum et simplicium aliquot medicamentorum apud Indos nascentium historia: primùm quidem Lusitanica lingua per dialogos conscripta, D. Garcia ab Horto . . . auctore. Nunc vero Latino sermone in epitomen contracta, & iconibus ad vivum expressis, locupletioribusque annotatiunculis illustrata à Carolo Clusio Atrebate. Antverpiae, ex officina Christophori Plantini, 1574.

227 [+5] p. illus. 6·5 ins.

> *Bd. with* L'Ecluse (Charles de). Rariorum aliquot stirpium, 1583.
> BM

980. . . . Quarta editio castigatior & aliquot locis auctior. Antverpiae, ex officina Plantiniana, apud Viduam et Ioannem Moretum, 1593.

> BM

981. Dell'historia de i semplici aromati, et altre cose; che vengono portate dall'Indie Orientali pertinenti all'uso della medicina. Parte prima divisa in libri IIII. Di Don Garzia dall'Horto medico Portughese; con alcune brevi annotationi di Carlo Clusio. Et due altri libri parimente di quelle cose che si portano dall'Indie Occidentali; di Nicolo Monardes medico di Siviglia. Hora tutti tradotti dalle loro lingue nella nostra Italiana da M. Annibale Briganti . . . In Venetia, appresso li heredi di Francesco Liletti, 1589.

[xxvii] 347 [+5]; [vi] 7–131 [+13] p. woodcut illus. 7 ins.

> Separate t.-p. to part 2 reads: Delle cose, che vengono portate dall'Indie occidentali pertinenti all'uso della medicina. Raccolte, & trattate dal Dottor Nicolo Monardes, medico in Siviglia, parte seconda, distinta in due libri. Novamente recata dalla spagnola nella nostra lingua italiana. Con un libro appresso dell'istesso authore, che tratta della neve, & del beuer fresco con lei. Aggiuntivi doi indici, uno dè capi principali; l'altro delle cose piu relevanti, che si ritrovano in tutta l'opera.
> Partington Collection.
> BM   Wellcome 4661

GARDANUS (Hieronymus)
See Cardano (Girolamo)

GARDIN (Louis du)
See Du Gardin (Louis)

[GARDINER (Edmond)]

982. The triall of tabacco. Wherein, his worth is most worthily expressed: as, in the name, nature, and qualitie of the sayd hearb; his speciall use in all physicke, with

the true and right use of taking it, aswell for the seasons, and times, as also the complexions, dispositions, and constitutions, of such bodies, and persons, as are fittest: and to whom it is most profitable to take it. By E. G., . . . London, H. L. [ownes] for Mathew Lownes, [1610].
[6] 58 ff., 6·5 ins.

> *Bd. with* BELLAMY. A new and short defense of tabacco, 1602.
> BM   STC 11564

GARDINIUS (LUDOVICUS)
See DU GARDIN (Louis)

GARENCIÈRES (THÉOPHILE DE) 1615–70
983.   Angliae flagellum seu tabes Anglica. Numeris omnibus instructa ubi omnia quae ad ejus tum cognitionem cum curationem pertinent dilucidè aperiuntur. [Londini], excudit T.W. pro Richardo Whitaker, 1647.
[xv] 185 [+5] p. 4·5 ins.

> BM   Dawson 2631 A   Wing G 254

GARIMBERTO (GIROLAMO)
984.   Problemi naturali, e morali. In Vinegia, nella bottega d'Erasmo di Vicenzo Valgrisi, 1550.
[ii] 3–239 [xiv] p. 6 ins.

> Bullock Collection
> BM

GARIMPONTUS
See GARIOPONTUS

GARIOPONTUS   –c. 1050
De febribus liber.
In DE FEBRIBUS, 1576, ff. 187ʳ [i.e. 185ʳ]–201ʳ [2nd seq.]

GARMANN (CHRISTIAN FRIEDRICH) 1640–1708
985.   Homo ex ovo. Sive de ovo humano dissertatio. Chemnitii, sumptibus authoris, typis Johannis Gabrielis Gütneri, 1672.
[iv] 28 p. 7·5 ins.

> *Bd. with* GRYLLUS (Laurentius). Oratio de peregrinatione, 1566.
> BM   Waller 3421

GARMERS (JOHAN) 1628–1700 *respondent*
986.   Disquisitionem de venaesectione. Helmestadi, typis Henningi Mulleri, 1672.
[48] p. 7·5 ins.

> (Diss. inaug?, Hermann Conring, praeses.)
> *Bd. with* MATTHIS (Johannes Conradus) *respondent*. De mania. 1669.
> BM

See ROSSI (Francesco). Nocturnae exercitationes . . . Joannes Garmers denuo edidit . . . 1660.

GARNIPOLUS
See GARIOPONTUS

GART der GESUNDHEIT
See HORTUS SANITATIS.

GARTH (*Sir* SAMUEL) 1661–1719
987.   The dispensary: a poem. In six canto's. The second edition, corrected by the author. London, printed: and sold by John Nutt, 1699.
[xxii] 94 p. front. 7·5 ins.

> BM   Osler 4840   SGC 2   Wing G 274

GASSENDUS (PETRUS) 1592–1655
De septo cordis pervio observatio.
In PINEAU (Séverin). De integritatis et corruptionis virginum notis, 1639, pp. 270–272. Also 1641, pp. 261–263 and 1650, pp. 261–263.

GASSER (ACHILLES-PIRMINIUS) 1505–77
Curationes et observationes medicae . . .
In WELSCH (Georg Hieronymus). Sylloge curationum et observationum medicinalium centurias VI . . . 1668.
Historia altera de gestatione foetus mortui . . . ad D. Matthiam Cornacem missa.
In DODOENS (Rembert). Medicinalium observationum exempla rara, 1581, pp. 328–333.

GATINARIA (MARCO)   –1496
988.   Marci Gatinariae. Nonum ad Almansorem in gymnasio Papiensi publicè profitentis, de remediis morborum omnium particularibus: opus medicinam exercentibus maxime utile, & accommodatum. Huic (ut universam praxin medicinae studiosis exhiberemus) accesserunt, de curandis febribus, Gentilis Fulginatis introductio, Blasii Astarij libellus, Caesaris Landulphi opusculum . . . Venetiis, apud Ioan. Gryphium, 1559.
[viii] 524 [i.e. 520] p. 6 ins.

> Marginal MS notes.
> SGC 2

989.   Omnes quos scripsit libri, artis opera exercentibus utilissimi adeoque necessarij, ut quemadmodum ex alijs maioris nominis eleganter & magnifice loqui discunt, ita ex illo penè solo bene morbis medentur. Adiunximus ex doctissimorum medicorum iudicio Blasium Astiarium Papiensem de febribus, Caesarem Landulphum, qui febrium naturam implicationesque explicat, Sebastianum Aquilam de morbo gallico (cuius curationes omnes quibus nostro tempore utuntur, ex hoc autore mutuati sunt medici) & ea febre cuius sanguis est causa, Bartholomaeum Montagnanam de balneorum varietate, facultate & usu. Basileae, per Henricum Petrum (1537).
[vi] 291 [+1] p. 12·5 ins.

> 35 p. MS notes at end.

GATTINARIA (MARCO)
See GATINARIA (Marco)

GAUB (JOAN)
990.   Epistola problematica, prima [-tertia] ad . . . Fredericum Ruyschium . . . Amstelaedami, apud Joannem Wolters, 1696.
13; 16; 16 p. engr. illus. 9 ins.

> *Contents:* 1. Epistola problematica prima . . . De pilis, pinguedine septoque scroti; nec non de papillis pyramidalibus; ut etiam de corpore reticulari, sub cuticula sito &c.
> pp. 8–11: Frederici Ruyschii reponsio ad . . . Johannem Gaubium . . . de epistola problematica prima.

2. Epistola anatomica, problematica secunda ... De artificiosa scroti humani induratione, ejusque vasorum sanguiferorum cursu ac copia; ut & de arteriis per costarum periostium, spatia costarum intercartilaginea, pericardium, &c. disseminatis.

pp. 8–12: Frederici Ruyschii responsio. Ad Johannem Gaubium ... de epistola anatomica, problematica II.

3. Epistola anatomica, problematica tertia, ... de arteriis per cordis substantiam, ejusque auriculas dispersis, ut & de egressu arteriae aortae e cordis thalamo sinistro.

pp. 7–13: Frederici Ruyschii responsio. Ad ... Johannem Gaubium ... ad epistolam ejus anatomicam, problematicam tertiam.

BM   Osler 3869

GAUDINUS (ALEXIS)

Laur. Iouberti et Alexidis Gaudini disputatio, de iteranda saepius phlebotomia eodem in morbo.

In JOUBERT (Laurent). Operum latinorum tomus primus (-secundus), 1599, Vol. 2, pp. 136–150.

GAZA (THEODORUS) 1400–78, *ed.*

See ARISTOTLE. In hoc volumine haec continentur ... 1524.

HIPPOCRATES Libri aphorismorum. ... a domino Theodoro gaza medico e greco in latinum de novo translatorum. [*In* [ARTICELLA], 1502, sig. C 6^r–E 2^r].

THEOPHRASTUS *Eresius*. De historia plantarum libri decem, Graecè, & Latinè, 1644.

GAZIO (ANTONIO) 1469–1530

De somno ac eius necessitate, quidque faciat ad bonam digestionem.

In CONSTANTINUS *Africanus*. Operum reliqua, 1539, pp. 347–361.

Quibus et qualibus medicinis purgationes fieri solent ... lib.

In ALBUCASIS. Methodus medendi certa, 1541, pp. 335–342.

GEBER ARABS

Gebri Arabis Summa. The Sum of Geber Arabs, collected and digested by William Salmon.

4 engr. pls. illustrating Gebers Furnaces.

See SALMON (William). Clavis Alchymiae. Book 2 of his Medica practica, 1692, pp. 335–472.

GEIGER (MALACHIAS) 1606–71

991. Kelegraphia sive descriptio herniarum cum earundem curationibus tam medicis, quàm chirurgicis. Monachii (apud Nicolaum Henricum), 1631.

[xl] 288 [xv] p. engr. illus. 6·5 ins.

Engr. t.-p. Printer from colophon.
BM   Dawson 2669 Waller 3459

GELENIUS (SIGISMUND)

See PLINIUS SECUNDUS (Caius). Naturalis historiae libri trigintaseptem ... Castigationes Sigismundi Gelenii, 1559.

GELLI (CLAUDIO)

Risposta dell' eccellente dottor Claudio Gelli, ad un certo libro contra medici rationali. In Padova, per Pietro Paolo Tozzi, 1626.

[2] 3–81 p.

In BOVIO (Zefiriele Tomaso). Opere contra medici putaticii rationali, 1626.

GELMAN (GEORG)

992. Tripartita. Das ist, Dreyfache chyrurgische Blumen, in Welchen zu finden, erstlich die anatomische Beschreibung desz Haupts, sampt dessen Schåden, Wunden und Cur. In der andern die anatomische Beschreibung der Brust, sampt selbiger Schåden, Wunden und Cur. In der dritten die anatomische Beschreibung der eussern Glieder, sampt derselben Schåden, Wunden und Cur, und ist bey jederm Theil angehengt 30. nutzliche Fragen, und also 90. Fragen ausz der Anatomia, Verwundungen und Artzneyen. An tag gegeben. Franckfurt am Måyn, gedruckt bey Johann Kempffern, in Verlegung Thomae Matthiae Gôtzens, 1652.

[viii] 447 p. 7·5 ins.

Additional engr. t.-p.

GEMINUS (THOMAS)

993. Compendiosa totius anatomie delineatio, aere exarata per Thomam Geminum. Londini (printed by Nycholas Hyll for Thomas Geminus) [1553].

2–99 ff. pls. (fold.) 14·5 ins.

T.-p. missing. Plates (copied from Vesalius) numbered in the pagination. One of the earliest books containing copper plates printed in England. (Osler states *the* earliest). Preface dated 1552. See introduction by C. O'Malley to Dawson's facsimile of this edition, 1959.
BM   STC 11716   Wellcome 2732

GEMUSAEUS (HIERONYMUS)

See GESCHMAUSS (Jerome)

GENGA (BERNARDINO) 1655–1734

994. Anatomia chirurgica cioè istoria anatomica dell' ossa, e muscoli del corpo humano con la descrittione de vasi più riguardevoli che scorrono per le parti esterne, & un breve trattato del moto, che chiamano circolatione del sangue. Dedicata all' illustrissimo, e reverendissimo Signor Monsignor Francesco Maria Febei Arcivescovo di Tarso, e zelantissimo commendatore di detto luogo. Roma, per Nicolo Angelo Tinassi, 1672.

[xxiii] 455 [+1] p. engr. front. 6·5 ins.

BM   Watt

995. Anatomia per uso et intelligenza del disegno ricercata non solo su gl'ossi, e muscoli del corpo humano; ma dimostrata ancora su le statue antiche più insigni di Roma, delineata in più tavole con tutte le figure in varie faccie, e vedute. Per istudio della Regia Academia di Francia Pittura e Scultura sotto la direzzione di Carlo Errard, gia direttore di essa in Roma. Preparata su'i cadaveri dal Dottor Bernardino Genga ... con le spiegazioni et indice del Sig^r Canonico Gio. Maria Lancisi ... Opera utilissima à pittori, e scultori, et ad ogni altro studioso delle nobili arti del disegno. Roma, Domenico de Rossi, herede di Gio. Iacomo de Rossi, 1691.

59 copper pls. 19 ins.

Variant edition consisting of 17 pages of text and 42 illus. Some plates signed F. Andriot sc. Romae. Engraved t.-p.
BM   Choulant. Hist. Anat. Illus. pp. 254–255. SGC 1
Waller 5540

GENTERSBERGER (SAMUEL) *respondent*
Disputatio iatrochymica tertia.
In HARTMANN (Johann) *praeses*. Disputationes chymico-medicae. 1611, pp. 35–40. *Also in* HARTMANN (Johann).
Disputationes chymicomedicae. III, pp. 22–24. (*In* HARTMANN (Johann). Opera omnia medico-chymica . . . 1684, Vol. 4.)

Themata iatrochemica disputationis inauguralis.
In HARTMANN (Johann) *praeses*. Disputationes chymico-medicae, 1611, pp. 41–47. *Also in* HARTMANN (Johann).
Disputationes chymicomedicae. IV, pp. 24–25. (*In* HARTMANN (Johann). Opera omnia medico-chymica . . . 1684, Vol. 4.)

GENTILE DA FOLIGNO –1348
De balneis tractatus primus (-secundus).
In DE BALNEIS, 1553, ff. 181r–182v [2nd seq.]
Gentilis Fulginatis de dosi medicinarum investiganda libellus [explicit per Joannem Baptistam Nicolinum Brixianum . . .]
In MESUË (Johannes), *the younger*. Opera, 1541, ff. cccxviiir–cccxxv.

De proportionibus medicinarum: et de modo investigandi complexiones earum, & ad sciendum convenientem dosim cuislibet medicinae.
In OPUSCULA ILLUSTRIUM MEDICORUM DE DOSIBUS, 1584, pp. 138–178.

. . . De proportionibus medicarum solventium, & de modo investigandi complexiones earum, & ad sciendum convenientem dosim cuiuslibet medicinae huiusmodi.
In MESUË (Johannes), *the younger*. Opera . . . 1602, Vol. 2, ff. 233r–239v.

Ex Gentili de Fulgineo excerpta, [de balneis] in librum primum Avicennae fen ii. doctr. ii. sum i.
In DE BALNEIS, 1553, ff. 334v [i.e. 346v]–352r [2nd seq.]
Gentilis Fulginatis de complexione proportione & dosi medicinarum.
In MESUË (Johannes) *the younger*. Opera quae extant omnia, 1562, ff. 436–438.

Introductorium practicae de febribus.
In GATINARIA (Marco). Nonum ad Almansorem in gymnasio Papiensi publicè profitentis, de remediis morborum omnium particularibus . . . 1559, pp. 325–407.

Libellus de divisione librorum Galieni.
In ARTICELLA . . . 1500. f. 49 [3rd seq.]

GENTILIS DE FULGINEO
See GENTILE DA FOLIGNO

GERARDE (JOHN) 1545–1612
996. The herball or generall historie of plantes.
Gathered by John Gerarde of London, Master in Chirurgerie. Imprinted at London by John Norton, 1597.
[xviii] 1392 [+lxxi] p. illus. 12·5 ins.
> Colophon: Imprinted at London by Edm. Bollifant, for Bonham & John Norton, 1597.

T.-p. with decorated border. Several thousand woodcuts illustrating plants.
See note on this edition in Osler.
University History of Science Collection. Stirrup Bequest.
BM Osler 2722 SGC 3 STC 11750 Wellcome 2752

997. The herball or generall historie of plantes.
Gathered by John Gerarde of London, Master in Chirurgerie. Very much enlarged and amended by Thomas Johnson citizen and apothecarye of London. London, printed by Adam Islip, Joice Norton and Richard Whitakers, 1633.
[xxxviii] 1630 [+2, xlvi] p. illus. 13·5 ins.
> Engr. and illus. t.-p. Several thousand illustrations of plants.
> BM STC 11751 Waller 11513

998. . . . Another ed. 1636 with same collation as 1633 ed. Some leaves damaged.
> BM Dawson 2683 STC 11752

GERARDUS, *Cremonensis*, 1114?–1187
See ALBENGNEFIT. De virtutibus medicinarum. [*In* ELLUCHASEM ELIMITHAR. Tacuini sanitatis, 1531, pp. 119–139.]
ALBUCASIS. Lib. chirurgici. [*In* PRISCIANUS (Theodorus). Octavii Horatiani rerum medicarum lib. quatuor, 1532, pp. 119–319.]
AVICENNA [Canon medicinae]. Ex Gerardi Cremonensis versione . . . 1595 & 1608 eds.
AVICENNA. Liber canonis de medicinis cordialibus et cantica, 1556.
AVICENNA. Libri in re medica omnes, 1564.
RHAZES (Muhammad). Abubetri Rhazae Maomethi . . . opera, 1544.
SERAPION, *the elder*. Iani Damasceni . . . therapeuticae methodi, 1543.

GERARDUS (THEODORICUS)
See GHEERAERDS (Diederich)

GERHARD *of Cremona*
See GERARDUS, *Cremonensis*

GERHARD (JOHANN CONRAD)
999. Extractum chymicarum quaestionum, sive responsionis ad theoriam lapidis philosophici editam in academia Regiomontana à quodam ibidem antichymista. Ubi veritas artis chymicae etiam contra principia negantem asseritur, & multae difficiles & jucundae, quaestiones discutiuntur. Argentorati, impensis heredum Lazari Zetzneri, 1616.
[xvi] 132 [ii] p. 6·5 ins.
> Colophon: Argentorati, excudebat Conradus Scher., 1616.
> *Bd. with* FUCHS (Samuel). Metoposcopia & opthalmoscopia, 1615.
> BM

GERHARDI (JOANNES CUNRADUS)
See GERHARD (Johann Conrad)

GERSTMANN (BARTOLD FLORIAN) *respondent*
1000. De peste. Lugduni Batavorum, apud Abrahamum Elzevier, 1687.
[32] p. 8 ins.
> (Disp. med. inaug., Leyden, Friedrich Spanhem, praeses).
> *Bd. with* LIPSTORP (Gustavus Daniel) *respondent*.
> De animalculis in humano corpore genitis. 1687.
> BM

GESCHMAUSS (JEROME) 1505–43. *ed.*
See GALEN (Claudius). ʼΑπαντα . . . Opera omnia, 1538, Pars prima, quinta.

See PAULUS Ægineta . . . Libri septem. 1538.

GESNER (CONRAD) 1516–65
1001. Bibliotheca instituta et collecta primum a Conrado Gesnero, deinde in epitomen redacta & novorum librorum accessione locupletata, iam vero postremo recognita, & in duplum post priores editiones aucta per Iosiam Simlerum Tigurinum. Habes hic, optime lector, catalogum locupletissimum omnium fere scriptorum, à mundi initio ad hunc usque diem, extantium & non extantium, publicatorum & passim in bibliothecis latitantium. Opus non bibliothecis tantum publicis privatisve instituendis necessarium, sed studiosis omnibus, cuiuscunque artis aut scientiae, ad studia melius formanda utilissimum. Tiguri, apud Christophorum Froschoverum, 1574.
[x] 691 [+40] p. 12 ins.
> BM   Osler 629   Wellcome 2776

1002. Compendium ex Actuarii Zachariae libris de differentiis urinarum, iudiciis & praevidentiis. Universalis doctrina Claudii Galeni Pergameni de compositione pharmacorum secundum locos affectos à capite ad calcem, particularibus medicamentis remotis. Opus medicum, practicum, verè aureum, & postremae lectionis. Sylvula Galeni experimentorum, et aliorum aliquot. Omnia per Conradum Gesnerum . . . in studiosorum gratiam congesta. Nunc primum nata & aedita. Tiguri, apud Christophorum Froschoverum, [1541].
[viii] 183 ff. illus. 6 ins.
> Date from Osler.
> BM   Osler 630

De anima liber, sententiosa brevitate, veluti per tabulas et aphorismos ut plurimùm conscriptus, philosophiae & medicinae studiosis accommodatus. Nunc primùm editus. Tiguri, apud Jacobum Gesnerum, 1563.
Iv VIVES (Juan Luis). Ioannis Lodovici Vivis Valentini de anima & vita libri tres (1563), pp. 719–951.

1003. De raris et admirandis herbis, quae sive quod noctu luceant, sive alias ob causas, lunariae nominantur, commentariolus: & obiter de aliis etiam rebus quae in tenebris lucent. Inseruntur & icones quaedam herbarum novae. Eiusdem descriptio Montis Fracti, sive Montis Pilati, iuxta Lucernam in Helvetia. His accedunt Io. du Choul . . . Pilati Montis in Crallia descriptio. Io. Rhellicani Stockhornias, qua Stockhornus, mons altissimus in Bernensium Helvetiorum agro, versibus heroicis

describitur. Tiguri, apud Andream Gesnerum, F. & Iacobum Gesnerum, fratres, [1555]?
[iv] 87 [+9] p. 9 ins.
> Date from dedication.
> *Bd. with* GRYLLUS (Laurentius). Oratio de peregrinatione. 1566.
> . . . Another copy. *Bd. with* POSTEL (Guillaume). Cosmographicae disciplinae compendium, 1561. Christie Collection.
> BM   Osler 642

Enumeratio alphabetica virorum illustrium qui rem chirurgicam vel scriptis vel artis usu excoluerunt, (& obiter de herbis aliquot vulnerarijs).
In CHIRURGIA, 1555, ff. 395ʳ–408ᵛ.

Enumeratio medicamentorum purgantium vomitoriorum, & aluum bonam facientium ordine alphabeti.
In BRASSAVOLA (Antonio Musa). Examen omnium catapotiorum . . . 1543, pp. 143–166.

1004. Epistolarum medicinalium, libri III. His accesserunt eiusdem aconiti primi Dioscoridis asseveratio, & de oxymelitis elleborati utriusque descriptione & usu libellus. Omnia nunc primùm per Casparum Wolphium . . . in lucem data. Tiguri, excudebat Christoph. Frosch [overus], 1577.
[viii] 140, 28 ff. woodcut illus. 8·5 ins.
> Separate t.-p. for 'De aconito' &c.
> BM   Osler 647   Waller 3521

1005. Euonymus, sive de remedijs secretis, pars secunda: nunc primum opera & studio Caspari Wolphii . . . in lucem editus. Accessit eiusdem de editione viatici novi, ad titubantem Antonij Valetij Iunianens. linguam, responsio. . . . (Tiguri, excudebat Christophorus Frosch[overus], 1569).
[viii] 427 [xvi] ff. illus. (woodcuts) 6·5 ins.
> Imprint from colophon. Bookplate: 'Monasterii Murensis'.
> Inscription on t.-p.: Reverendo patri Domino Hieronymo Abbati Murensi anno suo. Casparij Vuolphij medicij. D.D.
> BM   Dawson 2693 (Euonymus only)   Osler 639

Excerptorum & observationum de thermis . . liber primus [-secundus].
In De BALNEIS, 1553, ff. 290ʳ 298ʳ [2nd seq.]

1006. Historia plantarum et vires ex Dioscoride, Paulo Aegineta, Theophrasto, Plinio et recentioribus Graecis, iuxta elementorum ordinem. Basileae, apud Robertum Wynter, 1541.
[iv] 281 [282–296] p. 6 ins.
> BM   Haller. Bibl. Bot. 1. 287   Watt

1007. Libellus de lacte, et operibus lactariis, philologus pariter ac medicus. Cum epistola ad Iacobum Avienum de montium admiratione . . . Tiguri, apud Christophorum Froschoverum, [1541?]
51 ff. 6 ins.
> Date from preface.
> *Bd. with his* Compendium ex Actuarii Zachariae libris. 1541.
> Osler 631

Observationes de medicinae chirurgicae praestantia & antiquitate ad Geryonem Seilerum.
In CHIRURGIA, 1555, ff. 393ʳ–395ʳ.

1008. The practise of the new and old physicke, wherein is contained the most excellent secrets of phisicke and philosophie, devided into foure bookes. In the which are the best approved remedies for the diseases as well inward as outward, of al the parts of mans body: treating very amplie of al distillations of waters, of oyles, balmes, quintessences, with the extraction of artificiall saltes, the use and preparation of antimony, and potable gold gathered out of the best & most approved authors . . . Also the pictures and maner to make the vessels, furnaces, and other instruments thereunto belonging. Newly corrected and published in English by George Baker, London, Peter Short, 1599.
[xii], 256 ff., illus. (col.) diagrs. 7·5 ins.
> Illus. coloured t.-p.
> BM   Osler 641   SGC 2   STC 11799   Waller 3524

1009. Sanitatis tuendae praecepta cum aliis, tum literarum studiosis hominibus, & iis qui minus exercentur, cognitu necessaria. Contra luxum conviviorum. Contra notas astrologicas ephemeridum de secandis venis. Tiguri, per Iacobum Gesnerum, [1556?]
23 p. 6·5 ins.
> Date from p. 4. Studosis altered in MS to 'studiosis'.
> . . . Another copy. *Bd. with* Willichus (Jodocus). Ars magirica. 1556.

1010. . . . Another copy. With imprint Tiguri, per Andream Gesnerum F. & Iacobum Gesnerum fratres [1556?].
> Christie Collection.
> BM   Osler 644   Wellcome 2803

1011. Thesaurus Euonymi Philiatri, de remediis secretis, liber physicus, medicus, et partim etiam chymicus, & oeconomicus in vinorum diversi saporis apparatu, medicis & pharmacopolis omnibus praecipuè necessarius, nunc primum in lucem editus. Argumentum copiosius sequens pagella continet. Tiguri, per Andream Gesnerum, 1554.
[2] 3–580 [xxxviii] p. 6 ins.
> SGC 2   Waller 3525

1012. [The treasure of Euonymus, conteyninge the wonderfull hid secretes of nature, touchinge the most apte formes to prepare and destyl medicines for the conservation of helth: as quintessence, aurum potabile, hippocras, aromatical wynes, balmes, oyles, perfumes, garnishyng waters and other manifold excellent confections. Wherunto are joyned the formes of sondry apte fornaces and vessels, required in this art. Translated out of Latin by Peter Morwyng. London, J. Daie [1559].]
392 p. illus. diagrs. 7 ins.
> According to SGC the pagination should be [xviii] 408 p., i.e. prelims and last 16 p. wanting.
> Osler 640   SGC 1   STC 11800

See CASSIUS *Iatrosophista*. Naturales et medicinales quaestiones LXXXIIII. (1562).

CHIRURGIA, 1555.

[CHIRURGIA] [*In* UFFENBACH (Peter). Thesaurus chirurgiae . . . 1610, pp. 661–1164.]

DIOSCORIDES (Pedanius). [Pedacius] *Anazarbeus*, 1st century. Εὐπόριστα Ped. Dioscordis Anazarbei ad Andromachum . . . medicorum, 1565.

ERASTUS (Thomas). Varia opuscula medica . . . 1598. Item 6. Epistola de quibusdam quaestionibus ad curationem pestilentiae pertinentibus, ad Conradum Gesnerum.

GALEN (Claudius). Opera quae ad nos extant omnia, 1549.

MASSARIA (Domenicus). De ponderibus & mensuris medicinalibus libri tres, 1584.

MOSCHION. De passionibus mulierum liber graecus. [*In* GYNAECIORUM, 1566.] [Also 1586 ed. tomus 1 no. 2.]

MOSCHION. περι γυναικείων παθων βιβλιον. [*In* SPACH (Israel). Gynaeciorum, 1597.]

GESSELER (JODOCUS À) *praeses*
See JONGE (Cornelius de) *respondent*. De phthisi sive tabe vera, 1684.

SPOORWATER (Thomas) *respondent*. De paralysi, 1687.

SUNDER (Antonius van) *respondent*. De catameniis suppressis, 1688.

GEUDER (MELCHIOR FRIEDRICH) *respondent*.
1013. De vomitu aquae ex gula, vulgo: Hertz-oder Gallen-Wasser. Tubingae, typis viduae Johann-Henrici Reisi, 1686.
16 p. 7·5 ins.
> (Disp. inaug. med., Alma Eberhardina, Elias Rudolf Camerarius praeses).
> *Bd. with* HELLER (Georgius Christophorus) *respondent*. Dissertatio inauguralis medica. 1754.
> SGC 1   Waller 1710

See HAVERS (Clopton). Osteologia nova . . . interprete Melchiore Friderico Geudero.
[*In* LE CLERC (Daniel) *and* MANGET (Jean Jacques) *comps*. Bibliotheca anatomica, 1699, Vol. 2, pp. 419–483.]

GEUSIUS (JACOBUS)
1014. Wonderlijke ende uytneemende Aanmerkingen van alderhande zoorten van Wonden ende der zelver geneezinge, uyt verscheyden van de vermaarste Wondheelers te zaamen getrokken, ende in de Nederduytsche taale overgezet. Leeuwarden, Yuo Takes Wielsma, 1667.
[ii], 59, [+3] p. 5·5 ins.
> *Bd. with* ARCEO (Francesco). Kortbondige, 1667.

GHEERAERDS (DIEDERICH)   –c. 1530
See GALEN (Claudius). De simplicium medicamentorum facultatibus, libri XI, 1552.

GHINI (LUCA) 1500–56
Morbi Neapolitani curandi ratio perbrevis.
See MARQUARD (Johann). Practica theorica empirica morborum interiorum, 1589, pp. 422–464.

GIACHINI (LIONARDO)
1015. In nonum librum Rasis arabis medici ad Almansorem regem, de partium morbis eruditissima com-

mentaria. Opera ac diligentia Hieronymi Donzellini . . .
emendata ac perpolita. Basileae, per Petrum Pernam,
1564.
[xxiv] 454 p. 8·5 ins.

> Marginal MS notes.
> BM (2 pts.) SGC 2

1016. In nonum librum Rasis arabis medici ad Almansorem regem, de partium morbis eruditissima commentaria. Opera ac diligentia Hieronymi Donzellini . . .
emendata ac perpolita. Adiecta sunt eiusdem opuscula,
quorum seriem versa pagella monstrabit . . . Lugduni,
apud Carolum Pesnot, 1577.
640 [lxxix] p. 7·5 ins.

> *Contents:* Methodus praecognoscendi, pp. 505–536. De rationali
> curandi arte, pp. 537–565. De acutorum morborum curatione
> disputatio, pp. 567–611. Quaestionum naturalium libellus, pp.
> 611–640.
> 1 p. MS notes on end leaf.
> SGC 2   Wellcome 2824

Libellus cujus est scopus, quantum detrimenti bonis
literis afferat, omissa ratione, aliorum scriptis temere
subscribere.

In ACADEMIA FLORENTINA. Novae Academiae Florentinae opuscula . . . 1534, pp. 91–132.

GIBSON (THOMAS) 1647–1722
1017. The anatomy of human bodies epitomiz'd.
Wherein all the parts of man's body, with their actions
and uses, are succinctly describ'd, according to the
newest doctrine of the most accurate and learned
modern anatomists. The third edition, with the addition
of an index. London, printed for Awnsham Churchil,
1688.
[xvi] 588 [xviii] p. pls. 7·5 ins.

> Watt   Wing G 674

1018. The anatomy of humane bodies epitomized.
Wherein all the parts of man's body, with their actions
and uses, are succinctly described, according to the
newest doctrine of the most accurate and learned
modern anatomists. The fifth edition, corrected and
inlarged both in the discourse and figures. London,
printed by T. W. for Awnsham and John Churchill, . . .
and sold by Timothy Childe, 1697.
[xvi] vi, 626 p. 20 pls. 7·5 ins.

> Should contain 20 pls. but pl. 13 is missing.
> BM   Watt   Wing G 676

GIESWEIN (PHILIPPUS ANDREAS) *respondent*
See WALDSCHMIDT (Johann Jakob) *praeses*. [Theses
medicae 1679], nos. I, V.

GLANVILLE (BARTHOLOMEW DE)
See BARTHOLOMAEUS *Anglicus* and note.

GLAUBER (JOHANN RUDOLF) 1604–70?
1019. Annotationes in nuper editam continuationem
miraculi mundi, secreta ibidem contenta, aurumque
potabile verum, cujus simul mentio ibidem facta est,
explicantes & defendentes: cum brevi admonitione seu
significatione incognitarum quidem, sed omnibus
hominibus utilissimarum inventionum & secretorum,

quae in ipsius laboratorio publicè & privatim demon-
strabuntur: invidorum vervecum, ignorantium asino-
rum, & impudentum calumniatorum ora impudica
obturandi causâ ab authore in lucem editae. Amstelodami, apud Joannem Janssonium, 1659.
37 p. 6 ins.

> *Bd. with his* Prosperitatis Germaniae pars prima-sexta. 1656–61
> (between parts 4 and 5).
> BM

1020. Apologia contra mendaces Christophori Farnneri calumnias, ex germanico in latinum idioma trans-
fusa. Amstelodami, 1655.
94 p. 6 ins.

> *Bd. with his* Libellus dialogorum. 1663.
> BM   Osler 2748   Waller 11141

1021. Consolatio navigantium: in quâ docetur, &
deducitur, quomodo per maria peregrinantes à fame ac
siti immò etiam morbis, qui longinquo ab itinere ipsis
contingere possunt, sibi providere ac suppetiari liceat.
Omnium illorum, qui ad patriae salutem magnas ac
diutinas navigationes obeunt, amori, auxilio, solatio,
ac levamini, ex bonâ animi mente descripta, & in lucem
edita. Amstelodami, apud Joannem Janssonium, 1657.
[x] 11–96 p. 6 ins.

> *Bd. with his* Libellus dialogorum, 1663.
> BM   Osler 2750   SGC 2   Waller 3574.

1022. De auri tinctura, sive auro potabili vero, quid
sit & quommodo differat ab auro potabili falso &
sophistico; quomodo spagyrice praeparandum &
quomodo in medicinâ usurpandum. Amstelodami, apud
Joannem Janssonium, 1651.
22 p. 6 ins.

> *Bd. with his* Libellus dialogorum. 1663.
> BM   Dawson 2740   Waller 11143

1023. Explicatio tractatuli, qui miraculum mundi
inscribitur, nuper à Ioh. Rud. Glaubero editi, tàm plana
quàm solida, in rei veritatis testimonium, & artes amore
prosequentium utilitatem. Amstelodami, prostant apud
Joannem Janssonium, 1656.
71 p. 6 ins.

> *Bd. with his* Operis mineralis pars prima-tertia, 1651–52.
> Osler 2744   Waller 11146

1024. Explicatio verborum Salomonis: in herbis,
verbis & lapidibus magna est virtus. Unà cum adjuncta
tractatiuncula de quinta essentia metallorum in gratiam
eorum qui tenentur studio divinorum atquè naturalium
miraculorum conscripta atque hîc oculis subjecta.
Amsterdami, prostant apud Joannem Janssonium, 1664.
88 p. 6 ins.

> *Bd. with his* Libellus dialogorum. 1663.
> Watt

1025. Furni novi philosophici, sive descriptio artis
destillatoriae novae; nec non spirituum, oleorum,
florum, aliorumque medicamentorum illius beneficio,
facilimâ quâdam & peculiari viâ è vegetabilibus,
animalibus & mineralibus, conficiendorum & quidem
magno cum lucro; agens quoque de illorum usu tam

chymico quam medico, edita & publicata in gratiam veritatis studiosorum. Amsterodami, prostant apud Joannem Janssonium, 1651.

5 parts: 67[+3], 148 [iv]; 55; 83 [+2]; 54; 72; 22 p. Woodcut illus., 3 fold. woodcut pls.

> Separate t.-p. to each part and for (1) Annotationes in appendicem quintae partis fornacum philosophicarum. (2) De auri tinctura sive auro potabili vero. Quid sit & quommodo differat ab auro potabili falso & sophistico quomodo spagyrice praeparandum & quomodo in medicinâ usurpandum. Amsterodami, prostant apud Joannem Janssonium, 1651.
> University History of Science Collection. Book plate of Edward Schunck.

1026. Libellus dialogorum, sive colloquia, nonnullorum Hermeticae medicinae, ac tincturae universalis studiosorum, in gratiam eorum, qui Hermeticam philosophiam amplectuntur, conscripta & edita . . . Amstelodami, apud Joannem Janssonium, 1663.

91 p. fold. pl. 6 ins.

> BM   Watt

1027. Miraculum mundi, sive plena perfectaque descriptio admirabilis naturae, ac proprietatis potentissimi subiecti, ab antiquis menstruum universale sive mercurius philosophorum dicti: quo vegetabilia, animalia & mineralia facillime in saluberrima medicamenta, & imperfecta metalla in permanentia ac perfecta transmutari possunt. In gratiam secretae naturae scrutatorum editum . . . atque ex germanico latinum factum. Amsterodami, impressum apud Joannem Janssonium, 1653.

87 p. 6 ins.

> . . . Another copy. *Bd. with his* Operis mineralis pars prima-tertia, 1651–52.
> Osler 2743

1028. Miraculi mundi continuatio, in qua tota natura denudatur, & toti mundo nudè ob oculos ponitur; imò dilucidè & apertè demonstratur, fieri posse, ut ex sale petrae omnium vegetabilium, animalium & mineralium summa medicina paretur, ac ideò sal petrae jure ac meritò verum subjectum solvens, sive menstruum universale (rumpantur ilia omnibus Farnerianis asinis) apellari queat. Miracula divina manifestandi, & Hermeticae medicinae studiosos docendi gratia conscripta, & in lucem edita. Amstelodami, apud Joannem Janssonium, 1658.

133 p. 6 ins.

> *Bd. with his* Operis mineralis pars prima-tertia, 1651–52.
> Waller 11151

1029. Operis mineralis, pars prima (-tertia). Ubi docetur separatio auri è filicibus, arena, argillâ, aliisque fossilibus per salis spiritum, quae aliàs eliquari nequeunt. Item panacea sive medicina universalis antimonialis, ejusque usus inventa & publicata in gratiam studiosorum artis chymicae. Amsterodami, prostant apud Joannem Janssonium, 1651–2.

67 [+2]; 47; 110 p. 6 ins.

> Separate t.-p.s for parts 2 and 3, both dated 1652. Part 2 entitled: Pars secunda, de ortu & origine omnium metallorum & mineralium, quo scilicet pacto illa per astra producantur ex aqua & terra corpus sibi suscipiant & multiplici forma formentur . . .

Part 3 entitled: Pars tertia, in qua titulo commentarii in libellum Paracelsi coelum philosophorum sive liber vexationum dictum, metallorum transmutationes in genere docentur, cum appendice specialem earum processum, ut & eorundem eliquationem, explorationem, separationem, aliasque necessarias operationes demonstrante.

> . . . Another copy. Imperfect. (Wanting t.-p. and pp. 3–4, 15–16).
> BM   Dawson 2740   Osler 2741

1030. Pharmacopoea spagyrica, sive exacta descriptio. Quâ ratione ex vegetabilibus, animalibus & mineralibus, modo haud usitato faciliorique, utilia, efficacia, & penetrantia medicamenta fieri praepararique possint. Pars prima. In usum afflictissimi generis humani in lucem prolata. Amsterodami, impressum apud Joannem Janssonium, 1654.

76 p. 6 ins.

> *Bd. with his* Miraculum mundi, 1653.
> Osler 2745 (Parts 1 and 2) Waller 3577 (Parts 1–7, 1654–68)

1031. Prosperitatis Germaniae pars prima (-sexta). In quâ de vini, frumenti, & ligni concentratione, eorundemque utiliore, quàm hactenus, usu agitur: in dei ac patriae honorem, omniumque piorum patrum-familiâs doctrinam & admonitionem bono & syncero animo Germanicè in lucem edita, et à Philochymico quodam latinitate donata. Amstelodami, apud Joannem Janssonium, 1656–1661.

[x] 118; [iv] 72; 235; 142; 37; 71; 62 p. 5 pls. (fold.) 6 ins.

> Separate t.-p. and pagination for each part.
> Part 1 dated 1656, 2 1657, 3 1659, 4 1659, 5 1660. (Appendix to part 5 dated 1660), 6 1661.

1032. Tractatus de medicina universali, sive auro potabili vero, hoc est, accurata descriptio verae medicinae universalis, ejusque admirabilis efficaciae & virtutis, quas in vegetabilia, animalia & mineralia exercet, Caeco huic mundo, instar luminis claro splendore lucentis, obscuras sophisticationes cognoscendi, & à veritate dignoscendi rationem ob oculos ponens, & omnes aegros desertos consolandi, & extremo auxilio adjuvandi gratiâ, descripta. Amstelodami, apud Joannem Janssonium, 1658.

75 [+2] p. 6 ins.

> *Bd. with his* Libellus dialogorum, 1663.
> . . . Another copy *bd. with his* Operis mineralis pars prima-tertia. 1651–2. Imperfect, wanting pp. 65–66.
> BM   Watt

1033. Vera ac perfecta descriptio, qua ratione ex vini fecibus bonum plurimumque tartarum sit extrahendum. In gratiam dulcissimae patriae publici juris facta per inventorem. Amstelodami, prostant apud Joannem Janssonium, 1655.

28 p. 6 ins.

> *Bd. with his* Libellus dialogorum, 1663.
> BM   Osler 2746

1034. The works of the highly experienced and famous chymist, John Rudolph Glauber: containing, great variety of choice secrets in medicine and alchymy in the working of metallick mines, and the separation of metals: also, various cheap and easie ways of making

salt-petre, and improving of barren-land, and the fruits of the earth. Together with many other things very profitable for all the lovers of art and industry. Translated into English, and published for publick good by the labour, care, and charge, of Christopher Packe, philo-chymico-medicus. London, printed by Thomas Milbourn, for the author, and are to be sold at his house . . . , by D. Newman, and W. Cooper, 1689.
[xii] 440 [i.e. 444] [iv] 220 92 [xi] p. front. illus. 10 pls. 14 ins.

> Separate t.-p. to second part reads:
> The second part of Glauber's works. The first century, or wealthy store-house of treasures. Being a general appendix to all his hitherto published writings. The which doth not onely illustrate all obscure places, as well in his philosophical and medicinal as chymical writings, and explain those hard places to be understood; but also do so abundantly supply those which are defective, that the learned and the unlearned, the highest and the lowest, and more, the meanest workmen and husbandmen, may sufficiently be able to comprehend that Glauber hath in all his writings, written the pure and simple truth, and hath again brought to light the most noble art of alchymy which hath so long lain hid in darkness hitherto; and hath discovered it for the common good of mankind. London, printed in the year 1689.
> Last 92 pages part 3.
> Frontis. same as the plate opposite p. 189.
> . . . Another copy.
> . . . Another copy. University History of Science Collection. Presented by Charles Henry Esq., M.D.
> BM   Osler 2740   Wing G 845

GLISSON (FRANCIS) 1597–1677
1035.   Anatomia hepatis. Cui praemittuntur quaedam ad rem anatomicam universè spectantia. Et ad calcem operis subjiciuntur nonnulla de lymphae-ductibus nuper repertis . . . Londini, typis Du-Gardianis, impensis Octaviani Pullein, 1654.
[xlviii] 458 [xiii] p. illus. 2 pls. 7 ins.

> BM   SGC 2   Wing G 853

1036.   Anatomia hepatis. Cui praemittuntur quaedam ad rem anatomicam universè spectantia. Et ad calcem operis subjiciuntur nonnulla de lymphae-ductibus nuper repertis. Amstelaedami, sumptibus Joannis Ravesteinii, 1659.
[xlviii] 552 [xii] p. illus. 2 pls. 5 ins.

> Additional engr. t.-p. Stamp: T. Renwick.
> BM   Dawson 2747   Osler 2759   Waller 3583

1037.   Anatomia hepatis. Cui praemittuntur quaedam ad rem anatomicam universe spectantia. Et ad calcem operis subjiciuntur nonnulla de lymphae-ductibus nuper repertis. Editio novissima, prioribus emendatior. Hagae-Comitum, apud Arnoldum Leers, 1681.
[xlviii] 552 [xii] p. illus. 2 pls. 5·5 ins.

> Additional engr. t.-p.
> Osler 2760   Waller 3585

Anatomia hepatis.
In LE CLERC (Daniel) *and* MANGET (Jean-Jacques) *comps.* Bibliotheca anatomica, 1685, Vol. 1, pp. 222–332. Also 1699 ed. Vol. 1, pp. 250–358 [2nd seq.]

Tractatus de partibus continentibus in genere, et in specie, de iis abdominis.

In LE CLERC (Daniel) *and* MANGET (Jean-Jacques) *comps.* Bibliotheca anatomica, 1685, Vol. 1. pp. 3–29. Also 1699 ed. Vol. 1, pp. 1–26 [2nd seq.]

Continuatio tractatus de partibus continentibus in genere, et in specie, de iis abdomininis (!).
In LE CLERC (Daniel) *and* MANGET (Jean-Jacques) *comps.* Bibliotheca anatomica, 1685, Vol. 1, pp. 41–57. Also 1699 ed. Vol. 1, pp. 44–60 [2nd seq.]

1038.   A treatise of the rickets. Being a diseas common to children. First published in Latin by Francis Glisson, George Bate, and Ahasuerus Regemorter . . . Translated into English by Phil. Armin. Corrected and much amended, by Nich. Culpeper. London, printed by Peter Cole, 1651.
[viii] 374 [i.e. 364] [iv] p. diagrs. 5·5 ins.

> pp. 290–364 numbered 300–374.
> . . . Another copy. Imperfect, t.-p. missing and pp. [i–iv] damaged.
> BM   Waller 3588   Wing G 860

1039.   Tractatus de rachitide sive morbo puerili, subtextis continuè observationibus Georgii Bate & Ahasueri Regemorteri . . . Editio postrema. Hagae-Comitis, apud Arnoldum Leers, 1682.
[xviii] 412 p. illus. (woodcuts) 5 ins.

> SGC 2

1040.   Tractatus de ventriculo et intestinis. Cui praemittitur alius, de partibus continentibus in genere; & in specie, de iis abdominis. Londini, typis E.F. prostat venalis apud Henricum Brome, 1677.
[xxxii] 509 [+3] p. 3 pls. 8 ins.

> Wanting engr. port.
> BM   Osler 2762   Waller 3586   Wing G 859

1041.   . . . Another ed. Amstelodami, apud Jacobum Juniorem, 1677.
[xxxii] 591 p. front. (port.) 3 pls. 5·5 ins.

> BM   Waller 3587

Tractatus de ventriculo et intestinis.
In LE CLERC (Daniel) *and* MANGET (Jean-Jacques) *comps.* Bibliotheca anatomica, 1685, Vol. 1, pp. 69–100. Also 1699 ed. Vol. 1, pp. 70–100 [2nd seq.]

GLÜCKRADT (CHRISTOPHER) *ed.*
See BEGUIN (Johann). Tyrocinium chymicum, notae D. Johannis Hartmanni olim editae à Christophoro Glückradt. (*In* HARTMANN (Johann). Opera omnia medico-chymica . . . 1684, Vol. 3.)

GMELIN (JOHANN-GEORG) *respondent*
1042.   Scrutinium orgasmi sive disquisitio physico-medica de turgentia materiae febrilis. Tubingae, typis Johann-Henrici Reisi, 1674.
[12] p. 7·5 ins.

> (Johannes Conradus Brotbequius praeses).
> *Bd. with* MATTHIS (Johannes Conradus) *respondent*. De mania 1669.

GODDAEUS (CONRADUS)
Laus ululae. Authore Curtio Jaele.

In Dissertationum Ludicrarum et Amoenitatum, scriptores varii, 1666, pp. 482–601.

GODENIUS (Rodolphus) 1572–1621
See Theatrum Sympatheticum Auctum . . . 1662.

GOELICKE (Andreas Ottomar) 1671–1744
1043. Epistola anatomica, problematica nona . . . ad . . . Fredericum Ruyschium . . . De cursu arteriarum per piam matrem cerebrum involventem, de tertia cerebri meninge, de arteriis membranarum cavitates ossis frontis supra narium radices & eas sub sella equina investientium, nec non de vasis arteriosis novis hepatis & diaphragmatis. Amstelaedami, apud Joannem Wolters, 1679 [i.e. 1697?]
[2] 3–14 p. pl. 9 ins.
> Letter itself is dated 1697. pp. 7–13; Frederici Ruyschii responsio ad . . . Andream Ottomarum Goelicke . . . in epistolam ejus anatomicam problematicam [IX].
> *Bd. with* Gaub (Joan). Epistola problematica, prima [-tertia], 1696.
> BM

GOLDEN PRACTICE OF PHYSICK
See Plater (Felix) *the elder.* A Golden practice of physick, 1662.

GOLDSCHMIDT (Andreas) 1514–59
Succini historia, breviter & succincte descripta . . . Et nunc primum studio & opera Laurentii Scholzii . . . in lucem edita.
In Crato von Krafftheim (Johannes). [Co]nsiliorum, et epistolarum medicinalium, liber quartus, 1614.

GOMES (Manoel)
1044. De pestilentiae curatione methodica tractatio in qua caussae (!), signa praeambula, medicamina anteprovida & sanantia. Editio altera. Lovanii, apud Jacobum Zegers, 1637.
[3] 4–33 p. 5·5 ins.
> *Bd. with* Salerno, School of. Novo-antiqua Schola Salerna . . . 1635.

GOMMESIUS (Emanuel)
See Gomes (Manoel)

GOODALL (Charles) 1642–1712
1045. The Colledge of Physicians vindicated and the true state of physick in this nation faithfully represented: in answer to a scandalous pamphlet, entituled, The Cornerstone, &c. London, printed by R. N. for Walter Kettilby, 1676.
[xii], 191, [vi] p. 6·5 ins.
> Added frontis. dated 1665 bearing crest of Royal Society.
> BM SGC 2 Wing G 1090

1046. The Royal College of Physicians of London founded and established by law: as appears by letters patents, Acts of Parliament, adjudged cases, etc. and an historical account of the College's proceedings against empiricks and unlicensed practisers in every Princes reign from their first incorporation to the murther of the Royal Martyr, King Charles the first. London, printed by M. Flesher, for Walter Kettilby, 1684.
[xii] 288 [lii] 305–472 [+xii] p. 8 ins.
> The historical account . . . begins after p. 288.
> . . . Another copy.
> BM Osler 6094 Wing G 1091

GORCUM (Gysbertus Blyeel van) *respondent*
1047. De nephritide. Trajecti ad Rhenum, ex officina Guilielmi vande Water, 1699.
13 [+3] p. 8 ins.
> (Disp. med. inaug., Utrecht, Hermannus van Halen praeses).
> *Bd. with* Avemann (Joannes Christophorus) *respondent.* De medico eleemosynario publico. 1695.
> BM

GORDON, Bernard de
See Bernard *de Gordon*

GORIS (Gerard)
1048. Medicina contempta, propter λογομαχίαν vel ignorantiam medicorum discursus brevis per vastissima utriusque medicinae tam veteris quam novae spatia, in quo de integerrimae artis vitiis, ob artificum indolem & mores, vulgique errores, obiter & succincte tractatur. Accedit appendicula observationum & curationum aliquot medicarum. Lugduni Batavorum, apud Abrahamum de Swart, 1700.
[xx] 336 [xii] p. 8·5 ins.
> BM SGC 1

GORRAEUS (Joannes) *the elder*
See Gorris (Jean de) *the elder*

GORRAEUS (Petrus) *Bituricensis*
See Gorris (Pierre de)

GORRIS (Jean de) *the elder,* 1505–77
1049. Definitionum medicarum libri XXIIII literis graecis distincti. Lutetiae Parisiorum, apud Andream Wechelum, 1564.
[iii] 322 [i] 325–382 [i] ff. pl. (port.) illus. 12·5 ins.
> Coat of arms on verso of t.-p.
> Osler 7070 SGC 1 Waller 3642 Wellcome 2891

1050. Definitionum medicarum libri XXIIII, literis graecis distincti. Ab authore ante obitum recogniti, magnaque accessione adaucti, & nunc denuo ad publicam rei literariae utilitatem editi. Adiectus in calce latinograecum index copiossissimus. Francofurti ad Moenum, ex officina typographica Andr. Wecheli, 1578.
[viii] 543 p. illus. (incl. port.), fold. pl. 12·5 ins.
> Coat of arms on verso of t.-p.
> BM SGC 2

1051. Opera. Definitionum medicarum libri XXIIII.A. Ioanne Gorraeo filio . . . locupletati & accessione magna adaucti. Accessio significatur his ad margines notulis Nicandri Theriaca et alexipharmaca cum interpretatione & scholijs eiusdem I. Gorraei . . . Hippocratis libelli de genitura, de natura pueri, iusiurandum, de arte, de prisca medicina, de medico, eodem I. Gorraeo inter- prete cum annotationibus & adiectis unicuique libello brevibus scholijs. Formulae remediorum quibus vulgo medici utuntur authore Petro Gorraeo. Parisiis, apud Societatem Minimam, 1622.

[xii] 722 [i]; [iv] 166 [i] p. illus. fold. pl. 14 ins.

> Colophon: Parisiis, apud Iosephum Cottereau, Sebastianum Chappelet, Abrahamum Pacard, Iacobum Quesnel, Dionisium Moreau, et Samuelem Thiboust.
> BM   SGC 1   Wellcome 2893

See NICANDER *of Colophon.* Alexipharmaca. Jo. Gorraeo Parisiensi medico interprete . . . 1549. Also 1557 ed.

GORRIS (JEAN DE) *the younger, fl.* 1572, *ed.*
See GORRIS (Jean de) *the elder.* Opera. 1622.

GORRIS (PIERRE DE) c. 1485–

Formulae remediorum, quibus vulgo medici utuntur.
In OPUSCULA ILLUSTRIUM MEDICORUM DE DOSIBUS, 1584, pp. 429–521. *Also in* GORRIS (Jean de) *the elder.* Opera, 1622, pp. 147–166 [2nd. seq.].

GOUPYL (JACQUES)   –1564

In Alexandrum Trallianum castigationes, earúmque explicationes.
39 p.
In ALEXANDER *Trallianus* . . . βιβλια δυοκαιδεκα . . . Lib. XII, 1548.

See ACTUARIUS (Ioannes) *Zachariae filius.* [De differentiis urinarum liber . . . De iudiciis urinarum libri II . . . De causis urinarum libri II.] [In MEDICAE ARTIS PRINCIPES, 1567 cols, 41–117 (2nd seq.).]

ALEXANDER *Trallianus.* Libri duodecim . . . Adiectae sunt per eundem variae exemplarium lectionis observa- tiones, cum Iacobi Goupyli castigationibus. (1556).

DIOSCORIDES (Pedanius) [Pedacius] *Anazarbeus.* Libri octo graece et latine. Castigationes in eosdem libros [by Jacques Goupyl], 1549.

PAULUS *Ægineta.* Opera . . . annotationes Jacobi Goupyli . . . 1554, 1567 and 1589 eds.

GOURMELEN (ÉTIENNE)   –1593 or 4

1052. Chirurgicae artis, ex Hippocratis, & aliorum veterum medicorum decretis, ad rationis normam redactae, libri III. Ad clarissimum virum Marcum Mironem . . . Parisiis, apud AEgidium Gillium, 1580.

[xx] 241 [+2] p. 7 ins.

> *Bd. with* JOUBERT (Laurent). Medicinae practicae priores libri tres, 1577.
> BM   Waller 3657

GRAAF (REGNIER DE) 1641–73

1053. Alle de wercken, so in de ontleed-kunde, als andere deelen der medicyne. Amsterdam, by Abraham Abrahamse, 1686.

[xxxii] 671 p. engr. illus. (incl. port.) 22 engr. pls. (fold.) 7 ins.

> Additional engr. t.-p. as for 1677 ed. but with Dutch title, & imprint erased. Imperfect; wanting engr. illus. on p. 207 and fold. engr. pl. opposite p. 486.
> BM   SGC 2   Waller 3668

1054. De mulierum organis generationi inservientibus tractatus novus. Demonstrans tam homines & animalia caetera omnia, quae vivipara dicuntur, haud minus quàm ovipara ab ovo originem ducere. Ad Cosmum III . . . Lugduni Batav., ex officinâ Hackiana, 1672.

[xxiv] 334 [xiv] p. front. (port.) 10 engr. pls. (fold.) 6·5 ins.

> Additional engr. t.-p. Bookplate of Edvardus Coles, M.D. . . . Another copy *bd. with* PEYER (J. K.). Parerga anatomica et medica, 1682.   Imperfect ,wanting pp. 305–306 (pl. 23) also pls. 1, 12 and 22, port. and engr. t.-p.
> BM   Dawson 2821   SGC 1   Waller 3669

De utriusque sexus organis generationi inservientibus tractatus duo.
In LE CLERC (Daniel) *and* MANGET (Jean-Jacques) *comps.* Bibliotheca anatomica, 1685, Vol. 1, pp. 394–481. Also 1699 ed. Vol. 1, pp. 552–637 [2nd seq.]

1055. De virorum organis generationi inservientibus, de clÿsteribus et de usu siphonis in anatomia. Lugd. Batav. et Roterod., ex officina Hackiana, 1668.

[xxxii] 234 [xiv] p. 10 pls. 6 ins.

> Engr. t.-p. Imperfect, wanting pl. I.
> BM   Dawson 2822   SGC 1   Waller 3670

1056. Opera omnia. Lugd. Batav., ex officina Hackiana, 1677.

[xxxii] 717 [+2] p. engr. illus. (incl. port.), 23 pls. (fold.) 7 ins.

> Engr. t.-p.
> BM   Dawson 2819   SGC 2   Waller 3674

1057. Partium genitalium defensio, Societati Regiae Londini ad Scientiam Naturalem promovendam in- stitutae, dicata. Lugd. Batav., ex officina Hackiana, 1673.

[vii] 83 p. 6 ins.

> *Bd. with his* Tractatus anatomico-medicus de succi pancreatici 1671.
> SGC 1   Waller 3677

Partium genitalium defensio . . .
In LE CLERC (Daniel) *and* MANGET (Jean-Jacques) *comps.* Bibliotheca anatomica, 1685, Vol. 1, pp. 509–520. Also 1699 ed. Vol. 1, pp. 662–673 [2nd seq.]

1058. Traitté de la nature et de l'usage du suc pan- creatique, où plusieurs maladies sont expliquées, prin- cipalement les fièvres intermittentes. Paris, chez Oliver de Varennes, 1666.

[xx] 156 [xii] p. 5·5 ins.

> SGC 2   Waller 3679

1059. Tractatus anatomico-medicus de succi pan- creatici natura & usu. Lugd. Batavorum, ex officina Hackiana, 1671.

[xxii] 216 [xiv] p. 3 pls. port. 6 ins.

> Additional engr. t.-p.
> BM   SGC 1   Waller 3678

Tractatus anatomico-medicus de succi pancreatici natura et usu.
In LE CLERC (Daniel) *and* MANGET (Jean-Jacques) *comps.* Bibliotheca anatomica. 1685. Vol. 1, pp. 177–211. Also 1699 ed. Vol. 1, pp. 208–241 [2nd seq.].

GRACHT (Jacob van der)
1060. Anatomie der wtterlicke deelen van het men-schelick lichaem. Dienende om te verstaen, ende volkomentlick wt te beelden alle beroerlicheit des selven lichaems. Aengewesen door Iacob vander Gracht schilder. Bequaem voor schilders, beelt-houwers, plaet-snyders, als oock chirurgiens. Wtgegeven door den auteur, in s'Graven Hagae, 1634.
[65] p. 18 engr. pls. 15·5 ins.
> Commentary to the plates is taken from André du Laurens, Barthélemy Cabrol and Andreas Vesalius.
> Engr. t.-p.
> For detailed analysis *see* Choulant, L. Hist. and Bibliog. Anatomic Illustration, 1945, p. 242.
> Cushing VI. D.-17 SGC 1.

GRADIBUS (Johannes Mattheus Ferrarius de);
GRADO (Giovanni Matteo Ferrari da).
See Ferrari da Grado (Giovanni Matteo).

GRAETZ (Johannes Henricus)
1061. Epistola anatomica, problematica sexta [-octava]. Ad . . . Fredericum Ruyschium . . . Amstelaedami, apud Joannem Wolters, 1696-7.
12 [ii]; 14; 13 [+1] p. engr. illus. 2 engr. pls. 9 ins.
> *Contents:* 6. De arteria & vena bronchiali, nec non de polypis bronchiorum ejectis, venae & arteriae pulmonalis ramos men-tientibus. 1696. pp. 10–12: Friderici Ruyschii responsio.—7. De pia matre, ejusque processibus. 1696. pp. 7–10: Friderici Ruyschii responsio.—8. De structura nasi cartilaginea, vasis sanguiferis arteriosis membranae & cavitatis tympani & ossi-culorum auditus eorumque periostio. 1697. pp. 9–13: Friderici Ruyschii responsio . . .
> *Bd. with* Gaub (Joan). Epistola problematica, prima [-tertia], 1696.
> BM

GRAEVIUS (Joannes Georgius) *praeses* 1632–1703

See Areskinus (Robertus) *respondent*. Circa oeconomiam corporis humani, 1700.

Bartholomaeo (Bartholomaeus à) *respondent*. De scorbuto, 1700.

Bex (Abrahamus) *respondent*. De melancholia, 1680.

Bukky (Christianus) *respondent*. De medicina stercoraria, 1700.

Heirinx (Joannes Baptista) *respondent*. De ascite, 1690.

Rudbeck (Olaus) *the younger, respondent*. De fundamentali plantarum notitia rite acquirenda, 1690.

Tilborgh (Cornelius) *respondent*. De motu musculari ejusque actione laesa, 1700.

Tomlinson (Joannes) *respondent*. Positiones medicae inaugurales, 1690.

Voet (Daniel) *respondent*. De podagra, 1690.

Vries (Jacobus de) *respondent*. De religione, 1690.

Wachendorff (Alexander Carolus) *respondent*. De peripneumonia, 1691.

Wijckersloot (Hubertus à) *respondent*. De phthisi, 1690.

GRAFEN (Johann)
See Leichner (Eckard). De generatione. 1649.

GRAMAN (Georgius)
1062. New zugerichte, sehr nützliche chymische Reise und Hausz Apotheca, sampt auszführlichem Bericht, was für Unterscheid zwischen der Galenischen und Paracelsischen, oder chymischen Medicin sey, und wie mit denen, nach spagirischer Kunst bereiten Subtili-teten und Extracten, durch Gottes Segen, die Gesund-heit ein lange zeit erhalten, und dann auch allerhand gefährliche Kranckheiten, mit kleiner Dosi, subtiler Masse unnd wenigen Tröpfflein gantz sicher, lieblich und anmutig von männiglichen selbst curirt werden konnen, l.a. laborirt, experimentirt, und zum andermal verbessert. Schleusingen, gedrucket in der Steinmanni-schen Druckerey, 1630.
[lxiv] 176 [vi] p. 6 ins.

GRAMANN (Johann)
See Libavius (Andreas). Antigramania secunda . . . a Ioanne Gramano . . . opposita. 1595.

Libavius (Andreas). Appendix necessaria Syntagmatis arcanorum chymicorum . . . In qua . . . continentur defensiones geminae, primum eorum quae . . . iuniore Gramano sunt impugnata . . . 1615.

GRANGIER (Bonaventure)
See Theophrastus *Eresius*. Περι ιδρώτων, και περι ιλιγγων. De sudoribus libell[us] unus: de vertigine libell[us] alter. E Graeca lingua in Latinam conversi, et annotationibus illustrati, per Bonaventuram Grange-rium . . . 1576.

GRASSO (Baldassar) *tr.*
See Fragoso (Juan). La cirugia, 1686.

GRATAROLI (Guglielmo) 1516–68
Ad Conradum Gesnerum . . . de thermis Rhaeticis & vallis Traschurij agri Bergomatis.
In De Balneis, 1553, ff. 192^r–193^r [2nd seq.].

Consilium de praeservatione a venenis.
In Petrus de Abano. De venenis eorumque remediis. [1561 ?] ff. 60–63.

1063. De literatorum et eorum qui magistratibus funguntur conservanda praeservandáque valetudine, illorum praecipuè qui in aetate consistentiae, vel non longè ab ea sunt, compendium, cùm ex probatioribus autoribus, tum ex ratione ac fideli experientia concin-natum. Parisiis, apud Federicum Morellum, 1562.
101 [+3] ff. 4·5 ins.
> BM SGC 2 Waller 3709

. . . Gulielmi Grataroli . . . de literatorum, & eorum qui magistratum gerunt, conservanda valetudine liber.
In Rantzau (Henrik). De conservanda valetudine liber . . . 1604.

1064. De memoria reparanda, augenda, servandaque: tutiora omnimoda remedia, praeceptionesque optimas breviter continens opusculum. Item, de praedictione morum naturarumque hominum facili, ex inspectione partium corporis, selectum opusculum. Tiguri, per

Andream Gesner. F. & Rudolphum Vuyssenbachium, 1553.

[1] 2–78 ff. 5·5 ins.

Imperfect; leaves 38, 40–45, 48–57, 59 missing.
Bd. with SALERNO, School of. Novo-antiqua Schola Salerna . . . 1635.

1065. De vini natura, artificio, et usu, deque re omni potabili, opus certis capitibus distinctum, & nunc primum in lucem editum . . . Huic addita quaedam opuscula eiusdem authoris, quorum catalogum versa pagella indicabit . . . (Argentorati, excudebat Theodosius Rihelius, 1565).

[viii] 912 [xxiv] p. 7 ins.

Contents include: De memoria reparanda, conservandaque ac de reminiscentia: tutiora omnimoda remedia, praeceptionesque optimae.—De praedictione morum naturarumque hominum, cum ex inspectione partium corporis, tum aliis modis.—De temporum omnimoda mutatione, perpetua & certissima signa & prognostica: De tuenda sanitate in universum liber.—De literatorum conservanda valetudine liber.—De peste liber unus.—Theses de peste.
Imprint from colophon. Stamp: Dr. Goertner.
BM   SGC 2

’s GRAVESANDE (CORNELIUS)
See STERRE (Dionisius van der). Voorstelling van de noodsaakelijkheid der keyserlijke snee, 1682.

’s GRAVESANDE (ISAACUS) *respondent*
1066. De angina vera & spuria. Lugduni Batavorum, apud Abrahamum Elzevier, 1691.

[12] p. 9 ins.

(Disp. med. inaug., Leyden, Wolferd Senguerd, praeses)

Bd. with BIDLOO (Govert). Vindiciae quarundam delineationum anatomicarum, 1697.
BM   SGC 2

1067. The **GREATE HERBALL** which geveth parfyte knowledge & understandinge of al maner of herbes and theyr gracious vertues whiche God hath ordeyned four our prosperous welfare and health for they heale and cure all manner of diseases and sekenesses that fall or myssfortune too all maner of creatures of God created, practysed by many experte and wyse maysters as Avicenna Pandecta, and more other, &c. Newley corrected and diligently oversene. In the yeare of our Lord God 1561.

[vi], 3, 140 [viii] ff. 10·5 ins.

Colophon: Imprinted at London in Paules churcheyarde at the signe of the Swane by Jhon Kynge. In the yeare of our Lorde God 1561.
Woodcut illus. t.-p.
University History of Science Collection. Transferred from Schunck Library.
BM   STC 13179

GREENFIELD (JOHN)
See GROENEVELDT (Jan)

GRÉGOIRE (MARTIN) *ed.*
See GALEN (Claudius). De alimentorum facultatibus libri tres, 1547.

[GREISSHEIM (HENRICUS CHRISTOPHORUS À) *praeses*]
See [RABE (Victor) *respondent*]. Disputatio feudalis de cucurbitatione. [*In* FACETIAE FACETIARUM, 1615, pp. 161–171; 1627, part 15, 1647, pp. 43–53; 1657, pp. 43–52.]

GRÉVIN (JACQUES) 1538–70
De differentien van alle de partien oft deelen des lighaems deur Jacob Grevin.

In VALVERDE DI HAMUSCO (Juan). Anatomie, 1647, pp. 141–198.

1068. De venenis libri duo. Gallice primum ab eo scripti, et à multis hactenus latini desiderati, & nunc tandem opera & labore Hieremiae Martii . . . in latinum sermonem, summa fide & diligentia, in rei medicae studiosorum utilitatem atque commodum conversi. Quibus adiunctus est praetereà eiusdem auctoris de antimonio tractatus, eodem interprete, unà cum rerum memorabilium, praecipuè ad operis calcem, indice. Antverpiae, ex officina Christophori Plantini, 1571.

[xx] 332 [x] p. 9·5 ins.

Includes, pp. 276–332, 'Nicandri . . . theriaca, in latinum carmen redacta.'
BM   SGC 1

. . . Partium corporis tum simplicium, tum compositarum brevis elucidatio.

In [VALDERDE DI HAMUSCO (Juan)] Vivae imagines partium corporis humani, 1566, pp. xxix–xliv.

On p. xliv is a table: Partium omnium corporis differentiae, per Iacobum Grevinum.

GREW (NEHEMIAH) 1641–1712
1069. The anatomy of plants. With an idea of a philosophical history of plants, and several other lectures, read before the Royal Society. [London], printed by W. Rawlins for the author, 1682.

[xx], 24; [x] 212 [iv], 221–304; [xx]; p. + 83 copper plate illus. 12 ins.

Separate t.-p.s as follows:
(1) An idea of a philosophical history of plants read before the Royal Society, January 8th and January 15th, 1672, 2nd edition, London, printed by W. Rawlins, 1682.
(2a) The anatomy of plants, begun. With a general account of vegetation, grounded thereupon. The first book. Presented in manuscript to the Royal Society, sometime before the 11th May, 1671. And afterwards in print, December 7th of the same year 1671. 2nd ed. London, printed by W. Rawlins, 1682.
(2b) The anatomy of roots; presented to the Royal Society at several times, in the years, 1672 and 1673. With an account of the vegetation of roots, grounded chiefly hereupon. The second book, 2nd ed. London, printed by W. Rawlins, 1682.
(2c) The anatomy of trunks, with an account of their vegetation grounded thereupon. The figures hereunto belonging presented to the Royal Society in the years 1673 and 1674. The third book, 2nd ed. London, printed by W. Rawlins, 1682.
(2d) The anatomy of leaves, flowers, fruits and seeds. In four parts. The fourth book. London, printed by W. Rawlins, 1682.
(3) Several lectures read before the Royal Society. London, printed by W. Rawlins, 1682.
Contents: (I) Of the nature, causes and power of mixture. 2nd ed. —(II) Of the luctation arising upon the mixture of several menstruum's with all sorts of bodies. 2nd ed.—(III) An essay, of the various proportions, wherein lixivial salts are found in plants.—(IV) Of the essential and marine salts of plants.—(V) Of the colours of plants.—(VI) Of the diversities and causes of tasts; chiefly in plants. With an appendix, of the odours of

plants.—(VII) Experiments in consort, upon the solution of salts in water.
University History of Science Collection.
BM   Wing G 1945

1070.   The anatomy of vegetables begun. With a general account of vegetation founded thereon. London, printed for Spencer Hickman, printer to the R. Society, 1672.
[xxxii] 198 [xvii] p. 3 folding pls. 6 ins.
University History of Science Collection.
BM   Dawson 2885   Osler 2837   Wing G 1946

1071.   Musæum Regalis Societatis. Or a catalogue and description of the natural and artificial rarities belonging to the Royal Society and preserved at Gresham Colledge. Made by Nehemiah Grew M.D. Fellow of the Royal Society, and of the Colledge of Physitians. Whereunto is subjoyned the comparative anatomy of stomachs and guts. By the same author. London, printed by W. Rawlins, for the author, 1681.
[xii] 386 [ii]; [ii] 43 p. front. pls. (fold.) 12·5 ins.
Separate t.-p. for second part reads:
The comparative anatomy of stomachs and guts begun. Being several lectures read before the Royal Society. In the year, 1676. Front. is portrait of Daniel Colwall, Founder of the Royal Society Museum.
BM   Dawson 2886   Osler 2840   SGC 1   Wing G 1952

1072.   Tractatus de salis cathartici amari in aquis Ebeshamensibus, et hujusmodi aliis contenti natura & usu. Londoni, impensis S. Smith & B. Walford, 1695.
[x] 96 p. 6 ins.
BM   Wing G 1959

1073.   A treatise of the nature and use of the bitter purging salt contain'd in Epsom, and such other waters. London, printed in the year 1697.
64 p. 6·5 ins.
BM   Dawson 2887   Wing G 1960

GRISONE (FEDERICO)
1074.   Ordini di cavalcare, et modo di conoscere le nature de' cavalli, emendare i vitii loro, & ammaestrarli per l'uso della guerra, con le figure di diverse sorti di morsi secundo le bocche, & maneggiamenti de cavalli. Aggiuntovi di nuovo le infermità, che ad essi sogliono venire, con li suoi rimedij applicati à ciascuna d'esse. In Vinegia, Altobello Salicato, 1582.
109 [xxvi] ff. 6·5 ins.
Bullock Collection.
BM

GROBIUS (JOHANN ULRIC)
Disquisitio hermetica. De origine formarum è seminio virtute plastica instructo. Praeside Henrico Petraeo. *In* HARTMANN (Johann). Disputationes chymico-medicae. XVII, pp. 114–120. [*In* HARTMANN (Johann). Opera omnia medico-chymica . . . 1684 Vol. 4.]

GROENEVELDT (JAN) 1647?–1710?
1075.   Dissertatio lithologica variis observationibus & figuris illustrata. Editio secunda, priori multò auctior

& emendatior. Londini, typis M. Flesher, impensis Abeli Swalle, 1687.
[xxx] 70 p. 8 engr. pls. (fold.) 7 ins.
BM   Dawson 2905   SGC 2   Waller 3752   Wing G 2062

GRUBE (HERMANN) 1637–98
1076.   De arcanis medicorum non arcanis commentatio ex inventis recentiorum Harvejanis, Bartholinianis, Sylvianis, Willisianis & caeteris in gratiam tyronum breviter concinnata, observationibus nonnullis illustrata, & tota ad praxin medicam directa; cui praefixa Thomae Bartholini de transplantatione morborum epistola. Hafniae, ex bibliopolio Danielis Paulli, 1673.
[xvi] 80, 272 p. 6 ins.
Separate t.-p. for 'De transplantatione morborum'.
BM   SGC 1   Waller 3760

1077.   De ictu tarantulae, & vi musices in ejus curatione, conjecturae physico-medicae. Francofurti, ex bibliopolio Hafniensi Danielis Paulli, 1679.
[xiv] 76 [x] p. 6 ins.
BM   SGC 1   Waller 3761

GRUBER (ABRAHAM)
1078.   De febribus continuis acutis. Ultrajecti, typis Appelarianis, 1682.
[19] p. 7·5 ins.
(Diss. med. inaug. Utrecht, Petrus van Maestricht, praeses).
Bd. with GRYLLUS (Laurentius). Oratio de peregrinatione, 1566.
BM

GRUELING (PHILIPP GERHARD) 1593–1667
1079.   De triplici in medicina universalis, evacuationis genere, et in specie 1. De venaesectione, scarificatione, hirudinibus. haemorrhoidum & menstruorum provocatione. 2. De medicamentis purgantibus, clysteribus, suppositoriis, fotibus & unguentis laxativis. 3. De sudoriferis, diureticis, balneis naturalibus & artificialibus, fontanellis, insensibili transpiratione, somno ac veneris evacuatione. Novum ac posthumum opus multiplici, experientia ac fidâ ratione elaboratum et chymicis potissimum observationibus illustratum . . . Francofurti & Lipisae, sumptibus Georgii Heinrici Frommanni, 1671.
[xvi] 72; [viii] 296; [viii] 99 [100] [xvi] p. 8 ins.
Additional engr. t.-p. Separate t.-p.s for parts 2 and 3, dated 1670.
BM   SGC 1   Watt

1080.   Florilegii Hippocrateo-Galeno-chymici novi & quasi prodromi, medicinae practicae proximè insequentis editio quarta variis & infinitis locis, longèque pluris priore auctâ in qua praescribitur plurimorum medicamentorum tùm chymicorum, è metallis, mineralibus & vegetabilibus, praesertim novorum, rariorum & secretiorum, tùm Hippocratico-Galenicorum conficiendorum certa ratio: unà cum ipsorum virtute, usu, dosi, notis, observationibus, exemplis quàmplurimis & indice locupletissimo. Lipsiae, sumptibus Georgii Henrici Frommanni, 1680.
[xxii] 528 [xii] p. front. (port.) 8 ins.
Additional engr. t.-p.

1081. Medicinae practicae, libri quinque, in quibus non modo omnes ferè corporis humani morbi describuntur, verum etiam eorum causae, signa, prognoses & curationes perspicuè proponuntur. Jam editione hâc planè novâ, post obitum authoris, diligenter recensiti, & prope infinitis iisque optimis experimentis ac observationibus locupletati. Lipsiae, sumptibus Georg. Heinr. Frommanni, literis Johannis Coleri, 1673.
[xxii] 923 [+4] p. front. (port.) 8 ins.

> Additional engr. t.-p.
> SGC 2

1082. Observationum et curationum medicinalium dogmatico-hermeticarum in certis locis & notis personis optime expertarum & probatarum, centuriae VII ... Lipsiae, sumpt. Georgii Heinrici Frommanni, 1662.
[xiii] 107; [xii] 115; [xii] 95; [xii] 128; [vi] 74 [iv]; [i] 91 [+4]; [i] 97 [+5] p. front. (port.) 8 ins.

> Separate t.-p. to each part. Centuriae 2–7 have imprint: Northusa, excudebat apud Johann-Erasmum Hynitzsch. Centuria 2 dated 1665, 3 1663, 4 1664, 5–7 1666.
> SGC 2

GRULING (Philipp)
See Grueling (Philipp Gerhard)

GRYLLUS (Laurentius)
1083. Oratio de peregrinatione studii medicinalis ergò suscepta, deque summa utilitate eius medicinae partis, quae medicamentorum simplicium facultates explicat. 1566.
16 ff. 7·5 ins.

> SGC 2

GRYNAEUS (Simon) 1493–1541
Commentarii duo, de ignitis meteoris unus: alter de cometarum causis atque significationibus. Accessit eiusdem observatio cometae, qui anno superiore 77 & ab initio 78 fulsit. Et disputatio de inusitata magnitudine & figura veneris conspecta in fine anni 1578, & ad initium MDLXXIX.
In De Cometis dissertationes, 1580.

GUAINER (Antoine), **GUAINERIUS** (Antonius)
See Guainierio (Antonio)

GUAINIERIO (Antonio)   –1445
De balneis aquae civitatis antiquissimae [in Monteferrato] commentariolus, quinque continens capitula.
In De Balneis, 1553, ff. 43ʳ–45ᵛ [2nd seq.].

GUARGUANTE (Horatio) 1556–
1084. Responsa varia, ad varias aegritudines. Et in primis tres tractatus, unus de dysenteria, alter de morbo gallico, & tertius de febre pestilentiali, & de peste. Ubi subtilissima indagatione, ingenii acie, & scientiae profunditate, pertractatur, & quidquid in difficillimis & penè deploratis malis consilii & salutaris remedii desideratur, ab omnibus inspicientibus nullo negocio capi potest. Huc accedit exactissima cognitio sedandi, & curandi fluxus. R.P.F. Cypriani Mantegarii Veneti,

ordinis praedicatorum summo studio, summóque labore collecta, serie digesta, & ad communem omnium utilitatem in lucem edita. Ad illustries. et reverendiss ... D. D. Ludovicum Tabernam Episcopum Laudensem, Dominum, & Moecenatem meum colendissimum ... Venetiis, apud Ambrosium, & Bartholomeum Dei, fratres, 1613.
[xxxvi] 295 p. 9 ins.

> BM   SGC 2

GUARIPOTUS
See Gariopontus

GUASTAVIGNO (Guilio)
See Guastavini (Giulio)

GUASTAVINI (Giulio)
1085. Locorum de medicina selectorum liber. Ad serenissimum Cosmum II ... Nunc primum in lucem emissus. Lugduni, sumptibus Horatii Cardon, 1616.
[viii] 200 p. 9 ins.

> *Bd. with* [Remmelin (Johann)]. Elucidarius, tabulis synopticis, microcosmici laminis incisi aeneis. 1614.
> BM   Watt

GÜLDENKLEE (Balthasar Timaeus von)
See Timaeus von *Güldenklee* (Balthasar)

GUENTHER (Johann) *von Andernach* 1487–1574
1087. Anatomicarum institutionum, ex Galeni sententia, libri IIII. His accesserunt Theophili Protospatarii, de corporis humani fabrica, libri V. Item Hippocratis Coi de medicamentis purgatoriis, libellus nunquam ante nostra tempora in lucem editus. Iunio Paulo Crasso Patavino interprete. Lugduni, apud Seb. Gryphium, 1541.
224 [xxii] p. 7 ins.

> Contents include: Junius Paulus Crassus Andreae Cornelio ... [epistola].
> Marginal MS notes.
> ... Another copy. Christie Collection.
> Osler 2849   Waller 3785

1088. Bericht, Regiment und Ordnung, wie bei disen sterbenden leüffen, die Pestilentz und Pestilentzischen fieber zůerkennen, wes sich inn sollichen zeitten zubal ten, auch wie man sich? vordiser kranckheit bewaren, und mit was Artzney dieselb zu curieren und neilenseie. Auss beuelch eines Ersamen Rahts der statt Strassburg, gestellet durch den Würdigen und Hochgelerten Herren Johann Gwynther von Andernach, die zwen Ordinarios und andere der Artzney Doctores daselbst. (Getruckt zů Strassburg durch Josiam Rihel) 1564.
[iv] 40 [+2] ff. 7 ins.

> Imprint from colophon.
> SGC 2

1089. De medicina veteri et nova tum cognoscenda, tum faciunda commentarij duo. Basileae, ex officina Henricpetrina, 1571.
2 vols.; [viii] 806 [i.e. 808] [xxviii]; [ii] 867 [xlv] p. port. 12·5 ins.

Verso of leaves XX 1, XX 6 (Vol. 2) left blank. Separate t.-p. to Vol. 2: 'De medicina veteri et nova faciunda commentarius secundus.' t.-p. to vol. 2 mutilated.
... Another copy. Vol. 1. 'Ex bibliotheca Henr. Weierj' on t.-p.
Imperfect; wanting pp. 747–748.
BM   Vol. 2 only: Osler 2851   SGC 1   Wellcome 2969

1090.   De pestilentia commentarius in quatuor dialogos distinctus. Argentinae, apud Christianum Mylium, 1565. [xv] 294 [xxiv] p. 6.5 ins.
BM   SGC 1   Waller 3787

—*ed.* and *tr.*
See ALEXANDER *Trallianus.* De arte medica libri duodecim ...
[*In* MEDICAE ARTIS PRINCIPES, 1567, cols. 133–346 [+7 p.] [1st seq.].]
ALEXANDER *Trallianus.* Liber de febribus.
[*In* De FEBRIBUS, 1576, ff. 44^v–57^v [2nd seq.]]
ALEXANDER *Trallianus.* Libri duodecim. ... Ioanne Guinterio Andernaco interprete, et emendatore (1556).
GALEN (Claudius). De anatomicis administrationibus libri novem, 1531.
GALEN (Claudius). De antidotis libri duo, 1533.
GALEN (Claudius). De compositione medicamentorum κατὰ γεν η lib. VII, 1530.
GALEN (Claudius). De insomniis liber. [*In* FERRIER (August) ... Liber de somniis. 1549].
GALEN. Varia .. opera, 1534.
ORIBASIUS. Commentaria in aphorismos Hippocratis ... 1535.
PAULUS *Ægineta.* De febribus liber.
[*In* De FEBRIBUS, 1576, ff. 38^v–44^v [2nd seq.].]
PAULUS *Ægineta.* Opera ... 1554, 1567 & 1589 eds.
PAULUS *Ægineta.* Opus de re medica, 1532.
POLYBUS. De salubri victus ratione privatorum.
[*In* EOBANUS (Helius) *Hessus.* Bonae valetudinis conservandae praecepta, 1533.]

GÜNZELIUS (JOANNES GEORGIUS) *respondent*
1090A. Positiones quasdam academicas de somno atque insomniis brevibus complexa. Trajecti ad Rhenum, ex officina Francisci Halma, 1690.
[23] p. 7.5 ins.
    (Diss. inaug. med., Utrecht, Hermannus van Halen, praeses)
Bd. with PRAUSERUS (Theophilus) *respondent.* De lactis natura, usu et abusu, 1706.
BM

GUGGER (JOHANN JACOB) *respondent*
Theses medico-chymicae miscellae inaugurales.
In HARTMANN (Johann) *praeses.* Disputationes chymico-medicae. 1611, pp. 47–59.
Also In HARTMANN (Johann). Disputationes chymico-medicae V, pp. 25–28. [*In* HARTMANN (Johann). Opera omnia medico-chymica ... 1684. Vol. 4.]

GUIBELET (JOURDAIN)
1091.   Trois discours philosophiques. Le I. de la comparaison de l'homme avec le monde. Le II. du principe de la generation de l'homme. Le III. de l'humeur melancholique. Mis de nouveau en lumiere par Iourdain Guibelet, M. A Evreux, chez Antoine le Marié 1603.
[xi] 110 [8] 111–218 [6] 219–286 [+8] ff. 2 engr. pls. 6.5 ins.
    Engr. t.-p.
    BM   Haller, vol. 2, p. 365.

GUIBELIN (JOURDAIN)
See GUIBELET (Jourdain)

GUIBERT (NICOLAUS) 1547–1620
See LIBAVIUS (Andreas). Appendix necessaria Syntagmatis arcanorum chymicorum ... In qua ... continentur defensiones geminae ... postea quae in transmutatoria metallorum à Nicolao Guiberto .. quibus fieri potuit viribus, sunt attentata, 1615, pp. 131–249.

[GUIBERT (PHILBERT)]
1092.   [The charitable physitian shewing the manner to make and prepare all remedies etc. The price and value of medicaments etc. The charitable apothecary etc. Translated into English by J. W. London, printed by T. Harper, sold by W. Sheres, 1639]
40, 65–80, 89–92, 95–112, 121–140, 141–144 [vi] p. 7 ins.
    At p. 65 'The Charitable apothecary.' At p. 141 'The charitable physitian, shewing the manner to enbalme a dead corps'.
    Imperfect copy. Many pages missing.
    BM   STC 12457   Waller 3814

GUIDI (GUIDO) *the elder,* 1509-69
1093.   Chirurgia è Graeco in Latinum conversa Vido Vidio Florentino interprete, cum nonnullis eiusdem Vidij commentarijs ... Lucetiae Parisiorum, excudebat Petrus Galterius, 1544.
[xxxv] 533 [+1] p. illus. (woodcuts) 14.5 ins.
    Contents: Hippocratis De ulceribus, de fistulis, de vulneribus capitis cum Vidij in singulos libros commentario. De fracturis, de particulis, de officina medici cum ... Galeni commentariis.—Galeni de fasciis.—Oribasij de laqueis, de machinamentis.
    ... Another copy with Charles White's bookplate. 13.5 ins. p. 525/6 missing.
    BM   Osler 155   Waller 1960

1094.   De anatome corporis humani libri VII. Nunc primum in lucem editi atque LXXVIII tabulis in aes incisis illustrati et exornati. Venetiis, apud Iuntas, 1611.
[ii] 342 [iv] p. illus. 13 ins.
    [Vol. 3 of Ars medicinalis ... per V. Vidium juniorem ... recognita etc.]
    14 p. of prelims. missing?
    Choulant. Hist. Anat. Illus. p. 212.   SGC 1   Waller 3816   Wellcome 6601

See GALEN (Claudius). De fasciis liber Vido Vidio Florentino interprete.
[*In* CHIRURGIA, 1555, ff. 321^r–337^v.]
ORIBASIUS. De laqueis liber ex Heracle ... Vidio interprete.
[*In* CHIRURGIA, 1555 ed. ff. 338^r–340^r.]

ORIBASIUS. De laqueis ex Heracle . . . Ex Heliodoro de machinamentis. [*In* MEDICAE ARTIS PRINCIPES, 1567, cols. 153–198 [4th seq.].]

GUIDI (GUIDO) *the younger, fl.* 1585, *ed.*
See GUIDI (Guido) *the elder*. De anatome corporis humani libri VII, 1611.

GUIDO *de Cauliaco*
See GUY *de Chauliac*

GUIDOTT (THOMAS) 1638–97?
1095.   A discourse of Bathe, and the hot waters there. Also some enquiries into the nature of the water of St. Vincent's Rock, near Bristol; and that of Castle-Cary. To which is added, a century of observations, more fully declaring the nature, property, and distinction of the baths. With an account of the lives, and character, of the physicians of Bathe. London, printed for Henry Brome, 1676.
[xxxii] 200 p. pl. 7 ins.

> Pp. 129–158 contain 'A century of observations. . . .'
> Pp. 159–200 contain 'The lives and character of the physicians of Bathe . . .'
> Additional illus. t.-p.
> BM   Osler 2847   SGC 2   Waller 3836   Wing G 2192

GUIFFART (PIERRE)
1096.   Cor vindicatum, seu tractatus de cordis officio. Opus in quo rationibus & authoritatibus probatur, cor, ipsum chylum immediatè in sanguinem convertere, vasaque chylum ad cor usque deducentia nuper I. Pecqueti labore reperta, pleniùs considerantur & asseruntur . . . Item tractatus de proxima lactis materia; qui videatur post pag. 54. Rothomagi, sumptibus authoris venundantur apud Ludovicum du Mesnil, 1652.
[xii] 122 [i.e. 120] [viii] p. 7·5 ins.

> BM   Waller 3837

GUILERMET (PAULUS)
See GUILLERMET (Paul)

GUILLEMEAU (CHARLES) 1588–1656
Traicté des abus qui se commettent sur les procedures de l'impuissance des hommes & des femmes.
[2] 3–42 p.
In GUILLEMEAU (Jacques). De la grossesse et accouchement des femmes. 1621.

GUILLEMEAU (JACQUES) 1550–1613
1097.   Child-birth or, the happy deliverie of women. Wherein is set downe the government of women. In the time of their breeding childe: of their travaile, both naturall and contrary to nature: and of their lying in. Together with the diseases, which happen to women in those times, and the meanes to helpe them. To which is added, a treatise of the diseases of infants and young children: with the cure of them. Written in French by James Guillimeau. London, printed by A. Hatfield, 1612.
[xvi] 248; [xiv] 118 p. illus. 7 ins.

> Last 132 pages 'The nursing of children. Wherein is set downe, the ordering and government of them, from their birth . . .'
> BM   SGC 2   STC 12496   Waller 3840

1098.   . . . Another ed. London, printed by Anne Griffin for Joyce Norton, 1635.
[xvi] 248 [xiv] 118 p. illus. 7 ins.

> BM   Dawson 2932   SGC 2   STC 12497   Waller 3841

1099.   De la grossesse et accouchement des femmes du gouvernement d'icelles et moyen de survenir aux accidents qui leur arrivent ensemble de la nourriture des enfans. Reveu et augmenté de figures en taille douce, et de plusieurs maladies secrettes avec un Traitté de l'impuissance, par Charles Guillemeau . . . Paris, chez Abraham Pacard, 1621.
[xvi] 1049 [2] 3–42 [lx] p. engr. illus. 7 ins.

> Engr. t.-p. Separate t.-p., dated 1620, for: Guillemeau (Charles). Traicté des abus qui se commettent sur les procedures de l'impuissance des hommes & des femmes.
> BM   SGC 1 (dated 1620)

1100.   The Frenche chirurgerye, or all the manualle operations of the chirurgerye, with divers, & sundrye figures, and amongst the rest, certayne nuefownde instrumentes, verye necessarye to all the operationes of chirurgerye. Through Jacques Guillemeau, of Orleans ordinarye chirurgiane to the Kinge and sworen in the cityeof Paris. And now truelye translated out of Dutch into Englishe by A.M. Imprinted at Dort by Isaac Canin, 1598.
[xx] 54 [iv] ff., illus. 14·5 ins.

1101.   Hondert en dertien gebreken en genesinge der oogen. En nu vermeerdert door Mr. Johannes Verbrigge. Nevens een kleyne beschrijvinge der tanden. Amsterdam, by Jan Claesz. ten Hoorn, 1678.
[xxiv] 232 p. 5·5 ins.

> Additional engr. t.-p.
> BM   SGC 1

1102.   Les oeuvres de chirurgie de Jacques Guillemeau. Avec les portraicts et figures de toutes les parties du corps humain, & des instrumens necessaires au chirurgien. Augmentees, et mises en un: et enrichies de plusieurs traictez, pris des leçons de Me. Germain Courtin, docteur en medecine. A Rouen, chez Jean Viret, . . . François Vaultier, . . . Clement Malassis, . . . et Jacques Besorgne, 1649.
[lii] 167, 727 [xxxii] p. illus. 14 ins.

> Pp. 33–727 are numbered 169–863 (2nd set of pagination).
> Lacks the last xxiv pages of the index.
> SGC 1

1103.   Tables anatomiques avec les pourtraicts et declaration d'iceulx ensemble un denombrement de cinq cens maladies diverses . . . Paris, chez Nicolas de Louvain, 1598.
[x] 134 [10] 135–137 [2] 138–368 p. engr. illus. fold. tab. 13·5 ins.

> *Contents:* Sept livres de l'anatomie, *viz.* Livre I. Des os, & autres parties similaires, ou simples.—II. Du ventre inferieur.—III. Des veines.—IV. Du ventre moyen, ou poitrine.—V. De la teste, ou ventre superieur.—VI. Des nerfs.—VII. Des muscles. VIII. Des maladies du corps humain. La chirurgie francoise recueillie des antiens medecins et chirurgiens avec plusieurs figures des instrumens necesseres, pour l'operation manuelle. (with engr. t.-p.) *viz.* Le magazin, ou recueil des instrumens de

chirurgie.—IX. Les tumeurs contre nature.—X. Les operations de chirurgie.—XI. Des maladies de l'oeil.—XII. De la dysenterie.—XIII. Apologie pour les chirurgiens.
Engr. t.-p. Leaf gg 1 (pp. 365–366) consists of 2 leaves stuck together (cancels on verso).
Waller 3853

1104. Traité des maladies de l'oeil qui sont en nombre de cent treize, ausquelles il est suiect. Paris, chez Charles Massé, 1585.
[xviii] 99 [i] ff. 6·5 ins.
BM   SGC 2   Waller 3855

1105. A worthy treatise of the eies: containing the knowledge and cure of one hundreth and thirteene diseases incidens unto them. First gathered and written in French by Jacques Guilliemeau . . . and now translated into English, together, with one profitable treatise of the Scorbie: another of the cancer by A.H. [London], printed by Robert Waldegrove, for Thomas Man and William Broom, [159–?]
[xcviii] 48; 85–131, 131–175; 175–199; 67 p. 4·5 ins.
Pp. 1–38 (2nd series) contain 'A discourse of the Scorby translated out of Wyers observations.'
Pp. 39–67 contain 'Of the nature & divers kindes of cancers or cankers.'
STC 12499

See PARÉ (Ambroise). De hominis generatione liber, Iacobi Guellemeau chirurgi Parisiensis opera latinitate donatus liber.
[*In* GYNAECIORUM, tomus II, sect. 1, 1586, pp. 404–484. *Also In* SPACH (Israel). Gynaeciorum, 1597.]

PARÉ (Ambroise). Opera, 1582.

PARÉ (Ambroise). Oper[a] Ambrosii Paraei . . . [*In* UFFENBACH (Peter). Thesaurus chirurgiae . . . 1610, pp. [ii] 1–660].

GUILLERMET (PAUL) *respondent*

1106. De diarrhoea. Lugduni Batavorum, apud Abrahamum Elzevier, 1699.
[16] p. 9 ins.
(Disp. med. inaug., Leyden, Jacobus Triglandius, praeses).
Bd. with BIDLOO (Govert). Vindiciae quarundam delineationum anatomicarum. 1697.
BM   Waller 3857

GUINTERIUS, GUINTERUS (JOHANNES)
Andernacus
See GUENTHER (Johann) *von Andernach*

GUISSONIUS (PETRUS)
Epistolica dissertatio de anonymo libello (circa abbreviatum verae medicinae genus) ubi potissimum eventilatur principiorum chymicorum hypothesis . . .
In POTIER (Pierre). Opera omnia medica, et chemica . . . 1666.
BM   SGC 1   Watt

GÜNZELIUS
See GUENZELIUS

GUT ARTZNEY
See EYN GUT ARTZNEY

GUTHERIUS (IACOBUS)
Tiresias, seu caecitatis encomium.
In DISSERTATIONUM LUDICRARUM ET AMOENITATUM, scriptores varii. 1644, pp. 519–554. 1666, pp. 245–276.

GUY *de Chauliac* 1300–68

1106A. Chirurgia. (Impresso per maistro Nicolo girardengho da nove. In Venesia nel Mcccclxxx a dì do del mese del novembo).
240 ff. 12 ins.
a 2 signed a i.   a 1, g 5 & 6 wanting.
Translated into Italian by Paolo Varisco.
BMC V. 273.   Osler. Inc. Med. 194
Proctor 4466A   SGC 2

1107. Chirurgia magna . . . nunc demum suae primae integritati restituta à Laurentio Iouberto . . . Quae autem Ioubertus in hoc opere recognoscendo, & illustrando praestiterit, post epistolam ad lectores videre licet. Lugduni, in off. Q. Philip. Tinghi; Flor., apud Simphorianum Beraud. et Stephanum Michaëlem, 1585.
[2] 3–8, 601, 75 [+1] [lxxviii] p. illus. 8·5 ins.
BM   SGC 1   Waller 3823

1108. Le grande chyrurgie . . . Traduite nouvellement en françois, & enrichie de plusieurs remarques, tant de theorie que de prattique, en forme de commentaire. Par Maistre Simon Mingelousaulx . . . Premiere edition. Bourdeaux, par Iacq. Mongiron Millanges, Pierre du Cocq, Simon Boé [1672].
[xxiv] 460, 254 p. fold. pl. 7·5 ins.
Date from imprimatur. Engr. pl. of surgical instruments forming the trade mark of Jacques Noël. Waller copy has collation [24] 460, 254 [12] p. SGC 20 p.l. 460, 175 p.
BM   SGC 1   Waller 3829

1109. Heelkonstige geschillen, wegens de werken van Meester Guido de Gauliao(!). Geschift in drie deelen. Het eerste deel, handelende over het byzonder hoofdstuk, d'ontleeding en de geswellen. Het tweede en derde deel, handelende over de wonden, sweeren, beenbreuken, uytleedingen over de seste handeling, en over de tegen-giften. Beschreven in 't frans, door den hoog geleerde en welverzochte genees-heer, den heer Francois Ranchin . . . En nu vertaalt door Aarnout van Wymis . . . Amsterdam, gedruckt voor Jacob Benjamin, 1662.
viii] 358 [iv] 466 [viii] p. 7·5 ins.
Separate t.-p. and pagination for parts 2 and 3, with Ranchin's name spelled Zanchin.

1110. Prologue, & chapitre singulier de tresexcellent docteur en medecine, & chirurgie maistre Guidon de Cauliac. Le tout nouvellement traduict, & illustré de commentaires par maistre Iehan Canappe . . . A Lyon, chés Estienne Dolet, 1542.
[2] 3–127 [+1] p. 6·5 ins.
Christie Collection.
BM   SGC 2

See TAGAULT (Jean). Institutionum chirurgicarum libri quinque; quibus totum Guidonis Cauliaci volumen chirurgicum continetur.

[*In* CHIRURGIA . . . *In* UFFENBACH (Peter). Thesaurus chirurgiae . . . 1610, pp. 663–832.]

GUYON (LOUYS)

1111. Le cours de medecine en François, contenant le miroir de beauté et santé corporelle, . . . et La theorie avec un accomplissement de practique selon les principes tant dogmatiques, que chymiques; avec une infinité d'observations secrets, & experiences, suivant la doctrine, tant des anciens que des modernes medecins, qui ont inventé & découvert la circulation du sang, les veines lactées, leurs receptacles, les vases lymphées, & autres nouveautez anatomiques & spagyriques: Inconnuës auparavant. A l'usage des medecins, chirurgiens, apothiquares, & autres. Et utile aux communautez, hopitaux & maisons de campagne, par M. Lazare Meyssonnier, . . . Sixieme et derniere edition. Où ont esté jointes les figures des plantes necessaires, & celles de l'anatomie, pour se servir utilement de ce livre; et augmentée d'un discours des maladies veneneuses qui manquoient à la precedente, & d'une methode pour apprendre en bref la medecine par l'usage de la doctrine a l'autheur mise à la fin. Lyon, chez Daniel Gayet & Jaques Faeton, 1673.

[xvi], 400 [+16]; [x]; 3–273; [+11]; 53 [+3]; [xii] 12 [xxxii], p. illus. fold. diagr. 8·5 ins.

> In 2nd series of pagination, a 2nd series 183*–189* is inserted after p. 182. 2 vols. in 1. Vol. 1, 5 books, vol. 2, 6 books.
> Separate t.-p. for Meysonnier's work reads:
> Theorie de la medecine d'une maniere nouvelle, & tres-intelligible. Last 23 p. drawings of herbs and plants.
> Waller 3893 (With imprint Lyon, Freres Bailly, 1673)

GUYOT (ELIAS) *respondent*

1112. De empyemate. Lugduni Batavorum, apud Abrahamum Elzevier, 1688.

[20] p. 8 ins.

(Disp. med. inaug., Leyden, Charles Drelincourt, praeses)

> *Bd. with* LIPSTORP (Gustavus Daniel) *respondent.*
> De animalculis in humano corpore genitis, 1687.
> BM

GUYOT (NICOLAI) *praeses*

See JEEKERMANS (JOANNES) *respondent.* Disputatio iuridica [1664].

1113. **GYNAECIORUM**, hoc est, de mulierum tum aliis, tum gravidarum, parientium & puerperarum affectibus & morbis, libri veterum ac recentiorum aliquot, partim nunc primùm editi, partim multo quàm antea castigatiores . . . Basileae, per Thomam Guarinum, 1566.

[xxii] p., 5–868 cols. [i.e. 432 p.], [xxii]; [vii] 63 p. illus. 9 ins.

> *Contents:* Cleopatrae, Moschionis, Prisciani, et incerti cuiusdam muliebrium libri, superfluis ac repetitis omnibus recisis, in unam harmoniam redacti, per Casp. Wolphium . . . nunc recens editi.—Gynaeciorum, sive affectus aliquot mulierum gravissimos, praecipuè qui ad chirurgiam spectant, curandi ratio: ex praestantissimi inter arabes medici Albucasis medendi methodi libro II.—Trotulae, sive potius Erotis medici liberti Juliae, muliebrium liber: qui etiam adornatum pertinentia quaedam, & alia varia continet.—Nicholai Rochei Galli . . . de morbis mulièrum curandis liber, partim ex veterum graecorum, latinorum & arabum monumentis, partim experientia propria

confectus, longè nunc quàm antea locis innumeris emendatior.—Ludovici Bonaciolo Ferrariensis . . . muliebrium liber, quo multa variaque de conceptione, uteri gestatione, abortu, partu, obstetricatu, puerperio, nutricum & infantium cura, aliáque huiusmodi copiosè & eruditè disseruntur.—Iacobi Sylvii Galli . . . de mensibus muliebrib. liber: in quo etiam obiter diversi foeminei affectus explicantur, & curantur.—Moschionis . . . de passionibus mulierum liber graecus, nunc primùm Conradi Gesneri opera emendatus, & per Casparum Wolphium Tigurinum in lucem editus.

. . . Another copy.

SGC 1   Waller 3897

1114. **GYNAECIORUM** sive de mulierum affectibus commentarii graecorum, latinorum, barbarorum, iam olim & nunc recens editorum: in tres tomos digesti, et necessariis passim imaginibus illustrati . . . Basileae, per Conradum Waldkirch, 1586.

3 vols.; [xxviii] 55, 423 [+17]; [xvi] 565 [+35]; [viii] 514 [i.e. 522] [xxvi] p. illus. 9 ins.

> *Contents:* Tomus 1. Felicis Plateri de mulierum partibus generationi dicatis.—Moschionis . . . de passionibus mulierum liber graecus, Conradi Gesneri opera emendatus, & per Casparum Wolphium . . . in lucem editus.—Cleopatrae, Moschionis, Prisciani, & incerti cuiusdam muliebrium libri, superfluis ac repetitis omnibus recisis, in unam harmoniam redacti, per Casparum Wolphium.—Trotulae, sive potius Erotis . . . muliebrium liber.—Nicolai Rochei . . . de morbis mulierum curandis liber.—Ludovici Bonacioli . . . enneas muliebris.—Iacobi Sylvii . . . de mensibus muliebribus liber.—Ioannis Ruffi . . . de conceptu & generatione hominis . . . libri VI. Tomus 2. Hieron. Mercurialis de morbis muliebribus. lib. IV. Caspari Bauhini . . . opera nunc primùm editi.—Ioh. Baptistae Montani de affectibus uterinis libellus.—Victoris Trincavellii consilia muliebria tria.—Alb. Bottonis de morbis muliebribus liber novus.—Ioh. le Bon therapia puerperarum.—Ambros. Paraei de hominis generatione, Iacobi Guellemeau . . . opera latininitate donatus, liber. Hactenus in Germania non editi.—Albucasis Arabis quae de morbis muliebribus scripsit capita, cum instrumentis chirurgicis ad id necessarijs.—Franc. Rousseti de partu caesareo, liber nunc primum Caspari Bauhini . . . opera è gallico conversus.—Lithopaedii Senonensis (ut. D. Ioh. Albosius descripsit) icon cuius historia tomo III habetur.
> Tomus 3. Gynaeciorum in quo Hippocrates Coi . . . liber prior de morbis mulierum à Mauricio Cordaeo . . . commentariis doctiss. explicatur.
> Includes also vol. 4, 1588. *See* Gynaeciorum, tomus IV. Libri IIII pp. 241–8 (sig. HHHh) printed twice.
> . . . Another copy. 4 vols. in 2.
> . . . Another copy. Vols. 1 & 2 only. 2 vols in 1.
> SGC 1 Waller 3898

1115. **GYNAECIORUM** tomus IV. Libri IIII. De morbis mulierum communibus, virginum, viduarum, sterilium, praegnantium, puerperarum, & nutricum. Autore Ludovico Mercato. Basileae, per Conradum Waldkirch, 1588.

[viii] 567 [+17] p. 9 ins.

> . . . Another copy. *Bound with* Gynaeciorum, vols. 1–3, 1586, (q.v.)
> SGC 1

GYRALDUS (JOHANNES BAPTISTA)

Morborum exitialium tyrannica saevitia per annos nobilem mulierem dirimentium syntomia in medicam historiam redacta. Londini, 1697.

In MALPIGHI (Marcello). Opera posthuma, 1697.

Also in LE CLERC (Daniel) *and* MANGET (Jean Jacques) *comps.* Bibliotheca anatomica, 1699, Vol. 1, pp. 7–8 [1st seq.].

H

HAFENREFFER (SAMUEL) 1587–1660
1116. Nosodochium, in quo cutis, eique adhaerentium
partium, affectus omnes, singulari methodo, et cognoscendi et curandi fidelissime traduntur; quod etiam
variis medicamentis Galenicis, chymicis, cosmeticis,
aliisque nobilibus selectioribus est illustratum; opus
tam medicis, quam cheirurgis jucundum & utile: ubi
& sub calcem adjecti tibicines, lectorem, arabica,
graeca, latina & germanica contenta, indagare succinctè
informant. Renovatum & plurimis in locis auctum.
Ulmae, typis & expensis Balthasar Kůhnen, 1660.
554 [xxv] p. 3 engr. pls. (fold.) 6·5 ins.
> Additional engr. t.-p. Bookplate of D. de Superville.
> SGC 1 Waller 3919

1117. Raphael ὀδιος de arte medica, velo temporis,
litationibus tertium locupletior ingrediens, ad ἀκρυατηριον
Appollineum divertere persuasus. Ulmae, typis &
impensis Balthasari Kuhnen, 1642.
[iv] 355 [+17] p. illus. 2 pls. tabs. 6·5 ins.
> *Contents include:* Aphorismorum Hippocratis Sectio I–VII—
> Praesagiorum liber I.
> Additional engr. t.-p.
> *Bd. with his* Nosodochium … 1660.
> BM Watt

HAGENBOTH (JOHANNES)
See HAGENBUT (Johann)

HAGENBUT (JOHANN) 1500–58
1118. De rectis medicinae studiis amplectendis, oratio
habita Gronibergae Hessorum, coram celebri universitatis Marpurgen. schola, eò ad tempus translata.
Marpurgi Hessorum (Chr. Egenolphus excudebat,
1543).
[32] p. 6·5 ins.
> Printer and date from colophon.

—*ed.* and *tr.*
See AETIUS *Amidenus.* Contractae ex veteribus medicinae
tetrabibles … per Ianum Cornarium medicum physi-
cum Latine conscriptus … 1542 and 1543 eds. *Also in*
MEDICAE ARTIS PRINCIPES, 1567, col. 1–842 [5th seq.].
AETIUS *Amidenus.* Libri XVI in tres tomos divisi
quorum … secundus Iano Cornario … Interpretibus
latinitate donati sunt … 1533–5.
GALEN (Claudius). Opera quae ad nos extant omnia,
1549.
HIPPOCRATES … βιβλια ἅπαντα … Libri omnes, 1538.
HIPPOCRATES. Opera quae ad nos extant omnia, 1546.
HIPPOCRATES. Hippocratis Coi … viginti duo commentarii tabulis illustrati, 1579.

PAULUS *Ægineta.* De re medica libri septem. [*In*
MEDICAE ARTIS PRINCIPES, 1567, 5 p., cols. 347–700,
pp. 701–749 [1st seq.]]
PAULUS *Ægineta.* Opera … 1589.

HAGENDORN (EHRENFRIED)
1119. Cynosbatologia ad normam Academiae Naturae-
Curiosorum adornata. Ienae, impensis Johannis Bielckij,
1681.
[xxviii] 191 [+14] p. 7 engr. pls. (fold.) 6·5 ins.
> *Bd. with his* Tractatus physico-medicus, de catechu … 1679.
> BM Watt

1120. Historiae medico-physicae, centuriis tribus comprehensae. Rudolphstadii, sumptibus Friderici Arnstii,
typis Joh. Rudolphi Leonis, 1690.
[xviii] 423 [i.e. 411] [xxxiii] p. 5 engr. pls. 6·5 ins.
> Additional engr. t.-p.
> BM Watt

1121. Tractatus physico-medicus, de catechu, sive
terra Japonica, in vulgis sic dictâ, ad normam Academiae
Naturae-Curiosorum. Jenae, impensis Johannis Bielkii,
typis Samuelis Krebsii, 1679.
[xxii] 81 [+1] p. front. 6·5 ins.
> BM SGC 1 Watt

See LEDEL (Samuel). Vita Hagendorniana, templo
Mnemosynes inserta [1693].

HAGENPOL (JANUS)
See HAGENBUT (Johann)

HAGIUS (Joannes)
See VIGO (Giovanni di). Medecyn boec, ende chyrurgie
… 1614.

HAKE (ROBERT) *respondent*
1122. De febre puerperarum. Lugduni Batavorum,
apud Abrahamum Elzevier, 1689.
[16] p. 9 ins.
> (Disp. med. inaug., Leyden, Jacobus Triglandius,
> praeses.)
> *Bd. with* BIDLOO (Govert). Vindiciae quarundam delineationum
> anatomicarum, 1697.

HALEN (HERMANNUS VAN) *praeses*
See AKEN (Cornelius van) *respondent.* De phthisi, 1700.
GORCUM (Gysbertus Blyeel van) *respondent.* De nephritide, 1699.
GÜNZELIUS (Johannes Georgius) *respondent.* Positiones
quasdam academicas de somno atque insomniis brevibus
complexa, 1690.

IRELAND (Timotheus) *respondent.* De pleuritide, 1699

PRONK (Johannes) *respondent.* Positiones medicae inaugurales, 1690.

STEIGERTHAL (Joannes Georgius) *respondent.* De medicamentorum noxis, 1690.

HALY ABBAS   –994
De febribus liber.

In De FEBRIBUS, 1576, ff. 164ᵛ–175ᵛ [2nd seq.].

Liber pantegni ysaac israelite ... quen Constantinus aphricanus ... sibi vendicavit.

In ISAAC *Judaeus.* Opera omnia, 1515, vol. 2, ff. i–cxliiij.

> Campbell (p. 73) derives the Pantegni from Haly Abbas' 'Liber Regius' and notes that the attribution to Isaac rather than to Haly Abbas is almost certainly a falsification of Constantinus.

See AVICENNA. Liber canonis de medicinis cordialibus et cantica, 1556.

CHAMPIER (Symphorien). Rosa gallica, 1514.

HAMBUT (JOHANNES)
See HAGENBUT (Johann)

HAMUSCO (JUAN VALVERDE DE)
See VALVERDE DI HAMUSCO (Juan)

HANBUT (JOHANNES)
See HAGENBUT (Johann)

HANNEMANN (JOHANN LUDWIG) 1640–1724
1123. Aetiologia philosophico-medica curiosa facultatis purgatricis qua ostenditur contra Willisium & Willisianos in resinosis particulis non esse collocandum catharsin. Hamburgi, typi Arnoldi Lichtensteinii, 1677.
[31] p. 7.5 ins.

> *Bd. with* GRYLLUS (Laurentius). Oratio de peregrinatione, 1566.
> BM   Watt

[HANNOW (JOACHIMUS EBERARTUS AB) *respondent*]
Bonus mulier sive centuria juridica practica quaestionum illustrium de mulieribus vel uxoribus. (Conradus Trentacinquius praeses.)

In FACETIAE FACETIARUM, 1615, pp. 173–218, 1627, part 6; 1647, pp. 139–184; 1567, pp. 136–179.

HARDER (JOHANN JACOB) 1656–1711
1124. Examen anatomicum cochleae terrestris, domiportae. Basileae, typis Jacobi Bertschii, 1679.
73 [+11] p. fold. pl. 6.5 ins.

> BM   Watt

1125. Prodromus physiologicus naturam explicans humorum nutritioni et generat. dicatorum. Basileae, literis Jacobi Bertschii, 1679.
[xvi] 192 p. 6.5 ins.

> *Bd. with his* Examen anatomicum cochleae terrestris, domiportae ... 1679.
> BM   Watt

See FELIX (Antonius). De ovis cochlearum epistola ad Marcellum Malpighium ... cum Joh. Jacobi Harderi ... 1684. [*Also in* De ovis cochlearum epistola. [*In* MALPIGHI (Marcello). Opera omnia, 1687, Vol. 2, pp. 85–110.]

HERMAN (PAUL)
See HERMANN (Paul)

HARP (MARTINUS) *respondent*
1126. Positiones medicae inaugurales. Trajecti ad Rhenum, ex officinâ Francisci Halma, 1692.
8 p. 8 ins.

> (Diss. inaug., Utrecht, Gerardus de Vries, praeses.)
> *Bd. with* AVEMANN (Joannes Christophorus) *respondent.* De medico eleemosynario publico, 1695.
> BM

HARRIS (WALTER) 1651–1725
1127. De morbis acutis infantum ... Londini, impensis Samuelis Smith, 1689.
[xv] 146 [ii] p. 7 ins.

> Last 2 p.: "A catalogue of physick-books lately printed for S. Smith ..."
> BM   SGC 2   TC II 288   Waller 4069   Wing H 880

1128. Pharmacologia anti-empirica: or A rational discourse of remedies both chymical and Galenical. Wherein chymistry is impartially represented, the goodness of natural remedies vindicated, and the most celebrated preparations of art proved uncapable of curing diseases without a judicious and methodical administration. Together with some remarks on the causes and cure of the gout, the universal use of the cortex, or Jesuits powder, and the most notorious impostures of divers empiricks and mountebanks. London, printed for Richard Chiswell, 1683.
[xxxii] 332 [xii] p. 7 ins.

> BM   SGC 1   TC II 16   Wing H 885

See LEMERY (Nicholas de). A course of chymistry ... Translated (from the fifth edition in the French, by Walter Harris, M.D. ... 1686.

HART (JAMES) 158?–163?
1129. The anatomie of urines. Containing the conviction and condemnation of them. Or, the second part of our discourse of urines. Detecting and unfolding the manifold falshoods and abuses committed by the vulgar sort of practitioners, in the judgement of diseases by the urines onely: together with a narrow survey of their substance, chiefe colours, and manifold contents, joyning withall the right use of urines, wherein is contained plentie of profitable and delectable histories concerning this subject. Collected as well out of the ancient Greeke, Latine, and Arabian authors, as out of our late famous physitians of severall nations: their authorities quoted and translated out of the originall tongues, together with some of the authors owne observations ... Never heretofore published. London, printed by Richard Field for Robert Mylbourne, 1625.
[xviii] 128 p. 7 ins.

> *Bd. with* FOREEST (Pieter van). The arraignment of urines, 1623.
> BM   SGC 1   STC 12887a

1130. ... Another edition. [London, 1652.] [xvi] 127 p.
> First 2 leaves missing.
> Watt   Wing H 923 A

1131. κλινική; or the diet of the diseased. Divided into three bookes. Wherein is set downe at length the whole matter and nature of diet for those in health, but especially for the sicke; the aire, and other elements; meat and drinke, with divers other things; various controversies concerning this subject are discussed: Besides many pleasant practicall and historicall relations, both of the authours owne and other mens, &c. as by the argument of each booke, the contents of the chapters, and a large table, may easily appeare. Collected as well out of the writings of ancient philosophers, Greeke, Latine and Arabian, and other moderne writers; as out of divers other authours. Newly published by James Hart... London, printed by John Beale, for Robert Allot, 1633.

[xiv] 27 [+1] 411 [xvi] p. 11 ins.

BM Dawson 3081 SGC 1 STC 12888

See FOREEST (Pieter van). The arraignment of urines ... translated into our English tongue by James Hart, 1623.

HARTIG (Amandus)

See SEBISCH (Melchior) *junior, praeses*, [Dissertationes.] 1630–9.

HARTLIB (SAMUEL) –1670

1132. Chymical, medicinal, and chyrurgical addresses: made to Samuel Hartlib Esquire. viz. 1. Whether the Vrim and Thummin were given in the Mount or perfected by art. 2. Sir George Ripley's epistle, to King Edward unfolded. 3. Gabriel Plats caveat for alchymists. 4. A conference concerning the philosophers stone. 5. An invitation to a free and generous communication of secrets and receits in physick. 6. Whether or no, each several disease hath a particular remedy. 7. A new and easie method of chirurgery, for the curing of all fresh wounds or other hurts. 8. A discourse about the essence or existence of metals. 9. The new postilions, pretended prophetical prognostications, of what shall happen to physicians, chyrurgeons, apothecaries, alchymists, and miners. London, printed by G. Dawson for Giles Calvert, 1655.

[xxxii] 80, 83–115, 134–173, 176–181 p. 5·5 ins.

Text apparently complete.
SGC 2 Wing H 978

HARTMANN (GEORG EVERHARD) *ed.*

See HARTMANN (Johann). Opera omnia medico-chymica ... 1684. Vol. 1, Praxis chymiatrica.

HARTMANN (Johann). Praxis chymiatrica ... 1682.

HARTMANN (JOHANN) 1568–1631, *praeses*

1133. Disputationes chymico-medicae: pleraeque sub praesidio Joh. Hartmanni... ab aliquot medicinae candidatis et studiosis, ibidem publicae censurae expositae. Marpurgi, Paulus Egenolphus excudit, 1611. 166 p. fold. engr. pl. 7·5 ins.

Contents: I. Miscellanea varia: inauguralis: M. Joh. Hartmanni. —II. Hermetica; de rerum naturalium principiis: M. Henrici Petraei Smalcaldensis.—III. Miscellanea: M. Samuelis Gentersbergeri Bipontini.—IV. Themata jatro-chymica varia: inauguralia: M. Samuelis Gentersbergeri Bipontini.—V. Miscellae

medico-chymicae: inaugurales: Joh. Jacobi Guggeri Basileensis· —VI. De natura catarrhorum: Henrici Crollii Wetterani.— VII. Dissertatio chymico-technica totius operationis chymicae methodum practicam clarè ab oculos ponens [autore et respondente Johanne Rhenano Cassellano].—VIII. Contradictionum in medicina dogmatica & hermetica apparentium conciliatio: inauguralis: M. Henrici Petraei.
BM

Disputationes chymico-medicae, habitae sub praesidio Johannis Hartmanni... Accessit philosophus, sive naturae-consultus medicus, initio professionis chymiatricae ab ipso propositus.

120 [vi] p.

Contents: Philosophus seu naturae-consultus medicus à Joh. Hartmanno... Oratione publica propositus. I. Miscellanea varia: inauguralis. M. Joh. Hartmanni...—II. Hermetica? de realibus rerum naturalium principiis. M. Henrici Petraei...— III. Miscellanea: M. Samuelis Gentersbergeri...—IV. Themata Iatro-chymica varia: inauguralis: M. Samuelis Gentersbergeri ...—V. Theses miscellae medico-chymicae: inaugurales: Joh. Jacobi Guggeri...—VI. De natura catarrhorum: Henrici Crollii...—VII. Dissertatio chymico-technica, totius operationis chymicae methodum practicam clarè ob oculos ponens; cum vasorum instrumentorumque chymicorum in aes incisorum tabula: Joh. Rhenani...—VIII. Contradictionum in medicina dogmatica & hermetica apparentium conciliatio; inauguralis: M. Henrici Petraei...—IX. Hypotyposis universae therapeutices: inauguralis, Matthaei Vechneri...—X. De pestis natura & cura. inaugur. Esaiae Leschii...—XI. De lue venerea: inauguralis, Joh. Keilii.—XII. De obstructione hepatis: inauguralis. M. Georgii Moltheri...—XIII. Miscellanea: inauguralis. M. Joh. Moltheri...—XIV. De hydrope: inauguralis, Thomae Hoffmanni.—XV. De dolore colico: Johan. Keilii...—XVI. De epilepsia: Johan. Danielis Mylii...— XVII. De origine formarum è seminio virtute plastica instructo: Johan. Ulrici Grobii.

In HARTMANN (Johann). Opera omnia medico-chymica, 1684, Vol. 4. (N.B. Nos. XVI and XVII have Henricus Petraeus as praeses.)

1134. Opera omnia medico-chymica; In quibus praxis ejus chymiatrica, notae in Basilicam Crollii, & Beguinii Tyrocinium. Disputationes chymico medicae, tractatus de opio, miscellanea medico chymica & introductio in vitalem philosophiam continentur. Partim antehac seorsim impressa, partim vero jam ex authoris MSS. non dum antea editis collecta, & in unum volumen congesta atque pluribus aucta a Conrado Johrenio. Francofurti ad Moenum, impensis viduae Seylerianae, typis Balthas. Christophori Wustii, junioris, 1684.

[x] 170 [xxii]; 150 [viii]; 64 [viii]; 120 [vi]; 23 [+5]; 76 [iv]; [ii] 60 [ii] p. illus. fold. pl. 14 ins.

Contents: Vol. I. Johannis Hartnanni Praxis chymiatrica, edita à Johanne Michaelis... et Georgio Everhardo Hartmanno, authoris filio. Cui adjecti sunt propter affinitatem materiae, tres tractatus. I. De oleis variis chymicè distillatis... Joannis Ernesti. II. Basilica antimonii Hameri Poppii... III. Marci Cornachini D.M. Methodus, quâ omnes humani corporis affectiones ab humoribus copiâ, vel qualitate peccantibus, chymicè & Galenicè curantur.
Vol. 2. Oswaldi Crollii Basilica chymica... aucta à Johanne Hartmanni. Oswaldi Crollii Tractatus de signaturis.
Vol. 3. In Johannis Beguini... Tyrocinium chymicum notae D. Johannis Hartmanni olim editae à Christophoro Gluckradt.
Vol. 4. Disputationes chymico-medicae, habitae sub praesidio Johannis Hartmanni... Accessit Philosophus, sive naturae-consultus medicus...
Vol. 5. Tractatus physico-medicus de opio à Joanne Hartmanno ... et antehac editus à Johanne-Georgio Pelshofero.
V ol. 6. Miscellanea varia chymica et medica D. Joh. Hartmanni

Vol. 7. Introductio in vitalem philosophiam etc.
Additional engr. t.-p.

1135.   Praxis chymiatrica prius edita à Joh. Michaelis
... & Georgio Everhardo Hartmanno, authoris filio.
Nunc auctior. Addita pathologia J. Fernelii; cujus
singula capita singulis illius praxis capitibus praefixa
sunt. Cura Theo. P. Boneti ... Accedunt tractatus
tres. I. [Joannis Ernesti] De oleis chymicè distillatis, &c.
II. Basilica antimonii Hûmeri Poppii ... III. M.
Cornachini methodus in pulverem. Genevae, sumptibus
Leonardi Chouet, & socii. 1682.
[xii] 494 [xxxiii]; 329 [xxv] p. 7 ins.

> Separate composite t.-p. for the three tracts.
> University History of Science Collection. Angus Smith Memor-
> ial copy.
> BM

See LIBAVIUS (Andreas). Appendix necessaria Syntagmatis arcanorum chymicorum ... 1615. De philosophia
vivente ex severino per Johannem Hartmannum ...
pp. 88–261.

HARTMANN (PHILIPP JACOB) 1648–1707
1136.   Descriptio anatomico-physica xiphiae sive gladii
piscis [c. 1694–5].
22 p. fold. pl. 8 ins.

> *Bd. with* five other tracts: Fabrus (J. M.) De comedente cibus.
> Camerarius (R. J.) Oratio de quercum Gallis; Behrens (C. B.)
> Ad per-illustrem Dn. Godefridum Guilielmum de Leibniz;
> Kirchmaier (G. C.) Memoria Volckameriana Ledel (S.) Vita
> Hagendorniana. These six tracts have continuous pagination
> (i.e. 96 p.) and signatures but no collective t.-p. Running title
> Dec. III Ann. I. app. Possibly formed a volume of "Miscellanea
> curiosa medico-physica Academiae naturae curiosorum Ger-
> maniae".

HARTSOEKER (NICOLAAS) 1656–1725
Lettre de M. Nicolas Hartsoeker écrite d'Amsterdam à
l'auteur [Nicholas Andry] sur le sujet des vers. [Seconde
lettre de M. Hartsoeker à l'auteur.]
In ANDRY de BOISREGARD (Nicholas). De la génération
des vers dans le corps de l'homme, 1700, pp. 340–346.

HARVEIAN ORATION, 1680
See CHARLETON (Walter). Oratio anniversaria, 1680.

HARVEIAN ORATION, 1681
See ROGERS (George). Oratio anniversaria, 1682.

HARVEY (GIDEON) 1640?–1700
1137.   The art of curing diseases by expectation:
with remarks on a supposed great case of apoplectick
fits. Also most useful observations on coughs, consumptions, stone, dropsies, fevers, and small pox; with a
confutation of dispensatories; and other various discourses in physick. London, printed for James Partridge,
1689.
[iv] 224 p. 5·5 ins.

> BM   SGC 1   TC II 275   Wing H 1056

1138.   Casus medico-chirurgicus: or A most memorable
case of noble-man, deceased. Wherein is shewed, His
Lordship's wound, the various diseases survening,
how his physicians and surgeons treated him, how
treated by the author after my Lord was given over by
all his physicians, with all their opinions and remedies.

Moreover, the art of curing the most dangerous of
wounds, by the first intention: with the description of
the remedies. London, printed for M. Rooks, 1678.
[vi] 160 p. 6 ins.

> The case was that of Charles, Lord Mohun who was wounded
> in a duel and died.
> BM   Dawson 3090   Wing H 1057

1139.   The conclave of physicians. In two parts,
detecting their intrigues, frauds, and plots, against
their patients, and their destroying the faculty of physick.
Also a peculiar discourse of the Jesuits bark: the history
thereof, with its true use and abuse. Moreover an
account of some eminent cases and new principles in
physick, of greater use than any yet known. The second
edition with many alterations. London, printed for
James Partridge, 1686.
[xxiv] 138 [ii] 124 p. 6 ins.

> Separate t.-p. for both parts.
> Osler 2902   SGC 2   Waller 4085   Wing H 1060

1140.   A discourse of the plague. Containing the nature,
causes, signs, and presages of the pestilence in general.
Together with the state of the late contagion. Also
most rational preservatives for families, and choice
curative medicines both for rich and poor. With several
wayes for purifying the air in houses, streets, etc. 2nd
ed. London, printed by Tho. Johnson, for Nathanael
Brooks, 1673.
129–154 p. 6·5 ins.

> *Bd. with his* Morbus anglicus, 1672.
> BM

1141.   The disease of London or A new discovery of
the scorvey. Comprizing the nature, manifold differences, various causes, signs, prognostics, chronology,
and several methods of curing the said disease by remedies both Galenical, and chymical, together with anatomical observations, and discourses on convulsions,
palsies, apoplexies, rheumatisms, gouts, malignant
fevors, and small pox, with their several methods of
cure and remedies. Likewise particular observations
on most of the fore mentioned diseases. London,
printed by T. James for W. Thackery, 1675.
[xiv] 296 p. 6·5 ins.

> BM   SGC 1   TC I 216   Wing H 1063

1142.   The family physician, and the house apothecary;
containing I. Medicines against all such diseases people
usually advise with apothecaries to be cured of. II.
Instructions, whereby to prepare at your own houses
all kinds of necessary medicines that are prepared by
apothecaries, or prescribed by physicians. III. The
exact prices of all drugs, herbs, seeds, simple and
compound medicines, as they are sold at the druggists,
or may be sold by the apothecaries. IV. That it's plainly
made to appear, that in preparing medicines thus at
your own houses, that it's not only a far safer way, but
you shall also save nineteen shillings in twenty, com-
paring it with the extravagant rates of many apothecaries. London, printed for T.R., 1676.
[xxiv] 167 p. 5·5 ins.

> BM   TC I 253   Waller 4086   Wing H 1064

1143. Great Venus unmasked: or A more exact discovery of the venereal evil, or French disease. Comprizing the opinions of most antient and modern physicians, with the particular sentiment of the author touching the rise, nature, subject, causes, kinds, progress, changes, signs and prognosticks of the said evil. Together with luculent problems, pregnant observations, and the most practical cures of that disease, and virulent gonorrhoea, or running of the reins. Likewise a tract of general principles of physick, with discourses of the scurvy, manginess, and plague. The second edition. London, printed by B. G. for Nath. Brook, 1672. [viii] 162 [iv] p. 6·5 ins.

 BM Dawson 3091 SGC 2 TC I 117 Wing H 1067

1144. Morbus anglicus: or The anatomy of consumptions. Containing the nature, causes, subject, progress, change, signs, prognosticks, preservatives; and several methods of curing all consumptions, coughs, and spitting of blood. With remarkable observations touching the same diseases. To which are added, some brief discourses of melancholy, madness, and distraction occasioned by love. Together with certain new remarques touching the scurvey, and ulcers of the lungs. 2nd ed. London, printed by Thomas Johnson for Nathanael Brook, 1672. [iv] 128 p. front. (port.) 6·5 ins.

 Portrait of Harvey. There is nothing on madness or scurvy as mentioned on the t.-p. Osler copy has MS correction of date to 1674. With no. 1140.
 BM Osler 2902 Wing H 1072

1145. A new discourse of the small pox, and malignant fevers, with an exact discovery of the scorvey. Comprizing the nature, manifold differences, various causes, signs, prognostics, chronology, and several methods of curing the said disease, by remedies both Galenical and chymical; together with anatomical observations and discourses on convulsions, palsies, apoplexies, rheumatisms, and gouts, with their several methods of cure and remedies. Likewise particular observations on most of the fore-mentioned diseases. London, printed by H. Hodgskin for James Partridge, 1685. [iv] 200 p. 5·5 ins.

 BM Dawson 3093 SGC 1 TC II 71 Wing H 1074

1146. The vanities of philosophy & physick: together with directions and medicines easily prepared by any of the least skill, whereby to preserve health, and prolong life, as well in those that live regularly, as others that live irregularly. Comprizing moreover hypotheses different from those of the schools throughout almost the whole art of physick, and particularly relating to indigestion, and other diseases of the stomach, fevers, consumption, stone, gravel, suppression of urine, apoplexy, palsie, madness, diseases of the eyes, and others: with variety of medicines, and rules whereby to make particular choice out of them. The whole being a work very useful to all, but especially to those that have any relation to the art of physick. London, printed for A. Roper . . . R. Bassett . . . and W. Turner, 1699.

[viii] 184 p. 7 ins.

 Marginal notes.
 Osler 2908 SGC 2 Wing H 1079

HARVEY (William) 1578–1657
1147. De motu cordis & sanguinis in animalibus, anatomica exercitatio. Cum refutationibus AEmylii Parisani . . . ; et Iacobi Primirosii . . . Lugduni Batavorum, ex officina Ioannis Maire, 1639. [iv] 267, 84 [iv] p. 2 pls. 7·5 ins.

 Last 4 p. bound bet. pp. 82 and 83.
 BM Keynes 3 SGC 2 Waller 4089

Exercitatio anatomica, de motu cordis et sanguinis in animalibus. Ex recensione Iohannis Antonidae van der Linden . . . [ii] xxxviiij–lxiiij p.

In Spieghel (Adriaan van den). Opera quae extant omnia, Vol. 1, 1645.

1148. The anatomical exercises of Dr. William Harvey . . . concerning the motion of the heart and blood. With the preface of Zachariah Wood physician of Roterdam. To which is added Dr. James De Back his discourse of the heart, physician in ordinary to the Town of Roterdam. London, printed by Francis Leach, for Richard Lowndes, 1653. [xxxviii] 112; [xx] 124 p. 6 ins.

 Separate t.-p. for 2nd item reads: The discourse of James de Back, physician in ordinarie to the town of Roterdam. In which he handles, the nullitie of spirits, sanguification, the heat of living things. There is premis'd a speech to the reader; and annex'd, an addition, in defence of Harvey's circulation. London, printed by Francis Leach, 1653.
 BM Keynes 19 Osler 7698 SGC 1 Waller 4105 Wing H 1083

1149. Exercitationes anatomicae, de motu cordis & sanguinis circulatione. Cum duplici indice capitum & rerum. Accessit dissertatio de corde Doct. Jacobi de Back . . . Roterdami, ex officina Arnoldi Leers, 1654. [xxxii] 285 [+19]; 252 [xxiv] p. 2 engr. illus. 5·5 ins.

 Additional engr. t.-p. Separate t.-p. for de Back.
 BM Keynes 8 Osler 696 Waller 4092

1150. Exercitationes anatomicae, de motu cordis & sanguinis circulatione. Cum duplici indice, capitum & rerum. Quibus accesserunt Jo. Walaei, de motu chyli & sanguinis, epistolae duae. Itemque dissertatio de corde Doct. Jac. de Back . . . Londini, ex officina R. Danielis, 1660. [xlii] 464 [xxiii] p. 2 engr. pls. 5 ins.

 Additional engr. t.-p. dated 1661.
 pp. 134–135 and pp. 142–143 have been transposed.
 . . . Another copy. Imperfect wanting pp. 275–278 and front. pp. 88–89 blank.
 . . . Another copy. University History of Science Collection. Presented by W. Boyd Dawkins. pp. 88–89 have 2 illus. pasted in.
 Keynes 10 Osler 697 Waller 4094 Wing H 1089

1151. The anatomical exercises of Dr. William Harvey, Professor of physick and physician to King Charles the first; concerning the motion of the heart and blood. With the preface of Zachariah Wood, physician of

Roterdam. To which is added, Dr. James de Back, his discourse of the heart, physician in ordinary to the town of Roterdam. London, printed for Richard Lowndes ... and Math. Gilliflower, 1673.
[xx] 108; [xx] 16, 13–172 p. 6·5 ins.
> Separate t.-p. for De Back with imprint London, printed by T.R., 1673.
> BM Dawson 3101 Keynes 20 Osler 701 SGC 1
> TC I 123 Waller 4106 Wing H 1084

Exercitatio anatomica de motu cordis, et sanguinis.
In Le Clerc (Daniel) *and* Manget (Jean-Jacques) *comps.* Bibliotheca anatomica, 1685, Vol. 2, pp. 37–79. Also 1699 ed. Vol. 1, pp. 839–888 [2nd seq.].
> Keynes 44 and 45

1152. Exercitationes de generatione animalium. Quibus accedunt quaedam de partu: de membranis ac humoribus uteri: & de conceptione. Editio novissima a mendis repurgata. Amstelaedami, apud Ioannem Ravesteynium, 1651.
[xxviii] 388 [i.e. 392] [viii] p. 5·5 ins.
> Engr. t.-p. pp. 273–280 imperfectly printed (leaves M5–M8). Substitute pages (with different setting of the text), bound between pp. 386 and 387 (pp. 273–276) and pp. 2 and 3 of index (pp. 277–280).
> Dawson 3104 Keynes 38 SGC 2

1153. Anatomical exercitations, concerning the generation of living creatures: to which are added particular discourses, of births, and of conceptions, etc. London, printed by James Young, for Octavian Pulleyn, 1653.
[xlvi] 556 [ii] p. 6·5 ins.
> BM Keynes 43 Osler 714 SGC 2 Waller 4126
> Wing H 1085

1154. Exercitationes de generatione animalium. Quibus accedunt quaedam de partu: de membranis ac humoribus uteri: & de conceptione. Editio novissima a mendis repurgata. Amstelaedami, apud Ioannem Ravesteynium, 1662.
[xxviii] 388 [iii] p. 5·5 ins.
> Engr. t.-p. Reprint of the edition of 1651, using the same plate for the engr. t.-p. with date altered to 1662.
> Keynes 39 SGC 2 Waller 4122

Observationes ex Harvêi libello de generatione animalium excerptae.
In Schrader (Justus). Observationes & historiae, 1674, pp. 1–135.
> Keynes 41

1155. Exercitationes de generatione animalium. Quibus accedunt quaedam de partu: de membranis ac humoribus uteri: & de conceptione. Editio novissima a mendis repurgata. Hagae Comitis, apud Arnoldum Leers, 1680.
[xxxviii] 582 [iv] p. 5·5 ins.
> Engr. t.-p. [copy of the plate used in the 1651 ed.]
> BM Keynes 42 SGC 1 Waller 4125

Exercitationes de generatione animalium.
In Le Clerc (Daniel) *and* Manget (Jean-Jacques), *comps.* Bibliotheca anatomica, 1685, Vol. 1, pp. 595–728. Also 1699 ed., Vol. 1, pp. 412–544 [2nd seq.]
> Keynes 44 and 45

See Grube (Hermann). De arcanis medicorum non arcanis commentatio ex inventis recentiorum Harvejanis ... 1673.

Primrose (James). Exercitationes ... de motu cordis et circulatione sanguinis. Adversus Guilielmum Harveum, 1630.

Rolfinck (Werner). Epitome methodi cognoscendi & curandi particulares corporis affectus ... 1675.

Slade (Matthias). Dissertatio epistolica contra Guilielmum Harveum, tribus anatomicis observationibus in vitulis & vaccino utero factis auctior reddita. [*In* Le Clerc (Daniel) *and* Manget (Jean-Jacques), *comps.* Bibliotheca anatomica, 1685, Vol. 1, pp. 729–739. Also 1699 ed., Vol. 1, pp. 544–551 [2nd seq.].]

HASCIAC (Laurentius)
1156. De postrema Melitensi lue, praxis historica. Panormi, ex typographia Petri de Isola, 1677.
101 p. 6 ins.

HATTENBACH (Johann Salomon)
1157. De colica. Helmestad, typis Jacobi Mülleri, 1674.
[30] p. 7·5 ins.
> (Disp. med. inaug., Academia Julia, Heinrich Meibom, praeses.)
> *Bd. with* Matthis (Johannes Conradus), *respondent.* De mania, 1669.
> BM

[HATTRON (Carl Philip)]
1158. Aula, otium, scena vitae et consilia. Series quaestionum, et rerum quae habentur, sequenti indice praescripta. Bruxellae, in officinâ Huberti Antonii, 1619.
[xix] 371 p. 7 ins.
> Author's name from dedication.
> *Bd. with* Du Chatel (Pierre). Vitae illustrium medicorum qui toto orbe, ad haec usque tempora floruerunt, 1617.
> BM Watt

HAUMANN (Johann Gall) *respondent*
1159. Physicae curiosae et utilis specimen de anima hominis. Marburgi Cattorum, typis Johannis Jodoci Kürsneri, 1685.
[2] 3–20 p. 8 ins.
> (Diss. inaug., Marburg, Johann Jakob Waldschmidt praeses.)

HAUTEL (Daniel Henricus), *respondent*
1160. Physicae curiosae et utilis miscellanea. Marburgi Cattorum, typis Johannis Henrici Stockenii, 1685.
[2] 3–20 p. 8 ins.
> (Diss. inaug. Marburg, Johann Jakob Waldschmidt praeses.)

HAVERS (Clopton) 165–?–1702
1161. De respiratione. Trajecti ad Rhenum, ex officinâ Francisci Halma, 1685.
23 p. 8 ins.
> (Disp. med. inaug., Utrecht, Clopton Havers respondent, Johannes Munniks, praeses.)
> *Bd. with* Avemann (Joannes Christophorus) *respondent*. De medico eleemosynario publico, 1695.
> BM SGC 1

1162. Osteologia nova, or some new observations of the bones, and the parts belonging to them, with the manner of their accretion, and nutrition, communicated to the Royal Society in several discourses. I. Of the membrane, nature, constituent parts, and internal structure of the bones. II. Of accretion, and nutrition, as also of the affections of the bones in the rickets, and of venereal nodes. III. Of the medulla, or marrow. IV. Of the mucilaginous glands, with the etiology or explication of the causes of a rheumatism, and the gout, and the manner how they are produced. To which is added a fifth discourse of the cartilages. London, printed for Samuel Smith, 1691.

[xvi] 294 [+2] p. pls. (fold.) 7 ins.

> First account of minute structure of bone. See note in D.N.B.
> ... Another copy. Lacks end 2 pages.
> BM   Osler 2911   SGC 1   TC II 334   Waller 4152
> Wing H 1162

Osteologia nova. Sive novae quaedam observationes de ossibus & partibus ad illa pertinentibus. Quarum occasione ossium accretio & nutritio, tum in genere, tum in specie, novum quoque glandularum mucilaginosarum dictarum genus, nec non affectus quidam corporis humani praeternaturales, aliaque phaenomena scitu dignissima ad causas suas revocantur & exponuntur. Authore Cloptone Havers, qui eas anglicè scripsit, & interprete Melchiore Friderico Geudero.

In LE CLERC (Daniel) *and* MANGET (Jean Jacques), *comps.* Bibliotheca anatomica, 1699, Vol. 2, pp. 419–483.

HAWORTH (SAMUEL)   –1683
1163. The true method of curing consumptions. Wherein 1. The vulgar method is discovered to be useless and pernicious. 2. A new method, by safe, pleasant, and effectual remedies is describ'd. 3. The original and immediate cause of this distemper, explain'd, and 4. Several remarkable observations on persons lately cured by the same method, related. Particularly the case of Mr. Obrian, whom the author undertook by His Majesties command; with an account of a cure performed on a person of quality at Paris, and several others. London, printed for Samuel Smith, 1683.

[xxvi] 146 [+8] p. 5·5 ins.

> TC I 508   Watt   Wing H 1192

HAYNPOL (JOHANNES)
See HAGENBUT (Johannes)

HEBENSTREIDT (JOANNES)   –1569
1164. Aderlassbuch, für XXX. Jharen ausgangen, darinne angezeigt wird, wie man die Aderlasse, Ventosen, oder Köpffe, recht, in der noth, die Gesundheit zu erhalten, gebrauchen sol. Jetzt wider auffs new ubersehen, gebessert, und gemehrt, sampt einem Bericht, wie sich ein jeder Mensch, fûr, in, und nach der Aderlasse, auch zu Pestilentz zeiten, halten sol, Aus dem Hippocrate, Galeno, Avicenna, und andern fûrnempsten Medicis gezogen. (Erffurdt, gedruckt durch Georgium Gawman), 1559.

[63] p. 5·5 ins.

> Woodcut on t.-p. Imprint from colophon.
> BM

HECHSTETTER (PHILIPP)
See HOECHSTETTER (Philipp)

HEERS (HENRI DE) 1570–1636
1165. Spadacrene hoc est fons Spadanus, accuratissime descriptus, acidulasque bibendi modus, & medicamina oxypotis necessaria. Ut et observationes medicae oppido rarae in Spa & Leodii animadversae, cum medicamentis aliquot selectis, & ut volunt secretis. Editio novissima, prioribus emendatior cum indice. Lugd. Batav., apud Petrum vander Aa, 1685.

[xxiv] 159 [+17]; [vi] 254 [xix] p. 6 ins.

> Additional engr. t.-p.
> ... Another copy. (Wanting additional engr. t.-p.)
> BM   Watt

HEILAND (MICHAEL)
Historia infantis monstrosi ... anno CIƆIƆLXXVI proposita, nunc primum hîc edita.
In BLAES (Gerhard). Observationes medicae rariores, 1677, pp. 1–54 [2nd seq.].

HEINSIUS (DANIELIS)
Laus pediculi, ad conscriptos mendicorum patres.
In DISSERTATIONUM LUDICRARUM ET AMOENITATUM, scriptores varii, 1644, pp. 383–399; 1666, pp. 134–148.

HEINTKE (GEORG) *respondent*
1166. Valetudinarium infantile. Lipsiae, literis Johannis Georgi [1675].
[56] p. 7·5 ins.

> (Diss. inaug. ?, Michael Ettmüller, praeses.)
> *Bd. with* MATTHIS (Johannes Conradus) *respondent*. De Mania, 1669.
> BM   SGC 1   Waller 2828

Valetudinarium infantile.
In ETTMÜLLER (Michael) Dissertationes medicae VI. [*In his* Opera medica theoretico-practica, Vol. 1, 1696, pp. 1703 [nod. 1603]—1724].

HEIRINX (JOANNES BAPTISTA) *respondent*
1167. De ascite. Trajecti ad Rhenum, ex officina Francisci Halma, 1690.
8 p. 8 ins.

> (Disp. med. inaug., Utrecht, Joannes Georgius Graevius praeses.)
> *Bd. with* OEHMBIUS (Carolus Christianus) *respondent*. De acido primigenio, 1710.

HEISEUS (Ernestus Gottfried)
See HEYSEUS (Ernestus Gottfried)

HELIODORUS, 1st cent. A.D.

See ORIBASIUS. Ex Heliodoro de machinamentis Vido Vidio Florentino interprete. [*In* GUIDI (Guido) *the elder*. Chirurgia ... 1544, pp. 477–533.]

ORIBASIUS. De machinamentis liber ex Heliodoro, quibus utuntur qui luxatis aut fractis medentur: cuius capita sunt XL. [*In* CHIRURGIA, 1555, ff. 341ʳ–358ʳ.]

ORIBASIUS. Ex Heliodoro de machinamentis. [*In* MEDICAE ARTIS PRINCIPES, 1567, cols. 161–198 [4th seq.].]

HELLWIG (JOHANN) 1609–74
1168. Observationes physico-medicae, posthumae, in lucem editae, scholiisque adauctae à Luca Schröckio . . . Augustae Vindelicorum, apud Theophilum Goebelium, literis Koppmayerianis, 1680.
[x] 422 [xiv] p. 8 ins.

  SGC 1

HELMONT (FRANCISCUS MERCURIUS VAN) 1618–99
1169. Alphabeti verè naturalis Hebraici brevissima delineatio. Quae simul methodum suppeditat, juxta quam qui surdi nati sunt sic informari possunt, ut non alios saltem loquentes intelligant, sed & ipsi ad sermonis usum perveniant. In lucem edita à F.M.B. ab Helmont. Sulzbaci, typis Abrahami Lichtenthaleri, 1667.
[xxxvi] 107 [+1] p. 36 pls. 5 ins.

> Date on t.-p. altered from 1657 by the insertion of an 'X'. Correct date appears on the additional t.-p. 'Alphabetum naturae' 1667 and in the colophon.
> . . . 3 other copies. Deaf Education Library. (1) Arnold Library copy with altered t.-p. (2) and (3) Farrar copies with unaltered t.-p.s.
> BM Osler 2927 SGC 1 Waller 19735

1170. Een zeer korte afbeelding van het ware natuur-lyke Hebreuwse A.B.C. Welke te gelyk de wyse vertoont, volgens welke die doof geboren syn, sodanig konnen onderwesen werden, dat sy niet alleenig andere die spreken konnen, verstaan, maar selfs tot het gebruik van spreken komen. In't ligt gegeven door den Baron Franciscus Mercurius van Helmont. Met koopere platen verciert. Als mede een verhandeling om de doofgeboorene te leeren spreken door Joh. Conrad. Amman. t'Amsterdam, by Pieter Rotterdam, 1697
[xlvi] 143 [ii] 147–200 [iv] p. 36 pls. 5 ins.

> Deaf Education. Arnold Library copy.
> SGC 1 Waller 19736

1171. The paradoxal discourses of F. M. van Helmont, concerning the macrocosm and microcosm, or the greater and lesser world, and their union. Set down in writing by J.B. and now published. London, printed by J. C. and Freeman Collins, for Robert Kettlewel, 1685.
[xvi] 128; 216 p. 2 pls. 6·5 ins.

> BM Osler 2928 TC II 137 Wing II 1393

1172. The spirit of diseases; or diseases from the spirit: laid open in some observations concerning man, and his diseases. Wherein is shewed how much the mind influenceth the body in causing and curing of diseases. The whole deduced from certain and infallible principles of natural reason and experience . . . The first part. London, printed for Sarah Howkins, 1694.
[xiv] 216 p. 6·5 ins.

> BM Watt Wing H 1395

See HELMONT (Joannes Baptista van). Aufgang der Artzney-Kunst, das ist: noch nie erhorte Grund-Lehren von der Natur, 1683.

HELMONT (Joannes Baptista van). Ortus medicinae.

HELMONT (JOANNES BAPTISTA VAN) 1577–1644
1173. Aufgang der Artzney-Kunst, das ist: noch nie erhörte Grund-Lehren von der Natur, zu einer neuen Beförderung der Artzney-Sachen, so wol die Kranck-heiten zu vertreiben, als ein langes Leben zu erlangen . . . Anitzo auf Beyrahten dessen herrn Sohnes, Herrn H. Francisci Mercurii Freyherrn von Helmont, in die Hochteutsche Sprache übersetzt, in seine rechte Ordnung gebracht, mit Beyfügung dessen, was in der Ersten auf Niederländisch gedruckten Edition, genannt die Morgen-Röhte, mehr, oder auch anders, als in der Lateinischen, durchgehends, wie auch mit einem ehmals ausgelassenen Tractat von der grossen Krafft der Worte und Dinge, aus dem geschriebenen vermehret, von allen in allen Editionen eingeschlichenen Fehlern gereiniget, und mit deutlichen Anmerckungen, so zu einem gnugsamen Schlüssel aller dunckeln orte dienen können, erläutert: samt einer neuen Vorrede, darinnen ein kurtzer Entwurff aller Helmontischen Kranckheiten und Artzneyen: wie auch einem voll-ständigen Register. Sultzbach, in Verlegung Johann Andreae Endters Sel. Söhne, gedruckt bey Johann Holst, 1683.
[xxxiv] 1270 p. pl. (port.) 13 ins.

> T.-p. mutilated. Additional engr. t.-p.
> Waller 4302

1174. Deliramenta catarrhi: or, the incongruities, impossibilities, and absurdities couched under the vulgar opinion of defluxions. The author, that great philosopher, by fire, Joh. Bapt. van Helmont, &c. The translator and paraphrast Dr. Charleton. London, printed by E.G. for William Lee, 1650.
[xiii] 75 p. 7·5 ins.

> *Bd. with his* Ternary of paradoxes, 1650. 2 copies.
> BM Osler 2933 SGC 1 Waller 4304 Wing H 1398

Fragmenta, de receptis injectis. De injectis materialibus. De injaculatorum modo intrandi, ex ejus ortûs medi-cinae tractat de morbis eruta.
In MERCKLIN (Georg Abraham) *the younger*. Sylloge physico-medicinalium . . . 1698, pp. 163–188.

1175. Les oeuvres de Jean Baptiste van Helmont traittant des principes de medicine et physique, pour la guerison assurée des maladies: de la traduction de M. Jean Le Conte, docteur medicin. A Lyon, chez Jean Antione Huguetan & Guillaume Barbier, 1670.
[viii] 396 p. 9 ins.

> Double column text from p. 39.
> Partington Collection.

1176. Opera omnia. Additis his de novo Tractatibus aliquot posthumis ejusdem authoris, maxime curiosis pariter ac perutilissimis, antehac non in lucem editis; una cum indicibus rerum ac verborum ut locupletissimis, ita et accuratissimis. Francofurti, sumptibus Johannis Justi Erythropili, typis Johannis Philippi Andreae, 1682.
[xl] 765 [i.e. 763] [+71]; [xvi] 275 [+43] p. 8 ins.

> Additional engr. illus. t.-p. with portraits author and son. Double column text. Edited by Franciscus Mercurius van Helmont. Separate t.-p. for posthumous tracts: Opuscula medica inaudita. I. De lithiasi. II. De febribus. III. De humori-bus Galeni. IV. De peste. Editio omnium accuratissima.
> Partington Collection.
> SGC 1

1177. Opuscula medica inaudita. I. De lithiasi. II. De febribus. III. De humoribus Galeni. IV. De peste. Coloniae Agrippinae, apud Jodocum Kalcoven, 1644.
[viii] 230 [i]; 20 [ii]; 219 [+2]; 180 [iii] p. 6 ins.

> Separate sequences of pagination for tracts 1, 2–3 and 4, with separate t.-p.s. Separately paged 'Appendix ad tractatum de febribus'.
> BM   Osler 2931   SGC 1

1178. ... Editio secunda multo emendatior. Amsterodami, apud Ludovicum Elzevirium, 1648.
[viii] 110; [ii] 3–115 [+1]; [ii, 3] 4–87 p. 8 ins.

> Double column text.
> Separate t.-p.s for items I, II and IV.
> *Bd. with his* Ortus medicinae, 1648.
> Partington Collection.
> BM   Waller 4306

1179. Ortus medicinae, Id est initia physicae inaudita. Progressus medicinae novus, in morborum ultionem ad vitam longam ... Edente authoris filio, Francisco Mercurio van Helmont, cum ejus praefatione ex Belgico translata. Amsterodami, apud Ludovicum Elzevirium, 1648.
[xxxvi] 800 [i.e. 788] p. pl. 8 ins.

> Several pagination errors bring actual total to 788. Engr. pl. facing preface with ports. of the author and his son. Double column text.
> Stamp of Dr. Bouquot on fly-leaf. MS note on t.-p. reads Collegii ... Societ. Jesu. 1668 dono Patris Piget.
> Partington Collection.
> BM   Osler 2929   SGC 1   Waller 4307

1180. Ortus medicinae. Id est, initia physicae inaudita. Progressus medicinae novus, in morborum ultionem ad vitam longam ... Edente authoris filio, Francisco Mercurio van Helmont ... Nostra autem haec editio, emendatius multo, & auctius cum indice, rerum, & verborum locupletissimo, prodit. Venetiis, apud Iuntas & Ioan. Iacobum Hertz, 1651.
[liv], 700 p. 12 ins.

> Contains tracts De lithiasi, febribus, humoribus & peste. Separate t.-p. at p. 506: 'Doctrina inaudita, de causis, modo fiendi, contentis, radice, & resolutione lithiasis itemque de sensu, sensatione, dolore, insensibilitate, stupore, motu, immobilitate. Prout de morbis huius classis, lepra, caduco, apoplexia, paralysi, spasmo, comate, &c. Nova & paradoxa hactenus omnia. Tractatus tam physico, et medico, quam spagyro utilis: miseris autem utilissimus.'
> Partington Collection.
> SGC 1

1181. Ortus medicinae, Id est initia physicae inaudita. Progressus medicinae novus, in morborum ultionem ad vitam longam ... edente authoris filio Francisco Mercurio van Helmont cum eius praefatione ex Belgico translata. Editio quarta in qua praeter quaedam auth. fragmenta adiecti fuerunt indices. Tractatuum de lithiasi, febr., humoribus & peste qui in aliis desiderabantur. Lugduni, sumptibus Joannis Baptistae Devenet, 1655.
[xxiv] 487; [iv] 5–192 [lviii] p. 14 ins.

> Engr. illus. t.-p. with portraits of author and son. Double column text. Half title and cover title Ioannis Baptistae van Helmont Opera. Separate t.-p. for tracts: Opuscula medica inaudita. I. De lithiasi. II. De febribus. III. De humoribus

Galeni. IV. De peste. Editio quinta multo emendatior. Separate t.-p.s for nos. I, II and IV.
> Partington Collection.
> SGC 1

1182. Ortus medicinae, id est initia physicae inaudita progressus medicinae novus, in morborum ultionem ad vitam longam ... Edente authoris filio Francisco Mercurio Van Helmont, cum eius praefatione ex belgico translata editio quarta. In qua praeter quaedam auth. fragmenta adiecti fuerunt indices. Tractatuum de lithiasi febr. humoribus, & peste qui in aliis desiderabantur. Lugduni, sumptibus Joan. Ant. Huguetan, & Guillielmi Barbier, 1667.
[xxiv] 487 [4] 5–192 [lviii] p. 14 ins.

> Engr. t.-p.
> Separate t.-p. to the 4 tracts: Opuscula medica inaudita. I. De lithiasi. II. De febribus. III. De humoribus Galeni. IV. De peste. Editio sexta multò emendatior Pars II.
> ... Another copy. Partington Collection.
> SGC 1   Waller 4308

1183. [A ternary of paradoxes. The magnetic cure of wounds. The nativity of tartar in wine. The image of God in man. Written originally by Joh. Bapt. van Helmont, and translated, illustrated, and ampliated by Walter Charleton. London, printed by James Flesher for William Lee, 1650.]
[xl viii] 5–144 p. 7 ins.

> T.-p. and first 4 pages missing.   Wing H 1400?

1184. ... Another ed. London, printed by James Flesher for William Lee, 1650.
[lii] 147 p. 7 ins.

> Additional engr. t.-p.
> ... Another copy.
> BM   Osler 2934   SGC 1   Waller 4301   Wing H 1401

See Fontaine (Gabriel). De veritate Hippocraticae medicinae, 1657.

Massard (Jacques). Seconde partie du traité des panacées, 1680.

Sforzia (Nathanael). Der sichere und Geschwinde Artzt, 1684.

Theatrum Sympatheticum, 1660. And 1662 ed.

HELVETIUS (Johann Friedrich) 1629–1709
1185. Amphithcatrum physiognomiae medicum. Runder Schauplatz der artzeneyschen Gesicht-Kunst. Ist eine verhandelung der Edelen Gesicht-Kunst, durch eusserliches anschauen der Zeichen, nicht allein die innerlichen Gemůths-bewegungen desz Menschen, sondern auch zugleich nach jedes eigenen angebornen Arth ins besonder, seines Leibes-gebrechen und Krankheiten so mit denselben übereinkommen, zuerkennen: Noch zum ůeberflusz auch dessen eigen Natur übereinkommende Genesz-Mittel, ausz der eusserlichen bezeichnung, durch Linien, Farben, Formen, Geruch, Geschmack, und Wohnplatz, alles harmonirende, ausz vielen in einem übereinkommende, zu erkennen, und also die volkommene Genesung, ausz simplicibus, oder einfachen Gewåchsen, beyzubringen. Heydelberg, getruckt durch Samuel Broun, 1660.
[xliv] 130 p. 7.5 ins.

> BM   SGC 2   Watt

1186. Berillus medicus. Ein Edelgestein der Artzeney Sehr nützlich und anmütig für alle Liebhaber der Gewächsen; nemlich, das Šie, wan sie in dem Kräuter-Feldt herumb spatziren, wissen mögen zu jeder Zeit, was in einem jeden Monat ausž der Eren herfür komme, und wie man selbige kan lernen erkennen, und von andern, so an gestalt und Farben einige gleichheit mit ihnen haben, underscheiden: und was bey der Einsamlung in acht zunehmen. Heydelberg, getruckt durch Samuel Broun, 1661.
[i] 89 p. 7·5 ins.
> *Bd. with his* Amphitheatrum physiognomiae medicum, 1660.
> BM Watt

1187. Diribitorium medicum, de omnium morborum accidentiumque in & externorum definitionibusac curationibus, ex saporibus, odoribus foetoribusve, provenientibus a fermentorum, effervescentiarum aut putrefactionum salibus, sulphuribus vel mercuriis, quae male inveniuntur in succis alibilibus bene constitutis omnium ventriculorum, glandularum vasorumque lymphaticorum totius corporis. Amstelodami, apud Joannem Janssonium à Waesberge, 1670.
[xvi] 176 p. 6·5 ins.
> On verso of t.-p.: Ex Biblioth. Gymnasii Regii Joachimici.
> Osler 2939 SGC 1

1188. Microscopium physiognomiae medicum, id est, tractatus de physiognomia, cujus ope non solum animi motus simul ac corporis defectus interni, sed & congrua iis remedia noscunter per externorum lineamentorum, formarum, colorum, odorum, saporum, domiciliorum ac signaturarum intuitum, qui harmonicam hominis constitutionem & medicandi notitiam ex simplicibus indicat. Amstelodami, apud Janssonio-Waesbergios, 1676.
[civ] 244 [iv] p. front. (port.) 6 pls. (1 fold. tab., 5 ports.) 6 ins.
> BM Osler 2940 SGC 1 Waller 4317

1189. Mors morborum. Das ist: Der Kranckheiten Todt. Darin kürtzlich verhandelt wird, wie man ohne grosse umbschweiffige Reden, ein gewisses urtheil von allerley Gebrechen fellen soll, zwischen der nohtwendigkeit und der nothdürftigkeit einem festen Bundt aufzurichten. Heydelberg, getruckt durch Samuel Broun, 1661.
[viii] 31 p. 7·5 ins.
> *Bd. with his* Amphitheatrum physiognomiae medicum, 1660.
> BM Watt

1190. Vitulus aureus, quem mundus adorat & orat, in quo tractatur de rarissimo naturae miraculo transmutandi metalla, nempe quomodo tota plumbi substantia vel intra momentum ex quavis minima lapidis veri philosophici particula in aurum obryzum commutata fuerit Hagae Comitis . . . Amstelodami, apud Johannem Jansonium à Waesberge & viduam Elizei Weyerstraet, 1667.
[6] 7–72 p. illus. fold. pl. 6·5 ins.
> *Bd. with his* Diribitorium medicum, 1670.
> Waller 11160

1191. Xistus Herbarum. Lustiger Spatzierweg der Kräuter. Worinnen wird verhandelt, wie die Gewächse durch ihre Zeichen, mit desz Menschen inner- und eusserlichem Leibestheilen eine vergleichung haben, und zu deroselben Gebrechen mit Nutzen können gebrauchet werden . . . Heydelberg, getruckt durch Samuel Broun, 1661.
[iv] 89 p. 7·5 ins.
> *Bd. with his* Amphitheatrum physiognomiae medicum, 1660.
> BM Watt

HELWIG (Johann)
See Hellwig (Johann)

HEMSTERHUIJS (Sibout) 1629–
1192. Messis aurea exhibens; anatomica: novissima et utilissima experimenta. Huic editioni accesserunt de vasis lymphaticis tabulae Rudbeckianae. Figuris aeneis illustratae. Heidelbergae, typis Adriani Wyngaerden, 1659.
[xx] 370 [xxiv] p. 19 engr. pls. (fold.) 6·5 ins.
> Additional engr. t.-p.
> BM   Waller 4320

HENCKELIUS (Johannes Andreas) *respondent*
See Schenck (Johann Theodor). Synopsis institutionum medicinae disputatoriae, 1668.

HENDELIUS (Gothofredus) *respondent*
See Schenck (Johann Theodor). Synopsis institutionum medicinae disputatoriae, 1668.

HENNINGIUS (Henricus Christianus) *respondent*
1193. Disputationum anatomicarum de corporis animalis oeconomia prima. Ultrajecti, typis Appelarianis, 1677.
10 [11–12] p. 8 ins.
> (Diss. inaug., Utrecht, Johannes Munniks, praeses.)
> *Bd. with* Avemann (Joannes Christophorus) *respondent*. De medico eleemosynario publico, 1695.

HENSHAW (Nathaniel)   –1673
1194. Aero-chalinos: or, a register for the air; in five chapters. 1. Of fermentation. 2. Of chylification. 3. Of respiration. 4. Of sanguification. 5. That often changing the air, is a friend to health. Also a discovery of a new method of doing it, without removing from one place to another, by means of a domicil, or air-chamber, fitted to that purpose: for the better preservation of health, and cure of diseases, after a new method. The second edition. London, printed for Benj. Tooke, 1677.
[xxiv] 166 p. 5 ins.
> BM SGC 2 Wing H 1482

HEPBURNE (George) *respondent*
1195. De circulatione sanguinis in animalibus genitis & non genitis. Lugduni Batavorum, apud Abrahamum Elzevier, 1693.
[32] p. 7 ins.
> (Diss. inaug., Leyden, Archibald Pitcairne, praeses.)
> *Bd. with* Lakeman (Nicolaus) *respondent*. De matheseos philosophiae experimentalis ac empiricis usu & abusu in medicina, 1711.
> BM

HERACLES   –309

See ORIBASIUS. De laqueis ex Heracle, Vido Vidio Florentino interprete. [*In* GUIDI (Guido) *the elder.* Chirurgia, 1544, pp. 467–476.]

ORIBASIUS. De laqueis liber ex Heracle . . . Vidio interprete. [*In* CHIRURGIA, 1555, ff. 338r–340r.]

ORIBASIUS. De laqueis ex Heracle. [*In* MEDICAE ARTIS PRINCIPES, 1567, cols. 153–162 [4th seq.].]

1196. **HERBARUM IMAGINES VIVAE.** Der kreuter lebliche Contrafaytung. Francoforti, Christianus Egenolphus excudebat [1535].
40 [iv] 20 [ii] ff., interleaved. col. illus. 8 ins.

> Separate t.-p. for 2nd item reads:
> IMAGINUM HERBARUM, PARS II. Andertheyl der kreuter Conterfeytungenn. Francoforti, Christianus Egenolphus Hadamarius excudebat.
> Date of first part from colophon. Volume dated on spine 1535-36. Haller. Bibl. Botan. I, p. 275 gives Pars II as pub. 1535. Interleaved pages contain MS notes.
> For Fuchs's attack on Egenolph *see* Fuchs' Historia Stirpium *and* Fuchs: Primi de stirpium historia commentariorum tomi vivae imagines, 1545, Intro. p. [iv-v].

HERCULANUS
See ARCOLANI (Giovanni)

HERING (HONORIUS)
1197. Syntagma medicum theorico-practicum tripartitum de arthritide in genere, & podagra in specie, unà cum appendice variorum medicamentorum antipodagricorum probatissimorum ex optimis autoribus collectorum. Bremae, apud haeredes Hoismanianos typis Wesselianis, 1639.
[2] 3–142 p. 5 ins.

> *Bd. with* SCHÄFFER (Carolus). Deliciae botanicae Hallenses, 1662.
> BM   SGC I

HERLICH (DAVID), HERLICIUS (DAVIDUS)
See HERLITZ (David)

HERLITZ (DAVID) 1557–1636
1198. De cura gravidarum, et puerperarum. Grundliche Unterrichtung von den Schwangern Frawen, und kindelbetterinnen, was ihnen vor, in, unnd nach der Geburt zu wissen von nöthen sey, dadurch sie vor allerley zufelligen Kranckheiten gesichert werden können: item: Von etlichen beschwerlichen Gebrechen der Jungen Kinder: Neben Christlichen Ermanungen unnd Trostreichen Gebettlin, in solchen nöthen, ausz etlicher Hocherleuchten Menner Schrifften hingzu gesetzt. Alles mit fleisz zusammen getragen, und in den Druck gegeben. Gryphiszwaldt, Gedruckt durch Augustin Ferber, in verlegung Michel Pezels . . . in Stettin, 1597.
[iv] 98 ff. 6 ins.

1199. De cura gravidarum, puerperarum & infantum. Newe Frawen Zimmer, oder Gründtliche Unterrichtung, von den Schwangern unnd Kindelbetterinnen, was ihnen vor, in, und nach der Geburt zu wissen von nöthen sey, Auch von vielen kranckheiten der Jungen Kinder. Jetzo zum vierdten mahl wider ubersehen, und an etliche hundert örtern mit vielen herrlichen, bewehrten, heimlichen kunststücken und Experimenten gezieret, auch mit etlichen gantz newen Capitteln vermehret. Alten Stettin, gedruckt durch Joachim Rheten, 1610.
[xvi] 234 [vii] p. illus. (port.) 7.5 ins.
> Waller 4374

HERMANN (DANIEL). De rana et lacerta, succino Prussiaco insitis. Discursus philosophicus.
In KRAFFT (Johann). [Co]nsiliorum, et epistolarum medicinalium, liber quartus, 1614, pp. 465–472.

HERMANN (PAUL) 1646–95, *praeses*
See BOERHAAVE (Hermann) *respondent.* De distinctione mentis a corpore, 1690.

HOORN (Johann van) *respondent.* De partu praeternaturali, 1690

PANRING (Johannes Henricus) *respondent.* De gangraena & sphacelo, 1690.

PEUYE (Jacobus vander) *respondent.* De ictero, 1690.

SERRURIER (Joseph) *respondent.* De febribus in genere, 1690.

SERRURIER (Joseph) *respondent.* De gravitate aeris, 1690.

VOOGD (Petrus) *respondent.* [Exercitia medico-physico-aphoristica], 1691, no. III. De morborum remediis. [*Bd. with* PRAUSERUS (Theophilus) *respondent.* De lactis natura, usu et abusu, 1706.]

HERMES *Trismegistus*
1200. The learned work of Hermes Trismegistus, intituled Iatromathematica, that is, his physical mathematiques, or mathematical physicks, directed unto Ammon the Aegyptian. A book of special great use, for all students in astrology and physick. Lately Englished by John Harvey, at the request of M. Charles P.
[ii] 31 p. diagrs. 5.5 ins.
In WILLIAMS (Ralph). Physical rarities, 1652.

Mercurii Trismegisti Asclepius, Lucio Apuleio Madaurensi interprete.
In IAMBLICHUS, *Chalcidensis.* Iamblichus de mysteriis Ægyptiorum [&c.], 1570, pp. 473–543.

Mercurii Trismegisti liber de potestate et sapientia dei, cui titulus Pimander. Marsilio Ficino Florentino interprete.
In IAMBLICHUS, *Chalcidensis.* Iamblichus de mysteriis Ægyptiorum [&c.], 1570, pp. 367–473.

Hermetis Trismegisti Tractatus aureus. The golden work of Hermes Trismegistus, translated out of Hebrew into Arabick, then into Greek, afterwards into Latin; and now done out of Latin into English. Claused and largely commented upon by William Salmon.

See SALMON William) Clavis Alchymiae. Book 2 of his Medica Practica, 1692, pp. 179–283.

HERODOTUS, *of Tarsus*
See HIPPOCRATES . . . Opera omnia quae extant, 1657.

[HERRERA (Gabriello Alfonso di)] 1480–1539
1201. Libro di agricoltura utilissimo, tratto da diversi auttori, novamente venuto a luce, dalla spagnuola nell' italiana lingua traportato [per Mambrino da Fabriano]. (In Venetia, per Michel Tramezzino, 1557.)
[vi] 296 ff., woodcut illus. 8 ins.

> At end of contents: In Venetia, per Michel Tramezino, 1558.
> Author's and translator's names from the preface.
> Bullock Collection. 2 copies.
> BM   Wellcome 3135

HERSTELLE (Daniel Andreas) *respondent*
1202. De signis medicis exercitatio prima [-quarta]. Helmestadi, typis Georg-Wolfgangi Hammii, 1699–1700.
4 vols; [23; 16; 24; 12] p. 8 ins.

> (Friedrich Schrader, praeses.)
> *Bd. with* Adolphi (Christian Michael). De equitationis eximio usu medico dissertatio, 1729.

HERTODT A TODENFELD (Johann Ferdinand) 1645–1714
1203. Crocologia seu curiosa croci regis vegetabilium enucleatio continens illius etymologiam, differentias, tempus quo viret, & floret, culturam, collectionem, usum mechanicum, pharmaceuticum, chymico-medicum, omnibus penè humani corporis partibus destinatum, additis diversis observationibus, & quaestionibus crocum concernentibus, ad normam et formam S.R.I. Academiae Naturae Curiosorum congesta. Jenae, sumptibus Viti Jacobi Trescheri, typis Johannis Nisi, 1671.
[xviii] 283 [+5] p. front. fold. pl. 6·5 ins.

> *Bd. with* Zacchia (Paolo). De affectionibus hypochondriacis libri tres, 1671.
> BM   Watt

HERTOGIUS (AEgidius)
Historia memorabilis de muliere, quae annis tredecim in utero gestavit sceletum foetus mortui, quod tactu cum ab ipsa matre, tum ab omnibus illi praesentibus percipitur, scripta ad Matthiam Cornacem.
In Dodoens (Rembert). Medicinalium observationum exempla rara, 1581, pp. 321–328.

HERTZOG (Rudolph) *respondent*
See Horne (Johannes van). Miscellanea haec anatomica et chirurgica, 1645.

HERVELT (Jacob van)
1204. Geneeskundige aanmerkingen in sijn dagelijkse practyk voorgevallen; zaamgesteld na de oprechte wysbegeerte en nieuwe geneeskunde. Als mede een regte manier om de Venus-qualen; met haren aanhang, grondig en op een seer korte wyse te geneesen. Verzierd met eenige deftige observatien, door eigen ondervindinge waargenomen. Amsterdam, by Jan ten Hoorn, 1693.
[viii] 295 [296–337] p. illus. (woodcuts) 6 ins.

> pp. 336–337: Lyst der medicijnale boecken die by Jan ten Hoorn gedruckt . . .
> Additional engr. t.-p.
> SGC 1

HESSE (Adam)
1205. De praecipuo studiosorum morbo, ejusque genuinis caussis. [Halae], typis Christoph. Andreae Zeitleri [1699].
[3] 4–27 [+1] p. 7·5 ins.

> (Diss. med. inaug. Halle, Friedrich Hoffman, praeses.)
> Place of publication from Waller.
> BM   SGC 1   Waller 4781

HESTER (John)   –1593, *tr.*
See Fioravanti (Leonardo). A short discourse . . . upon chirurgerie, 1580.

HEURNE (Jan van) 1543–1601
1206. De febribus liber. Lugduni Batavorum, ex officina Plantiniana, apud Christophorum Raphelengium 1598.
[viii] 167 [+5] p. 8 ins.

> *Bd. with his* De morbis, 1594.
> BM   Waller 4410

1207. De morbis qui in singulis partibus humani capitis insidere consueverunt. Hic artificiosâ methodo, & incredibili facilitate, morborum ideae, causae, & cuiusque causae morbificae, partisque aegrae signa, prognoses, & curatio rationalis & empirica graphicè depinguntur . . . Lugduni Batavorum, ex officina Plantiniana, apud Franciscum Raphelengium, 1594.
[xvi] 351 [viii] p. 8 ins.

> Marginal MS notes.
> SGC 1

Hippocrates Coi, de purgatoriis remediis libellus, Ioannis Heurnii paraphrastica versione, et brevibus ad obscuriora loca notis sive commentariolis illustratus.
In Hippocrates. . . . Opera omnia quae extant, 1657.

1208. [I]nstitutiones medicinae. Editio altera, priore emendatior, operâ auctoris filii Othonis Heurnii. Lugduni Batavorum, ex officina Ioannis Maire, 1627.
[xii] 583 p. 5 ins.

> Marginal MS notes.

1209. Opera omnia: tam ad theoriam, quam ad praxin medicam spectantia, quorum elenchus ante indicem capitum habetur. Iuxta Otthonis Heurnii, auctoris filij . . . recensionem ac oeconomiam fideliter expressa, ac duos in tomos tributa. Postrema editio: prioribus, non tantùm augustiore formâ, sed & typorum nitore, & mendarum raritate, infinities tum luculentior, tum accuratior. Lugduni, sumptibus Ioannis Antonii Huguetan, & Marci Antonii Ravaud, 1658.
2 vols. in 1; [xxxiv] 583 [+24]; [viii] 478 [xxvii] p. 3 tabs. (fold.) 14·5 ins.

> Separate t.-p. to Vol. 2.
> BM   SGC 1

1210. Praxis medicinae nova ratio: quo libris tribis methodi ad praxin medicam, aditus facillimus aperitur ad omnes morbos curandos. Ex accuratâ recensione Zachariae Sylvii. . . . Roterodami, ex officinâ Arnoldi Leers, 1650.
[xxxvi] 721 [i.e. 719] [+21] p. illus. 7 ins.

> Additional engr. t.-p.
> . . . Another copy. Wanting additional engr. t.-p.

See FERNEL (Jean). Universa medicina . . . notis, observationibus et remediis secretis, Iohann, & Othonis Heurni, 1679.

HIPPOCRATES. Aphorismi graece & latine . . . Cum historiis, observationibus, cautionibus & remediis selectis. A I. Heurnio Ultrajectino. 1623 and 1638 eds.

HIPPOCRATES. . . . Aphorismi, soluti & metrici . . . interprete Ioanne Heurnio, 1643.

HIPPOCRATES. The aphorismes of Hippocrates, prince of physicians, 1655.

HEURNE (OTTO VAN)
See FERNEL (Jean). Universa medicina . . . notis, observationibus et remediis secretis Ioann & Othonis Heurnii, 1679.

HEURNE (Jan van). [I]nstitutiones medicinae. Edito altera, priore emendatior, opera auctoris filii Othonis Heurnii, 1627.

HEURNE (Jan van). Opera omnia . . . Iuxta Othonis Heurnii, auctoris filij . . . recensionem ac oeconomiam fideliter expressa, 1658.

HEURNIUS (JOANNES)
See HEURNE (Jan van)

HEYDE (ANTON)
1211. Anatome mytuli, belgicè mossel, structuram elegantem ejusque motum mirandum exponens. Subjecta est centuria observationum medicarum. Amstelodami, apud Janssonio-Waesbergios, 1684.
[xv] 199 [+1] p. 16 fold. engr. pls. 6 ins.

> *Bd. with* SCHELHAMMER (Günther Christoph). De auditu liber unus, 1684.

See VOORDE (Cornelis van de). Nieuw lichtende fakkel der chirurgie of hedendaagze heel konst, 1680.

HEYDEN (HERMANNUS VANDER) 1572–1650
1212. Speedy help for rich and poor. Or certain physicall discourses touching the vertue of whey. In the cure of the griping flux of the belly, and of the dysentery. Of cold water, in the cure of the gout, and green-wounds. Of wine-vineger, in the preservation from, and cure of the plague, and other pestilential diseases: as also in the prevention of the hydrophobia, or dread of water, caused by the biting of a mad dog, etc. Written in Latine by Hermannus Vander Heyden, a physician of Gaunt. London, printed by James Young, for O.P. and are to be sold by John Saywell, 1653.
[xxxiv] 213 p. 5·5 ins.

> BM SGC 1 Wing H 1661

HEYDENREICH (JUSTUS RUDOLPHUS) *respondent*
1213. Dissertatio medica, proponens juvenem melancholia laborantem. Jenae, ex typographia Krebsiana, [1675].
[28] p. 7·5 ins.
> (Diss. med. Jena, Georg Wolffgang Wedel, praeses.)

> *Bd. with* MAJOR (Johann Daniel). Historia anatomica calculorum, 1662.
> . . . Another copy. *Bd. with* MATTHIS (Johannes Conradus) *respondent*. De mania, 1669.
> BM SGC 1

HEYSEUS (ERNESTUS GOTTFRIED) *ed.*
See DRELINCOURT (Charles). Experimenta anatomica, ex vivorum sectionibus petita, edita per Ernestum Gottfried Heiseum . . . [*In* LE CLERC (Daniel) *and* MANGET (Jean-Jacques) *comps*. Bibliotheca anatomica, 1685, Vol. 2, pp. 681–690. Also 1699 ed., Vol. 2, pp. 712–720.

HIEBNERN VON SCHNEEBERGK (ISRAEL)
1214. Mysterium sigillorum, herbarum & lapidum oder Vollkommene Cur und Heilung aller Kranckheiten, Schäden und Leibes- auch Gemûths- Beschwerungen durch, underschiedliche Mittel ohne Einnehmung der Artzney. In 4 Classen ordentlich abgetheilet Alsž I. Erste Cur und Heilung durch die himmlische Influentz mit Hûlff der Krâuter und Wurtzeln. II. Zweydte Cur und Heilung durch die himmlische Influentz aus den Metallen und Steinen mit Hûlff der 7. Sigillen. III. Dritte und zwar Summarische vôllige Cur und Heilung durch die Zusammensetzung der 7. Metallen und Sigillen. IV. Vierdte Cur und Heilung aller Menschlichen Laster und Gebrechen . . . Mit beygefûgten Figuren und Kupfferstûcken, auch gantzem Grund dieses Astronomisch und himlischen Processus. [Erfurt], in Verlegung Johann Birckners Buchhândlers, 1651.
[ii] 166 [xxiv] p. illus. 4 pls. (fold.) 7·5 ins.

> Place of publication from SGC.
> BM SGC 1

HIEROVIUS (BARTHOLOMAEUS)
1215. Methodus chirurgica. Docens summa facilitate & brevitate rationem curandi apostemata, vulnera & ulcera. Francofurti, ex officina Paltheniana, sumtibus Petri Fischeri, 1595.
[5] 6–88 p. 6·5 ins.

> *Bd. with* CAPIVACCIO (Hieronimo). Nova methodus medendi, 1593.
> BM

1216. Quaestionum medicinalium . . . decas prima continens quaestiones lectu omnino & iucundas & dignas. Francofurti, ex officina Paltheniana sumtibus Petri Fischeri, 1595.
[3] 4–55 p. 6·5 ins.

> *Bd. with* CAPIVACCIO (Hieronimo). Nova methodus medendi, 1593.
> BM Watt

HIGHMORE (NATHANIEL) 1613–85
1217. Corporis humani disquisitio anatomica; in qua sanguinis circulationem in quavis corporis particula plurimis typis novis, ac aenygmatum medicorum succinctâ dilucidatione ornatam prosequutus est . . . Accessit index duplex, alter capitum, alter rerum & verborum locupletissimus. Hagae-Comitis, ex officina Samuelis Broun, 1651.
[xiv] 262 [viii] p. illus. pl. 11 ins.

> Additional engr. t.-p. Imperfect, wanting pp. 139–142.
> BM SGC 1 Waller 4456

1218. Exercitationes duae. Quarum prior de passione hysterica: altera de affectione hypochondriaca . . . Editio

seconda priori emendatior. Amstelodami, apud Casparum Commelinum, 1660.
[viii] 136 p. 5 ins.

> Bookplate of Bibliotheca Thebesiana. 1 p. MS notes on end cover.
> *Bd. with* KIRCHER (Athanasius). Scrutinium physico-medicum contagiosae luis, 1659.
> Watt

1219 . . . Editio tertia priori emendatior. Jenae, typis Gollñerianis, 1677.
[x] 248 p. 5 ins.

> *Bd. with* WALE (Johannes de). Methodus medendi brevissima, 1679.
> BM

1220. The history of generation. Examining the several opinions of divers authors, especially that of Sir Kenelm Digby, in his Discourse of Bodies. With a general relation of the manner of generation, as well in plants as animals: with some figures delineating the first originals of some creatures, evidently demonstrating the rest. To which is joyned A discourse of the cure of wounds by sympathy, or without any real applycation of medicines to the part affected, but especially by that powder, known chiefly by the name of Sir Gilbert Talbot's powder. London, printed by R.N. for John Martin, 1651.
[xiv] 141 p. fold. pls. 5·5 ins.

> The 'Discourse of the cure of wounds by sympathy' begins on p. 113.
> BM   Dawson 3334A   Osler 2964   SGC 1   Waller 10 837   Wing H 1969

See WILLIS (Thomas). Opera omnia, 1682. [Item IV. Affectionum quae dicuntur hystericae & hypochondriacae pathologia spasmodica vindicata, contra responsionem epistolarem Nathan. Highmori M.D. . . . .]

HILDANUS
See FABRICIUS HILDANUS (Guilielmus)

HILDEGARD VON BINGEN, 1098–1180
Lib. item quatuor . . . de elementorum, fluminum aliquot Germaniae, metallorum, leguminum, fruticum, herbarum, arborum, arbustorum, piscium, volatilium, & animantium terrae naturis & operationibus.
In EXPERIMENTARIUS MEDICINAE, 1544, pp. 1–121 [3rd seq.].

> Running title: 'Physicae S. Hildegardis lib. I–IIII'. Probably a spurious work (*see* Singer, C. *ed.* Studies in the history and method of science, 1917, pp. 13–14.)

HILDEGARDIS DE PINGUIA
See HILDEGARD VON BINGEN

HILKEN (JOANNES) *repondent*
1221. De sterilitate. Lugduni Batavorum, apud Abrahamum Elzevier, 1689.
[51] p. 8 ins.

> (Disp. med. inaug., Leyden, Charles Drelincourt, praeses.)
> *Bd. with* PRAUSERUS (Theophilus) *respondent.* De lactis natura usu et abusu, 1706.
> BM

HIMANTOMUS (J   GUALTHER)
1222. De incerto urinarum judicio; et intolerabili circumforaneorum impostura, libellus. Das ist: kurtze Beschreibumg der heutigen vermeynten Harn-Kunst, und Quacksalberey. Darinnen gründlich und auszführlich erwiesen, dasz nicht allein die heutiges Tages also falsch-genandte Harn-kunst, welcher sich annoch viel Doctores und Aertzte hin und wieder zu ihrem Vortheil, und jhres Nechsten Schäden, ohne Scham und Schew in vielen städten bedtenen; sondern auch die grosse Quacksal-berey, welche bey den hochpralenden Marck-Schreyern im Romischen Reich in vollem Schwange gehet, anders nichts, denn lauterer unverantwertlicher Betrug, und verdamliche impollur sey. Zu männigliches Nachricht, sonderlich aber dem armen, einfältigem, gemeinem Manne, welcher durch diese vermeynte, gewissen-lose Künste am meisten hintergangen und betrogen wird, zum besten, wohlmeynendlich in offenen Druck gegeben. Quedlinburg, gedruckt bey Johan Ockeln, 1657.
[xii] 142 [i] p. 7·5 ins.

HIPPOCRATES, 460–375 B.C.
Opera omnia.

1223. Ἅπαντα τὰ τοῦ Ἱπποκράτους. Omnia opera Hippocratis. (Venetiis, in aedibus Aldi, & Andreae Asulani soceri, 1526.)
[vi] 233 [i] ff., 12 ins.

> First edition of Greek text. Ed. by Franciscus Asulanus. Includes the life of Hippocrates by Soranus. Binding dated 1558.
> BM   Osler 142   SGC 1   Wellcome 3173

1224. Opera: quibus maxima ex parte annorum circiter duo millia latina caruit lingua: graeci vero & arabes, & prisci nostri medici, plurimis tamen utilibus praetermissis, scripta sua illustrarunt: nunc tandem per M. Fabium Rhavennatem, Gulielmum Copum Basiliensem, Nicolaum Leonicenum, & Andream Brentium, viros doctissimos latinitate donata, ac iamprimum in lucem aedita. quo revera humano generi nihil fieri potuit salubrius . . . Basileae, in officina Andreae Cratandri, 1526.
[lii] 494 [ii] p. 11·5 ins.

> Woodcut borders to t.-p. and page 1.
> BM   Waller 4496   Wellcome 3178

1225. . . . βιβλία ἅπαντα . . . Libri omnes, ad vetustos codices summo studio collati & restaurati. Basileae, (apud Hieronymum Frobenium et Nicolaum Episcopium), 1538.
[viii] 562 [ii] p. 12 ins.

> Greek text only. Greek colophon. Edited by Johannes Hagenbut.
> Includes a life of Hippocrates by Soranus and Galen's glossary: τῶν Ἱπποκράτους γλωσσῶν ἐξήγησις
> BM   Dawson 3369   Osler 143   SGC 1   Wellcome 3174

1226. Opera quae ad nos extant omnia. Per Ianum Cornarium medicum physicum latina lingua conscripta. Index rerum ad calcem operis universi annexus est foecundissimus. Venetiis, apud Ioan. Gryphium, 1546.

[vi] 354 ff., 6·5 ins.

> Marginal MS. notes.
> Bullock Collection.
> SGC 1

1227. Opera quae extant graece et latine veterum codicum collatione restituta, novo ordine in quattuor classes digesta, interpretationis latinae emendatione, & scholijs illustrata, à Hieron. Mercuriali . . . [Tomus primus.] Venetiis, industria ac sumptibus Iuntarum 1588.

[viii] 19 [116] [iv] 347 [iv] 48 p. 13·5 ins.

> Parallel Greek and Latin texts of prima and secunda classes only.
> Engr. t.-p.
> BM   SGC 1   Waller 4488   Wellcome 3175

1228. Τοῦ μεγάλου Ἱπποκράτους . . . Πάντων τῶν ἰατρῶν κορυφαίου τὰ εὑρισκόμενα . . . Opera omnia quae extant in VIII sectiones ex Erotiani mente distributa. Nunc recens latina interpretatione & annotationibus illustrata, Anutio Foesio . . . authore. Adiecta sunt ad VI sectionem Palladij scholia graeca in lib. Περὶ ἀγμῶν, nondum antea excusa, & nunc primùm latinitate donata [by J. Santalbinus]. His praeterea accessere variae in omnes Hippocr. lib. lectiones graecae, ex reconditissimis manuscriptis exemplaribus summa diligentia collectae, necnon etiam quorundam doctiss. virorum [J. Martini &c.] in aliquot Hippocr. libros observationes. Cum indice quadruplici longè amplissimo & utilissimo. Francofurti, apud Andreae Wechlei heredes, Claud. Marnium, & Ioan. Aubrium, 1595.

8 sections; [xii] 30 p. 31–50 cols.; 27 p. 28–41 cols. 42–214 p. 215–218, 227–232 cols.; 94 p. 95–158 cols.; 99 p. 100-145 cols.; [i] 257 p. 258–383 cols.; [ii] 212 p. 213–253 cols.; [i] 361 p. 362–393 cols.; [i] 33 p. 34–45 cols.; [xlviii] p. 15 ins.

> Parallel Greek and Latin texts. With conjectural emendations by A. E. Portus.
> BM   SGC 1   Waller 4489   Wellcome 3176

1229. [Magni Hippocratis Coi et Claudii Galeni . . . universa quae extant opera. R. Charterius . . . digessit et conjunctim graece et latine primus edidit; astruxit et medicam synopsin rerum his in operibus contextarum indicem.] Lutctiae Parisiorum, 1639.

Vols. 1–8, 13. Vol. I [xliv] 102 p. II [iv] 406 [+1] p. III [iv], 443 [+1] p. IV [iv] 714 p. V [iv] 469 [+1] p. VI [iv], 552 [+13] p. VII [iv] 908 p. VIII [iv], 924 [+1] p. XIII [iv] 1026 p. Vols. I–III bound together. 16·5 ins.

> *Contents:* Tomus I. Ad utriusque principis vitam ac genus spectantia.—II. Quae in artem medicam introducunt.—III. Elementa, temperamenta, humores.—IV. Dissectiones, ac partes corporis.—V. Ad animam facultates, functiones, & spiritus spectantia.—VI. Ad sanitatem tuendam spectantia.—VII. τα παθολογικα & quaedarm κατα μερη θεραπευτικα.—VIII. τασημειωτικὰ, κριτικὰ, προγνωσικα προρρητικα.—XIII. Quae ad pharmaciam & medicamenta spectant.
> Ornate engr. t.-p. in Greek and Latin. Main t.-p. missing (title taken from BM catalogue). Half title 'Universa Hippocratis et Galeni opera'. Portraits of Hippocrates and Galen on separate t.-p.s to each volume. See note in Brunet, Vol. 2, p. 425 under 1679 ed.
> BM

1230. Πάντων τῶν ἰατρῶν κορυφαίου τοῦ μεγάλου Ἱπποκρατους . . . τά εὑρισκόμενα. Opera omnia quae extant: in VIII. sectiones ex Erotiani mente distributa. Nunc denuo latina interpretatione & annotationibus illustrata, Anutio Foesio . . . authore. Adiecta sunt ad VI. sectionem Palladij scholia graeca in librum περι αγμων, & sua latinitate donata [by J. Santalbinus]. His praeterea accessere variae in omnes Hippocr. libb. lectiones graecae, ex reconditissimis manuscriptis exemplaribus summa diligentia collectae, antea quidem partim Frobeniano codici, partim verò ipsissimis Galeni commentariis: nunc autem ipsissimis textus paginis ac lineis summo cum labore applicatae: necnon etiam quorundam doctiss. virorum in aliquot Hippocr. libros observationes. Huic novissimae omniumque emendatissimæ editioni accesserunt Hippocratis libri de medicamentis purgantibus cum commentariis Ioannis Heurnij & de structura hominis. Item Erotiani & dictionum Herodoti lexica cum Galeni glossarum Hippocratis explicatione: & denique gemino indice eorum qui in Hippocratis scripta commentati sunt, vel eum quavis alia ratione illustrarunt: ut fusius patebit in epistola ad lectorum. Cum indice quadruplici longe amplissimo & utilissimo. Genevae, typis & sumptibus Samuelis Chouët, 1657.

8 sections in 2 vols.; [xlviii] 1344 [liii]; [viii] 418 p. engr. port. 15 ins.

> *Includes:* Oeconomia Hippocratis alphabeti serie distincta . . . Anutio Foesio . . . authore. Genevae, typis & sumptibus Samuelis Chouët, 1662.
> Edited by S. Clericus.
> Greek and Latin texts in parallel columns.
> . . . Another copy. 2 vols.; [xlvi] 1344 [liii]; [viii] 418 p. 15·5 ins. Wanting engr. port.
> . . . Another copy. 2 vols. in 1; [xlviii] 933; [i] 934-1344 [xvi]; [viii] 418 [xxxvii] p. engr. port. 15 ins.
> Separate t.-p. to vol. 2, '. . . Operum omnium tomus secundus . . . Genevae, typis & sumptibus Samuelis Chouët, 1662.'
> 'Index in Hippocratis opera omnia quadruplex' bound in at end instead of before the 'Oeconomia.'
> BM   SGC 1   Waller 4490

1231. Opera omnia. Graece & Latine edita, et ad omnes alias editiones accommodata. Industriâ & diligentiâ Ioan. Antonidae vander Linden . . . Lugduni Batavorum, apud Danielem, Abrahamum & Adrianum à Gaasbeeck, 1665.

2 vols.; [xl] 878 [cxxxvi]; [iv] 1034 p. port. 7·5 ins.

> Additional engr. t.-p. Greek and Latin texts. pp. 31–80 of vol. 2 bound bet. pp. 480 and 481.
> BM   Dawson 3372   SGC 1   Waller 4491

1232. Opera, quibus addidimus commentaria Ioan. Marinelli, in quibus morbi omnes, eorumque causae, signa, ac curationes, quae in libris Hip. dispersim scribuntur, unà copulantur, atque tractantur: deinde voces, ac loca in Hip. libris obscura, & difficilia ex Galeni sententia declarantur: posteà sententiae plurimae, quae ab Hip. dignitate ob translationes perperam factas alienae videntur; antiquorum autoritate sunt correctae: praeterea multa, quae saepe leguntur in eiusdem libris, quae à seipsis aliàs dissentire videntur, ea conciliata sunt: ac tandem index omnium copiossimus. Nova et argumenta in singulos libros per Ioan. Culman. Gep-

pingen. sunt addita . . . D. Antonio Lezerino. Venetiis, typis Abbundij Menafolij, 1679.
[iv] 215; [ii] 140 ff. 12·5 ins.

> Separate t.-p. for commentaries by Marinelli. ff. 79 and 80 bound in wrong order.

1233. Hippocrates Coi, et Claudii Galeni Pergameni Archiatrων opera. Renatus Charterius . . . plurima interpretatus, universa emendavit, instauravit, notavit, auxit, secundum distinctas medicinae partes in tredecim tomos digessit & conjunctim Graece & Latine primus edidit. Lutetiae Parisiorum, apud Petrum Auborüm, 1679.
13 vols. in 9. Tomus I. [xxvi] 102 p. II. [iv] 406 [+1] p. III. [iv] 444 p. I–III bound together. IV. [iv] 714 p. V. [iv] 469 [+1] p. VI. [iv] 552 [+13] p. VII. [iv] 908 p. VIII. [iv] 924 [+1] p. IX. [iv] 602 p.; 408 p. X. [iv] 723 p. XI. [iv] 202 p. XII. [iv] 575 [i.e. 568] p. [XI–XII bound together] XIII. [iv] 1026 p. 16 ins.

> *Contents:* Tomus I. Quae ad vitam, ac genus tum Hippocratis, tum Galeni spectant.—II. In artem medicam opuscula.—III. Elementa, temperamenta, humores.—IV. Dissectiones.—V. Quae ad animam spectant facultates, functiones, spiritus.—VI. Ad sanitatem tuendam spectantia.—VII. Quae ad morbos, morborum causas, & symptomata spectant.—VIII. Τα σημειωτικὰ, κριτικα, προγνωσικά, προρρητικα.—IX. Permixta opera. Aphorismi.—X. Quae ad morborum curationem spectant.—XI. Ad aegrotantium victus rationem spectantia.—XII. Ad chirurgiam spectantia.—XIII. Quae ad pharmaciam & medicamenta spectant.
> Greek and Latin text in parallel columns.
> Engravings of Hippocrates and Galen on t.-p.s of vols. 7, 8, 11. Dates on t.-p.s to vols. II, III, IV, V–VIII; X–XIII altered by label from 1639 to 1679. Tome IX—1689.
> Bookplate of Sir George Shuckburgh Bart.

1234. Les oeuvres d'Hippocrate. Traduites en François [par André Dacier] avec des remarques et conferées sur les manuscrits de la Bibliotheque du Roy. A Paris, par la Compagnie des Libraires, 1697.
2 vols. [clxxxii] 452 [ii]; [iv] 269, 280–370, 361–544 p. 6·5 ins.

> BM SGC 1 Waller 4504

Commentaries

1235. Hippocratis Coi . . . viginti duo commentarii tabulis illustrati: graecus contextus ex doctiss. v.v. codicibus emendatus. Latina versio Iani Cornarij innumeris locis correcta. Sententiae insignes per locos communes methodicè digestae. Theod. Zuingeri Bas. studio & conatu. Caetera vos docti, Asclepi de sanguine nati: monstrasse sit viam satis. Basileae, Episcopiorum opera atq. impensa, 1579.
[xxviii] 594 [114] p. 12·5 ins.

> Parallel Greek and Latin texts.
> BM SGC 1 Wellcome 3252

Selections

Hippocratis loci aliquot, quorum alios omnino & penè ad verbum, alios ex parte Celsus interpretatus est.
In MEDICAE ARTIS PRINCIPES, 1567. [Following index, at end.]

1236. Compendium instar indicis in Hippocratis Coi opera omnia, res quasque distinctissimè ac uberrimè complectens, per Petrum Matthaeum Pinum Urbinatem summo studio collectum in studiosorum rei medicae commodum, & utilitatem. Ad . . . Franciscum Marian II, Feltrium de Ruere Urbini ducem VI. Venetiis, apud Robertum Meiettum, 1597.
[iv] 198 ff. 11 ins.

> BM SGC 1

1237. Αφορισμοι νεωτεροι. Aphorismi novi, ex Hippocratis operibus nunc primùm collecti, & in suas quique(!) classes digesti, notísque illustrati. Studio Jacobi Sponii . . . Lugduni, apud Anissonios, Joan. Posuel & Cl. Rigaud, 1684.
[xxii] 406 [xiv] p. 6 ins.

> BM

1238. Hippocrates contractus in quo magni Hippocratis medicorum principis opera omnia, in brevem epitomen, summa diligentia redacta habentur. Studio & opera Thomae Burnet. . . . Edinburgi, excudebat J. Reid, sumptibus Georgii Mosman, 1685.
[viii] 217 [+18] p. 6 ins.

> Aldis 2531 BM SGC 1 Wing H 2073

Two or more works

Libellus de lege & libellus qui dicitur iusiurandum traductus per Arnaldum de Villa Nova e greco in latinum.
In ARTICELLA . . . 1500, ff. 50 [3rd seq.].

1239. Aphorismi, cum Galeni commentariis, Nicolao Leoniceno interprete. Praedictiones, cum Galeni commentariis, Laurentio Laurentiano interprete. Parisiis, in aedibus Claudii Chevallonii, 1526.
[xvi] 248 ff., 6 ins.

> Marginal MS. notes.
> BM Dawson 3359 SGC 2

1240. Aphorismi, cum Galeni commentariis, Nicolao Leoniceno Vicentino interprete. Item eiusdem Hippocratis praedictiones, cum Galeni etiam commentarijs, Laurentio Laurentiano interprete. Ad graecum codicem summa diligentia recognita. Parisiis, apud Simonem Colinacum, 1532.
[xii] 174 p. 14·5 ins.

> *Bd. with* GALEN (Claudius). De crisibus libri tres, 1530.
> BM SGC 2

1241. Hippocratis ac Galeni libri aliquot, ex recognitione Francisci Rabelaesi, medici omnibus numeris absolutissimi: quorum elenchum sequens pagella indicabit. Hic medicae fons est exundantissimus artis. Hinc, mage ni sapiat pigra lacuna, bibe. Lugd[uni], apud (Sebastianum) Gryphium, 1532.
427; [84] p. 4·5 ins.

> *Contents:* Hippocratis aphorismorum sectiones VII (Nicolao Leoniceno interprete) p. 9.—Eiusdem praesagiorum lib. III. (Guilielmo Copo interprete) p. 87.—Eiusdem de ratione victus in morbis acutis, lib. IIII. (Guilielmo Copo interprete) p. 165.—Eiusdem de natura humana (Andrea Brentio interprete) p. 135.—Galeni ars medicinalis (Nicolao Leoniceno interprete) p. 271.—Aphorismi Hippocratis lingua ionica, ex fide vetustissimi codicis (with separate t.-p. and no pagination).
> MS. marginal notes.
> Christie Collection.
> BM SGC 1 Waller 4508 Wellcome 3194

1242. Aphorismorum . . . sectiones septem, ex Franc. Rabelaesi recognitione. Quibus ex Ant. Musae [Brasavoli] commentariis adiecimus & octavam: & quaedam alia, quae sequens indicabit pagella. Lugduni, apud Seb. Gryphium, 1543.
318 [64] p. 5 ins.

> *Contents:* Hippocratis aphorismorum sectiones [I–VII] (Nicolao Leoniceno interprete), p. 7.—His accessit octava ex Antonii Musae commentariis, p. 65. Eiusdem praesagiorum, lib. III (Gulielmo Copo interprete), p. 69.—Eiusdem de ratione victus in morbis acutis, lib. IIII (Gulielmo Copo interprete), p. 122. —Eiusdem de natura humana (Andrea Brentio interprete), p. 102.—Galeni ars medicinalis (Nicolao Leoniceno interprete), p. 193.—Hippocratis de medico, medicíve officio liber, p. 301.— Hippocratis liber de lege, p. 311.—Hippocratis liber, de specie, acie, visuˇe & opsios oculorum corrupta, p. 314.—Aphorismi Hippocratis lingua ionica ex fide vetustissimi codicis, 64 pp. [with separate t.-p. and no pagination].
> Christie Collection.
> . . . Another copy. Medical Library. Imperfect t.-p. and pp. 15–16 wanting. *Bd. with* Ficino (Marsiglio). De vita libri tres, 1566.
> BM Osler 153

1243. Aphorismi graece et latine, ita digesti in ordinem ut mutuo sese explicare, & ad morborum curationem singuli suo è loco prodire videantur, cum brevi expositione ex Galeni commentariis desumpta. Eiusd. Hippocr. praenotionum libri tres, cum explicatione eodem ex fonte hausta, per Ioannem Butinum medicum. Insigniores aliquot sententiae selectae ex libris Aurelii Cornelii Celsi, medici inter latinos eloquentissimi. Lugduni, apud Ioan. Tornaesium, 1580.
[xvi] 420 [+12] p. 4·5 ins.

> BM

1244. Iusiurandum. Aphorismorum sectiones VIII Prognostica. Porrheticorum lib. II. Coaca praesagia. Graecus et latinus contextus accurate renovatus, lectionum varietate & Corn. Celsi versione calci subdita: studio Ioannis Opsopoei Brettani. Francofurdi, apud haeredes Andreae Wecheli Claudium Marnium & Ioann. Aubrium, 1587.
[2] 3–833 [i.e. 835] [+3] p. 5 ins.

> BM SGC 1

1245. Doctrina Hippocratis. Aphorismi: nova interpretatione ac methodo exornati. Leges medicinae. Arcana iudicia. Limites hum. partus. Patrocinium. Autore Rodolpho Magistro . . . Parisiis, ex officina Nivelliana, apud Sebastianum Cramoisy, 1613.
[xx] 2–429 p. 5·5 ins.

> BM Waller 4514 (with publisher E. Martinus)

Περὶ γονῆς. De genitura. Περὶ φύσιος παιδίου. De natura pueri. Iusiurandum. De arte. De antiqua medicina. De medico. Interprete Io. Gorraeo Parisiensi . . . Accesserunt eiusdem interpretis annotationes in eosdem libellos. Parisiis, 1622.
In Gorris (Jean de) *the elder.* Opera, 1622, pp. 73–146 [2nd seq.].

> BM

Single works
Aphorismi
Hyppocratis aphorismi in ordinem collecti . . . Aphorismi eiusdem cum commento Galieni.
In Articella . . . , 1500. ff. [i], 1–38.
Aphorismi ad unamquamque egritudinem collecti.
In [Articella], 1502, sig. E 2r–H 1r.
Libri aphorismorum . . . a domino Theodoro gaza medico e greco in latinum de novo translatorum.
In [Articella], 1502, sig. C 6r–E 2r.
Aphorismi antiqua translatione.
In Articella . . . 1519, ff. xxiv–xxxiii.
Aphorismi Theodoro Gaza interprete.
In Articella . . . 1519, ff. xxxiii–xlii.
Collectio aphorismorum ad unamquamque Egritudinem potientium.
In Articella . . . 1519, ff. xlii–li.

1246. Ἀφορισμοι. Aphorismi, ex diversorum codicum collatione per Rutgerum Rescium diligenter recogniti. Lovanii, vaenundantur a Bartholomaeo Gravio (1533).
[32] ff. 6·5 ins.

> Greek text. Date from colophon.
> *Bd. with* Oribasius. Commentaria in aphorismos Hippocratis . . . 1535.

1247. Aphorismi . . . graece & latinè unà cum Galeni commentariis: interprete Nicolao Leoniceno Vincentino. sexcentis locis immutato ac recognito per Ioannem Davionum. Adiecta etiam ad finem dictionis graecae emendatione . . . Parisiis, ex officina Carolae Guillardae, 1542.
[viii] 186 [ii] ff. 6·5 ins.

> MS. notes on t.-p. and marginal MS. notes.
> Christie Collection
> Wellcome 3211

1248. Aphorismorum sectiones septem, recens è graeco in latinum sermonem conversae, & luculentissimis, iisdemque breviss. commentariis illustratae & expositae: adiectis annotationibus, in quibus quotquot sunt in Galeni commentariis loci difficiles, ad unguem explicantur. Per Leonhartum Fuchsium . . . Basileae, (ex officina Ioannis Oporini, 1544).
[xvi] 588 [+1] p. 7·5 ins.

> Pagination of sig. EEe runs: 583, 588; [+1], 586; 587, 584; 585, due to inversion of sheet when being perfected [*see* McKerrow, pp. 260–261].
> Imprint from colophon.

1249. Galeni in aphorismos Hippocratis commentarii septem, recens per Gulielmum Plantium Cenomanum latinitate donati eiusdémque annotationibus illustrati. Lugduni, apud Guil. Rovil., 1551.
516 [lv] p. 6·5 ins.

1250. Galeni in aphorismos Hippocratis commentarii septem, recèns per Gulielmum Plantium Cenomanum latinitate donati, eiusdémque annotationibus illustrati. Ex prima interpretis recognitione. Lugduni, apud Guilielmum Rovillium, 1554.
650 [xlvii] 64 p. 5 ins.

> Marginal MS. notes and 4 p. MS. notes after index. Contains Greek text of the aphorisms.

1251. ... Ἀφορισμοι ... Aphorismi, commentarijs Foresij, insignis medici, succinctis ac dilucidis illustrati, & iam primùm in lucem editi. Cum indice. Franc., apud Chr. Egenolphum, (1554).
[viii] 135 [+4] ff. 6 ins.
> Date from colophon.
> Christie Collection.
> BM

1252. Iacobi Hollerii Stempani ... in aphorismos Hippocratis commentarij septem. Recens per Ioan. Liebautium ... in lucem editi: eiusdemque scholiis doctissimis illustrati. Ad clarissimum virum Marcum Mironem ... Parisiis, apud Jacobum du Puys, 1582.
[xxiii] 472 ff. 6.5 ins.

1253. Aphorismorum aliquot Hippocratis genuinus sensus & vera interpretatio. Das ist Eygendtlicher verstandt, und warhafftige gegründte Erklerung, uber etliche kurtze hauptsprüch Hippocratis, als nemlich uber alle XXV aphorismos primae sectionis, und uber die ersten VI aphorismos secondae sectionis. Neben dreyen hochnützlichen tractaten, von sonderlichen verborgner kraft und würckung Coraliorum, Hyperici & Persicariae Durch ... Theophrastum Paracelsum von Hohenheim beschriben und erst jetzt ansliecht kommen. [Between 1556 and 1585.]
[100] ff. 6 ins.
> T.W. notes 'Getruckt zu Augspurg bei Mattheo Francken in verlegung Georg Willers'. Date from Mook: Theophrastus Paracelsus, eine Krit-Studie, Würzburg 1876, 246.
> Incomplete

1254. Pauli Offredi ... in librum aphorismorum Hippocratis commentaria aphoristica, ad methodum analyticam redacta. Cum Graeco textu, Latináque eius interpretatione, & indice locupletissimo. Nunc primum in lucem edita. Aureliae Allobrogum, excudebat Petrus de la Roviere, 1606.
[xii] 365 [+1] p. 5.5 ins.
> BM

1255. Aphorismi graecè, & latine; brevi enarratione, fidáque interpretatione ita illustrati, ut ab omnibus facilè intelligi possint. Cum historiis, observationibus, cautionibus, & remediis selectis. A I. Heurnio Ultrajectino. Lugduni Batavorum, apud Ioannem Maire, 1623.
[xii] 512 [+15] p. 5 ins.
> SGC 1

1256. Claudii Galeni in aphorismos Hippocratis commentaria: ex interpretatione Anutii Foesii, & Gulielmi Plantii, cum annotationibus ejusdem. Editio novissima, à multis, quibus antea scatebat mendis, diligenter repurgata ab Adriano Toll. Lugduni Batavorum, ex officinâ Ioannis Maire, 1633.
[iv] 800 [xxii] p. 5 ins.
> BM

1257. Οἱ Ἀφορισμοὶ, πεζικοί καὶ ἔμμετροι. Aphorismi, soluti & metrici. Interprete Joanne Heurnio ... Meta-phrastis, Joanne Frero ... et Radulpho Wintertono ... Anglis. Cantabrigiae, excudebant Thomas Buck & Rogerus Daniel, 1633.
[xiv] 292 [i] 45 p. 5.5 ins.
> Greek and Latin texts. Autograph of Southey on t.-p. T.-p. to the epigrams reads: Epigrammata regiorum medicinae professorum, Cantabrigiensis atque Oxoniensis, praesidentis et sociorum collegii celeberrimi medicorum Londinensium, aliorúmque doctorum juxtà atque doctissimorum virorum utriusque academiae. In Radulphi Wintertoni Metaphrasin nuper editam ... Quibus accedunt epigrammata therapeutica ejusdem, ad malevolorum lectorum aegritudines.
> BM   Dawson 3362   SGC 1   STC 13518

1258. Aphorismi graece & latine; brevi enarratione; fidaque interpretatione ita illustrati, ut ab omnibus facile intelligi possint. Cum historiis, observationibus, cautionibus, & remediis selectis. A I. Heurnio Ultraiect. Editio altera; multa emendatior. Lugduni Batavorum, ex officinâ Ioannis Maire, 1638.
[xii] 13–512 [xvi] 6 p. 5 ins.
> MS. Addenda on last 6 p. On end-paper: Donum Wilhelmi Hostler M.D. 1752.
> ... Another copy. [xii] 13–512 [xvi] p. 5 ins.
> Dawson 3363

1259. Aphorismi, graeco et latino sermone expressi, breviter & nervosè secundum rationis & experientiae ductum enodati & eo digesti ordine, ut non solum quilibet morbus suos adiunctos habeat aphorismos; verùm etiam, praeter succinctas annotationes, adpositis ubique splendeat regulis practicis, & allegatis probatissimorum authorum; tam priscorum quàm neotericorum; quorum in republicâ medicâ summa ubique est autoritas, veritas & cum consensu experientia: in usum primùm privatum conscripti operâ, industriâ, & iudicio magni olim illius Tobiae Knoblochii ... publico bono dati nunc ab haeredibus, tanquam verum et sincerum omnis medicinae promtuarium. Noribergae, literis & impensis Wolfgangi Endteri, 1641.
[xxii] 533 [+27] p. engr. pl. 6 ins.
> Additional engr. t.-p.
> BM   SGC 1   Waller 4529

1260. Les sept livres d'aphorismes du grand Hippocrate, en latin et en françois, enrichis de tres-beaux et tres-doctes discours en forme de paraphrases, et d'explications tres-iudicieuses prises des anciens & nouveaux autheurs. Oeuvre agreable et necessaire non seulement aux medecins & chirurgiens; mais aussi à toute sorte de personnes qui aiment leur santé. Par Me Michel Le Long ... Paris, chez Nicolas & Iean de la Coste, 1645.
[viii] 954 [xxxvii] p. 9.5 ins.
> BM

1261. The aphorismes of Hippocrates, prince of physicians. With an exact table shewing the substance of every aphorism, and a short comment on each one, taken out of those larger notes of Galan, Heurnius, Fuchsius. London, printed for Humphrey Moseley, 1655.
[xxii] 179 p. front. (port.) 5 ins.
> Front. portrait of Hippocrates.
> BM   Wing H 2071

1262. Les aphorismes d'Hippocrate, rangez selon l'ordre des parties du corps humain. Avec des nouvelles explications, divers remedes & plusieurs observations de pratique sur les maladies. Par M. Du Four. Paris, chez Laurent d'Houry, 1699.
[xiv] 616 [xx] p. 6 ins.
BM

See BEVERWYCK (Johann von). Exercitatio in Hippocratis aphorismum de calculo, 1641.

BUSTAMANTE PAZ (Benedictus). Methodus in septum aphorismorum libris observata, 1550.

FONSECA (Roderigo de). In septem aphorismorum Hippocratis libros commentaria, 1595.

FONSECA (Roderigo de). Commentaria in septem libros aphorismorum Hippocratis, 1628.

FOUGEROLLES (François de). Methodus in septem aphorismorum libros ab Hippocrate observata, 1612.

MERCURIALI (Geronimo). In omnes Hippocratis aphorismos, 1621.

MORALIS (Georgius). Commentaria in magni Hippocratis Coi aphorismos, 1648.

ORIBASIUS. Commentaria in aphorismos Hippocratis, 1535.

SAUMAISE (Claude de). Interpretatio Hippocratei aphorismi lxxix sectione iv. De calculo, 1640.

SENF (Michel Angelo). Absurda vera sive paradoxa medica...Pars III. Continet tractatum de vanitate falsitate, & incertitudine aphorismorum Hippocratis, 1697.

Capsula eburnea

Capsula eburnea.
In ARTICELLA ... 1519, lxxxii.

Coacae praenotiones

1263. Coacae praenotiones. Opus admirabile in tres libros tributum. Interprete & enarratore Ludovico Dureto... cum rerum commemorabilium indice amplissimo. Editio recens illustrata. Lutetiae Parisiorum, sumptibus viduae Ioannis [Meial? D. Hilary, 1621].
[xii] 578 [liv] p. 13 ins.
  T.-p. mutilated.
  Bib. Nat.

1264. Coacae praenotiones. Opus admirabile, in tres libros tributum. Interprete & enarratore Ludovico Dureto...Ad Henricum III, Galliae et Poloniae regem...Cum rerum commemorabilium indice amplissimo. Lutetiae Parisiorum, sumptibus Gaspari Meturas, 1658.
[xii] 578 [liv] p. 14.5 ins.
BM

1265. Coacae praenotiones, graecè & latinè. Opus divinum. Cum versione D. Anutii Foesii Mediomatricis: et notis Joh. Jonstoni...Amstelaedami, ex officinâ Elzevirianâ, 1660.
[xii] 577 [+107] p. 5.5 ins.
  2 p. MS. notes on fly-leaf.
  BM   SGC 1   Waller 4585

1266. Coacae praenotiones. Opus admirabile, in tres libros distributum. Interprete & enarratore Ludovico Dureto Segusiano. Ad Henricum Tertium Galliae & Poloniae regem...Cum rerum memorabilium indice amplissimo. Genevae, apud Stephanum Gamonet, 1665.
[xii] 578 [liv] p. 14.5 ins.
  Dawson 3373   SGC 1

De aere, aquis et regionibus
De aere et aqua et regionibus.
In ARTICELLA ... 1519, ff. lxxxv–xc.

De aquarum omnium natura ex Hippocrate et Galeno.
In De BALNEIS, 1553, ff. 439^r–454^r [2nd seq.]

See SETTALA (Ludovico)...In librum Hippocratis Coi de aeribus, aquis, locis, commentarii V, 1645.

De articulis
[Galeni in Hippocratem] de articulis commentarius primus [-quartus], Vido Vidio Florentino interprete.
In GUIDI (Guido) *the elder*. Chirurgia...1544, pp. 215–342.

De balneis
De balneis ex Hippocratis et Galeni libris.
In De BALNEIS, 1553, ff. 454^v–470^r [2nd seq.].
  Compiled by Giovanni Battista Rasario.

See SICCUS (Joannes Antonius). De balneis compendium. [*In* De BALNEIS, 1553, ff. 489^r–497^v.]

De capitis vulneribus
De vulneribus capitis Vido Vidio Florentino interprete, cum eiusdem Vidii commentario.
In GUIDI (Guido) *the elder*. Chirurgia...1544, pp. 61–130.

See ARANZI (Giulio Cesare). In librum Hippocratis de vulneribus capitis commentarius, 1639.

CORTESI (Giovanni-Battista). Tractatus de vulneribus capitis, 1632.

PAAW (Pieter). Succenturiatus anatomicus, continens commentaria in Hippocratem, de capitis vulneribus, 1616.

De dieta
Dieta Hippocratis per singulos menses anni observanda.
In EXPERIMENTARIUS medicinae, 1544, p. 247 [3rd seq.].

De elementis
See GALEN (Claudius). Περὶ τῶν καθ᾽ Ἱπποκρατην στοιχειων βιβλια δυο ... De elementis secundum Hippocratem libri duo (1530).

De febribus
De febribus liber ex commentarijs Ioan. Marinelli in lib. Hip.
In De FEBRIBUS, 1576, ff. 1–8^r [1st seq.].

See BAS (Jean). Praxis Hippocratis et Galeni de febribus, 1678.

De fistulis
De fistulis Vido Vidio Florentino interprete, cum eiusdem Vidii commentario.
In GUIDI (Guido) *the elder*. Chirurgia ... 1544, pp. 47–60.

De flatibus
1267.   De flatibus liber, ab Adriano Alemano Sorceensi apud Parisios doctore medico, commentariis illustratus. Parisiis, apud Martinum Iuvenem, sub insigni D. Christophori, 1557.
[viii] 95 p. 6 ins.
  BM   Osler 187

De fracturis
[Galeni in Hippocratem] de fracturis commentarius primus [-tertius] Vido Vidio Florentino interprete.
In GUIDI (Guido) *the elder*. Chirurgia ... 1544, pp. 131–214.

De insomniis
De insomniis.
In ARTICELLA ... 1519, ff. xci–xciii.

De insomniis liber. Iulio Caesare Scaligero interprete.
In FERRIER (August) ... Liber de somniis, 1549, pp. 81–105.

De medicamentis purgatoriis
De medicamentis purgatoriis, libellus nunquam prius in lucem editus. Eodem Junio Paulo Crasso interprete.
In GUENTHER (Johann) *von Andernach*. Anatomicarum institutionum, ex Galeni sententia, libri IIII, 1541, pp. 221–224.

De purgatoriis medicamentis libellus in latinem sermonem versus nunquam ante hac editus Iunio Paulo Crasso Patavino interprete.
In MEDICI ANTIQUI GRAECI, 1581, pp. 147–149.

See LONITZER (Adam). De purgationibus libri III, 1596.

De medicorum astrologia
Hyppocratis libellus de medicorum astrologia incipit; a Petro de Abano in latinum traductus.
In BOVIO (Zefiriele Tomaso). Melampigo. [Item 4 of Opere contra medici putaticii rationali, 1626, pp. 146–162.]

De morbis popularibus
See PALLADIUS. Breves interpretationes sexti libri de morbis popularibus Hippocratis. [*In* MEDICI ANTIQUI GRAECI, 1581, pp. 151–297.]

De mulierum morbis
... Hippocratis Coi, medicorum principis, liber prior de morbis mulierum à Mauricio Cordaeo Rhemo commentariis doctiss. explicatur.
In GYNAECIORUM, 1586, tomus III, pp. 1–514.

See AILLEBOUST (Jean). [Lithopaedii Senonensis icon, cuius historia & exercitatio problematica de istius indurationis causis in extremo commentariorum Cordaei in Hippocr. Περὶ γυναικείων habetur [*In* SPACH (Israel). Gynaeciorum, 1597.]]

LA CORDE (Maurice de). In librum priorem Hippocratis Coi de muliebribus, commentarius I. (–VII). [*In* SPACH (Israel). Gynaeciorum, 1597.]

De natura fetus
Libellus de natura fetus.
In ARTICELLA ... 1500, ff. 134ᵛ–136.

De natura fetus.
In ARTICELLA ... 1519, ff. lxxᵛ–lxxvi.

De natura humana
De humana natura.
In ARTICELLA ... 1519, f. lxxxiii.

1268.   De natura hominis, liber: graecè & latinè. Accesserunt Blasii Hollerii Vivariensis ... commentaria, iam primùm recognita & aucta. Item aliae docti cuiusdam viri annotationes, in eundem ... Basileae, per Ioannem Oporinum (1562).
[ii, 3] 4–105 [+13] p. 6 ins.
  Bd. with his De flatibus, 1557.

De officina medici
[Galeni in Hippocratem] de officina medici commentarius primus [-tertius], Vido Vidio Florentino interprete.
In GUIDO (Guido) *the elder*. Chirurgia ... 1544, pp. 343–414.

De ossium natura
Osteologia corporis humani, ex Hippocrate collecta, & in ordinem digesta [per Ioannem Riolanum ...].
In RIOLAN (Jean) *the younger*. Opera anatomica, 1649, pp. 533–538.

De pharmaciis
De pharmaciis.
In ARTICELLA ... 1519, ff. xcᵛ–xci.

De significatione mortis & vitae
De significatione mortis, & vitae, secundum motum lunae, & aspectus planetarum, Gulideolo Mordico interprete prisco.
In GANIVETUS (Johannes). Amicus medicorum, 1550, pp. 551–585.

De ulceribus
De ulceribus Vido Vidio Florentino interprete, cum eiusdem Vidii commentario.
In GUIDI (Guido) *the elder*. Chirurgia ... 1544, pp. 1–46.

De victus ratione in morbis acutis
1269.   Galeni in librum Hippocratis de victus ratione in morbis acutis commentarij quatuor. Ioanne Vasseo Meldensi interprete. Parisiis, apud Simonem Colinaeum, 1531.
[xx] 90 p. 14·5 ins.
  Bd. with GALEN (Claudius). De antidotis libri duo, 1533.
  BM

1270. Ἱπποκρατους Κωου, το περὶ διαίτης, ὀξεων νοσημάτων, ἤτοι περὶ πτισσάνης. De victus ratione in morbis
acutis, sive de ptisana, Hippocratis Coi liber, una cum
Galeni quatuor in eundem commentariis. Ioanne Vassaeo
Meldensi interprete, à quo denuo omnia sunt recognita &
regustata. Parisiis, apud Iacobum Bogardum, 1543.
[xx] 144 ff. 6·5 ins.
> Greek and Latin text. Commentary in Latin.
> Christie Collection.
> BM   Osler 181

De virginum morbis
See STEPHANUS (Joannes) *of Belluno*. In Hippocratis
Coi libellum de virginum morbis commentarius, 1635.

Epidemiorum libri
Liber epidimiarum.
In ARTICELLA . . . 1500, ff. 105–134.

Liber epydimiarum.
In ARTICELLA . . . 1519, ff. lxiii–lxx.

1271. Liber primus et tertius de morbis epidemiis, id
est vulgaribus, cum commentariis Galeni, Hermanno
Cruserio Campensi interprete. Parisiis, ex officina
Simonis Colinaei, 1534.
[viii] 64, 68 p. 14·5 ins.
> Marginal MS. notes.
> *Bd. with* GALEN (Claudius). De crisibus libri tres, 1530.

See PHRYGIUS (Petrus Franciscus). Commentarii in
historias epidemicas Hippocratis, 1644.

Epistolae—ad Ptolomaeum regem
De hominis structura opus.
In MELETIUS. De natura structuráque hominis opus,
1552, pp. 180–184.
> BM

See STEPHANUS (Joannes) *of Belluno*. In Hippocratis
Coi libellum de hominis structura commentarius . . .
1633.

Jusiurandum.
Jusiurandum.
In ARTICELLA . . . 1519, ff. xviiiᵛ.

Hippocratis iusiurandum.
In BENEDETTI (Alessandro). Anatomice, 1528, ff.
111ᵛ–112ʳ.

Iusiurandum.
In FURNO (Vitalis de). Pro conservanda sanitate, 1531,
p. [xviii].

Ορκος. Iusiurandum, Nicolao Perotto interprete.
In GALEN (Claudius). Περι κρασεων βιβλία τρία . . .
De temperamentis libri tres . . . 1538, pp. 181–182;
138–139.

Jusiurandum Hypo.
In [ARTICELLA]. 1602, M 6ᵛ.

1272. [Ορκος, sive] jusjurandum. Recensitum, &
libro commentario illustratum, a Joanne Henrico

Meibomio. Lugduni Batavorum, ex officina Iacobi
Lauwiickii, 1643.
[xvi] 232 p. 7·5 ins.
> Colophon: Lugduni Batavorum, typis Wilhelmi Christiani, 1634.
> . . . Another copy.
> BM   SGC 1

Lex
De lege.
In ARTICELLA . . . 1500, f. 50 [3rd seq.] 1519, f. xviii.

Liber Secretorum
Liber secretorum.
In ARTICELLA . . . 1519, f. lxxvii.

Prognostica
Liber pronosticorum.
In ARTICELLA . . . 1500, ff. 39–65.

Primus (-secundus) liber pronosticorum.
In [ARTICELLA] 1502, H 1ʳ–H 7ᵛ.

Pronostica.
In ARTICELLA . . . 1519, ff. xix–xxiv.

Pronostica secundum lunam.
In ARTICELLA . . . 1519, ff. lxxviiᵛ–lxxxi.

1273. . . . Le livre des presaiges previsions ou prenostiques du divin & maistres des medicins Hyppocras
de Lisle dicte Cos divise en trois parties ou particules.
Translate de latin en francois. Par M. Pierre Verney
de Semur en Lauxois professeur en medicine & astro-
phile concordant les trois translations & comment de
Claude Galien. Item la protestation promesse & iurement dudict Hyppocras quil faisoit aussi faire a ses
escoliers. Dont est faicte mention en sa legende.
Precedente le dict iurement. Le tout translate par le
dict M. Pierre. (Lyon, Pierre de saincte Lucie dict le
Prince, 1539.)
[38] p. 6 ins.
> Imprint from colophon.
> T.-p. reads: 'On les vent a Lyon en la maison de Nicolas Petit
> en Rue Merciere.' Trans. by J. Canape. N.B. t.-p. headed
> 'Emanuel'.
> Christie Collection.

1274. Le livre des presaiges du divin Hyppocrates
divisé en troys parties. Item. La protestation, que le
dict Hyppocrates faisoit faire à ses disciples. Le tout
nouvellement translaté par maistre Pierre Vernei . . .
A Lyon, chés Estienne Dolet, 1542.
[3] 4–37 [+3] p. 6·5 ins.
> *Bd. with* GUY *de Chauliac*. Prologue etc. 1542. Christie Collection.
> . . . Another copy. Christie Collection.
> SGC 1   Waller 4577

1275. . . . Προγνωστικῶν βίβλιοι γ. Prognosticorum . . .
libri tres, cum Claudij Galeni tribus in eosdem commentariis, Laurentio Laurentiano interprete. Prodit à
nobis latina haec interpretatio ita emendata, ut planè
reformata videatur: idque facta ubique cum graeco
exemplari collatione. Parisiis, apud Iacobum Bogardum,
1543.
[viii] 87 [i] 2–15 ff. 6·5 ins.

Includes: Hippocrates coi praesagiorum libri tres. Guilielmo Copo Basiliensi interprete [with separate t.-p. and pagination]. Marginal MS. notes.
Bd. with his Aphorismi, 1542.
Christie Collection.

See VETTORI (Benedetto). In Hippocratis prognostica commentarii, 1551.

Regimen acutorum
Liber regiminis acutorum.
In ARTICELLA . . . 1500, ff. 66–104.

Regimen acutorum.
In ARTICELLA . . . 1519, ff. li–lxiii.

General references
See AVICENNA. Liber canonis de medicinis cordialibus et cantica, 1556.

CASTELLI (Bartholomeo). Lexicon medicum graeco-latinum, 1632.

CHAMPIER (Symphorien). Rosa gallica, 1514.

DU LAURENS (André). Opera anatomica, 1595.

ERASTUS (Thomas). Varia opuscula medica, 1590. Item 9. In primum & secundum Hippocratis prognosticum praelectiones *and* Item 10. Expositi primi aphoris. sect. 5 lib. 6 epidem. Hippocra. (Morborum naturae medicatrices.)

EROTIANUS. Vocum, quae apud Hippocratem sunt, collectio, 1566.

[ÉTIENNE (Henri)]. Dictionarium medicum, 1564.

GALEN (Claudius). Libri aliquot graeci partim hactenus non visi, 1544.

GOURMELEN (Etienne). Chirurgicae artis, ex Hippocratis, & aliorum veterum medicorum decretis, ad rationis normam redactae, libri III, 1580.

HEBENSTREIDT (Joannes). Aderlaszbuch, für XXX Jharen ausgangen, 1559.

HOFMANN (Caspar). Variarum lectionum lib. VI, 1619.

HOLTZHEIM (Pieter) *the elder*. Prognosis vitae et mortis, 1605.

LICETI (Fortunio) . . . De his, qui diu vivunt sine alimento libri quatuor, 1612.

LOWE (Peter). A discourse of the whole art of chyrurgerie, 1634.

MANELFI (Giovanni). Responsio brevis ad annotationes Prosperi Martiani Saxolensis, 1621.

MARTIANO (Prosper). Magnus Hippocrates Cous Prosperi Martiani . . . notationibus explicatus, 1626.

MARTINIUS (Henricus). Anatomia urinae Galeno-spagyrica, 1658.

MASSARD (Jacques). Panacée . . . Avec un traité d'Hypocrate de la cause des maladies . . . 1679.

MERCURIALI (Geronimo). Commentarii eruditissimi in Hippocratis Coi prognostica, Prorrhetica. De victus rat. in morbis acutis, et epidemicas historias . . . 1602.

MERCURIALI (Geronimo). Praelectiones Pisanae . . . in epidemicas Hippocratis historias . . . 1597.

PICTOR (Georg). Enchiridion . . . 1563.

RHYNE (Willem ten). Meditationes. In magni Hippocratis textum XXIV. De veteri medicina . . . 1672.

ROLFINCK (Werner). Epitome methodi cognoscendi & curandi particulares corporis affectus . . . 1675.

RORARIUS (Nicolaus). Contradictiones . . . in libros Hippocratis . . . 1566.

SOERENSEN (Peder). Idea medicinae philosophicae fundamenta . . . 1571.

STEPHANUS (Johannes). Opera universa, 1653.

VEGA (Christóbal de). Opera omnia . . . 1626.

HIZLER (GEORG)
1276. Oratio de vita et morte clarissimi viri, medici et philosophi praestantissimi, D. Leonharti Fuchsii, artis medendi in Academia Tubingensi Professoris eximii. Habita à M. Georgio Hizlero . . . Carmina etiam doctorum aliquot virorum in eiusdem obitum conscripta. Tubingae, 1566.
72 p. 7 ins.
  BM

HOBBES (THOMAS) 1588–1679
1277. Decameron physiologicum: or, Ten dialogues of natural philosophy. To which is added the proportion of a straight line to half the arc of a quadrant. By the same author. London, printed by J. C. for W. Crook, 1678.
[vii] 136 [vii] p. fold. pl. diagrs. 7·5 ins.
  BM   Watt   Wing H 2226

HOBOKEN (NICOLAAS) 1632–78
1278. Anatomia secundinae humanae, quindecim figuris ad vivum propriâ autoris manu delineatis, illustrata. Ad nobilissimum amplissimumquè virum, D. Nicolaum Tulpium . . . Cum annexo s. spicilegio epistolarum, rem potissimum generatoriam referentium. Trajecti ad Rhenum, apud Johannem Ribbium, 1669.
[vi] 7–221 [+11] p. front. (port.) 9 fold. pls. 6 ins.
    Additional engr. t.-p. Portrait of the author, aged 37. pp. 33–48 (sig. C) bound after p. 66; pp. 209–216 (sig. O) bound after index.
  BM   Dawson 3403   SGC 1   Waller 4615

1279. Anatomia secundinae humanae repetita, aucta, roborata, et quadraginta quatuor figuris, propriâ autoris manu delineatis, insuper illustrata: quae, praeter novissimè observatam naturam ac constitutionem, universae secundinae illius, ac partium singularum usum quoque & utilitatem docet. Praemittuntur literae cl. v. d. Henri Eyssonii . . . cum autoris responsionibus. Subjuncto contentorum syllabo, & rerum autorumque citatorum alphabetico indice. Ultrajecti, apud Johannem Ribbium, 1672.
[xxx] 548 [xii] p. front. (port.) 27 pls. (fold.) 6 ins.
    Additional engr. t.-p.
  BM   Watt

See SEBISCH (Melchior) *the younger, praeses*. Dissertationes, 1630–39.

HODGES (NATHANIEL) 1629–88
1280. Λοιμολογια. Sive pestis nuperae apud populum Londinensem grassantis narratio historica . . . Londini, typis Gul. Godbid, sumptibus Josephi Nevill, 1672.
[xx] 246 p. fold. tab. 6·5 ins.
>   BM   SGC 1   Wing H 2305

HOECHSTETTER (PHILIPP) 1579–1635
1281. Rararum observationum medicinalium decades tres continentes, historias medicas, theorica & practica varia, iocunda, utilia, necessaria tum ei qui ad praxim accedit, tum qui eam operatur. Augustae Vindelicorum, typis Andreae Apergeri, sumptibus Sebastiani Mylij, 1624.
[xxxi] 264 [xiv] p. 6 ins.
>   BM   SGC 1

1282. Rararum observationum medicinalium pars secunda, continens decades tres sequentes, nimirum, quartam, quintam & sextam: in quibus non saltim medicae leguntur historiae, variae & rarae, sed etiam theorica ac practica iocunda, utilia, ac necessaria tùm ei cui praxis curae est, tùm cui cordi. Augustae Vindelicorum, typis Ioannis Praetorij, sumptibus Sebastiani Mylij, 1627.
[lxxx] 504 [iv] p. 6 ins.
>   *Bd. with* above item.
>   . . . Another copy. [xxxi] 504 [lv]; [lxxx] 264 [xvi] p. fold. pl. 6 ins. Decades IV–VI bound after first t.-p., decades I–III after 'Pars secunda' t.-p.

HOEST (NICOLAUS DE) *respondent*
1283. De sputo sanguinis, Lugduni Batavorum, apud Abrahamum Elzevier, 1689.
[36] p. 9 ins.
>   (Disp. med. inaug., Leyden, Jacobus Triglandius, praeses.)
>   *Bd. with* BIDLOO (Govert). Vindiciae quarundam delineationum anatomicarum, 1697.
>   BM   SGC 1

HOFF (HERMANNUS GRAS-)
See GRAS-HOFF (Hermannus)

HOFFMAN (CASPAR)
See HOFMANN (Caspar)

HOFFMANN (CHRISTIAN) *of Jena, praeses*
See MUELLER (Theophilus). De gigantum ossibus, 1670.

HOFFMANN (FRIEDRICH) 1660–1742
1284. Demonstrations physicae curiosae, experimentis et observationibus mechanicis ac chymicis illustratae. Halae Magdeburgicae, apud Christoph. Andream Zeitlerum, 1700.
56 p. 8 ins.
>   BM   SGC 1

1285. Exercitatio medico-chymica de cinnabari antimonii, ejusque eximiis viribus, usu tam secretiori quam vulgari tam in morbis huc usque cognitis quam incognitis. Lugduni Batavorum, apud Petrum vander Aa, 1685.

[10] 11–157 [+9] p. 5·5 ins.
>   Additional engr. t.-p. Last 6 p. consist of a second printed t.-p. differing from the above title, & Catalogus librorum Petri vander Aa.
>   Osler 2981

See HESSE (Adam). De praecipuo studiosorum morbo, ejusque genuinis caussis. [1699]. (F. Hoffmann praeses).

HOFFMANN (MAURICE)
See HOFMANN (Moritz)

HOFFMANN (Thomas)
De hydrope.
In HARTMANN (Johann) Disputationes chymico-medicae XIV, pp. 102–106. [*In* HARTMANN (Johann). Opera omnia medico-chymica . . . 1684. Vol. 4.]

HOFMANN (CASPAR) 1572–1648
1286. Animadversiones in com. Montani libros quinque de morbis, et Thomae Erasti anatomen eorundem, nec non ant-Erastica ejusdem Montani. Cum auctario de causa continente. Amstelrodami, apud Joannem Janssonium, 1641.
[xxiv] 315 [+20] p. 5 ins.
>   BM   Watt

1287. Commentarii in Galeni de usu partium corporis humani lib. XVII. Cum variis lectionibus in utrumque codicem, graecum & latinum, & indice gemino. Opus, non medicis tantum, sed & philosophis, nec minus philologis paratum. Francofurti ad Moenum, typis Wechelianis, apud Danielem & Davidem Aubrios, & Clementem Schleichium, 1625.
[xvi] 364 [xlviii] p. 12·5 ins.
>   *Bd. with* his De generatione hominis, 1629.
>   BM   SGC 2   Wellcome 3268

1288. De calido innato et spiritibus, syntagma in duos libros tributum, cum praefatione de sectis philosophorum. Francofurti ad Moenum, apud Thomam Matthiam Götzium, 1667.
[iv] 116 p. 8 ins.
>   SGC 1

1289. De generatione hominis libri quatuor. Contra Mundinum Mundinium. Adiecimus sententiam eiusdem de formarum origine secundum Aristotelem. Cum indice locupletissimo. Francofurti ad Moenum, typis Wechelianis, sumptibus Clementis Schleichii, & Petri de Zetter, 1629.
[x] 145 p. 12·5 ins.
>   BM   SGC 2

1290. De locis affectis libri tres. His praemisimus septenarium controversiarum huc facientium . . . Noribergae, typis Wolfgangi Endteri, 1642.
[viii] 213 [+1] p. front. (port.) 5 ins.
>   Additional engr. t.-p. dated 1642.
>   Date on printed t.-p. Anno XXXXII.
>   BM   SGC 2

1291. De medicamentis officinalibus, tam simplicibus quam compositis, libri duo. Accesserunt quasi Paralipomena, quae vel ex animalibus, vel ex mineralibus petuntur. Opus triginta annorum: editione Parisina castigatius ac emendatius. Francofurti ad Moenum, apud Thomam Matthiam Götzium, 1667.
[xxiv] 560 p. 7·5 ins.

Half title: Opuscula medica.

1292. De partibus similaribus liber singularis, defectum quoquo modo suppleturus ejusdem prorsus argumenti libri, quem Galenus scripsisse se ait 8 Sent. Hipp. & Plat. 5.1. Nat. hum. praef. Francofurti ad Moenum, apud Thomam Matthiam Götzium, 1667.
[iv] 136 p. 8 ins.

Bd. with his De calido innato, 1667.

1293. De thorace, ejusque partibus commentarius tripartitus. In quo discutiuntur praecipuè ea, quae inter Aristotelem & Galenum controversa sunt. Francofurti, typis & sumptibus Wechelianorum, apud Danielem & Davidem Aubrios & Clementum Schleichium, 1627.
[viii] 101 [+1] p. 12·5 ins.

Bd. with his De generatione hominis, 1629.
. . . Another copy. Bd. with Du Laurens (André). Opera omnia anatomica et medica, 1627.
BM   SGC 1   Wellcome 3269

1294. De usu lienis, cerebri, et de ichoribus. Lugd. Batavorum, apud Franciscos Hegerum et Hackium, 1639.
[xvi] 168 [xiv] 169–294 [xxiv] p. 5 ins.

Engr. t.-p. Separate t.-p.s for 'De usu cerebri' and 'De ichoribus'.
BM   SGC 2

1295. Institutionum medicarum libri sex . . . Lugduni, sumptib. Joan Antonii Huguetan, 1645.
[xxxii] 779 [+90] p. 9 ins.

Additional engr. t.-p.
BM   SGC 2

[Ioannis Riolani] animadversiones in Caspari Hofmanni anatomica suis institutionibus inserta.
In Riolan (Jean) the younger. Opera anatomica, 1649, pp. 789–804.

1296. Relatio historica judicii acti in Campis Elysiis coram Rhadamanto contra Galenum, cum approbatione Apollinis in Parnasso, communicata per Mercurium . . . Norimbergae, typis Wolffgangi Endteri, 1642.
[ii] 65 [+4] p. 5 ins.

Bookplate of Christoph. Iac. Trew, M.D.
BM   SGC 2

1297. Variarum lectionum lib. VI. In quibus loca multa Dioscoridis, Athenaei, Plinii, Hippocratis, Aristotelis, Galeni, aliorum, quâ illustrantur, quâ explicantur . . . Lipsiae, (Laurentius Kober excudebat), impensis Eliae Rehefeldii & Johan. Grosii, 1619.
[xxii] 332 [xiv] p. 6 ins.

BM   SGC 2

See Galen (Claudius). Περὶ ὀστῶν τοῖς ἐισαγομένοις . . . De ossibus ad tyrones liber . . . Cum notis perpetuis Casp. Hofmanni . . . 1630.

Scherb (Philipp). Theses medicae collectae & editae à Casp. Hofmanno, 1614.

HOFMANN (Moritz) 1622–98
Historia agni monstrosi.
In Blaes (Gerhard). Observationes medicae rariores. 1677, pp. 55–62 [2nd seq.]. Also 1700 ed., pp. 55–62 [2nd seq.].

Historia vituli monstrosi.
In Blaes (Gerhard). Observationes medicae rariores, 1677, pp. 63–69 [+3] p. [2nd seq.]. Also 1700 ed., pp. 63–72 [2nd seq.].

1298. Kurtzer doch gründlicher Bericht wie die hin und wider grassirende contagiose oder ansteckende fieber, damits nicht tödlich werden mögen zeitlich zu tractiren. Auf Thr Fürstl. Durchl. zu Pfaltz-Sultzbach gnädigstes Verlangen zur praecaution für Dero Land und Unterthanen aufgesetzt. Sultzbach, gedruckt bey Abraham Lichtenthaler, 1674.
24 p. 6 ins.

Bd. with Le Boe (Franz de). Praxeos medicae idea nova, libri tres, 1675.

1299. Prudentiae medicae ex sanguine pro salute mortalium agendorum rationes exponentis fundamenta in incluta Norimbergensium Universitate Altdorffina A.C. 1662 & seqq. publice disputata. [Altdorffi], typis Henrici Meyeri, 1672.
[viii] 56 p. 6 ins.

Place of publication from SGC and BM.
Bd. with Le Boe (Franz de). Praxeos medicae idea nova, libri tres, 1675.
BM   SGC 1

1300. Synopsis institt. medicinae ex sanguinis natura vitam longiorem artem breviorem promittentis methodo nova perfacilique, in Universitate Altdorffina Norimbergensium A.C. 1661 disputata. Altdorffi, typis viduae Winterbergerianae, [1661 ?].
[xvi], 48 p. 6 ins.

Date from Biog. Méd. and BM (with another ed. of 1663).
Bd. with Le Boe (Franz de). Praxeos medicae idea nova, 1675.
BM

1301. Synopsis institutionum anatomicarum, ex sanguinis animosi naturali activitate partium plerarumque vitam declarans, ordine dissectionibus commodo in Universitate Altdorffina Norimbergensium disputata, A.C. 1661. Auctior edita. [Altdorffii], typis Henrici Meyeri, 1681.
[xvi] 48 p. 6·5 ins.

Place of publication from Biog. Méd. and BM.
BM

HOLBEIN (Hans) the younger, 1497–1543
See Galen (Claudius). Ἅπαντα . . . Opera omnia, 1538.

HOLDER (William) 1616–98
1302. Elements of speech: an essay of inquiry into the natural production of letters: with an appendix

concerning persons deaf & dumb. London, printed by T.N. for J. Martyn, 1669.

[viii] 168 p. tabs. 7 ins.

> Deaf Education Library
> ... 2 copies. Presented by Abraham Farrar, 1928.
> ... 2 copies. Arnold Library.
> ... Another copy. Presented by G. H. Greenslade. Bookplate of Reg. Schol. Westmon.
> *See* DNB.
> BM   Guyot. p. 6   Haller v. 3. p. 254   Waller 4844
> Wing H 2386

HOLLAND (PHILEMON) *tr.* 1552–1637

See BAUDERON (Brice). Pharmacopoea, 1639.

PLINIUS SECUNDUS (Caius). The historie of the world, 1634.

HOLLANDUS (ISAAC)

See FIORAVANT (Leonard). Three exact pieces of Leonard Phioravant, 1652.

HOLLERIUS (BLAISE)

See HOLLERUS (Blaise)

HOLLERIUS (JACOBUS) *Stempanus*

See HOULLIER (Jacques)

HOLLERUS (BLAISE)

1303. Medicae artis theorica, libris duobus succinctè comprehensa, atque medicinae studiosis apprimè necessaria. [Argentorati, 1565 ?]

316 [ii] p. 6·5 ins.

> Imprint from a note by Thomas Windsor. Marginal MS. notes. Wanting t.-p. and all before sig. B. Prefixed to this work is t.p. and 13 p. of prelims. of Paracelsus' 'Libri quinque de causis, signis & curationibus morborum ex tartato utilissimi. Opera et industria ... Adami a Bodenstein, in lucem propter commodum microcosmi iamiam primum hoc tempore quod Theophrastus ante multos annos praevidit fore veritati consonum publicati. Basileae, per Petrum Pernam, 1563.'
> *Bd. with* CRATO VON KRAFFTHEIM (Johannes). In Cl. Galeni divinos libros methodi therapeutices. 1563.

See HIPPOCRATES. De natura homine liber ... Accesserunt Blasii Hollerii Vivariensis . . . commentaria (1562).

HOLST (JACOBUS)   −1680

De flammula cordis dissertatio.

In BARTHOLIN (Thomas). De flammula cordis epistola, 1667, pp. 15–115.

HOLTERHOFF (ENGELBERT)

1304. Discursus medicus ostendens errores medicorum in curationibus aliquorum praecipuorum et frequentius occurrentium morborum; febrium puta, pleuritidis, phthisis et dysenteriae. Ad aegrotantium salutem elaboratus & publico expositus. Coloniae Agrippinae, typis Joh. Henrici Kopp, 1676.

[iv] 40 p. 7·5 ins.

> *Bd. with* MAJOR (Johann Daniel). Historia anatomica calculorum, 1662.
> BM

HOLTZEMIUS (PETRUS)

See HOLTZHEIM (Pieter)

HOLTZHEIM (PIETER) *the elder,*   −1659

1305. Prognosis vitae et mortis, longitudinis et brevitatis, resolutionis & permutationis morbi, duobus libris distincta. In quibus quae ab Hippocrate & Galeno confusè & fine methodo ad hanc doctrinam allata sunt, commodo ordine traduntur, prius quidem versu rithmico, dein ad singulos versus succincta, aperta, & docta exegesi comprehensa, medicis & naturalis scientiae amatoribus apprimè utilis. Coloniae, apud Gerardum Greuenbruch, 1605.

[xii] 304 [xxxiv] p. 6 ins.

> BM   Watt

See PHARMACOPOEIAS. Cologne. Pharmacopoea sive dispensatorium Coloniense iussu et authoritate S.PQ. Agrippinensis revisum et auctum labore ... Petri Holtzemii (1627).

HONEIN BEN ISHAK

See JOHANNITIUS

HONESTIS (CHRISTOPHORUS GEORGIUS DE) *c.* 1320–92

Christophori Georgij de honestis ... in antidotarium Mesuae expositio clarissima. Eiusdem ... tractatulus de aqua & ptisana ordeaca conficienda.

In MESUË (Johannes) *the younger*. Opera, 1541, ff. xliv–lxxxiiii^v.

Expositio ... in antedictum opus [Mesue de medicinis compositis]. Eiusdem Christophori opusculum de aqua hordei & ptisana facienda.

In MESUË (Johannes) *the younger*. Opera quae extant omnia. 1562. ff. 91–184.

See MESUË (Johannes) *the younger*. Opera ... cum Mundini, Honesti, Manardi & Sylvii in tres priores libros observationibus ... 1602.

HONIAN BEN ISAAC

See JOHANNITIUS

HOORN (JOHANN VAN) 1661–1721, *respondent*

1306. De partu praeternaturali. Lugduni Batavorum, apud Abrahamum Elzevier, 1690.

[20] p. 9 ins.

> (Disp. med. chir. inaug., Leyden, Paul Hermann, praeses.)
> *Bd. with* BIDLOO (Govert). Vindiciae quarundam delineationum anatomicarum, 1697.

HOORNE (JEAN, JOHANN VAN)

See HOORN (Johann van)

HORATIANUS (OCTAVIUS)

See PRISCIANUS (Theodorus)

HORINGIUS (MICHAEL)

See DORN (Gerhardt). Theophrastische practica, 1618.

HORN (JOHANNES VAN)

See HORNE (Johannes van)

HORNANUS (ADRIANUS JUNIUS)

See CASSIUS *Iatrosophista.* Medicae quaestiones & problemata. Adriano Junio Hornano medico interprete. [*In* MEDICAE ARTIS PRINCIPES, 1567, cols. 752–767, p. 768. [1st seq.].]

HORNE (JOHANNES VAN) 1621–70

1307. Μικροκοσμος, seu brevis manductio ad historiam corporis humani, in gratiam discipulorum quartum edita. Accessit huic editioni epistola, ad virum celeberrimum, D.D. Guernerum Rolfincium, anatomicum veteranum exercitatissimum, perscripta, observationum in sexus utriusque partibus genitalibus specimen exhibens, & index priore locupletior & auctior. Lugduni Batavorum, [apud Johann Fritzschen,] 1675. [xii] 156 p. engr. front. 5 ins.

> *Bd. with* WALE (Johannes de). Methodus medendi brevissima . . . 1679.
> . . . Another copy. Imperfect—wanting all after p. 152.
> SGC 2

1308. Μικροτεχνη, seu methodica ad chirurgiam introductio. Editio altera. Lugd. Batav., apud Gaasbekios, 1668.
[xvi] 264 [xii] p. 5 ins.

> Additional engr. t.-p.
> SGC 1   Waller 4912

1309. Μικροτεχνη, seu methodica ad chirurgiam introductio. Editio tertia, cum copioso rerum notabiliorum indice. Lugd. Batav., 1675.
[xii] 204 p. engr. front. 5 ins.

> *Bd. with* WALE (Johannes de). Methodus medendi brevissima . . . 1679.
> Waller 4913

1310. Miscellanea haec anatomica et chirurgica . . . respondente M. Rudolpho Hertzogio . . . Basileae, typis Georgi Deckeri, 1645.
[8] p. 7·5 ins.

1311. Novus ductus chyliferus. Nunc primum delineatus, descriptus & eruditorum examini expositus. Lugduni Batavorum, è typographeo Francisci Hackii, 1652.
[38] p. engr. illus. 7·5 ins.

> BM   SGC 1   Waller 4915

1312. Den Swenska Wal-őfwade Ford-Bumman hwilken Grundeligen underwijser huru med en hafwande handlas, en Wandande hielpas, en Barna-Owinna handteras, och det nyfodda Barnet skiotas skal. Mast effter egen Forfarenhet, jemte wål-őfwade Personers Skriffter, alla Lakare och Feldscherer; men sardeles Barnmoderskor och Huus-Modrar till Gagn och Nytta, med tienliga Figurer forfattat . . . Stockholm, tryckt uti Nathanael Koldenaus Tryckerij, 1697.
[xxii] 20 [iv] 328 [xx] p. 11 engr. pls. 6·5 ins.

> Additional engr. t.-p.

See BILS (Louis de). Responsio ad admonitiones . . . Johannis ab Horne, 1661.

BOTALLO (Leonardo). Opera omnia medica & chirurgica . . . annotationibus illustrata, prodeunt è musaeo Joannis van Horne . . . 1660.

DEUSING (Anton). Appendix ad dissertationem de hepatis officio seu vindiciae hepatis redivivi, leni correctione tangentes Sequiorem interpretationem clarissimi viri D.J. Horne, 1661.

SWAMMERDAM (Jan). Miraculum naturae sive uteri muliebris fabrica, notis in D. Joh. van Horne prodromum illustrata & tabulis . . . 1672.

SWAMMERDAM (Jan). Miraculum naturae sive uteri muliebris fabrica. Notis in D. Joh. van Horne prodromum illustrata. [*In* LE CLERC (Daniel) *and* MANGET (Jean-Jacques) *comps.* Bibliotheca anatomica, 1685, Vol. 1, pp. 490–508.] Also 1699 ed. Vol. 1, pp. 644–662 [2nd seq.].

HORST (GREGOR) 1578–1636

1313. Operum medicorum tomus primus, (-tertius) qui continet institutiones medicas, et reliqua scripta theorica huc spectantia cum triplici indice disputationum scil. quaestionum, ac rerum verborumque magis notabilium. Curâ Gregorii Horstii, junioris . . . Norimbergae, sumptibus Johann Andreae & Wolffgangi jun. haeredum, Endterorum, 1660.
3 vols in 1: [xx] 468 [xxx]; [xx] 561 [+27]; [xvi] 314 [xxiv] 88, 16 p. 13·5 ins.

> Separate t.-p.s for Vols. 2 and 3 *viz*. 'Tomus secundus, in quo observationes et epistolae medicinales tertia hac editione in ordinem redactae et auctae curâ Jo. Danielis Horstii.'
> 'Tomus tertius, continens centuriam problematum θεραπευτικων, & alios tractatus. Curâ Gregorii Horstii, junioris.'
> Library copy lacks front. and port. noted in Waller copy.
> SGC 1   Waller 4924a

1314. Operum medicorum tomus primus, (-tertius) qui continet institutiones medicas, et reliqua scripta theorica huc spectantia . . . Curâ Gregorii Horstii, junioris . . . Goudae, sumptibus Gulielmi vander Hoeve, 1661.
3 vols in 1; [xx] 495 [+28]; [xvi] 591 [+25]; [xvi] 462 [i.e. 456] [xxiv] p. front. (port.) diagrs. 9·5 ins.

> T. p. to vol. 2 reads: 'Operum medicorum tomus secundus, in quo observationes et epistolae medicinales, quartâ hac editione in ordinem redactae & auctae. Curâ Jo. Danielis Horstii. Goudae, sumptibus Gulielmi vander Hoeve, 1661.'
> T.-p. to vol. 3 reads: 'Operum medicorum tomus tertius, continens centuriam problematum θεραπευτικών, & alios tractatus, quorum seriem sequentes exhibent paginae . . . Curâ Gregorii Horstii, junioris. Amstelodami, sumptibus Pieter la Burgh, 1661.'
> Additional engr. t.-p.
> . . . Another copy. Vols 1 and 2 only.
> SGC 2   Watt

See PETRUS *de Abano.* Conciliator enucleatus seu differentiarum philosophicarum et medicarum . . . operâ Gregorii Horsti . . . elaboratum, 1621.

HORST (JAKOB) 1537–1600

1315. De aureo dente maxillari pueri Silesii, primum, utrum eius generatio naturalis fuerit, nec ne; deinde, an digna eius interpretatio dari queat. Et de noctambulonum natura, differentiis et causis, eorumque tam praeservativa quàm etiam curativa, denuo auctus liber . . .

Lipsiae, (imprimebat Michael Lantzenberger), impensis Valentini Voegelini, 1595.
[xi] 318 [xiii] p. 6·5 ins.
> BM   Waller 10644

1316.   De natura, differentiis et causis eorum, qui dormientes ambulant, vigilantium opera, eaque difficilima perficiunt & aliquando culmina tabulataque aedium perreptant: cum certa ratione, tum προφυλακτικῆς, hoc est, praeservandi eos, ne ad hosce mores redeant: tum θεραπευτικῆς, hoc est, curandi atque tractandi in ipso paroxysmo. Huic doctrinae annexa sunt omnia, quae veteres ac recentiores, licet perpauca sint, de his conscripsere. Lipsiae, impensis Valentini Voegelini, 1593.
[x] 145 [+2] p. 6·5 ins.
> Colophon: Lipsiae, imprimebat Michael Lantzenberger, impensis Valentini Voegelini, 1593.
> *Bd. with* MERCADO (Luiz de). Libellus de essentia, causis, signis & curatione febris malignae, 1594.
> BM   SGC 1

See LIDDEL (Duncan). Ars medica, succincte et perspicuè explicata . . . 1628. Accessit eiusdem tractatus de dente aureo pueri Silesii contra Horstium . . . 1628.

HORST (JOHANN DANIEL) 1616–85
1317.   Epistolarum medicinalium decas: e musaeo Jo. Danielis Horstii. Francofurti, apud Wilhelmum Serlinum & Georgium Fickwirthum, 1656.
86 p. 7·5 ins.
> *Bd. with* TACKE (Johann). Triplex phasis sophicus . . . 1673.
> SGC 1   Waller 4928

1318.   Observationum anatomicarum decas. Additae sunt epistolae, quibus singularia scitu digna, lactearum nempe thoracicarum, & vasorum lymphaticorum natura, embryonisque per os nutritio, atque alia rariora exponuntur. Francofurti, apud Wilhelmum Serlinum & Georgium Fickwirthum, 1656.
34 p. 7·5 ins.
> *Bd. with* TACKE (Johann). Triplex phasis sophicus . . . 1673.
> SGC 1   Waller 4929

—*ed.*
See HORST (Gregor). Operum medicorum tomus primus (-tertius), 1660. Also 1661 ed.

RIVIÈRE (Lazare). Opera medica universa, 1679.

ZACCHIA (Paolo). Questionum medico-legalium, tomi tres, 1673–4. Also 1688 ed.

HORTENSIUS (LUDOVICUS)
See DU GARDIN (Louis)

HORTO (GARCIA AB)
See GARCIA AB HORTO

HORTUS SANITATIS
1319.   Gart der gesuntheit zů latein, Hortus Sanitatis. Sagt in vier Bucheren wie hernach volget. Im Ersten: Von Vierfussigen und Krichenden thieren. Im Anderen: [Von] Vőglen und den fliegenden [thieren]. Im Dritten: [Von] Vischen und Schwimmenden [thieren]. Im Vierden: [Von] Dem Edlen Gesteyn und allem so in den Aderen der erden wachsen ist. Daraus durch die natürlichen Meister gezogen, wz dem menschen zu seiner gesuntheit dienstlich ist, alles mit hőften fleiss durch lesen, corrigiert und gebessert. Item ein neu Register, zeigt klårlich an, die Artzneien zu allerlei krankheiten, gewiss und on arbeit, in welchem Bůch, Capittl, und bei welchem Bůchstaben (so neben die gschrifft gesetzt) iedliche Artznei gesunden werd. . . . Strassburg . . . Mathia Apiario, 1536.
[v] 141 ff. woodcut illus. 11·5 ins.
> Red and black t.-p. has woodcut border.
> Translated from the Latin work based chiefly on the German 'Hortus sanitatis' of J. von Cube.
> BM

HOTMAN (ANTOINE)
Jucundus & verè lectu dignus de barba et coma.
In FACETIAE FACETIARUM, 1627, part 1.

HOULLIER (JACQUES)   –1562
De materia chirurgica liber.
In CHIRURGIA, 1555, ff. 126ʳ–147ʳ.
Institutionum chirurgicarum liber sextus de materia chirurgia.
In [CHIRURGIA]. De chirurgia, scriptores optimi quique veteres et recentiores . . . per Conradum Gesnerum in unum volumen collecti. [*In* UFFENBACH (Peter). Thesaurus chirurgiae, 1610, pp. 833–858.]

1320.   Omnia opera practica. Doctissimis eiusdem scholiis & observationibus illustrata: deinde Lud. Dureti . . . in eundem enarrationibus, annotationibus, & Antonij Valetij . . . exercitationibus luculentis. Accessit etiam ad calcem libri therapia puerperarum I. Le Bon . . . Genevae, excudebat Iacobus Stoer, 1623.
[xvi] 584, 317 [+18] p. 9 ins.
> SGC 1

See HIPPOCRATES. Iacobi Hollerii Stempani . . . in aphorismos Hippocratis commentarij septem . . . 1582.

HOUPPEVILLE (GUILLAUME DE)
1321.   La generation de l'homme par le moyen des oeufs, & la production des tumeurs impures par l'action des sels, défendues par Eudoxe & Philotime, contre Antigene. A Rouen, chez Jacques Lucas, 1676.
[xx] 206 [+1] p. 6·5 ins.
> BM   SGC 1

HOVIUS (BERNARDUS)
1322.   De hydrope in genere. Lugduni Batavorum apud Abrahamum Elzevier, 1700.
16 p. 9 ins.
> (Disp. med. inaug., Leyden, Frederik Dekkers, praeses.)
> *Bd. with* ROJESTEIN (Johannes à) *respondent.* De arthritide, 1683.

[HOW (WILLIAM)]
1323.   Phytologia Britannica, natales exhibens indigenarum stirpium sponte emergentium. Londini, typis Ric. Cotes, impensis Octaviani Pulleyn, 1650.
[xiv] 134 p. 6 ins.
> Also contains MS. English-Latin glossary of the names of plants and other MS. notes.
> Wing H 2956

HUARTE Y NAVARRO (Juan de Dios) 1530?–90?
1324.   Essame de gl'ingegni de gl'huomini, per apprender le scienze: nel quale, scoprendosi la varietà delle
nature, si mostra, a che professione sia atto ciascuno,
& quanto profitto habbia fatto in essa . . . Tradotto
dalla lingua spagnuola da M. Camillo Camilli. Con doi
tavole, una de' capitoli, & l'altra, aggiuntavi di nuovo,
delle cose più notabili. In Venetia, Presso Aldo, 1586.
[xxiv] 367 p. 6·5 ins.
  Bookplate of R. M. Beverley.
  Bullock Collection.

1325.   Examen de ingenios: or, The tryal of wits.
Discovering the great difference of wits among men,
and what sort of learning suits best with each genius.
Published originally in Spanish by Doctor Juan Huartes.
And made English from the most correct edition of
Mr. Bellamy. Useful for all fathers, masters, tutors,
etc. London, printed for Richard Sare, 1698.
[xl] 502 p. 7·5 ins.
  BM   SGC 2   Wing H 3205

HUCHER (Jean) *c.* 1550–1603
Pro philosophica Monspeliensis Academiae libertate ad
eiusdem principes doctores medicos, oratio X calend.
Martii habita, anno 1567.
In Joubert (Laurent). Operum latinorum tomus
primus (-secundus) 1599, Vol. 1, pp. 262–265.

Theses medicae triduum disputandae in gymnasio
regio medicorum Monspess. assertore Ioanne Huchero
Bellonaco, octavo calend. Martij.
  Contents: An febrium putridarum duo sint praecipua remedia,
  venae sectio, & frigide potio.—An febrium intermittentium &
  continuarum eadem sit curatio.—An ad curationem febris
  hecticae refrigerantia & humectantia sint ex usu.—An ad
  dextrum usum medicamentorum purgantium conferat indicatio
  ab aere sumpta.
In Joubert (Laurent). Operum latinorum tomus primus
(-secundus) 1599, Vol. 1, pp. 259–261.

HUERTO (Garcia del)
See Garcia ab Horto

HUGAERT (Gerardus) *respondent*
1326.   De pleuritide. Trajecti ad Rhenum, ex officinâ
Henrici Versteech, 1669.
[2] 3–15 [+1] p. 9 ins.
  (Disp. med. inaug., Utrecht, Cyrpianus Regnerus,
  praeses.)
  Bd. with Bidloo (Govert). Vindiciae quarundam delineationum
  anatomicarum, 1697.

HUGO *de Benciis,* **HUGO** *de Siena,* **HUGO** *Senensis*
See Benzi (Ugone)

HULLEMAN (Pillegromius) *respondent*
1327.   De succo nerveo. Lugduni Batavorum, apud
Abrahamum Elzevier, 1691.
[16] p. 9 ins.
  (Disp. med. inaug., Leyden, Wolferd Senguerd,
  praeses.)
  Bd. with Bidloo (Govert). Vindiciae quarundam delineationum
  anatomicarum, 1697.
  BM

HUMELBERG (Gabriel)
See Humelsberg (Gabriel)

HUMELSBERG (Gabriel)
See Rivinus (Andreas). Veterum quorundam bonorum
scriptorum libri, 1654.

Serenus Samonicus (Quintus). De re medica. Item
Gabrielis Humelbergii . . . in Q. Sereni librum medicinalem commentarii, 1540.

Sextus Placitus, *Papyrensis.* Sexti philosophi Platonici
liber de medicina ex animalibus, Gabriele Humelbergio
. . . interprete.
[*In* Medicae Artis Principes, 1567, cols. 684–697
[4th seq.].]

HUNAYN IBN ISHAQ
See Johannitius

HUNDESHAGEN (Johannes Christophorus)
1328.   Discursus physicus de stillicidio sanguinis in
hominis violenter occisi, cadavere conspicui, an sit
sufficiens praesentis homicidae indicium? . . . Jenae,
sumptibus Christoph. Enoch, 1679.
[88] p. 7 ins.
  BM   SGC 1

HUSER (Johannes) *fl.* 1600, *ed.*
See Paracelsus (Aureolus Philippus Theophrastus)
[Bombastus von Hohenheim]. Chirurgische Bücher und
Schrifften . . . 1618.

Paracelsus (Aureolus Philippus Theophrastus).
[Bombastus von Hohenheim]. Opera Bücher und
Schrifften, 1616.

1329.   **HYGIEIA,** id est, bonae valetudinis conservandae thesaurus locupletissimus: in quo quicquid ad
eam rem pertinet, ex probatissimis quibusque auctoribus
traditur, docetur & explicatur. Elenchum scriptorum
post praefationem invenies. Coloniae Agrippinae, typis
Petri à Brachel, 1628.
[xvi] 120, 470 [i.e. 440] p. 5·5 ins.

1330.   . . . Another ed. Luxemburgi, excudebat Hubertus Reuland, 1628.
[xvi] 120, 470 [i.e. 440] p. 5·5 ins.
  BM   SGC 1

HYGINUS (Caius Julius)
1331.   Aureum opus historias ad amussim pertractans
una cum multis astronomice rationis ambagibus &
signis poetarum locis prope infinitis exacte callendis
non mediocriter conducturis in lucem editum habes
candidissime lector quod pauxilla a te pecunia comparari
poterit. Parrhisijs, Jehan Lambert venundantur (1514).
140 ff. illus. (woodcuts) 8 ins.
  Date from colophon. 2 woodcuts on verso of t.-p. Ed. J. L.
  Vives.
  Bd. with Celsus (Aurelius *or* Aulus Cornelius). [Medicine libri
  octo noviter emendati et impressi] . . . 1516.
  BM

I

See Janson (Samuel)

IAMBLICHUS, *Chalcidensis, fl.* 309–329
1332. Iamblichus de mysteriis AEgyptiorum, Chaldae-orum, Assyriorum. Proclus in Platonicum Alcibiadem de anima, atque daemone. Idem de sacrificio & magia. Porphyrius de divinis atque daemonib. Psellus de daemonibus. Mercurii Trismegisti Pimander. Eiusdem Asclepius. Lugduni, apud Ioan. Tornaesium, 1570.
[2] 3–543 p. 4·5 ins.
> Translated from the Greek by M. Ficino.
> Christie Collection. Knight copy.
> BM   Wellcome 3384

1333. . . . Another ed. Lugduni, apud Ioan. Tornaesium, 1577.
[2] 3–543 p. 4·5 ins.
> Translated from the Greek by M. Ficino.
> Bullock Collection.
> BM

IBN BOTLAN
See Elluchasem Elimithar

IBN JAZLA
See Buhahylyha Byngezla

IBN SINA
See Avicenna

IBN WAFID
See Abenguefit

IBN ZUHR
See Avenzoar

IMAGINUM HERBARUM, Pars II
See Herbarum Imagines Vivae

INGRASSIA (Giovanni Filippo) 1510–80
Brevis methodus curandi pestiferum contagium, quod anno Christi MDLXXV & LXXVI Panormum metropolim Siciliae invasit: conversa ab eodem [Joachimo Camerario] ex italico libro excellentiss. protomedici Joannis Philippi Ingrassiae.
In Camerarius (Joachim) *the younger.* Synopsis quorundam brevium sed perutilium commentariorum de peste, 1583.

1334. De tumoribus praeter naturam tomus primus. In quo generatim tumorum omnium praeternaturalium species: praesertimque earum nomina & definitiones, atque etiam causae, multaque generalia declarantur. Graecique, & latini, & arabes, quatenùs ad haec ipsa pertinet, enucleantur. Occasione sumpta ab Avicennae verbis, arabum medicorum principis, tertia fen quarti libri, tractatu primo. Cuius interim universum primum caput in hoc tomo elucidatur. Reliqua in sex alijs tomis declarabuntur . . . (Neapoli, excudebat Matthaeus Cancer, 1553.)
[3] 4–382 [4] 25 [+1] [xxxiv] p. 11·5 ins.
> Colophon to main work reads: Neapoli, 1553. Separate t.-p. (with woodcut border) for: Ioannes Benedictus Charerius Locrensis inter authoris discipulos minimas ad lectorem, de catalogo superiùs in ultimis verbis promisso. (Neapoli, excudebat Matthaeus Cancer, 1552.)
> BM   SGC 1   Waller 5065   Wellcome 3416

1335. Quaestio de purgatione per medicamentum, atque obiter etiam de sanguinis missione, an sexta morbi die fieri possint. Qua occasione de omnibus etiam aliis diebus determinatur, in quibus praecipue purgare vel sanguinem mittere possumus. Illustrissimi ducis Terraenovae casus enarratio, & curatio. E quibus tum penetrantis in thorace vulneris, tum fistulae curandae methodus elucescit. Quaestio utrum victus à principio ad statum usque procedere debeat subtiliando, an (ut multi perpetuo observant) potius ingrossando. Quod veterinaria medicina formaliter una eademque cum nobiliore hominis medicina sit, materiae duntaxat nobilitate differens. Ex quo veterinarii quoque medici non minus quàm nobiles illi hominum medici ad regiam protomedicatus officii iurisdictionem pertineant. Omnia nunc primum in unum corpus redacta, atque in lucem edita: ex quibus medicinae studiosi maximam utilitatem sunt percepturi. Venetiis, sumptibus Angeli Patessij, 1568.
[viii] 68, 101 [+1] 112, 50 [i] p. 8 ins.
> Separate t.-p. for each item.
> BM   SGC 2   Waller 5070

IOCO-SERIOREM NATURAE ET ARTIS, sive magiae naturalis, centuriae tres, [1666].
See [Schott (Gaspar)]. Ioco-seriorum naturae et artis, sive magiae naturalis centuriae tres [1666].

IRELAND (Timotheus) *respondent*
1336. De pleuritide. Trajecti ad Rhenum, ex officina Guilielmi vande Water, 1699.
12 p. 8 ins.
> (Disp. med. inaug., Utrecht, Hermannus van Halen, praeses.)

> *Bd. with* Avemann (Joannes Christophorus) *respondent.* De medico eleemosynario publico, 1695.

IRETON (JOHN) *tr.*
See [REMMELIN (Johann)]. An exact survey of the microcosmus or little world, 1670.

ISA BEN ALI
See BUHAHYLYHA BYNGEZLA

ISAAC, *Israelita*
See ISAAC *Judaeus*

ISAAC, *Judaeus, 850–932*
1337. Isaaci Judaei . . . De diaetis universalibus &
particularibus, libri II. Hoc est, de victus salubris
ratione, et alimentorum facultatibus, quinque tractatus
summopere utiles: in quibus non solùm de ciborum
varietate atque delectu generatim, sed etiam de quibuslibet herbarum, fructuum, leguminum, granorum,
carnium, piscium liquorumque formis, naturis &
facultatibus, quaeque ratione in cibos quaelibet sint
adhibenda, clarè & perspicuè agitur. Liber omnibus
philosophiae & medicinae, imò sanitatis studiosis,
apprimè necessarius, superiori seculo ex arabica lingua
in latinam conversus, nunc verò opera D. Ioannis
Posthij Germershemij sedulò castigatus & lucem editus.
Basileae (ex officina Sixti Henricpetri, 1570).
[xvi] 605 [+1] p. 6 ins.

> Printer and date from colophon.
> BM

De febribus liber.
In De FEBRIBUS, 1576, ff. 117^v–152^v [2nd seq.].

1338. Omnia opera Ysaac in hoc volumine contenta:
cum quibusdam alijs opusculis: Liber de definitionibus.
Liber de elementis. Liber dietarum universalium cum
commento petri hispani. Liber dietarum particularium:
cum commento eiusdem. Liber de urinis cum commento
eiusdem. Liber de febribus. Pantechni decem libri
theorices: et decem practices: cum tractatu de gradibus
medicinarum constantini. Viaticum Ysaac quod constantinus sibi attribuit. Liber de oculis Constantini.
Liber de stomacho Constantini. Liber virtutum de

simplici medicina Constantini. Compendium megatechni Galeni a constantino compositum. [Liber de
oblivione a Constantino africano editus.] Cum tabula &
repertorio omnium operum et questionum in com-
mentis contentarum. (Curavit ea imprimi Bartholo-
meus trot bibliopola Lugdunensis . . . Apposita fuit in
officina Johannis de platea, mense decembri, 1515.)
2 vols in 1; ccxxvj; ccx [xx] ff., 12·5 ins.

> Black letter. t.-p. with woodcut of Halyabbas, Ysaac and
> Constantinus. On end-paper: Nicolaus Pol. Doctor, 1494.
> Clasped binding.
> SGC 2   Wellcome 3432

See CHAMPIER (Symphorien). Rosa gallica . . . 1514.

ISHAK BEN SOLEIMAN EL-ISRAËLI
See ISAAC *Judaeus*

ISIDORE (St.) *Bishop of Seville*
1339. Praeclarissimum opus divi Isidori Hyspalensis
episcopi; quod aethimologiarum intitulat. Nec te fallat
opinio studiose lector cum titulum aspicies: quasi in
hoc volumine solum de re grammatica atque vocabulorum interpretationibus mentio fiat cum in eo tantarum
altissimarumque rerum noticia recondita sit, ut nusquam
alibi maior digniorque inveniatur. Quicquidem cogni-
tionis in caeteris scriptoribus, cum graecae tum latinae
historiae reperitur universis; in hoc unico libro utili
quadam brevitate invenies. Quod si perlegeris cum
varietate historiarum: tum rerum magnitudine non
minus proficies & oblectaberis. (Impressum Parrhisii
opera Iohannis Barbier sumptibus Johannis Petit, 1509.)
CIII ff. [i.e. CII. f. XXI not included in pagination].
11 ins.

> T.-p. bears device of Iehan Petit and reads below 'Venales
> inveniuntur invico Sancti Iacobi apud Leonem argenteum.'
> ff. XXII–XXIIII Liber quartus. De medicina.
> Deaf Education Library. Farrar copy.
> BM

ITTIG (JOHANN FRIEDRICH) *respondent*
De temulentia.
In ETTMÜLLER (Michael). Dissertationes academicae IX.
[*In his* Opera medica theoretico-practica, Vol. 2, 1696,
pp. 1912–1916.]

J

JACCHAEUS (GILBERT)
See JACK (Gilbert)

JACHMAN (GEORG) *respondent*
1340. De ovario humano. Wittebergae, typis excudebat Christianus Schrödterus, 1674.
[32] p. 7·5 ins.
  (Exercitatio anat., Jeremias Loss, praeses.)
  Bd. with MATTHIS (Johannes Conradus) *respondent*. De mania,
  1669.
  SGC 1

JACK (GILBERT) 1578?–1628
1341. Institutiones medicae. Editio postrema, ab
autore recognita. Lugduni Batavorum, ex officina
Joannis Maire, 1631.
391 p. 5 ins.
  Wellcome 3439

JACOBUS *Foroliviensis*; **JACOPO** *da Forli*
See TORRE (Giacomo della)

JÄGER (JOHANNES GERHARDUS)
See SEBISCH (Melchior), *the younger, praeses*. [Disserta-
tiones.] 1630–9.

JAEL (CURTIUS) *pseud.*
See GODDAEUS (Conradus)

JAHJA BEN MASEWEIH
See MESUË (Johannes) *the elder*

JAHJA IBN SERAFIUN
See SERAPION, *the elder*

JANSON (SAMUEL)
1342. Korte en bondige verhandeling, van de voort-
teeling en 't kinderbaren met den aenkleve van dien.
Tot onderrigt der gener, die sig in sulke voorvallen
behoorlijk soeken te gedragen. Gedaen door S. I. med.
doct. En van een ander met een verklaring eeniger
plaeten verrijkt. Rotterdam, by Barent van Santbergen,
1681.
[xvi] 167 p. 12 engr. pls. 7 ins.
  Additional engr. t.-p. Imperfect: wanting pp. 97–98.
  Waller 5119

JANUS *Damascenus*
See MESUË (Johannes) *the elder*

See also SERAPION, *the elder*. Iani Damasceni . . . therapeuticae methodi, 1543.

JASOLINO (GIULIO)
1343. De rimedii naturali, (che sono nell' isola di
Pithecusa, hoggi detta Ischia libri due di Giulio Iasolino
filosofo e medico in Napoli . . . nelli quali si dimostrano
molti rimedij naturali, dal detto autore nuovamente
ritrovati, oltre quelli, che lasciarono scritti gli Antichi.
Con molte esperienze, & historie, dal medesimo
osservate; come nel sommario della seguente faccia si
legge. Et in questa seconda impressione ricorretto, &
accresciuto con alcune annotationi del dottor filosofo
Sig. Gio. Pistoya. E nell' ultimo aggiunti li bagni d'
Ischia di Gio Elisio medico Napoletano, con le note di
Gio. Francesco Lombardo medico Napolitano. Con due
figure, e pianta della detta isola. E con due tavole
copiose. In Napoli, appresso Giuseppe Cacchij, 1588.
E di nuovo per Francesco Mollo 1689. Con licenzade
superiori. Ad istanza di Nicolo Rispoli.
[xxxviii] 274, [xl]; 12 [ii] p. 8·5 ins.
  Bullock Collection.
  BM   Waller 5131

See COLLEGIUM ANATOMICUM . . . 1654.

SEVERINO (Marco Aurelio). Quaestiones anatomicae
quatuor. . . . Quarta, osteologia pro Galeno adversus
argutatores. Epidochae in totidem alias Julii Jasolini,
1654.

JASOLINUS; JASSOLINUS (JULIUS)
See JASOLINO (Giulio)

JEAN BERIS
See JOHANNES VON BERIS

JEEKERMANS (JOANNES) *respondent*
1344. Disputatio iuridica, de collationibus bonorum.
Mussiponti, typis Ioannis Guillere, [1664].
12 p. 7·5 ins.
  (Diss. inaug?, Mussiponti, Nicolai Guyot, praeses.)
  Coat of arms on verso of t.-p.
  Bd. with MAJOR (Johann Daniel). Historia anatomica calculorum,
  1663.

JENICHEN (GEORGIUS) *respondent*
De conjunctionibus magnis.
In ETTMÜLLER (Michael) *praeses*. Dissertationes medicae
I. [*In his* Opera medica theoretico-practica, Vol. 2,
1697, pp. 1644–1649.]

JESSEN (JOHANN VON) 1556–1621
1345. Anatomiae, Pragae, anno MDC abs se solenniter
administratae historia. Accessit eiusdem de ossibus

tractatus. Witebergae, excudebat Laurentius Seuberlich, impensis Samuelis Selfisch, 1601.
[xv] 160; 35 [iv] ff. illus. (port.) 6·5 ins.

> Separate t.-p. for 'De ossibus tractatus'.
> BM Waller 5154

1346. De sanguine, vena secta dimisso, iudicium. Prague, in officina typographica Danielis Sedesani, 1618.
[16] p. 7·5 ins.

> BM notes date of imprint as it now stands on t.-p. as 1618 but X seems to have been added to the original date.
> BM Watt (1608)

See LIDDEL (Duncan). Ars medica . . . 1628. (Last 28 p.: Tractatus de dente aureo . . . Adiicitur Iohannis Iessenii à Iessen historica relatio de rustico Bohemo cultrivorace.)

JESSENIUS À JESSEN (JOHANNES); JESSINSKY (JOHANN VON)
See JESSEN (Johann von)

JOANNES *Actuarius, Zachariae filius*
See ACTUARIUS (Joannes) *Zachariae filius*

JOANNES, *de Mediolano*
See SALERNO, School of. Novo-antiqua Schola Salerna . . . 1635; Schola Salernitana, 1649.

JOANNES *de Sancto Amando, fl.* 1200
De balneis exceptum. An balneum competat ante exhibitionem medicinae.
In De BALNEIS, 1553, ff. 221 [2nd seq.].

Expositio & dubitationes [supra antidotarium Nicolai].
In MESUË (Johannes) *the younger.* Opera quae extant omnia, 1562, ff. 397–435.

Expositio Ioannis de Sancto Amando . . . supra antidotarium Nicolai.
In MESUË (Johannes) *the younger.* Opera . . . 1602, Vol. 2, ff. 192ᵛ–232ᵛ.

Ioannis de sancto Amando in . . . Nicolai antidotarium admodum copiosa expositio.
In MESUË (Johannes) *the younger.* Opera, 1541, ff. cclviʳ–cclxxxviʳ.

JOANNITIUS
See JOHANNITIUS

JOEPSERIUS (JACOB JOSEPH)
1347. Isagoge, seu manuductio ad vitam longiorem: variis, de tuenda, reparandaque, valetudine, dissertationibus illustrata: & selectis, tum veterum, tum recentiorum medicorum scitis placitisquè stabilita: publico omnium biophilorum emolumento, in lucem edita. Noribergae, sumtibus Michaelis & Johan: Friderici Endterorum, 1680.
[xxxii] 688 [xxv] p. 8 ins.

> Engr. front.
> BM SGC 2

JOHANNES *Damascenus*
See JANUS *Damascenus*

JOHANNES VON BERIS, *fl.* 1420?
1348. Ein new Wund Artzney. Wie man alle Wunden, sie sein gestochen, gehawen, geschossen mit Pfeil oder Lot, gequetscht und gestossen, &c. mit Salben, Pflastern unnd Wund tranck durch den gantzen Leib des Menschens, von dem Kopff an bis auff die fûsz, heilen soll, ein kurtzer ordenlicher Bericht M. Johan. von Parisiis, jetzund am newsten auszgangen. Gedruckt zu Franckfurdt am Mayn, durch Herman Gûlfferichen (1549).
xx ff. illus. 7·5 ins.

> Wickersheimer p. 361. For form of name see Wickenheimer.
> Jean Beris (von Birris, Bireis) possibly the same as Jean Birrer.

JOHANNES VON PARIS
See JOHANNES VON BERIS

JOHANNITIUS, 809–73
Isagoge Johannitij.
In ARTICELLA . . . 1500, ff. 1–3. Also 1502 ed. sig. A2–B2ᵛ. And 1519 ed. fol. ii–ix.

. . . Isagoge Ioannitii in artem parvam Galeni.
In CAESARIUS (Joannes). In hoc opusculo continentur hi infra scripti libri sive tractatus profecto utilissimi studiosis rei medicae ex ordine tres, 1534, ff. 2–28.

See PAULINUS (Fabius). Tabulae isagogicae in universam medicinam. Ex arte humain, idest Iannitij Arabis . . . [*In* AVICENNA. [Canon medicinae] 1595, Vol. 1, pp. [xxi–lii]. Also 1608 ed., Vol. 1, pp. [xxi–lii].

JOHN XXI, *Pope*
See PETRUS *Hispanus,* [Pope John XXI].

JOHN *of Gaddesden*
See GADDESDEN (John of)

JOHN *of Milan*
See JOANNES *de Mediolano*

JOHN *of Trevisa*
See TREVISA (John)

JOHNSON (ROBERT)
1349. Enchiridion medicum: or a manual of physick. Being a compendium of the whole art, in three parts. Viz. 1. Of diseases of the head. 2. Of diseases of the breast. 3. Of diseases of the belly. Wherein is briefly shewed, 1. The names. 2. The derivation. 3. The causes. 4. The signs. 5. The prognosticks and 6. A rational method of cure. Comprehending the substance of the more approved authours both ancient and modern. Published for the benefit of all persons, being fitted to the meanest capacity. London, printed by J. Heptinstall, for Brabazon Aylmer, 1684.
[xvi] 318 [vi] p. front. (port.) 7 ins.

> Front. port. of author.
> BM SGC 2   Wing J 816

JOHNSON (THOMAS)   –1644, *tr.*
See PARÉ (Ambroise). The works of that famous chirurgeon Ambrose Parey, 1678.

JOHNSON (William)
1350. Lexicon chymicum. Cum obscuriorum verborum, et rerum hermeticarum, tum phrasium Paracelsicarum, in scriptis ejus: et aliorum chymicorum, passim occurrentium, planam explicationem continens. Londini, excudebat G.D. impensis Guilemi Nealand, apud quem prostant venales, 1652.
[xvi] 250 p. 5·5 ins.
> BM   SGC 2   Wing J 855

[JOHNSTON (Arthur)] 1587–1641
1351. Consilium Collegii Medici Parisiensis de mania G. Eglishemii, quam prodidit scripto, cui titulus: duellum poëticum prodignitate paraphraseos psalmi CIIII. Decertantibus G. Eglishemio medico regio, [G.] Buchanano Paedonomo [regio] quod Parisiensis Academicae iudicio submisit. Parisiis, 1619.
[i] 13 p. 6 ins.
> BM

JOHNSTONE (John)
See Jonston (John)

JOHRENIUS (Conrad) *ed.*
See Hartmann (Johann). Opera omnia medico-chymica, 1684.

JONES (John) 1645–1709
1351A. Novarum dissertationum de morbis abstrusioribus tractatus primus. De febribus intermittentibus. In quo obiter febris continuae natura explicatur. Londini, typis H. H., impensis Gualteri Kettilby, 1683.
[xxiv] 279 [+1] p. 7 ins.
> BM   Osler 3095   Wing J 977

JONGE (Cornelius de) *respondent*
1352. De phthisi sive tabe vera. Harderovici, apud Albertum Sas, 1684.
[12] p. 9 ins.
> (Disp. med. inaug., Hardervick, Jodocus à Gesseler, praeses.)
> *Bd. with* Rojestein (Johannes à) *respondent*. De arthritide, 1683.

JONSTON (John) 1603–75
1352A. [Idea universae medicinae practicae libris xii absoluta. Amstelodami, L. Elzevir, 1648.]
[xxviii] 756 p. 6·5 ins.
> T.-p. missing. Title from SGC. This is the 2nd ed., according to Osler.
> SGC 1

See Hippocrates. Coacae praenotiones . . . Cum versione D. Anutii Foesii . . . et notis Joh. Jonstoni, 1660.

Michaelis (Johann). Opera medico-chirurgica quotquot innotuerunt omnia . . . Praxis clinica generalis ad Jonstoni ideam, 1688.

JONSTONUS (Arturus)
Laus senis.
In Dissertationum Ludicrarum et Amoenitatum, scriptores varii, 1666, p. 277.

JORDAN (Hieronymus)
1353. De eo quod divinum aut supernaturale est in morbis humani corporis, ejusque curatione. Liber. 1. Accessit consilium pro nobili foemina, rarissimo cordis affectu laborante. 2. Morbi D. Ioachimi Låger, rari, admirandi, & plusquam ferini, veneficio illati, historia. 3. Discursus D. Hermanni Congringii de angelis. 4. Disputatio inauguralis de paralysi, sub eodem Conringio habita ab H. I . . . Francofurti ad Moenum, impensis Joan. Godofredi Schönwetteri, 1651.
[xii] 269 [+1]; [120] p. 8·5 ins.
> BM   SGC 1

JORDAN (Thomas) 1539–85
1353A. Brunnogallicus, seu luis novae in Moravia exortae descriptio: ad mag. et clar. v. D.D. Iulium Alexand . . . Editio II. Francofurti, apud haeredes Andreae Wecheli, 1583.
97 [+6] p. port. (woodcut) 7 ins.
> *Bd. with* Lom (Joost van). De curandis febribus continuis liber, 1563.
> BM   Watt

1354. Pestis phaenomena seu de iis quae circa febrem pestilentem apparent, exercitatio. Ad nob. et cl. v. D. Ioannem Cratonem a Craftheim . . . Francofurti, apud And[r]eam Wechelum, 1576.
[xiv] 704 [xl] p. 7 ins.
> . . . Another copy.
> BM   SGC 1   Watt

Responsio, ad cl. v. D. Laurentii Iouberti . . . paradoxum VII decadis II et Laurentii Ioub. ad Thomam Iordanum, pro suo paradoxo apologia.
In Joubert (Laurent). Operum latinorum tomus primus (-secundus), 1599. Vol. 2, pp. 30–71.

JORDANUS BRUNUS
Jordanus Brunus Nolanus. De lampade combinatoria Lulliana.
In Lully (Raymond). Opera, 1657, pp. 681–734.

Jordan. Brun. Nol. de Lulliano specierum scrutinio.
In Lully (Raymond). Opera, 1657, pp. 667–680.

Jord. Brunus Nol. de progressu logicae venationis.
In Lully (Raymond). Opera, 1657, pp. 737–786.

JORDEN (Edward) 1569–1632
1354A. A discourse of naturall bathes, and minerall waters. Wherein first the originall of fountaines in generall, is declared. Then the nature and differences of minerals, with examples of particular bathes from most of them. Next the generation of minerals in the earth, from whence both the actuall heat of bathes, and their vertues are proved to proceed. Also by what meanes minerall waters are to bee examined and discovered. And lastly, of the nature and uses of bathes, but especially of our bathes at Bathe in Sommerset-shire. The second edition in many points enlarged. London, printed by Thomas Harper, 1632.
[xii] 142 p. 7·5 ins.
> BM   SGC 2   STC 14791

JOUBERT (Laurent) 1529–83

1355. Erreurs populaires et propos vulgaires. Touchant la medecine et le regime de santé. Expl[i]quez et refutez par M. Laur. Jubert. 2ᵉ ed. Reveuë, corrigée & augmentée . . . A Bordeaux par S. Millanges, 1579 (1ᵉ partie). A Paris, pour Abel l'Angelier, 1580. (2ᵉ partie). 56, 301, 392–649 [i.e. 559]; [lvi] 273 [+4] p. port. 6·5 ins.

Port. is of the author aged 49, dated 1579 (opposite p. 1 of part 2). Separate t.-p. for part 2. Pp. 572–594 with separate t.-p. 'Question vulgaire. Quel langage parlerait un enfant, qui n'aurait jamais ouï parler', 1578. Running title to this: 'Qu'un sourd né est aussi muet', pp. 607–643 with separate t.-p. 'La santé du Prince . . .' 1579. Note on t.-p. 'Ex libris Luigi Forestis'. Deaf Education Library. Farrar copy.
SGC 1

1355A. Medicinae practicae priores libri tres. Editio tertia ap ipso autore recognita, & tertia ferè parte adaucta. Accessit eiusdem isagoge therapeutices methodi. De affectibus pilorum & cutis, praesertim capitis, & de cephalalgia, tractatus unus: de affectibus internis partium thoracis, tractatus alter. Lugduni, apud Antonium de Harsy, 1577. 250 [xv]; 335 [+9] p. 7 ins.

Marginal MS. notes.

1356. Operum latinorum tomus primus. Hic omnia complectitur, quae hactenus fuerunt sigillatim publicata: nunc recens ab autore ipso repurgata, & plurimum aucta: cum indice locupletissimo. Cui subiectus est tomus secundus, nunc denuò in lucem proditus . . . Francofurti, apud heredes Andreae Wecheli, Claudium Marnium, & Ioan. Aubrium, 1599. 2 vols in 1; [viii] 244 p. 245–8 ff., 249–600 [xci]; 242 [xxxviii] p. port. (woodcut) 14 ins.

Contents include:
Vol 1. I. Paradoxorum decas prima, atque altera. II. Opuscula [quae Johan. Posthius typis excudenda curavit.]:—Annotationes in duos priores libros Galeni de facultatibus naturalibus.—Annotationes in Galeni librum de differentiis morborum.—Annotationes in Galeni librum de differ. symptomatum. De convulsionis essentia & causis.—De cerebri affectibus.—Ars componendi medicamenta.—[Quaestiones medicae.—Theses medicae triduum disputandae . . . assertore Ioanne Huchero.—Ioan. Hucheri pro philosophica Monspeliensis Academiae libertate ad eiusdem principes doctores medicos, oratio X.]—De syrupos conficiendi modo, & utendi ratione. III. De peste liber unus . . .—De quartana.— De paralysi. IIII. Medicinae practicae priores libri tres . . .—Isagoge ad therapeuticam methodum.—De pilorum & cutis (praesertim capitis) affectibus, & de cephalalgia, tractatus unus. De thoracis partium affectibus, tractatus alter. V. Pharmacopoea.
Vol. 2. VI. De urinarum differentiis, causis & iudiciis. VII. Thomae Iordani . . . responsio, ad D. Iouberti paradoxum VII decadis II & eiusdem Iouberti ad Iordanum pro suo paradoxo apologia. VIII. Animadversiones Franc. Valeriolae in omnia Iouberti paradoxa: & Iouberti pro iisdem responsio.—[Sententia Brunonis Seidelii de iis quae Laurentius Ioubertus in paradoxis suis . . . disputavit.—Examen sententiae a Brunone Seidelio latae, de iis quae Laurentius Ioubertus . . . in suis paradoxis disputavit. Authore Simone Simonio.—Laurent. Iouberti provocatio, a sententia Brunonis Seidelii de iis quae in paradoxis suis . . . disputavit.—Laur. Iouberti et Alexidis Gaudini disputatio.] IX. Gul. Rondeletij vita, mors, & epitaphia, cum catalogo scriptorum ab eo relictorum, quae ad D. Iouberti manus pervenerunt.—[De vairola magna.—Declamatio, in Ioannis Sapportae . . . in auguratione, seu promotione ad doctoralem dignitatem.—De gymnasiis, et generibus exercitationum apud antiquos celebrium, lib. unus. Eiusdem de balneis antiquorum, tum graecorum, tum romanorum: liber alter.—Περι της εντελεχειας disputatio, Laurent. Iouberti et Io. Serrani.—De nominis Iouberti orthographia D. Iosephi Scaligeri . . . censura.]
Watt

See Du Chesne (Joseph). Tractaet van de genesinghe der geschote wonden . . . beschreven door . . . Laurentius Joubertus . . . 1642.

Guy *de Chauliac.* Chirurgia magna . . . nunc demum suae primae integritati restituta à Laurentio Iouberto . . . 1585.

JUANINI (Juan Bautista)

1356A. . . . Discurso phisico, y politico, que demuestra los movimientos que produce la fermentacion, y materias nitrosas en los cuerpos sublunares y las causas que perturban las benignas, y saludables influencias del ambiente desta villa de Madrid, de que resultan las frequentes muertes repentinas, breves, y agudas enfermedades, que se han declarado en esta corte de cinquenta annos a esta parte. En la segunda parte se pone un methodo preservativo de los malos vapores, y exalaciones, que ocasionan las inmundas humedades de las calles desta villa, y los efectos que causan. Ponense algunos remedios particulares para los que adolecen de flatos, y de otros achaques cronicos. Descrivese la calidad, y modo de hazer del caphe, y del the, y para que enfermedades aprovechan estas bebidas; y del modo que se prepara el vino de la China-China en Inglaterra, y otras partes, para las calenturas, tercianas, y quartanas. Madrid, en la Imprenta Real, por Mateo de Llanos y Guzman, 1689.
[xii] 108 ff. 8 ins.

JÜNGLING (Zacharias)
See Leichner (Eckard). De generatione, 1649.

JUSTUS (Pascasius)

1357. Alea, sive de curanda ludendi in pecuniam cupiditate, libri II. Quibus omnis gravissimae & ignotae usque ad hoc tempus affectionis natura, causae & effectus, tanquam immanis & saevi alicujus morbi, sicut & remedia, elegantissime explecantur. [Amsterodami, L. Elzevir, 1642.]
[lviii] 213 [+42] p. 4 ins.

Date of dedication, 1642. Imprint from Waller. Wanting front. noted in this copy.
Bullock Collection.
BM   Waller 5233

K

KAEMPFER (ENGELBERT)
See KEMPFER (Engelbert)

KALID PERSICUS
Kalidis Persici Secreta alchymiae. Written originally in Hebrew and translated thence into Arabick, and out of Arabick into Latin; now faithfully rendred into English by William Salmon.
See SALMON (William). Clavis Alchymiae. Book 2 of his Medica Practica, 1692, pp. 284–334.

KAMMERMEISTER (ELIAS RUDOLF)
See CAMERARIUS (Elias Rudolf)

KAYE (JOHN) 1510–73
1357A.   De medendi methodo libri duo ex Cl. Galeni Pergameni, & Io. Baptistae Montani Veronensis, principum medicorum, sententia. Opus utile & iam primum natum. Basileae (apud Hieronymum Frobenium & Nicolaum Episcopium, 1544).
[ii], 3–107 [+3] p. 6 ins.
> Imprint from colophon.
> BM   Dawson 1152

See GALEN (Claudius). Libri aliquot graeci . . . annotationibusque illustrati per Ioannem Caium Britannum, medicum . . . 1544.

KEERWOLFF (BARTHOLOMAEUS)
1358.   Epistola anatomica, problematica decima . . . ad . . . Fredericum Ruyschium . . . De auricularum cordis, earumque fibrarum motricium structura. Amsteledami, apud Joannem Wolters, 1697.
[2] 3–10 p. engr. pl. 9 ins.
> pp. 5–7: Frederici Ruyschii responsio ad . . . Bartholomaeum Keerwolff . . . in epistolam ejus anatomicarum, problematicam [X].
> *Bd. with* GAUB (Joan). Epistola problematica, prima [-tertia], 1696.
> BM

KEIL (ANDREAS VON)
1358A.   Andreae Cunaei Οξυδρωγραφια Pyrmontana, beschreibung des Pyrmontischen Sauer-Brunnen, und beydes aus dreissig-jähriger Erfahrung wie dieselben sicher und heilsam zu gebrauchen, anitzo zum vierdten mahle heraus gegeben, von vielen Druckfehlern die in den Bielfeldischen, sonderlich in den letzten Lemgovischen falschen, und unchristlicher Weise nachgedruckten Exemplar befindlich, gesaubert, und mit vielen raren Anmerckungen, die in den vorigen nicht begriffen, vermehret; gestalt in nåhesten Jahren viel contracte, lahme, schwermûthige und melancholische Leute gesund worden; samt zweyen kleinen uhralten Tractåt-

lein von Gebrauch des Brunnen in vorigen Seculo verlegt. Hannover und Wolffenbûttel, verlegts Gottfried Freytag, 1698.
[xxx] 84 [xvi] 32 p. 6.5 ins.

KEIL (JOHANN)
Inauguralis de lue venerea dissertatio.
In HARTMANN (Johann). Disputationes chymico-medicae XI, pp. 86–96. [In HARTMANN (Johann). Opera omnia medico-chymica . . . 1684, Vol. 4.]

KEILL (JOHN) 1671–1721
See [WHISTON (William).] A vindication of the new theory of the earth from the exceptions of Mr. Keill and others, 1698.

KEMP (W   )
1359.   A brief treatise of the nature, causes, signes, preservation from, and cure of the pestilence. London, printed for, and are to be sold by D. Kemp, 1665.
[vi] 92 [vi] p. 7.5 ins.
> *Bd. with* ORDERS, thought meet by His Majestie and His Privie Council . . . 1625.
> SGC 1   Watt   Wing K 260

KEMPFER (ENGELBERT) *respondent*
1359A.   Disputatio medica inauguralis exhibens decadem observationum exoticarum. Lugduni Batavorum, apud Abrahamum Elzevier, 1694.
[38] p. 8 ins.
> (Disp. med. inaug., Leyden, Charles Drelincourt, praeses.)
> *Bd. with* OEHMBIUS (Carolus Christianus) *respondent*. De acido primigenio, 1710.
> BM

KENTMANN (JOHANN) 1518–74
1360.   Calculorum qui in corpore ac membris hominum innascuntur, genera XII. depicta descriptaque, cum historiis singulorum admirandis. Tiguri, 1565.
[ii] 22 ff. illus. 6.5 ins.
> SGC 1   Waller 5266

KEPLER (LOUIS) 1607–63
See SEBISCH (Melchior) *the younger, praeses*. [Dissertationes,] 1630–39.

KEPPLER (LUDOVICUS)
See KEPLER (Louis)

KERCHOVEN (JOHANNES POLYANDER À) *praeses*
See WHISTLER (Daniel). Disp. med. inaug., de morbo puerili Anglorum, 1645.

KERCKRING (THEODORUS) 1640–93
Anthropogeniae ichnographia et foetuum osteogenia.
In LE CLERC (Daniel) *and* MANGET (Jean-Jacques) *comps.*
Bibliotheca anatomica, 1685, Vol. 2, pp. 505–525.
Also 1699 ed., Vol. 2, pp. 401 [2nd seq.] –419.

De ovibus aliquot & puero cerebro carentibus observatio.
In LE CLERC (Daniel) *and* MANGET (Jean-Jacques) *comps.*
Bibliotheca anatomica, 1685, Vol. 2, p. 353. Also 1699 ed., Vol. 2, pp. 112–113.

See BASILIUS VALENTINUS, *pseud.* Theodori Kerckringii ... commentarius in currum triumphalem antimonii Basilii Valentini ... 1671.

BASILIUS VALENTINUS, *pseud.* Basil Valentine his triumphant chariot of antimony, with annotations of Theodore Kirkringius, M.D. (1678).

KERGER (MARTIN)
1360A. De fermentatione liber physico-medicus. Cui de inseparabilitate formarum materalium & vita singularia sunt innexa. Omnia perpetuis experimentis firmata. Wittebergae, sumptibus haered. D. Tobiae Moevii, & Elerdi Schumacheri, typis Johannis Borckardi, 1663.
[viii] 254 [xiv] p. 8 ins.
  BM SGC 1

KESZLER (JOHANN HERMANN) *respondent*
1361. Physicae curiosae et utilis specimen, exhibens miscellanea. Marburgi Cattorum, typis Johannis Henrici Stockenii, 1685.
[2] 3–16 p. 8 ins.
  (Diss. inaug. ? Marburg, Johann Jakob Waldschmidt, praeses.)
  BM

KEUCHENIUS (ROBERTUS)
See SERENUS SAMONICUS (Quintus). De medicina praecepta saluberrima. Robertus Keuchenius ex veteri libro restituit, emendavit, illustravit ... 1662.

KEUCHENIUS (SAMUEL) *respondent*
1362. De nutritione. Ultrajecti, typis Appelarianis, 1681.
[12] p. 9 ins.
  (Disp. med. inaug. Utrecht, Luca vander Poll, praeses.)
  Bd. with BIDLOO (Govert). Vindiciae quarundam delineationum anatomicarum, 1697.

KEUFNER (JOHANN)
See KUEFNER (Johann)

KEUN (JOHANNES) *respondent*
1363. De aphtis nostratibus b. de sprou. Harderovici, apud Albertum Sas, 1697.
[12] p. 8 ins.
  (Disp. med. inaug., Harderwick, Johannes Ortwinus Westenberg, praeses.)
  Bd. with OEHMBIUS (Carolus Christianus) *respondent*. De acido primigenio, 1710.

KEY (JOHN)
See KAYE (John)

KEYL (JOHANN) *respondent*
De dolore colico.
In HARTMANN (Johann). Disputationes chymico-medicae, XV, pp. 107–110. [*In* HARTMANN (Johann). Opera omnia medico-chymica ... 1684, Vol. 4.]

KHONN (ALPHONSUS) *tr.*
See ZACCHIA (Paolo). De affectionibus, 1671.

KHUNRATH (CONRAD)
1364. Medulla destillatoria et medica sextum aucta & renovata. Das ist: Gründtliches unnd vielbewehrtes Destillier und Artzney Buch, darinnen begriffen, wie der Spiritus Vini, durch Mittel seines hinter ihm verlassenen Saltzes, auch allerley köstliche Oliteten, Spiritus, Salia, &c. ausz mancherley animalibus, mineralibus und vegetabilibus, künstlich können destillirt, unnd in quintam essentiam zur höchsten exaltation gebracht: auch vermittelst solcher extractionum, aurum potabile, allerley herrliche medicamenta, Wundbalsam, Stichpflaster, Güldene Wasser, und dergleichen, Laut zu Endt gesetzter vollkommenen Restere (!) praeparirt, und in allerhand vorfallenden Gebrechen und Kranckheiten haylsamlich gebraucht werden. Mit besonderm fleisz vor dieser Zeit ausz eygener Erfahrung, und sonsten gewissem Grund zusammen colligirt; Jetzo aber auffs newe zum Sechsten mahl trewlich revidirt, in eine richtige Ordnung gebracht, und mehr als die helffte vermehret und gebessert. Und jetzt von einem Hochgelehrten unnd Vornehmen erfahrnen der Artzney und Chymiae, &c. männiglichen zu gutem in Druck befördert. Hamburg, ex bibliopolio Frobeniano, 1638.
2 vols in 1; [xiv] 384 [xxvi]; [viii] 365 [+27] p. 9 ins.
  Additional engr. t.-p.
  T.-p. to part 2 reads: Medullae destillatoriae et medicae Ander Theil: In welchem nebenst vorhergehendem nützlichen Unterricht von der Artzney: und Destillierkunst, Viel andere auszerlesene und bewehrte köstliche Sachen, von nutzbarkeit der Destillirten Wassern, Salien, Olien ausz den fürnembsten Kräutern, ausz Lohrbeern, Oelbaum, Omeissen, Krebsen, Getreid, Edelsteinen. Item, von terra sigillata, tinctura corallorum, &c. und andere biszhero verborgene Geheimnüssen, begriffen: wie solches alles zu praepariren, und in allerhand Leibesgebrechen fruchtbarlich und mit grosser Verwunderung zugebrauchen, mit auffwendung grosser Unkosten, und vielen Sorgen, Mühe und Arbeit ausz langwiriger Experientz fleissig zusammen verfasset. Und nach seinem Todte durch einen hochgelehrten, unnd beydes der Artzney und Chymischen Handgriffen hocherfahrnen Person mit besonderm fleisz ubersehen, und in diesen offenen Truck männiglichen zum besten verfertiget, sampt einem nützlichen und vollkommenem Register.
  SGC 2 Watt

KIRCHER (ATHANASIUS) 1602–80
Diatribe de prodigiosis crucibus, quae tam supra vestes hominum, quàm res alias, non pridem post ultimum incendium Vesuvij Montis, Neapoli comparuerunt.
In [SCHOTT (Gaspar)]. Ioco-seriorum naturae et artis, sive magiae naturalis centuriae tres, [1666] pp. 307–363.

1365. Magnes sive de arte magnetica opus tripartitum, quo praeterquam quod universa magnetis natura, eiusque in omnibus artibus & scientijs usus nova methodo explicetur, è viribus quoque & prodigiosis

effectibus magneticarum, aliarumque abditarum naturae motionum in elementis, lapidibus, plantis & animalibus elucescentium, multa hucusque incognita naturae arcana per physica, medica, chymica & mathematica omnis generis experimenta recluduntur. Editio secunda post Romanam multò correctior. Coloniae Agrippinae, apud Iodocum Kalcoven, 1643.
[xxx] 797 [+1] [xxxviii] p. illus. (woodcuts) 29 fold. pls. tabs. 7.5 ins.

> Additional engr. t.-p.
> Deaf Education Library. Farrar copy.
> BM   Waller 11386

1366. Phonurgia nova sive conjugium mechanico-physicum artis & naturae paranympha phonosophia concinnatum; quâ universa sonorum natura, proprietas, vires effectuumque prodigiosorum causae, novâ & multiplici experimentorum exhibitione enucleantur; instrumentorum acusticorum, machinarumque ad naturae prototypon adaptandarum, tum ad sonos ad remotissima spatia propagandos, tum in abditis domorum recessibus per occultioris ingenii machinamenta clam palamve sermocinandi modus & ratio traditur, tum denique in bellorum tumultibus singularis hujusmodi organorum usus, & praxis per novam phonologiam describitur. Campidonae, per Rudolphum Dreherr, 1673.
[xlii] 229 [xvi] p. illus. 3 pls. [incl. port.) 12.5 ins.

> Additional engr. t.-p. Portrait is of the Emperor Leopold.
> Deaf Education Library. Farrar copy.
> BM   Guyot p. 430   Osler 3124

Polygraphia novo et universalis, ex combinatoria arte detecta; quâ quivis etiam linguarum quantumvis imperitus, triplici methodo, primâ, verâ & reali, sine ulla latentis arcani suspicione, manifestè; secundâ, per technologiam quandam artificiose dispositam; tertiâ, per steganographiam impenetrabili scribendi genere adornatam; unius vernaculae linguae subsidio, omnibus populis & linguis clàm, apertè, obscurè, & dilucidè scribere, & respondere posse docetur, & demonstratur. In tria syntagmata distributa … & in lucem edita … Romae, ex typographia Varesii, 1663.
In SCHOTT (Gaspar). Technica curiosa, 1664.

1367. Scrutinium physico-medicum contagiosae luis, quae pestis dicitur. Quo origo, causae, signa, prognostica pestis, nec non insolentes malignantis naturae effectus, qui statis temporibus, caelestium influxuum virtute & efficacia, tum in elementis; tum in epidemiis hominum animantiumque morbis elucescent, unà cum appropriatis remediorum antidotis novâ doctrinâ in lucem eruuntur. Romae, typis Mascardi, 1658.
[xvi] 252 [xv] p. 9 ins.

> BM   SGC 1   Waller 5295

1368. Scrutinium physico-medicum contagiosae luis, quae dicitur pestis, quo origo, caussae, signa, prognostica pestis nec non insolentes malignantis naturae effectus, qui statis temporibus, coelestium in fluxuum virtute & efficacia tum in elementis tum in epidemiis hominum animantiumque morbis elucescunt, unà cum appropriatis remediorum antidotis nova doctrina in lucem

eruuntur cum praefatione D. Christiani Langii … Lipsiae, apud haered. Schüreri & Götzii, typis Bauerianis, 1659.
[xlviii] 427 [+53] p. 5 ins.

> Marginal MS. notes. Bookplate of Bibliotheca Thebesiana.
> BM   Osler 3120   SGC 1   Waller 5296

Specula Melitensis encyclica, hoc est, syntagma novum instrumentorum physico-mathematicorum; in quo quicquid vel ad astronomicas, aut physicas iis adnexas disciplinas, pertinet, novo ordine, methodo, & summâ facilitate juxta, atque brevitate per rotas, cyclosque artificiosè dispositos, digestum, repraesentatumque spectatur …
In SCHOTT (Gaspar). Technica curiosa, 1664, pp. 427–477 (Appendix to Book 6).

See THEATRUM SYMPATHETICUM AUCTUM, 1662.

KIRCHMAIER (GEORG CASPAR) 1635–1700
1369. Memoria Volckameriana, immortalibus magni viri meritis consecrata à Caesarea-Leopoldina Naturae Curiosorum Academia, & publica oratione, in Universitate Wittebergensi, emortuali, post beatum excessum die, ab elapso anno celebrata à Georgio Casparo Kirchmajero.
51–74 p. 8 ins.

> *Bd. with* HARTMANN (Philipp Jacob). Descriptio anatomico-physica xiphiae sive gladii piscis, [c. 1694–5].

KIRCHMAJER (CAROLUS CHRISTIANUS) *respondent*
1370. Theelogia medica, i.e. de usu & abusu potûs calidi cum herba thee exercitatio. Wittenbergae, typis Christiani Schrödteri, 1690.
[ii] 16 [4] 17–18 p. 8 ins.

> (Johannes Thile, praeses.)
> *Bd. with* FRIZSCHIUS (Benjamin) *respondent*. De masticatione mortuorum, [1679].
> SGC 1

KIRSTEN (MICHAEL) 1620–78
Nonnulla epigrammata: quae in Regio Haffniensi theatro anatomico leguntur.
In CASSERI (Guilio). Anatomische Tafeln … 1656, Appendix, pp. 91–94.

… Theatrum anatomicum, Hafniac noviter extructum, rege augustissimo Christiano Quarto: procurante Academiae patrono summo, illustrissimo herôe, Christiano Thomaeo … anno … 1644.
In CASSERI (Guilio). Anatomische Tafeln … 1656, Appendix, pp. 67–79.

KIRSTEN (PETER) 1577–1640
1371. Liber de vero usu et abusu medicinae. Unà cum praefatione inclytae facultatis medicae in academiâ Lipsiensi … Breslae, sumptibus authoris, [1610].
[ii] 14, 122 [xxi] p. 6.5 ins.

> Date from chronogram: Est Mea CVra DeVs.
> BM   SGC 2   Waller 5301

KISLING (ANTONIUS)
See SEBISCH (Melchior), *the younger, praeses*. [Dissertationes,] 1630–9.

KLEE (Henricus)

1372. Disputatio medica inauguralis qua explicatur casus circa affectionem hypochondriaco-scorbuticam. Lugduni Batavorum, apud viduam & haeredes Joannis Elsevirii, 1667.
[20] p. 7·5 ins.

(Disp. med. inaug., Leyden. Albertus Rusius, praeses.)
Bd. with Gryllus (Laurentius). Oratio de peregrinatione, 1566.
BM

KLOBIUS (Justus Fidus)

1373. Ambrae historiam ad omnipotentis dei gloriam, et hominum sanitatem exhibet J. F. Klobius. Wittenbergae, sumptibus haered. D. Tobiae Mevii & Elerdi Schumacheri, typis Matthaei Henckelii, 1666.
[viii] 76 p. 4 engr. pls. (fold.) 7·5 ins.

Marginal MS. notes. Bookplate of James Russell.
BM   Watt

KNICKKNACKIUS (Gripholdus) *ex Floilandia, pseud.*
See Frey (Janus Caecilius)

KNOBLOCH (Tobias)

1374. De lue venerea von Frantzosen kurtzer Bericht. Was für ein Kranckheit, von deroselben Anfang, Ursachen und Zeichen, Auch wie Gesunde zu praeserviren, Krancke aber oder Inficierte zu curieren, und in während er Chur in einem und anderem sich verhalten sollen, Gestellet dem gemeinen Mann zum besten. Gedruckt zu Giessen, durch Nicholaum Hampelium, 1620.
[xiv] 191 p. 6 ins.

1375. Disputationes anatomicae et psychologicae, recens editae, & plurimis in locis locupletatae, figuris etiam variis & novis illustratae, additis humani corporis affectibus praecipuis, cum indice rerum. Prelo Meisneriano, sumptibus Pauli Helwigij, 1612.
[xvi] 713 [xxix] p. illus. 6·5 ins.

No place of publication.
SGC 1   Waller 5332

See Hippocrates. Aphorismi, graeco et latino sermone expressi ... opera, industria ... Tobiae Knoblochii ... 1641.

KOBER (Thomas) 15 ?–1625

1376. Observationum Castrensium et Ungaricarum, decas prima. Austriaca (-secunda. Silesiaca). Francofurti, e collegio Paltheniano, 1606.
120; 112 p. 6·5 ins.

Bd. in MS. parchment.
BM

1377. Observationum medicarum Castrensium Hungaricarum decades tres. In usum publicum hoc tempore recusae. Cum indice & praefatione Henrici Meibomii. Helmstad. & Gardelegensis, sumptibus Friderici Lüderwaldi, 1685.
[xii] 61; 56; 50 [x] p. 8 ins.

Contents: Decas prima, Austriaca.—Decas secunda, Silesiaca.—Decas tertia, Suevica.
BM

KOCH (Vincenz)

Vincentius Opsopoeus de arte bibendi.
In Facetiae Facetiarum, 1615, pp. 315–388.

KOVACS-TATAI (Georgius)

1378. Hercules vere cognitus, certus exul, id est epilepsiae vera dignotio, ac eiusdem certa curatio, libris duobus comprehensa, studio & opera. Lugduni Batavorum, ex officina Arnoldi Doude, 1670.
[x] 152 [viii] p. 4·5 ins.

SGC 1

KOZAK (Johann Sophron) 1602–85

1379. Anatomia vitalis microcosmi in qua naturae humane proprietates quas homo cum rebus extra se sitis communes habet, tum morborum origines, eorumque legitimus curandi modus breviter & dilucide explicantur. (Bremae, impensis authoris, typis Bertholdi Villeriani), 1636.
[xiv] 269 [xi] p. 7·5 ins.

Imprint from colophon. Engr. t.-p. includes portrait of the author.
SGC 1

1380. Tractatus medicus de sale, ejusdemque in corpore humano resolutionibus salutaribus et noxiis. Omnibus medicinae practicis valdè utilis et aegrotis necessarius. Francofurti, prostat apud Balthasar Kühnen, 1663.
[xxxii] 544, [vii] p. 7·5 ins.

MS. note on t.-p. dated 1678.
BM   SGC 2   Waller 5394

KRAFFT (Johann)
See Crato von Krafftheim (Johannes)

KRAMER (Daniel Paridom) *respondent*

1381. De hydrophobia. Lugduni Batavorum, apud Abrahamum Elzevier, 1688.
[15] p. 8 ins.

(Disp. inaug. med., Leyden, Charles Drelincourt, praeses.)
Bd. with Lipstorp (Gustavus Daniel). De animalculis in humano corpore genitis, 1687.
BM

KRAUSS (Rudolph Wilhelm)
See Crause (Rudolph Wilhelm)

KRAUT (Georgius) *ed.*
See Trotula. De mulierum passionibus. [*In* Experimentarius Medicinae, 1544.]

KRAUTWADEL (Michael) *tr.*
See Lobera de Avila (Luis). Ein nutzlich Regiment der Gesundtheyt, 1531.

KREIENBERG (Justus Heinrich) *respondent*

1382. De venae sectionis in variolarum curatione usu. Helmestadi, typis Georgii-Wolfgangi Hammii, [1666].
[28] p. 8 ins.

(Exercitatio med. inaug., Helmstadt, Heinrich Meibom, praeses.)
Date from B. Méd.
Bd. with Justenius (Joannes Nicolaus). De colica, 1704.
Waller 6445

KRUGERUS (Heinricus) *respondent*
See Schenck (Johann Theodor). Synopsis institutionum
medicinae disputatoriae . . . 1668.

KUCKELBRIO (Simon) *pseud., praeses*
See Carnivora (Cornelia) *pseud., respondent.* Theses
inaugurales. [*In* Nugae Venales, 1642, pp. 255–328,
etc.]

KUEFFER (Joannes)
See Sebisch (Melchior) *the younger, praeses.* [Disserta-
tiones,] 1630–9.

KUEFNER (Johann)
See Vettori (Leonello). Practica medicinalis, cum
scholiis Ioannis Kufneri, 1547. Also 1593 ed.

KURSNER (Christianus) *respondent*
1383.   De primaevo et hodierno telluris statu. Marburgi
Cattorum, typis Johannis Jodoci Kürsneri, [1684].
[2] 3–24 p. 8 ins.

(Diss. physica, Marburg, Johann Jakob Waldschmidt, praeses.)
BM

KYPER (Albert) 1605 ?–55
1384.   Collegium m[edicum]. Viginti sex disp[uta-
tionibus] [breviter] complectens, [quae ad Institut]iones
per[tinent]. A[ccedu]nt ejusdem disputationes phy[sic]o-
medicae miscellaneae atque politicae de origine & jure
magis[tra]tus, de jure belli, & de foederib[us]. Lugduni
Batavorum, apud Johannem Meyer, 1655.
[296] p. 6 ins.

   T.-p. imperfect; title completed from BM.
   BM   SGC 2

1385.   Medicinam rite discendi et exercendi methodus.
Lugd. Batavorum, apud Hieronymum de Vogel, 1643.
320 [iv] p. 5 ins.

   Bookplate of D. de Superville on verso of t.-p.
   Waller 5466

L

LA BROSSE (Guy de) 1586–1641
1386. Traicté de la peste ... avec les remèdes préservatifs. Paris, chez Jeremie & Christophle Perier, 1623.
130 [ii] p. 6·5 ins.
   BM   Wellcome 3604

LACINIUS (Janus) *ed.*
1387. Pretiosa margarita novella de thesauro, ac pretiosissimo philosophorum lapide. [Petro Bono Ferrariensi autore.] Artis huius divinae typus, & methodus: collectanea ex Arnaldo, Rhaymundo [Lillio], Rhasi, Alberto [Magno], & Michaele Scoto; per Ianum Lacinium Calabrum nunc primum, cum lucupletissimo (!) indice, in lucem edita. (Venetiis, apud Aldi filios), 1546.
[xx] 202 [+15] ff. woodcut illus. 6 ins.
   Imprint completed from colophon.
   22 curious woodcut illus. Based on 14th century work of Petrus Bonus, the Italian alchemist. Binding by Roger de Coverly.
   Christie Collection.
   ... Another copy [xx] 202 [+16] ff. Partington Collection.
   BM   Osler 3142   Renouard. Bibliotheca curiosa p. 324.
   Wellcome 3607

1388. ... Another ed. from same typeset lacking last two leaves. T.-p. has different device and bears imprint Ventiss, 1557.
   Bookplate of G. W. Ormerod.
   Flyleaves covered with old MS. notes.
   Partington Collection.

LA CORDE (Maurice de) *fl.* 1559
In librum priorem Hippocratis Coi de muliebribus, commentarius I (–VII).
In Spach (Israel). Gynaeciorum, 1597, pp. 492–744 [2nd seq.].

See Ailleboust (Jean). [Lithopaedii Senonensis (ut D. Ioan. Albosius descripsit) icon.] [*In* Spach (Israel). Gynaeciorum, 1597.]

Hippocrates. Hippocrates Coi, medicorum principis, liber prior de morbis mulierum, 1586. [*In* Gynaeciorum, 1586, tomus III.]

LA COURVÉE (Jean de)
1389. De nutritione foetus in utero paradoxa. Dantisci, sumptibus Georgii Forsteri, 1655.
[xxii] 254 p. 7·5 ins.
   Engr. illus. t.-p. signed F. Allen.
   BM   SGC 1   Waller 5481

LACUNA (Andrés a)
See Laguna (Andrés a)

LAEGER (Joachimus)
Rari, admirandi & plusquam ferini, veneficio, illati adfectus historia.
In Jordan (Hieronymus). De eo quod divinum aut supernaturale est in morbis humani corporis, 1651.

LA FORGE (Louis de)
1390. Tractatus de mente humana, ejus facultatibus & functionibus; nec non de ejusdem unione cum corpore; secundum principia Renati Descartes. Amstelodami, apud Danielem Elzevirium, 1669.
[xxxvi] 224 p. 8 ins.
   BM

See Descartes (René). Tractatus de homine ... quorum prior notis perpetuis Ludovici de la Forge, M.D. illustratur, 1677.

LA FRAMBOISIÈRE (Nicolas-Abraham de) 1577–1640
1391. Les oeuvres de N. Abraham de la Framboisiere ... où sont methodiquement descrites l'histoire du monde, la medecine, la chirurgie & la pharmacie, pour la conservation de la santé, & la guerison des maladies internes & externes: avec les ars liberaux, par le moyen desquels on acquiert les graces d'entendre, de bien dire, & d'heureusement vivre. Derniere edition, reveüe, corrigée, & augmentée de nouveau par l'autheur d'un VIII. tome. Lyon, chez Iean-Antoine Huguetan, 1644.
8 vols. in 1; [xliv] 979 [i.e. 977] [+81] p. 14 ins.
   BM

LAGUNA (Andrés a) 1499–1560
1392. Compendium curationis praecautionisque morbi passim populariterque grassantis, hoc est, vera & exquisita ratio noscendae, praecavendae atque propulsandac fcbris pcstilcntialis. Libcllus lcctori. Sunt multi, fateor, scripti de peste libelli, ast ego non multis, optima quaeque dabo. Argentorati, per Vuendelinum Rihelium, 1542.
[22] p. 6·5 ins.
   BM   SGC 2   Watt

See Cardano (Geronimo). Contradicentium medicorum libri duo. Accesserunt Iacobi Peltarij contradictiones ex Lacuna desumptae, cum eiusdem axiomatibus, 1564.

Galen (Claudius). Epitome Galeni Pergameni operum, in quatuor partes digesta ... per Do. And. Lacunam ... 1571.

L'AIGNEAU (David)
1393. Traicté pour la conservation de la santé, et sur la saignée de ce temps, et moyen de remedier aux maladies, sans crainte de leur recheûte; avec autre

traictez necessaires pour toutes sortes de personnes, en façon & ordre non encores veus (!), & selon la doctrine des anciens medecins Grecs, Arabes, Latins & François. Augmentée en cette derniere édition, d'un traicté de Galien, de l'alictement des malades. Apologie contre Jean Terud, fils de Louys, Medecin de Paris. Examen du livre intitulé, Medecin Charitable. Traicté de la physiognomie, avec les figures propres, qui sont au nombre de 53. Dedié à Messieurs les Parisiens, & pourquoy? Quatriesme edition. A Paris, Chez Jean Piot, 1657.

[xvi], 834, [xviii] p. port. tabs. (fold.) diagr. 9·5 ins.

Portrait of L'Aigneau between p. ii and iii. Marginal notes.

LAIRESSE (Gerard de) 1640–1711 *illus.*
See Bidloo (Govert). Anatomia humani corporis, 1685.

L'ALEMANT (Adrien) 1527–59
See Hippocrates. De flatibus liber . . . ab Adriano Alemani Sorceensi . . . commentariis illustratus, 1557.

LAMY (Guillaume)
1394. Discours anatomiques de Monsieur Lamy. Reveus & augmentés de toutes les plus curieuses découvertes des anatomistes modernes. Avec plusieurs lettres du même auteur, et ses reflexions sur ses discours. Seconde edition. A Bruxelles, & se vend a Paris, chez Laurent d'Houry, 1685.

[xii] 34, 343 p. 6 ins.

BM SGC 2

LAMZWEERDE (Arnoldus de) *respondent*
1395. Disputationum anatomicarum de corporis animalis oeconomia secunda. Ultrajecti, typis Appelarianis, 1678.

10 [ii] p. 7·5 ins.

(Diss. inaug., Utrecht, Johannes Munniks, praeses.)

Bd. with Avemann (Joannes Christophorus) *respondent*. De medico eleemosynario publico, 1695.

. . . Another copy. 8 ins.

LAMZWEERDE (Jan Baptist van) *fl.* 1657–83
1396. Historia naturalis molarum uteri, in qua de natura seminis, ejusque circulari in sanguinem regressu, accuratius disquiritur. Lugd. Batav., apud Petrum vander Aa, 1686.

[xvi] 341 [x] p. 7 engr. pls. (fold). 6·5 ins.

Additional engr. t.-p.
BM Waller 5534

1397. Respirationis Swammerdammianae exspiratio. Una cum anatomia neologices Joannis de Raei. Quibus adjecta est utriusque philosophiae clavis, et mirabilis de carbonum, arenarum, & lapillorum excretione per alvum & vesicam, urinaeque vomitu historia. Amstelodami, ex officina Joannis à Someren, 1674.

[xxxii] 352 p. engr. illus. 6 ins.

Additional engr. t.-p.
BM Osler 966 SGC 1 Waller 5535

See Schultes (Johann). Armamentarium chirurgicum . . . opera & studio Joannis Baptistae a Lamzweerde, 1672 and 1693 eds.

LANA TERZI (Francesco de)
1398. Prodromo overo saggio di alcune inventioni nuove premesso all'arte maestra . . . Per mostrare li piu reconditi principij della naturale filosofia, riconosciuti con accurata teorica nelle piu segnalate inventioni, ed isperienze fin'hora ritrovate da gli scrittori di questa materia & altre nuove dell'autore medesimo. Dedicato alla Sacra Maesta Cesarea dell Imperatore Leopoldo I. In Briscia, per li Rizzardi, 1670.

[viii] 252 p. 20 pls. tabs. 12·5 ins.

Ch. 21 entitled: L'arte maestra di medicina insegna a fare una panacea, o sia medicamento utilissimo a preservare, & a guarire da ogni sorte d'infermità.
Deaf Education Library. Farrar copy.
BM Dawson 3997

LANCISCI (Giovanni Maria) 1654–1720
See Genga (Bernardino). Anatomia per uso et intelligenza . . . Preparata su'i cadaveri dal Dottor Bernardino Genga . . . con le spiegazioni et indice del Sig[r] Canonico Gio. Maria Lancisi, 1691.

LANDI (Bassiano)   –1563
1399. Iatrologia. Dialogi duo, in quibus de universae artis medicae, praecipuè vero morborum omnium & cognoscendorum & curandorum absolutissima methodo, per quàm eleganter ac doctè disseritur . . . Basileae, (ex officina Ioannis Oporini, 1543).

[vii] 139 [+1] p. 7·5 ins.

Publisher and date from colophon. Bookplate of Corn. Henr. à Roy.
BM

[LANDO (Ortensio)]
1400. Una breve prattica di medicina per sanare le passioni dell'animo. [Padua], appresso Gratioso Perchacino, [1552].

[ii] 3–79 [+1] ff. 8 ins.

Christie Collection.
Bongi, lxi. Melzi I. 150.

LANDULPHUS (Caesar)
De curis febrium liber.
In Gatinaria (Marco). Omnes, quos scripsit, libri, 1537, pp. 216–234. *Also in* Gatinaria (Marco). Nonum ad Almansorem in gymnasio Papiensi publicè profitentis, de remediis morborum omnium particularibus, 1559, pp. 491–524.

LANDUS (Bassianus)
See Landi (Bassiano)

LANG (Jacobus Ambrosius)
1401. Dissertatio . . . Differentiam inter hominum morbos cum brutis communes, et proprios exhibens. Altdorf, literis Henrici Meyeri, Universit. typographi, 1689.

20 p. 7·5 ins.

(Diss. med. inaug., Altdorf.)

Bd. with Fridericus (M. Gottlieb). De morbis a situ intestinorum praeternaturali, 1721.
BM SGC 2 Watt

LANGE (Christian) 1619–62
1402. Miscellanea curiosa medica, annexa disputatione de morbillis, quam prodromum esse voluit
novae suae pathologiae animatae, itémque de elixir
proprietatis post autoris obitum conjunctim edita à
Johanne Centurione Macasio . . . Lipsiae, sumtibus
Thomae Matthiae Götzenii, literis Johannis-Erici
Hahnii, 1669.
[viii] 172 [viii] p. 7·5 ins.
> Marginal MS. notes.
> *Bd. with* Klobius (Justus Fidus). Ambrae historiam exhibet.
> 1666.
> . . . Another copy *bd. with* Kozak (Johann Sophron). Anatomia
> vitalis microcosmi . . . 1636.
> SGC 1

1403. Opera omnia, tàm olim sparsim edita, quàm
ἀνέκδοτα, quorum series suo quaeque loco videre est:
nunc uno volumine edita, [by J. C. Macasius] cum
praefatione D. Georgii Franci. Francofurti ad Moenum,
sumptibus Georgii Henrici Oehrlingii, 1688.
[xxiv] 698 [i.e. 690] [xviii]; [iv] 266 [x] p. 8 ins.
> *Contents:* Pathologia animata, seu animadversiones in patholo-
> giam spagiricam clarissimi viri Petri Iohannis Fabri, quibus
> morbos omnes ex genuinis suis causis, animata potissimum
> putredine, & verioribus hinc etiam curandi principiis, inauditâ
> hactenus methodo explicat. Opus diu desideratum post obitum
> demum autoris editum.—Miscellanea curiosa medica, annexa
> disputatione de morbillis, quam prodromum esse voluit novae
> suae pathologiae animatae itemque de elixir proprietatis,
> calculi humani curatione, genuino acidulas Egranas salubriter
> usurpandi modo et thermis Carolinis tractatibus; post autoris
> obitum conjunctim edita.
> Engr. front. with half-title.
> SGC attributes the 'Pathologia animata' to Johann Christian
> Lange (1655–1701).
> BM

See Kircher (Athanasius). Scrutinium physico-medicum contagiosae luis, quae dicitur pestis . . . cum
praefatione D. Christiani Langii . . . 1659.

LANGE (Johann) 1485–1565
Themata chirurgica XI.
> Extracts from 'Medicinalium epistolarum miscellanea.'

In Chirurgia, 1555, ff. 311ʳ–320ʳ.

See Ronss (Baudouin). Opuscula medica . . . 1618.

Sennert (Daniel). De scorbuto tractatus. Cui accesserunt eiusdem argumenti tractatus & epistolae . . .
Johannis Langii . . . 1624.

LANGENRAET (Abrahamus à) *respondent*
1404. De intemperie frigida. Ultrajecti, typis Appelarianis, 1683.
[15] p. 9 ins.
> (Disp. med. inaug., Utrecht, Jacobus Vallan, praeses.)
> *Bd. with* Rojestein (Johannes à) *respondent*. De arthritide, 1685.

LANGHAM (William)
1405. The garden of health: containing the sundry
rare and hidden vertues and properties of all kindes of
simples and plants. Together with the manner how they
are to bee used and applyed in medicine for the health
of mans body, against divers diseases and infirmities

most common amongst men. 2nd ed. London, printed
by Thomas Harper, 1633.
[viii] 702 [lxvi] p. 7·5 ins.
> BM   STC 15196

LANGLI (Willem) 1614–
Observationes quaedam de generatione animalium.
In Schrader (Justus). Observationes et historiae, 1674,
pp. 136–168.

LANGWEDEL (Bernhard) 1596–1656
1406. Colloquium romano-Hippocraticum inter Mar-
forium & Pasquinum patritios romanos . . . Lugduni
Batavorum, ex officina Ioannis Maire, 1648.
104 p. 5 ins.
> SGC 1

LANIS TERTIUS (Franciscus de)
See Lana Terzi (Francesco de)

LANZONI (Guiseppe) 1663–1730
Dissertatio anatomica de dentibus ad Johan. Jacobum
Mangetum . . .
In Le Clerc (Daniel) *and* Manget (Jean Jacques) *comps.*
Bibliotheca anatomica, 1699, Vol. 2, pp. 513–516.

Dissertatio anatomica de pericardio . . .
In Le Clerc (Daniel) *and* Manget (Jean Jacques) *comps.*
Bibliotheca anatomica, 1699, Vol. 1, pp. 916–918 [2nd
seq.].

LA PLANQUE (Guillaume)
See Plancy (Guillaume)

LA PLANQUE (Nicolaus de) *respondent*
1407. De lienteria. Lugduni Batavorum, apud Abrahamum Elzevier, 1699.
[28] p. 9 ins.
> (Disp. med. inaug., Leyden, Jacobus Triglandius,
> praeses.)
> *Bd. with* Bidloo (Govert). Vindiciae quarundam delineationum
> anatomicarum, 1697.
> BM

LA RIVIÈRE (Étienne de)   –1569
See Étienne (Charles). De dissectione partium corporis
humani libri tres. Una cum figuris, & incisionum declarationibus, a Stephano Riverio chirurgo compositis . . .
1545.

LA ROCHE (Joannes Henricus) *respondent*
1408. De vulnerum cura. Helmstadii, typis Georg-
Wolfgangi Hammii, [1695].
[24] p. 8 ins.
> (Disp. med., Helmstedt, Friedrich Schrader praeses.)
> *Bd. with* Prauserus (Theophilus) *respondent*. De lactis natura,
> usu et abusu, 1706.
> BM   SGC 1

LA RUELLE (Jean de) 1474–1537, *ed.*
See Actuarius (Ioannes) *Zachariae filius*. De medicamentorum compositione, 1539.

DIOSCORIDES (Pedanius) [Pedacius] *Anazarbeus*. De medicinali materia libri quinque ... (1516). Also [1543] ed.

DIOSCORIDES (Pedanius) [Pedacius] *Anazarbeus*. Libri octo, 1549.

SERAPION *the younger*, ... De simplicibus commentarii. [*In* SERAPION *the elder*. Practica studiosis medicae utilissima, 1550, ff. 113–200.]

LA SERNA (JUAN GALLEGO DE)
See GALLEGO DE LA SERNA (Juan)

LA TORRE (ALFONSO DE)
See DELFINO (Domenico). Sommario di tutte le scienze ... 1565.

LAUNAY (CHARLES DENIS DE) *fl.* 1700
1409. Dissertation physique et pratique sur les maladies, et sur les opérations de la pierre. Où l'on traite fort au long de sa formation & de la maniere la plus seure pour la tirer de la vessie ou de l'uretre. Paris, chez Laurent d'Houry, 1700.
[xxxviii] 254 p. 6·5 ins.
   SGC 1

LAUNAY (JEAN PIOCHON DE) 1649–1701
1410. Instructions nécessaires pour ceux qui sont incommodés des décentes, avec quelques remarques sur le remede du roy, & sur les moyens qu'on peut prendre pour envoyer des bandages dans les provinces. Paris, chez Laurent d'Houry, 1690.
[xx] 103 p. 5 fold. engr. pls. 6 ins.
   Colophon: Paris, de l'imprimerie de Charles Coignard, 1690.
   BM   SGC 2   Waller 5627

LAUREMBERG (PETER) 1585–1639
1411. Pasicompse nova, id est, accurata & curiosa delineatio pulchritudinis. Quâ tanquam in speculo ostenduntur. Notae & characteres, exactam pulchritudinem & formae elegantium, cujusque membri in humano corpore, comitantes. Opusculum variae eruditionis plenum, non minùs profuturum, quàm delectaturum. [Lipsiae], sumptibus Martini Hallervordii, typis Kilianis, 1672.
[xviii] 151 [i.e. 149] p. 6 ins.
   Place of publication from Biog. Méd.
   Bd. with ELSHOLTZ (Johann Sigismund). Anthropometria, 1672.
   BM   SGC 2

LAURENBERG (PETER)
See LAUREMBERG (Peter)

LAURENDERIÈRE (CLAUDE MARTIN DE), *ed.*
See CARDANO (Girolamo). Metoposcopia libris tredecim, 1658.

LAURENS (ANDRÉ DU)
See DU LAURENS (André)

LAURENTIANUS (LAURENTIUS)
See LAURENTIEN (Laurent)

LAURENTIEN (LAURENT)   –1502, *ed.*
See GALEN (Claudius). De differentiis febrium libri duo, 1535. [*Bd. with* GALEN (Claudius). De antidotis libri duo, 1533.]

GALEN (Claudius). De differentiis febrium liber primus (-secundus). [*In* De FEBRIBUS, 1576, ff. 7ʳ–19ᵛ [2nd seq.].]

HIPPOCRATES. Aphorismi, cum Galeni commentariis, Nicolao Leoniceno interprete ... Praedictiones, cum Galeni commentariis, Laurentio Laurentiano interprete, 1526. Also 1532 ed.

HIPPOCRATES. . . . Prognosticorum . . . libri tres, Laurentio Laurentiano interprete, 1543.

LAURENTIUS (ANDREAS)
See DU LAURENS (André)

LAUTENBACH (JOSEPH) 1569–1614, *ed.*
See CONSILIA MEDICINALIA, 1605.

LA VAUGUION (DE)
1412. A compleat body of chirurgical operations, containing the whole practice of surgery, with observations and remarks on each case. Amongst which are inserted, the several ways of delivering women in natural and unnatural labours. The whole illustrated with copper plates, explaining the several bandages, sutures, and divers useful instruments ... Faithfully done into English. London, printed for Henry Bonwick, T. Goodwin, M. Wotton, B. Took and S. Manship, 1699.
[xxiv] 447 [+9] p. 12 engr. pls. 7·5 ins.
   Dawson 4057   SGC 1   Waller 5636   Wing L 626

LAVAUS (G   )
1413. Traité de la mauvaise articulation de la parole, ou apres avoir fait un denombrement des differentes especes de défauts d'articulation, on rend raison de chacune par les principes de la méchanique, & l'on cherche enfin les remedes convenables à ces defauts. A Paris, chez Guillaume de Luyne, 1697.
[x] 151 [+3] p. 6 ins.
   Deaf Education Library. Farrar copy.
   Bib. Nat.   Haller vol. 4, p. 224 (dated 1797)

LE BÖE (FRANZ DE) 1614–72
1414. De febre nuperrima epidemia. Lugduni Batavorum, apud Abrahamum Elzevier, 1692.
[16] p. 9 ins.
   (Disp. med. inaug., Leyden, Franz de le Böe respondent, Wolferd Senguerd, praeses.)
   Bd. with BIDLOO (Govert). Vindiciae quarundam delineationum anatomicarum, 1697.

1415. Opera medica, hoc est, disputationum medicarum decas, methodi medendi libri duo; ideae novae praxeos medicae libri tres, ad eosque appendix, variaque alia opuscula. Ut & Collegium Nosocomicum ab authore habitum, una cum formulis quibusdam remediorum ad varios affectus ab eodem praescriptis. Quibus hac in editione accesserunt Casus medicinales, annor.

MDCLIX, LX & LXI quos ex ore Cl. authoris excepit Joachimus Merian. Cum duplici indice, uno librorum & capitum, operi praemisso; altero rerum. Genevae, apud Fratres de Tournes, 1698.

[xix] 747 [+1] [xxxix]; [ii] 3–67 p. front. 14 ins.

> Front. is port. of author dated 1659, aged 45. Separate t.-p. for Praxeos medicae appendix de affectibus quibusdam memoratu dignis aliquot tractatus continens, quorum series inferius exstat. Opus posthumum, editum cura Iusti Schraderi. Index tractatuum I. De morbis infantum. II. De peste. III. De lue venerea. IV. De phthisi. V. De cachexia. VI. De hydrope. VII. De affectione hypochondriaca. VIII. De arthritide. IX. De febre epidemica Leidensi anno 1667. XI [i.e. X] De affectu epidemico Leidensi. anno 1669 & 1670. Separate t.-p. for Opuscula varia, quorum series inferius exstat. Catalogus opusculorum: I. Dictata ad C. Bartholini Institutiones anatomicas &c. hactenus inedita. II. Oratio inauguralis de hominis cognitione. III. De medicamentis chymicis theses hactenus ineditae. IV. Epistola apologetica anti-Deusingiana. V. Oratio de affectus epidemii Leidensis causis naturalibus. VI. Collegium Nosocomicum hactenus ineditum. Quibus subnexa est VII. Oratio funebris in authoris obitum.
> Partington Collection.

1416. Opera medica, tam hactenus inedita, quam variis locis & formis edita; nunc vero certo ordine disposita, & in unum volumen redacta, cum duplici indice, uno librorum & capitum, operi praemisso, altero rerum, ad calcem adjecto. Editio altero correctior & emendatior. Amstelodami, apud Danielem Elsevirium et Abrahamum Wolfgang, 1680.

[viii] 934 [xxxvi] p. 9·5 ins.

> On verso of t.-p., book-plate of Richard Middleton Massey of Wisbech, M.D.
> Includes funeral oration on the author by Lucas Schacht.
> SGC 1

1417. Editio nova, cui accedunt casus medicinales annor. 1659. 60 & 61. quos ex ore Cl. Sylvii calamo excepit Joachimus Merian. Trajecti ad Rhenum, apud Guillelmum van de Water & Amstelodami, apud Antonium Schelte, 1695.

[x] 3–934 [xxvi]; [iv] 5–85 [ix] p. front. (port.) 10 ins.

> Front. is fold. port. of author aged 45 (dated 1659).
> BM   SGC 1   Waller 9429

1418. Praxeos medicae idea nova. Liber primus. De affectibus naturales hominis functiones laesas vel constituentibus vel producentibus, vel consequentibus. Editio altera priore accuratior. Lugduni Batavorum, apud viduam Joannis Le Carpentier, 1672.

24 [xxiv] 979 [+6] [ccvi] p. 5·5 ins.

> Additional engr. t.-p. Wanting pp. 471–472. Last 216 p. comprise 'Index rerum locupletissimus' and 'Index materiae medicae, seu medicamentorum, in Francisci de le Boë, Sylvii, praxeos medicae libro primo, à Martino Carceo'.
> SGC 1

1419. Praxeos medicae idea nova, libri tres. Cum indice locupletissimo capitum, rerum, & verborum. Editio tertia, priore accuratior and auctior. Hanoveriae, typis Auberyanis, 1675.

[xxxii] 655 [+161] p. 6 ins.

> Additional engr. t.-p. dated 1674.
> Additional 161 p. include 'Index rerum locupletissimus à Martino Carceo . . .' and 'Index materiae medicae, seu medicamentorum . . . à Martino Carceo'.

1420. Totius medicinae idea nova, seu opera omnia, novas potissimum super morborum causis symptomatis & curandi ratione meditationes & disputationes continentia, accessere chymia, disquisitio de lue venerea, de peste, aliique peculiares tractatus ex indice cuique parti praefixo repetendi . . . Parisiis, apud Fredericum Leonard, 1671.

2 vols. in 1; [xii] 454 [i], [viii] 344 p. 6 ins.

> Vol. 2, pp. 55–56 duplicated—cancellans & cancellandum.
> SGC 1

See GRUBE (Hermann). De arcanis medicorum non arcanis commentatio, ex inventis recentiorum . . . Sylvianis . . . 1673.

LE BON (JEAN)
Therapia puerperarum, hactenus in Germania non editi.

In GYNAECIORUM, 1586, tomus II, sect. 1, pp. 387–403.

Therapia puerperarum.

In SPACH (Israel). Gynaeciorum, 1597, pp. 394–402 [2nd seq.].

LE CLERC (DANIEL) 1652–1728 *and* **MANGET** (JEAN-JACQUES) 1652–1742, *comps.*

1421. Bibliotheca anatomica sive recens in anatomia inventorum thesaurus locupletissimus, in quo integra atque absolutissima totius corporis humani descriptio, ejusdémque oeconomia è praestantissimorum quorúmque anatomicorum tractatibus singularibus tum hactenus in lucem editis, tum etiam ineditis, concinnata exhibetur. Adiecta est partium omnium administratio anatomica, cum variis earundem praeparationibus curiosissimis. Digesserunt, tractatus suppleverunt, argumenta, notulas, & observationes anatomico-practicas addiderunt Daniel Le Clerc & I. Iacobus Mangetus . . . Cum indicibus necessariis, figurísque aeneis . . . Genevae, sumptibus Joannis Anthonii Chouët, 1685.

2 vols.; [xxxiv] [5] 6–763; [4] 5–1044 [2] 1041–1106 p. illus. 92 engr. pls. (fold.) diagrs. 14 ins.

> *Contents: Vol.* 1. Francisci Glissonii . . . tractatus de partibus continentibus in genere & in specie de iis abdominis.—Marcelli Malpighii . . . de externo tactus organo exercitatio epistolica.—Marcelli Malpighii de cornuum vegetatione dissertatio epistolica.—Francisci Glissonii continuatio tractatus de partibus continentibus in genere, & in specie de iis abdominis.—Marcello Malpighii exercitatio de omento, pinguedine, & adiposis ductibus.—Francisci Glissonii tractatus de ventriculo & intestinis.—Thomae Willis . . . primarum viarum descriptio.—Johannis Conradi Peyeri . . . exercitatio anatomica medica prima de glandulis intestinorum—Johannis Conr. Peyeri anatome ventriculi gallinacei. Commentatio in anatomen ventriculi Gallinacei.—Johannis Conr. Peyeri exercitatio secunda de glandulis intestinorum, quae priori est auctario. Ejusdem certamen epistolare de glandulis intestinorum, cum . . . Joh. de Muralto.—Excerpta ex Joh. Nicol. Pechlini . . . Exercitatione de purgantium medicamentorum operationibus.—Excerpta ex Joh. Jac. Wepfero . . . De glandulis ventriculi.—Chylificationis historia ex variis.—Thomas Warthonus . . . De mesenterio è tractatu de glandulis.—Regneri de Graaf . . . Tractatus anatomica medicus de succi pancreatici natura & usu.—Johan. Conradi Brunneri . . . Experimenta nova circa pancreas.—Francisci Glissonii anatomia hepatis.—Marcelli Malpighii exercitatio de hepate.—Marcelli Malpighii exercitatio de liene.—Glandularum renalium, seu renum succenturiatorum historia ex variis.—Laurentii Bellini . . . Exercitatio anatomica de structura & usu renum.—Marcelli Malpighii exercitatio de

renibus.—Ureterum & vesicae urinariae historia ex variis.—
Regneri de Graaf de utriusque sexus organis generationi
inservientibus tractatus duo.—Nicolai Stenonis . . . Observationes
anatomicae spectantes ova viviparorum.—Johannis
Swammerdam . . . Miraculum naturae, sive uteri muliebris
fabrica.—Regneri de Graaf partium genitalium defensio.—
Caspari Bartholini Thomae filii . . . De ovariis mulierum &
generationis historia epistolae duae.—Marcelli Malpighii de
utero, & viviparorum ovis dissertatio.—Gualtheri Needham
. . . Disquisitio anatomica de formato foetu.—Marcelli Malpighii
dissertatio epistolica de formatione pulli in ovo. Epistolae
quaedam circa hanc de ovo dissertationem, aliaque ex occasione,
subnata argumenta, ultrò citroque scripta.—Marcelli Malpighii
appendix repetitas auctasque de ovo incubato observationes
continens.—Guilielmi Harvei . . . Exercitationes de generatione
animalium.—Theodori Aldes, seu potius Mathaei Sladi . . .
Dissertatio epistolica contra Guliemum (!) Harveum, tribus
observationibus anatomicis in vitulis & vaccino utero factis
auctior reddita.—Theodori Aldes observationes in ovis institutae
an. 1668 in variis incubationis diebus.—Friderici Ruyschii . . .
Observatiuncula de ovo in utero humano reperto.—Theodori
Aldes sciagraphia nutritionis pulli in ovo, foetus vaccini in
utero, ut & foetus humani in utero suo. De urina.—Caroli
Drelincurtii . . . De conceptu conceptus.—Carolus Drelincurtius.
De semine virili, item de semen muliebri, ovis, utero,
tubis uteri, cum corollariis de humano foetu.

Vol. **2.** Caspari Bartholini Thomae filii. Diaphragmatis structura
nova.—De mammis & lactis secretione dissertatio.—Guilielmi
Harvei exercitatio anatomica de motu cordis & sanguinis.—
Richardi Lower . . . Tractatus de corde, item de motu & colore
sanguinis, & chyli in eum transitu.—Nicolai Stenonis observationes
circa motum cordis ejusque auricularum, & venae
cavae, excerptae è variorum animalium sectionibus hinc inde
factis.—Marcelli Malpighii de polypo cordis dissertatio.—
Marcelli Malpighii de pulmonibus epistolae duae.—Thomae
Willis de respirationis organis & usu dissertatio.—Johannis
Swammerdami tractatus physico anatomcio (!) medicus de
respiratione usuque pulmonum.—Malachiae Thruston . . . De
respirationis usu primario diatriba.—Georgii Entii . . . Antidiatriba,
sive animadversiones in Malachiae Thruston diatribam
de respirationis usu primariò, cum responsionibus & instantiis.
—Joannis Mayow . . . Tractatus de respiratione. Ejusdem
tractatus de respiratione foetus in utero & ovo.—Thomae
Willis cerebri anatome.—Marcelli Malpighii exercitatio epistolica
de cerebro.—Caroli Fracassati . . . Dissertatio epistolica
responsoria de cerebro.—Marcello Malpighii de cerebri cortice
dissertatio.—Nicolai Stenonis de cerebri anatome dissertatio.—
Nicolae Stenonis. De vitulo hydrocephalo epistola.—Joannis
Jac. Wepferi de puella sine cerebro nata historia.—Caroli
Raygeri . . . De puella sine cerebro nata observatio.—Theodori
Kerckringii . . . De ovibus aliquot & puero cerebro carentibus.
—Guilielmi Briggs . . . Ophthalmographia.—Joannis Bapt.
Verle anatomia artificialis oculi.—Guntheri Christ. Schelhammeri
. . . De auditu tractatus.—Josephi du Verney . . . De
auditus organo tractatus.—Pauli Manfredi . . . Novae circa
aurem observationes.—Marcelli Malpighii exercitatio epistolica
de lingua.—Caroli Fracassati exercitatio epistolica de lingua.—
Laurentii Bellini gustus organum novissimè deprehensum.—
Theodori Kerckringii . . . Anthropogeniae ichnographia. —
Theodori Kerckringii . . . Osteogenia foetuum.—Nicolai Stenonis
de musculis observationum specimen.—Nicolai Stenonis
elementorum myologiae specimen.—Thomae Willis exercitatio
medico-physica de motu musculari.—Joannis Mayow tractatus
de motu musculari & spiritibus animalibus obiter de motu
cerebri, necnon de usu lienis & pancreatis.—Caroli Sponii . . .
Myologia heroico carmine expressa.—Caroli Sponii musculorum
microcosmi origo & insertio.—Thomae Willis nervorum
descriptio & usus.—Thomae Willis arteriae descriptio anatomica.
—Caspari Asellii Ticinensis . . . historia vasorum chyli.—J.
Pecqueti Diepensis . . . Experimenta nova anatomica circa
lactearum progressum &c.—Thomae Bartholini . . . De lacteis
thoracicis historia anatomica.—Thomae Bartholini de lacteis
thoracicis dubia anatomica.—Caroli Drelincurtii experimenta
anatomica ex vivorum sectionibus petita.—Thomae Bartholini
vasorum lymphaticorum historia nova.—Olai Rudbech Sueci
. . . Nova exercitatio anatomica exhibens ductus hepaticos

aquosos & vasa glandularum serosa.—Frederici Ruysch dilucidatio
valvularum in vasis lymphaticis & lacteis.—Guntheri
Christ. Schelhammeri de lymphae ortu & lymphaticorum
vasorum causis epistolica dissertatio.—Thomae Warthoni
adenographia.—Nicolai Stenonis observationes anatomicae de
glandulis oris & novis inde prodeuntibus salivae vasis.—
Nicolai Stenonis observationes anatomicae de glandulis oculorum,
novisque earumdem vasis. Appendix de narium vasis.—
Nicolai Stenonis de glandulis tractatus.—Guilielmi Cole . . . De
secretione animali cogitata.—Joannis Alphonsi Borelli . . .
De motu animalium opus posthumum.—Michaelis Lyseri . . .
Culter anatomicus.—Simonis Pauli Dani . . . Modus dealbandi
ossa pro sceletopoeia. Eiusdem observationes in coctura
ossium, praesertim sterni.—Caspari Bartholini Thomae filii.
Administrationum anatomicarum specimen.—Josephi Zambeccari
. . . Experimenta circa diversa è variis animalibus
viventibus execta viscera.
Additional engr. t.-p.
Dawson 4536   Osler 3192   SGC 2

1422. Bibliotheca anatomica sive recens in anatomia
inventorum thesaurus locupletissimus, in quo integrà
atque absolutissima totius corporis humani descriptio,
ejusdemque oeconomia è praestantissimorum quorumque
anatomicorum tractatibus singularibus, tum hactenus
in lucem editis, tum etiam ineditis, concinnata
exhibetur. Adjecta est partium omnium administratio
anatomica, cum variis earundem praeparationibus
curiosissimis. Digresserunt; tractatus suppleverunt;
argumenta, notas, & observationes anatomico-practicas
addiderunt. Daniel Clericus & J. Jacob. Mangetus . . .
Editio secunda, novis tractatibus, notis ac observationibus,
tertià ad minimum parte, priore auctior cum
indicibus necessariis, figurisque aeneis quamplurimis
. . . Genevae, sumptibus Johann. Anthon. Chouët &
Davidis Ritter, 1699.

2 vols; [xxviii] 123 [+1] 1072; [ii] 1223 p. illus. 118
engr. pls. (fold.) diagrs. 14 ins.

Contents: Vol. 1. Bibliothecae anatomicae praeliminaria, è
Marcelli Malpighii operibus posthumis desumpta. Scilicet:—
Anonymi dissertatio epistolaris de recentiorum medicorum
studio ad amicum. Johan. Baptistae Gyraldi historia morbi,
nobilis cujusdam mulieris. Marcelli Malpighii responsio ad
epistolam de recentiorum medicorum studio. Marcelli Malpighii
vita cum variis ad omnium ejus operum illustrationem facientibus,
undique [i]ntermixtis.—Francisci Glissonii . . . Tractatus
de partibus continentibus in genere & in specie de iis abdominis.
—Marcelli Malpighii . . . De externo tactus organo exercitatio
epistolica.—Marcelli Malpighii de cornuum vegetatione dissertatio
epistolica.—Excerpta è Georgii Friderici Franci de
Frankenau tractatione physico-medica de unguibus.—Francisci
Glissonii continuatio tractatus de partibus continentibus in
genere, & in specie de iis abdominis.—Marcello Malpighii
exercitatio de omento, pinguedine, & adiposis ductibus.—
Francisci Glissonii tractatus de ventriculo & intestinis.—
Thomae Willis . . . Primarum viarum descriptio.—Excerpta è
Joh. Conradi Peyeri merycologia sive de ruminantibus &
ruminatione commentario.—Johannis Conradi Peyeri . . . Exercitatio
anatomica medica prima de glandulis intestinorum.—
Johann Conr. Peyeri anatome ventriculi gallinacei. Commentatio
in anatomen ventriculi gallinacei.—Johannis Conr. Peyeri
exercitatio secunda de glandulis intestinorum, quae priori est
auctario. Ejusdem certamen epistolare de glandulis intestinorum,
cum . . . Joh. de Muralto . . .—Excerpta ex Joh. Nicol.
Pechlini . . . Exercitatione de purgantium medicamentorum
operationibus.—Excerpta ex Joh. Jacob Wepfero . . . De
glandulis ventriculi. Chilificationis historia ex variis.—Thomas
Warthonus. . . . De mesenterio è tractatu de glandulis.—Regneri
de Graaf . . . Tractatus anatomico medicus de succi pancreatici
natura & usu.—Johan. Conradi Brunneri . . . Experiment a
nova circa pancreas.—Francisci Glissonii anatomia hepatis.—

Marcelli Malpighii exercitatio de hepate.—Marcelli Malpighii exercitatio de liene. Glandularum renalium seu renum succenturiatorum historia ex variis.—Laurentii Bellini . . . Exercitatio anatomica de structura & usu renum.—Marcelli Malpighii exercitatio de renibus. Ureterum & vesicae urinariae historia ex variis.—Guilielmi Harvei . . . Exercitationes de generatione animalium.—Theodori Aldes seu potius Mathaei Sladi . . . Dissertatio epistolica contra Gulielmum Harveum, tribus observationibus anatomicis in vitulis & vaccino utero factis auctior reddita.—Theodori Aldes observationes in ovis institutae an. 1668. in variis incubationis diebus.—Frederici Ruyschii . . . Observatiuncula de ovo in utero humano reperto.—Theodori Aldes sciagraphia nutritionis pulli in ovo, foetus vaccini in utero, ut & foetus humani in utero suo. De urina.—Regneri de Graaf de utriusque sexus organis generationi inservientibus tractatus duo.—Nicolai Stenonis . . . Observationes anatomicae spectantes ovae viviparorum.—Johannis Swammerdam . . . Miraculum naturae, sive uteri muliebris fabrica.—Regneri de Graaf partium genitalium defensio.—Gaspari Bartolini Thomae filii . . . De ovariis mulierum & generationis historiae epistolae duae.—Marcelli Malpighii de utero, & viviparorum ovis dissertattio (!).—Gualtheri Needham . . . Disquisitio anatomica de formato foetu.—Marcelli Malpighii dissertatio epistolica de formatione pulli in ovo. Epistolae quaedam circa hanc de ovo dissertationem, aliaque ex occasione, subnata argumenta, ultrò citroque scripta.—Marcelli Malpighii appendix repetitas auctasque de ovo incubato observationes continens.—Caroli Drelincurtii . . . Opuscula varia, generationem partesque ad ipsam facientes, imò foetum ipsum spectantia.—Observationes anatomicae, circa congressum, conceptionem, gestationem, partumque ranarum ex actis Lipsiensibus.—Excerpta quaedam ex accuratissimi Antonii à Leuwenhoeck, quibus probare nititur testiculos faemininos, ovaria dictos, nihil ad generationem facere, totamque hujus rationem in semine masculo, ut ipse vult, animato, positam esse.—Objectiones doctissimi Martini Listeri contra systema D. à Leuwenhoeck, quibus & nostrae sugjunguntur.—Gulielmi Cole dissertatiuncula de mechanicâ ratione peristaltici intestinorum notus.—Gaspari Bartholini Thomae filii. Diaphragmatis structura nova. De mammis & lactis secretione dissertatio.—Guilielmi Harvei exercitatio anatomica de motu cordis & sanguinis.—Richardi Lower . . . Tractatus de corde, item de motu & colore sanguinis, & chyli in eum transitu.—Josephi Lanzoni dissertatio de pericardio.—Georgii Baglivi experimentum super sanguinis circulatione in rana.—Excerpta quaedam ex Antonii à Leuwenhoeck, circulationem sanguinis in variis animalibus spectantia.—Nicolai Stenonis observationes circa motum cordis ejusque auricularum & venae cavae, excerptae è variorum animalium sectionibus hinc inde factis.—Excerpta de sanguine & corde è Raymundi Vieussens, de remotis & proximis mixti principiis tractatu.—Carol. Drelincurtii rationes quibus probatum ivit circulationem sanguinis ipsi fuisse notam Hippocrati.—Caroli Drelincurtii experimenta de acidis sanguini mistis. Caroli Drelincurtii experimenta de volatilibus & fixis urinosis sanguini infusis.—Dissertatio de mercurio sanguini injecto, noxiúsque ejusdem in pulmones effectis. [ab A. Moulin.]—Homoboni Pisonis contra sanguinis circulationem argumenta, nostraeque ad illa responsiones.—Marcelli Malpighii de polypo cordis dissertatio.—Marcelli Malpighii de pulmonibus epistolae duae.—Thomae Willis de respirationis organis & usu dissertatio.—Johannis Swammerdami tractatus physico anatomicus medicus de respiratione usuque pulmonum.—Malachiae Thruston . . . De respirationis usu primario diatriba.—Georgii Entii . . . Antidiatriba, sive animadversiones in Malachiae Thruston diatribam de respirationis usu primariò, cum responsionibus & instantiis.—Joannis Mayow . . . Tractatus de respiratione. Ejusdem tractatus de respiratione foetus in utero & ovo.—Martini Listeri dissertatio de respiratione.

Vol. 2. Thomae Willis cerebri anatome.—Marcelli Malpighii exercitatio epistolica de cerebro.—Caroli Fracassati . . . Dissertatio epistolica responsoria de cerebro.—Marcelli Malpighii de cerebri cortice dissertatio.—Nicolai Stenonis de cerebri anatome dissertatio.—Nicolai Stenonis de vitulo hydrocephalo epistola.—Joannis Jac. Wepferi de puella sine cerebro nata historia.—Caroli Raygeri . . . De puella sine cerebro nata observatio.—Theodori Kerckringii . . . De ovibus aliquot &

puero cerebro carentibus.—Raymundi Vieussens . . . De cerebro liber.—Guilielmi Briggs . . . Ophthalmographia.—Joannis Bapt. Verle anatomia artificialis oculi.—Pauli Manfredi . . . Novae circa oculum observationes.—Excerpta ex Car. Drelincurtii praeludio anatomico.—Excerpta ex ejusdem auctoris consilio medico.—Guntheri Christ. Schelhammeri . . . De auditu tractatus.—Josephi du Verney . . . De auditus organo tractatus.—Pauli Manfredi . . . Novae circa aurem observationes.—Conradi Victoris Schneideri de osse cribriformi, & sensu ac organo odoratus liber.—Marcelli Malpighii exercitatio epistolica de lingua.—Caroli Fracassati exercitatio epistolica de lingua.—Laurentii Bellini gustus organum novissimè deprehensum.—H. Ridley . . . Anatomia cerebri. Complectens ejus mechanismum, & physiologiam &c. Ex Anglico in Latinum novissimè translata.—Theodori Kerckringii . . . Anthropogeniae ichnographia.—Theodori Kerckringii osteogenia foetuum.—Cloptonis Havers . . . Osteologia nova, ad Societ. Reg. Anglic.—Henric. Eyssonii . . . De ossibus infantis tractatus.—Volcheri Coiteri . . . De ossibus foetus tractatus anatomicus.—Josephi Lanzoni . . . De dentibus dissertatio.—Nicolai Stenonis de musculis observationum specimen.—Nicolai Stenonis elementorum myologiae specimen.—Thomae Willis exercitatio medicophysica de motu musculari.—Joannis Mayow tractatus de motu musculari & spiritibus animalibus obiter de motu cerebri, necnon de usu lienis & pancreatis.—Caroli Sponii . . . Myologia herioco carmine expressa.—Caroli Sponii musculorum microcosmi origo & insertio.—Thomae Willis nervorum descriptio & usus.—Raymundi Vieussens de medulla spinali liber.—Raymundi Vieussens de nervis liber.—Thomae Willis. Arteriae descriptio anatomica.—Caspari Aselli . . . Historia vasorum chyli.—J. Pecqueti . . . Experimenta nova anatomica circa lactearum progressum &c.—Thomae Bartholini . . . De lacteis thoracicis historia anatomica.—Thomae Bartholini de lacteis thoracicis dubia anatomica.—Caroli Drelincurtii experimenta anatomica ex vivorum sectionibus petita.—Thomae Bartholini vasorum lymphaticorum historia nova.—Olai Rudbech Sueci . . . Nova exercitatio anatomica exhibens ductus hepaticos aquosos & vasa glandularum serosa.— Frederici Ruysch dilucidatio valvularum in vasis lymphaticis & lacteis.—Guntheri Christ. Schelhammeri de lymphae ortu & lymphaticorum vasorum causis epistolica dissertatio.—Thomae Warthoni adenographia.—Nicolai Stenonis observationes anatomicae de glandulis oris & novis inde prodeuntibus salibae vasis.—Nicolai Stenonis observationes anatomicae de glandulis oculorum, novisque earumdem vasis. Appendix de narium vasis.—Nicolai Stenonis de glandulis tractatus.—Marcelli Malpighii de structura glandularum conglobataram consimiliumque partium ad Soc. Reg. Anglicanam epistola.—Antonii Nuck sialographia, & ductuum aquosorum anatome nova.—Antonii Nuck tractatus de ductibus oculorum aquosis.—Antonii Nuck adenographis curiosa, & uteri foeminei anatome nova. Ejusdem de inventis novis epistola anatomica.—Guilielmi Cole . . . De secretione animali cogitata.—Joannis Alphonsi Borelli . . . De motu animalium opus posthumum.—Guilelmi Cockburn . . . Oeconomia corporis animalis.—Michaelis Lyseri . . . Culter anatomicus.—Simonis Pauli . . . Modus dealbandi ossa pro sceletopoeia. Ejusdem observationes in coctura ossium, praesertim sterni.—Caspari Bartholini Thomae filii. Administrationem anatomicarum specimen.—Josephi Zambeccari . . . Experimenta circa diversa è variis animalibus viventibus execta viscera.—Dominici Gagliardi . . . Anatomes ossium novis inventis illustratae pars prima.

pp. 819–820 bound bet. pp. 868 and 869. Dawson's copy 127 pls. Waller copy 124 pls.
BM   Dawson 4102   SGC 1   Waller 5663

LE CLERC (JOHANN) 1657–1736
1423. Physica sive de rebus corporeis libri quinque, in quibus, praemissis potissimis corporearum naturarum phaenomenis & proprietatibus veterum & recentiorum de eorum causis celeberrimae conjecturae traduntur . . . Amstelodami, apud Georgium Gallet, 1696.
[xxiv] 492 [xiv] p. 3 fold. tabs. 6·5 ins.

Marginal MS notes. Last 8 p. comprise a list of 'Livres nouveaux.'
SGC 2

L'ÉCLUSE (CHARLES DE) 1526–1609
1424.   Antidotarium sive de exacta componendorum
miscendorumque medicamentorum ratione libri tres,
omnibus pharmacopoeis longe utilissimi ex Graecorum,
Arabum et recentiorum medicorum scriptis maxima
cura et diligentia collecti. Nunc vero primum ex Italico
sermone Latini facti. Antverpiae, ex officina Christophori Plantini, 1561.
[1] 2–128 [iv] ff. 6·5 ins.
   SGC 2

1424A.   Rariorum aliquot stirpium, per Pannoniam,
Austriam & vicinas quasdam provincias observatorum
historia, quatuor libris expressa. Antverpiae, ex officina
Christophori Plantini, 1583.
[viii] 766 [xv] p. illus. 6·5 ins.
   Last [xv] p. appendix: Stirpium nomenclator Pannonicus.
   Antverpiae, ex officina Christophori Plantini, 1584.
   MS. Index generalis, [10] p., is bound after this.
   BM   Watt

—*ed. and tr.*
See COSTA (Christophorus à). Aromatum et medicamentorum in orientali India nascentium liber, 1593.

GARCIA AB HORTO. Aromatum et simplicium aliquot
medicamentorum apud Indos nascentium historia.
1574 & 1593 eds. And 1589 Italian ed.

MONARDES (Nicolo). De simplicibus medicamentis ex
occidentali India delatis, quorum in medicina usus est,
1574.

MONARDES (Nicolo). Simplicium medicamentorum ex
novo orbe delatorum . . . historia, 1593.

LECOCQ (PASCAL) 1567–1632
1425.   Bibliotheca medica sive catalogus illorum qui
ex professo artem medicam in hunc usque annum
scriptis illustrarunt: nempe quid scripserint, ubi,
qua forma, quove tempore scripta excusa aut manuscripta habeantur. Admiscentur obiter nonnulla scitu
non indigna. Collegit in usum medicorum & auxit
Paschalis Gallus. Basilcac, pcr Conradum Waldkirch,
1590.
[xxxii] 457 [+1] p. 6·5 ins.
   BM   Dawson 2615   SGC 1   Wellcome 2670

LE CONTE (JEAN) *tr.*
See HELMONT (Joannes Baptista von). Les oeuvres . . .
1670.

LE COP (GUILLAUME)
See COP (Guillaume)

LECOQ (PASCAL)
See LECOCQ (Pascal)

LEDEL (SAMUEL)
Vita Hagendorniana, Templo Mnemosynes inserta,
[1693].

75–96 p. 8 ins.
   Bd. with HARTMANN (Philipp Jacob). Descriptio anatomico-
   physica xiphiae sive gladii piscis. [c. 1694–5.]

LEDESMA (ANTOINE COLMENERO DE)
See COLMENERO DE LEDESMA (Antoine)

LEEUW (JOANNES DE) *respondent*
1426.   De catalepsi. Lugduni Batavorum, apud Abrahamum Elzevier, 1695.
18 [ii] p. 8 ins.
   (Disp. med. inaug., Leyden, Johannes à Marck,
   praeses).
   Bd. with OEHMBIUS (Carolus Christianus) *respondent*. De acido
   primigenio, 1710.
   BM

LEEUWENHOEK (ANTHONI VAN) 1632–1723
1427.   Arcana naturae detecta. Delphis Batavorum,
apud Henricum a Krooneveld, 1695.
[viii] 568 [xiv] p. front. (port.) illus. 26 engr. pls. (fold.)
8 ins.
   Additional engr. t.-p.
   BM   Osler 1020   SGC 1   Waller 10877
Excerpta quaedam ex accuratiss. Antonii à Leuwenhoeck; quibus probare nititur testiculos foemininos,
ovaria dictos, nihil ad generationem facere, totamque
hujus rationem in semine masculo, ut ipse vult animatô,
positam esse.
In LE CLERC (Daniel) *and* MANGET (Jean Jacques) *comps.*
Bibliotheca anatomica, 1699, Vol. 1, pp. 800–801 [2nd
seq.].

Excerpta quaedam ex Antonii a Leeuwenhoek experimentis & contemplationibus, circulationem sanguinis
in variis animalibus spectantia.
In LE CLERC (Daniel) *and* MANGET (Jean Jacques) *comps.*
Bibliotheca anatomica, 1699, Vol. 1, pp. 919–921 [2nd
seq.].

LEEW (THEODORUS DE) *respondent*
1428.   De nephritide. Lugduni Batavorum, apud Abrahamum Elzevier, 1691.
[12] p. 9 ins.
   (Disp. med. inaug., Leyden, Wolferd Senguerd,
   praeses.)
   Bd. with BIDLOO (Govert). Vindiciae quarundam delineationum
   anatomicarum, 1697.

LEFLERUS (HASIO) *Narragonensis, pseud., praeses*
See LEPIDA (Volucrinia) *Stutzerensis, pseud., respondent*.
Theses de cochleatione ejusque venenosa contagione.
[*In* FACETIAE FACETIARUM, 1627, part 14; 1647, pp.
379–395; 1657, pp. 363–377.]

LEICHNER (ECKARD) 1612–90
1429.   De generatione seu propagativa animalium,
plantarum & mineralium multiplicatione in genere
exercitationes physicae anti-peripateticae XX tredecim
in Acad. Erfurtina antehac publice habitis disputationibus comprehensae: quarum postrema humanae animae
traductionem adversus omnes contradicentium strophas

invictissime demonstrat. Erfurti, typis Spangenbergicis,
1649.
[312] p. 7·5 ins.

> Bd. *with* Kozak (Johann Sophron). Anatomia vitalis microcosmi
> ... 1636.
> BM   SGC 2   Watt

LEIGH (Charles) 1662–1705
1430.   Exercitationes quinque. 1. De aquis mineralibus.
2. [De] thermis calidis. 3. [De] morbis acutis. 4. [De]
morbis intermittentib. 5. [De] hydrope. Oxonii, typis
L. Lichfield; impensis T. Bennet, 1697.
[xvi] 156 p. 7 ins.

> BM   Watt   Wing L 974

1431.   The natural history of Lancashire, Cheshire,
and the Peak, in Derbyshire: with an account of the
British, Phoenician, Armenian, Gr. and Rom. antiquities
in those parts. Oxford, printed for the author; and to
be had at Mr. George West's, and Mr Henry Clement's;
Mr. Edward Evet's, and Mr. John Nicholson in London
..., 1700.
[xxii] 4 [ii] 164 [16] 181–196 [2] 97 [+2] 80 [i.e. 88] [4]
81–112 [xxxv] p. front. 24 pls. col. map. tabs. 14 ins.

> Front. is port. of the author.
> BM   Watt   Wing L 975

1432.   Phthisiologia Lancastriensis, cui accessit tenta-
men philosophicum de mineralibus aquis in eodem
comitatu observatis. Londini, impensis Sam. Smith &
Benj. Walford, 1694.
[x] 143 [+1] p. 7 ins.

> BM   Watt   Wing L 976

LE LONG (Michel) *ed.*
See Hippocrates. Les sept livres d'aphorismes du
grand Hippocrate ... 1645.

LEMAITRE (Rodolphe)   –1632?
See Hippocrates. Doctrina Hippocratis ... autore
Rodolpho Magistro, 1613.

LEMERY (Nicholas de) 1645–1715
1433.   A course of chymistry. Containing an easie
method of preparing those chymical medicins which
are used in physick. With curious remarks and useful
discourses upon each preparation, for the benefit of
such who desire to be instructed in the knowledge of
this art ... The second edition very much inlarged.
Translated from the fifth edition in the French, by
Walter Harris, M.D. ... London, printed by R.N. for
Walter Kettilby, 1686.
[xxvii] 32 [8] 33–548 [xvi] p. 3 pls. 7 ins.

> Between pp. 32 and 33: 3 'tables' i.e. plates, with appropriate
> explanatory text on the facing page.
> University History of Science Collection.
> BM   SGC 2   Wing L 1039

1433A.   ... The third edition, translated from the
eighth edition in the French, which is very much
enlarged beyond any of the former. London, printed
by R.N. for Walter Kettilby, 1698.
[xxiv] 44 [vi] 45–815 [xvi] p. pls. 7·5 ins.

> SGC 1   Wing L 1040

LEMMENS (Lievens)
See Lemnius (Levinus)

LEMMER (Gregorius van den) *respondent*
1434.   De purgantibus. Lugduni Batavorum, apud
Abrahamum Elzevier, 1693.
[16] p. 8 ins.

> (Disp. med.-practica inaug., Leyden, Philippus Rein-
> hardus Vitriarius, praeses.)
> Bd. *with* Lipstorp (Gustavus Daniel) *respondent*. De animalculis
> in humano corpore genitis, 1687.

LEMNIUS (Levinus) 1505–68
1435.   De gli occulti miracoli, & varii ammaestramenti
delle cose della natura, con probabili ragioni, & artificiosa congiettura confermati. Con due tavole, l'una de'
capitoli, l'altra delle cose piu notabili. In Venetia,
appresso Lodovico Avanzo, 1567.
[xv] 156 ff. 6 ins.

> Bullock Collection

1436.   De miraculis occultis naturae, libri IV. Editio
ultima, prioribus emendatior & correctior. Lugduni
Batav., ex officinâ Johannis à Gelder, 1666.
[x] 638 p. 5 ins.

> BM

LEMONNIER (Louis)
1437.   Traité de la fistule de l'anus ou du fondement,
dans lequel on expose ses causes, ses signes, les remedes
pour la guerir, & les moyens de s'en preserver. Dedié
à Monsieur Felix. A Paris, chez Amable Auroy, 1689.
[xxxiv] 227 p. 7 ins.

> Uncut copy.
> BM

LEMORT (Jacques) 1650–1718
1438.   Chymia medico-physica, rationibus & experimentis instructa. Brevi & facili viâ, processus spagyricos
rité & artificiosè ad finem perducendi, normam exhibens. Cui annexa est, metallurgia contracta, succinctam
metallorum tractationem demonstrans. Lugduni Batavorum, apud Petrum vander Aa, 1684.
[viii] 277 [+25] p. 2 fold. engr. pls. 6 ins.

> Bd. *with his* Pharmacia medico-physica, 1684.
> SGC 2

1439.   Fundamenta nov-antiqua theoriae medicae, ad
naturae operas revocata. Superstructa fluido corporum
exercitio, humanam machinam afficienti. Chymiae
nobilioris, hoc est, physicae antiquae experientia
suffulta. Lugduni-Batavorum, apud Jordanum Luchtmans, 1700.
[xxxviii] 444 [xlvii] p. 7 ins.

> BM

1440.   Pharmacia medico-physica, rationibus & experimentis instructa. Accuratiore methodô adornata. Nec
non observationibus medicis illustrata. Londini, prostat
apud Abel Swalle, 1684.
[xxvi] 231 [+29] p. 6 ins.

LENTII, *Mundinus de*
See MONDINO, *de Liucci*

LENTILIUS (ROSINUS)
See LINSENBAHRT (Rosinus)

LENTZ (JOHANN ANDREAS) *respondent*
1441. De pleuritide. Jenae, typis Samuelis Krebsii, [1673].
[28] p. 7·5 ins.
> (Diss. med., Jena, Georg Wolffgang Wedel, praeses.)
>> *Bd. with* MAJOR (Johann Daniel). Historia anatomica calculorum, 1662.
>> BM

LEONARDUS (CAMILLUS)
1442. Speculum lapidum. Cui accessit sympathia septem metallorum ac septem selectorum lapidum ad planetas. De. Petri Arlensis de Scudalupis ... Parisiis, apud Carolum Seuestre, & Davidem Gillium et Joannem Petitpas, 1610.
[xl] 244 [ii] 245–499 [xxxvi] p. illus. 7·5 ins.
> Separate t.-p. for 'Sympathia septem metallorum'.
> *Bd. with* DU LAURENS (André). De mirabili strumas sanandi VI solis Galliae regibus christianissimis divinitus concessa liber unus, 1609.
> BM   SGC 2   Wellcome 3731

LEONE (AMBROGIO)   −1524
See ACTUARIUS (Joannes) *Zachariae filius.* [De differentiis urinarum liber ... De iudiciis urinarum libri II ... De causis urinarum libri II.] [*In* MEDICAE ARTIS PRINCIPES, 1567, cols. 41–117 [2nd seq.].]

LEONE (DOMENICO)
1443. [Ars medendi humanos, particularesque morbos a vertice usque ad pedes: quae ob lucidiorem doctrinam in tres dividitur sectiones. Quarum prima capitis, secunda membrorum spiritalium, tertia membrorum nutritioni, et generationi famulantium passiones continet. Nunc primum in Germania, ab innumeris quibus prior editio scatebat mendis, summo studio ac labore vindicata. Francofurti, apud heredes A. Wecheli, C. Marnium et J. Aubrium 1597.]
755–1276 [xxxvi] p. 7 ins.
> Imperfect; part 3 only. pp. 759–760 wanting. Title & imprint from SGC.
> BM   Wellcome 3748

LEONICENO (NICCOLÒ) 1428–1524
1444. De Plinii et aliorum medicorum erroribus liber. Cui addita sunt quaedam eiusdem autoris de herbis & fruticibus. [De] animalibus. [De] metallis. [De] serpentibus [De] tiro seu vipera. Nicoleos vere dictus, victoria nomen praebet, Aristotelem vincit & Hippocratem. Basileae, excudebat Henricus Petrus, 1529.
[xvi] 318 p. 7·5 ins.
> BM   Osler 3213   SGC 1   Wellcome 3735
—*ed.*
See GALEN (Claudius). De crisibus libri tres, 1530.

GALEN (Claudius). Τέχνη ἰατρικὴ, id est, ars medicinalis, interprete Nicolao Leoniceno. [*In* HIPPOCRATES. Hippocrates ac Galeni libri aliquot, 1532, pp. 271–427. *Also in*

HIPPOCRATES. Aphorismorum ... sectiones septem, 1541 and 1543 eds. pp. 193–299.]

HIPPOCRATES. Aphorismi, cum Galeni commentariis, Nicolao Leoniceno, interprete, 1526, Also 1532 ed.

HIPPOCRATES. Aphorismorum sectio prima (-septima), Nicolao Leoniceno Vicentino interprete. [*In* HIPPOCRATES. Hippocrates ac Galeni libri aliquot, 1532, pp. 9–86. Also 1543 ed. p. 7–65.]

HIPPOCRATES. [Aphorismorum sectiones septem, ex Franc. Rabelaesi recognitione, 1543.]

HIPPOCRATES. Opera, 1526.

LEONUS (DOMINICUS) *Lunensis*
See LEONE (Domenico)

LEOPOLDUS (HIERONYMUS)
See LEICHNER (Eckard). De generatione ... 1649.

LE PAULMIER (JULIEN) 1520–88
1445. De morbis contagiosis libri septem. Ad amplissimum senatum Parisiensem ... Francofurti, apud Claudium Marnium, & heredes Joannis Aubrii, 1601.
[xvi] 552 [xxxii] p. 7 ins.
> SGC 1   Wellcome 4857

LEPIDA (VOLUCRINIA) *Stutzerensis, pseud., respondent*
Theses de cochleatione ejusque venenosa contagione ... quas sub praeside Hasione Leflero Narragonensis ... defendet Volucrinia Lepida Stutzerensis ...
In FACETIAE FACETIARUM, 1627, part 14; 1647, pp. 379–395; 1657, pp. 363–377.

LEPOIS (CHARLES) 1563–1633
1446. Selectiorum observationum et consiliorum de praetervisis hactenus morbis affectibusque praeter naturam ab aquâ, seu serosâ colluvie & diluvie ortis liber singularis opus novitate et varietate doctrina utile iuxtà atque jucundum. Ponte ad Monticulum, apud Carolum Mercatorem, 1618.
[xxviii] 451 [i.e. 443] [+4] p. 10 ins.
> Bookplate of Chas. White, F.R.S.
> BM   SGC 1   Wellcome 6916

LE QUIN (NICOLAS)
1447. Traité des hernies, ou descentes, contenant les causes, signes, accidens, remedes, & un avis aux hernieux, avec la maniere de bien faire & administrer les bandages d'acier, & de fil de fer. Paris, chez l'auteur, 1685.
[xxxii] 102 p. pls. 6 ins.
> BM   Waller 5727

LE ROUILLE (GUILLAUME)
See PONS (Jacques). Medicus, seu ratio, ac via aptissima, ad recte tum discendam, tum exercendam medicinam ... Accesserunt in tyronum gratium, breves in historiam generalem plantarum Rovillii annotationes eiusdem authoris, 1600.

LE ROY (HENRI)
See DU ROY (Henri)

LESCHIUS (ESAIA) *respondent*
Inauguralis de pestis natura et cura disputatio.
In HARTMANN (Johann). Disputationes chymico-medicae X, pp. 77–86. [*In* HARTMANN (Johann). Opera omnia medico-chymica . . . 1684, Vol. 4.]

LESSIUS (LEONARD)
See LEYS (Leonard)

1448.   **LETTERE** di XIII huomini illustri, nelle quali sono due libri di diversi altri auttori, et il fiore di quante belle lettere, che fin'hora si sono vedute; con multe del Bembo, del Navagero, del Fracastoro, del [P.] Manutio, & di altri famosi auttori non piu date in luce. In Venetia, per Francesco Lorenzini da Turino, 1560.
[xvi+ ?] 768 p. 6·5 ins.

> Colophon: In Venetia, per comin da Trino di Monferrato, 1561. Lib. 1–13 collected by D. Atanagi, lib. 14 and 15 by G. Ruscelli. Preliminaries incomplete; pp. 371–376, 535–536, 575–580 missing.
> Christie Collection.
> BM

LEUSDENUS (RODOLPHUS) *respondent*
1449.   De terrae-motu. Trajecti ad Rhenum, officina Francisci Halma, 1692.
[3] 4–15 [+5] p. 8 ins.

> (Disp. phil. inaug., Utrecht, Gerardus de Vries, praeses.)
> *Bd. with* PRAUSERUS (Theophilus) *respondent*. De lactis natura usu et abusu, 1706.
> BM

LE VASSEUR (LOUIS)
1450.   De Sylviano humore triumvirali, epistola. Ad . . . D.D. Petrum Augustinum Rompfium . . . Exemplas Parisianum, 1668.
[iv] 78 p. 5 ins.

> BM   SGC 1

LEYDECKERUS (MELCHIOR) *praeses*
See BECKER (Daniel Christophorus) *respondent*. De respiratione, 1684.

LEYDEN. UNIVERSITY *Anatomical Theatre.*
1451.   Catalogus antiquarum, et novarum rerum, ex longe dissitis terrarum oris quarum visendarum copia Lugduni in Batavis, in anatomia publica. Quae ita disposita & digesta omnia ut suis ordine locis facile inveniantur. Lugduni Batavorum, typis Viduae Danielis vander Boxe, 1671.
16 p. 7·5 ins.

> Compiled by H. Cramer.
> *Bd. with* GRYLLUS (Laurentius). Oratio de peregrinatione, 1566.
> BM

LEYDEN. UNIVERSITY *Botanic Garden*
1452.   Res curiosae et exoticae in ambulacro horti Academici Lugduno-Batavae conspicuae. [Leyden, 1670?]
[8] p. 7 ins.

> Place of publication and date from BM.
> *Bd. with* GRYLLUS (Laurentius). Oratio de peregrinatione, 1566.
> BM

LEYS (LEONARD) 1554–1623
1453.   Hygiasticon seu vera ratio valetudinis bonae et vitae, unà cum sensuum, iudicii, & memoriae integritate ad extremam senectutem conservandae. Subiungitur tractatus Ludovici Cornari Veneti, eódem pertinens, ex italico in latinum sermonem ab ipso Lessio translatus. Antverpiae, ex officina Plantiniana, apud viduam & filios Io. Moreti, 1613.
[xvi] 108 [ii] p. 6·5 ins.

> Dawson 4196

LIBAVIUS (ANDREAS) 1546–1616
1454.   Alchemia . . . operâ e dispersis passim optimorum autorum, veterum & recentium exemplis potissimum, tum etiam praeceptis quibusdam operosè collecta, adhibitisque ratione & experientia, quanta potuit esse, methodo accuratâ explicata, & in integrum corpus redacta. Accesserunt tractatus nonnulli physici chymici, item methodicè ab eodem autore explicati, quorum titulos versa pagella exhibet. Sunt etiam in chymicis eiusdem D. Libavii epistolis, iam antè impressis, multa, huic operi lucem allatura. Francofurti, excudebat Ioannes Saurius, impensis Petri Kopffii, 1597.
[xviii] 424 [xx]; [viii] 392 p. 8·5 ins.

> Tractatus physici chymici comprise: I. Epitome metallica, qua metallorum natura declaratur, ad opus chymicum scitu necessaria.—II. Dialogus de mercurio philosophorum.—III. De azotho & aqua permanente.—IIII. De lapide philosophorum.—V. Ars probandi duobus libris comprehensa.—VI. Tractatus de iudicio aquarum mineralium tres libri. Separate t.-p. for each tract. Tracts I–IV form the 4 books of 'Commentationum metallicarum', published 1597.
> Wellcome 3771

1455.   Alchymia . . . reco[gnit]a, emendata [et] aucta, tum dogmatibus & experimentis nonnullis; tum commentario medico physico chymico; qui exornatus est variis instrumentorum chymicorum picturis; partim aliunde translatis, partim plane novis : in gratiam eorum, qui arcanorum naturalium cupidi, ea absque involueris elementarium & aenigmaticarum sordium, intueri gaudent. Praemissa defensione artis, opposita censur[ae ?] Parisianae. Francofurti, excudebat Joannes Saurius, impensis Petri Kopffii, [1606?]
[xx] 196 [xii]; [x] 402; [ii] 3–192 [x] p. woodcut illus. 13 ins.

> Engr. illus. t.-p. wrongly dated 1506. T.-p. damaged. Separate t.-p.s and pagination for 'Commentariorum alchymiae Andreae Libavii pars prima' and for 'pars secunda'. Pars secunda bears date 1606.
> Partington Collection.
> BM   Ferguson ii, 31   Wellcome 3776

1456.   Antigramania secunda, supplemento absurditatum et convitiorum in Galeni artem, et professores eius, à Ioanne Gramano chymico Paracelsico effusorum, opposita. Erutis, exceptisque argumentis ex responsione, qua medicorum Academiae Erfurdensis programmata insectatus, evincereque conatus est Galeni artem, quam hodie amplectimur & profitemur esse imperfectam, eiusque fundamenta inania. Francofurti, excudebat Ioannes Kollitz, impensis Petri Kopfiii, 1595.
[vi] 127 [+1] p. 6·5 ins.

> BM

1457. Appendix necessaria Syntagmatis arcanorum chymicorum . . . In qua praeter arcanorum nonnullorum expositionem & illustrationem, quorundam item medicorum hermeticorum, & mysticorum descriptionem, continentur defensiones geminae, primum eorum quae ab Henningo Scheunemano, & iuniore Gramano sunt impugnata, postea quae in transmutatoria metallorum à Nicolao Giuberto . . . quibus fieri potuit viribus, sunt attentata. Accesserunt I. Iudicium breve de dea Hippocratis, seu Hygeia argentea (argentipara) Henningi Scheunemani, quam nuper excogitavit ex commentariis nostris valde fugitivam, deserta causa fixorum istorum quae volaticis Galenicis opposuit infeliciter; II. Schema medicinae Hippocraticae & Hermeticae simul, cuius rudimentum doctis censendum committitur, ut postea elaborari possit; III. Examen philosophiae magicae Crollii; IV. Censura philosophiae vitalis Ioannis Hartmanni . . . V. Admonitio de regulis novae rotae, seu harmonicae sphaerae Fratrum de Societate Roseae Crucis iuxta Famae editae indicem. Omnia studio & opera Andreae Libavii. Francofurti, excudebat Nicolaus Hoffmannus, impensis Petri Kopffij, 1615.
[xii] 279 [+11] ; [ii] 3–306 [xii]; [ii] 3–28 p.

> Separate t.-p. for section against Guibert reads: 'Vita, vigor et veritas alchymiae transmutatoriae in syntagmate arcanorum non per dubias coniecturas, sed philosophemata solida explicatae & traditae, illabefacta infracta & constans. Hoc est: demonstratio irrefragabilis, transmutationem metallorum, & argenti vivi ex imperfectioribus ad perfectiora nontantum esse possibilem arti, & naturae (in aliquibus quoque reciprocam) verum etiam saepe spectatam rationeque; & experientia multiplici comprobatam: opposita apologiae, et tractatibus de interitu alchymiae transmutatoriae Nicolai Guiberti medici Lotharingici post quadraginta annorum Paracelsiam inanem ad Galeniam crudam non sine iniuria, & contumelia artis & artificum conversi, pro veritate certante Andrea Libavio M.D.P.C. chymiae hermeticae strenuo vindice & assertore. Separate t.-p. and pagination for: Examen philosophiae novae, quae veteri abrogandae opponitur: in quo agitur de modo discendi novo: de veterum autoritate: de magia Paracelsi ex Crollio: de philosophia vivente ex Severino per Johannem Hartmannum: de philosophia harmonica magica Fraternitatis de Rosea Cruce. Separate t.-p. and pagination for: Analysis confessionis Fraternitatis de Rosea Cruce pro admonitione et instructione eorum, qui, quid iudicandum sit de ista nova factione, scire cupiunt. Bookplate of Biblioteca Collegio Militare di Napoli.
> Partington Collection.
> Ferguson ii, 33   SGC 1   Waller 11182 (1st pt.)   Wellcome 3779

1458. Singularium. Pars prima [-secunda]. In qua de abstrusioribus, difficilioribusque nonnullis in philosophia, medicina, chymia, &c. quaestionibus, utpote de metallorum, succinique natura: de carne fossili, ut credita est, de gestatione cacodaemonum; veneno, aliisque rarioribus, quae versa indicat pagina, plurimis accuratè disseritur. Francofurti, impressa typis Ioannis Saurii, impensis Petri Kopffii, 1599.
375; 524 p. 7 ins.

> Separate t.-p. for part 2 reads: Singularium. Pars secunda. Multa scitu iucunda, ac necessaria continens, nempe de natura caelestium, de cometis, melle, sympathiis & antipathiis, sanguinis hausti mirandis effectibus, dentium & cognatorum generatione, noctambulis, nyctoblepis, vagitu uterino, agno Scythico, zoophytis, bestiarum intellectu, bombycum historia, sericique & cognatorum, utpote amianthi asbesti, byssi &c. controversiis.

Francofurti, impressa typis Ioannis Saurii, impensis Petri Kopffii, 1599.
BM   Watt (4 parts 1599–1601)

1459. Syntagma selectorum undiquaque et perspicue traditorum alchymiae arcanorum [tomus primus]. Pro III parte commentariorum chymiae hactenus desideratorum, insertis passim scholiis, & commentationibus ipsis, ad penitissima huius philosophiae & medicinae ducentibus. Conscriptum, et in IIX libros digestum. Studio Andreae Libavii. *Followed by* Syntagmatis arcanorum chymicorum, ex optimis autoribus scriptis, impressis, experientiaeque artifice collectorum, tomus secundus. In quem congesta sunt partim nova, eaque penitiora spagyrorum secreta, partim prioris tomi nonnulla explicatius tradita, & inter ea etiam aenigmatica Quercetani, aliorumque hermeticorum non pauca studiose investigata, declarata & iudicata, ab Andrea Libavio. Cum indice copioso duplici, chymico & medico. Francofurti, excudebat Nicolaus Hoffmannus impensis Petri Kopffii, 1611–1613.
2 vols. in 1. Vol. 1: [xi], 480 [vii], Vol. 2: [xx], 9–453 [+14] p. Woodcut illus. 13·5 ins.

> Illus. engr. t.-p. to each vol.
> Bound in old MSS.
> Partington Collection.
> Ferguson ii, 33   SGC 1   Wellcome 3778

1460. Tractatus medicus physicus unnd Historia, desz fûrtrefflichen Casimirianischen Sawer Brunnen, unter Libenstein, nicht fern von Schmalkalden gelegen. Welchen der Durchlâuchtige Hochgeborne Fûrst unnd Herr, Herr Johann Casimir . . . Getrucht zu Coburgk in der fûrst Truckerey, 1610.
[252] p. 6·5 ins.
> BM

LIBER DE PRINCIPIIS NATURAE & ARTIS CHEMICAE incerto authore. Geismariae, typis Salomonis Schadewiss, sumptibus Sebaldi Kohlers, 1647.
[2] 3–56 p.
In Tractatus Aliquot Chemici singulares summum philosophorum arcanum continentes, 1647.

LIBERATIS (Liberatus de)
1461. Podagra politica. Seu tractatus podagricus, civili compositus doctrinâ, variâ lectione & politicis sententiis refertus, medicis apprimè utilis, nec non sanitatis studiosis lectu jucundus pergratusque futurus . . . Noribergae, litteris Michaelis Endteri, 1655.
[xii] 304 [xl] p. 5 ins.
> Additional engr. t.-p.
> BM   Osler 3232   Waller 5775

LIBRO DE AGRICOLTURA, 1557.
See [Herrera (Gabriello Alfonso di)]. Libro di agricoltura utilissimo, 1557.

LICETI (Fortunio) 1577–1657
1462. De animarum coextensione corpori libri duo, in quibus ex rei natura, consulto semper Aristotele, ostenditur animam tum vegetalem, tum sentientem,

tum rationalem subdito sibi corpori toti coextendi; ac in omnibus eius particulis sigillatim suam essentiam habere omniquaque diffusam; nullamque animam in ulla viventis corporis particula, quantumvis principe, velut in suo domicilio, totam contineri quicquid cum Platone plerique passim opinentur. Patavii, apud Petrum Bertellium, 1616.

[8] 9–78 [x] p. 8 ins.

Colophon: Patavii, excudebat Io. Baptista Martinus, sumptibus Petri Bertellii, 1616.
BM   SGC 2

1463.   ... De his, qui diu vivunt sine alimento libri quatuor, in quibus diuturnae inediae observationes, opiniones, & caussae summa cum diligentia explicantur; ac oportune de alimento, de alendi functione, de nutriendo corpore, de fame, de siti, de calore nativo, de humido radicali, de temperamento, de excrementorum usu, de colliquamentis, de metalli, veneni, medicamenti, misti, ac elementi cuiuslibet habitudine ad alendum corpus, de ecstasi, de siderum, daemonum, et consuetudinis viribus in inedia, de proprietatibus occultis, et de quamplurimis alijs scitu dignissimis exactissime disseritur; multa item Hippocratis, Platonis, Aristotelis, Galeni, Plinij, Celsi, & aliorum principum autorum obscurissima theoremata illustrantur. Cum gemino indice, altero librorum, et capitum, altero rerum notabilium locupletissimo. Patavii, apud Petrum Bertellium, 1612.

2 vols. in 1; [lxvi] 199; 162 p. 12 ins.

Colophon (after index): Sumptibus Petri Bertellij bibliopolae Patavini. Vicetiae, typis Francisci Grossi duo libri priores, Patavij praelo Gasparis Crivellarij duo posteriores, 1612.
BM   SGC 2   Wellcome 3783

1464.   De monstris. Ex recensione Gerardi Blasii. Qui monstra quaedam nova & rariora ex recentiorum scriptis addidit. Editio novissima. Iconibus illustrata. Amstelodami, sumptibus Andreae Frisii, 1665.

[xviii] 316 [xxv] p. illus. 3 pls. 8 ins.

Additional engr. t.-p.
BM   Dawson 4237   SGC 1   Waller 5779

1465.   De ortu animae humanae libri tres. Genevae, in aedibus Ioscphi Pavonii, 1602.

[xvi] 429 [xxxiii] p. 8 ins.

BM   Osler 3234   Watt

1466.   De perfecta constitutione hominis in utero liber unus, in quo caussae omnes faetum constituentes; singularum functiones; & rationes operandi ex rei natura in peripato explicantur: speciatimque ostenditur ut patentum imaginatio maculas expetitorum filiis inurat: ut femineum semen non raro sit masculeo viribus aequipollens; & aliquando actuosius: ut menstruum, quo conceptus gignitur, specie, ortuque differat ab eo, quo foetus enutritur. ... Patavii, apud Petrum Bertellium, 1616.

[8] 9–119 [+32] p. 8 ins.

Colophon: Patavii, excudebat Io. Baptista Martinus, sumptibus Petri Bertellij, 1616.
BM

1467.   De quaesitis per epistolas a claris viris responsa. Amplissimo Bononiensis Reipubl. senatui dicata. Bononiae, typis Nicolai Tebaldini, (Part 1), Utini, ex typographia Nicolai Schiratti (Parts 2–7), 1640–50.

7 parts. [viii] 325 [+1]; [viii] 389 [+2]; [viii] 236 [iii]; [viii] 150; [viii] 346 [ii]; [viii] 209 [+2]; [viii] 296 p. 8 ins.

Separate t.-p.s for parts 2 to 7 as follows: De secundo-quaesitis per epistolas a claris viris, ardua, varia, pulchra, et nobilia quaeque petentibus in medicina, philosophia, theologia, mathesi, & alio quovis eruditionum genere, responsa ... Illustrissimo & excellentissimo D.D. Equiti Vincentio Gussono seniori ampliss. senatori Veneto dicata. De tertio-quaesitis per epistolas clarorum virorum, medicinalia potissimum, et aliarum disciplinarum arcana postulantium, responsa ... illustrissimis et excellentissimis D.D.D. Pctro Fuscareno, Petro Sagredo D.M.P. Ioanni Grimano Eq. amplissimis senatoribus Venetis dicata. De motu sanguinis: origine nervorum: cerebro leniente cordis aestum: imaginationis viribus: quarto-quaesitis per epistolas clarorum virorum responsa medico-philosophica ... Ad illustrissimum & excellentissimum D.D. Bertuccium Valerium senatorem Venetum.
De providentia: nimbiferi gripho: terraemotu: alijsque pluribus admirandis & arduis quinto-quaesitis per epistolas a claris viris responsa ... illustrissimo & excellentissimo D.D. Angelo Contareno Eq. Procuratori D.M. & Archigym. Pat. Moderatori dedicata.
De sexto-quaesitis, resurrectione multiplici: aenigmate mirabili: morborum enormi catastrophe: diaria phlebotomiam renvente: muliebri complexione calidiore virili. Responsa ... Illustrissimo & excellentissimo D.D. Ioanni Pisauro Eq. D. Marci Procuratori III viro literario dicata.
De septimo-quaesitis: creatione filii dei ad intra theologice denuo controversa: numinis efficientia, sive concursu Dei cum causis secundis ad effectus producendes, et pravos speciatim: salute animae Aristotelis: diabolo homicida ab initio, qui nec in veritate stetit, quia mendax est, & pater eius: oraculo S. Paulini, esto peripateticus deo, & Pythagoris mundo: ratione, ac origine moris antiqui, singulariter in convivio bibendi: simplicibusque complexionibus, inter medicos principes controversis responsa ... Ad illustriss. & excellentiss. D. Franciscum Michaelium trium-virum literarium.
T.-p. to pt. 7 reads: ex typographia Nicolai Schiratti, prostant Patavij, apud Franciscum & Matthaeum Bolzettas.
BM   SGC 2   Watt   Wellcome 3792

1468.   De spontaneo viventium ortu libb: quatuor, in quibus de generatione animantium, quae vulgo ex putri exoriri dicuntur, accurate aliorum opiniones omnes primum examinantur: caussae singulae propositi deinde cum generatim, tum etiam speciatim ex rei natura deteguntur; patefacto praesertim efficiente proximo univoco eorum, quae in fungorum, plantarum, zoophytorum, & animalium genere sponte nascuntur: cunctaeque demum e traditis emergentes difficultates enodantur, quaestionesque determinantur: admirabilium eventuum caussis passim explicatis, & illustrium scriptorum locis obscurissimis explanatis: autor ... Laurentio Iustiniano ... dedicavit. Vicetiae, ex typographia Dominici Amadei, apud Franciscum Bolzetam, 1618.

[vi] 10, 323 [xxix] p. 11·5 ins.

BM   SGC 1   Wellcome 3784

1469.   De vita libri tres. Genuae, ex typographia Iosephi Pavonii, 1606.

[xvi] 826 [xxxiv] p. 8·5 ins.

Imperfect; wanting sig. EEEEE (pp. 777–784). Colophon: Genuae, ex typographia Pavoniana, 1606.
BM

1470. Pyronarcha sive de fulminum natura deque febrium origine libri duo: in quibus & fulminum in mundo magno, & febrium in mundo parvo caussae naturales omnes, modus orifinis, idea, proprietates, differentiae, ac effectus admirabiles accurate tractantur: diligenter explicatio vetere gripho pyronarchae, a coelio igiano inter flores medicos descripto. Patavii, apud Grivellarium, 1634.
[viii] 115 [116–120] 123–126 [xii] p. 2 pls. 7·5 ins.
  BM Osler 3236 SGC 1 Wellcome 3787

See THEOPHRASTUS *Eresius.* De piscibus in sicco viventibus Theophrasti Eresij . . . Fortunio Liceto . . . dicatus. [*In* SEVERINO (Marco Aurelio). Antiperipatias, 1659.]

WORM (Ole). De aureo cornu Danico ad Fortunium Licetum responsio cum ejus brevi descriptione & eruditorum judiciis. *In* BARTHOLIN (Thomas). [Caspari filius]. De armillis veterum schedion, 1676.

LIDDEL (DUNCAN) 1561–1613
1471. Ars medica, succinctè & perspicuè explicata. [Hamburgi, ex bibliopolio Frobeniano, 1608.]
[xvi] 868 [xliii] p. 6 ins.
  Last 43 pages include: Epistola . . . Dn. Joanni Cragio . . . S.D. Joannes Caselius (16 p.), dated 1607.
  T.-p. mutilated. Imprint from SGC.
  BM SGC 1 Wellcome 3795

1472. Ars medica, succincte et perspicuè explicata. Editio eius ultima, iuxta exemplar, quod ipsemet auctor ante obitum innumeris in locis sua manu correxerat & auxerat, recusa. Accessit eiusdem tractatus de dente aureo pueri Silesii contra Horstium: ex museo Ioach. Morsii nunc primùm prolatus. Hamburgi, ex bibliopolio Frobeniano, 1628.
[xxxii] 826 [xiv] 28 p. 6·5 ins.
  Last 28 p. comprise: Tractatus de dente aureo, nunc primum editus ex museo Ioachimi Morsii. Adiicitur Iohannis Iessenii à Iessen historica relatio de rustica Bohema cultri-vorace.
  On verso of t.-p.: Ex bibliotheca Universitatis Moguntinae.
  BM SGC 1 Wellcome 3797

1473. Operum omnium iatro-galenicorum, ex intimis artis medicae adytis, & penetralibus erutorum tomus unicus. Nunc recèns ab infinitis, quibus ex typographi incuria, scatebat, erroribus ac mendis repurgatus, defaecatúsque; à tractatuum & capitum αταξία probè vendicatus; notatiunculis aliquot in margine auctus & illustratus, atque adeo iuxta mentem authoris splendori suo restitutus. Operâ & studio Ludovici Serrani . . . Lugduni, sumptibus Antonii Chard, 1624.
[viii] 473 [i.e. 471] 308 [xxiv] p. 9·5 ins.
  Separate t.-p. and pagination to 'De febribus, libri tres', comprising books 5 to 7 of the collected works.
  BM SGC 2

LIEBAUD (JEAN)
See LIÉBAULT (Jean)

LIÉBAULT (JEAN)   –1596
1474. Trois livres appartenans aux infirmitez et maladies des femmes. Pris du latin de M. Iean Liebaut . . . Rouen, de l'imprimerie de Raphael du Petit Val, 1609.

[xvi] 923 [+18] p. 6·5 ins.
  Colophon dated 1610.
  Wellcome 3802

1475. Trois livres des maladies et infirmitez des femmes. Pris du latin de M. Iean Liebaut . . . Reveus, corrigez & augmentez en cette derniere impression. Rouen, chez Iean Berthelin, 1649.
[xxxviii] 924 p. illus. 6·5 ins.
  Eloy suggests this is a plagiarism of Marinello's 'La comara'.
  T.-p. mutilated.

See HIPPOCRATES. Iacobi Hollerii Stempani . . . in aphorismos Hippocratis commentarij septem. Recens per Ioan. Liebautium . . . in lucem editi . . . 1582.

MARINELLO (Giovanni). Les maladies des femmes & remedes d'ycelles, en trois livres . . . Traduicts en ancois & amplifiés par M. Jean Liebaud, 1609.

LIÉBAUT (JEAN)
See LIÉBAULT (Jean)

LIEBER; LIEBLER (THOMAS)
See ERASTUS (Thomas)

LIEBHARD (JOACHIM)
See CAMERARIUS (Joachim)

LINACRE (THOMAS) 1460?–1524, *ed.*
See GALEN (Claudius). De sanitate tuenda libri sex, 1530, 1541, 1549 eds.
GALEN (Claudius). Methodus medendi, 1530.
GALEN (Claudius) *Methodus medendi.* De febribus curandis libri quinque. [*In* De FEBRIBUS, 1576, ff. 20–34 [2nd seq.].

LINDEN (JOHANNES ANTONIDES VAN DER) 1609–64
De monstrosis vermibus, observatio rara.
In SPIEGHEL (Adriaan van den). Opera quae extant omnia, Vol. 2, 1645, pp. 91–92.

1476. De scriptis medicis libri duo. Editio tertia & tertia auctio. Amstelredami, apud Ioannem Blaeu, 1662.
[xvi] 755 [+36] p. 8 ins.
  BM Dawson 6847 A SGC 1 Waller 18670
Dissertatio de lacte quae est disp. physiologicarum (Franckerae habitarum) XLIX.
In DEUSING (Anton). De motu cordis et sanguinis, 1655, pp. 557–584.

1477. Lindenius renovatus sive, Johannis Antonidae van der Linden De scriptis medicis libri duo: quorum prior, omnium, tam veterum, quam recentiorum, latino idiomate, typis unquam expressorum scriptorum medicorum, consummatissimum catalogum continet; quo indicatur, quid singuli authores scripserint: nec non ubi, quâ formâ, & quo tempore, omnes eorum scriptorum editiones excusae prostent: posterior verò cynosuram medicam, sive, rerum & materiarum indicem, omnium titulorum vel thematum medicorum notiorum loca communia alphabetico hâcque novâ demum editione primum adornato ordine suis loculis ita comprehendentem exhibet, ut inquirenti, quicquid desideraverit, velut digito, in multiplicem usum, clarissime monstretur: noviter praeter haec addita plurimorum authorum, quotquot nempe habere licuit, vitae curriculorum succincta descriptione: adscita undique ab exteris medicis subsidiariâ ope, propriâque ultra decennium adhibitâ singulari operâ atque curâ à postremae editionis anno MDCLXII usque ad praesentem continuati, dimidio pene amplificati, per plurimum interpolati, & ab extantioribus mendis purgati à Georgio Abrahamo Mercklino. Norimbergae, impensis Johannis Georgii Endteri, 1686.

[xxiv] 1101 [+55]; [vi], 160 [ii] p. 8 ins.

> Additional engr. t.-p. Separate t.-p. for Bk. 2 'Cynosura medica'.
> BM Osler 7165 SGC 1

1478. Medicina physiologica, nova curataque methodo ex optimis quibusque auctoribus contracta, & propriis observationibus locupletata. Amstelaedami, apud Ioannem à Ravestein, 1653.

[viii] 884 p. 8 ins.

> . . . Another copy.
> BM Osler 3242 SGC 1

1479. Meletemata medicinae Hippocraticae. Lugduni Batavorum, Johannes Zacharias Baronius excudit, 1660.

[viii] 399 [+1] p. 8 ins.

> BM Osler 3244

1480. Selecta medica, et ad ea exercitationes Batavae. Amstelodami, apud Ludovicum & Danielem Elsevirios, 1656.

[xii] 772 [lvi] p. 8 ins.

> BM Osler 3243

—ed.

See CARDANO (Girolamo). De utilitate ex adversis capienda libri IV, 1648.

CELSUS (Aurelius *or* Aulus Cornelius). De medicina libri octo, 1665.

HIPPOCRATES. Opera omnia. Graece & latine edita . . . 1665.

SPIEGHEL (Adriaan van den). Opera quae extant omnia, 1645.

LINSENBAHRT (ROSINUS) 1657–1733

1481. Miscellanea medico-practica tripartita. Quorum partibus prioribus continentur, historiae, discursus, consilia, epistolae, ab auctore ad diversos, & a diversis ad ipsum exaratae, varii quidem, cumprimis autem practici, utilis magis, quam curiosi, nec tamen adeo vulgaris, argumenti: in quibus omnium fere corporis humani morborum curatio methodica, adjectis etiam subinde cautelis practicis, utilibus aeque ac necessariis, traditur. Tertia autem tractatus & dissertationes virorum celeberrimorum inediti, cum sylloge medicamentorum, B.D.D. Scretae, aliis medicis celebrioribus, & ipsimet auctori familiarium ac secretiorum: horis à praxi medica vacuis collecta, ac usibus medicinae practicorum cum quorumvis, tum praecipue novellorum, consecrata. In praefatione exhibetur de ineunda Societate Jatrica

consilium . . . Ulmae, sumptibus Georgii Wilhelmi Kühnii, typis Eliae Kühnii, 1698.

[liv] 307 [vi] 308–648; [ii] 336 [lvi] p. 8 ins.

> SGC 1

LIPENIUS (MARTIN) 1630–92

1482. Bibliotheca realis medica, omnium materiarum, rerum, et titulorum, in universa medicina, occurrentium. Ordine alphabetico sic disposita, ut primo statim intuitu tituli, et sub titulis autores medici, justa velut acie collocati, in oculos statim et animos incurrant. Accedit index autorum copiosissimus. Francofurti ad Moenum, cura & sumptibus Johannis Friderici, prelo Johannis Nicolai Hummii, 1679.

[xx] 492 [xlii] p. 13.5 ins.

> Additional engr. t.-p.
> SGC 1 Waller 18679 Watt

LIPSIUS (DAVID)

1483. Rahtschlag und Bericht wie bey denn Kindernn die anjetzo grassierende Blattern, beneben den Masern zuerkennen (!) und zuheilen. Auch denen darbey gefährlichen Zufällen in Zeit zubegegnen. Auff vielfåltiges Begehnen dem gemeinen Mann zum besten deutsch in Druck verfertiget . . . Erffurt, Christoff Mechler, 1624.

[viii] 73 [+7] p. 7.5 ins.

> T.-p. has woodcut border.
> SGC 1

LIPSIUS (IUSTUS)

Laus elephantis.

In DISSERTATIONUM LUDICRARUM ET AMOENITATUM, scriptores varii. 1644, pp. 447–473; 1666, pp. 94–117.

LIPSTORP (GUSTAV DANIEL) 1664–   *respondent*

1484. De animalculis in humano corpore genitis. Lugduni, apud Abrahamum Elzevier, 1687.

[32] p. 8 ins.

> (Disp. med. inaug., Leyden, Friedrich Spanhem, praeses.)
>
> [And 21 other dissertations.]
> BM

LISTER (MARTIN) 1638–1711

1485. Conchyliorum bivalvium utriusque aquae exercitatio anatomica tertia. Huic accedit dissertatio medicinalis de calculo humano . . . Londini, sumptibus authoris impressa, 1696.

xliii, 173; 51 p. 10 fold. engr. pls. 8 ins.

> 'De calculo humano' has separate t.-p. and pagination.
> . . . Another copy. University History of Science Collection. Transferred from Manchester Museum.
> BM Osler 3253 Watt Wing L 2516

1486. De fontibus medicatis Angliae exercitatio nova, & prior . . . Editio altera auctior. Londini, impensis Walteri Kettilby, 1684.

2 parts; [xii] 104; [viii] 104 p. 7 ins.

> Title of part 2 reads: De fontibus medicatis Angliae, exercitatio altera. Londini, typis R. E., impensis W. Kettilby, 1684.
> BM Watt Wing L 2519

Dissertatio de respiratione. Ex ejus de cochleis exercitatione anatomica excerpta.

In Le Clerc (Daniel) *and* Manget (Jean Jacques), *comps.* Bibliotheca anatomica, 1699, Vol. 1, pp. 1069–1072 [2nd seq.].

1487. Exercitatio anatomica. In qua de cochleis, maximè terrestribus & limacibus, agitur. Omnium dissectiones tabulis aeneis, ad ipsas res affabrè incisis, illustrantur . . . Londini, sumptibus Sam. Smith & Benj. Walford, 1694.

[iv] xii, 208 p. 8 engr. pls. 7·5 ins.

> . . . Another copy.
> BM   Dawson 4304   Osler 3252   Waller 11892   Wing L 2520

1488. A journey to Paris in the year 1698. 2nd ed. London, printed for Jacob Tonson, 1699.

[vi] 245 [+3] p. pls. (fold.) 7·5 ins.

> BM   Osler 5070   SGC 1   Waller 19912   Wing L 2526

Objectiones à doctissimô Martinô Listero contra systema mox allatum.

In Le Clerc (Daniel) *and* Manget (Jean Jacques), *comps.* Bibliotheca anatomica, 1699, Vol. 1, pp. 801–803 [2nd seq.].

1489. Octo exercitationes medicinales; quarum I De hydrope. II De diabete. III De hydrophobia. IV De lue venerea. V De scorbuto. VI De arthritide. VII De calculo humano. VIII De variolis. Altera editio ab auctore recognita, & non parum aucta. Londini, apud Sam. Smith & Benj. Walford, 1697.

[ii] 348 p. 6·5 ins.

> BM   SGC 1   Wing L 2530

1490. Sex exercitationes medicinales de quibusdam morbis chronicis: quarum prima est, de hydrope; secunda, de diabete; tertia, de hydrophobia; quarta, de lue venerea; quinta, de scorbuto; sexta, de arthritide. In quibus singulis non solùm morbi ratio ex nuperis ferè anatomicis notitiis exhibetur, cum ampla aegrotorum varietate; sed etiam remediorum, maximè appropriatorum, natura & usus, ex veterum medicorum fide ac authoritate, breviter explicantur . . . Londini, impensis S. Smith & B. Walford, 1694.

[xvi] 221, 48 p. 7·5 ins.

> . . . Another copy. *Bd. with* his Exercitatio anatomica, 1694.
> BM   SGC 1   Wing L 2531

LIUCCI, Mondino de
See Mondino, *de Liucci*

LOBERA DE AVILA (Luis)
1491. Ein nutzlich Regiment der Gesundtheyt, genant das Vanquete, oder Gastmal der edlen diener von der Complexion, Eigenschafft, Schad, und nutz allerley Speyss, Trancks, und von allem, darmit sich der mensch in gesundtheyt enthelt, mit sampt einem kurtzen Regiment, wye man sich in der Pestilentz, pestilentzischen fieber unnd Schweyss halten soll. Gemacht durch . . . Ludovicum De Ávila . . . ehemals in Lateynischer und Hyspanischer sprach Beschriben,

und durch . . . Michaelem Krautwadel . . . verteütscht, mit verenderung allen dem, so Teütscher Complexion etwas hert, unleydlich, oder wyder ist, auch mit hinzů setzung vilerley leer, sprüch, und zeugknus hochberumpter artzt, davon etwan im text zů kurtze meldunng Beschicht, als eyn yetlicher verstendiger Leser an der Seytten des texts wol abnemen mag. (Augspurg, durch Heynrich Steyner, 1531.)

[v] 90 [ii] ff. illus. (woodcuts) 7·5 ins.

> Woodcut on t.-p.
> BM   SGC 2   Waller 5953

LOCKE (John) 1632–1704
1492. An essay concerning humane understanding, in four books. The third edition. London, printed for Awnsham and John Churchil . . . and Samuel Manship, 1695.

[xl] 407 [xii] p. front. 12·5 ins.

> Front. is a portrait of the author.
> BM   Wing L 2741

See Boyle (Robert). Memoirs for the natural history of humane blood especially the spirit of that liquor . . . 1684. Preface addressed to J.L.

LODETTO *da Bergamo* (Giovanni Antonio)
1493. Dialogo de gl’ inganni d’ alcuni malvaggi speciali, dell eccellente medico di Gio Antonio Lodetto da Bergamo. Nel quale si scoprono molte frodi, che da detti speciali sono commesse, a pregiuditio si della vita de gli ammalati. Come dell’ honor de gli eccellenti medici. In Padova, per P. P. Tozzi, 1626.

[2] 3–69 [+1] p. 6 ins.

> Colophon: In Padova appresso Pietro Paolo Tozzi.
> *Bd. with* Bovio (Zefiriele Tomaso). Fulmine contro de’ medici putatitii rationali, 1626.
> Bullock Collection.
> BM   Wellcome 3840

See Benancius (Lissetus). Declaratio fraudum et errorum apud pharmacopoeos commissorum . . . Accessit ejusdem argumenti dialogus Joh. Antonii Lodetti, 1671.

LODETTUS (Johannes Antonius)
See Lodetto *da Bergamo* (Giovanni Antonio)

LÖSEL (Johann) 1607–55
1494. De podagra tractatus, morbi huius indolem & curam diligenter exponens. Editio secunda locupletata. Lugduni Batavorum, ex officina Ioannis Maire, 1639.

382 [i] p. illus. 5 ins.

> Last leaf comprises a second t.-p. (cancel?) with the same imprin but with ‘Accessit insuper Hieronymi Cardani Mediolanensis podagrae encomium’ added to the title. ‘Podagrae encomium’ has a separate t.-p.
> BM   Wellcome 3843

LOEW (Andreas) 1660–1710, *respondent*
1495. De morbo Hungarico. Jenae, literis Bauhoferianis, [1682].

32 p. 8 ins.

> (Diss. med. inaug., Augustin Heinrich Fasch, praeses.)
> *Bd. with* Frizschius (Benjamin) *respondent.* De masticatione mortuorum, [1679].
> BM   SGC 1

LOHNER (Bernardus) *respondent*
1496. De partu difficili. Jenae, literis Samuelis Krebsii, [1675.].
[40] p. 7·5 ins.
> (Disp. med. inaug., Academia Salana, Georg Wolff-gang Wedel, praeses.)
> *Bd. with* Major (Johann Daniel). Historia anatomica calculorum, 1662.
> . . . Another copy. *Bd. with* Matthis (Johannes Conradus) *respondent*. De mania, 1669.
> BM SGC 1

LOM (Joost van) 1500–53 or 4
1497. De curandis febribus continuis liber, in quattuor divisus sectiones, quarum singulae singulorum morbi temporum quae totidem quoque sunt numero remedia continent. Antverpiae, ex officina Gulielmi Silvij, 1563.
[3] 4–66 ff. 7 ins.
> Imperfect: wanting ff. 61–62. Bookplate of D. de Superville on verso of t.-p.
> BM SGC 1

LOMBARDIUS (Carolus Philippus) *respondent*
1498. De microscopiis. Marburgi Cattorum, typis Johannes Jodoci Kürsneri, 1682.
[2] 3–12 p. 8 ins.
> (Diss. physica., Marburg, Johann Jakob Waldschmidt, praeses.)

LOMBARDO (Giovanni Francesco)
See Jasolino (Guilio). De rimedii naturali . . . E nell’ ultimo aggiunti li bagni d’Ischia di Gio. Elisio medico Napolitano, con le note di Gio. Francesco Lombardo . . . 1689.

LOMM (Josse de); **LOMMIUS** (Jodocus)
See Lom (Joost van)

LONDON. Royal College of Physicians
See Royal College of Physicians of London.

LONICER (Adam); **LONICERUS** (Adamus)
See Lonitzer (Adam)

LONICER (Johann); **LONICERUS** (Joannes)
See Lonitzer (Johann)

LONITZER (Adam) 1528–86
1500. De purgationibus libri III. Ex Hippocrate, Galeno, Aetio & Mesue depromti, cum indice singulo-rum capitum praefixo. Foras dati per Teuc. Annaeum Privatum C. Adami Loniceri medici filium, poetam. Francofurti, ex officina Paltheniana sumtibus heredum Petri Fischeri, 1596.
[xii] 156 p. 6 ins.
> BM SGC 1

LONITZER (Johann) 1499–1569
1501. Erotemata in Galeni, de usu partium in hominis corpore, libros XVII. Franc., apud Chr. Egen., (1550).
[viii] 80 ff. 6·5 ins.
> Date from colophon. Woodcut border to t.-p.
> BM SGC 1

See Dioscorides *Anazarbeus* (Pedacius). De medicinali materia libri sex, [1543].

LOSELIUS (Johannes)
See Lösel (Johann)

LOSS (Friedrich)
1502. Conciliorum, sive de morborum curationibus, liber posthumus, ipsi authori, dum in vivis, admodum aestimatus. Lipsiae, apud Maur. Georg. Weidmann, 1685.
[viii] 295 p. 6·5 ins.
> *Bd. with* Screta (Heinrich) *Schotnovius de Zavorziz*. De febri castrensi maligna . . . 1686.
> BM Watt

1503. Observationum medicinalium libri quatuor . . . Londini, typis E. Flesher, & prostant apud Gualterium, Kettilby, 1672.
[xvi] 384 p. 6 ins.
> BM SGC 2 Watt

LOSS (Jeremias) 1643–84 *praeses.*
See Jachman (Georgius) *respondent*. De ovario humano, 1674.

LOSSI, LOSSIUS (Fridericus)
See Loss (Friedrich)

LOSSI, LOSSIUS (Jeremias)
See Loss (Jeremias)

LOTICHIUS (Johannes Petrus)
See Lotz (Johann Peter)

LOTZ (Johann Peter) 1598–1669
1504. Gynaicologia: id est: de nobilitate & perfectione sexus feminei: contra mastiges Διάσκεψις physica: publici exercitu igitur in Academia Rintelana. Rinthelij ad Visurgim, typis exscripsit Petrus Lucius, 1630.
175 [+1] p. 6 ins.
> Bookplate: ex bibliotheca C. W. Starkii.

LOVEL (Robert)
See Lovell (Robert)

LOVELL (Robert) 1630–90
1505. Παμβοτανολογία Sive enchiridion botanicum. Or a compleat herball containing the summe of what hath hitherto been published either by ancient or moderne authors both Galenicall and chymicall, touching trees, shrubs, plants, fruits, flowers, etc. In an alphabeticall order: wherein all that are not in the physick garden in Oxford are noted with asterisks. Shewing their place, time, names, kindes, temperature, vertues, use, dose, danger and antidotes. Together with an introduction to herbarisme, etc. an appendix of exoticks, an universall index of plants: shewing what grow wild in England. Oxford, printed by William Hall for Ric. Davis, 1659.
[lxxxiv] 672 p. 5·5 ins.
> BM Madan 2450 Watt Wing L 3243

1506. Πανορυκτολογία. Sive pamminerologicon. Or an universal history of mineralls containing the summe of all authors, both ancient and moderne, Galenical and chymical, touching earths, mettals, semimettals, with their natural and artificial excrements, salts, sulphurs, and stones, more pretious and lesse pretious &c. Shewing their place, matter, names, kinds, temperature, vertues, choice, use, dose, danger, and antidotes. Oxford, printed by W. Hall, for Joseph Godwin, 1661.
[ii] 112 [ii] 113–152 p. 7 ins.
> *Bd. with his* Πανζωορυκτολόγία, 1661.
> Dawson 4351   Madan 2561   Osler 3274   SGC 1   Wing L 3245

1507. Πανζωορυκτολόγία. Sive panzoologicomineralogia. Or a compleat history of animals and minerals, containing the summe of all authors, both ancient and modern, Galenicall and chymicall, touching animals, viz. beasts, bird[s], fishes, serpents, insects, and man, as to their place, meat, name, temperature, vertues, use in meat and medicine, description, kinds, generation, sympathie, antipathie, diseases, [cures, hurts, and remedies &c. With the anatomy of man, his diseases,] with their definitions, causes, signs, cures, remedies: and use of the London Dispensatory, with the doses and formes of all kinds of remedies: As also a history of minerals, viz. earths, mettals, semi-mettals, their naturall and artificial excrements, salts, sulphurs, and stones, with their place, matter, names, kinds, temperature, vertues, use, choice, dose, danger, and antidotes. Also an introduction to zoography and mineralogy . . . Oxford, printed by Hen. Hall for Jos. Godwin, 1661.
[xcviii] 519 p. 7 ins.
> BM   Dawson 4351   Madan 2562   Osler 3274   SGC 1
> Wing L 3246

LÖW (ANDREAS)
See LOEW (Andreas)

LOWE (PETER) 1550?–1612
1508. A discourse of the whole art of chyrurgerie. Wherein is exactly set downe the definition, causes, accidents, prognostications, and cures of all sorts of diseases, both in generall and particular, which at any time heretofore have been practised by any chyrurgion: according to the opinion of all the ancient professors of that science. Which is not onely profitable for chyrurgions; but also for all sorts of people: both for preventing of sicknesse; and recoverie of health. Compiled by Peter Lowe. Whereunto is added the rule of making remedies which chyrurgions doe commonly use: with the presages of divine Hippocrates. The third edition; corrected, and much amended. London, printed by Thomas Purfoot, 1634.
[xxiv] 447 [ix] p. illus. 7·5 ins.
> . . . Another copy. Imperfect.
> BM   SGC 1   STC 16871   Waller 6037   Wellcome 3879

1509. The presages of divine Hippocrates. Divided into three parts. With the protestation or oath which Hippocrates caused his schollers to make at their entry with him to their studies. The whole collected and

translated by Peter Lowe. London, printed by Thomas Purfoot, 1634.
[xxiv] p. 7·5 ins.
> *Bd. with* above item.
> BM   Watt

LOWER (RICHARD) 1631–91
1510.   Dr. Lowers, and several other eminent physicians receipts: containing the best and safest method for curing most diseases in humane bodies. Very useful for all sorts of people, especially those who live remote from physicians. London, printed for John Nutt, 1700.
[xii] 108 p. front. 6 ins.
> Front. portrait of author.
> BM   TC III 198   Watt   Wing L 3309

1511.   Tractatus de corde. Item de motu & colore sanguinis et chyli in eum transitu. Londini, typis Jo. Redmayne impensis Jacobi Allestry, 1669.
[xiv] 220 [xx] p. 6 fold. pls. 7 ins.
> Waller copy has 7 pls. Library copy wanting pl. 6.
> BM   Dawson 4357A   SGC 1   TC I 10   Waller 6046
> Wing L 3310

1512.   Tractatus de corde; item de motu & colore sanguinis, & chyli in eum transitu. Cui accessit dissertatio de origine catarrhi, in qua ostenditur illum non provenire à cerebro. Editio tertia, & ultima. Amstelodami, apud Danielem Elsevirium, 1671.
[xvi] 237 p. 5 fold. pls. 6·5 ins.
> Signature E (pp. 65–80) bound in between signatures C and D.
> *Bd. with* LYSER (Michael). Culter anatomicus, 1679.
> BM   Osler 3278   SGC 2   Waller 6048

Tractatus de corde, item de motu et colore sanguinis, et chyli in eum transitu.
In LE CLERC (Daniel) *and* MANGET (Jean-Jacques) *comps.* Bibliotheca anatomica, 1685, Vol. 2, pp. 80–115. Also 1699 ed., Vol. 1, pp. 881–916 [2nd seq.].

LUBBERTUS (HENRICUS)
1513.   Schrifft- und Vernunfft-mässiger Unterricht von der Wassen-Cur, wie dieselbe wider Gott und alle Vernunfft streite, ein haussen aber-gläubische und unchristliche Possen mit sich führe, und auff nichtigen, falschen, ungereimten, Zauberschen und unverantwortlichen Gründen bestehe, zu Gottes Ehre und Unterrichtung seines Nechsten wolmeynendlich auffgesetzet. Lübeck, bey Ulrich Wettstein, gedruckt zu Plöen durch Tobias Schmiedt, 1675.
[2] 3–192 p. 5·5 ins.
> *Bd. with* FRANCKE (Johann). Veronica Theézans . . . [1699?]

LUCANA (ANDRÉS A)
See LAGUNA (Andrés a)

LUCIAN
Τραγοποδαγρα: Podagra tragice . . . Interprete M. Erasmo Schmidio.
5 p.
As appendix to Tractatus de arthritide.
In SENNERT (Daniel). (Opera omnia) 1650, 1656 and 1676 eds.

LUCINIO (JEAN)
See LACINIUS (Janus)

LUCRETIUS CARUS (TITUS) 96–55 B.C.
Ex . . . de rerum natura, libro VI.
In De BALNEIS, 1553, ff. 213ʳ–215ᵛ [2nd seq.].

LUDOLFF (JOHANNES PHILIPPUS) *respondent*
1514. Meteori ignei in aere nuper conspecti consideratio physica. Marpurgi Cattorum, typis Johannis Jodici Kürsneri, [1683].
[2] 3–12 p. 8 ins.
  (Diss. inaug. Marburg, Johann Jakob Waldschmidt, praeses.)

LUDOVICUS (DANIEL)
See LUDWIG (Daniel)

LUDWIG (DANIEL)
See ETTMÜLLER (Michael). Collegium pharmaceuticum, in Danielis Ludovici pharmaciam moderno seculo applicandam. [*In* ETTMÜLLER (Michael). Opera medica theoretico-practica, Vol. 1, 1696, pp. 1049–1212.]

LUEBER (THOMAS)
See ERASTUS (Thomas)

LUGE (DANIEL) *respondent*
1515. De pituita praeternaturali, ejusque curâ. Lugduni Batavorum, apud Abrahamum Elzevier, 1694.
[16] p. 8 ins.
  (Disp. med. inaug., Leyden, Charles Drelincourt, praeses.)
  Bd. with PRAUSERUS (Theophilus) *respondent*. De lactis natura, usu et abusu, 1706.

LUL (RAMON); **LULIO** (RAYMONDO); **LULL** (RAMON); **LULLE** (RAIMOND); **LULLIUS** (RAIMONDUS)
See LULLY (Raymond)

LULLY (RAYMOND) 1235 1315
1516. Codicillus seu vade mecum Raymundi Lulli . . . in quo fontes alchimicae artis ac philosophiae reconditioris uberrime traduntur. Postrema editio in qua innumerabiles loci multorum exemplarium collatione emendantur, & ad mentem authoris restituuntur. Rothomagi, sumptibus Ioannis Berthelin, 1651.
[ii] 3–205 p. 6.5 ins.
  Wanting original pp. 203–205. These have been supplied in typescript.
  Partington Collection.
  BM

. . . De secretis naturae libris duobus.
In FERRARI DA GRADO (Giovanni Matteo). Consilia . . . 1521, ff. 107ʳ–116ʳ.

1517. De secretis naturae, seu de quinta essentia liber unus, in tres distinctiones divisus, omnibus iam partibus absolutus. Adiecta est eiusdem epistola ad regem Robertum de accurtatione lapidis philosophorum: cui adiunctus est tractatus de aquis ex scriptis Raymundi

super accurtationis epistolam ab artis studioso collectus. Coloniae, apud Ioannem Birckmannum, 1567.
[viii], 376 p. front. 6 ins.
  Epistola accurtationis lapidis philosophorum pp. 356–371.
  Tractatus de aquis, pp. 372–376.
  Front. woodcut illus. of an alchemical furnace.
  5 pages old MS. notes at end.
  Partington Collection.
  Osler 3284   Wellcome 3899

Epistola sive epitome.
In LACINIUS (Janus) *ed.* Pretiosa margarita, 1546, ff. 160ʳ–166ᵛ.

1518. Opera ea quae ad adinventam ab ipso artem universalem, scientiarum artiumque omnium brevi compendio, firmaque memoria apprehendendarum, locupletissimaque vel oratione ex tempore pertractandarum, pertinent. Ut et in eandem quorundam interpretum scripti commentarii: quae omnia sequens indicabit pagina: & hoc demum tempore conjunctim emendatiora locupletioraque non nihil edita sunt. Accessit Valerii de Valeriis patricii Veneti aureum in artem Lullii generalem opus: adiuncto indice cum capitum, tum rerum ac verborum locupletissimo. Editio postrema. Argentorati, sumptibus haeredum Lazari Zetzneri, 1651.
[xvi] 1109 [i.e. 1119] [+41] p. 3 fold tabs., diagrs. 7.5 ins.
  Contents: I. Ars brevis, p. 1.–II. De auditu kabbalistico seu kabbala, p. 43.—III. Duodecim principia philosophiae Lullianae, p. 112.—IV. Dialectica seu logica, p. 147.—V. Rhetorica, p. 178.—VI. Ars magna, p. 218 [2nd seq.].—VII. Jordanus Brutus de specierum scrutinio, p. 667.—VIII. Idem de lampade combinatoria Lulliana, p. 681.—IX. Idem de progressu & lampade venatoria logicorum, p. 737.—X. Commentaria Agrippae, in artem brevem Lullian., p. 790.—XI. Articuli fidei, p. 917.—XII. Valerii de Valeriis tam in arborem scientiarum quàm artem generalem opus aureum, p. 968.
  Christie Collection.
  BM

1519. Testamentum . . . duobus libris universam artem chymicam complectens. Item eiusdem Compendium animae transmutationis artis metallorum. Secunda aeditio multorum exemplarium collatione infinitis locis castigatior. Coloniae Agrippinae, apud Ioannem Birckmannum, 1573.
[iv] 231 [viii] ff. 2 fold. pls. illus. 6.5 ins.
  Partington Collection.

1520. Tractatus brevis et eruditus, de conservatione vitae: item liber secretorum seu quintae essentiae: qui doctrinam eius extractionis, & applicationis ad corpus humanum, & ad opera mirabilia totius artis medicae facienda, nec non ad metallorum transmutationem instituit: estque speculum & imago omnium librorum super his tractantium. Nunc primùm in lucem editus. Argentorati, impensis Lazari Zetzneri, 1616.
[viii] 111 p. 6.5 ins.
  BM   Wellcome 3911

LUPTON (THOMAS) *fl.* 1583–
1521. A thousand notable things of sundry sorts: whereof some are wonderful, some strange, some pleasant, divers necessary, a great sort profitable, and

many very precious. London, printed for John Wright, 1650.

[vi] 304 [xxvi] p. 6·5 ins.

Wing L 3497

LUSITANUS (ZACUTUS)

See ZACUTO (Abraham)

LUYTS (JOANNES) *praeses*

See BEEST (Arnoldus Franciscus van) *respondent*. De phthisi, 1689.

LUZZI, Mondino de'
See MONDINO, *de Liucci*

LYGAEUS (JOHANNES)
1522. De humani corporis harmonia libri IIII. Doctiss. annotationibus & scholiis in physiologiae studiosorum gratiam illustrati. Lutetiae, apud Michaëlem Vascosanum, 1555.

36 ff. 9 ins.

BM   SGC 1   Waller 6101   Wellcome 3918

LYSER (MICHAEL) 1626–59
1523. Culter anatomicus. Hoc est: methodus brevis facilis ac perspicua artificiosè & compendiosè humana incidendi cadavera. Cum nonnullorum instrumentorum iconibus. Secunda hac editione observationibus non-

nullis variorum aucta cum praefatione Th. Bartholini. Hafniae, typis Matthiae Godicchenii, impensis Petri Haubold, 1665.

[xxxii] 300 p. illus. 6 ins.

With a second title at p. 225: Observationes medicae, virorum clarissimorum Michaelis Lyseri, Henrici à Möinichen, Martini Bogdani, Jacobi Seidelii. È musaeo Th. Bartholini.
BM   Osler 3290   SGC 1

1524. ... Accessit tertiae huic editioni Caspari Bartholini, Th. f. administrationum anatomicarum specimen. Francofurti, ex officina Haffniensi, Petri Hauboldi, 1679.

[xxxii] 237; [2] 3–76 p. illus. 6·5 ins.

At pp. 187–237, with separate t.-p.: Observationes medicae virorum clarissimorum Michaelis Lyseri, Henrici à Moinichen, Martini Bogdani, Jacobi Seidelii è musaeo Th. Bartholini. Hafniae, apud Petrum Hauboldum, 1678.
Separate t.-p. for Administrationum anatomicarum specimen.
BM   SGC 2   Watt

Culter anatomicus.
In LE CLERC (Daniel) *and* MANGET (Jean-Jacques) *comps*. Bibliotheca anatomica, 1685, Vol. 2, pp. 1042–1083 [2nd seq.]. Also 1699 ed., Vol. 2, pp. 1142–1185.

See PECQUET (John). New anatomical experiments, 1653.

LYTE (HENRY) 1529?–1607, *tr*.

See DODOENS (Rembert). A new herbal, or historie of plants, 1619.

M

M., L. N. M. E.
See MOLTKE (Levin Nicol von). [MOLTKENIUS (Levinus
Nicolas) *Eques Misniensis.*]

M. A. R.
See SALA (Angelo). Tractatus duo . . . 1649.

MACASIUS (JOHANN CENTURIO) *ed.*
See LANGE (Christian). Miscellanea curiosa medica . . .
1669.

MACER (AEMILIUS) 70–16? B.C.
1525.   De herbarum virtutibus Aemilii Macri Veronensis elegantissima poesis, cum succincta admodum
difficilium & obscurorum locorum, D. Georgii Pictorii
Villingani . . . expositione, antea nunquam in lucem
edita. Adhaerentibus graduum compendiosa tabula,
omniumque hic contentorum fructuoso indice, & in
fine elencho ut quisque facile ex eo percipiat omnium
morborum a summo vertice, ad imos pedes medicinalem
curam. Cum carmine de herba quadam exotica, cuius
nomen mulier est rixosa, eodem D. Georgio Pictorio
Villingano authore. Basileae (impressum . . . per Henricum Petri, 1559).
[xxiv] 200 p. illus. tabs. 6·5 ins.
  Printer and date from colophon.
  Bd. with BOUSSUET (Francois). De arte medendi, 1557.
  BM   SGC 1   Wellcome 3935

1526.   Henrici Ranzovii editio duorum librorum
Macri De virtutibus herbarum, De quibusdam animalium partibus, ac terrae speciebus, itemque medicamentis totius corporis humani. Iam recenter ex bibliotheca sua Bredenbergensi depromtorum, quorum prior
antehac non tam emendate extitit, posterior vero antea
typis nunquam fuit expressus, aut in lucem editus.
Accessit incerti autoris speculum medicorum, rudi ac
inculto quidem stylo conscriptum, sed propter res tamen
ex eadem bibliotheca in lucem editum . . . Lipsiae,
(imprimebant haeredes Ioannis Steinmanni), 1590.
[359] p. tabs. 6 ins.
  Printer's name from colophon.
  SGC 1 (with slightly different title)

MACHIAVELLUS MEDICUS
See VALENTINI (Michael Bernhard). Machiavellus
medicus . . . 1698.

MACLAEUS (JOHANNES)
See SEBISCH (Melchior), *the younger, praeses.* [Disserta-
tiones,] 1630–9.

MCMATH (JAMES)
1527. The expert mid-wife: a treatise of the diseases of
women with child, and in child-bed. As also, of the
best ways and means of help in natural and unnatural
labours. With fit remedies for the various maladies of
new-born babes. A work more full than any yet extant:
and most necessar[y] for all bearing women, mid-
wifes, and others that practise this art . . . Edinburgh,
printed by George Mosman, 1694.
[xvi] 394 [vii] p. 6 ins.
  At the end of the preface the author claims the title of M.D. of
  the University of Rheims, obtained in 1677.
  Aldis 3375   BM   Watt   Wing M 222

MADEIRA ARRAIZ (DUARTE)   –1652
Arbor vitae; or, A physical account of the Tree of
Life in the Garden of Eden: a piece useful for divines
as well as physicians, translated out of the Latine [by
Richard Browne]. London, Thomas Flesher, 1683.
[vi] 108 [vii] p. 7 ins.
In BACON (Roger). The cure for old age, and preserva-
tion of youth, 1683.

MADERUS (THEOPHILUS) *ed.*
See ERASTUS (Thomas). Disputationum & epistolarum
medicinalium volumen doctissimum, 1595.

MAESTRICHT (PETRUS VAN) *praeses*
See BERENDRECHT (Gerardus de Bruyn van) *respondent.*
De paralysi, 1683.

GRUBER (Abraham) *respondent.* De febribus continuis
acutis, 1682.

MOESER (Zacharias) *respondent.* De natura contagii
eiusque effectibus . . . 1682.

OMPHALIUS (Jacobus) *respondent.* Positiones medicae
inaugurales, 1682.

TONGEREN (Christophorus à) *respondent.* Positiones
medicae inaugurales, 1682.

MAETS (CAROLUS DE)   –1690
1528. Prodromus chemiae rationalis, ratiociniis philosophicis, observationibus medicis, &c. illustratae.
Accedunt animadversiones in librum, cui titulus,
Collectanea chymica Leidensia, id est, Maetsiana,
Marggraviana, Le Mortiana: opus, quoad excerpta
Maetsiana, mutilum, multis mendis deturpatum, praecipuis suis ornamentis, ratiociniis, deductionibus, observationibus, destitutum, inscio, & invito Maetsio in lucem
editum. Lugduni Batavorum, apud Petrum de Graaf,
1684.
77 p. 8 ins.
  Bd. with NEUFVILLE (L.) and TRONCHIN (T.). Dissertationes
  medicae, 1736.
  BM

MAGGI (Bartolomeo) 1516–52
De curatione vulnerum à bombardarum & sclopetorum
globulis illatorum, tractatus: in quo, nunquid huiusmodi
vulnera cauterio, aut veneno infecta sint, disputatur, ac
aliorum omnium ulcerum rationes curativae, &
medicamenta ipsis ulceribus curandis idonea, ex
Hippocratis, Galeni, & aliorum graecorum sententia,
copiosissimè describuntur.
In Chirurgia, 1555, ff. 242ʳ–279ᵛ.

MAGIRI (Johann)   –1596
Appendix ad Fernelium de prognosticis signis.
In Fernel (Jean). Universa medicina, 1679, pp. 172–177.

MAGISTER (Rodolphus)
See Lemaitre (Rodolphe)

MAGNI (Pietro Paolo) 1525–
1529. Discorsi intorno al sanguinar i corpi humani il
modo di ataccare le sanguisuche e ventose è far frittioni
è vesicatorii con buoni et utili avertimenti. Roma
(appresso Bartolomeo Bonfadino, & Tito Diani), 1584.
[xii] 106 [i] p. front. 9 illus. 9 ins.
> Printer's name from colophon. Engr. t.-p. Imperfect; wanting
> pp. 19–20. Plate 3 (forming pp. 35–36) used as front. SGC copy
> has 10 pls.
> SGC 1   Waller 6142   Wellcome 3959

MAGNUS (Nicolaus)
1530. ...De medicis pulveribus libellus. Parisiis,
(imprimebat Michael Vascosanus Reginaldo Chauldiere)
vaenit in aedibus Simonis Colinaei, 1545.
57 [iii] ff. 6 ins.
> Printers from colophon.
> *Bd. with* Biondo (Michel-Angelo). De partibus ictu sectis citis-
> sime sanandis ... 1542.
> Christie Collection.
> BM   Haller vol. 2, p. 75   Wellcome 3970

MAIER (Michael)
See Mayer (Michael)

MAIMONIDES
See Moses *Maimonides*

MAIOR (Joannes) *von Joachimsthal*
1531. Parentalia anniversaria, octavum habita, reve-
rendis et clarissimis viris, D. Martino Luthero, et
Philippo Melanthoni. In quibus & Flacii cuiusdam
Illyrici impietas, & artificia Sinonia exagitantur. [Witten-
berg?] 1568.
[27] p. port. (woodcut) 7.5 ins.
> Place of publication from BM.
> *Bd. with* Hippocrates. Ορκος, sive jusjurandum, 1643.

MAIORAGIUS (M   Antonius)
Luti encomium.
In Dissertationum Ludicrarum et Amoenitatum,
scriptores varii. 1644, pp. 209–254; 1666, pp. 405–448.

MAJOR (Johann Daniel) 1634–93
1532. Chirurgia infusoria placidis cl. virorum dubiis
impugnata, cum modestâ, ad eadem, responsione.

Kiloni, sumptibus Joh. Lüderwald, imprimeb. Joach.
Reumannus, 1667.
[viii] 328 [i] p. illus. 8 ins.
> BM   SGC 1   Waller 6159

1533. Historia anatomica calculorum, insolentioris
figurae, magnitudinis ac molis, in renibus clarissimi
philosophi, J. Sperlingii, repertorum. Lipsiae, impensis
Johan. Barthol. Oehleri, excudebat Johan-Ericus
Hahnius, 1662.
[28] p. diagr. 7.5 ins.
> Book-plate of Iacobus de Rhatt.
> BM   SGC 1

In Fabii Columnae tractatum de purpura, studio suo
editum, annotationes quibus annexa est amplissimae,
atque ideo ab aliis indigestae relictae ostracologiae,
conveniens distributio, ad conclavia principum aut
aliorum, quoad hanc etiam naturae partem, accuratius
disponenda. Kiliae, literis Joachimi Reumanni, 1675.
In Columna (Fabius). Opusculum de purpura, 1674–5.

See Morhof (Daniel George). Stentor ὑαλοκλαστης,1682.

MALFI (Tiberio)
1534. Nuova prattica della decoratoria manuale, et
della sagnia; l'una a barbieri, et l'altra a chirugici
singolarmente necessaria, divisa in libri tre; nel primo
de quali si spiegano gli ornamenti dell'arte del barbiere,
& i precetti alla perfettione di essa appertinenti. Nel
secondo si dimostra la piena anatomia delle vene, che
si aprono: & ancho dell'arterie, & de nervi, & de
muscoli, che sagnando si ponno offendere, & i rimedij
di esse parti offese: & finalmente la retta amministra-
tione di tutta questa parte di chirugia. Nel terzo si da
l'uso prattico delle sanguisughe; delle scarificationi,
delle ventose; de cauterij; de vesicatorij; & della compositione di essi; & dell'applicatione de vivi aperti animali
per rimedio della testa. Opera composta con l'aiuto de
valenti anatomisti dello studio di Napoli ... con le
cose anatomiche; con nuovi instrumenti, & con le
operationi varie dell'artefice per vaghe figure evidente-
mente rappresentate. Napoli, Ottavio Beltrano, 1629.
[xxii] 192 p. illus. 10.5 ins.
> BM   SGC 2   Waller 6174   Wellcome 3999

MALPIGHI (Marcello) 1628–94
Appendix, repetitas auctasque de ovo incubato observa-
tiones continens ...
In Le Clerc (Daniel) *and* Manget (Jean-Jacques) *comps.*
Bibliotheca anatomica, 1685, Vol. 1, pp. 589–594. And
1699 ed., Vol. 1, pp. 735–739 [2nd seq.].

De cerebri cortice dissertatio.
In Le Clerc (Daniel) *and* Manget (Jean-Jacques) *comps.*
Bibliotheca anatomica, 1685, Vol. 2, pp. 321–325. Also
1699 ed., Vol. 2, pp. 82–86.

De externo tactus organo exercitatio epistolica ad
Jacobum Ruffum.
In Le Clerc (Daniel) *and* Manget (Jean-Jacques) *comps.*
Bibliotheca anatomica, 1685, Vol. 1. pp. 30–36. Also
1699 ed., Vol. 1, pp. 26–32 [2nd seq.].

De polypo cordis dissertatio.

In Le Clerc (Daniel) *and* Manget (Jean-Jacques) *comps.*
Bibliotheca anatomica, 1685, Vol. 2, pp. 119–126. Also
1699 ed., Vol. 1, pp. 957–963 [2nd seq.].
De pulmonibus. Epistolae duae, ad . . . Ioh. Alphonsum
Borellium.
In Le Clerc (Daniel) *and* Manget (Jean-Jacques) *comps.*
Bibliotheca anatomica, Vol. 2, 1685, pp. 127–133. Also
1699, ed., Vol. 1, pp. 664 [i.e. 964]–969 [2nd seq.].
De pulmonibus observationes anatomicae.
In Bartholinus (Thomas). De pulmonum substantia
& motu diatribe, 1663.

1535. De structura glandularum conglobatarum consi-
miliumque partium epistola, Regiae Societati Londini
ad Scientiam Naturalem promovendam, institutae, die
. . . Junii 1688 dicata. Lugduni Batavorum, apud
Petrum vander Aa, 1690.
[2] 3–16 p. 9·5 ins.
> *Bd. with his* Opera omnia, 1687.
> Waller 6199
De structura glandularum conglobatarum, consimi-
liumque partium ad Societatem Regiam Anglicanam
epistola . . .
In Le Clerc (Daniel) *and* Manget (Jean Jacques) *comps.*
Bibliotheca anatomica, 1699, Vol. 2, pp. 797–805.
De utero et viviparorum ovis dissertatio.
In Le Clerc (Daniel) *and* Manget (Jean-Jacques) *comps.*
Bibliotheca anatomica, 1685, Vol. 1, pp. 531–536. Also
1699 ed., Vol. 1, pp. 682–687 [2nd seq.].
Dissertatio epistolica de cornuum vegetatione, ad
clariss. Iacobum Sponium . . .
In Le Clerc (Daniel) *and* Manget (Jean-Jacques) *comps.*
Bibliotheca anatomica, 1685, Vol. 1, pp. 37–40. Also
1699 ed., Vol. 1, pp. 33–35 [2nd seq.].
Dissertatio epistolica de formatione pulli in ovo . . .
In Le Clerc (Daniel) *and* Manget (Jean-Jacques) *comps.*
Bibliotheca anatomica, 1685, Vol. 1, pp. 575–583. Also
1699 ed., Vol. 1, 724–731 [2nd seq.].
Exercitatio de hepate.
In Le Clerc (Daniel) *and* Manget (Jean–Jacques) *comps.*
Bibliotheca anatomica, 1685, Vol. 1, pp. 333–344. Also
1699 ed., Vol. 1, pp. 359–370 [2nd seq.].
Exercitatio de liene.
In Le Clerc (Daniel) *and* Manget (Jean-Jacques) *comps.*
Bibliotheca anatomica, 1685, Vol. 1, pp. 345–358. Also
1699 ed., Vol. 1, pp. 370–382 [2nd seq.].
Exercitatio de omento, pinguedine et adiposis ductibus.
In Le Clerc (Daniel) *and* Manget (Jean-Jacques) *comps.*
Bibliotheca anatomica, 1685, Vol. 1, pp. 58–68. Also
1699 ed., Vol. 1, pp. 60–70 [2nd seq.].
Exercitatio de renibus.
In Le Clerc (Daniel) *and* Manget (Jean-Jacques) *comps.*
Bibliotheca anatomica, 1685, Vol. 1, pp. 377–384. Also
1699 ed., Vol. 1, pp. 397–404 [2nd seq.].
Exercitatio epistolica de cerebro. Ad Carolum Fracas-
satum.
In Le Clerc (Daniel) *and* Manget (Jean–Jacques) *comps.*
Bibliotheca anatomica, 1685, Vol. 2, pp. 294–300. Also
1699 ed., Vol. 2, pp. 56–62.

Exercitatio epistolica de lingua ad J. Alphonsum
Borellium . . .
In Le Clerc (Daniel) *and* Manget (Jean-Jacques) *comps.*
Bibliotheca anatomica, 1685, Vol. 2, pp. 456–459. Also
1699 ed., Vol. 2, pp. 319–323.

1536. Opera omnia, figuris elegantissimis in aes
incisis illustrata. Tomis duobus comprehensa. Quorum
catalogum sequens pagina exhibet. Londini, apud
Robertum Littlebury, 1686–7.
[viii] 15 [4] 82 [ii] 35; [viii] 72 [iv] 44 [iv] 20, 144 p.
front. 119 pls. 14 ins.
> *Contents:* Vol. 1. Plantarum anatomes partem primam [with
> appendix, dated 1686: 'De ovo incubato' . . .]—Epistolas varias
> ad Oldenburgium & Sponium. Vol. 2. Plantarum anatomes
> partem secundam—Dissertat. epistolicas. I. De bombyce.
> II. De formatione pulli in ovo.—Exercitationes epistolicas. I.
> De cerebro. II. De lingua. III. De externo tactus organo. IV. De
> omento, pinguedine & adiposis ductibus.—Exercitationem
> anatomicam de viscerum structura.—Dissertationes de polypo
> cordis, & de pulmonibus, &c.
> Vol. 1 dated 1687, Vol. 2 1686. Imprint to Vol. 2. reads: Typis
> M.F. impensis R. Littlebury, R. Scott, Tho. Sawbridge, & G.
> Wells.
> BM   Dawson 4528   SGC 1   Wing M 343 & 344

1537. . . . Another ed. Londini, apud Robertum Scott
& Georgium Wells, 1686.
[viii] 15 [iv]; [ii] 35 [iv] 44; [iv] 20; [iv] 72 [iv] 52; [vi]
57–144 p. 120 pls. 14 ins.
> Osler 986   SGC 1   Waller 6201A

1538. Opera omnia, seu thesaurus locupletissimus
botanico-medico-anatomicus, viginti quatuor tractatus
complectens et in duos tomos distributus, quorum
tractatuum seriem videre est dedicatione absoluta.
Editio novissima, cum omnibus codicibus hactenus
publici juris factis collata, nunc primum elegantissima
methodo disposita, variis iconibus, ut & authorum
diversorum opusculis (materiam hanc spectantibus)
illustrata, quibus omnes editiones hactenus caruerunt,
notis marginalibus, amplissimis passim adaucta, crassis
emendata sphalmatis, & uberrimis illustrata indicibus,
tam capitum, quam rerum & verborum. Lugduni
Batavorum, apud Petrum vander Aa, 1687.
2 vols. in 1; [xiv] 170 [xxii]; [6] 7–379 [+37] p. 117 engr.
pls. 9·5 ins.
> *Contents:* Vol. 1. I. Anatomes plantarum idea.—II. Plantarum ana-
> tomes pars prima.—III. Plantarum anatomes pars secunda.—
> IV. Epistolae quaedam circa praemissos tractat. de anatome
> plantarum ultro citroque a Malpighio, & Oldenburgio scriptae,
> in quibus quoque observationum de ovo incubato, aliqua fit
> mentio. Vol. 2. V. Dissertatio epistolica de bombyce.—VI.
> Dissertatio epistolica de formatione pulli, in ovo.—VII.
> Epistolae quaedam, circa hanc de ovo dissertationem, aliaque
> ex occasione subnata argumenta, ultro citroque scriptae.—VIII.
> Appendix repetitas auctasque de ovo incubato, observationes
> continens.—IX. Antonius Felix Abbas Marsilius de ovis
> cochlearum, epistola, ad Marcellum Malpighium. X. Joh. Jac.
> Harderi epistolis aliquot, de partibus genitalibus cochlearum,
> generatione item insectorum ex ovo, ad prefatum Abbatem, &
> Lucam Shröckium fil.—XI. Exercitatio anatomica de cerebro,
> ad Carolum Fracassatum.—XII. Caroli Fracassati dissertatio
> epistolica responsoria de cerebro, ad Marc. Malpighium.—XIII.
> Exercitatio anatomica de lingua.—XIV. Carolus Fracassatus
> de lingua.—XV. Exercitat. anatomic. de externo tactus organo.
> —XVI. Dissertatio epistolica de cornuum vegetatione, utero,

viviparorum ovis, plantis &c.—XVII. to XXI. Exercitat.
anatom. De omento, pinguedine, & adiposis ductibus. De
hepate. De cerebri cortice. De renibus. De liene.—XXII.
Exercitatio epistolica de polypo cordis.—XXIII. Dissertationes
epistolicae de pulmonibus.—XXIV. Thomae Bartholini diatribe
de pulmonum substantia & motu.
BM   SGC 1   Waller 6202

1539.   Opera posthuma, figuris aeneis illustrata. Quibus
praefixa est ejusdem vita a seipso scripta. Londini,
impensis A. & J. Churchill, 1697.
[iv] 10, 110, 187 [+1] p. front. (port.) 20 engr. pls.
14 ins.

> *Contents include:* De structura glandularum conglobatarum
> consimiliumque partium, epistola. [Imprint: Londini, apud
> Richardum Chiswell, 1697.]—Magnae Societati Regiae Angli-
> canae Marcellus Malpighius s. p.—Domini Caroli Fracassati
> epistolae. D. Malpighio … Henricus Oldenburg … salutem.
> —Silvestro Bonfiliolo … Marcellus Malpighius s. p.—Versio
> epistolarum de italico in latinum sermonem ultro, citroque
> scriptarum, quae in hoc opere continentur. [Correspondence
> between Malpighi, G. A. Borelli, N. Stensen &c.]—Scrittura
> fatta l'anno 1664 dal Sig. Giovanni Alfonso Borelli sopra le
> opposizioni delli Sig. Finchio, e Fava [i.e. Baines] Inglesi.
> [Italian and Latin parallel text.]—Risposta all' opposizioni
> registrate nel Trionfo de Galenesti contro i filosofi, e medici,
> che modernamente sono stati inventori nel corpo humano d'
> alcune parti, e d'operazioni incognite à gl'antichi professori
> della medicina. Del dottor Placido Papadopoli. [Written by
> Malpighi, using the name of his pupil. Italian and Latin, in
> parallel columns.]—De recentiorum studio dissertatio epistolaris
> ad amicum [by G. G. Sbaraglia].—Morborum exitialium tyran-
> nica saevitia per annos nobilem mulierem dirimentium syntomia
> in medicam historiam redacta. A Johanne Baptista Gyraldo.
> [Separate t.-p.].—Risposta del dottor Marcello Malpighi alla
> lettera intitolata De recentiorum medicorum studio dissertatio
> epistolaris ad amicum. [Italian and Latin in parallel columns.]
> … Another copy *bd. with his* Opera omnia, 1686.
> Dawson 4528   Osler 987   SGC 1 TC III 6   Wing M 352

Opus posthumum in quo praeclarissimi autoris vita
continetur, ac pleraque quae ab ipso priùs scripta aut
inventa sunt confirmantur, & ab adversariorum objec-
tionibus vindicantur …
In Le Clerc (Daniel) *and* Manget (Jean Jacques) *comps.*
Bibliotheca anatomica, 1699, Vol. 1, pp. 42–123 [1st seq.]
Responsio ad epistolam, cui titulus est De recentiorum
medicorum studio dissertatio epistolaris ad amicum.
In Le Clerc (Daniel) *and* Manget (Jean Jacques) *comps.*
Bibliotheca anatomica, 1699, Vol. 1, pp. 9–41 [1st seq.].
See [Brunet (Claude).] Le progrès de la médecine, 1697.
Felix (Antonius). De ovis cochlearum epistola ad
Marcellum Malpighium … 1684.

Fracassati (Carlo). Dissertatio epistolica responsoria
de cerebro … ad … D. Marcellum Malpighium. [*In*
Le Clerc (Daniel) *and* Manget (Jean-Jacques) *comps.*
Bibliotheca anatomica, 1685, Vol. 2, pp. 301–320. Also
1699 ed., Vol. 2, pp. 63–82.]

MALUICINUS (Julius)
1540.   Utiles colectiones (!) medico-phisicae ad medi-
ciniae iriscios prolatae. Venetiis, apud Combi, & La
Noù, 1682.
[x] 444 [xv] p. 8·5 ins.
BM   Watt

MAMBINO *da Fabriano,* **MAMBRINO** *da Fabriano*
See Fabriano (Mambrino da)

MANARDI (Giovanni) 1462–1536
1541.   Epistolarum medicinalium libri viginti, denuo
nunc ad autographum haud sine fructu collati, & editi.
Eiusdem in Ioan. Mesue Simplicia & composita
annotationes & censurae, omnibus practicae studiosis
adeo necessariae, ut sine harum cognitione aegrotanti-
bus recte consulere nemo possit. Adiecto indice latino
& graeco, utroque copiosissimo. Basileae, apud Mich.
Isingrinium, 1549.
[xxii] 603 [i.e. 601] [+3] p. 12 ins.
   BM   SGC 2   Watt

1542.   Medicinales epistolae. Recentiorum errata, &
antiquorum decreta penitissime reserantes. Epistola
Huberti Barlandi ad medicinae apud Lovanienses
studiosam iuventutem. Index operi adiectus, quo prudens
lector vel primo gustu olfacit autoris studium. Argentorati, apud Ioannem Schottum, 1529.
[xvi] 129 [130–2] ff. 6·5 ins.
> *Bd. with* Benedetti (Alessandro). Anatomice. 1528.
> Waller 6209   Wellcome 4001

See Galen (Claudius). Ars medicinalis, Ioanne Manardo
interprete. [*In* Psellus (Michael). Pselli de victus ratione,
1529.]
Mesuë (Johannes) *the younger.* Opera quae extant omnia,
1562. And Opera … 1602.

MANCINI (Julio)
See Mercuriali (Geronimo). De decoratione liber …
A Iulio Mancino exceptus & in capita redactus, 1601.

MANCINIUS (Celsus)
1543.   De somniis, ac Synesi per somnia. [De] risu, ac
ridiculis. [De] synaugia Platonica. Ferrariae, apud
Victorium Baldinum, 1591.
[viii] 211 [ix] p. 8 ins.
> De risu ac ridiculis disputatio. pp. 101–146.
> De Synaugia Platonica pp. 147–211.
> Bullock Collection.
> BM   SGC 2   Wellcome 4005

MANDEVILLE (Bernardus de) *respondent,* 1670?–
1733
1544.   De chylosi vitiata. Lugduni Batavorum, apud
Abrahamum Elzevier, 1691.
[12] p. 9 ins.
> (Disp. med. inaug., Leyden, Wolferd Senguerd,
> praeses.)
> *Bd. with* Bidloo (Govert). Vindiciae quarundam delineationum
> anatomicarum. 1697.
> BM   SGC 1

MANELFI (Giovanni) *fl.* 1660
1545.   Responsio brevis ad annotationes Prosperi
Martiani Saxolensis, in commentationem Marsilii
Cagnati Veronensis, super aphorismo concocta 22.lib.1.
Hippocratis. Romae, apud haeredem Bartholomaei
Zannetti, 1621.
[viii] 71 p. 6·5 ins.
> Bookplate of D. de Superville on verso of t.-p.
> BM

MANELPHUS (Joannes)
See Manelfi (Giovanni)

MANFREDI (Paolo)
Novae circa aurem observationes.
In Le Clerc (Daniel) *and* Manget (Jean-Jacques) *comps.*
Bibliotheca anatomica, 1685, Vol. 2, p. 454. Also 1699
ed., Vol. 2, p. 273.

Novae circa oculum observationes.
In Le Clerc (Daniel) *and* Manget (Jean Jacques) *comps.*
Bibliotheca anatomica, 1699, Vol. 2, pp. 189–190.

MANGET (Jean-Jacques) 1652–1742
1546. Bibliotheca medico-practica sive rerum medicarum thesaurus cumulatissimus quo omnes prorsus
humani corporis morbosae affectiones tum artem medicam in genere, tum chirurgicam in specie, spectantes
ordine alphabetico explicantur. Et per curationes, consilia, observationes, ac cadaverum anatomicas inspectiones, tam hinc inde proprias, quam a variis, iisque
praestantissimis authoribus, veteribus & recentioribus
petitas, abundè imo & curiosè tractantur. Tomus
primus (-quartus). Genevae, sumptibus Joannis Anthonii Chouët, 1695–7.
4 vols.; [viii] 1230; [ii] 1162; [iv] 872; [2] 3–1133 p.
14·5 ins.

> Vols. 1 and 2 dated 1695, Vol. 3 1696, Vol. 4 1697.
> Imprint to vols. 3 and 4: Sumptibus Joan. Ant. Chouët et David
> Ritter.
> . . . Another set, 1695–8. Vol. 1, 1697; Vol. 2, 1695; Vol. 3,
> 1696; Vol. 4, 1698.
> BM   SGC 1

See Barbette (Paul). Opera omnia medica et chirurgica
. . . Opera et studio Joh. Jacob Mangeti . . . 1688.

Bonet (Théophile). Sepulchretum sive anatomia practica
. . . 1700.

Lanzoni (Giuseppe). Dissertatio anatomica de dentibus
ad Johan. Jacobum Mangetum . . . [*In* Le Clerc
(Daniel) *and* Manget (Jean jacques) *comps.* Bibliotheca
anatomica, 1699, Vol. 2, pp. 513–516.]

Le Clerc (Daniel) *and* Manget (Jean-Jacques) *comps.*
Bibliotheca anatomica. 1685. Also 1699 ed.

MANLIIS *de Bosco* (Johannes Jacobus de)
1548. Luminare maius: medicis raro matarijs necessarius. Lumen apothecariorum [Quirici de Augustis.]
admodum utilis. Item thesaurus aromatariorum [Pauli
Suardi] non minus utilis quam necessarius. Index
alphabeticus tam simplicium quam compositarum
medicinarum in calce uniuscuiusquam operis apponitur.
Cinthius ut totum radijs illuminat orbem illuminat
latebras sic medicina tuas. (Lugduni, impressum p.
Johannem moylin als de cambray, 1525.)
cxix [+cxx] xliiii; lv ff. 10 ins.

> Incipit: Joannis iacobi de manlijs de bosco Alexandrini super
> descriptiones antidotarij & practice divi Joannis Mesue &
> aliorum illustrium medicorum clarissima interpretatio incipit
> dicta luminare maius. Woodcut border to t.-p.
> Two clasps.
> SGC 2

MANLIO (Giacomo)
See Manliis *de Bosco* (Johannes Jacobus de)

MANNUCCIUS (Vincentius) *Perusinus, ed.*
See Vettori (Angelo). Medicae consultationes post
obitum auctoris in lucem editae a Vincentio Mannuccio
Perusino . . . 1640.

MANTEGARVIUS (Cyprianus) *ed.*
See Guarguante (Horatio). Responsa varia, ad varias
aegritudines, 1613.

MAPHAEUS (Johannes Petrus) *fl.* 1600
See Falloppio (Gabriele). Opera omnia, 1600. [Vol. 2
ed. by J. P. Maphaeus.]

MARANTA (Bartolomeo) *Venusinus, fl.* 1550
1549. Libri duo, de theriaca et mithridatio . . . italico
sermone scripti: in quibus velut in tabula quapiam,
vera haec antidota componendi ratio, breviter ob oculos
ponitur, omniaque simplicia (quorum in hisce antidotis
conficiendis usus est) solertissime examinantur. Nunc
primum opera D. Joachimi Camerarii . . . latina civitate
donati. Omnibus artis medicae professoribus, praecipue
vero pharmacopolis, apprime utiles ac necessarii . . .
Franc., haer. Chri. Egen., (impensis Adami Loniceri,
Joannis Cnipii, & Pauli Steinmeiers), 1576.
[x] 251 [+4] ff. 6·5 ins.

> Bd. *with* Petrus *Hispanus* [Pope John XXI]. Thesaurus paupe-
> rum . . . 1576.
> BM   SGC 1   Wellcome 4038

1550. Methodi cognoscendorum simplicium libri tres
cum indice copioso . . . Venetiis, ex officina Erasmiana
Vincentij Valgrisij, 1559.
[xxxvi] 296 p. 8·5 ins.

> BM   SGC 1   Waller 6237   Wellcome 4036

MARCELLINUS (Ioannes Petrus Ayroldus) *ed.*
See Valles (Francisco). Commentaria illustria, 1594.

MARCELLUS *Empiricus, fl.* 395 ?
De medicamentis liber.
In Medicae Artis Principes, 1567, pp. 239–241, cols.
242–414 [3rd seq.].

MARCHANT (Jacques)   –1601
1551. In Franc. Rosseti apologiam . . . declamatio.
Qua παράδοξον de caesareo partu impugnatur. Parisiis,
apud Nicolaum Delouvain, 1598.
[2] 3–47 [ii] 30, 3 p. 6 ins.

> Contains declamationes 1 and 3. Declamatio 2 is imperfect,
> wanting t.-p. and pp. 5–6. Note in MS. between declamationes
> 1 and 3: 'Nulla est, quod sciat, secunda Jacobi Marchant decla-
> matio, fortasse pro secundâ censetur Guillemaei declamatio . . .'
> [pp. 37–44].
> Bd. *with* Rousset (François). Dialogus apologeticus pro caesareo
> partu . . . 1590.
> BM

MARCHETTI (Domenico de) 1626–88
1552. Anatomia: cui responsiones ad Riolanum,
anatomicum Parisiensem, in ipsius animadversionibus

contra Veslingium additae sunt. Editio altera Patavina correctior. Hardevici, ex officinâ societatis typographicae, 1656.

[xvi] 289 [ii] p. 5·5 ins.

> Additional engr. t.-p.
> Waller 6241

MARCHETTI (Pietro de) 1593–1673
See Observations et Histoires Chyrurgiques . . . 1669.

MARCK (Johannes à) 1655–1731, *praeses*
See Leeuw (Joannes de) *respondent*. De catalepsi, 1695.

MARGARITA MEDICINE . . . 1509
See Tollat (Johann) *von Vochenberg*

MARGGRAFF (Christian) 1610–87
1553.   Prodromus medicinae practicae dogmaticae & verè rationalis. Superstructae circulari sanguinis motui, nec non principiis chemicis ac hypothesi Helmontianae & Sylvianae. Exhibens specimen methodi perquam facilis medendi plerisque corporis humani affectibus ope salium i.e. acidi & alcali. Sub tabellarum compendio propositus, & concinnatus . . . Editio secunda priori longe auctior & indice rerum instructa. Lugduni Batavorum, apud Cornelium Boutesteyn, 1685.

[xxviii] 173 [+7] p. 7·5 ins.

> Additional engr. t.-p.
> BM

MARIANO SANTO, *di Barletta*, 1489–c. 1550
Compendium in chyrurgia studiosis quibuscumque ipsam exercere volentibus longe utilissimum per Marianum Sanctum Barolitanuz (!) virum undecunque doctissimum nuperrime editus, magnaque diligentia castigatus.
In Vigo (Giovanni di). Opera Domini Joannis de Vigo in chyrurgia, 1530, fol. lii–lxxxvi [of part 2].

Compendium chirurgiae.
In Chirurgia, 1555, ff. 148r–170v.

Compendium chirurgicum in tres tractatus divisum quorum I. Est de apostematibus. II. de vulneribus. III. de ulceribus. Eiusdem tractatus de capitis laesionibus à chirurgo curandis. Libellus de calculo renum & vesicae, eiusque causis, signis & curatione. Libellus aureus de lapide vesicae per incisionem extrahendo. Et libellus de modo examinandi medicos chirurgos.
In [Chirurgia]. De chirurgia, scriptores optimi quique veteres et recentiores . . . per Conradum Gesnerum in unum volumen collecti. [*In* Uffenbach (Peter). Thesaurus chirurgiae, 1610, pp. 859–940.]

Compendio di cirugia.
In Vigo (Giovanni di). La prattica universale in cirugia, 1685, pp. 403–443.

Libellus aureus de lapide a vesica per incisionem extrahendo.
In Chirurgia, 1555, ff. 184r–195v.

Libellus de lapide renum & vesicae.
In Chirurgia, 1555, ff. 177v–183v.

Libellus de modo examinandi medicos chirurgicos.
In Chirurgia, 1555, ff. 196r–206v.

Liber de capitis laesionibus chirurgo curandis.
In Chirurgia, 1555, ff. 170v–177r.

MARIANUS SANCTUS, *Barolitanus*
See Mariano Santo *di Barletta*

MARINELLI (Curzio)
1554.   De morbis nobilioris animae facultates obsidentibus libri tres . . . Quibus accedit liber patefaciens Galenum, & omnes alios, qui post ipsum medicinam fecerunt, sive fuerint Graeci, sive Arabes, sive Latini, omnia, aut maiorem partem eorum, quae de his morbis pronunciaverunt, ab antiquioribus desumpsisse. Denique opusculum quoddam continens nonnullas controversias, inconstantias, atque admirationes in dictis Galeni adinventas. Venetiis, apud Iuntas, 1615.

[xv] 245; [viii] 50, [ii] 53–72 p. 8·5 ins.

> Separate t.-p.s for 1. De malis principem animam vexantibus ad mentem illorum, qui ante Galenum medicinam exercebant. 2. Controversiae inconstantiae, atque admirationes in dicti Galeni.
> BM   Haller vol. 2, p. 443   SGC 2

MARINELLI (Giovanni)
See Marinello (Giovanni)

MARINELLO (Giovanni)
1555.   Les maladies des femmes & remedes d'ycelles, en trois livres . . . Traduicts en françois & amplifiés par M. Jean Liebaud . . . Et en ceste derniere edition, reveus, corrigés & augmentés du tiers. Par Lazare Pe . . . Paris, chez I. Berjon, 1609.

[xxii] 863 p. illus. 7 ins.

> Engr. t.-p. Last 4 p. of contents and first 16 p. of text bound in before preface.

1556.   . . . Another copy. Bookplate of D. de Superville.
[xx] 923 [+18] p.

> Apparently a composite copy made from two editions, with a single sequence of pagination but duplicating certain sections of the subject matter:
> (1) Preface to p. 736. Published Paris, I. Berjon, 1609. Table of contents imperfect and differs at end from contents list in 1st copy.
> (2) p. 737 to end. Repeats pp. 675—to end of the Paris ed. Colophon: Rouen, Raphael, du Petit Val, 1610.
> BM   SGC 2   Waller 6256

See Hippocrates. De febribus liber ex commentarijs Ioan. Marinelli in lib. Hip. [*In* De Febribus, 1576, ff. 1–8r [1st seq.].]

Hippocrates. Opera, quibus addidimus commentaria Ioan. Marinelli, 1679.

MARINI (Andrea)
See Mesuë (Johannes) *the younger*. Opera quae extant omnia, 1562.

MARIOTTUS (Carolus)
1557.   De febribus tractatus cui breve, et utile opus, de putredine, crisibus, diebus criticis, coctione, & cruditate, ac sanguinem emittendi tempore, purgandique

in febribus corpora subnectitur. In quo item de correctione symptomatum, de febribus symptomaticis, de mulierum, puerorum, & convalescentium regimine perquam docte agitur. Theoricae, et praxi, philosophis medicisque omnibus ubique locorum degentibus valde proficuum, & maxime necessarium. Cum indice uberrimo. Secunda editio. Neapoli, typis haeredum Roberti Molli, expensis Io. Alberti Tarini, 1660.
[xii] 334 [xxii] p. 12·5 ins.

> *Bd. with* STEPHANUS (Johannes). Opera universa, 1653.

MARIUS (JOANNES) *Bollensis*
1558. J. F. Castorologia explicans castoris animalis naturam & usum medico-chemicum antidhac à Joanne Mario . . . labori insolito subjecta, jam vero ejusdem auctoris & aliorum medicorum observationibus luculentis ineditis, adfectibus omissis, & propria experientia parili labore aucta à Joanne Franco . . . Augustae Vindel., typis Koppmayerianis, impensis viduae Theophili Goebelii, 1685.
[xvi] 223 [1] p. 2 engr. pls. 6·5 ins.

> Additional engr. t.-p.
> BM   Osler 3333   SGC 2

MARKGRAAVE (CHRISTIAN)
See MARGGRAFF (Christian)

MARQUARD (JOHANN)   –1590
1559. [Practica medicinalis, nunc demum per P. U. in quatuor libros divisa, et ab omnibus mendis liberata. Huic in fine accesserunt Sebastiani Cortilionis . . . libri quinque institutionum chirurgicarum cum practica chirurgica ejusdem quatuor libros continente. Francofurti, typis N. Hoffmanni, 1610.]
[xxii] 705 [xxix] p. 6·5 ins.

> T.-p. missing. Title and imprint from SGC. Separate t.-p.s for 'De chirurgica institutione lib. V' (pp. 331–512) and 'Practica chirurgica' (pp. 513–705), the latter dated 1610. Last leaf of index imperfect.
> BM

1560. Practica theorica empirica morborum interiorum, a capite ad calcem usque, fere omnium . . . Studio et industria auditoris olim eius fidelissimè collecta, & in communem utilitatem medicinae candidatis communicata. Spirae, typis Bernardi Albini, 1589.
[xiv] 464 p. 6·5 ins.

> pp. 422–464: Lucae Ghini . . . morbi Neapolitani curandi ratio perbrevis.
> SGC 1   Wellcome 4082

MARTIANO (PROSPER) 1577–1622
1561. Magnus Hippocrates Cous Prosperi Martiani . . . notationibus explicatus. Opus desideratum. Romae, typis Iacobi Mascardi, 1626.
[viii] 618 [x] p. 13 ins.

> Epigram on Hippocrates in MS on t.-p. pp. 49–60 supplied in MS; pp. 385–386 torn.
> SGC 1   Wellcome 4086

See MANELFI (Giovanni). Responsio brevis ad annotationes Prosperi Martiani Saxolensis. 1621.

MARTINENGUS (CELSUS)
1562. De praevidendis morborum eventibus libri tres. Ad Carolum Emanuelem . . . Eiusdem de methodis commentarius, deque artium structura libellus. Venetiis, apud Ioan. Baptistam Somaschum, 1584.
[2] 3–95; [2] 3–38 [ii] p. 8·5 ins.

> Separate t.-p. for 'De methodis commentarius'.
> BM   SGC 2

MARTINI (IOANNES)
Variae lectiones.
In HIPPOCRATES. . . . Opera omnia quae extant, 1595. And 1657 ed.

MARTINI (MATTHAEUS)
1563. De morbis mesenterii abstrusioribus, [in] scholis medicorum hactenus praetermissis, nec scriptis veterum illustratis. Item [a]ffectionum hypochondriacarum, prioribus quodammodo affinium, historia & curatio. Lipsiae, [su]mptibus Casparis Closemanni, 1630.
[xvi] 365 [+41] p. 6·5 ins.

> BM   Dawson 4580   SGC 1   Wellcome 4091

See SENNERT (Daniel). De scorbuto tractatus, 1624.

MARTINIUS (HENRICUS)   –1675
1564. Anatomia urinae Galeno-spagyrica. Ex doctrina Hippocratis & Galeni nec non recentiorum, imprimis Theophrasti Paracelsi, & Leonhardi Thurnheuseri, aliorumque chymiatrorum principum scriptis adornata. Cui accessit ejusdem ars pronuntiandi ex urinis tam rationalis quam mechanica. Et Caesaris Odoni de urinis libellus posthumus. Francofurti, sumpt. Georgii Fickwirti, 1658.
[xxviii] 308 [xx] p. 1 fold. pl. 5 ins.

> Additional engr. t.-p. dated 1659. Separate t.-p. for work by Odonus.
> BM   SGC 1

MARTIUS (JEREMIAS)   –1585
Curationes et observationes medicae . . .
In WELSCH (Georg Hieronymus). Sylloge curationum et observationum medicinalium centurias VI . . . 1668.

See GREVIN (Jacques). De venenis libri duo . . . opera & labore Hieremiae Martii . . . 1571.

METRI (Nicolaus de). Artzney buch . . . durch Hieremiam Martium . . . verfertiget . . . 1582.

NONUS (Theophanus). De omnium particularium morborum curatione . . . editus & summa diligentia conversus per Hieremiam Martium, 1568.

MARZIANI (PROSPER)
See MARTIANO (Prosper)

MASCALL (LEONARD)   –1589
1565. The government of cattel. Divided into three books. The first, treating of oxen, kine and calves: and how to use bulls, and other cattel, to the yoke or fell. The second, discoursing of the government of horses, with approved medicines against most diseases. The third, discoursing the order of sheep, goats, hogs and dogs; with true remedies to help the infirmities

that befall any of them. Also, perfect instructions for taking of moals, and likewise for the monthly husbanding of grounds; and hath been already approved, and by long experience entertained amongst all sorts; especially husbandmen, who have made use thereof, to their great profit and contentment. London, printed for William Gilbertson, and John Stafford, 1662.
[vi] 307 [+2] p. 7 ins.

> Separate t.-p.s for the second and third books, dated 1661.
> BM   Wing M 903

MASCHURE (PETRUS HENRICUS) *respondent*
1566.   De humorum alteratione. Lugduni Batavorum, apud Abrahamum Elzevier, 1694.
[14] p. 8 ins.

> (Disp. med. inaug., Leyden, Charles Drelincourt, praeses.)
>
> *Bd. with* OEHMBIUS (Carolus Christianus) *respondent*. De acido primigenio, 1710.

MASSA (NICOLÒ)   −1569
1567.   Anatomiae liber introductorius, in quo quamplurimae partes, actiones, atque utilitates humani corporis, nunc primum manifestantur: quae a caeteris tam veteribus, quam recentioribus hucusque praetermissa fuerant. Opus sane omnibus medicinae, et philosophiae studiosis admodum utile. Venetiis, ex officina Stellae Iordani Zilleti, 1559.
[ii] 108 ff. 8·5 ins.

> Fol. 8–9 bound in between dedication and fol. 3. Colophon: Venetiis, in aedibus Francisci Bindoni, ac Maphei Pasini, socios, accuratissimae impressum, 1536.
> Waller 6298   Wellcome 4110

1568.   De morbo gallico liber, nostra hac tempestate admodum utilis: in quo omnes modi quibus sanari hic morbus possit, exquisitissime traduntur. Epistola etiam ad excellentissimum Thomum Cademustum in qua quamplurima leguntur, quae ad huius & aliorum morborum curationem faciunt. Venetiis, ex officina Stellae Iordani Zilleti, 1559.
50 [i] ff. 8·5 ins.

> Colophon: Venetiis, in aedibus Francisci Bindoni ac Maphei Pasini, socii, accuratissime impressum, 1536.
> *Bd. with his* Anatomiae liber introductorius, 1559.

Ex . . . medicinalium epistolarum libro, epistola xxvi. De balneis Calderianis, ad . . . dominum Vincentium Ricium . . .
In De BALNEIS, 1553, ff. 299ᵛ–302ᵛ [2nd seq.].

—*ed. and tr.*

See SORSANUS. . . . Avicennae vita. [*In* AVICENNA. Liber canonis, 1556, pp. viii–xi. *Also* 1595, 1608 eds., Vol. 1, pp. [viii–xi].]

MASSARD (JACQUES)
1569.   Panacée, ou discours sur les effets singuliers d'un remede experimenté, & commode pour la guerison de la pluspart des longues maladies; même de celles qui semblent incurables . . . Avec un traité d'Hypocrate de la cause des maladies, & de l'ancienne medecine, traduit en françois par l'auteur. Grenoble, chez l'auteur, 1679.
[xx] 151 [vi] 155–200, [xvi] 64 [viii] 71–115 [+13] p. 6 ins.

> T.-p. to 2nd part reads: Seconde partie du traité des panacées, ou des remedes universels. Avec un traité des abus de la medecine ordinaire . . . Et les avis de Vanhelmont sur la composition des remedes, traduits en françois par l'auteur. Grenoble, chez P. Fremon, et se vendent chez Louis Nicolas, 1680. Includes 'Lettre de Monsieur de Blegny, écrite a M. Massard sur son traitté des panacées'.
> BM   Watt

MASSARIA (ALESSANDRO) 1510–98
1570.   Opera medica: quibus methodus ac ratio cognoscendi et curandi totius humani corporis morbos, ad nativam genuinamque Hippocratis & Galeni mentem vere optimeque instituitur. Subiiciuntur tractatus quatuor utilissimi, de peste, de affectibus renum & vesicae, de pulsibus & de urinis: consilium pro febre catarrhali cum totius macie, ventriculi imbecillitate, mesenterij obstructione, moestitia & vigiliis: liber responsorum   &   consultationum   medicinalium. Accedunt postremo disputationes duae, una de scopis mittendi sanguinem, altera de purgatione in principio morborum, quam excipit additamentum apologeticum ad priorem. Omnia accurate recognita, et indicibus tum tractatuum, tum rerum notabiliorum illustrata. Lugduni, sumptibus Ioannis Amati Candy, 1634.
[viii] 865, [i.e. 849] [xxxiv] p. 15·5 ins.

> Bookplate 'Ex libris C. H. Fuchs'.

MASSARIA (DOMENICUS)
1571.   De ponderibus & mensuris medicinalibus libri tres. Ex graecis, arabicis et latinis rei medicae scriptoribus diligentissimè conscriptus, non medicis modò, sed omnibus literarum linguarumque studiosis perutilis futurus: ante annos 60 in Italia editus primùm: nunc verò ab innumeris mendis Conradi Gesneri opera repurgatus. Huic accedunt etiam alia quaedam eiusdem argumenti, quorum titulos post epistolas positos reperies: omnia studio Caspari Wolphii . . . in lucem data. Tiguri, apud Froschouerum, 1584.
[viii] 107 ff. fold. tab. 5·5 ins.

> BM   Waller 6304

MASTRICHT (PETRUS VAN)
See MAESTRICHT (Petrus van)

MASWIJAH AL-MARINDI
See MESUË (Johannes) *the younger*

MATHAEUS (JOHANNES)
See MATTHAEUS (Johannes)

MATHEWS (RICHARD)
1572.   The unlearned alchymist his antidote. Or a more full and ample explanation of the use, virtue and benefit of my pill. Entituled, an effectual diaphoretick, diuretick, purgeth by sweating, urine. Whereunto is added, sundry cures and experiences, with particular direction unto particular diseases and distempers. Also, sundry plain and easie receits, which the ingenious may prepare for their own health. Together with a precious pearl in the midst of a dunghil, being a true and faithful receit of Mr. Richard Mathews's pill, according to his own practice recorded in writing under his own hand

1659. Presented to the world by Mris. Anne Mathews amongst many sad complaints of wrongs done to her, and the commonalty, and her deceased husband. London, printed for Joseph Leigh, 1663.
[xii] 157 [ii] 102 [iv] p. 5·5 ins.

> Separate t.-p. for A Pretious pearl, separately paged. 2nd set of pagination: pp. 49–102 numbered 151–204. pp. 99–100 (201–202) missing.
> BM   Wing M 1291

MATHISIUS (CORNELIUS HENRICUS)
See MATHYS (Corneille [Henri])

MATHYS (CORNEILLE [HENRI])   −1575
See ACTUARIUS (Joannes) *Zachariae filius*. Medicus, sive de methodo medendi, libri VI. Cor. Henrico Mathisio Brugensi medico interprete. [*In* MEDICAE ARTIS PRINCIPES, 1567, cols. 139–336 [2nd seq.].]

MATTHAEOLUS (PETRUS ANDREAS)
See MATTIOLI (Pietro Andrea)

MATTHAEUS (JOHANNES) 1563–1621
1573. Centuria difficultatum medicarum tam jucundarum quam utilium; ex veterum & recentiorum medicorum libris erutarum, in quaestiones redactarum, & more scholastico breviter discussarum. Herbornae Nassoviorum, ex officina typographica Christophori Corvini, 1616.
[xvi] 304 [viii] p. 6·5 ins.

> Bookplate of Chr. Dan. Jung. M. et C. Dr.
> BM   SGC 1

See THEATRUM SYMPATHETICUM AUCTUM . . . 1662.

MATTHAEUS (THEOPHILUS) *respondent*
1574. De peste. Helmestadi, typis Henrici Davidis Mulleri, 1678.
[52] p. 8 ins.

> (Disp. inaug. med., in Academia Iulia, Hermann Conring, praeses.)
> Dissertation presented in 1659.
> BM

MATTHIOLUS (PETRUS ANDREAS)
See MATTIOLI (Pietro Andrea)

MATTHIS (JOHANNES CONRADUS) *respondent*
1575. De mania. Argentorati, typis Johannis Welperi, 1669.
30 [ii] p. 7·5 ins.

> (Disp. inaug. med., Strasburg.)
> BM   SGC 1

MATTIOLI (PIETRO ANDREA) 1500–1577
1576. De plantis epitome utilissima . . . Novis iconibus et descriptionibus pluribus nunc primum diligenter aucta, a D. Ioachimo Camerario . . . Accessit catalogus plantarum, quae in hoc compendio continentur, exactiss. Francofurti ad Moenum, 1586.
[v] 1003 [xxvii] p. illus. 8·5 ins.

> *Contents include:* Iter Baldi civitatis Veronae Montis, in quo mirabili ordine describitur montis ipsius, atque aliarum quarundam ipsum contingentium partium situs. Recensentur praeterea

quaedam insignes plantae, ac herbae ibi nascentes, quae usui medico plus caeteris conferunt. Recens in lucem editum ab . . . Francisco Calceolario Veronensi pharmacopola, in campanae aurae officina. Francofurti ad Moenum, 1586.
University History of Science Collection. Transferred from the Manchester Museum.
BM

1577. I Discorsi . . . nelli sei libri di Pedacio Dioscoride Anazarbeo della materia medicinale. Hora di nuovo dal suo istesso autore ricorretti, & in piu di mille luoghi aumentati. Con le figure grandi tutte di nuovo rifatte, & tirate dalle naturali & vive piante, & animali, & in numero molto maggiore che le altre per avante stampate. Con due tavole copiosissime spettanti l'una à ciò, che in tutta l'opera si contiene, & l'altra alla cura di tutte le infirmità del corpo humano. In Venetia, appreso Vincenzo Valgrisi, 1568.
[lxxviii; xcviii]; 1527 [+1]; [xi] p. illus. (col.) 14 ins.

> Last sequence of pagination comprises: 'Del modo di distillare le acque da tutte le piante, et come vi si possino conservare i loro veri odori & sapori.' Text of Dioscorides in Italian. Woodcut illus. coloured by hand. Port. mentioned in Wellcome missing.
> Wellcome 4135

1578. . . . 1573 ed.
[lxxxiv, xcvi] 971 [+1] p. engr. illus. 12·5 ins.

> University History of Science Collection (Bullock Collection copy).
> BM   Wellcome 4136

1579. Epistolarum medicinalium libri quinque. Pragae, in officina Georgij Melantrichij ab Aventino, ad instantiam Vincentij Valgrisij, 1561.
[xxii] 395 [i.e. 391] [+1] p. woodcut illus. 12 ins.

> Port. mentioned in other copies wanting. Woodcut coat of arms on verso of t.-p. Label on t.-p.: Ex bibliotheca Cardinalis & Principis â Dietrichstain.
> BM   Osler 3348   SGC 1   Wellcome 4150

1580. Historia plantarum. Earum imagines, nomenclatura qualitates, & natale solum. Quibus accessere simplicium medicamentorum facultates, secundum locos & genera, ex Dioscoride. Lugduni, apud Gabrielem Coterium, 1561.
[ii] 3–640; 229 [xxv] p. woodcut illus. 5 ins.

> [Edited by Antonius Pinaeus (Du Pinet).]
> Woodcut t.-p.
> Christie Collection.
> BM   Dawson 4593   Wellcome 4152

1581. . . . Secunda editio. Lugduni, apud viduam Gabrielis Coterij, 1567.
[ii] 3–640; 229 [xxv] p. woodcut illus. 5 ins.

> Woodcut t.-p.
> Christie Collection.
> BM   Wellcome 4153

1582. Opera quae extant omnia: hoc est, commentarii in VI libros Pedacii Dioscoridis Anazarbei de medica materia: adjectis in margine variis Graeci textus lectionibus, ex antiquissimis codicibus desumptis, qui Dioscoridis depravatam lectionem restituunt: a Casparo Bauhino . . . post diversarum editionum collationem infinitis locis aucti: synonymiis quoque plantarum et

notis illustrati: adjectis plantarum iconibus, supra
priores editiones plus quam trecentis (quarum quamplurimae hic primum describuntur) ad vivum delineatis.
De ratione distillandi aquas ex omnibus plantis: et
quomodo genuini odores in ipsis aquis conservari
possint. Item apologia in Amatum Lusitanum, cum
censura in ejusdem enarrationes. Epistolarum medicinalium libri quinque. Dialogus de morbo Gallico.
Cum locupletissimis indicibus, tum ad rem herbariam
tum medicamentariam pertinentibus. Editio altera.
Basileae, sumptibus Joannis König, 1674.
[cxxii] 1027 [xxii] [2] 3–236 [vi] p. illus. 14·5 ins.

Engr. t.-p. Engr. port. of Bauhin.
SGC 1   Waller 6324

MAUDEN (David van)   –1596
Bedieninghe der anatomien, dat is: maniere ende
onderrichtinghe om perfectelijck des menschen lichaem
t'anatomizeren, na de leeringhe Galeni, Vesallij,
Faloppij ende Aranti, achtervolghende de figuren ende
characteren oft letteren der anatomie Vesalij en Valverde,
van Plantino anno 1583 ende nu an. 1646 door Cornelis
Danckertsz int Nederlants ghedrukt. t'Amsterdam,
ghedruckt voor Cornelis Danckertsz, 1646.
[2] 3–101 [+2] p. engr. illus.
In Valverde di Hamusco (Juan). Anatomie, 1647.

MAURER (Joseph *or* Josias) *engr.*
See Casseri (Giulio). De vocis auditusque organis
historia anatomica, 1600–1.

MAURICEAU (François) 1637–1709
1583.   Traité des maladies des femmes grosses, et de
celles qui sont accouchées; enseignant la bonne &
veritable methode pour bien aider les femmes en leurs
accouchemens naturels, & les moyens de remedier à
tous ceux qui sont contre nature, & aux indispositions
des enfans nouveau-nés; avec une description tres-
exacte de toutes les parties de la femme qui servent à
la generation: le tout accompagné de plusieurs figures
convenables au sujet. Ouvrage tres-utile aux chirurgiens,
& necessaire à toutes les sages-femmes, pour apprendre
à bien pratiquer l'art des accouchemens. Troisième
edition. Corrigée par l'auteur, & augmentée de plusieurs
figures, & de toutes les plus particulicrcs obscrvations
touchant la pratique des accouchemens. Paris, chez
l'auteur, 1681.
[xvi] 515 [+21] p. engr. illus. tabs. 9·5 ins.

BM   SGC 1   Waller 6364

1584.   Traité des maladies des femmes grosses, et de
celles qui sont nouvellement accouchées, enseignant la
bonne & veritable methode pour bien aider les femmes
en leurs accouchemens naturels, & les moyens de
remedier à tous ceux qui sont contre nature, & aux
indispositions des enfans nouveaux-nés; avec une
description tres-exacte de toutes les parties de la femme
qui servent à la generation: le tout accompagné de
plusieurs belles figures en taille douce, nouvellement &
fort correctement gravées. Ouvrage tresutile aux
chirurgiens, & necessaire à toutes les sages-femmes
pour apprendre à bien pratiquer l'art des accouchemens.

Derniere edition. Corrigée par l'auteur, & augmentée
de quelques figures tres-convenables au sujet, & de plus
d'un tiers du discours contenant toutes les plus particulieres observations touchant la pratique des accouchemens, avec une ample table des matieres principales.
Paris, 1683.
[xviii] 437 [+27] p. 13 engr. pls. tabs. illus. 8·5 ins.

Additional engr. t.-p. dated 1682. Wanting pp. 67–70.
SGC 1   Waller 6365

See Peu (Philippe). La pratique des acouchemens.
Includes 'Reponse a l'avertissement [de M. Mauriceau]'
and 'Reponse de Mr. Peu aux observations particulières
de Mr. Mauriceau sur la grossesse et l'accouchement des
femmes', 1694.

MAUROCORDATO (Alexander) 1636–1711
1585.   Pneumaticum circulandi sanguinis instrumen-
tum: sive de motu & usu pulmonum, opusculum, ob
controversiam vehementer hactenus vexatam curiosis-
simum, admirabilem pulmonum structuram, exindeque
humano, caeterisque animantium sanguineorum corporibus, obvenientia emolumento, ponderatis autorum,
& principum philosophicae medicaeque reipublicae
utrinque rationum momentis, accuratè expendens;
assertoresque suos ab errorum tenebris, in veritatis
splendorem vindicare aptissimum. Lipsiae, apud Tobiam
Oehrlingium, typis Ioannis Philippi Andreae, 1682.
[viii] 181 [+2] p. 5·5 ins.

Watt

MAXWELL (William)
1586.   De medicina magnetica libri III. In quibus tam
theoria quam praxis continetur; opus novum, admirabile & utilissimum, ubi multa naturae secretissima
miracula panduntur, spiritus vitalis operationes hactenus
incognitae revelantur, totiusque hujus secretae artis
fundamenta firmissimis rationibus experientia fultis
ponuntur: philosophiae secretioris studiosorum gratia,
auctore Guillelmo Maxvello . . . Edente Georgio Franco
. . . Francofurti, sumptib. Joannis Petri Zubrodt, [1679].
[xxii] 200 [i] p. 5 ins.

T.-p. cropped. Date from SGC.
BM   SGC 1

MAY (Philippe)
See Mey (Philipp)

MAYER (Michael) 1568–1622
1587.   Civitas corporis humani, a tyrannide arthritica
vindicata: hoc est, podagrae, chiragrae, et gonagrae,
quae, velut tyranni immanissimi artus extremos obsident,
& excruciant, methodica curatio. Duobus auxiliis
potissimum instituta, ac deinde latius clarissimorum,
praesertim Germaniae, medicorum testimoniis comprobata, inque medicinae candidatorum gratiam atque
utilitatem concinnata & edita. Francofurti, impensis
Lucae Jennis, 1621.
[2] 3–216 p. illus. 6·5 ins.

. . . Another copy. (pp. 167–168 wanting.)
. . . Another copy. *Bd. with* Hofmann (Caspar). Variarum
lectionum lib. VI. 1619.
BM   SGC 1   Wellcome 3988

1588. Viatorium, hoc est, de montibus planetarum septem seu metallorum; tractatus tam utilis, quam perspicuus, quo, ut indice Mercuriali in triviis, vel Ariadneo filo in labyrintho, seu Cynosura in oceano chymicorum errorum immenso, quilibet rationalis, veritatis amans, ad illum, qui in montibus sese abdidit de rubea petra Alexicacum, omnibus medicis desideratum, investigandum, uti poterit. Oppenheimii, ex typographia Hieronymi Galleri, sumptibus Joh. Theodori de Bry, 1618.

138 p. illus. 8 ins.

> Bd. with FREITAG (Johann). Aurora medicorum Galeno-chymicorum, 1630.
> BM   Wellcome 3984

MAYERNE (*Sir* THEODORE TURQUET DE) 1573–1655

1589. La pratique de medecine de Theodore Turquet de Mayerne, Conseiller & premier medecin du Roy Charles II & de la Reine d'Angleterre. Avec le regime des femmes grosses. Et un traité de la goutte du même Auteur. A Lyon, chez Anisson & Posuel, 1693.

[xii] 552 [xliv] p. 7 ins.

> SGC 2   Waller 6370

1590. Praxeos Mayernianae in morbis internis praecipue gravioribus & chronicis syntagma, ex adversariis, consiliis ac epistolis, ejus, summâ curâ ac diligentiâ concinnatum. Londini, impensis Sam. Smith, 1690–6.

2 vols. [xxiv] 451 [xx]; [viii] [2] 3–283 [+5] p. 7.5 ins.

> Vol. 2 entitled Praxeos Mayernianae ex adversariis, consiliis ac epistolis ejus summa cura ac diligentia concinnatum syntagma alterum, quatuor tractatus continens: viz. I. De febribus. II. De morbis externis. III. De arthritide. IV. De lue venerea. Londini, impensis Sam. Smith & Benj. Walford, 1696. Ed. by his godson, Sir Theodore de Vaux. Wanting the 2 portraits noted in Waller. Last 5 p. catalogue of books published by Smith & Walford.
> . . . Another copy. Wanting ports. MS marginal notes.
> BM Osler 3355   SGC 1 (Vol. 1)   TC II 337 (Vol. 1)
> Waller 6371   Wing 1431; 1433

Rare secrets brought to light, which for many years were locked up in the breast of that most famous and learned physician, Sir Theodore Mayern . . ., in which are contained the sufficient testimonies of the renowned and happy successes of his management in his general practice on the greatest ladies of the court, and country, in the use of so publick a benefit, as that of the excellent art of midwifry. London, 1696.

[iv] 291–326 p. 6.5 ins.

In The COMPLEAT MIDWIFE'S PRACTICE ENLARGED, 1698. Also 1699 ed.

MAYNWARING (EVERARD) 1628–99

1591. Historia et mysterium luis venereae: utrumque concise abstractum et formatum ex seriis perpensionibus & criticis collationibus diversarum repugnantium opinionum, & contrariarum assertionum celebrium medicorum anglorum, gallorum, hispanorum & italorum, dissentientium scriptorum, conveniens argumentis & rationibus, traditam hactenus doctrinam de grandi hoc malo, & communem medicorum praxin illi superstructam, esse erroneam & non salutarem: solvens praeterea maxime dubias & arduas quaestiones, de abstrusa natura, difficili & deceptibili curatione popu-

laris hujus morbi, una cum animadversionibus super diversas methodos curationum praedictis nationibus in usu. Authore Eduardo Maynwaringio . . . Francofurti & Hamburgi, impensis Joannis Naumanni, & Georgii Wolffii, 1675.

[3] 4–176 p. 6.5 ins.

> Stamp of Faculté de Medecine de Strasbourg on verso of t.-p.
> . . . Another copy bd. with BOREL (Pierre). Historiarum et observationum metaphysicarum centuriae IV, 1676. Deaf Education Library.
> BM Osler 3357

1592. Ignota febris. Fevers mistaken in notion & practice. Shewing the frequent fatal consequents thereof. Herein transversing the dissenting new hypotheses of some late writers: and erroneous opinions, of antique authors. With remarks upon bleeding, blistering, juleps, and the Jesuits pouder, in fevers . . . London, printed by J. Dawks, and are to be sold by D. Brown, 1698.

[iv] 157 [+1] p. 7 ins.

> BM Wing M 1495

1593. The method and means of enjoying health, vigour, and long life. Adapting peculiar courses, for different constitutions; ages; abilities; valetudinary states; individual proprieties; habituated customs, and passions of mind. Suting preservatives, and correctives; to every person, for attainment thereof . . . London, printed by J. M. for Dorman Newman, 1683.

[xxviii] 211 [ii] 14 p. 6.5 ins.

> Last 14 p. 'A catalogue of such books that are printed for, and sold by William Crooke . . . London, 1683.'
> BM SGC 2   TC I 508   Watt   Wing M 1498

1594. The pharmacopoeian physician's repository. Accommodated with elaborate medicinal arcana's. Appositely serving to the whole practice of physick. Exhibited as an exemplar, for imitation and incitation, to the industrious professors in this faculty . . . London, 1670.

[2] 3–133 [iii] p. 6.5 ins.

> SGC 2   Watt

1595. Vita sana & longa. The preservation of health, and prolongation of life. Proposed and proved. In the due observance of remarkable praecautions. And daily practicable rules, relating to body and mind, compendiously abstracted from the institutions and law of nature . . . London, printed by J.D., 1670.

[viii] 160 p. 6.5 ins.

> Wing M 1520

MAYO; MAYOUWE (JOHN)
See MAYOW (John)

MAYOW (JOHN) 1640–79

1596. Opera omnia medico-physica, tractatibus quinque comprehensa. Quorum catalogum pagina post epistolam dedicatoriam exhibet. Editio novissima, figuris aeneis adornata. Hagae-Comitum, apud Arnoldum Leers, 1681.

[viii] 416 [xxiii] p. front. (port.) 7 pls. 6.5 ins.

Contents: Tract. I. De sal-nitro & spiritu nitro-aëreo. II. De respiratione. III. De respiratione foetus in utero & ovo. IV. De motu musculari & spiritibus animalibus. V. De rachitide. Front. is portrait of the author.
Partington Collection.
BM   SGC 1   Waller 6389

Tractatus de motu musculari et spiritibus animalibus. Obiter de motu cerebri: nec non de usu lienis et pancreatis.

In LE CLERC (Daniel) *and* MANGET (Jean-Jacques) *comps.* Bibliotheca anatomica, 1685, Vol. 2, pp. 564–583. Also 1699 ed., Vol. 2, pp. 554–573.

Tractatus de respiratione.

In LE CLERC (Daniel) *and* MANGET (Jean-Jacques) *comps.* Bibliotheca anatomica, 1685, Vol. 2, pp. 224–231. Also 1699 ed., Vol. 1, pp. 1057–1064 [2nd seq.].

Tractatus de respiratione foetus in utero, et ovo.

In LE CLERC (Daniel) *and* MANGET (Jean-Jacques) *comps.* Bibliotheca anatomica, 1685, Vol. 2, pp. 231–236. Also 1699 ed., Vol. 1, pp. 1064–1069 [2nd seq.].

1597.   Tractatus quinque medico-physici. Quorum primus agit de sal-nitro, et spiritu nitro-aereo. Secundus de respiratione. Tertius de respiratione foetus in utero, et ovo. Quartus de motu musculari, et spiritibus animalibus. Ultimus de rhachitide. Oxonii, e theatro Sheldoniano, 1674.

[xl] 335, 152 p. 5 fold. engr. pls. 7·5 ins.

Wanting plate 6. Separate t.-p.s for second and succeeding items. See note on Mayow in Osler.
. . . Another copy. University History of Science Collection. Bookplate of Edward Schunck.
BM   Madan 3015   Osler 3359   TC I 183   Waller 6392 Wing M 1537

MEARA (DERMOD) *fl.* 1610

Pathologia haereditaria generalis, sive de morbis haereditariis tractatus spagyricodogmaticus; in quo generalis eorundem morborum radix, natura, & therapeutica indicatio ex utriusque medicinae fontibus investigatur. Londini, typis J. Flesher, prostat venalis apud Octav. Pulleyn juniorem, 1665.
In MEARA (Edmund). Examen diatribae Thomae Willisii . . . 1665, pp. 241–315.

BM   Waller 6403   Wing M 1576

MEARA (EDMUND)

1598.   Examen diatribae Thomae Willisii, de febribus. Cui accesserunt historiae aliquot medicae rariores. Londini, typis J. Flesher, prostat venale apud Octav. Pulleyn juniorem, 1665.

[xiv] 155 [156–158] 159–240 [viii] 241–315 [+3] p. 6·5 ins.

Additional engr. t.-p.
BM   SGC 2   Waller 6404   Wing M 1577

MECHINGER (JOHANNES)

See WIDMANN [or MECHINGER or SALICETUS] (Johannes).

MEDELA MEDICINAE, 1665

See NEDHAM [or NEEDHAM] (Marchamont). Medela medicinae, 1665.

1599.   **MEDICAE ARTIS PRINCIPES,** post Hippocratem & Galenum. Graeci latinitate donati, Aretaeus, Ruffus Ephesius, Oribasius, Paulus AEgineta, Aetius, Alex. Trallianus, Actuarius, Nic. Myrepsus. Latini, Corn. Celsus, Scrib. Largus, Marcell. Empiricus. Aliique praeterea, quorum unius nomen ignoratur [Demetrius Pepagomenus]. Index non solum copiosus, sed etiam ordine artificioso omnia digesta habens. Hippocr. aliquot loci cum Corn. Celsi interpretatione. Henr. Stephani de hac sua editione tetrastichon . . . [Parisiis], excudebat Henricus Stephanus . . . Huldrichi Fuggeri typographus, 1567.

[viii] 346 cols. [13 p.] 347–768; 846; 186 cols. [3 p.] 187–238 [2 p.] 239–434, 697 cols. [4 p.] 866 cols. [cvii] p. illus. 13 ins.

Contents: Aretaei Cappadocis . . . de causis & signis acutorum morborum liber I (–II). [De causis & notis diuturnorum affectuum liber I (–II). De morborum acutorum curatione liber I (–II). De morborum diuturnorum curatione liber I (–II)]. Iunio Paulo Crasso Patavino interprete.—Ruffi Ephesii . . . de appellationibus partium corporis humani, libri III. Eiusdem tractatus de vesicae ac renum affectibus. Eiusdem fragmentum libri de medicamentis purgantibus. Horum librorum primus a Iunio Paulo Crasso latinitate donatus est reliqui autem duo ab alio.—Alexandri Tralliani de arte medica libri duodecim, Ioanne Guinterio Andernaco interprete.—Pauli AEginetae de re medica libri septem. Jano Cornario . . . interprete.—Cassii . . . medicae quaestiones & problemata. Adriano Junio Hornano . . . interprete.—Actuarii Zachariae filii de spiritu animali libri duo: prior de actionibus & affectibus spiritus animalis, posterior de spiritus animalis nutritione . . . Iulio Alexandrino Tridentino interprete. De differentiis urinarum liber . . . De iudiciis urinarum libri II. De causis urinarum libri II . . . De praevidentia ex urinis . . . [libri II]. Medicus, sive de methodo medendi, libri VI.—Nicolai Myrepsi . . . De compositione medicamentorum opus, in sectiones quadragintaocto digestum . . . a Leonharto Fuchsio . . . e graeco in latinum conversum . . . —De podagra libellus incerti autoris [Demetrius *Pepagomenus*], e graeco sermone in latinum a Marco Musuro versus. . . —Aurelii Cornelii Celsi de re medica libri octo . . . —Scribonii Largi de compositione medicamentorum liber.—Marcelli de medicamentis liber.—Q. Sereni Samonici de medicina praecepta saluberrima.—Q. Rhemnii Fannii . . . de ponderibus & mensuris liber.—Oribasii . . . opera, tribus tomis digesta, Joanne Baptista Rasario interprete.—Sexti philosophi Platonici liber de medicina ex animalibus, Gabriele Humelbergio . . . interprete.—Aetii . . . contractae ex veteribus medicinae tetrabiblos . . . per Ioanum Cornarium . . . latine conscripti.—Philareti . . . de pulsuum scientia libellus, Albano Torino . . . interprete.—Theophili . . . de exacta retrimentorum vesicae cognitione libellus, Albano Torino . . . interprete.—Hippocratis loci aliquot, quorum alios omnino & pene ad verbum, alios ex parte Celsus interpretatus est. 2 numbered columns to each page, except for the following pages which are paginated:—131–132, 701–751, [1st seq.], 239–241, 246–248 [3rd seq.]. Place of publication from Choulant (p. 408). SGC gives Frankfurt.
. . . Another copy. Deaf Education Library. Farrar copy.
BM   Brunet tome 3, p. 208   SGC 1   Waller 6417 Wellcome 4177

1600.   **MEDICI ANTIQUI GRAECI** Aretaeus, Palladius Ruffus, Theophilus: physici & chirurgi. Partim nunquam, partim antea, sed nunc auctiores editi. Omnes a Iunio Paulo Crasso . . . latio donati. Quibus accesserunt Stephanus Athen. & ipsius Crassi quaestiones medicae & naturales. Basileae, ex officina Petri Pernae, 1581.

[vii] 297 [+35]; 212 [xlv] p. 8 ins.

Contents: Aretaei Cappadocis de causis et signis acutorum morborum.—Hippocratis Coi de purgatoriis medicamentis libellus.

—Breves interpretationes sexti libri de morbis popularibus Hippocratis e voce Palladij Sophistae collectae.—Ruffi Ephesii de corporis humani partium appellationibus libri tres.—Theophili de corporis humani fabrica.—Quaestiones naturales et medicae a Junio Paulo Crasse Patavino editae.—Stephani Atheniensis explanationes in Galeni priorem librum therapeuticum ad Glauconem.—Scholia Augustini Gadaldini in Stephani Atheniensis explanationes.

BM   SGC 1   Wellcome 4179

MEDICINA CORPORIS . . . 1695
See [Tschirnhaus (Ehrenfried Walther von).] Medicina corporis . . . 1695.

MEDICINA MENTIS . . . 1695
See [Tschirnhaus (Ehrenfried Walther von).] Medicina mentis . . . 1695.

1601. **MEDICINA PHARMACEUTICA,** oft drôgh bereydende gheneeskonste; met besondere Aenmerckinghen op verscheyde misbruycken, die soo wel in de medecyne als chymie zyn voor-vallende: seer nut ende dienstigh, niet alleen voor de medecyns, apothekers, ende chirurgyns, maer oock voor alle de ghene, die de gheneesmiddelen moeten tot hunne ghesontheydt ghebruycken. Tot Brussel, by François Foppens, 1681.
[xxii] 1144 [xlii] p. 12·5 ins.

    Decorated t.-p. with portraits of Dioscorides and Andromachus and decorated initials.

MEDICINA SALERNITANA . . . Nova editio melior, & aliquot medicis opusculis (quae sequens pagella exhibet) auctior . . . Francofurti, excudebat Joannes Savrius, impensis Vincentii Steinmeieri, 1605.
See SALERNO, School of. Medicina Salernitana . . . 1605. Also 1612 ed.

MEDICUS LEGALIS . . . 1696
See BEHRENS (Konrad-Barthold). Medicus legalis, 1696.

MEDICUS ROMANUS servus sexaginta solidis aestimatus, 1681.
See [Boeckelmann (Johan Frederik).] Medicus Romanus servus sexaginta solidis aestimatus . . . 1681.

MEEK'REN (Job Janszoon van)   –1666
1602. Observationes medico-chirurgicae, ex belgico in latinum translatae ab Abrahamo Blasio, Ger. fil. medicinae studioso. Amstelodami, ex officina Henrici & viduae Theodori Boom, 1682.
[xvi] 392 [v] p. illus. 6 ins.

    Additional engr. t.-p.
    . . . Another copy. Deaf Education Library. Farrar copy. 6·5 ins. Ex libris Gulielmi Bates.
    BM   SCG 1   Waller 6434

1603. Rare und wunderbare Chyrurgisch-und Geneeszkünstige Anmerckungen wie solche vor fünff Jahren, und also kurtz nach seinem, des Authoris, tödtlichen Hintritt, auf vielfältiges Anhalten und Begehren, denen Kunstliebenden zu Gefallen, ans Liecht gegeben, nunmehro aber auch der Hochteutschen Nation zu Nutz getreulich übersetzt und zum Druck befördert. Durchgehends mit Kupffern gezieret, und

mit einem vollkommenen Register versehen. Nürnberg, in Verlegung Paul Fürstens, seel. Wittib und Erben, gedruckt daselbst bey Christoph Gerhard, 1675.
[xiv] 537 [+23] p. engr. front., illus. 6·5 ins.
    BM   SGC 1

MEERSCHE (Jason van der)
See PRATENSIS (Jason)

MEGERLIN (Amadeus), *ed.* and *tr.*
See SCHULTES (Johann). Armamentarium chirurgicum . . . 1665.

MEIBOM (Heinrich) 1638–1700, *ed.*
See KOBER (Thomas). Observationum medicarum Castrensium Hungaricarum decades tres, 1685.

MEIBOM (Heinrich) 1638–1700, *praeses*
See BEHRENS (Brandan Diderich) *respondent*. De aquae calidae potu, [1689].

BEHRENS (Brandan Diderich) *respondent*. De leniorum medicamentorum eximio usu, 1692.

ERYTHROPILUS (Henricus Christophorus) *respondent*. De phthisi, 1675.

HATTENBACH (Johann Salomon). De colica, 1674.

KREIENBERG (Justus Heinrich) *respondent*. De venae sectionis in variolarum curatione usu [1666].

NEUKRANZ (Johannes Antonius) *respondent*. De vulneribus lethalibus, 1674.

MEIBOM (Johann Heinrich) 1590–1655
1604. De [f]lagrorum usu in re veneria. Et lumborum renumque officio, ad v. cl. Christianum Cassium . . . Rarioris argumenti libellus. Lugd[uni] Batavorum, [1629]?
[2] 3–48 p. 5 ins.

    Date from Brunet. Watt notes an ed. of 1639 and Haller a quarto ed. of 1643.
    Bd. with Bartholin (Caspar) *the younger*. De ovariis mulierum, 1678.
    Dawson 4640 (c. 1630)   Waller 6448 (n.d.)

See HIPPOCRATES. Ορκος, sive jusjurandum. Recensitum, & libro commentario illustratum, a Joanne Henrico Meibomio, 1643.

MEIBOMIUS (Joannes Henricus)
See MEIBOM (Johann Heinrich)

1605. **MEINEKE** (Daniel Christoph) *respondent*
De peste. Helmestadii, typis George-Wolfgangi Hammii, [1682].
[3] 4–100 p. 8 ins.

    (Diss. inaug., Helmestadt, Günther Christoph Schelhammer, praeses.)
    Bd. with Justenius (Joannes Nicolaus). De colica, 1704.
    BM   Waller 6453

MELAMPODIUS
See MELAMPUS

MELAMPUS
De naevis corporis.
In MELETIUS. De natura structuraque hominis opus, 1552,
pp. 189–191.
Divinatio ex naevis corporis, ad regem Ptolemaeum.
Greek and Latin texts.
In CARDANO (Girolamo). Metoposcopia, 1658, pp. 222–
225.

MELANCHTHON (PHILIP)
See MELANTHON (Philip)

MELANTHON (PHILIP) 1497–1560
Laus formicae.
In DISSERTATIONUM LUDICRARUM ET AMOENITATUM,
scriptores varii. 1644, pp. 190–208; 1666, pp. 57–73.
Liber de anima.
In VIVES (Juan Luis). Ioannis Lodovici Vivis Valentini
de anima & vita libri tres, (1563), pp. 473–718.

MELETIUS
1606.   De natura structuraque hominis opus, Polemonis
Atheniensis insignis philosophi naturae signorum
interpretationis: Hippocratis de hominis structura.
Dioclis ad Antigonum regem de tuenda valetudine
epistola. Melampi de nevis corporis tractatus. Omnia
haec non prius edita. Nicolao Petreio Corcyraeo interprete . . . Venetiis, (ex officina Gryphij, sumptibus vero
Francisci Camotij & sociorum), 1552.
[viii] 191 [xxxi] p. 8 ins.
　BM　SGC 1　Wellcome 4191

MELICHIO (GEORGIO) *joint author*
See SANTINI (Giuseppe) *and* MELICHIO (Giorgio). Dispensatorium medicum . . . 1606.

MENABENUS (APOLLONIUS)
1607.   Trattato del grand' animale, o' gran bestia, cosi
detta volgarmente; & delle sue parti, e faculta; e di
quelle del cervo, che servono a medici. D'Apollonio
Menabeni medico, e filosofo & del medemo del cervo
rangifero, e del gulone: dalla latina tradotto nell'italiana
lingua da M. Costanzo Felici medico, & da lui aggiunto
in molti luochi. Et del medemo M. Costanzo delle
virtu, & proprieta del lupo. In Rimino, per Gio. Simbeni
& compa., 1584.
[xiv] 155 [+2] p. 6 ins.
　　Bullock Collection
　　BM

MENAPIUS (GULIELMUS) *Insulanus*   –1561
1608.   Encomium febris quartanae. Adiecta quoque est
eiusdem quartanae febris curandae exactissima ratio, ex
doctiss. tam graecorum quam latinorum atque arabum
monumentis deprompta. Basileae, (ex officina Ioannis
Oporini, 1542).
[viii] 86 [i] p. 5·5 ins.
　　Printer and date from colophon.
　　BM　SGC 1　Watt
Encomium febris quartanae.
In DISSERTATIONUM LUDICRARUM ET AMOENITATUM,
scriptores varii. 1644, pp. 474–518, 1666, pp. 203–244.

MENCIUS (BALTHASAR)
See FINCELIUS (Job). De peste tractatus, 1597.

MENGHI (GIROLAMO)
1609.   Flagellum daemonum, exorcismos, terribiles,
potentissimos, et efficaces, remediaque, probatissima,
ac doctrinam singularem in malignos spiritus expel-
lendos, facturasque, & maleficia fuganda de obsessis
corporibus complectens; cum suis benedictionibus, &
omnibus requesitis ad eorum expulsionem. Accessit
postremo pars secunda quae Fustis daemonum inscribitur. Quibus novi exorcismi, & alia nonnulla,
quae prius desiderabantur, superaddita fuerunt. Venetijs,
ex typographia Guerraea, 1593.
[xvi] 247; 102 [+2]; [xvi] 350 p. 6 ins.
　　Bullock Collection

MENTZ (CHRISTIANUS) *respondent*
1610.   De animi commotionum vi medica. Lipsiae,
literis Brandenburgerianis, [1700].
[48] p. 8 ins.
　　(Disp. med. inaug., Liepzig, Johann Wilhelm Pauli,
　　praeses.)
　　Bd with ADOLPHI (Christian Michael). De equitationis eximio usu
　　medico dissertatio, 1729.
　　BM

MENTZEL (CHRISTIAN) 1622–1701
1611.   Πίναξ βοτανώνυμος πολυγλωττος καθολικος.
Index nominum plantarum universalis, diversis terrarum
vel gentium linguis, quotquot ex auctoribus ad singula
plantarum nomina excerpi & juxta seriem A.B.C.
collocari potuerunt, ad unum redactus, characteribus
Latinorum, Graecorum & Germanorum maxime
per Europam usitatis conscriptus, & ita concinnatus,
ut plantarum genera, species, colorum & quarumvis
partium differentiae, quotquot eruditi ad hunc usque
diem adnotarunt, ordine legitimo inter se collocarentur:
citatis classicorum auctorum locis genuinis & correctis,
ab ipso Hippocrate ad nostri seculi usque botanicos vel
novissime exortos desumptis, adeo ut index hic minoris
lexici, nunquam non amplificandi, vicem praebeat. In
gratiam botanophilorum non tantum eruditorum, sed
etiam hortulanorum illiteratorum, ut nomina plantarum
recte scribere, pronunciare, suis usibus applicare, eoque
instar perpetui catalogi frui possent. Accessit in calce
indicis pugillus plantarum rariorum cum figuris aliquot
aeneis, & brevibus nonnullis descriptionibus, quarum
mentio in indice facta. Nec non pro editione hac nova
hujus anni 1696. Corollarium quarundam satis rariorum
plantarum Africae & orientalis Indiae, aliorumque in
prima editione non annotatorum, post pugillum cum
figuris aeneis coronidis loco insertum. Berolini, apud
Johann. Michael. Rüdigerum, 1696.
[xl] 331 p. 15 pls. 12·5 ins.
　　Additional engr. t.-p. with slightly different title.
　　Bd. with WIRSUNG (Christoph). Ein newes Artzney Buch, 1605.

MENTZEL (JOHANNES CHRISTIANUS)   –1718
1612.   De aegro melancholia hypochondriaca . . . Francofurti, ad Viadrum, ex officina Christophori Zeitleri,
1684.

[iv] 48 p. 7·5 ins.
(Diss. inaug., Frankfurt on Oder, Bernard Albinus,
praeses.)
BM

MERCADO (LUIZ DE) 1520–1600
De communibus mulierum affectionibus liber primus
(-quartus).
In SPACH (Israel). Gynaeciorum, 1597, pp. 803–1080
[2nd seq.].

1613. Libellus de essentia, causis, signis & curatione
febris malignae; in qua maculae rubentes similes
morsibus pulicum per cutem erumpunt. Cui accessit
consilium continens summam totius praedictionis &
curationis in eodem affectu. Basileae, per Conradum
Waldkirch, 1594.
[7] 8–203 [xix] p. 6·5 ins.
BM   Watt
Libri IIII. De morbis mulierum communibus, virginum,
viduarum, sterilium, praegnantium, puerperarum, &
nutricum.
Tomus IV of GYNAECIORUM, 1588.

1614. Opera omnia, medica & chirurgica, in quinque
tomos divisa . . . Relecta, emaculata, brevibus epitomis
ac indice donata [a Zacharia Palthenio . . . Cum praefatione ac encomio Joannis Hartmanni Beyeri . . .]
Francofurti, typis Hartmanni Palthenij, sumptibus
haeredum D. Zachariae Palthenij, 1619–29.
5 vols. in 3; [xxiv] 939; [x] 360 p., 361–384 cols., 385–
679 p., [xii] 449; [vi] 451–754 [lxxi]; [xvi] 165 [3] 169–
191 [3] 197–291 [xxix] [viii] 36 [viii] 100 [vi] p. woodcut.
illus. 13·5 ins.

  Contents: Vol. I. 1. De constitutione corporis humani.—2. De
sanitatis conservatione ac praecautione.—3. De morbis, eorum
signis, causis, symptomatibus, differentiis ac curatione.
  Vol. II. 4. De recto praesidiorum artis medicae usu.—5. De
febrium essentia, causis, differentiis, & dignotione.—6. De
pulsus arte & harmonia.—7. De morbi gallici natura & curatione.—8. De morbis haereditariis.
  Vol. III. 9. De capitis ac vicinarum partium morbis eorumque
curatione.—10. De pectoris, pulmonis & cordis [morbis
eorumque curatione].—11. De ventriculi & intestinorum
[morbis eorumque curatione.]—12. De iecoris, splenis, renum
& vesicae [morbis eorumque curatione].
  Vol. IV. 13. De mulierum passionibus, morbis & symptomatibus
agit.—14. De virginum & viduarum [passionibus, morbis &
symptomatibus agit.]—15. De sterilium & praegnantium [pas-
sionibus, morbis & symptomatibus agit.]—16. De puerperarum
& nutricum [passionibus, morbis & symptomatibus agit.]
  Vol. V. 17. Consultationes medicas.—18. Gravissimarum atque
difficilium & abditarum rerum disputationes, magni momenti
& usus.—19. Libros duos, de puerorum educatione, custodia,
& providentia: atque de morborum qui ipsis accidunt, curatione.
—20. Institutiones chirurgicas, & quae ad usum & examen
eorum, qui luxatoriam exercent artem, spectant: denique caput
de ossium fractura & curatione continet.
  Title from half-title; imprint from t.-p. to vols. 1–4. Vol. 2
dated 1619. Imprint on t.-p. of vol. 5: Francofurti, ex
officina Paltheniana, 1629. Imprint on separate t.-p. to 'Institutiones ad usum & examen eorum, qui luxatoriam exercent
artem': Francofurti, typis Hartm. Palthenij, sumtibus haeredum
D. Zachariae Palthenij, 1625. Imperfect; wanting pp. 195–196,
201–202 of Vol. 5.

MERCATUS (LUDOVICUS)
See MERCADO (Luiz de)

MERCHELL (JOHANNES MATTHAEUS) *respondent*
Exercitatio medica sistens ideam praescribendarum
formularum.
In ETTMÜLLER (Michael). Dissertationes medicae VIII
[i.e. IX]. [*In* ETTMÜLLER (Michael). Opera medica
theoretico-practica, Vol. 1, 1696, pp. 1771–1808.]

MERCKLIN (GEORG ABRAHAM) *the younger,* 1644–1700
1615. Sylloge physico-medicinalium casuum incanta-
tioni vulgo adscribi solitorum, maximeque prae
caeteris memorabilium decurias VI complectens. Cum
inspersis partim, partim subnexi: huc spectantibus
judiciis & curationibus. Cui loco mantissae accesserunt
I. Questio solemnis: an monstrosa varia illa excreta
revera in corpore fuerint, vel extrahantur? an vero
praestigiae doemonis sint, extra saltim talia in corporis
superficie ostentantis? II. Helmontii tract. de receptis
injectis: de injectis materialibus: de injaculatorum modo
intrandi. III. Laevin. Fischer de morbis magice per sagas
inductis naturaliter curandis. IV. Bartholom. Carrichteri
ratio medendi morbis ab incantatione dependentibus,
nunc primum latinitate donata. V. Collectanea & secreta
Myliana ad morbos magicos, maximam partem e
germanica in latinam linguam translata, & nunc
primum publicam in lucem emissa. Norimbergae,
impensis Johannis Ziegeri & Georgii Lehmanni, 1698.
[xliv] 192 [ii] 193–254 [xii] p. 7·5 ins.
  Separate t.-p. for the work by Carrichter.
  BM   SGC 1

1616. Tractatio med. curiosa, de ortu & occasu
transfusionis sanguinis, qua haec, quae sit e bruto in
brutum, a foro medico penitus eliminatur; illa, quae e
bruto in hominem peragitur, refutatur; & ista, quae ex
homine in hominem exercetur, ad experientiae examen
relegatur. Norimbergae, sumptibus Johannis Ziegeri,
typis Christophori Gerhardi, 1679.
[xx] 112 [xii] p. 6·5 ins.
  Engr. half title.
  BM   Dawson 4659   Osler 3384   SGC 1   Waller 6478
See LINDEN (Joannes Antonides van der). Lindenius
renovatus, . . . operata atque cura . . . a Georgio Abrahamo Mercklino, 1686.

PANDOLPHINUS (Josephus). Tractatus de ventositatis
spinae saevissimo morbo . . . revisus, correctus &
annotationibus . . . illustratus . . . a Georgio Abrahamo
Merclino, jun. 1674.

MERCLINUS (GEORGIUS ABRAHAMUS)
See MERCKLIN (Georg Abraham)

MERCURIALI (GERONIMO) 1530–1606
1617. Commentarii eruditissimi, in Hippocratis Coi
Prognostica, prorrhetica. De victus rat. in morbis
acutis, et epidemicas historias. Quibus accessere
tractatus luculentissimi, de hominis generatione vino &
aqua, balneisque Pisanis. A Marco Cornacchino ex ore
ipsius diligenter excepti, nunc primum in lucem editi,
cum indice locupletissimo. Francofurti, typis Ioannis
Saurii, impensis Ioannis Theobaldi Schönwetteri, 1602.

[vi] 848 [xxii] p. 12·5 ins.

> *Bd. with* MONTE (Giovanni Battista). Medicina universa . . . 1587.
> Haller v. 2, p. 171. Wellcome 4250 (slightly different imprint).

1618.   Consultationes et responsa medicinalia quatuor tomis comprehensa; postrema hac editione a Mundino Mundinio . . . annotationibus exornata: addita Mercurialis collegiandi (ut vocant) ratione. Adiecto duplici indice, altero rerum, altero verborum locupletissimo . . . Venetiis, apud Iuntas, 1624.
4 vols. in 1; [xvi] 148; [xxii] 186 [i.e. 150]; [xlviii] 230; [xii] 135 p. illus. 12·5 ins.

> Vols. 2 and 3 edited by Michaelis Columbus.
> Vol. 4 edited by Gulielmus Athenius.
> Bookplate of Ferd. Stecher v. Sebernitz.
> . . . Another copy.
> BM

1619.   De arte gymnastica libri sex: in quibus exercitationum omnium vetustarum genera, loca, modi, facultates, & quidquid denique ad corporis humani exercitationes pertinet diligenter explicatur. Editio novissima, aucta, emendata, authenticis & figuris Christophori Coriolani exornata. Amstelodami, sumptibus Andreae Frisii, 1672.
[viii] 387 [+41] p. illus. 7 pls. (fold.) 9 ins.

> BM   Osler 3388   SGC 1

1620.   De compositione medicamentorum tractatus, tres libros complectens; I. De compositione medicamentorum; II. De medicamentorum dosi; III. Medicamentorum componendorum rationem & methodum tradit. Eiusdem de oculorum, et aurium affectibus praelectiones seorsim editae. Omnia primum a Michaele Columbo . . . in lucem edita; nunc vero a mendis quam plurimis, quibus passim scatebant, vindicata; subiecto rerum & verborum indice. Francofurdi, apud Ioannem Wechelum, 1591.
[viii] 312; [2] 3–192 p. 7·5 ins.

> Separate t.-p. for 'De oculorum'.
> SGC 1

1621.   De decoratione liber non solum medicis, & philosophis; verum etiam omnium disciplinarum studiosis apprime utilis, ex Hieronymi Mercurialis . . . principem locum obtinentis explicationibus. A Iulio Mancino exceptus, & in capita redactus. [Ad . . . Ascanium Piccolhomineum . . .] Venetiis, apud Iuntas, 1601.
[viii] 44 ff. 8·5 ins.

> *Bd. with* MUNNIKS (Johannes). Cheirurgia, 1715.
> SGC 1   Waller 6481

1622.   De morbis cutaneis et omnibus corporis humani excrementis tractatus locupletissimi, variaque doctrina referti, non solum medicis, verum etiam philosophis magnopere utiles, ex ore Hieronymi Mercurialis . . . diligenter excepti, atque in libros quinque digesti. Opera Pauli Aicardii . . . Venetiis, apud Paulum & Antonium Meietos fratres, 1572.
[xix] 117 ff. 8 ins.

> Colophon: Venetiis, apud Gratiosum Perchacinum, 1571.
> Waller 6482   Wellcome 4233

De morbis muliebribus lib. IV. Caspari Bauhini medici opera nunc primum editi.

In GYNAECIORUM, 1586, tomus II, sect. 1, pp. 1–195. De morbis muliebribus, liber primus (-quartus).
In SPACH (Israel). Gynaeciorum, 1597, pp. 209–303 [2nd seq.].

1623.   In omnes Hippocratis aphorismos, praelectiones Patavinae. In quibus innumeri pene ipsius Hippocratis obscuriores loci, ac sententiae elucidantur, problemataque permulta abstrusiora facili methodo enodantur. Nunc primum a Maximiliano auctoris filio publici iuris factae: atque in postrema hac editione opera Pancracii Marcellini . . . notis marginalibus ditatae. Accessit ad calcem rerum ac verborum notabilium index copiosissimus. Lugduni, sumptibus Antonii Pillehotte, 1621.
[viii] 770 [xliii] p. 10 ins.

> Wellcome 4257

1624.   Opuscula aurea, & selectiora, in quibus praeter alia, quae ad praxim in re medica exercendam, & ad uberiorem eruditionem comparandam plurimum conferunt, gravissimae quoque theoriae difficultates passim enodantur, quaeque scitu dignissima sunt, ceu aphorismi in margine summa sedulitate notantur: accedit novum consilium de ratione discendi medicinam, aliasque disciplinas hactenus editum. Ad . . . Ioannem Stephanum . . . Venetiis, apud Iuntas, & Baba, 1644.
[lxxvi] 492 [4] 5–56 [4] 61–101 [+9] p. illus. 12 ins.

> *Contents:* De arte gymnastica, libri sex.—De morbis mulierum, libri quatuor [with separate t.p.]—De morbis puerorum, libri tres.—Variarum lectionum, libri sex.—Alexandri Tralliani epistola de lumbricis.—De pestilentia lectiones. [With separate t.-p.]—De maculis pestiferis.—De hydrophobia.—De venenis, ac morbis venenosis [with separate t.-p.]
> BM   Dawson 4663   Osler 3386   SGC 1

1625.   Praelectiones Patavinae, de cognoscendis, et curandis humani corporis affectibus: in quibus praeter alia, quae partim ad praxim in re medica exercendam, partim ad uberiorem eruditionem comparandam plurimum conferunt, gravissimae quoque theoriae difficultates enodantur. Olim inscio, et tanquam defuncto auctore editae, sed postea cum ex diversis exemplaribus, eodem permittente, ac annuente, tum ex ipsiusmet ore praemonstrante, atque dictante, recognitae, emendatae, & tertia parte auctae, opera, ac studio Guglielmi Athenii Bruxellensis: et hac postrema editione summa cum diligentia correctae, & genuino nitori restitutae. Venetiis, apud Iuntas, 1627.
[xxviii] 644 p. 12·5 ins.

> Incomplete; wanting pp. 547–548, 557–558.
> *Bd. with* AUGENIO (Orazio). De ratione curandi . . . 1598.
> SGC 1   Wellcome 4254

1626.   Praelectiones Pisanae . . . in epidemicas Hippocratis historias, non minus ad theoricam, atque practicam medicinam utiles, quam ob eruditionem iucundae. Nec non tractatus primo, de hominis generatione. Secundo, de balneis Pisanis. Tertio, de vino & aqua . . . Venetiis, apud Iuntas, 1597.
[xvi] 208, 56, 11 [iv] p. 12·5 ins.

> Bookplate of Ferd. Stecher v. Sebernitz.
> Dawson 4661   SGC 1   Wellcome 4249

1627. Variarum lectionum, in medicinae scriptoribus & alijs, libri sex. Ab auctore aucti & recogniti. Quibus adiecta sunt capita sex antea nunquam edita. Cum indicibus copiosissimis. Venetiis, apud Iuntas, 1588. [viii] 135 [xvi] ff. 9·5 ins.
> MS margi nal notes.
> BM   Wellcome 423 1

Von den Schwachheiten und Gebrechen der jungen Kinder.
In WIRSUNG (Christoph). Ein newes Artzney Buch, 1605, pp. 1–161 [2nd seq.].

See HIPPOCRATES. Opera quae extant . . . digesta . . . & scholijs illustrata a Hieron. Mercuriali . . . 1588.

MUENSTER (Johann). Discussio eorum quae ab Abrahamo Schopffio . . . Quibus duae accesserunt . . . argumenti . . . altera contra Hieronymum Mercurialem, 1603.

VAROLIO (Constanzo). Anatomiae . . . Libri IIII a Joan. Baptista Cortesio . . . nunc primum editi; ac V. C. Hieronymo Mercuriali . . . ab eodem nuncupati. Eiusdem Varolii & Hier. Mercurialis de nervis opticis . . . 1591.

MERCURIALI (MAXIMILIAN) *ed.*
See MERCURIALI (Geronimo). In omnes Hippocratis aphorismos . . . 1621.

MERCURIALIS (HIERONYMUS)
See MERCURIALI (Geronimo)

MERCURIALIS (MAXIMILIANUS)
See MERCURIALI (Maximilian)

MERCURII (GERONIMO) 1550–95
1628. La comare, o ricoglitrice . . . divisa in tre libri. Nel primo si tratta del parto naturale dell' huomo, e dell' officio della comare, che in esso è necessario. Nel secondo del parto praeter naturale, illegitimo, e vitioso, e di quei modi, con i quali può la comare aiutare cosi le madri, come le creature. Nel terzo delle principali infirmitadi, che accadono & alle impagliolate, & a i fanciulli, e de i rimedij loro. Al . . . Bartolomeo Malmignati . . . In Venetia, appresso Gio. Battista Cioti, 1596. 3 parts in 1 vol.; [xxviii] 99 [+1] ;[2] 3–126; [2] 3–124 p. illus. (woodcuts & engrs.) 8 ins.
> Separate t.-p.s for books 2 and 3, dated 1595.
> Imperfect; wanting pp. 9–10, 15–16.

1629. La commare o riccoglitrice . . . Divisa in tre libri. Ristampata, correta et accresciuta dall'istesso autore. Al clar. mo Sr. Ottavian Malipiero. In Venetia, apresso Gio. Bat. Ciotti, 1621.
[xxxvi] 363 [i.e. 367] p. illus. (woodcuts). 8 ins.
> Engr. t.-p. Separate t.-p.s to books 2 and 3, dated 1620.
> BM   SGC 1   Waller 6495

1630. La commare . . . Kindermutter, oder Hebammen-Buch, Worinnen von dem wunderbahren Werck der Empfängnisz, und Geburth eines Menschen; und was deroselben anhänget; wie sich ein Weib vor der Geburth; in der Geburth; und nach der Geburth zu halten; von dem ampt der Kindermutter, so wohl bey einer Rechten, und Natürlichen; als bey denen Bösen, Unrechten, und schweren Geburthen; von denen Zufällen, und Kranckheiten der Sechswöchnerin, so meistentheils auff eine schwere Geburth zu folgen pflegen; Ingleichen von den Kinder-Kranckheiten; und wie denenselben, und mit was vor Hausz- und Weiber-Mitteln, bey Entstehung eines Medici, soll, und kan gerathen werden, gehandelt wird. Darbey auch allerhand curiose, und anmuthige Sachen zu finden seynd. Welches aus dem Italiänischen in die Hochteutsche Sprache versetzet, an vielen Orthen vermehret, und mit denen Alten, auch etzlichen Neuen Kupffern verbessert hat Gottfried Welsch . . . Editio secunda, auctior & correctior. Wittenberg, in Verlegung D. Tobiae Mevii sel. Erben, und Elerd Schumachers, Druckts Matthaeus Henckel, 1671.
[xxxii] 844 [i.e. 836] p. 23 pls. 7·5 ins.
> Additional engr. t.-p.
> SGC 1   Waller 6496

MERCURIO (SCIPIONE)
See MERCURII (Geronimo)

MERCURIUS, *Trismegistus*
See HERMES *Trismegistus*

MERENDA (JOANNES PETRUS)
1631. Evacuandi ratio tribus in libris luculenter perstricta . . . (Basileae, excudebat Michael Isingrinius, 1547.)
[xxi] 203 [xlvi] p. 6·5 ins.
> Imprint from colophon.
> BM   SGC 1   Wellcome 4264

MERIAN (JOACHIMUS)
See LE BÖE (Franz de). Opera medica . . . Editio nova cui acce dunt casus medicinales . . . quos ex ore cl. Sylvii ca^{l}amo exce pit Joachimus Merian. 1695. Also 1698 ed.

MERLINGER (BARTHOLOMÄUS)
Kindspflegung.
See ROESLIN (Eucharius). Ehestandts Artzney, 1565, ff. 73–93.

MERMANN (THOMAS) *von Schönberg und Aufhofen,* [1559–1622] 1549–1612
1632. Consultationes ac responses medicae, à viris doctis hactenus diu multumque desideratissimae; nunc tandem opera et studio Francisci Ignatij Thiermairij . . . ex varijs manuscriptis hinc indè sparsis, magnâ diligentiâ, conquisitae: partim ex germanico & italico idiomate in latinum versae: partim in multis locis, annotationibus & remedijs succedaneis, auctae: omnes denique in eum, quem vides, ordinem, & libris octo distinctae. Opus omnibus praxin medicam exercentibus longe utilissimum. Accesserunt indices copiosissimi . . . Ingolstadii, typis & impensis, Joannis Philippi Zinck, 1675.
[xxxii] 559 [+13] p. 11·5 ins.

Additional engr. t.-p.
Portrait missing in this copy (space allocated on verso of p.
xxxii left blank).
BM   Dawson 4670   SGC 1

MERRET (CHRISTOPHER)
An account of freezing made in December and January,
1662.
In BOYLE (Robert). New experiments and observations
touching cold, 1683.

1633.   Pinax rerum naturalium Britannicarum, continens vegetabilia, animalia, et fossilia, in hac insula
reperta inchoatus. Londini, typis T. Roycroft, impensis
Cave Pulleyn, 1667.
[xxxii] 223 [+1] p. 6·5 ins.
> University History of Science Collection. Presented by Thomas
> Windsor.
> BM   Wing M 1840

MERRYWEATHER (JOHN)
See BROWNE (*Sir* Thomas). Religio medici, 1665.
(Preface by John Merryweather.)

MERY (JEAN) 1645–1722
1634.   Observations sur la maniere de tailler dans les
deux sexes pour l'extraction de la pierre, pratiquée par
Frere Jacques. Nouveau systeme de la circulation du
sang par le trou ovale dans le foetus humain, avec les
réponses aux objections qui ont été faites contre cette
hypothese. A Paris, chez Jean Boudot, 1700.
[viii] 120; [xxiv] x, 187 [ii] p. pls. 6·5 ins.
> Waller copy without publisher. SGC 1 copy with J.-L. Delorme
> publisher.
> BM   Osler 3393   Waller 6503

MESUË (JOHANNES) *the elder*, 777–837
Aphorismi Joannis damasceni.
In [ARTICELLA] 1502, sig. L 6ᵛ–M 2ᵛ.
Aphorismi.
In ARTICELLA . . . 1519, fol. xciii–xcvii.
Aphorismi Damasceni.
In BENEDETTI (Alessandro). Anatomice, 1528, ff. 106ᵛ–
111ʳ.
> According to Choulant, this could be the work of Serapion the
> elder, Serapion the younger or Mesuë the elder. Wellcome
> attributes it to Mesuë the elder.

Ex Ioannis Damasceni aphorismis exceptum.
In De BALNEIS, 1553, f. 438ᵛ [2nd seq.].
See LONITZER (Adam). De purgationibus libri III. Ex
Hippocrate, Galeno, Aetio & Mesue depromti, 1596.
PETRUS *de Abano*. Ex conciliatoris . . . differentiarum
libro, differentia . . . [de balneis . . . & ex eius additioni-
bus in Mesuem]. [*In* De BALNEIS, 1553, ff. 222ʳ–224ᵛ;
427ᵛ–429ᵛ [2nd seq.].]

MESUË (JOHANNES) *the younger*, 928–1015
Appendicula de condituris variis ex Ioanne Damasceno,
Albano Torino paraphraste.
In APICIUS (Caelius) . . . De re culinaria [&c.], Basileae,
1541, pp. 111–117. And in another ed. Lugduni, 1541,
pp. 100–105.

Ex Mesuae canonibus universalibus, et eius expositoribus, de balneis excerpta.
In De BALNEIS, 1553, ff. 422ᵛ–427ᵛ [2nd seq.].

1635.   De re medica, libri tres: Iacobo Sylvio medico
interprete. Parisiis, apud Christianum Wechelum, 1542.
[xvii] 350 p. 11·5 ins.

1636.   In antidotarium Joannis filii Mesue cum declara-
tione simplicium medicinarum, & solutione multorum
dubiorum, ac difficilium terminorum. Adiecto facillimo
atque copioso indice, necnon & receptario castigatissimo
cum suo repertorio. Opus sane quibuscunque tam medicinae studiosis, quam aromatariis, utile & necessarium.
(Venetiis, impressum per Bartholomaeum de Zannettis),
1543.
[lii] 328 p. 84 cols. [5] p. 11·5 ins.
> *Bd. with his* De re medica. 1542.
> SGC 2

Ioannis Manardi . . . annotationes in Ioannis Mesue
simplicia medicamenta: & primum quae sunt a Mesue
omissa.
In MANARDI (Giovanni). Epistolarum medicinalium
libri viginti, 1549, pp. 529–563.
Ioan. Manardi censura medicamentorum quorundam
compositorum, ex Ioannis Mesue Grabadino.
In MANARDI (Giovanni). Epistolarum medicinalium
libri viginti, 1549, pp. 565–603.

1637.   I libri di Gio. Mesue dei semplici purgativi, et
delle medicine composte, di molte annotationi e dichiarationi ornati, & illustrati. Con una ampia espositione
de' vocaboli men noti, & oscuri. E con la tavola di
tutto quello, che in essi libri si contiene. Nuovamente
per M. Giacomo Rossetto in miglior forma e dispositione
ordinati per piu commodo uso de' medici, e di speciali,
e d'altri. Venetiis, ex Bibliotheca Aldina, 1589.
[xvi] 364 [i.e. 362] [xliv] p. 5·5 ins.
> Colophon: In Venetia, appresso Gio. di Gara, 1589.
> Christie Collection. Syston Park copy.
> Renouard p. 242   Waller 6522

1638.   Opera de medicamentorum purgantium delectu,
castigatione, & usu, libri duo. Quorum priorem canones
universales, posteriorem de simplicibus vocant. Grabadin, hoc est compendij secretorum medicamentorum,
libri duo. Quorum prior antidotarium: posterior de
appropriatis vulgo inscribitur. Cum Mundini, Honesti,
Manardi, & Sylvii in tres priores libros observationibus,
quae vulgo cum his prodire consueverunt. His accessere
plantarum in libro simplicium descriptarum imagines
ex vivo expressae. Atque item Ioannis Costaei annotationes, tum quas in editione priori dedimus, tum praeterea novae aliae in postremas novem antidotarij
sectiones, quae desiderabantur. Reliqua vero, quae
cum Mesuae operibus exire solent, in aliud volumen
coniecimus, quod nomine supplementi in Mesuen
inscriptum est. Quae omnia accuratissime hac postrema
editione prodeunt emendata, & ab innumeris mendis,
& erroribus qui in superiori irrepserant, adhibita
doctorum hominum industria expurgata. Venetiis,
(apud Iuntas), 1602.
2 vols. in 1; [viii] 252; 278 [xii] ff. illus. 13 ins.

Contents include (in volume 2): Petri Apponi . . . supplementum in secundum librum compendii secretorum Mesuae.—Francisci de Pedemontium supplementum in secundum librum secretorum remediorum Ioannis Mesuae, quae vocant de appropriatis. —Antidotarium Nicolai cum expositionibus, et glossis . . . Ioannis Platearii.—Expositio Ioannis de Sancto Amando . . . supra antidotarium Nicolai.—Gentilis Fulginatis de proportionibus medicinarum solventium, & de modo investigandi complexiones earum, & ad sciendum convenientem dosim cuiuslibet medicinae huiusmodi.—Tractatus quid pro quo.—Synonyma.—Liber servitoris, id est liber 27. Bulchasim benaberazerin, translatus a Simone Ianuensi interprete Abraham Iudaeo Tortuosiensi. —Saladini de Asculo . . . compendium aromatariorum.—Albengnefit libellus, in quo de simplicium medicinarum, & ciborum virtutibus in generali, & speciali, brevissime, & ordinatissime pertractatur.—Apulei liber de ponderibus & mensuris, & signis cuiuscunque ponderis.—Iacob Alchindi . . . in suum de medicinarum compositarum gradibus investigandis libellum praef. —Cophonis tractatus de arte medendi, omnibus morborum curam auspicaturis apprime necessarius.—Summula morborum omnium, ac remediorum in hoc volumine contentorum. A Iacobo de partibus olim per ordinem alphabeti collecta, nunc multis mendis expurgata, & aucta.
BM

1639.   Opera divi Ioannis Mesue. Divi Ioannis Mesue medicorum evangelistae celeberrimi praeclara opera, non pauca artis medicae studiosis utilissima, scituque necessaria complectentia: quae non solum quam hactenus fuerint nuperrime castigatiora, verumetiam multo locupletiora (adiectis perque doctorum virorum commentarijs & additionibus) reddita sunt: ut candidissimo cuique lectori constabit, singulas tractatuum inscriptiones, quas congrua serie digestas proxime sequens pagina continet, dispicienti. Accessit his quae praescripta sunt diligenter contextus index, quo citra longae inquisitionis laborem dirigetur candidus lector, ad ea quae scire voluerit in promptu comperienda. [Parisiis?] 1541.
cccxxxv ff. 13 ins.

Contents: Canones universales divi Ioannis Mesuae de consolatione medicinarum simplicium, & correctione operationum earum, cum luculentissima expositione . . . Mundini de Lentijs. —Christophori Georgij de honestis Florentini in antidotarium Mesuae expositio clarissima.—Eiusdem Christophori tractatulus de aqua & ptisana ordeaca conficienda.—[Joannis nazareni filii Mesue grabadin medicinarum particularium.]—Petri Aponi . . . in librum Ioannis Mesuae fructuosae additiones.—Additiones perutiles . . . D. Michaelis a capella . . . in antidotarium Ioannis Mesuae. [Listed in the contents, but no text appears in the body of the work.]—Nicolai . . . antidotarium parvum expositionibus & glossis Platearij.—Ioannis de sancto Amando in idem Nicolai antidotarium admodum copiosa expositio.—De quid pro quo, id est de simplicibus in eadem operatione communicantibus assummatio.—Sinonymorum medicinalium, id est nominum idem medicinale significantium tractatus.—Bulchasis sive Servitoris . . . libellus medicinae studiosis utilitati non parvae futurus.—Saladini eximium aromatariorum compendium.—Antidotorum in Mesuae & Nicolai antidotarijs contentorum prior index per elementorum alphabeti seriem digestus.—Index alter, tabulave alphabetica seconda ad facilius & brevius sciendum medicinarum compositarum proprietates, & iuvamenta in antidotarijs Ioannis Mesuae, & Nicolai contentarum.—Cophonis tractatus de arte medendi, omnibus morborum curam auspicaturis apprime necessarius.—Gentilis Fulginatis de dosi medicinarum investiganda libellus.—Subtilissimus Abhenguefit de simplicibus medicinis libellus.—Egregius Apuleij . . . de ponderibus & mensuris libellus.—Alchindi . . . de medicinarum compositarum gradibus investigandis libellus. —Domini[ci] Archignanei de ponderibus, B mensuris libellus tres continens tractatus, qui ad praxim quam maxime necessarij sunt.

Woodcut border to t.-p. Place of publication added to t.-p. in MS.
BM has copy with imprint [Basle?].
SGC 2

1640.   Opera quae extant omnia. Ex duplici translatione: altera quidem antiqua, altera vero nova Iacobi Sylvij. Item authores omnes, qui cum Mesue imprimi consueverunt: quorum nomina, ac librorum titulos sequens pagina indicat. Accesserunt his annotationes in eundem Mesuen Ioannis Manardi, & Iacobi Sylvij. Adiectae sunt etiam nunc recens Andreae Marini Annotationes in simplicia cum imaginibus desideratis. Scholion item eiusdem in olea quaedam. Quae omnia maxima diligentia ab eodem Marino e vetustissimis exemplaribus sunt castigata. Venetiis, apud Vincentium Valgrisium, 1562.
[xviii] 479 ff. illus. (woodcuts) 13 ins.

Contents: Ioannis Mesuae de consolatione medicinarum simplicium & correctione operationum earum, canones. Cum duplici textus versione, altera quidem antiqua, cui Mondini de Lentijs expositio respondet, altera vero nova Iacobi Sylvij ad maiorem auctoris dilucidationem adiecta ff. 1–44. Mesue de simplicibus medicinis solutivis, cum duplici traductione, antiqua & Sylvij. Annotationes Ioannis Manardi super eisdem. Annotationes Iacobi Sylvij super eisdem. Annotationes Andreae Marini in simplicia cum eorundem imaginibus ff. 44–91. Mesue de medicinis compositis seu antidotarium cum duplici translatione, antiqua & Sylvii. Expositio Christophori de Honestis Florentini in antedictum opus. Annotationes Ioannis Manardi super eisdem. Annotationes Jacobi Sylvij super eisdem. Iacobi Sylvii expositio obscuriorem nominum qui sunt in antidotario Mesue. Andreae Marini scholion in olea quaedam. ff. 91–182. Eiusdem Christophori opusculum de sacellis, epythematibus & clysteribus. Eiusdem opusculum de aqua hordei & ptisana facienda. Compositiones aliquot ex. Gal. primo & quinto catageni quae nunc sunt in usu. ff. 183–184. Mesue de aegrit. partic. a capite usque ad pulmonem, numeri secundi. ff. 184–219. Petri Aponi Conciliatoris supplementem a membris nutritionis ad cor. ff. 219–229. Francisci Pedemontani supplementum ferme omnium quae Mesue proposuerat. ff. 229–366. Nicolai Praepositi antidotarium parvum. Platearii expositio in eundem. ff. 366–397. Joannis de Sancto Amando expositio & dubitationes [supra antidotarium Nicolai] ff. 397–435. Gentilis Fulginatis de complexione, proportione & dosi medicinarum ff. 436–438. De substitutis medicinis ex antiquis auctoribus, id est quid pro quo. ff. 439. Expositio quorundam nominum ad medicinam pertinentium [Synonyma] ff. 439–442. De proportione medicinarum liber XXIII Albucasis ff. 443–454^r. Instructio aromatariorum Saladini Aesculani ff. 454–466. De virtutibus simplicium medicinarum Abenguefit ff. 466^v–470^r. Apuleius de ponderibus & mensuris f. 470^v. De notis ponderum & mensurarum incerti auctoris f. 471^r. Alchindus de investigandis compositarum medicinarum gradibus ff. 471–475^r.
Colophon dated 1561.
The De simplicibus illustrated with 61 fine woodcuts of plants.
Partington Collection.
BM   Waller 6524   Wellcome 4283

See CHAMPIER (Symphorien). Castigationes . . . ac arabum medicorum Messuae, Serapionis . . . [1532].

METRI (NICOLAUS DE)
1641.   Artzney bůch . . . von vilen herrlichen, treflichen unnd biszher verborgenen Artzneyen, zů mancherley eusserlichen und innerlichen leibsgebrechen dienstlich. Von ihme erstlich vor vier unnd achtzig Jaren, ohngefehrlich, trewlich und mit hôchstem fleiss, und grosser mühe und arbeyt zusamen getragen. Jetzundt aber durch Hieremiam Martium . . . von newem ubersehen und in Truck verfertiget, allen Artzeten nicht allein

lustig, sonder auch notwendig zulesen . . . (Augspurg, gedruckt bey Michael Manger), 1582.
[xvi] 232 [xxiii] p. 6 ins.
> Waller 6529

METZGER (GEORG BALTHASAR)
See MEZGER (Georg Balthasar)

MEY (PHILIPP)
1642. Chiromantia medica. Hier is noch by-gevoeght een tractaet van de phisionomia; als mede een ander van de phisionomia; als mede een ander van de teeckenen die op de nagelen der vingeren verschijnen. s'Graven-Hage, gedruckt by Levyn van Dyck, 1665.
[xiv] [8] 9–111 p. 32 pls. 6 ins.
> Waller 6535

MEYBAUM (HEINRICH)
See MEIBOM (Heinrich)

MEYBAUM (JOHANN HEINRICH)
See MEIBOM (Johann Heinrich)

MEYER (JOHANN) *praeses*
See BUCHIUS (Paullus) *respondent*. Medicinae ideam generalem, 1689.

REDDEWITZ (Henricus Georgius) *respondent*. De revo catharticorum usu, 1697.

MEYSONNIER (LAZARE) 1602–72
1643. Theorie de la medicine d'une maniere nouvelle & tres-intelligible, [1673].
53 [+3] ; [xii] 12 [xxxii] p. illus. fold. diagr. 8·5 ins.
> Last 23 p. drawings of herbs and plants.
> *Bd. with* GUYON (Louys). Le cours de medecine en francois, 1673.

MEZGER (GEORG BALTHASAR)   –1687, *praeses*
See FRANCKE (Johann) *respondent*. De sterilitate muliebri, [1677].

PLANER (Andreas) *respondent*. Anatomen dentium human-[orum] . . . examini submittit Andreas Planer, [1685].

RAITH (Johannes Ulricus) *respondent*. Thesium chiriatricarum sylloge V. De fonticulis, 1675.

MICHAELIS (JOHANN) 1606–67
1644. Opera medico-chirurgica quotquot innotuerunt omnia. Ejus nempe I. Praxis clinica generalis ad Jonstoni ideam occupata circa affectus corporis humani universales, particulares & chirurgicos. II. Praxis clinica specialis casibus XXVI, subitaneis monita praxeos generalia ad aegri lectum applicare docens. III. Apparatus formularum, seu annotationes in Morellum de praescriptione formularum. IV. Ordo visitandi officinas, libellus oppido rarus cum annexis regulis pharmaceuticochymicis. Accedit in fine V. Clavis ad authoris polychresta, h.e. descriptio medicamentorum . . . D. Michaelis quondam in secretis habitorum. Norimbergae, sumptibus Johannis Hofmanni, typis Johannis Michaelis Spörlini, 1688.
[xiv] 647 [i.e. 747] [+26] p. front. 8 ins.
> . . . Another copy.
> BM   SGC 1

Regulae circa modum pharmacopolia visitandi observandae.
In PORTATILE MEDICUM se regularum pharmaceuticarum atque chymicarum centuria . . . 1680, pp. 33–44.

See HARTMANN (Johann). Praxis chymiatrica, 1682.
And his Opera omnia medico-chymica . . . 1684. Vol. 1. Praxis chymiatrica. [Ed. J. Michaelis].

SCHULTZ (Godofredus). Dissertatio pharmaceuticotherapeutica de natura tincturae bezoardicae D. Johannis Michaelis, 1678.

SCHULTZ (Godofredus). Scrutinium cinnabarinum . . . Nec non specifici cephalici . . . D. Johann Michaelis . . . 1680.

SFORZIA (Nathanael). Der sichere und Geschwinde Artzt . . . 1684.

MICHAELIUS (JOHANNES) *Hornanus*
1645. [De oculo, seu de natura visus libellus. Accedunt dialogus de aeternitate, & quaedam poematia ejusdem auctoris.] [Durdrechti, 1645.]
68 ff. 6 ins.
> Incomplete: Starts at signature K and contains "Poematia quaedam" only. Title from BM, imprint from dedication.
> *Bd. with* FINCELIUS (Job). De peste tractatus, 1597.
> BM   SGC 1

MICHALORIUS (BLASIUS)
1646. Tractatus de coeco, surdo, et muto . . . in quo ipsorum miseria, quid scire, atque addiscere possint, quos contractus celebrare, num Magistratus gerere, an in ultimis voluntatibus disponere, et plura alia huiuscemodi secundum germanam variarum legum, ac Imperatorum constitutionum, quae adinvicem pugnare videntur, intelligentiam, subtiliter discutiuntur. Venetiis apud Guerilios, 1646.
[viii] 152 [xxi] p. 9 ins.
> Double column text.
> Deaf Education Library. Farrar copy.
> BM   Guyot p. 48   SGC 2   Waller 6548

MICHELSPACHER (STEPHEN)
See SPACHER (Stephen Michel)

MILAN (DANIEL DE) *respondent*
1647. De paralysi. Ultrajecti, ex officina Johannis Ribbii, 1678.
[8] p. 8 ins.
> (Disp. med. inaug., Utrecht, Gerardus de Vries, praeses.)
> *Bd. with* AVEMANN (Joannes Christophorus) *respondent*. De medico eleemosynario publico, 1695.

MINDERER (RAYMUND)   –1621
1648. Aloedarium marocostinum. Augustae Vindelicorum, (apud Christoph. Mangium), 1616.
[xxvi] 235 [+7] p. 6 ins.
> Engr. t.-p. Printer from colophon.
> BM   SGC 1   Wellcome 4328

1649. De pestilentia liber unus veterum et neotericorum observatione constans. (Augustae Vindelicorum, apud Andream Aperger), 1619.

[xvi] 402 [cxxv] p. 6 ins.
> Publisher and place of publication from colophon. Engr. t.-p.
> BM   SGC 2   Wellcome 4330

1650. Medicina militaris: or, a body of military medicines experimented by Raymundus Mindererus; Englished out of High-Dutch. London, printed by William Godbid for Moses Pitt, 1674.
[ii] 152 [xii] p. 7 ins.
> *Bd. with* BARBETTE (Paul). Thesaurus chirurgiae, 1676.
> BM   SGC 1   TC I 169   Wing M 2189

1651. ...Another edition. London, printed for Charles Shortgrave, 1686.
[iii] 119 [+8] p. 6·5 ins.
> *Bd. with* BARBETTE (Paul). Thesaurus chirurgiae, 1687.
> BM

1652. Threnodia medica seu planctus medicinae lugentis. (Augustae Vindelicorum, excudebat Andreas Aperger), 1619.
[xlviii] 597 [+18] p. 6 ins.
> Publisher and place of publication from colophon. Engr. t.-p
> BM   Osler 5149   SGC 1   Wellcome 4332

MINGELOUSAULX (SIMON) *tr.*
See GUY *de Chauliac*. La grande chyrurgie ... [1672].

MINI (PAOLO)
1653. Avvertimenti, e digressioni sopra'l discorso della nobiltà di Firenze, e de Fiorentini. In Firenze, per Domenico Manzani, 1594.
[vii] 54 ff. 6 ins.
> Bullock Collection
> BM

1654. **MISCELLANEA CURIOSA MEDICO-PHYSICA ACADEMIAE NATURAE CURIO-SORUM** sive ephemeridum medico-physicarum Germanicarum curiosarum annus primus (-secundus) anni scilicet MDCLXXmi (-MDCLXXI) continens celeberrimorum medicorum in & extra Germaniam observationes medicas & physicas, vel anatomicas, vel botanicas, vel pathologicas, vel chirurgicas, vel therapeuticas, vel chymicas. Praefixa epistola invitatoria ad celeberrimos medicos Europae. Lipsiae, sumpt. Viti Jacobi Trescheri, bibliopol. Wratislav.; typis Johannis Baueri, 1670–1.
2 vols.; [xx] 344, 40 [iv] ; [lxxii] 480 [481–2] [xxvi] 35 [+21] p. illus. 19, 39 pls. 8 ins.
> Bookplate of John Plumptrel.
> Additional engr. t.-p. to each vol.
> Vol. 2 has front. port. of Joh. Laurent Bausch.
> Title to vol. 2 reads: Miscellanea curiosa medico-physica Academiae naturae curiosorum ... Praemissa succincta narratio ortus & progressus Academiae naturae curiosorum cum legibus societatis, & nominibus collegarum. Jenae, sumptibus Esaiae Fellgibeli, bibliopolae Wratislav.; typis Samuelis Krebsii, 1671.
> 40 p. with separate t.-p. at end of vol. 1 entitled:—Observationes de viperis Francisci Redi ... At end of vol. 2: Appendix seu addenda curiosa omissorum ad annum primum ... Cui accessit index anni primi. Wratislaviae, sumptibus Esaiae Fellgibelii.
> Deaf Education Library. Farrar copy.
> ... Another copy. Deaf Education Library. Vol. 1 (1670) only.

[xviii] 344, 40, 35 [+21] p. 16 pls. Wanting engr. t.-p. but including appendix and index to vol. 1.
> Waller 6564

1655. **MISCELLANEA MEDICO-PHYSICA ACADEMIAE NATURAE CURIOSORUM GERMANIAE** in quibus plurimae et novae observationes, medicae, chirurgicae, anatomicae, therapeuticae, physicae, chymicae, & botanicae, continentur. Cum figuris aeneis. Parisiis, apud Ludovicum Billaine, 1672.
[xii] 16, 17–32 [8 p.], 33–335 p. 10 fold. pls. 9 ins.
> BM   Waller 6565

1656. **MISCELLANEA CURIOSA MEDICO-PHYSICA ACADEMIAE NATURAE CURIO-SORUM,** sive ephemeridum medico-physicarum Germanicarum annus quartus et quintus anni MDCLXXIII & MDCLXXIV continens celeberrimorum virorum tum medicorum tum aliorum eruditorum in Germania & extra eam observationes medicas, physicas, chymicas, accessit appendix, in qua non nulla lectu haut indigna aut ingrata occurrent. Francofurti & Lipsiae, sumptibus Johannis Fritzschii, 1676.
[viii] 315 [+16] p. illus. 24 pls. (fold.). 8·5 ins.
> BM   Waller 6564

MIZALDUS (ANTONIUS); **MIZAUD** (ANTOINE)
See MIZAULD (Antoine)

MIZAULD (ANTOINE) 1520–78
1657. Memorabilium, utilium, ac iucundorum centuriae novem, in aphorismos arcanorum omnis generis locupletes, perpulchre digestae ... Lutetiae, apud Federicum Morellum, 1566.
[xvi] 136 ff. 6 ins.
> Wellcome 4362

MOCHINGER (GEORGE) *praeses*
1658. Compendium institutionum medicarum Danielis Sennerti ... disputationibus XVII in illustri Academia Lipsiensi propositum. Multo quam antea emendatior, & indice auctior. Parisiis, apud Nicolaum de la Vigne, 1631.
[viii] 532 [xii] p. 5·5 ins.
> Imperfect; pp. 237–239 missing.
> BM

MOEBIUS (GOTTFRIED) 1611–64
1659. Anatomia camphorae, ejus originem, qualitates, praeparationes chimicas, ac vires, quas in omnibus fere totius humani corporis morbis instar panaceae cujusdam praestat, nec non in aliis rebus usum succincte exhibens. Jenae, impensis Joh. Ludovici Neuenhahnii, charactere Sengenwaldiano, 1660.
[viii] 104 p. 7·5 ins.
> BM   SGC 1

MOEBIUS (JOHANNES)
1660. De longaevis. Lipsiae, literis Kolerianis, [1689].
[48] p. 8 ins.
> (Disp. inaug., Leipzig.)
> *Bd. with* JUSTENIUS (Joannes Nicolaus). De colica, 1704.

MOELLENBROCK (VALENTIN ANDREAS)   –1675
1661.   De varis seu arthritide vaga scorbutica tractatus. Editione altera auctior & emendatior. Additis in fine indicibus capitum, autorum, rerum & verborum ... Lipsiae, sumptib. Joh. Grossii & socii, typis Christiani Michaelis, 1672.
[xvi] 284 [lxv] p. 7 ins.
> Additional engr. t.-p.
> BM   Dawson 4759   SGC 1

MÖLLER (JACOBUS)
1662.   Discursus duo philologico-juridici, prior de cornutis, posterior de hermaphroditis, eorumque jure, uterque ex jure divino, canonico, civili, consuetudinibus feudorum, variisque historiarum monumentis, rerumque antiquarum scriptoribus, privata industria, horis otiosis congestus. Francofurti, typis Christoph. Andreae Zeitleri, 1692.
[viii] 214 p. 9 ins.
> Christie Collection.
> BM

MOESER (ZACHARIAS) *respondent*
1663.   De natura contagii eiusque effectibus ... Ultrajecti, typis Appelarianis, 1682.
[19] ff. 7·5 ins.
> (Diss. inaug. Utrecht, Petrus van Mastricht, praeses.)
> BM

MOHY (HENRI) *fl.* 1620–1654
See DEUSING (Anton). Sympathetici pulveris examen ... 1662.

THEATRUM SYMPATHETICUM AUCTUM ... 1662.

MOHYUS (ERYCIUS)
See MOHY (Henri)

MOIBANUS (JOHANNES) 1527–62, *ed.*
See DIOSCORIDES (Pedanius) [Pedacius] *Anazarbeus.* Ἐυπόριστα Ped. Dioscoridis Anazarbei ad Andromachum, ... medicorum, 1565.

MOINICHEN (HENRICH VON)
Observationes medico-chirurgicae, missae ad Thomam Bartholinum.
In LYSER (Michael). Culter anatomicus, 1665, pp. 241–256. Also 1679 ed., pp. 198–208.

MOLDENARIUS (CHRISTIANUS)
1664.   [Exercitationes physiognomicae IV. libris comprehensae: quorum I. Physiognomiam generalem totius corporis. II. Chiromanteiam, seu, manus inspectionem. III. Metoposcopiam, seu frontis contemplationem. IV. Oneirocriticam, seu, somniorum meditationem breviter, distincte, & methodice proponi, simulque ostendit, quantum fidei divinationibus hisce debeatur. Ex variis Graecis & Latinis authoribus, theologis, medicis, philosophis, historicis & oratoribus, tam sacris, quam prophanis, quorum nomina catalogus indicat, in usum philosophicum & medicum collectae. Wittebergae, apud Zachariam Schurerum, 1616].

[xii] 398 [xvi] p. 2 fold. tabs. 6 ins.
> Imperfect; wanting t.-p.; one tab. incomplete. Title from Linden (J. A. van der). Lindenius renovatus, 1686, pp. 172–173. 6 p. MS notes at front of volume and 6 p. at end.
> BM

MOLINETTI (ANTONIO)   –1673 or 5
1665.   Dissertationes anatomico-pathologicae quibus humani corporis partes accuratissime describuntur morbique singulas divexantes explicantur. Opus philosophis utile, medicis vero necessarium. Venetiis, apud Paulum Balleonium, 1675.
[vii] 338 p. illus. 3 pls. (fold.) 9 ins.
> SGC 1

MOLINIUS (ANTONIUS)
See DU MOULIN (Antoine)

MOLITOR (JOHANN HORATIUS)
1666.   Tractatus de thermis artificialibus septem mineralium planetarum, in quo propositis aliorum authorum thermis, nostrarum thermarum ingredientia ac virtutes, una cum modo generationis mineralium in terrae visceribus exponuntur, quaestiones celebres thermas nostras attingentes solvuntur, ac quomodo corpus ante usum illarum praeparandum explicatur. Cum duplici indice capitum & rerum. Jenae, excudebat Samuel Krebs, 1676.
[xxiv] 72 [xlvi] p. 5 ins.
> Additional engr. t.-p.
> BM   SGC 1

MÖLLENBROCCIUS (VALENTINUS ANDREAS)
See MOELLENBROCK (Valentin Andreas)

MÖLLER (JACOBUS)
See MOELLER (Jacobus)

MOLTHER (GEORG)
Inauguralis de obstructione hepatis.
In HARTMANN (Johann). Disputationes chymico-medicae, XII, pp. 97–99. [*In* HARTMAN (Johann). Opera omnia medico-chymica ... 684, Vol. 4.]

MOLTHER (JOHANN)
Disputatio inauguralis.
In HARTMANN (Johann). Disputationes chymico-medicae, XIII, pp. 99–101. (*In* HARTMANN (Johann). Opera omnia medico-chymica ... 1684, Vol. 4.)

MOLTKE (LEVIN NICOL VON) *Eques Misniensis*
See BROWNE (*Sir* Thomas). Religio medici cum annotationibus, 1665.

MOLTKENIUS, MOLTKIUS (LEVINUS NICOLAUS)
See MOLTKE (Levin Nicol von)

MONARDES (NICOLO) 1493–1588
Delle cose, che vengono portate dall'Indie Occidentali pertinenti all'uso della medicina. Raccolte & trattate dal Dottor Nicolo Monardes, medico in Siviglia, parte seconda, distinta in due libri.

In GARCIA AB HORTO. Dell'historia de i semplici aromati, et altre cose, 1589, part 2.

1667.   De simplicibus medicamentis ex occidentali India delatis, quorum in medicina usus est . . . interprete Carolo Clusio Atrebate. Antverpiae, ex officina Christophori Plantini, 1574.
88 [vii] p. illus. 6·5 ins.
> *Bd. with* L'ECLUSE (Charles de). Rariorum aliquot stirpium, 1583.
> BM   Haller Bibl. Bot. 1. p. 333   Rohde   SGC 2

1668.   Primera y segunda y tercera partes de la historia medicinal de las cosas que se traen de nuestras Indias Occidentales que sirven en medicina. Tratado de la piedra Bezaar, y dela yerva Escuerçonera. Dialogo de las grandezas del Hierro, y de sus virtudes medicinales. Tratado de la nieve y del bever frio . . . Van an esta impression la tercera parte y el dialogo del Hierro nuevamente hechos, que no han sido impressos hasta agora. . . . Sevilla, en case de Alonso Escrivano, 1574.
[iv] 206 ff. 8 ins.
> Imperfect; f. 1 of part 1 and last leaf of Libro de la Nieve (f. 206), supplied in MS. F. 26 torn; ff. 64, 67, wanting. 5 additional t.-p.s
> BM   Osler 3431   SGC 1   Waller 6611   Wellcome 4392

Simplicium medicamentorum ex novo orbe delatorum, quorum in medicina usus est, historia; Hispanico sermone duobus libris descripta a D. Nicolao Monardis . . . Latio deinde donata, & in unum volumen contracta, insuper annotationibus, iconibusque affabre depictis illustrata a Carolo Clusio Atrebate. 3 ed. Antverpiae, ex officina Plantiniana, apud Viduam, & Ioannem Moretum, 1593.
In GARCIA AB HORTO. Aromatum, et simplicium aliquot medicamentorum apud Indos nascentium historia. 4 ed. 1593, pp. 313–[407] illus.

Simplicium medicamentorum ex novo orbe delatorum, quorum in medicina usus est, historiae liber tertius: Hispanico sermone nuper descriptus a D. Nicolao Monardes . . . nunc vero primum Latio donatus, & notis illustratus a Carolo Clusio A. Altera editio. Antverpiae, ex officina Plantiniana, apud viduam, & Ioannem Moretum, 1593.
In GARCIA AB HORTO. Aromatum, et simplicium aliquot medicamentorum apud Indos nascentium historia. 4 ed. 1593, pp. [409]–456. illus.

MONDINO *de Liucci* 1275 or 6–1326 or 7
1669.   Anatomia Mundini, ad vetustissimorum, erundemque (!) aliquot manu scriptorum, codicum fidem collata, iustoque suo ordini restituta. Per Ioannem Dryandrum . . . Adiectae sunt, quarumcunque partium corporis, ad vivum expressae figurae. Adsunt & scholia non indocta, quae prolixorum commentariorum vice esse possunt. Marpurgi, in officina Christiani Egenolphi, (1541).
[iv] 67 ff. illus. 7·5 ins.
> Date from colophon.
> *Bd. with* EICHMANN (Johann). Anatomiae . . . 1537.
> BM   Osler 3439   Waller 6746   Wellcome 4486

Canones universales divi Ioannis Mesue de consolatione medicinarum simplicium & correctione operationum earum, cum luculentissima expositione . . . Mondini de lentijs . . .
In MESUË (Johannes) *the younger*. Opera, 1541, ff. ii–xliv.

1670.   Matthaei Curtii Papiensis . . . in Mundini anatomen commentarius elegans & doctus . . . Lugduni, apud Theobaldum Paganum, 1551.
549 [lxiv] p. 5 ins.
> MS marginal notes.
> Wellcome 1626

See MESUË (Johannes) *the younger*. Opera . . . . Cum Mundini . . . observationibus . . . 1602.

MONGAJO (ANDREA)
See ALPAGO (Andrea)

[MONGINOT (FRANCOIS DE)]
1671.   A new mystery in physick discovered, by curing of fevers and agues by quinquina or Jesuites powder; translated from the French by Dr. Belon, with additions. London, William Crook, 1681.
[lx] 99 p. 5·5 ins.
> TC I 439   Wing M 2416

MONGIUS (JOANNES PAULUS)
See AVICENNA. Libri in re medica omnes, . . . a Ioanne Paulo Mongio Hydrutino . . . recognita, 1564.

AVICENNA. [Canon medicinae.] A . . . Ioanne Paulo Mongio annotationibus iampridem illustratus, 1595. Also 1608 ed.

MONTAGNANA (BARTHOLOMEO)   c. 1460
1672.   Consilia. Tractatus tres de balneis Patavinis. D compositione & dosi medicinarum. Antidotarium eiusdem. [Venice], mandato ac sumptibus Octaviani Scoti, per Bonetum Locatellum Bergomensem, quarto nonas Augusti [i.e. August 2nd] 1497.
[viii] 387 ff. 12·5 ins.

> Edited by Jacobus de Vitalibus.   Wanting last blank.
> Ballard 480   BMC V. 448.   Hain 11552   Klebs 689.3   Osler 7464
> Pol. 2782   Schullian 328   Stillwell M 702   Waller 103
> Wellcome 4400

De aspectu, situ, minera, virtutibus, et operationibus balneorum in comitatu Patavino repertorum, tractatus primus (-tertius).
In De BALNEIS, 1553, ff. 37–43ʳ [2nd seq.].

De balneis et utilitatibus iuvamentisque eorum, ac regulae & modus quem observare debent.
In GATINARIA (Marco). Omnes, quos scripsit, libri . . . 1537, pp. 274–291.

1673.   Opera selectiora, in quibus ejusdem consilia numero CCCV. De dispositione hypochondriaca, de balneis Patavinis, de compositione & dosi medicinarum, continentur. His accessere Antonii Cermisonii . . . consilia medicinalia numero CLIII & Francisci Caballi Brixiensis de animali thirio tractatus omnia accurate, naviter & sedulo emaculata, revisa, relecta, locupletata, a Petro Uffenbacchio . . . suisque indicibus & sede

materiarum praecipuarum uberrima donata. [Norimbergae], producta Wolffgangi junioris & Johannis Andreae Endterorum, 1652.
[viii] 1309 [+13] ;[vi] 156 [iii] p. 13 ins.

> Place of publication from Dzeimeris, Haller and B. Méd. Separate t.-p. for works by Cermisone and Cavallo with imprint: In Francofurto, prodeunt ex Collegio Musarum Paltheniano, 1604. Vellum binding, with coat of arms on front cover of Ioannes Iodocus Schmidmair a Schwartzenbruck and on back cover, of Universitas Altorfina.
> BM

Tractatus de modo componendi medicinas, & de dosi earum.

In OPUSCULA ILLUSTRIUM MEDICORUM DE DOSIBUS, 1584, pp. 50–137.

MONTANUS *Comes*; **MONTANUS** (GIOVANNI BATTISTA); **MONTANUS** (JOANNES BAPTISTA)
See MONTE (Giovanni Battista)

MONTE (GIOVANNI BATTISTA) 1498–1551 or 2
1674. Consilia medica omnia, quae ullibi extant, partim antea, partim nunc primum edita. Opera ac diligentia Hieronymi Donzellini . . . in congruum ordinem digesta, & in tres partes distributa, ab infinitis mendis, corruptelis ac depravationibus expurgata, ut suo iam authore digna videantur. Partium operis totius argumenta. Prima est de morbis partium. Secunda est de febribus. Tertia continet chirurgica. Noribergae, (apud Ioannem Montanum & Ubricum Neuberum,) 1559.
[xii] cclix; xxxiiii [+1]; [ii] xxix ff. 12 ins.

> Printer from colophon. Separate t.-p.s to parts II and III read Noribergae, in officina Ioannis Montani, and Ulrici Neuberi.
> SGC 2

1675. Consultationes de variorum morborum curationibus . . . primum a Valentino Lublino summa diligentia collectae atque aeditae, nunc autem opera et studio Hieronymi Donzellini, & Philippi Bechij, medicorum praestantissimorum primae centuriae, adhuc dimidia, eiusdem autoris, accessit, quae ab infinitis, quibus scatebat, mendis vindicatae, atque ita recognitae sunt, ut suo iam demum autore dignae esse videantur. Cum indice & rerum & verborum memorabilium locupletissimo. Basileae, apud Michaelem Isingrinium, 1557.
[3] 4–16 [+3] 819 [+1] [lxvii] p. 6·5 ins.

> *Bd. with his* Opuscula, 1554.
> Wellcome 4416

De affectibus uterinis libellus: cum eiusdem X consiliis mulieb.

In GYNAECIORUM, 1586, tomus II, sect. 1, pp. 197–251.

De uterinis affectibus, [&], Consilia de affectibus muliebribus.

In SPACH (Israel). Gynaeciorum, 1597, pp. 303–330 [2nd seq.].

1676. In nonum librum Rhasis ad R. Almansorem lectiones primi anni publicae professionis in Academia Patavina summa fide, atque diligente cura emendatae, & integritati restitutae a Ioanne Cratone . . . cum eiusdem luculenta praefatione. Basileae, 1562.

[ii] 686 p. 6 ins.

> Marginal MS notes.
> *Bd. with* BERNARD *de Gordon*. Tractatus de conservatione vitae humanae, 1570.
> BM   SGC 1

1677. Medicina universa . . . ex lectionibus eius, caeterisque opusculis, tum impressis, tum scriptis collecta, & in tres tomos nunc primum decenti ordine digesta, studio & opera Martini Weindrichii . . . cum indice trigemino; uno capitum; altero axiomatum; tertio alphabetico, rerum & verborum memorabilium. Francofurdi, apud Andreae Wecheli heredes, Claud. Marnium, & Ioann. Aubrium, 1587.
[xvi] 258; [xii] 267–620; [ix] 630–975 [lii] p. 12·5 ins.

> BM   Haller Vol. 2, p. 78   Wellcome 4430

1678. Opuscula. I. De characterismis febrium. II. Quaestio de febre sanguinis. III. De uterinis affectibus. A Valentino Lublino Polono collecta . . . Venetiis, apud Balthassarem Constantinum, 1554.
[iv] 110 [i] ff. 6·5 ins.

> Marginal MS notes. Colophon: Venetiis, Ioan. Gryphius excudebat, 1554.
> BM   SGC 1   Wellcome 4427

1679. Opuscula varia ac praeclara: in quibus tota fere medicina methodice explicatur . . . omnia, post alios eruditos viros qui in eis corrigendis desudarunt, nunc tandem Hieronymi Donzellini . . . opera ab infinitis prope mendis vindicata, atque in duo volumina digesta. Cum locuplete rerum & verborum memorabilium indice. Basileae, per Petrum Pernam, 1558.
[xxx] 349 [+18] p. fold. pl. 6·5 ins.

> SGC 1   Wellcome 4429

1680. Problematum partim physicorum, partim medicorum, ex . . . Iohan. Baptistae Montani Veronensis scriptis, accurate selectorum. Liber unus nunc primum editus studio & opera Martini Weindrichii Vratislaviensis . . . Witebergae, ex officina Cratoniana, 1590.
[xlvii] 521 [i.e. 519] [+40] p. 6·5 ins.

> *Bd. with* MARQUARD (Johann). Practica theorica empirica morborum interiorum, a capite ad calcem usque, fere omnium . . . 1589.

1681. Summaria declaratio eorum, quae ad urinarum cognitionem maxime faciunt, ex publicis Ioannis Baptistae Montani praelectionibus in Patavina schola a quodam auditore excepta. Item an urinarum vel pulsuum observatio certiores notas salutis vel mortis medico praebeat, utilis enarratio Francisci Emerici . . . Viennae Austriae, excudebat Egidius Aquila, sumtibus Francisci Emerici, 1552.
[78] ff. 8 ins.

> SGC 1   Wellcome 4410

See AETIUS *Amidenus*. Libri XVI in tres tomos divisi . . . quorum primus & ultimus Ioan. Baptista Montani . . . interpretibus latinitate donati sunt, 1533–5.

CRATO VON KRAFFTHEIM (Johannes). Methodus θεραπευτικη, ex sententia Galeni & Ioannis Baptistae Montani . . . (1555).

ERASTUS (Thomas). Variae opuscula medica, 1590. [Item 7. Anatome librorum quinque comitis Montani.]

HOFMANN (Caspar). Animadversiones in com. Montani libros quinque de morbis, 1641.

SOLENANDER (Reinert). Consiliorum medicinalium . . . sectiones quinque. . . . & cum consiliis . . . Ioannis Montani, 1596. Also 1609 ed.

MONTEUX (JÉRÔME DE)

1682.   Anasceves morborum. Tomus primus (-quartus). Lugduni, apud Ioan. Tornaesium, 1560.
4 vols. in 1; 555 [+11] p. 7 ins.
> Woodcut border to t.-p.
> . . . Another copy. Bullock Collection.
> BM   Dawson 4804   SGC 1   Wellcome 4440

1683.   Halosis febrium, quae omnium morborum gravissimae sunt, libri ix. Chirurgica auxilia ad aliquot affectus, qui repentinam exigunt curationem. Morbi item venerei, ac eorum, qui huic vicini sunt, curationes. De infantium febribus, & plerisque; omnibus aliis malis, πραγματεία. Lugduni, apud Ioan. Tornaesium, et Gul. Gazeium, 1558.
3 vols in 1; [xvi] 166; [viii] 78; [viii] 25 [ii] p. 7·5 ins.
> Each vol. has its own t.-p.
> *Bd. with* RUFF (Jakob). De conceptu et generatione hominis, 1587.
> BM   SGC 1   Wellcome 4439

MONTEUX (SÉBASTIEN DE) 1480–

1684.   Annotatiunculae . . . in errata recentiorum medicorum per Leonardum Fuchsium . . . collecta. Apologetica epistola pro defensione arabum a domino Bernardo Unger . . . composita. Epistola responsiva pro graecorum defensione in arabum errata, a domino Symphoriano Campegio composita. Lugd[uni], (Benoist Bounyn), 1533.
55 [+1] ff. 6·5 ins.
> Woodcut coats of arms.
> BM   SGC 1   Wellcome 4441

See FUCHS (Leonhard). Paradoxorum medicinae libri tres, . . . Obiter denique hic Sebastiano Montuo . . . respondetur . . . 1535.

MONTI (GIOVANNI BATTISTA)
See MONTE (Giovanni Battista)

MONTUUS (HIERONYMUS)
See MONTEUX (Jérôme de)

MONTUUS (SEBASTIANUS)
See MONTEUX (Sébastien de)

MOOR (BARTHOLOMAEUS) 1649–1724

1685.   Cogitationum de instauratione medicinae, ad sanitatis tutelam, morbos profligandos, nec non vitam prorogandam, libri tres. Amstelaedami, excudit Gerardus Borstius, 1695.
[xxxii] 74 [ii] 75–132 [ii] 133–440 [ii] p. 3 fold. pls. 6·5 ins.
> Additional engr. t.-p.
> BM   SGC 1

MORALES (GEORGIO)
See MORALIS (Georgius)

MORALIS (GEORGIUS)

1686.   Commentaria in magni Hippocratis Coi aphorimos. Cum indice rerum, ac verborum notabilium. Venetiis, apud Paulum Baleonium, 1648.
[xvi] 410 [xxiv] p. 9 ins.
> Signature of Samuel Crompton on verso of half-title.
> BM

MOREAU (RENÉ)

De laryngotomia . . . epistola.
In BARTHOLIN (Thomas). De angina puerorum . . . 1646.

See FEYNES (François). Medicina practica: in quatuor libros digesta. . . . Nunc primum e bibliotheca . . . Renati Morae . . . interpretis . . . 1650.

MOREL (PIERRE)

1687.   Methodus praescribendi formulas remediorum. Cum adjuncto materiae medicae systemate. Aucta, variisque modis illustrata, nunc pro secunda editione recensita a Gerardo Blasio . . . Amstelodami, apud Casparum Commelinium, 1665.
[xxxvi] 578 [vi] p. 5·5 ins.
> Additional engr. t.-p.
> BM   SGC 1

See MICHAELIS (Johann). Opera medico-chirurgica . . . III. Apparatus formularum, seu annotationes in Morellum de praescriptione formularum. 1688.

MORELLI (GREGORIO)

1688.   Scala di tutte le scienze, et arti (dell'eccellente medico et filosofo messer Gregorio Morelli) divisa in quattro settioni; il contenuto delle quali si legge nel fine della tavola. Opera d'utile et di dilettatione a tutti i filosofi, cosi divini, come matematici, morali, & naturali; & a tutti gli artefici, cosi liberali, come mecanici. In Vinegia, appresso Gabriel Giolito de' Ferrari, 1568.
[xx], 208 p. 6 ins.
> Bullock Collection.
> BM

MORELLUS (PETRUS)
See MOREL (Pierre)

MORESE (THOMAS)
See ROMANUS (Franciscus). Consultationes medicochirurgicae . . . 1669. (Preface by T. Morese.)

MORHOF (DANIEL GEORG) 1639–91

1689.   Stentor ὑαλοκλαστης sive de Scypho vitreo per certum humanae vocis sonum fracto ad v.cl. Dn. Johannem Danielem Majorem . . . dissertatio. Qua soni natura non parum illustratur. Editio altera priori longe auctior. Kiloni, literis & sumptibus Joachimi Reumanni, 1682.
246 [ii] p. diagrs. 7·5 ins.
> Deaf Education Library. Farrar copy.

MORSUS (JOACHIMUS)
See JESSEN (Johann von)

MORT (JACQUES LE)
See LEMORT (Jacques)

MORTON (RICHARD) 1637–98
1690. Opera medica, in tres tomos distributa. I. De phthisi. II. De morbis universal. acutis. III. De febribus inflammatoriis. Editio ultima emendatior. Amstelodami, apud Donatum Donati, 1696.
[xiv] 206; [xlviii] 242 [xii]; [xl] 318 [xvii] p. 2 fold. tabs. 8 ins.

> Dawson 4868   Osler 3458   SGC 1

1691. Πυρετολογια : seu exercitationes de morbis universalibus acutis. Londini, impensis Samuelis Smith, 1692.
[lxxx], 430 [xviii] p. 2 fold. diagrs. 7·5 ins.
> . . . Another copy.
> BM   Dawson 4867   SGC 1   Wing M 2832

1692. Πυρετολογίας, pars altera: sive, exercitatio de febribus inflammatoriis universalibus . . . Londini, impensis Sam. Smith & Benj. Walford, 1694.
[xlviii] 511 [xvi] p. front. (port.) 8 ins.
> Portrait is of the author.
> Dawson 4867   SGC 1   Wing M 2833

MOSCHION after 500
Περι γυναικείων παθων βιβλίον [de passionibus mulierum liber graecus, Conradi Gesneri opera emendatus, & per Casparum Wolphium Tigurinum in lucem editus.] 26 p.

> Greek text. Includes (pp. 21–23) Remedia quaedam autoris incerti, quae post Moschionis librum scripta reperimus.

In SPACH (Israel). Gynaeciorum, 1597.

See WOLFF (Caspar). Cleopatrae, Moschionis, Prisciani, et incerti cuiusdam muliebrium libri. [*In* GYNAECIORUM, 1566. And also 1586 ed. tomus 1, no. 3.]

WOLFF (Caspar). Harmonia gynaeciorum. [*In* SPACH (Israel). Gynaeciorum, 1597.]

MOSE (JAMES)
See MOSAN (Jacob)

MÖSER (ZACHARIAS)
See MOESER (Zacharias)

MOSES BEN MAIMON
See MOSES *Maimonides*

MOSES *Maimonides*, 1139–1208
Rabi Moisis particula xix de balneis, quam ipse a Galeno excerpsit.
In DE BALNEIS, 1553, f. 438 [2nd seq.].

. . . De regimine vitae quinque tractatibus ad Sultanum inscriptis.
In FERRARI DA GRADO (Giovanni Matteo). Consilia . . . 1521, ff. 101ᵛ–106ᵛ.

1693. Tractatus de regimine sanitatis ad Soldanum regem. (Augustae Vindelicorum, 1518).
[16] ff. 8·5 ins.
> Imprint from colophon.
> SGC 1   Wellcome 3991

MOTH (PAUL)
See BARTHOLIN (Thomas). Medicus perfectus ex vita beati senis D. D. Pauli Moth archiatri regii informatus, 1670.

MOTTHIUS (MATTHIAS) *tr.*
See STENSEN (Niels). De vitulo hydrocephalo . . . [*In* LE CLERC (Daniel) *and* MANGET (Jean-Jacques) *comps.* Bibliotheca anatomica, 1685, Vol. 2, pp. 335–338. Also 1699 ed., Vol. 2, pp. 95–99.]

MOUFFET (THOMAS)
See MUFFETT (Thomas)

MOULIN (A   )
Relatio experimenti de mercurio sanguini injecto, noxiisque ejusdem in pulmones effectis, Societati Regiae communicata. Ex transact. Phil. Angl. Mens. Januar. & Februar. an. 1691.
In LE CLERC (Daniel) *and* MANGET (Jean Jacques) *comps.* Bibliotheca anatomica, 1699, Vol. 1, p. 952 [2nd seq.]

MOULIN (ANTOINE DE)
See DU MOULIN (Antoine)

MOULTON (THOMAS)
1694. The compleat bone-setter enlarged: being the method of curing broken bones, dislocated joynts, and ruptures, commonly called broken bellies. To which is added the perfect oculist, the mirrour of health, the judgement of urines. Treating of the pestilence, and all other diseases. Written originally by Frier Moulton. Englished and enlarged by Rob. Turner Med. The second edition. London, printed for Tho. Rooks, and are to be sold by Nath: Crouch, 1665.
[xvi] 3–168 p. 5·5 ins.
> BM Watt Wing M 2968

1695. The myrour or glasse of helth necessary and nedefull for every person to loke in that wyll kepe theyr body from the sekenes of the pestylence. And it sheweth howe the planettes reygne in every houre of the daye and the nyght with the natures and exposycyons of the XII sygnes devyded by the XII monthes of the yere. And sheweth the remedyes for many dyvers infyrmytes and dyseases that hurteth the body of man. [London, 15 ?]
[cxvi] p. diagrs. 5 ins.
> pp. [il–l] and last p. missing.

MOUNDEFORD (THOMAS) *tr.*
See DU LAURENS (André). De morbis melancholicis, & eorum cura tractatus. 1599.

MOVIUS

1696. Felix puerpera seu observationes medicae, circa regimen puerperarum & infantium recens natorum, ad cl. virum D.D. Drelincurtium, per M.M.M. Lugd[uni] Batavor[um], apud Petrum vander Aa, 1684.
[viii] 40 p. 5 ins.

> Dedication signed Movium M. M.
> *Bd. with* BARTHOLIN (Caspar) *the younger* [Thomae filius]. De ovariis mulierum, 1678.

MOYSIUS, *Rabbi*
See MOSES *Maimonides*

MÜLLER (FRIEDRICH)

1697. Lexicon medico-Galeno-chymico-pharmaceuticum, oder: gründliche Erklärung achtzehen Tausend medicinischer Nahmen, sowohl der Bäum und Früchten, Kräuter und Blumen, Wurtzeln und Saamen, Thier und Vögeln, Metallen und Ertz: Erd-und Meergewächsen: als auch etlicher Kranckheiten bekandt und unbekandte Nahmen, und Zeichen der Gewichten und chymischen Characteren. Allen der Artzney zugethanen, absonderlich denen Apotheckern umb Fürderlicher Lesung, und richtigern Verstand der medicinisch-chymischen Dispensatorien, Büchern und Recepten, zu sonderbaren Nutzen. Auss unterschiedlich alt und newen Authorn und Scribenten-Büchern, mit sonderbarem Fleiss zusammen geschrieben, in gewisse Theil nach dem Alphabet ordentlich verfast, und in solch Format erstmahls zum Druck heraussgegeben. Franckfurt am Mayn, Michael Endter, 1661.
[viii] 312 p. 13·5 ins.

> . . . Another copy.
> *Bd. with* CHABRÉ (Dominique). Stirpium icones . . . 1666.
> Watt

MUELLER (PHILIPP) 1585–1659

1698. Miracula & mysteria chymico-medica libris quinque (quorum summam pagina versa exhibet,) enucleata . . . Accesserunt his, 1. Tyrocinium chymicum. 2. Novum lumen chymicum. Summa horum, juxta seriem capitum & tract. ad calcem invenienda est. Amstelodami, apud Aegidium Janssonium Valckenier, 1656.
[xxii] 379 [+3] p. 5·5 ins.

> Additional engr. t.-p. dated 1655.
> BM   SGC 1

MUELLER (THEOPHILUS) *respondent*

1699. De gigantum ossibus . . . Jenae, Stanno Mülleriano, 1670.
[32] p. 7·5 ins.

> (Disputatio physica, in . . . Salam Academia [Jena?], Christian Hoffman, praeses.)
> BM

De medicis balneis artificialibus.
In ETTMÜLLER (Michael). Dissertationes academicae IV.
[*In* ETTMÜLLER (Michael). Opera medica theoretico-practica, Vol. 1, 1696, pp. 1837–1845.]

MUENSTER (JOHANN) 1571–1606

1700. Discussio eorum quae ab Abrahamo Schopffio . . . in generalis suae, omnium praesidiorum medicorum, universalium & topicorum, disquisitionis, libri tertii, sectione quarta, cum de aliis quibusdam ad purgandi negotium spectantibus theorematis, tum vero maxime de purgatione principio morborum instituenda, contra magnum illud magni Hippocratis 1 aphot. (!) 22. oraculum scripta sunt. Quibus duae accesserunt, eiusdem argumenti, appendices: una, contra Hieronymum Capovacceum. Altera, contra Hieronymum Mercurialem. Francofurti, typis Ioachimi Bratheringii, impensis Ioan. Spiessii, & Ioan. Lud. Bitschii, 1603.
[viii] 326 p. 6·5 ins.

> BM   SGC 1

MUFFETT (THOMAS) 1553–1604

1701. Healths improvement: or, rules comprizing and discovering the nature, method, and manner of preparing all sorts of food used in this nation . . . corrected and enlarged by Christopher Bennet. London, printed by Tho. Newcomb for Samuel Thomson, 1655.
[vi] 296 p. 7·5 ins.

> BM   Watt   Wing M 2382

MUHAMMAD BEN AHMAD BEN ROSCHID, ABUL WALID
See AVERRÖES

MUIS (JOAN)
See MUYS (Joannes)

MUKHTAR IBN AL-HASAN *called* **IBN BUTLAN**
See ELLUCHASEM ELIMITHAR

MULERIUS (PETRUS) *respondent*

1702. De variolis. Ultrajecti, ex officina Francisci Halma, 1686.
16 [ii] p. 8 ins.

> (Disp. med. inaug., Utrecht, Hermannus Witsius, praeses.)
> *Bd. with* AVEMANN (Joannes Christophorus) *respondent*. De medico eleemosynario publico. 1695.
> BM

MÜLLER (PHILIPP)
See MUELLER (Philipp)

MÜLLER (THEOPHILUS)
See MUELLER (Theophilus)

MULTIBIBUS (BLASIUS) *pseud.*
See BRAITHWAIT (Richard)

MUNCKERUS (JOHANNES HENRICUS) *respondent*

1703. De asthmate. Lugduni Batavorum, apud Abrahamum Elzevier, 1689.
[16] p. 9 ins.

> (Disp. med. inaug., Leyden, Jacobus Triglandius, praeses.)
> *Bd. with* BIDLOO (Govert). Vindiciae quarundam delineationum anatomicarum, 1697.
> BM

MUNDAY (Henry) 1623–82
1704. βιοχρηστολογία, seu commentarii de aere vitali, de esculentis, de potulentis. Cum corollario de parergis in victu. Authore Hen. Mundy . . . Oxoniae, impensis Jo: Crosley, 1680.
[xxi] 362 [i] p. 7·5 ins.
> BM   Wing M 3077

1705.   Opera omnia medico-physica, tractatibus tribus comprehensa. De aere vitali, de esculentis, de potulentis. Una cum appendice de parergis in victu ut chocolata coffe, thea, tabaco &c. Lugd. Batav., apud Petrum vander Aa, 1685.
[xxii] 362 p. 7 ins.
> SGC 1

MUNDELLA (Aloisius)
1705A.   Epistolae medicinales nunc ab ipso autore auctae et recognitae: in quibus variae et difficiles quaestiones utiliter tractantur; Galeni atque aliorum medicorum loci obscuri et implicati illustrantur et explicantur: quae quidem omnia omnibus verae et incorruptae medicinae studiosis tum utilissima, tum necessaria sunt, eiusdem annotationes in Antonii Brasavolae simplicium medicamentorum examen. Basileae, Mich. Ising[rinius] [1538 ?]
[xxxii] 655 p.
> *Bd. with* Agricola (Georg). De peste, 1554.
> SGC 1

MUNDINIUS (Mundinus)
See Hofmann (Caspar).   De generatione hominis libri quatuor. Contra Mundinum Mundinium, 1629.

Mercuriali (Geronimo). Consultationes et responsa medicinalia quatuor tomis comprehensa, postrema hac editione a Mundino Mundinio . . . annotationibus exornata . . . 1624.

MUNDINUS *de Lentiis,* **MUNDINUS** *de Liucci*
See Mondino, *de Liucci*

MUNDIUS (Henricus); **MUNDY** (Henry)
See Munday (Henry)

MUNIER (Jean Alcide) *fl.* 1550
1706.   De venis tam lacteis thoracicis, quam lymphaticis, novissime repertis. Sylloge anatomica in qua quaecunque habentur, versa pagina indicabit. Genuae, typis & impensis Benedicti Guaschi, 1654.
[xvi] 224 p. 6 ins.
> *Contents:* Ioannis Pecqueti . . . Experimenta nova anatomica . . . item dissertatio anatomica.—Thomae Bartholini . . . de lacteis thoracicis . . . Historia anatomica . . . —Thomas Bartholini . . . vasa lymphatica . . . —Io. Alcidii Munieri . . . auctariolum in quo celeberrimorum aliquot virorum sententiae de lacte, et lacteis in thorace, recensentur.
> Imperfect; wanting first 2 pages of Munier's 'Prolusiuncula ad lectorem'; pp. 49–64 (Pecquet's Dissertatio anatomca) and folding plates mentioned in Osler copy. Separate t.-p. for each item.
> Osler 3471   SGC 2   Waller 6752

MUNNIKS (Johannes) 1652–1711
1707.   Cheirurgia, ad praxin hodiernam adornata. In qua veterum pariter, ac neotericorum dogmata dilucidè

exponuntur. Trajecti ad Rhenum, ex officina Francisci Halma, 1689.
[xii] 507 [+4] p. 8 ins.
> Imperfect; wanting pp. 289–296.
> Additional engr. t.-p.
> BM   Waller 6756

. . . praeses

See Almeloveen (Theodorus Janssonius van) *respondent.* Disputationum anatomicarum de corporis animalis oeconomia quinta, 1680.

Beirman (Arnoldus Boot) *respondent.* De paralysi, 1695.

Berendrecht (Gerardus de Bruyn van). Disputationum anatomicarum de corporis animalis oeconomia sexta. 1682.

Havers (Clopton) *respondent.* De respiratione, 1685.

Henningius (Henricus Christianus) *respondent.* Disputationum anatomicarum de corporis animalis oeconomia prima, 1677.

Lamzweerde (Arnoldus de) *respondent.* Disputationum anatomicarum de corporis animalis oeconomia secunda, 1678.

Ryp (Nicolaus de) *respondent.* Disputationum anatomicarum de corporis animalis oeconomia septima. 1683.

Scutter (AEgidus) *respondent.* Disputationum anatomicarum de corporis animalis oeconomia quarta, 1679.

Spoor (Cornelius Winandus) *respondent.* Disputationum anatomicarum de corporis animalis oeconomia, tertia, 1679.

MUNSTER (Johannes)
See Muenster (Johann)

MUNTING (Abraham) 1626–63
1708.   Aloidarium, sive aloës mucronato folio Americanae majoris, aliarumque ejusdem speciei historia, in qua floridi illius temporis, loci, naturae, culturae, nec non qualitatum ratio paucis enarratur. [?Amstelodami], 1680.
33 [+19] p. pls. 8·5 ins.
> *Bd. with his* De vera antiquorum herba Britannica, 1681. The last 19 pages contain a combined index for both works. Plates for both works bound in first; for details of arrangement see MS. list facing last page of second item.
> BM   SGC 1   Waller 6759

1709.   De vera antiquorum herba Britannica, ejusdemque efficacia contra stomacaccen, seu scelotyrben Frisiis et Batavis de scheurbuyck. Dissertatio historico medica. Amstelodami, apud Hieronymum Sweerts, 1681.
[xxviii] 231 p. pls. 8·5 ins.
> BM   SGC 1   Waller 6760

MURALT (Johann von) 1645–1733
1710.   Anatomisches Collegium in welchem alle und jede Theile desz menschlichen Leibes zusamt denen Kranckheiten und Zufällen welchen sie unterworffen, nach ihren aus den neuesten Lehr-Sätzen untersuchten Ursachen und bewährt darwider befundenen Artzney-Mitteln beschrieben worden, mit einer Erklärung der

fürnehmsten in der Artzney gebräuchlichen Kräuter vorgetragen zu Zürch, auf einer löblichen Gesellschafft zum schwartzen Garten. Nürnberg, in Verlegung Wolfgang Moritz Endters, 1687.
[xxiv] 268 [iv] 269–392 [iv] 393–568 [iv] 569–775 [lxxxvi] p. pls. 6·5 ins.
> Additional engr. t.-p. dated 1686.
> SGC 1   Waller 6761

See PEYER (Johann Konrad). Certamen epistolare de glandulis intestinorum, cum viro clarissino Johanne de Muralto . . . [*In* LE CLERC (Daniel) *and* MANGET (Jean Jacques) *comps*. Bibliotheca anatomica, 1685, Vol. 1. pp. 145–149. Also 1699, Vol. 1, pp. 180–184 [2nd seq.]]

MUSA (ANTONIUS) *fl.* 23 B.C.
Libellus utilissimus de betonica, quem Antonio Musae quidam, nonnulli Apuleio adscribendum autumant.
In THORER (Alban) *ed*. De re medica, 1528, ff. 124ʳ–125ʳ.
> 'The two little treatises formerly attributed to Musa . . . namely "De herba betonica" and "De bona valetudine" are of decidedly later origin'—Haeser.

MUSA BEN MAIMON (ABU AMRAN); **MUSA IBN MAYMUN**
See MOSES *Maimonides*

MUSCIO; MUSTIO
See MOSCHION

MUSURUS (MARCUS) *tr.*   –1517
See [DEMETRIUS, *Pepagomenus*. De podagra libellus incerti autoris . . . [*In* MEDICAE ARTIS PRINCIPES, 1567, cols. 835–846 [2nd seq.].]

MUYKENS (THEODORUS) *respondent*
1711.   Positiones, de corporum statu & mutatione physico-medicas continens. Lugduni Batavorum, apud Abrahamum Elzevier, 1691.
[12] p. 9 ins.
  (Disp. med. inaug., Leyden, Wolferd Senguerd, praeses.)
> *Bd. with* BIDLOO (Govert). Vindiciae quarundam delineationum anatomicarum, 1697.
> BM

MUYS (JOANNES)
1712.   Podalirius redivivus, sive dialogus inter Podalirium & Philiatrum. In quo juxta normam philosophiae solidioris, multa medico-chirurgica illustrantur & examinantur. Lugd. Batav., apud Petrum vander Aa, 1686.
[xvi] 137 p. 5·5 ins.
> . . . Another copy *bd. with his* Praxis chirurgica rationalis, 1685. [xvi] 137 [xvi] p. Last 16 pages comprise 'Catalogus librorum quos Petrus vander Aa . . . vel propriis sumtibus edidit . . .'
> BM   SGC 2   Waller 6786

1713.   Praxis chirurgica rationalis, seu observationes chirurgicae secundum solida verae philosophiae fundamenta resolutae. Quinque decades. Lugd. Batav., apud Petrum vander Aa, 1685.
[xx] 220 [ii] 227–318 p. 5·5 ins.
> Additional engr. t.-p.
> BM   SGC 1   Waller 6788

1714.   Praxis chirurgica rationalis, seu observationes chirurgicae secundum solida verae philosophiae fundamenta resolutae. Decas sexta & septima. Lugd. Batav., apud Petrum vander Aa, 1690.
[xvi] 28; [ii] 78 [i.e. 58] p. 5·5 ins.
> BM   SGC 1   Waller 6789

1715.   Praxis medico-chirurgica rationalis, seu observationes medico-chirurgicae secundum solida verae philosophiae fundamenta resolutae. Decades duodecim. Amstelaedami, apud Joannem Wolters, 1695.
[xii] 419 [+8] p. front. pl. 6·5 ins.
> BM   SGC 1

1716.   A rational practice of chyrurgery: or chyrurgical observations resolved according to the solid fundamentals of true philosophy. In five decades. London, printed by F. Collins for Sam. Crouch, [1686].
[xvi] 248 p. front. diagr. 6·5 ins.
> TC II 157   Waller 6785   Wing M 3165

1717.   XII. tien-tallen, behelsende een redelyke heelkonst-oeffening. Of heel-konstige aanmerkingen, na de vaste gronden der waaragtige philosophie opgelost . . . Waar by gevoegt is den herlevenden podalier, passende op de vyf eerste tien-tallen, met een toegift van eenige speculatien. Uit het Latijn vertaalt en met noodige aanteekeningen vermeerdert. Amsterdam, by Nicolaas ten Hoorn, 1699.
[viii] 461 [+18] p. 2 engr. pls. 6·5 ins.

MYLE (ÆGIDIUS VAN DER)
Hortolinum Timaeanum ad D. Cosmam a Simmern.
In TIMAEUS, *von Güldenklee* (Balthasar). Baldassaris Timaei von Guldenklee . . . epistolae et consilia, 1665, pp. 465–482.

MYLIUS (JOANNES DANIEL) *fl.* 1616
1718.   [Antidotarium medico-chymicum reformatum: continens quatuor libros distinctos, quorum: 1. Generaliora in pharmaciam requisita explicat. 2. Tractat de quibusdam exoticis in nostris basilicis omissis. 3. Tradit praecepta Galenic. et chymicorum de praeparatione medicamentorum 4. Resolvit formas et dividit medicamenta tam Galen. quam chymicorum. Francofurti, L. Jennis, 1620.]
[xviii] 1044 [lxxi] p. front. port. 7·5 ins.
> Lacks t.-p. Entry copied from SGC. Date not verified. Wrongly bound; pp. 1–8 inserted before preliminary matter.
> BM   SGC 1   Wellcome 4501

Collectanea & secreta Myliana ad morbos magicos, quae hactenus non nisi manuscripta privatis in scriniis aliquandiu delituerunt, nunc vero demum primum praelo commissa publicam in lucam emittuntur.
In MERCKLIN (Georg Abraham) *junior*. Sylloge physicomedicinalium . . . 1698, pp. 215–254.

De epilepsia. Praeside D. Henrico Petraeo. (J. D. Mylius respondent).
In HARTMANN (Johann). Disputationes chymico-medicae XVI. pp. 110–114. (*In* HARTMANN (Johann). Opera omnia medico chymica . . . 1684. Vol. 4.)

MYNSICHT (ADRIAN VON) 1603–38
1719.   Thesaurus et armamentarium medico-chymicum. In quo selectissimorum contra quosvis morbos
pharmacorum conficiendorum secretissima ratio aperitur, una cum eorumdem virtute, usu, & dosi. Cui in
fine adiunctum est testamentum Hadrianeum de aureo
philosophorum lapide. Rothomagi, sumptibus Ioannis
Berthelin, 1651.
[xl] 490 [lxvii] p. 6·5 ins.
> Marginal MS notes
> BM

1720.   Thesaurus, et armamentarium medico-chymicum. Hoc est, selectissimorum, contra quosvis morbos,
pharmacorum conficiendorum secretissima ratio. Propria laborum experientia, multiplici & felicissima praxi
confirmata, & nunc una cum remediorum virtute usu,
& dosi, doctrinae, & sapientiae filiis fideliter revelata &
communicata. Cui in fine adjunctum est testamentum
Hadrianeum de aureo philosophorum lapide . . . Lubecae, impensis Augusti Johannis Beckeri, typis haeredum
Schmalhertzianorum, 1662.
[iv] 24 [x] 532 [l] p. front. 8 ins.
> Additional engr. t.-p. 'Testamentum Hadrianeum' bound in
> immediately following engr. t.-p.
> SGC 1

MYREPSUS (NICOLAUS), 13th cent.
De compositione medicamentorum opus, in sectiones
quadragintaocto digestum, omnibus tum medicis, tum
seplasiariis mirum in modum utile, a Leonharto Fuchsio
. . . è graeco in latinum conversum, luculentissimisque
annotationibus illustratum.
In MEDICAE ARTIS PRINCIPES, 1567, cols. 337–834 [2nd
seq.].

1721.   Medicamentorum opus, in sectiones quadraginta
octo digestum, hactenus in Germania non visum, omnibus tum medicis, tum Seplasiarijs mirum in modum
utile, a Leonharto Fuchsio . . . e graeco in latinum
recens conversum, luculentissimisque annotationibus
illustratum. Accessit non solum rerum & verborum,
sed & medicaminum singulis morbis destinatorum
locupletissimus index. Basileae, per Io. Oporinum, 1549.
[xvi] 293 [i.e. 586 cols.] [+9] p. 11·5 ins.
> *Bd. with* MESUĒ (Johannes). De re medica, libri tres, 1542.
> SGC 2   Watt

1722.   **MYSTERIA PHYSICO-MEDICA,** ob augu-
stissimos suos natales, uberrimamque rerum haud
quotidianarum, quibus referta sunt segetem, curioso
obtutu quam-maxime veneranda. Multis abhinc seculis
Syriace, Arabice, & Graece conscripta: iterata nunc
vice è membranis Latinis publicae luci exposita. Francofurti, impensis Joannis Justi Erythropili, 1681.
[2] 3–201 [+13] p. 5·5 ins.
> Another edition of 'Moderante auxilio redemptoris supremi,
> Kirani Kiranides', Lipsiae, 1638, ed. Andr. Rivinus.
> BM   SGC 1

N

NAGELIUS (Bartholomaeus) *respondent*
1723. Disputatio de variolis et morbillis prima: continens ὀνομαζολογίαν: in qua variolarum & morbillorum nomina, nominumque rationes traduntur: obiter etiam & pro re nata quaedam de varis, maculis corporis, vocibus exanthematum, ecthymatum & ecphymatum, pustulis item quibusdam aliis adsperguntur. Argentorati, typis Joannis Philippi Mülbii, 1642.
[28] p. 8 ins.
    (Diss. inaug. in Argentoratensium Universitate, Melchior Sebisch, *the younger*, praeses.)
    Bd. with Frizschius (Benjamin) *respondent*. De masticatione mortuorum, [1679].
    BM   SGC 2

NARDIUS (Joannes) *fl.* 1634
See Theatrum Sympatheticum Auctum . . . 1662.

NAUDÉ (Gabriel) 1600–53
De Cardano iudicium.
In Cardano (Girolamo). De propria vita liber, 1643, pp. [vii–xciii].

1724. Πένταϛ quaestionum iatro-philologicarum. I. An magnum homini a venenis periculum? II. An vita hominum hodie quam olim brevior? III. An matutina studia vespertinis salubriora? IV. An liceat medico fallere aegrotum? V. De fato & fatali vitae termino. [Genevae], apud Samuelem Chouët, 1647.
[viii] 332 [iv] p. 7 ins.
    Place of publication from Osler.
    BM   Osler 5220   SGC 1

Vita Cardani, ac de eodem iudicium.
In Cardano (Girolamo. Opera omnia, 1663, Vol. 1, pp. [xv–xxvi].

NAVARRO (Juan de Dios Huarte y)
See Huarte y Navarro (Juan de Dios)

NEDHAM (Marchamont) 1620–78
1725. Medela medicinae: a plea for the free profession, and a renovation of the art of physick, out of the noblest and most authentick writers. Shewing, the publick advantage of its liberty; the disadvantage that comes to the publick by any sort of physicians imposing upon the studies and practise of others; the alteration of diseases from their old state and condition; the causes of that alteration; the insufficiency and uselesness of meer scholastick methods and medicines, with a necessity of new. Tending to the rescue of mankind from the tyranny of diseases; and of physicians themselves. from the pedantism of old authors and present dictators,

The author, M. N. Med. Londinens. London, printed for Richard Lownds, 1665.
[xxiv] 1–200, 193–516 [i.e. 524] p. 7 ins.
    BM   SGC 1   Wing N 397
See Castle (George). The chymical Galenist. . . . In which are some reflections upon a book, intituled Medela medicinae 1667.

NEEDHAM (Marchamont)
See Nedham (Marchamont)

NEEDHAM (Walter) 1631?–91?
1726. Disquisitio anatomica de formato foetu. Londini, typis Gulielmi Godbid, prostantque venales apud Radulphum Needham, 1667.
[xxiv] 205 [xvii] p. 7 fold. pls. 6.5 ins.
    . . . Another copy. *Bd. with* Oeconomia Animalis . . . 1685.
    BM   SGC 1   Waller 6824   Wing N 409   Wing N 411
Disquisitio anatomica de formato foetu.
In Le Clerc (Daniel) *and* Manget (Jean-Jacques) *comps.* Bibliotheca anatomica, 1685, Vol. 1, pp. 537–574. Also 1699 ed., Vol. 1, pp. 687–723 [2nd seq.].

NEMESIUS *Bishop of Emesa fl. c.* 400
1727. Περι φυσεως ανθρωπου, βιβλιον εν . . . De natura hominis, lib. unus, nunc primum & in lucem editus, & latine conversus a Nicasio Ellebodio Casletano. Antverpiae, ex officina Christophori Plantini, 1565.
[9] 10–181 [+11] 142 p. 6.5 ins.
    Colophon dated December 1564. Greek and Latin texts.
    BM   Waller 6833   Wellcome 4523

NESSEL (Edmund)
1728. Traité des eaux de Spa avec une analyse d' icelles, leurs vertues et usage par Le Sr. Edmond Nessel. Se vend à Spa, chez J. Salpeteur. Et à Liege, chez la veuve d'Adrien Brixhe, 1699.
[vi] 116 p. fold. pl. 6 ins.
    BM

NEUBIG (Johannes Christophorus) *respondent*
1729. De scorbuto. Lugduni Batavorum, apud Abrahamum Elzevier, 1691.
[12] p. 9 ins.
    (Disp. med. inaug., Leyden, Wolferd Senguerd, praeses.)
    Bd. with Bidloo (Govert). Vindiciae quarundam delineationum anatomicarum, 1697.

NEUCRANTZ (Paul) 1605–71
1730. De purpura liber singularis, in quo febrium malignarum natura & curatio proponitur, ad amplissimum magistratum Lubecensem. Lubecae, literis

Gothofredi Jegeri, prostat apud Henricum Schern-
webelium, 1647.
[viii] 552, 22 [ii] p. 7·5 ins.
> Note by T.W.: Ed. of 1652, Lugd. Bat. contains the same text.
> BM

NEUENAAR (HERMANN VON) *ed.*
See PRISCIANUS (Theodorus). Octavii Horatiani rerum
medicarum lib. quatuor, 1532.

NEUENAR (HEREMANNUS COMES A)
See NEUENAAR (Hermann von)

NEUENHAHN (JOHANNES LUDOVICUS) *respondent*
1731.   De scabie. Jenae, typis Samuelis Krebsii, [1674].
[32] p. 7·5 ins.
> (Diss. med. Jena, Georg Wolffgang Wedel, praeses.)
> *Bd. with* MAJOR (Johann Daniel). Historia anatomica calculorum,
> 1662.
> BM SGC 1

NEUKRANZ (JOHANNES ANTONIUS) *respondent*
1732.   De vulneribus lethalibus. Helmestadii, typis
Henrici Davidis Mulleri, 1674.
[40] p. 7·5 ins.
> (Diss. med. inaug., Academia Julia, Heinrich Meibom,
> praeses.)
> *Bd. with* MATTHIS (Johannes Conradus) *respondent*. De mania,
> 1669.
> BM SGC 1

NEUKRANZ (ZACHARIA) *respondent*
Abstrusum respirationis humanae negotium . . .
In ETTMÜLLER (Michael). Dissertationes academicae V.
[*In* ETTMÜLLER (Michael). Opera medica theoretico-
practica, Vol. 1, 1696, pp. 1846–1886.]

A NEW AND SHORT DEFENSE OF TABACCO
See BELLAMY, Dr. A New and short defense of tabacco,
1602.

NICANDER *of Colophon* C. 130 B.C.
1733.   Alexipharmaca. Jo. Gorraeo . . . interprete.
Eiusdem interpretis in Alexipharmaca praefatio, omnem
de venenis disputationem summatim complectens, &
annotationes. Ad . . . Cardinalem Jo. Bellaium . . . Parisiis, apud Vascosanum, 1549.
70 [i] ff. 7 ins.
> Greek and Latin text.
> BM SGC 1 Wellcome 4531

1734.   Ἀλεχιφαρμακα . . . Alexipharmaca, Io. Gorraeo
. . . interprete. Eiusdem interpretis in Alexipharmaca
praefatio, omnem de venenis disputationem summatim
complectens, & annotationes. Ad . . . Cardinalem Io.
Bellaium . . . Parisiis, apud Guil. Morelium, 1557.
[ii] 111–223 [i.e. 216] ;51–80 p. 9 ins.
> Greek and Latin texts.
> SGC 1 Wellcome 4530

Ἀλεχιφαρμακα . . . Alexipharmaca, Io. Gorraeo Parisiensi . . . interprete. Eiusdem interpretis in Alexipharmaca praefatio, omnem de venenis disputationem
summatim complectens, & annotationes. Ad . . . Cardinalem Io. Bellaium, Episcopum Parisiensem. Parisiis,
1622.
> Greek and Latin texts in parallel columns.

In GORRIS (Jean de) *the elder*. Opera, 1622, pp. 33–65
[2nd seq.].

Theriaca, in latinum carmen redacta.
In GRÉVIN (Jacques). De venenis libri duo . . . 1571.

Θηριακα . . . Theriaca, interprete Io. Gorraeo Parisiensi.
Ad . . . principem Carolum, Cardinalem Lotharingum.
Parisiis, 1622.
> Greek and Latin parallel texts.

In GORRIS (Jean de) *the elder*. Opera, 1622, pp. 1–32
[2nd seq.].

NICHOLAS *of Salerno*
See NICOLAUS *Salernitanus*

NICOLAUS, *de Leonibus, Leonicenus*
See LEONICENO (Niccolò)

NICOLAUS *Florentinus*
See FALCUCCI (Nicolo)

NICOLAUS *Praepositus*
See NICOLAUS *Salernitanus*
> N.B. Antidotarium sometimes attributed to Nicolaus Praepositus
> instead of Nicolaus Salernitanus.

NICOLAUS *Salernitanus*, 12th century
Nicolai . . . antidotarium parvum cum expositionibus &
glossis Platearij. De quid pro quo . . . Sinonymorum
medicinalium . . . tractatus.
Glossae probably by the younger Matthaeus Platearius.
[See Osler, B.Lex.)
In MESUË (Johannes) *the younger*. Opera, 1541, ff.
ccxxxix^r–cclvi^r; cclxxxvi^r–cclxxxix^r. *See also* 1602 ed.,
Vol. 2, ff. 159^v–192^r.

Antidotarium parvum.
In MESUË (Ioannes) *the younger*. Opera quae extant
omnia, 1562, ff. 366–397.

De substitutis medicinis ex antiquis auctoribus, id est
quid pro quo.
In MESUË (Johannes) *the younger*. Opera quae extant
omnia, 1562, ff. 439.

See CHAMPIER (Symphorien). Castigationes . . . [1532].
JOANNES *de Sancto Amando*. Expositio Ioannis de
Sancto Amando . . . supra antidotarium. [*In* MESUË
(Johannes) *the younger*. Opera, 1602, Vol. 2, ff. 192^v–232^v.]

NICOLE (NICOLA) 1357–1430
De febribus epitome.
In DE FEBRIBUS, 1576, ff. 285^r–314^r [2nd seq.].

NICOLUS (NICOLAUS)
See NICOLE (Nicola)

NIEU-STADT (PIETER) *tr.*
See PIGRAY (Pierre). Cort begrijp van de leere der medicijne ende chirurgije . . . 1633.

NIFO (Agostino)
See Niphus (Augustinus)

NIGER (Antonius)   –1555
1735. Consilium de tuenda valetudine. Anno 1555.
ab ipso autore recognitum & auctum. Lipsiae, in
officina Valentini Papae, 1555.
[79] p. 6·5 ins.
> SGC 1

NIGRINI (Antonius)
See Niger (Antonius)

NIKANDER
See Nicander, *of Colophon*

NIPHUS (Augustinus) 1473–1546
1736.   De auguriis libri duo. (Bononiae, apud haeredes
Hieronymi de Benedictis, 1531.)
xxviii ff. 8·5 ins.
> Book-plate of Giovanni Puccinelli Sannini.
> Bullock Collection.
> BM

1737. Des augures, ou, divinations. Traduict par
maistre Antoine du Moulin Masconnois. A Lyon, par
Iean de Tournes, 1581.
[2] 3–96 [+ ?] p. diagr. 4·5 ins.
> Imperfect.
> Bullock Collection.

1738. Augustini Niphi Suessani de immortalitate
anime libellus. (Venetijs, impensa heredum quondam
domini Octaviani Scoti . . . ac sociorum, 1521).
[ii] 24 ff. 12 ins.
> Imprint from colophon.
> BM notes (of another edition) 'Against P. Pomponatius "De
> immortalitate animi" '.
> *Bd. with* Pomponazzi (Pietro). Tractatus acutissimi utillimi &
> mere peripatetici, (1525).
> Christie Collection.
> Wellcome 4553

1739. De re aulica ad Phausinam libri duo. (Neapoli,
Ioannes Antonius de caneto papiensis excudebat, 1534.)
[vi] [135] p. 8 ins.
> Book-plate of Francis Vitellius Archpus Thesallonicaensis.
> Bullock Collection.

1740. Expositio atque interpretatio lucida in libros
artis rhetorice Aristotelis. Noviter ab ipso authore in
lucem edita. Ad Antonium Gardonium Allifanorum
principem. Venetiis, (apud Octavianum Scotum), 1537.
153 ff. diagrs. 12.5 ins.
> Colophon dated 1538.
> Bullock Collection.
> BM   Wellcome 4557

1741. In Aristotelis libros de coelo, & mundo commentaria, nuperrime ab innumeris erroribus expurgata:
quibus etiam omnium sententiarum, ac nobilium dicto-
rum recens adiectus est index. Quam vero emendatiora
post omnes alias in hac aeditione sint. Legenti patebit.
Venetiis, apud Hieronymum Scotum, 1567.

[xii] 344 p. diagrs. 11·5 ins.
> Medallion port. of Aristotle on t.-p. Wanting pp. 101–102,
> 107–108.
> Bullock Collection.
> BM

1742. Prima pars opusculorum . . . in quinque libros
divisa, secundum varietatem tractandorum, ab ipsomet
nuper in lucem edita. Venetijs, (impressum per Petrum
de Nicolinis de Sabio, impensis Domini Octaviani
Scoti), 1535.
[viii] 134 p. 7·5 ins.
> *Contents:* De vera vivendi libertate libri duo.—De divitijs liber
> unus.—De his qui in solitudine apte vivere possunt liber unus.
> —De sanctitate & prophanitate libri duo.—De misericordia
> liber unus.
> Bullock Collection.

NITSCH (Andreas)
See Sebisch (Melchior) *the younger, praeses.* [Disserta-
tiones.] 1630–9.

NOLLE (Heinrich)
1743.   Naturae sanctuarium: quod est, physica hermetica. In studiosorum sincerioris philosophiae gratiam,
ad promovendam rerum naturalium veritatem, methodo
perspicua & admirandorum secretorum in naturae abys-
so latentium philosophica explicatione decenter in
undecim libris tractata . . . Sub finem duae appendices,
quarum I. Pansophiae fundamentum, & II. Philosophiam hermeticam de lapide philosophorum quatuor
tractatibus antehac editis, iam vero recognitis & auctis
comprehensam explicat, annexae sunt. Praeterea etiam
remora studii medici, ex qua de medicina mea hermetica
brevi in luce emittenda cordatus lector facile iudicare
potest, adiecta est, & errores medicorum multorum
inibi dilucide deteguntur. Francofurti, typis Nicolai
Hoffmanni, sumptibus Jonae Rosae, 1619.
838 [i.e. 848] [xii] p. 7 ins.
> With MS. notes.
> BM   Wellcome 4565

1744.   Verae physices compendium novum. In sincerioris philosophiae studiosorum gratiam conscriptum, &
in lucem editum . . . Steinfurti, excudit Theoph. Caesar,
prostat a. apud Joan. Carolum Unckel, 1616.
[xvi] 112 p. 6·5 ins.
> *Bd. with* Fuchs (Samuel). Metoposcopia & ophthalmoscopia,
> 1615.
> SGC 1   Wellcome 4562

NONIUS, NONNIUS, NONNUS (Ludovicus)
See Nuñez (Luiz)

NONNUS (Theophanus)
See Nonus (Theophanus)

NONUS (Theophanus)
De febribus liber.
> Pp. 157–174 of his De omnium particularum morborum
> curatione. Argentorati, excud. J. Rihelius 1568.

In De Febribus, 1576, ff. 13ᵛ–14ᵛ [1st seq.].

1745.   De omnium particularium morborum curatione, sic ut febres quoque & tumores praeter naturam complectatur, liber, nunc primum in lucem editus, & summa diligentia conversus per Hieremiam Martium. Argentorati, excudebat Iosias Rihelius, 1568.
[xxiv] 322 [xx] p. 6 ins.
Parallel Greek and Latin texts.

> . . . Another copy. *Bd. with* TRACTATUS DE OCULORUM AFFECTI-BUS. MS. Contemporary hogskin binding, dated 1569.
> BM   SGC 1   Waller 6891   Wellcome 4568

NOODT (GERARDUS) 1647–1725, *praeses*
See CONVENT (Arnoldus van) *respondent*. De ephialte, 1698.

1746.   **A NOTABLE AND PRODIGIOUS HISTORIE OF A MAYDEN,** [Catherine Cooper] who for sundry yeeres neither eateth, drinketh, nor sleepeth, neyther avoydeth any excrements, and yet liveth. A matter sufficiently opened and averred, by the proceedings, examinations, and dilligent informations thereof, taken ex officio by the magistrate. And since by the order of the said magistrate printed and published in high Dutch, and after in French, and nowe lastlie translated into English, 1589. At London, printed by John Woolfe, 1589.
[2] 3–12 p. 8·5 ins. [N.B. Text area 6·5 ins × 4 ins; margins cropped].

> Bookplate of Samuel Merriman M.D.
> STC 5678

NOVAE ACADEMIAE FLORENTINAE OPUSCULA
See ACADEMIA FLORENTINA. Novae Academiae Florentinae opuscula . . . 1534.

NOVARINUS (ANTONIUS)
1747.   Anatomia curiosa, das ist, dess aller fürtrefflichsten, höchsten und edelsten Geschöpffs aller Creaturen, dess Menschen, welchen Gott der Höchste so hoch gewürdiget, dass er ihn gar zu seinem Göttlichen Ebenbild erschaffen hatte. Wahrhafftige Beschreibung, und vortreffliche Vortstellung, darinnen nachsinnlich von dess Menschen wunderbarlich—und hoch verwunderlichen Ursprung, dessen nie genug vom menschlichen Verstand bemerckten Empfängnus, von dessen überartigen Vortwachs in dem Mütterlichen Leib, und folgend—hochgefährlich und schmertzhafften Geburth, ferner von allen eüserlich—und innern Glidern, auss welchem der überauss künstliche Leib zusammen verfüget und gesetzet ist, mit genugsamer, eigentlich —proportionirt—gründlich—und wohlvollständiger Erklärung mit der vielfaltigen Nutzbarkeit, herrlichen Krafft und Operation, mit dero wahrhafften Eigenschafften, worzu sie von dem wunderbahren und allmächtigen Gott, dem Göttlichen Rathschluss und Befehl nach verordnet worden, umb die vortrefflich— und unausssprechliche Miracul und Wunder dess höchsten Gottes in diesem irrdischen Geschöpff und der Sterbligkeit unterworffenen Cörper augenscheinlich mit tieffster Reverenz zuerkennen und empfigst zubemercken, mit vieler raritäten Beyfügung discurriret

würd. Allen den jenigen, so die unergründliche Wunderwerck Gottes und der Natur Würckung zu Lob und Ehr dess Grossen Schöpffers, vornemblich aber allen der Edlen Anatomi Beflissenen zum Nutz hervor gegeben, und an das offentliche Tagesliecht geleget. Franckfurt, bey Frantz Mayer zufinden, 1681.
[ii] 103 p. 25 pls. 12 ins.

> Imperfect; wanting pp. 59–62.
> BM (2 vols. 1681–2)   Watt

1748.   **NOVI TRACTATUS DE POTU CAPHÉ;** de chinensium thé; et de chocolata, a D. M. notis illustrati. Genevae, apud Cramer & Perachon, 1699.
[vi] 188 p. front. 3 pls. 6 ins.

> SGC 1

NOVIOMAGUS (JOANNES)
See BRONCHORST (Joannes)

NOVO-ANTIQUA SCHOLA SALERNA . . . Lovanii, apud Francisc. Simonis, 1635.
See SALERNO, School of

NUCK (ANTONIUS) 1650–92
1749.   Adenographia curiosa et uteri foeminei anatome nova. Cum epistola ad amicum, de inventis novis. Lugduni Batavorum, apud Jordanum Luchtmans, 1691.
[xvi] 152 [xxviii] p. 9 fold. pls. 6·5 ins.

> Additional engr. t.-p.
> SGC 2   Watt

1750.   Adenographia curiosa et uteri foeminei anatome nova. Accedit in hac nova editione dissertatio anatomico-medica inauguralis, de motu bilis circulari eiusque morbis, olim publice proposita a . . . Mauritio van Reverhorst. Lugduni Batavorum, apud Jord. Luchtmans, 1696.
[xvi] 152 [xxviii] 64 p. 11 pls. 6·5 ins.

> Additional engr. t.-p., dated 1697 and describing this vol. as 'Editio aliis auctior'.
> *Bd. with his* Sialographia, 1695.
> SGC 1

Adenographia curiosa, et uteri foeminei anatome nova. *In* LE CLERC (Daniel) *and* MANGET (Jean Jacques) *comps.* Bibliotheca anatomica, 1699, Vol. 2, pp. 828–848.

De inventis novis, epistola anatomica. *In* LE CLERC (Daniel) *and* MANGET (Jean Jacques) *comps.* Bibliotheca anatomica, 1699, Vol. 2, pp. 848–852.

1751.   Operationes & experimenta chirurgica, edita per J[ohann] T[iling]. Lugduni Batavorum, apud Cornelium Boutesteyn, 1692.
[vi] 170 [vi] p. 4 pls. 6·5 ins.

> SGC gives editor as J. Tiling.
> Additional engr. t.-p.
> *Bd. with his* Adenographia, 1691.
> BM   Osler 3520 [iii]   SGC 1

1752.   Sialographia et ductuum aquosorum anatome nova, priori auctior & emendatior. Accedit defensio ductuum aquosorum, nec non fons salivalis novus, hactenus non descriptus. Lugduni Batavorum, apud Petrum vander Aa, 1690.

[xiv] 158 [xvi] p. 6 fold. pls. 6·5 ins.

Additional engr. t.-p.
Bd. with his Adenographia, 1691.
BM   Osler 3520 [i]   Waller 6919

1753. ... Another ed. Lugduni Batavorum, apud Jordanum Luchtmans, 1695.
[xvi] 158 [xvi] p. 6 fold. pls. 6·5 ins.

Additional engr. t.-p. dated 1696.
SGC 1

Sialographia, et ductuum aquosorum anatome nova.
In LE CLERC (Daniel) *and* MANGET (Jean Jacques) *comps.*
Bibliotheca anatomica, 1699, Vol. 2, pp. 805–816.

Tractatus, de ductibus oculorum aquosis.
In LE CLERC (Daniel) *and* MANGET (Jean Jacques) *comps.*
Bibliotheca anatomica, 1699, Vol. 2, pp. 816–828.

NUENARE (HERMANN À) *fl.* 1529
Περὶ τοῦ ἱδροπυρετοῦ, id est sudatoria febri.
In PETRUS *de Abano.* De venenis eorumque remediis, [1561?], ff. 64–87.

1754. **NUGAE VENALES** sive ut cum Plauto loquamur, ridicularia atrae bili vel melancholiae expellendae apta nata, horsque subcisivis legenda, reperta in scrinio Tritavi Adami nostrum omnium parentis, [16]32. 7 parts in 1 vol.; [71]; [117]; [35]; [36]; [23]; [48]; [45] p. 5 ins.

Contents: Part 1. Quaenam in mundo admiranda?—Part 2. Problemata ludicra & histeriolae ridiculae. Animi relaxandi causa excogitata.—Part 3. Theses de hasione et hasibili qualitate, de quibus sub praesidio Fabii Stengleri Leporini, responente Lepido Capitone.... Disputabitur ...—Part 4. Disputatio de cornelio et eiusdem natura ac proprietate. Cujus positiones sub praesidio ... Dn. Vespasiani Curidemi ... publice proponit Zachaeus Pertinax Hierosolymitanus ... Gremerstadi, apud Chrysippum Grillomannum, sumptibus Lippoldi Ohrenkrätzers. —Part 5. Floia cortum versicale de flois swartibus, illis deiriculis, quae omnes fere minschos mannos, weibras, iungfras. &c. behüppere & spitzibus schnaflis steckere & bitere solent. Autore Gripholdo Knickknackio ex Floilandia, 1635.—Part 6. Disputatio physiolegistica, de iure et natura pennalium ... quam praesidente Onuphrio Palaeotto ... excutiendam proponit Dn. Lucas de Penna ... 1632.—Part 7. Themata medica de beanorum, archibeanorum, beanulorum & cornutorum quorumcunque: affectibus & curatione. Ad quae praesidente ... Cornelio Cerasto Cornano ... respondebit Cariollinus Tevetio Crufenas. Typis Wolphgangi Blass.
Separate t.-p. and signatures to each part.
Christie Collection.
BM

1755. **NUGAE VENALES**, sive, thesaurus ridendi & jocandi. Ad gravissimos severissimosque viros, patres melancholicorum conscriptos opus plane novum & necessarium; in quo quid contineatur, quaevis pagina docebit. Prostant apud neminem; sed tamen ubique, 1642.
[iv] 336; [2] 3–48; [3] 4–44 p. 5 ins.

Contents as for 1632 edition, with the addition of:
1. Theses inaugurales quas ... propugnabit ... D. Cornelia Carnivora ... sub praesidio ... Simonis Kuckelbrionis.
2. Prophetia mirabilis, ad annum Domini millessimum sexcentesimum 34. futurum.
3. Crepundia poëtica somniata ... [Separate t.-p.]
4. Pugna porcorum, per P. Porcium, poëtam. [Separate t.-p.]
5. Incerti auctoris par impar, sive epithalamiorum in nuptias

Mopsi & Candidae decas.
Woodcuts on t.-p.s.
Christie Collection
BM   Wing N 1462

1756. **NUGAE VENALES**, sive thesaurus ridendi & iocandi. Ad gravissimos severissimosque viros, patres malancholicorum (!) conscriptos. Prostant apud neminem; sed tamen ubique, 1644.
[viii] 278 [i.e. 288]; [2] 3–112 p. 5 ins.

Additional engr. t.-p. Separate t.-p. to 'Pugna porcorum'. Contents as for 1642 edition, except that 'Par impar' is omitted and 'Crepundia poëtica' is enlarged from 48 to 80 pages.
Christie Collection
Wing N 1463

1757. **NUGAE VENALES**, sive thesaurus ridendi & jocandi. Ad gravissimos severissimosque viros, patres melancholicorum conscriptos. Prostant apud neminem; sed tamen ubique, 1648.
[vi] 252 [xiv]; [96]; 71 p. 5 ins.

Additional engr. t.-p.
Contents as for 1644 edition, with the addition of: Studentes sive comoedia de vita studiosorum autore Ignoto Peerdeklontio. Alentopholi, in aedibus Iberiorici Nobilimi, 1647.
Christie Collection. Swanwick copy.
Wing N 1464

1758. **NUGAE VENALES** [Prostant apud neminem, sed tamen ubique, 1662]
[iv] 252 [xiv] [86] p. 5 ins.

Engraved t.-p. Wanting printed t.-p.
Separate t.-p. for 'Studentes, sive comoedia de vita studiosorum', with imprint: Alentopholi, in aedibus Iberiorici Nobilimi, 1662.
Contents as for 1648 edition, with the omission of Crepundia poëtica somniata, Pugna porcorum, and Par impar.
Christie Collection.
BM   Wing N 1465

1759. **NUGAE VENALES**, sive thesaurus ridendi & iocandi. Ad gravissimos severissimosque viros, patres, melancholicorum conscriptos. Prostant apud neminem; sed tamen ubique, 1663.
[vi] 252 [xiv] [86] p. 5 ins.

Additional engr. t.-p. Separate t.-p. for 'Studentes sive comoedia de vita studiosorum' with imprint: Alentopholi, in aedibus Iberiorici Nobilimi, 1662.
Contents as for 1662 edition.
Christie Collection. Garrick copy.
BM   Wing N 1466

1760. **NUGAE VENALES**, sive thesaurus ridendi & jocandi. Ad gravissimos severissimosque viros, patres melancholicorum conscriptos. Prostant apud neminem; sed tamen ubique, 1681.
[iv] 107 [ii] 71 p. pl. (port.) 5 ins.

Separate engr. and printed t.-p.s for Pugna Porcorum, the latter with imprint: Niverstadii, apud Gasparum Myrrheum, Melchiorem Thureum, & Balthasarum Aureum, 1618.
Contents: Quaenam in mundo admiranda?—Problemata ludicra. —Floia cortum versicale.—Pugna porcorum.—Crepundia poëtica.
Christie Collection
BM   Wing N 1467

1761. **NUGAE VENALES**, sive thesaurus ridendi & jocandi. Ad gravissimos severissimosque viros,

patres melancholicorum conscriptos. Editio ultima
auctior & correctior. Prostant apud neminem; sed
tamen ubique, 1689.
[iv] 323 p. pl. (port.) 5·5 ins.
> Additional engr. t.-p. Engr. t.-p. to 'Pugna porcorum'. Contents
> as for 1648 edition, with the omission of 'Studentes'.
> Christie Collection.
> BM   Wing N 1468

NUÑEZ (Luiz) 1555–1646
1762.   Diaeteticon sive de re cibaria libri IV. Secunda
editio et auctior. Antverpiae, ex officina Petri Belleri,
1645.
[xxiv] 526 [i] p. 8 ins.
> Engr. t.-p. pp. 125–128 bound in before pp. 121–124.
> BM

NYLANDT (Petrus)
1763.   De Nederlandtse herbarius of kruydt-boeck,
beschryvende de geslachten, gedaente, plaetse, tijt,
oeffeningh, aert, krachten, en medicinael gebruyck van
alderhande boomen, heesteren boom-gewassen, kruyden
en planten, die in de Nederlanden in 't wilde gevonden,
ende in de hoven onderhouden worden. Alsmede de
uytlandtsen of vreemde droogens, die gemeenlijck in
de apothekers winckels gebruyckt worden. Uyt verscheyde kruydt-beschrijvers tot nut van alle natuur-
kunders, genees-meesters, apothekers, chirurgijns, en
liefhebbers van kruyden en planten by een vergardert
en beschreven. Amsterdam, Michiel de Groot, 1682.
[viii] 342 [xxiv] p. illus. 8 ins.
> Illus. t.-p. Woodcut illus. in the text.

1764.   Neues medicinalisches Kraŭterbuch worinnen
allerley Baŭme, Stauden, Gestraŭche, Kraŭter und
Pflanzen, beydes wilde und zahme, wie denn auch
allerhand frembde, und zum Theil bey uns bissher
unbekandte Gewŭrtze und Specereyen, nebst deroselben
Geschlechten, Gestalten, Orthen, Zeit, Wurckung und
Artzeney-Gebrauch vorgestellet werden. Allen der
Artzeney-Liebhabern, Practicanten, Apothekern, Balbierern und Wundartsten, auch Manniglichen zu nutzlichem Gebrauch, insonderheit aber dem geliebten
Vatterlande zu dienstlichem Gefallen, mit dabey ge-
horigen Figuren, und einem dreyfachen Register heraussgegeben. Osnabrŭck, bey Joh. Georg. Schwandrn,
1678.
[iv] 395 [+17] p. illus. 8 ins.
> Woodcut illus. in text.

NYMANN (Gregor) 1594–1638
Dissertatio de vita foetus in utero . . . Lugduni Batavorum, ex officina Davidis Lopes de Haro, 1644.
In PLAZZONI (Francesco). De partibus generationi
inservientibus libri duo . . . 1644.

O

1765. OBSERVATIONS ET HISTOIRES CHY-RURGIQUES tirées des oeuvres de quatre excellens medecins professeurs & practiciens nommés en la page suivante. Et traduites nouvellement des dits autheurs de latin en françois par un docteur medecin, avec trois indices, l'un des chapitres: le second des maladies & matieres: le troisiéme des medicamens. Geneve, pour Pierre Chouët, 1669.
[xxiv] 296; [xx] 284 [l] p. 8·5 ins.

> Authors include: Pierre la Forest, Felix Plater, Balthazar Timaeus, Pierre de Marchettis & Bernard Suevus.

OBSOPOEUS (Johannes)
See Opsopoeus (Johannes)

OBSOPOEUS (Vincentius)
See Koch (Vincenz)

OCCON (Adolph) 1524–1606
See Pharmacopoeias. Augsburg. Pharmacopoeia . . . pro Rep. Augustana . . . 1580.

OCYORUS (Tarquin)
See Appollinaris (Quirinus). Kurtzes Handtbüchlein . . . 1599.

ODDI (Marco degli) 1526–91
See Oddi (Oddo degli). Exactissima, & dilucidiss. expositio, in librum artis medicinalis Galeni . . . 1607.

ODDI (Oddo degli) 1478–1558
De coenae & prandii portione libri duo.
In Tolet (Pierre). Opusculum recens natum de morbis puerorum, 1538, pp. 119–193.

1766. Exactissima, & dilucidiss. expositio, in librum artis medicinalis Galeni. Nunc primum in lucem edita, et castigata laboribus, & vigilijs Marci Oddi medici eiusdem filij, qui totum id, quod ex interpretatione ob intempestivam patris mortem deerat, perfecit, atque instauravit. Brixiae, ex typographia Comini Praesenij, 1607.
6 [xxix] 501 [i.e. 477] p. 3 fold. pls. 8·5 ins.

> Waller 6943

ODDO *de Oddis*
See Oddi (Oddo degli)

ODONUS (Caesar) *fl.* 1550
De urinarum differentiis, causis & iudiciis brevissima & clarissima methodus. Libellus posthumus nunc primum editus.
In Martinius (Henricus). Anatomia urinae Galeno-spagyrica, 1658.

1767. OECONOMIA ANIMALIS ad circulationem sanguinis breviter delineata. In duas partes distributa. Item generatio hominis ex legibus mechanicis. Omnium quaestionum in hoc libro ex sanioris philosophiae principiis solutarum elenchum, si quis desiderat, calcem cuiusque tractatus adeat. Goudae, ex officina Guilhelmi vander Hoeve, 1685.
[iv] 170, 101 [+17] 29 [+1] 38 [iv] p. 6·5 ins.

> BM   SGC 2   Waller 6953

OETHAEUS (Jacobus)
1768. Gründtlicher Underricht für Gesunde, Krancke, und Kranckenpfleger, wie sich dieselbigen allerseits, so wol in Erhaltung, als in widerbringung der Gesundheit, und Verhütung zůfalliger Kranckheit, auch im Gebrauch allerhandt Artzneischer Mittel verhalten sollen: Sampt angehengter Erklärung und widerlegung mancherley Irrungen und Miszbräuch, welche im Brauch der Artzneischen Mitteln fast bey männiglich eingerissen und gemein worden. Allen den jenigen, welchen ihre Gesundheit lieb ist, nutz und nothwendig zu wissen. Jetzunder aber auffs new ubersehen, vermehrte und gebessert, durch Johannem Oswaldum . . . Franckfurt am Mayn, (impressum apud Romanum Beatum, impensis Nicolai Bassaei, 1599).
[xix] 356 [+25] p. 6·5 ins.

OFFREDUS (Paulus)
See Hippocrates. Pauli Offredi . . . in librum aphorismorum Hippocratis commentaria aphoristica . . . 1606.

OGRAVITTUS (M   ) *pseud., praeses*
See Chiplicus (Dacrion) *pseud., respondent.* Material mere magistralis [&c.] [*In* Facetiae Facetiarum, 1627, part 5; 1647, pp. 333–377; 1657, pp. 321–362.]

OLDENBURG (Henry) 1615?–77
. . . D. Malpighio . . . Henricus Oldenburg . . . salutem.
In Malpighi (Marcello). Opera posthuma, 1695, pp. 55–56 [1st. seq.]. Also 1697 ed. pp. 55–56 [2nd seq.].

Epistolae quaedam circa praemissos tractatus de anatome plantarum ultro citroque a Malpighio & Oldenburgio scriptae, in quibus quoque observationum de ovo incubato, aliqua fit mentio.
In Malpighi (Marcello). Opera omnia, 1687, Vol. I, pp. 163–170.

Epistolae quaedam circa hanc de ovo dissertationem, aliaque ex occasione subnata argumenta, ultro citroque scriptae.
In Malpighi (Marcello). Opera omnia, 1697, Vol. 2, pp. 65–72.

See Malpighi (Marcello). Opera omnia, 1686 and 1686–7 eds.

O'MEARA (Dermod)
See MEARA (Dermod)

O'MEARA (Edmund)
See MEARA (Edmund)

OMPHALIUS (Jacobus) *respondent*
1769. Positiones medicae inaugurales. Ultrajecti, ex officina Johannis Ribbii, 1682.
[8] p. 7·5 ins.
    (Diss. inaug., Petrus van Maestricht, praeses.)
    Bd. with AVEMANN (Joannes Christophorus) *respondent*. De medico eleemosynario publico, 1695.

OPSOPOEUS (Johannes)
See HIPPOCRATES. Iusiurandum, 1587.

OPSOPOEUS (Vincentius)
See KOCH (Vincenz)

OPTATUS (Caesar)
De hectica febre . . .
In SAVONAROLA (Giovanni Michele). Practica canonica . . . 1560, pp. 957–1020. Opusculum. De hectica febre. [9] ff.
In SAVONAROLA (Giovanni Michele). Practica canonica . . . 1563.

OPUSCULA ILLUSTRIUM MEDICORUM DE DOSIBUS, seu de iusta quantitate et proportione medicamentorum. Nunc recèns fidelius & diligentius quàm antea edita, & à multis mendis vindicata. [Lugduni], apud Ioann. Mareschallum Lugdunensem, 1584.
[vi] 521 p. 6 ins.
    Contents: Matthaeus Curtius. Methodus dosandi.—Benedictus Victorius Faventinus. De dosibus medicinarum.—Bartholomaeus Montagnana. De compositione, & dosi medicamentorum.—Gentilis de Fulgineo. De proportionibus medicinarum.—Thomas de Garbo. De reductione medicinarum ad actum.—Alchindus. De gradibus medicinarum.—Gulielmus Rondeletius. De ponderibus . . . [etc.]—Petrus Gorraeus. Formulae remediorum.
    Bd. with NONUS (Theophanus). De omnium particularium morborum curatione. . . 1568.
    SGC 1   Waller 6994

1770. The **ORDER OF THE HOSPITALLS** of K. Henry the VIIIth and K. Edward the VIth, viz. St. Bartholomew's. Christ's Bridewell. St. Thomas's. By the maior, cominaltie, and citizens of London, Governours of the possessions, revenues and goods of the sayd hospitalls. [London], 1557 [c. 1690].
[cxvi] p. 5·5 ins.
    D'Arcy Power: Foundations of Medical History, 1931, p. 134, says that this was published about 1690-1700. The text was written in 1557, but not printed then.
    SGC 2   Waller 6996   Wing O 389

1771. **ORDERS,** thought meet by His Majestie, and his Privie Councell, to bee executed throughout the counties of this realme, in such townes, villages, and other places, as are, or may be hereafter infected with the plague, for the stay of further increase of the same. Also, an advice set downe by the best learned in physicke within this realme, containing sundry good rules, and easie medicines, without charge to the meaner sort of people, aswell for the preservation of his good subjects from the plague before infection, as for the cure and ordering of them after they shalbe infected. London, printed by Bonham Norton and John Bill, 1625.
[xxiv] p. 7·5 ins.
    SGC 1   Wellcome 2021

ORIBASIUS, 326–403
1772. Collectorum medicinalium libri xvii, qui ex magno septuaginta librorum volumine ad nostram aetatem soli pervenerunt, Joanne Baptista Rasario . . . interprete. Venetiis, apud Paulum Manutium, Aldi f., [1554]?
[viii] 752 p. 6 ins.
    Bookplate of Edwin Cottingham. Said by Osler and Brunet to precede the Torresano ed. dated 1555 and to follow the 1554 ed. of the 'Synopsis'. Note in Renouard under this ed.: 'Cette edition aura servi de copie à celle que B. Turrisan donna à Paris en 1555.'
    . . . Another copy. Christie Collection.
    BM   Osler 430   Wellcome 4646

1773. Collectorum medicinalium, libri xvii, qui ex magno septuaginta librorum volumine ad nostram aetatem soli pervenerunt. Joanne Baptista Rasario . . . interprete. Parisiis, apud Bernardinum Turrisanum, sub officina Aldina, 1555.
332 ff. 6·5 ins.
    Signature of Michel Angelo Angeli on verso of t.-p.
    BM   SGC 1   Wellcome 4647

1774. τὰ τῶν Ὀριβασίου ἰατρικῶν συναγωγῶν ἐκ τῶν Γαληνου, ἀνατομικά.
Oribasii collectaneorum artis medicae liber, quo totius corporis humani sectio explicatur, ex Galeni commentariis. Parisiis, apud Guil. Morelium, 1556.
112 p. 6·5 ins.
    Greek text.
    Bd. with THEOPHILUS *Protospatharius* . . . De hominis fabrica, lib. V, 1555.
    Christie Collection. Evans copy.
    BM   SGC 1   Wellcome 4650

1775. Commentaria in aphorismos Hippocratis hactenus non visa, Joannis Guinterii Andernaci . . . industria, velut e profundissimis tenebris eruta, & nunc primum in medicinae studiosorum utilitatem aedita. Basileae, ex officina And. Cratandri, 1535.
[2] 3–257 [xiv] p. 6·5 ins.
    BM   SGC 1   Waller 4550   Wellcome 4645

De laqueis ex Heracle, Vido Vidio Florentino interprete.
In GUIDI (Guido) *the elder*. Chirurgia, 1544, pp. 467–476.
De laqueis liber ex Heracle . . . Vidio interprete.
In CHIRURGIA, 1555, ff. 338r–340r.
De machinamentis liber ex Heliodoro, quibus utuntur qui luxatis aut fractis medentur: cuius capita sunt XL.
In CHIRURGIA, 1555, ff. 341r–358r.
De simplicium, quae medicis praecipue in usu sunt, virtutibus lib. quinque.
In EXPERIMENTARIUS MEDICINAE, 1544, pp. 122–233 [3rd seq.].
De victus ratione, in quolibet anni tempore utili.
In THORER (Alban) *ed*. De re medica, 1528, ff. 10r–11r.

Ex Heliodoro de machinamentis Vido Vidio Florentino interprete.

In GUIDI (Guido) *the elder*. Chirurgia, 1544, pp. 477–533.

[Ex Oribasio excerpta de aquis & balneis.] *viz*. Libri primi Oribasii ad Eunapium cap. xiiii de aquis. [Augustino Gadaldino . . . interprete.] Eiusdem Oribasii quinque priora capita libri quinti collectionum medicinalium ad Iulianum Imperatorem. Eiusdem Oribasii. Libri primi ad Eunapium cap. xvi & libri primi ad Eustathium filium cap. xxvij de lavacris. Eiusdem Oribasii. Libri primi ad Eustathium dilium ca. 27 de lavacris tum ex industria factis, tum sponte nascentibus. Eiusdem Oribasii septem prima capita libri decimi collectionum medicinalium ad Iulianum Imperatorem.

In De BALNEIS, 1553, ff. 474ʳ–480ʳ [2nd seq.].

1776. [In aphorismos Hippocratis commentaria. J. Guinterii . . . industria velut e profundissimis tenebris eruta, et . . . aedita.] (Patavii, typis Matthaei Cadorini, 1658).

[xvi] 273 [ii] p. 5·5 ins.

> Imperfect; t.-p. missing. Title from BM and half-title. Imprint from colophon. Another edition of that printed in Paris, 1553.
> BM

1777. Opera, tribus tomis digesta, Joanne Baptista Rasario interprete. Primus habet synopseωs ad Eustathium filium libros novem, quibus tota medicina in compendium redacta continetur. [De laqueis ex Heracle, Vido Vidio . . . interprete. Ex Heliodoro de machinamentis, Vido Vidio . . . interprete.] Tomus II . . . Collectorum, ad imp. Iulian Caes. Aug. libros complectens XVII qui ex magno septuaginta librorum volumine ad nostram aetatem soli pervenerunt . . . [i.e. 1–15, 24 and 25]. Medicinalium collectorum tomus tertius, continens euporista, facultates simplicium, morborum & locorum affectorum curationes . . .

In MEDICAE ARTIS PRINCIPES, 1567, cols. 1–683 [4th seq.].

1778. Synopseos ad Eustathium filium libri novem: quibus tota medicina in compendium redacta continetur: Joanne Baptista Rasario . . . interprete. Venetiis, (apud Paulum Manutium, Aldi filium, 1554).

[4] 5–216 ff. 6·5 ins.

> . . . Another copy. *Bd. with* PAULUS, *Aegineta*. Opera, 1554. Christie Collection.
> BM SGC 1 Waller 7004 Wellcome 4648

Synopseos ad Eustachium filium, de febribus liber.

In De FEBRIBUS, 1576, ff. 8ᵛ–13ʳ [1st seq.].

> Book 6 of 'Synopseos ad Eustathium filium libri novem'.
> SGC

See [ETIENNE (Henri)]. Dictionarium medicum. 1564.

OROSCIUS (CHRISTOPHORUS)

1779. Annotationes in interpretes Aetii . . . Una cum latinarum & graecarum dictionum, ac rerum quae in iis annotationibus continentur, locupletissimo indice . . . Basileae (in officina Roberti Winter, 1540).

[xii] 341 [viii] p. 8 ins.

> BM SGC 1

ORTA (GARCIA AB)
See GARCIA AB HORTO

ORTLOB (JOHANN FRIEDRICH)

1780. Historia partium et oeconomiae hominis secundum naturam, sive dissertationes anatomico-physiologicae, in Academia Lipsiensi publice ventilatae, & in usum philiatrorum collectae. Lipsiae, apud Joh. Frider. Gleditsch, 1697.

[vi], 2–7; 296, [xx] p. 1 folding pl. 8 ins.

> *Bd. with* BERGERUS (Io. Gothofr.) Physiologia medica, 1702.
> BM

OSWALDUS JOHANNES) *ed.*
See OETHAEUS (Jacobus). Gründtlicher Underricht für Gesunde . . . 1599.

OTHO, *Cremonensis*

De electione meliorum medicamentorum simplicium, rhytmi . . . in multis aucti, correcti, et illustrati, in gratiam studiosorum.

In PHARMACOPOEIAS. Cologne. Pharmacopoea sive dispensatorium Coloniense, 1627, pp. 11–13.

See SALERNO, School of. De conservanda bona valetudine opusculum versibus conscriptum . . . (1553).

OTTO, *Cremonensis*
See OTHO, *Cremonensis*

OVERKAMP (HEYDENTRYCK) 1651–92

1781. Nieuw gebouw der chirurgie of heel-konst, getimmert op de nieuwe beginselen vande genees en heel-konst. Bestaende in de ontdeckinge van de oorsaecken, voortgangh en genesinge van de voornaemste geswellen van 's lichaem. Door klare menschen en onderscheydene beginselen, over een stemmende met die van Renatus des Cartes. Nevens een brief over dit werk, van d'heer Cornelis Bontekoe . . . Amsterdam, Jan ten Hoorn, 1682.

[xxii] 279 [ii] 269–458 p. front. (port.) 6·5 ins.

> BM SGC 1 Waller 7044

OVIDIUS NASO (PUBLIUS) 43 B.C.–A.D. 18

Ex . . . metamorphoseon libro XV.

In De BALNEIS, 1553, ff. 215ᵛ–216ᵛ [2nd seq.].

OXFORD UNIVERSITY
See A REGISTER of the doctors of physick in our two Universities of Cambridge and Oxford. Printed in the year 1694–5.

OYENBRUGGE (HIERONYMUS MATTHIAS VAN) *respondent*

1782. Tum de conservanda sanitate, cum de febri in genere. Lugduni Batavorum, apud Abrahamum Elzevier 1689.

[12] p. 9 ins.

> (Disp. theoretico-practica inaug., Leyden, Jacobus Triglandius, praeses.)
> . . . Another copy. *Bd. with* BIDLOO (Govert). Vindiciae quarundam delineationum anatomicarum, 1697.
> BM

P

PAAW (PIETER) 1564–1617
1783. Andreae Vesalii . . . Epitome anatomica. Opus
redivivum cui accessere, notae ac commentaria P. Paaw.
Lugduni Batavorum, ex officina Iusti à Colster, 1616.
[viii] 227 p. illus. fold. pl. 7·5 ins.
　　BM　SGC 1　Wellcome 6567
Observationes anatomicae selectiores, jam primum
editae, curante Th. Bartholino. Hafniae, literis Petri
Morsingi.
[2] 3–45 [+2] p.
In BARTHOLIN (Thomas) [Caspari filius]. Historiarum
anatomicarum rariorum centuria III & IV, 1657.

1784. Primitiae anatomicae. De humani corporis ossibus. Amstelreodami, apud Henricum Laurentii, 1633.
[xvi] 172 p. illus. fold. pls. 7·5 ins.
　　Bd. with his Andreae Vesalii . . . Epitome anatomica, 1616.
　　BM　SGC 1　Wellcome 4683

1785. Succenturiatus anatomicus. Continens commen-
taria in Hippocratem, de capitis vulneribus. Additae in
aliquot capita libri VIII C. Celsi explicationes. Lugduni
Batavorum, apud Iodocum à Colster, 1616.
[xxiv] 270 [ii] 128 p. illus (port.) fold. pls. 7·5 ins.
　　Separate t.-p. and pagination for section on Celsus.
　　Bd. with his Andreae Vesalii . . . Epitome anatomica, 1616.
　　BM　Dawson 5167A　SGC 1　Waller 7255　Wellcome 4684

1786. Tractatus de peste. Cum Henrici Florentii ad
singula eiusdem tractatus capita additamentis. Lugduni
Batavorum, ex officina Abrahami Commelini, (typis
Wilhelmi Christiani), 1636.
[xxiv] 188 [ii] p. 5 ins.
　　BM　SGC 1　Waller 7256　Wellcome 4685

PACKE (CHRISTOPHER) *tr.*
See GLAUBER (Johann Rudolf). The works, 1689.

PADUANIS (FABRICIUS DE)
De morbis, in quibus praesentaneis uti convenit remediis.
34 p.
In SEIDEL (Bruno). Liber, morborum incurabilium
causas, mira brevitate, 1662.

PALAEMON (QUINTUS RHEMNIUS FANNIUS)
See FANNIUS (Quintus Rhemnius) *Palaemon*

PALAEOTTUS (ONUPHRIUS) *pseud., praeses*
See PENNA (Lucas de) *pseud., respondent.* Disputatio
physiolegistica de jure et natura pennalium. [*In* FACETIAE
FACETIARUM, 1615, etc. Also in NUGAE VENALES, 1632
etc.]

PALLADIUS, *Iatrosophista*
Breves interpretationes sexti libri de morbis popularibus
Hippocratis e voce Palladij Sophistae collectae.
In MEDICI ANTIQUI GRAECI, 1581, pp. 151–297.

. . . Scholia in librum Hippocratis de fracturis.
In HIPPOCRATES. . . . Opera omnia quae extant, 1595,
pp. 196–214 [6th seq.]. Also 1657 ed., pp. 917–933.

PALMARIUS (JULIUS)
See LE PAULMIER (Julien)

PALTHENIUS (ZACHARIA) *ed.*
See MERCADO (Luiz de). Opera omnia, medica &
chirurgica, in quinque tomos divisa . . . 1619–29.

PAMAN (HENRY) 1626–95
See SYDENHAM (Thomas). Opera universa . . . Editio
altera . . . 1685.

PANAROLI (DOMENICO)　　　　–1657
1787. Iatrologismorum, seu medicinalium observationum pentecostae quinque utilibus praeceptis, singularibus medelis, reconditis speculationibus, portentosis
casibus refertae, quibus diversa, eaque curiosa (prout
adversa pagina indicabit) in calce adduntur opuscula.
Opus certe, non tantum physicis dogmatibus redundans,
sed multiplici eruditione iucundum, philosophiae, ac
medicinae amantissimis, apprime utile, ac necessarium.
Hanoviae, typis Johannis Aubry, sumptibus Johannis
Bayeri, 1654.
[xxiv] 226 [viii] p. illus. pl. 8 ins.
　　Contents include: De simplicium cognitione medico necessaria.
　　—Plantarum amphitheatralium catalogus.—Chamaeleo exami-
　　natus.—Arcanorum fasciculus 1 & 2.
　　SGC 1　Waller 7082

PANCKOW (THOMAS) 1622–65
1788. Herbarium portatile, oder Kräuter- und Ge-
wächs-Buch, darinnen so wohl Einheimische als
Ausländische Kräuter zierlich und eigentlich abgebildet
zu finden. Auf vielfältiges Begehren mit Fleisz übersehen,
und mit unterschiedlichen Kräutern, nebst beygefügten
Synonymis der berühmtesten Botanicorum, vermehret,
auch die, so in der Medicin gebräuchlich, ausführlicher
erkläret, und mit sonderlichen experimentis und observationibus der bewährtesten Scribenten verbessert durch
Bartholomaeum Zornn. Leipzig, bey Christian Kirch-
nern zu finden, 1679.
[412] 425 [+46] p. front. illus. 8 ins.
　　Bd. with PAULLI (Simon). Quadripartitum botanicum de simpli-
　　cium medicamentorum facultatibus . . . 1667.
　　BM

PANCOVIUS (Thomas)
See Panckow (Thomas)

PANCRACIUS (Marcellinus)
See Mercuriali (Geronimo). In omnes Hippocratis aphorismos . . . praelectiones Patavinae . . . in postrema hac editione opera Pancracii Marcellini . . . notis marginalibus ditatae, 1621.

PANDOLPHINUS (Josephus)
1789. Tractatus, de ventositatis spinae saevissimo morbo; de quo nihil fere Graeci, & paucissima Arabes, Latinique conscripsere; revisus, correctus, & annotationibus, novisque cum propriis tum alienis observationibus e variorum authorum monumentis erutis, illustratus, [et] ad hodierna medicinae principia accommodatus a Georgio Abrahamo Merclino, jun. Noribergae, apud Johannis Andreae & Wolffgangi Endteri junioris haeredes, 1674.
[xxxvi] 520 [xxxii] p. 5.5 ins.
   BM   SGC 1

PANRING (Johannes Henricus) *respondent*
1790. De gangraena & sphacelo. Lugduni Batavorum apud Abrahamum Elzevier, 1690.
[12] p. 9 ins.
   (Diss. med. chir. inaug., Leyden, Paul Hermann, praeses.)
   Bd. with Bidloo (Govert). Vindiciae quarundam delineationum anatomicarum, 1697.
   BM

PANSA (Martinus)
1791. Das ander Buch dieses tractats, Darinnen zu finden, Wie vor Fürstliche, Adeliche, oder sonst reiche Personen die Apothecken zu bestellen, und mit waserley Artzneyen, als nemlich, Neben etlichen gemeinen mit den köstlichen distillirten Wassern, Spiritibus, oleis destillatis, Balsamis, Succis Tincturis, Extractis und Essentiis. Deszgleichen auch mit Magisteriis, Salibus, und Antidotis: Welches alles nicht zum uberflusz, sondern nach Nothdurfft beschrieben wird, wie nemlich die fürnehmen Apothecken mit den auszerlesesten und bewehrtesten Kunststücklein wol zu besetzen. Zum klärlichsten und trewlichsten angezeiget, und beschrieben. Leipzig, in vorlegung Henning Groszen des Jüngern Erben, gedruckt bey Johann Glück, 1622.
[xxxviii] 185 p. 7.5 ins.
   Bd. with Mercurii (Geronimo). La commare, 1671.
   SGC 2

1792. Aureus libellus de proroganda vita, in quo causae longioris ac brevioris vitae exquisite describuntur, & quanam diaeta, quibusque medicamentis tam vulgaribus, quam pretiosis & arcanis vita longa sit comparanda, evidentissime ac fidelissime monstratur, omnibus literatis, tam in re angusta, quam in aucta lautaque parte constitutis, peraeque utilis ac summopere necessarius, in duas partes, theoricam & practicam generalem distinctus . . . Lipsiae, impensis Thomae Schüreri, 1615.
[viii] 214 [i.e. 206] [viii] 164 ff. 6 ins.
   BM (4 pts. 1615–20)   SGC 1

1793. Aurei libelli, de proroganda vita hominis pars III. Theoretica specialis, in qua specialius & accuratius de diversarum complexionum, aetatum, sexuumque, vita, per quatuor anni tempora: de macrorum & pinguium, peregrinantium, magnatum, convalescentium, valetudinariorum, &c. vita ulterius provehenda, subsidiisque, specialibus diaeteticis salubriter regenda: de morbis denique, vulgatis, literatorum maxime, per certa signa mature cognoscendis, praecavendis, avertendis: deque, partibus principalioribus diutissime praemuniendis agitur, perspicue ac diligenter declarati. Lipsiae, impensis heredum Thomae Schureri, excudebat Nicolaus Ball, 1616.
[xiii] 294 ff. 6 ins.
   BM   SGC 1

1794. Consilium antinephriticum, das ist, Ein heylsamer Rathschlag vom Lendenstein, darinnen zwar kürtzlich, jedoch gar deutlich und gnugsam angezeiget wird, was der Lendenstein sey, woraus er erwachse, und wie man ihn recht erkennen, auch glücklich vertreiben sol. Nicht allein mit gemeinen, sondern auch mit besondern kräfftigen Mitteln und bewereten Wassern des Autoris mit fleis gestellet . . . Leipzig, (gedruckt bey Lorentz Kober) in verlegung Henning Grossen des Jüngern, 1615.
[xxiv] 272 [i.e. 262] [i] p. 6 ins.
   Bd. with his Consilium evacuatorium, 1615.
   BM   SGC 1   Waller 7088

1795. Consilium antipodagricum secundum speciale. Das ist: der andere Rathschlag vom Zipperlein, in welchem fürnemlich und insonderheit von dem angebornen und eingewurzelten Zipperlein, und von seiner besondern schädlichkeit: Deszgleichen von der Chur der Cyprianisten, so in einem hohen Alter, Ferner auch von des Zipperleins Gesellschafft, und andern Gliedersuchten, auch von unordentlichem Gebrauch der Artzney in solchen Süchten: und letzlich, wie man geheime Artzney und Antidota darwider stellen, und verordnen sol. In XX Capitel, und XX disputirliche Fragen mit trewem fleis ördentlich gefast und beschrieben. Leipzig, (gedruckt bey Lorentz Kober), in verlegung Thomae Schürers, 1615.
[xxviii] 368 [i] p. 6 ins.
   Bd. with his Consilium evacuatorium, 1615.
   SGC 1 (Pts. 1 and 2, 1615–17)

1796. Consilium evacuatorium. Das ist: Ein Nützlicher Rathschlag vom Purgieren, Darinnen anfänglich die Störer, Pfuscher, und losen fischer in der Artzneykunst purgieret, taxiret, unnd auszgemustert werden: Und ferner der rechte gebrauch des purgierens eröffnet, und nach allen umbstånden beschrieben wird, in zwey und zwantzig Capitel abgetheilet, sampt vier und zwantzig disputierlichen Fragen von dieser materia . . . Leipzig, (gedruckt bey Lorentz Kober), in verlegung Henning Grossen des Jüngern, 1615.
[xxiv] 369 p. 6 ins.
   SGC 1

1797. Consilium phlebotomicum, das ist. Ein gantz newes, ausfûrliches und wolgegrûndetes Aderlaszbûchlein, darinnen angezeiget wird, was vom Aderlassen und Schrepffen eigentlich zuhalten: Deszgleichen wenn, wie und an welchen orten des Leibes die Adern und Haut, in und ausserhalb der Leibsgebrechen fruchtbarlich zu ôffnen seyen. Wie auch beydes Gesunde und Krancke, vor und nach dem lassen sich zu verhalten haben: in zwey unterschiedene Tractâtlein und gewisse Capitel gefast. Sampt 50 zu ende angehengten schônen Fragen vom Blut und Blutlassen: zu langwieriger erhaltung und wiederbringung Menschlicher gesundheit, gansz nůtzlich jedermânniglich zu lesen und zu gebrauchen. Leipzig, in verlegung Henning Grossen des Jûngern, (gedruckt bey Lorentz Kober), 1615.

[xxiv] 382 [i.e. 380][i] p. illus. 6 ins.

> Bd. with his Consilium evacuatorium, 1615
> SGC 1   Waller 7089

1798. [Pharmacotheca privata et itineraria. Der dritte und vierdte Theil von dem] Apotheckerwesen, darinnen erstlich nothwendige Lehren und Erinnerungen in acht Capiteln zu finden, und nach denselbigen vierzehen Formular und Muster der Reise und Hauszapothecklein; was man beydes zur verwahrunge der gesundheit, so wol auch zu vertreibung der Kranckheiten furnemlich in densel ben halten sol. Lerner im Vierdten Theil dieses Wercks von bestellung der Hauszapothecken wird ein Thesaurus pauperum, das ist, ein Schatz vor den armen gemeinen Mann kûrtzlich zu finden senn, die entweder geringe, oder gar keine Unkosten auffzuwenden, und also der gemeinen wolbekanten Mittel in mancherley Kranckheiten sich gebrauchen kônnen. Endlich werden auch etliche gute Mittel, so leicht zuerlangen, gem[elde], derer jedes insonderheit vor mancherley Kranckheiten mit nutz anzuwenden. Alles mit fleisz beschrieben ... Leipzig, gedruckt durch Justum Jansonium Danum, in verlegung Henning Groszen des Jûngern seligen Erben, 1622.

[xvi] 119 [v] 120–352 [i] p. 7·5 ins.

> T.-p. mutilated; title from MS note. MS title on t.-p. itself is: 'Pharmacopoea publica & privata d.i. Stadt-, Hauss- und Hofapothek ...'
> Bd. with MERCURII (Geronimo). La commare, 1671.
> SGC 2

PANTELEONE, *da Confienza, fl.* 1496

1799. Pillularium omnibus medicis quam necessarium. Summa lacticiniorum completa omnibus idonea: eiusdem doctoris. Cautele medicorum non inutiles ... Gabrielis Zerbi Veronensis. Tabulam singulorum tractatuum in calce operis adiectam invenies. (Lugduni, impressum per Antonium Blanchard), 1528.

lxxiii [iii] ff. 5·5 ins.

> BM   Waller 7091

PANTELIUS (MICHAEL) *respondent*

1800. De calculo renum et vesicae. Lugduni Batavorum, apud Abrahamum Elzevier, 1693.

[16] p. 8 ins.

(Disp. med. inaug., Leyden, Philippus Reinhardus Vitriarius, praeses.)

> Bd. with LIPSTORP (Gustavus Daniel) respondent. De animalculis in humano corpore genitis, 1687.

PANTHALEON
See PANTALEONE, *da Confienza*

PANTHEUS (Joannes Antonius)
Confabulationes de thermis Caldarianis, quae in Veronensi agro sunt. In his etiam ferri, nitri, sulfuris naturam, vim, ac medicinas edocet.
In De BALNEIS, 1553, ff. 110^r–141^r [2nd seq.].

PAPADOPOLUS (PLACIDUS)
Risposta all' opposizioni registrate nel Trionfo de Galenesti contro i filosofi, e medici, che modernamente sono stati inventori nel corpo humano d'alcune parti, e d'operazioni incognite à gl' antichi professori della medicina ...

> Italian and Latin texts, in parallel columns.
> Written by Malpighi, using his pupil's name. [See Osler.]

In MALPIGHI (Marcello). Opera posthuma, 1697, pp. 8–83 [2nd seq.].

PAPARELLA (SEBASTIANUS)
1801. Opera omnia quinque distincta voluminibus, nunc primum in unum collecta, & ab eodem auctore diligentissime recognita, & aucta. Videlicet: In Hippocratis librum de natura humana commentarii duo. De efficientia primi motoris liber I. De calido libri III. De indicationibus curativis liber tractatus VIII continens. De catarrho libri II. Maceratae, apud Sebastianum Martellinum, 1582.

[ii] 3–4 [5–7] 8–537 [+1]; [xii] p. 12 ins.

> Bookplate of Thomas Lauth.
> BM   SGC 2

PAPIN (DENYS) 1647–1710
1802. La maniere d'amolir les os, et de faire cuire toutes sortes de viandes en fort peu de temps, & à peu de frais. Avec une description de la machine dont il se faut servir pour cet effet, ses proprietez & ses usages, confirmez par plusieurs experiences. Nouvellement inventè. A Paris, chez Estienne Michallet, 1682.

[xii] 164 [xi] p. 2 fold. pls. 6 ins.

> Bookplate of James Russell.
> BM   SGC 1

PAPIN (NICHOLAS)   –1653
1803. De pulvere sympathico dissertatio. Lutetiae, apud Simonem Piget, 1650.

[xiv] 40 p. 6·5 ins.

> BM   Osler 3610   SGC 1

1804. Dissertation touchant la poudre de sympathie, traduite du Latin du Sieur Papin, Docteur en Medecine de la ville de Blois. Par le Sieur Rault, 1681.

[x] 165–248 [ii] p. 5·5 ins.

> Bd. with DIGBY (Sir Kenelm). Discours fait en une célèbre assemblée, 1681.

See Deusing (Anton). Sympathetici pulveris examen . . . 1662.

Theatrum Sympatheticum . . . 1660. Also 1662 ed.

PARACELSUS (Aureolus Philippus Theophrastus) [Bombastus von Hohenheim] 1493–1541
1805. Archidoxorum . . . de secretis naturae mysteriis libri decem, quorum tenorem versa pagella dabit. His accesserunt libri de tinctura physicorum. De praeparationibus. De vexationibus alchimistarum. De cementis metallorum, & de gradationibus eorundem. Singula per Gerardum Dorn e germanico sermone latinitati nuperrime donata . . . Basileae, per Petrum Pernam, 1570.
[xvi] 460 [xix] p. 5·5 ins.
Bookplate of Lang.
BM   Mook 74   Sudhoff 123   Wellcome 4774

1806. Cheirurgia. Warhafftiger Beschreibunge der Wundartzney . . . Der erste (-ander) Theil. Darin, mit sonderem Fleisse, auf vorgehende, auss den Originaln, geschehene Correction, alle und iede Bücher, so zuvor unter dem Titul der Grossen (-Kleinen) Wundartzney aussgangen, begrieffen werden. Allen Leib und Wund-artzten, auch sonst Jedermånniglich, zu hohem Nutze in solche Ordnung gebracht: mit vielen Observationi-bus, und einem Register gemehret. Basel, getruckt durch Conradum Waldkirch, 1586.
2 vols. in 1; [xii] 444 [xii]; [viii] 260 [xi] p. 12·5 ins.
Woodcut border to t.-p. of each volume; and port. of Paracelsus on verso of each.
Vol. 2. pp. 25–36 (sig. C) bound between sigs. A and B.
Mook 152   Sudhoff 210–11

1807. Chirurgische Bücher und Schrifften . . . Jetzt auffs new auss den originalen, und Theophrasti eygenen Handtschrifften, so viel derselben zu bekommen gewesen, auffs trewlichst und vleissigst wider an tag geben: auch umm mehrer richtigkeit und Ordnung willen, allen Leib und Wundårtzten, wie auch Månniglichen, zu hohem Nutz und Verstandt, in vier underschiedliche Theil, deren Begriff und Ordnung nach den Vorreden zufinden, verfasset: sambt einem Appendice etlichre nutzlicher Tractat, und volkomenen Register. Durch Iohannem Huserum Brisgoium . . . Strassburg, in Verle-gung Lazari Zetzners, S. Erben, 1618.
[xii] 148 [2] 149–329 [2] 330–523 [4] 525–795 [+39] p. illus. (incl. port.) 12·5 ins.
Woodcut border to t.-p. Ex libr. Eduard v. Schenk.
BM   Mook 193   SGC 2   Sudhoff 302   Wellcome 4812

1808. De summis naturae mysteriis libri tres, lectu perquam utiles atque iucundi. Quorum nomina sequens pagella dabit. Per Gerardum Dorn e germanico latine redditi. Basileae, per Petru Pernam, 1570.
[xvi] 174 p. illus. (port.) 5·5 ins.
Contents include: De spiritibus planetarum, De occulta philosophia & De medicina coelesti, sive de signis Zodiaci & mysteriis eorum.
Bd. with his Archidoxorum, 1570.
BM   Mook 75   Sudhoff 125   Wellcome 4774

1809. Desz erfarnesten Fürsten aller Artzeten . . . von ersten dreyen principiis, was ire formen und wirckung. Item zwen tractat von låme sampt gründt-licher gewisser jrer cur. Auch lxiii Capitul von aposte-matibus, ulceribus, sironibus und nodis, waarhaffter und trostlicher bericht. [Basle], Publicirt durch Adamen von Bodenstein, [1563].
[xii] ccxxxvii p. 6·5 ins.
Date and place of publication from dedication.
BM   Mook 34   Sudhoff 56

1810. Medici libelli . . . vorhin niemals in Truck aus-gangen. Physionomia morborum. De terebinthina & utroque helleboro. Liber secundus de caduco matricis. De peste commentarius. Fragmentum aliud de peste. De ligno guaiaco. Explicatio aliquot aphorismorum Hippocratis . . . Côln, getruckt bey Arnoldi Byrck-mans Erben, 1567.
[xxiv] 261 [+2] p. illus. (port.) 8 ins.
Mook 55   Sudhoff 87   Wellcome 4759

1811. One hundred and fourteen experiments and cures, of the famous physitian Theophrastus Paracelsus. Whereunto is added certain excellent works, by B.G. a portu aquitano. Also certain secrets of Isaac Hollandus, concerning the vegetall and animall work. Likewise the spagyrick antidotary for gun-shot, by Josephus Quirsitanus, London, printed by G.D., 1652.
[xii] 75 p. 7·5 ins.
Bd. with Fioravant (Leonard). Three exact pieces of Leonard Phioravant, 1652.
BM   Mook 214   Osler 544   SGC 1   Sudhoff 370

1812. Opera Bücher und Schrifften, so viel deren zur Hand gebracht: und vor wenig Jahren, mit und auss ihren glaubwürdigen eygener Handgeschriebenen Ori-ginalien collacioniert, vergliechen, verbessert: und durch Joannem Huserum Brisgoium in zehen under-schiedliche Theil, in Truck gegeben. Jetzt von newem mit fleiss übersehen, auch mie etlichen bisshero un-bekandten Tractaten gemehrt, und umb mehrer Bequemlichkeit willen, in zwen underschiedliche Tomos unnd Theil gebracht, deren Begriff und Ordnung, nach der Vorrede zu finden, sampt beyder Theilen flcissigen und vollkommenen Registern. Strassburg, in Velegung(!) Lazari Zetzners Seligen Erben, 1616.
2 vols.; [xii] 1127 [+53]; [viii] 691 [+12] p. woodcut illus. 13 ins.
Woodcut border to t.-p.
Mook 191 and 192   SGC 1   Sudhoff 300

1813. Opera omnia medico—chemico—chirurgica, tribus voluminibus comprehensa. Editio novissima et emendatissima, ad Germanica & Latina exemplaria accuratissime collata; variis tractatibus & opusculis summa hinc inde diligentia conquisitis, ut in voluminis primi praefatione indicatur, locupletata: indicibusque exactissimis instructa. Genevae, sumptibus Ioan. Anto-nij, & Samuelis De Tournes, 1658.
3 vols. in 1: [xxxiv] 828 [xxxix]; [xxii], 718 [xxxii]; [xii] 212 [xxviii], [iv] 119 [vii]; 18 p. front. (port.) 14 ins.

Contents: Vol. 1. Opera medica. Vol. 2. Opera chemica et philosophica. Vol. 3. Opera chirurgica duabus sectionibus distincta, quarum prior chirurgiam magnam, posterior vero Bertheoneam, sive chirurgiam minorem cum libris adjectis continet. Front port. of Paracelsus (vol. 1) engraving by F. Chauveau after Tintoretto.
  . . . Another copy. Partington Collection. 3 vols. in 2. 14 ins. This copy belonged to Rev. Wm. Alexander Aytoun. A note on his knowledge of occult literature appears on the inside cover of vol. 1. Note mentions £4 for this set.
  BM Mook 221 Osler 528 SGC 1 Sudhoff 381–3 Waller 7144

1814. Opus chyrurgicum . . . Wund und Artzney Buch. Darinnen begriffen welcher massen allerhandt Kråncke, Gebresten und Mångel, so dem menschlichen Geschlecht tåglich zu gewarten, nicht allein innerlich, sonder auch eusserlich. Als offne Wunden und Schåden, Gewåchs, Gebresten, frantzosen, Blatern, Låhme und dergleichen gefehrliche kranckheiten, wie dieselbigen nach notturfft und nach der lenge in diesem neuwen herrlichen Buch zu finden, auss Grund der rechten und Warhafftigen Kunst der Artzney mögen und sollen Curiert und geheylt werden. Mit vielen schönen auch lustigen und zu diesem Werck notwendigen Figuren. Sampt vier Båchern . . . so ietzt erst hinzu kommen. Auch ein Ausslegung etlicher heimlicher Paracelsischer Wörter, mit sonderbarem Fleiss, zu nutz und wolfart gemeinen Teutscher Nation, in Truck geben, durch Adamum von Bodenstein. Franckfurt am Mayn, (Martin Lechler in verlegung Sigmund Feyrabends und Simon Hüters), 1566.
[xxvi] CCCCCCVI [+1] p. illus. 12 ins.
    Woodcut illus. and initials. Portrait of author at age of 47 on t.-p. Colophon is dated 1565.
    Sudhoff 81

1815. Paracelsus his archidoxis, or, chief teachings; comprised in ten books, disclosing the genuine way of making quintessences, arcanums, magisteries, elixirs, &c. Together with his books of renovation & restauration, of the tincture of the philosophers, of the manual of the philosophical medicinal stone, of the virtues of the members, of the three principles. And finally, his seven books, of the degrees and compositions of receipts, and natural things. Englished by J. H., Oxon. London, printed for Lodowick Lloyd, 1663.
[viii], 158 [+2] ; 111, 108–171 [i.e. 175] [+1] p. 6 ins.
    Partington Collection.
    SGC 2 Sudhoff 395

1816. Paracelsus. His dispensatory and chirurgery. The dispensatory contains the choisest of his physical remedies. And all that can be desired of his chirurgery, you have in the treatises of wounds, ulcers, and aposthumes. Faithfully Englished, by W. D. London, printed by T.M. for Philip Chetwind, 1656.
[xxvi] 407 p. 5·5 ins.
    BM Mook 219 Sudhoff 376 Wing B 3541

1817. Philosophiae et medicinae utriusque universae compendium, ex optimis quibusque eius libris: cum scholiis in libros IIII. eiusdem de vita longa, plenos mysteriorum, parabolarum, aenigmatum. Auctore Leone Suavio . . . Vita Paracelsi. Catalogus operum & librorum . . . Basileae, (per Petrum Pernam), 1568.
[2] 3–334 [+64] p. 6·5 ins.
    BM Mook 62 Sudhoff 99 SGC 2 Waller 7128

1818. Schreiben von Tartarischen kranckheiten, nach dem alten nammen, Vom griesz sand unnd stein. Sampt dem Baderbüchlin Wie desz der from Herr Paracelsus selbs mundlich seinen Secretariis züschreiben angeben . . . [edited by Adam von Bodenstein]. [Basle, 1563.]
[xix] 328 p. 6·5 ins.
    Imprint from foreword.
    Bd. with his Desz erfarnesten Fursten, [1563].
    BM Mook 32 Sudhoff 57 Waller 7119 Wellcome 4753

1819. [Versehung Leibs und Seel. Ein nützlich Arzneibüchlein, leibliche Gesundheit zu erhalten.] (Franckfurt am Mein, getruckt bei Christian Egenolff, 1541).
[iii] v–cxxvi [i.e. 125] ff. illus. 7·5 ins.
    Imperfect. Wanting t.-p. Title supplied in note by T.W.
    Bd. with his Wundt unnd Leibartznei, 1549.

1820. [Wundt unnd Leibartznei, zu allen Wunden, Verletzungen, Schäden und Brüchen, wes iedem Wundartzt der Theoric und Practick zuwissen von nöten, die gantze Chirurgei belangend, in sorglichen, heymlichen oder offnen, auch frantzösischen Schäden und heylungen, wider den irrigen brauch der unerfarnen Wundt und Frantzosen ärtzt, auss den Schrifften des vil und wolerfarnen D. Theophrasti Paracelsi. Dabei von aussziehung der fuenfften Wesenheit, quinta essentia, aus bewerten stucken der Artznei, zu wunderbarer Heylung leiblicher gebrechen, durth verborgene Natuerliche kraefft derselbigenn, Raimundus Lullius . . .] (Franckfurt am Meyn, getruckt bei Christian Egenolff, 1549).
[iii] 112 ff. illus. 7·5 ins.
    Imperfect; wanting t.-p. and f. 22. Title from MS title on flyleaf and Waller.
    BM Mook 15 Sudhoff 24 SGC 2 Waller 7109

See DORN (Gerhardt). Dictionarium Theophrasti Paracelsi, 1583.

ERASTUS (Thomas). Disputationum de medicina nova Philippi Paracelsi. [1572].

GLAUBER (Johann Rudolf). Operis mineralis . . . Pt. 3 . . . commentarii in libellum Paracelsi coelum philosophorum . . . 1651/2.

HIPPOCRATES. Aphorismorum aliquot Hippocratis genuinus sensus & vera interpretatio. Durch . . . Herrn Theophrastum Paracelsum von Hohenheim beschriben . . . [n.d.]
    Mook 246

JOHNSON (William). Lexicon chymicum. Cum obscuriorum verborum, et rerum hermeticarum, tum phrasium Paracelsiarum in scriptis ejus, 1652.

LIBAVIUS (Andreas). Appendix necessaria Syntagmatis arcanorum chymicorum . . . 1615. De magia Paracelsi ex Crollio . . . pp. 1–87 (2nd seq.), De philosophia vivente (seu vitali Paracelsi) ex Severino per Johannem Hartmannum . . . pp. 88–261.

Martinius (Henricus). Anatomia urinae Galeno-spagyrica, 1658.

Popp (Johannes). Von der gifftigen epidemischen Hauptkranckheit ... 1623.

Rolfinck (Werner). Epitome methodi cognoscendi & curandi particulares corporis affectus ... 1675.

Sendivogius (Michael). A new light of alchymy ... Also nine books of the nature of things, written by Paracelsus ... Also a chymical dictionary explaining hard places and words met withal in the writing of Paracelsus and other obscure authors, 1674.

Sforzia (Nathanael). Der sichere und Geschwinde Artzt ... 1684.

Soerensen (Peder). Idea medicinae philosophicae, 1571.

PARAVICINO (Pietro Paolo) *fl.* 1547
De Masinensium, & Burmiensium thermarum situ, natura, miraculisque.
In De Balneis, 1553, ff. 194^v–196^v [2nd seq.].

See Petronio (Alessandro). Del viver delli Romani, tradotti dalla lingua Latina nella volgare, dall'eccellente medico M. Basilio Paravicino, da Coma, 1592.

PARÉ (Ambroise) 1510–90
De hominis generatione. Iacobi Guellemeau chirurgi Parisiensis opera latinitate donatus liber. Hactenus in Germania non editi.
In Gynaeciorum, 1586, tomus II, sect. I, pp. 404–484.

De hominis generatione liber [Iacobi Guellemeau ... opera latinitate donatus.]
In Spach (Israel). Gynaeciorum, 1597, pp. 403–442 [2nd seq.].

1821. An explanation of the fashion and use of three and fifty instruments of chirurgery. Gathered out of Ambrosius Pareus, the famous French chirurgian, and done into English, for the behoofe of yong practitioners in chirurgery, by H. C[rooke]. London, [by T. Cotes & E. Cotes], printed for Michael Sparke, 1631.
[iv] 64 [iii] p. illus. 13 ins.

> *Bd. with* Crooke (Helkiah). A description of the body of man, 1631.
> BM   Doe 74   SGC 2   Waller 7190

1822. An explanation of the fashion and use of three and fifty instruments of chirurgery. Gathered out of Ambrosius Pareus, the famous French chirurgeon, and done into English, for the behoofe of young practitioners in chirurgery, by H. C[rooke]. London, printed for Michael Sparke, 1634.
[vi] 118 p. illus. diagrs. 8 ins.

> *Bd. with* Read (Alexander). Σωματογραφια ανθρωπίνη, 1634.
> BM   Doe 75   SGC 1   STC 19190

1823. Les oeuvres d'Ambroise Paré ... Dixiesme edition, reveue et corrigée en plusieurs endroits, & augmentée d'un fort ample traicté des fiévres, tant en general qu'en particulier, & de la curation d'icelles, nouvellement trouvé dans les manuscrits de l'autheur: avec les pourtraicts & figures, tant de l'anatomie que

des instruments de chirurgie, & de plusieurs monstres. A Lyon, chez Claude Prost, 1641.
[xxii] 854 [lxxx] p. illus. port. 13 ins.

> Imperfect, wanting pp. 589–600 (sig. DDd).
> Portrait is of the author, aged 75.
> Bookplate of A. Sheridan Delépine.
> BM   Doe 40

1824. ... Onziesme edition. A Lyon, chez Pierre Rigaud, 1652.
[xxii] 854 [lxxx] p. illus. 14 ins.

> Doe 42   SGC 1

1825. Opera. A docto viro plerisque locis recognita: et latinitate donata, Iacobi Guillemeau ... labore & diligentia. Ad ... Marcum Mironem ... Parisiis, apud Iacobum Du-Puys, 1582.
[xii] 884 [xx] p. illus., port. 13·5 ins.

> Incomplete; wanting GGg5 (last leaf of index) and GGg6 (blank leaf). Portrait of the author aged 68. Guillemeau was not in fact the editor-translator, according to Doe.
> BM   Doe 46   Osler 661   SGC 1   Waller 7175

Oper[a] Ambrosii Paraei regis primarii chirurgi, quae latinitate donata Iacobi Guillemeau labore & diligentia in lucem exierunt.

> *Contents:* Catalogus: Introductio; Books I–XXVI De renunciationibus, et cadaverum embammatibus tractatus. (Title from the Catalogus. No separate t.-p.) Portrait of Paré aged 68 (woodcut) on verso of preliminary leaf.
> Doe 49

In Uffenbach (Peter). Thesaurus chirurgiae ... 1610, pp. [ii] 1–660.

1826. [The workes of that famous chirurgion Ambrose Parey. Translated out of the Latine and compared with the French by Th. Johnson. London, T. Cotes & R. Young, 1634.]
[xii] 487, 553–1083, 1093–1173 [xxii] p. illus. 13 ins.

> BM   Doe 51   SGC 1   STC 19189   Waller 7177
> Wellcome 4825

1827. The works of that famous chirurgeon Ambrose Parey, translated out of Latin, and compared with the French, by Th. Johnson: together with three tractates concerning the veins, arteries, and nerves: exemplified with large anatomical figures. Translated out of Adrianus Spigelius ... London, printed by Mary Clark, and are to be sold by John Clark, 1678.
[xx] 713 [iv] 44 [xvii] p. woodcut illus. 14·5 ins.

> Separate t.-p. for work by Spieghel.
> 'Ex biblioth. de McLachlan Stud. Med. in Acad. Edin.' on t.-p.
> BM   Doe 54   SGC 2   TC II 322   Waller 7180   Wing P 351

PARENT (Guilielmus)
1828. Methodus sanandi peste affectos principiis infallibilibus, experimentisque certis, ut & medicamentis abunde stabilita ... Leodii, ex officina typographica Guil. Henrici Streel, 1669.
[xxviii] 50 [i] p. 6·5 ins.

> *Bd. with* Helvetius (Johann Friedrich). Diribitorium medicum, 1670.
> BM

S

PARISANO (EMILIO) 1567–1643
Ioannis Riolani . . . spongia alexiteria, adversus virulentos tactus AEmilii Parisani, sive responsio ad singulare certamen de diaphragmate.
In RIOLAN (Jean) *the younger.* Opera anatomica, 1649, pp. 843–869.

See HARVEY (William). De motu cordis & sanguinis in animalibus, anatomica exercitatio. Cum refutationibus AEmylii Parisani . . . 1639.

RIOLAN (Jean) *the younger.* Opuscula anatomica nova . . . eiusdem animadversiones . . . in tractatum de diaphragmate AEmilii Parisani, 1649.

PARKINSON (JOHN) 1567–1650
1829.   Paradisi in sole paradisus terrestris. Or a garden of all sorts of pleasant flowers which our English ayre will permitt to be noursed up: with a kitchen garden of all manner of herbes, rootes, & fruites, for meate or sause used with us, and an orchard of all sorte of fruit-bearing trees and shrubbes fit for our land, together with the right orderinge planting & preserving of them and their uses & vertues. Collected by John Parkinson Apothecary of London, 1629. (London, printed by Humfrey Lownes and Robert Young, 1629.)
[x] 612 [xvi] p. illus. 12·5 ins.
    Engr. t.-p. Full-page woodcut illus. Imprint from colophon.
    BM   STC 19300   Wellcome 4832

1830.   Theatrum botanicum: the theater of plants. Or, an herball of a large extent: containing therein a more ample and exact history and declaration of the physicall herbs and plants that are in other authours, encreased by the accesse of many hundreds of new, rare and strange plants from all parts of the world, with sundry gummes, and other physicall materials, than hath beene hitherto published by any before; And a most large demonstration of their natures and vertues, Shewing withall the many errors, differences, and oversights of sundry authors that have formerly written of them; and a certaine confidence, or most probable conjecture of the true and genuine herbes and plants. Distributed into sundry classes or tribes, for the more easie knowledge of the many herbes of one nature and property, with the chiefe notes of Dr. Lobel, Dr. Bonham, and others inserted therein. Collected by the many yeares travaile, industry and experience in this subject, by John Parkinson, apothecary of London, and the Kings Herbarist. And published by the Kings Majestyes especiall priviledge. London, printed by Tho. Cotes, 1640.
[xix] 1755 [i.e. 1745] [+1] p. woodcut illus. 13·5 ins.
    Additional engr. t.-p. Extra running title: The Theater of Plants.
    University History of Science Collection. Mary Stirrup bequest copy.
    BM   STC 19302   Wellcome 4833

[PARTHENOPHILUS (JUNONIUS) *Virginensis,*] *pseud., praeses*
See [FLORIDA (Catharina) *Paphiensis*], *pseud., respondent.* Theses inaugurales de virginibus. [*In* FACETIAE FACE-

TIARUM, 1615, pp. 389–442; 1627, part 13; 1647, pp. 251–301; 1657, pp. 245–293.]

PARTIBUS (JACOBUS DE)
See DESPARS (Jacques)

PASCHALIS (MIGUEL JUAN)
See PEREDA (Pedro Pablo). In Michaelis Joannis Paschalis methodum curandi scholia, 1630.

PASINI (LUIGI) 1500–57
Liber, in quo de thermis Patavinis, ac quibusdam aliis Italiae balneis tractatur.
In De BALNEIS, 1553, ff. 197^r–202^r [2nd seq.].

PASINUS (LUDOVICUS)
See PASINI (Luigi)

PASSER (ERNESTUS PETRUS) *respondent*
1831.   De digestione seu chylosi. Lovanii, typis Cornelii de Blehen, [1671].
[8] p. 7·5 ins.
    (Diss. inaug?, Mosae Trajectinus, Petrus Dorlix, praeses.)
    Bd. with MAJOR (Johann Daniel). Historia anatomica calculorum, 1662.

PASSERATIUS (IOANNES)
Encomium asini.
In DISSERTATIONUM LUDICRARUM ET AMOENITATUM, scriptores varii. 1644, pp. 259–269. 1666, pp. 472–482.

PATERNO (BERNADINO)   –1592, *joint author*
See DELPHINUS (Julius) *and others.* Consilium de balneis Aquensibus. [*In* De BALNEIS, 1553, f. 303 [2nd seq.].]

PAULI (JOHANN WILHELM) 1658–1723, *praeses*
See MENTZ (Christianus) *respondent.* De animi commotionum vi medica, [1700].
—*respondent*
De praecipitantium vero usu, feroque abusu.
In ETTMÜLLER (Michael). Dissertationes medicae VIII. [*In* ETTMÜLLER (Michael). Opera medica theoretico-practica, Vol. 1, 1696, pp. 1740–1770.]

PAULI (SIMON)
See PAULLI (Simon)

PAULINUS (FABIUS)
Tabulae isagogicae in universam medicinam. Ex arte humain, idest Ioannitij Arabis . . . Collectae, et editae a Fabritio Raspano . . .
In AVICENNA. [Canon Medicinae] 1595, Vol. 1, pp. [xxi–lii]. Also 1608 ed., Vol. 1, pp. [xxi–lii].

See ARGENTERIO (Giovanni). Opera . . . Accessit . . . Fabii Paulini philosophi ac medici non vulgaris in libros artis medicinalis Galeni per tabulas oeconomia . . . 1610.

RUFUS *of Ephesus.* Universa antiquorum anatome . . . tribus tabellis explicata per Fabium Paulinum, 1604. [Appendix to VESALIUS (Andreas). Anatomia, 1604.]

PAULLI (SIMON) 1603–80

1832. Commentarius de abusu tabaci americanorum veteri, et herbae thee asiaticorum in Europa novo, quae ipsissima est chamaeleagnos Dodonaei, editio secunda a priori auctior & correctior. Argentorati, sumptibus B. authoris filii Simonis Paulli, 1681.
[lii] 87 [+12] p. 1 fold. pl., port. 8·5 ins.

> Bd. with his Παρεκβασις, 1678.
> BM SGC 1

De anatomiae origine, praestantia, et utilitate, syntagma. *In* CASSERIO (Giulio). Anatomische Tafeln . . . 1656, Appendix, pp. 3–52.

Modus dealbandi ossa pro sceletopoeia. [Eiusdem observationes in coctura ossium, praesertim sterni.] *In* LE CLERC (Daniel) *and* MANGET (Jean-Jacques) *comps.* Bibliotheca anatomica, 1685, Vol. 2, pp. 1084–1088. Also 1699 ed., Vol. 2, pp. 1185–1189.

1833. *Παρεκβασις*, seu digressio: de vera, unica ac proxima causa febrium cum malignarum et petechialium, tum morbillorum, scorbuti, luis venereae, et similium morborum macularum, partim, ex physicis, chymicis ac anatomicis principiis demonstrata; partim exemplis & observationibus medicis confirmata antidhac à nemine, quantum sunt qui de febribus malignis & petechialibus commentati sunt, tradita. Nec non de accurata febres has curandi methodo . . . Argentorati, sumptibus auctoris filii Simonis Paulli, 1678.
[3] 4–26 [ii] 187 [+1] p. illus. port. 8·5 ins.

> T.-p., p. 141 reads: Appendix, seu historica relatio, de . . . anatomico ac chirurgico casu, ad. . . . Dn. Johannem Riolanum . . . ipsi anno M.DC.LII. X. Januarii S. V. Lutetiam Parisiorum Haffniâ missa, à Simone Paulli . . . una cum illius ad eam amicabili responso. Quibus accesserunt tria singularia consilia medica, epistolari forma, in anatomes ac medicinae studiosorum usus & gratiam iterata hac editione publici juris facta.
> SGC 1

Programma ad ornatissimos Dn. Studiosos in incluta Regia Hafniensi Academia commorantes: affixum; cum primâ vice, in theatro anatomico divina annuente gratiâ, anatomen esset auspicaturus. Anno MDCXLIV. *In* CASSERIO (Giulio). Anatomische Tafeln . . . 1656, Appendix, pp. 61–66.

1834. Quadripartitum botanicum de simplicium medicamentorum facultatibus, in usus medicinae candidatorum, praxin medicam, deo benedicente, auspicaturorum, nec non artis pharmaceutices studiosorum concinnatum ex veterum et recentiorum decretis, ac observationibus, cum medicis, tum anatomicis, itemque multis, chymica principia ac humaniora studia spectantibus, refertum. Additis dosibus purgantium magnopere desideratis, ex probatissimis practicis collectis. Una cum appendice & indicibus necessariis. Argentorati, prostatque Hafniae, apud auth. fil. Danielem Paulli, 1667.
[7] 8–37 [v] 38–62 [ii] 690; [viii] 59 p. front. illus. port. 8 ins.

> Additional engr. t.-p. dated 1666.
> Last 67 p. entitled 'Continuatio appendicis ad opus quadripartitum botanicum . . .' 1668.
> BM Waller 7235

See CASSERIO (Giulio). Anatomische Tafeln . . . Auff Anordnung D. Simonis Paulli . . . 1656.

PAULLINI (CHRISTIAN FRANZ) 1643–1712

1835. Bufo, juxta methodum & leges illustris Academiae Naturae Curiosorum breviter descriptus, multisque naturae & artis observationibus, aliisque utilibus curiositatibus, studiosè refertus. Norimbergae, impensis Johannis Zigeri, typis Christiani Sigismundi Frobergii, 1686.
[xvi] 120 p. 6·5 ins.

> BM

1836. De jalapa liber singularis, secundùm leges methodum Imperialis Academiae Leopoldinae Naturae Curios. scriptus, variisque observationibus & memorabilibus conspersus . . . Francofurti ad Moenum, impensis Friderici Knochii, 1700.
[xviii] 417 [+5] p. front. 7 ins.

> . . . Another copy.
> BM SGC 2

1837. Heilsame Dreck-Apotheke; wie nemlich mit Koth and Urin fast alle, ja auch die schwerste, gifftige Kranckheiten, und bezauberte Schaden, vom Haupt bisz zun Füssen, inn-und ausserlich, glücklich curirt worden; durch und durch mit allerhand curieusen, so nutz-als ergetzlichen, Historien, und andern feinen Denckwürdigkeiten, bewährt und erläutert. Franckfurt am Mayn, in Verlegung Friedrich Knochens, 1696.
[3] 4–32, 268 [iv] p. 7 ins.

> Additional engr. t.-p.
> BM SGC 1

PAULMIER (JULIEN DE)
See LE PAULMIER (Julien)

PAULUS *Ægineta* 625–90

1838. βιβλία επτὰ. Ἐν αρχη εκαστου τῶν βιβλίων δείκνυται τὰ ἐν ἐκείνῳ περιεχόμενα . . . Libri septem. In principio singulorum librorum omnia indicantur, quae in eo continentur libro. Omnia haec, collatione vetustissimorum exemplarium, magna fide ac diligentia emendata & restituta, necnon aliquot locis aucta [per Hieronymum Gemusaeum]: ut hic liber planè nunc primum è tenebris erutus, in lucem prodiisse dici possit, quemadmodum in calce operis videre licet. Basileae, (per Andream Cratandrum), 1538.
[xii] 305 [+7] p. 12·5 ins.

> Greek text. MS. marginal notes.
> BM Wellcome 4862

1839. De chirurgia liber, inter caeteros eiusdem autoris medicae artis ordine sextus, à Ioanne Bernardo Feliciano Veneto nunc primum latinitate donatus. Accessit & index non minus utilis quàm copiosus. Castigationes praeterea Albani Torini in suam AEginetae tralationem. Basileae, [J. Bebelius], 1533.
[ii] 29 [iv] ff. 12·5 ins.

> Bd. with his Opus divinum, 1532.
> Wellcome 4875

1840. La chirurgie de Paulus Ægineta. Qui est le sixieme livre de ses oeuvres. Item. Ung opuscule de Galien, des tumeurs contre nature. Plus. Ung opuscule dudict Galien, de la maniere de curer par abstraction de sang. Le tout traduict de latin en francoys par Maistre Pierre Tolet . . . A Lyon, chés Estienne Dolet, 1540.
[2] 3–556 [i.e. 557] [+3] p. 6·5 ins.

> pp. 548–556: Petits traictés propres a la medecine. Autheur Galien. [*viz*. Des sangsues.—De revulsion.—Des ventouses.—De scarification.] Imperfect; wanting pp. 500–501; 506–507.
> Christie Collection.
> BM   Waller 7246

1841. La chirurgie de Paulus Ægineta. Qui est le sixiesme livre de ses oeuvres. Item. Ung opuscule de Galien, des tumeurs contre nature. Plus. Ung opuscule dudit Galien, de la maniere de curer par abstraction de sang. Le tout traduict de latin en francoys par maistre Pierre Tolet . . . À Paris, on les vend . . . aux bouticques de Arnould & Charles les Angeliers, freres, 1541.
[xvi] 238 [+2] p. 6 ins.

> pp. 235–238: Petis traictez propres a la medecine. Autheur Galien. [*viz*. Des sangsues.—De revulsion.—Des ventouses.—De scarification.]
> Christie Collection.
> SGC 1

1842. La chirurgie de Paulus Ægineta. Nouvellement traduicte de grec en francoys. (par Pierre Tolet). A Lyon, chés Estienne Dolet, 1542.
[ii] 3–219 [i.e. 208] p. 6 ins.

> Christie Collection.
> Wellcome 4876

De facultatibus alimentorum ex Paulo Ægineta, Albano Torino interprete.
In APICIUS (Caelius). De re culinaria [&c.], Basileae, 1541, pp. 117–139. Also in Lugduni, 1541 ed., pp. 106–124. (Running title: De alimentis.)

De febribus liber interprete Ioanne Guinterio.
In DE FEBRIBUS, 1576, ff. 38ᵛ–44ᵛ [2nd seq.].

De ponderibus ac mensuris.
In AETIUS *Amidenus*. De cognoscendis et curandis morbis sermones sex, 1533, pp. 439–441. [i.e. Vol. 2 of: Libri XVI in tres tomos divisi.]

De re medica libri septem. Jano Cornario . . . interprete . . .
In MEDICAE ARTIS PRINCIPES, 1567, 5 p., cols. 347–700, pp. 701–749 [1st seq.].

De victus ratione quolibet anni tempore utili.
In GALEN (Claudius). De sanitate tuenda, libri sex, 1526, pp. 426–427.

Ex Paulo Ægineta de balneis.
In DE BALNEIS, 1553, ff. 486ᵛ–488ʳ [2nd seq.].

1843. Medicinae totius enchiridion, septem libris universam rectè medendi rationem complectens, nuncque denuò multo quàm antea & emendatius, & forma artis huius studiosis commodiore in lucem editum. Albano Torino Vitodurensi interprete, ex postrema eius recognitione . . . Basileae, (sumptibus Joan. Oporini, 1551).

[lxviii] 765 [+766–7] p. 7 ins.

> T.-p. mutilated. Imprint from colophon. Original clasped binding.
> SGC 1   Wellcome 4865

1844. Opera. A Ioanne Guinterio Andernaco medico exercitatissimo summique iudicii conversa, & illustrata commentariis. Adiectae sunt annotationes Iacobi Goupyli medici Parisiensis, in aliquot singulorum librorum capita. Ioanne Baptista Camotio philosopho novissime corrigente, cum quibusdam scolijs in margine positis. Venetiis, (apud Federicum Turrisanum) 1554.
[xxxiv] 383 ff. 6 ins.

> Colophon dated 1553.
> Christie Collection.
> BM   Wellcome 4870 (dated 1553)

1845. . . . Another ed. Venetiis, apud Hieronymum Scotum, 1567.
[lxiv] 864 p. 6 ins.

> *Bd. with* CELSUS (Aurelius or Aulus Cornelius) De re medica libri octo, 1566.
> SGC 2

1846. Opera, Joanne Guinterio Andernaco . . . interprete. Eiusdem Guinterii, & Jani Cornarii annotationes: item, Jacobi Goupyli, & Jacobi Dalechampii scholia in eadem opera . . . Lugduni, apud Gulielmum Rovillium, 1589.
[xxxii] 923 [+52] p. 6·5 ins.

> Bookplate of Thomas Swanwick, M.D. and his autograph.
> Osler 440   SGC 1   Wellcome 4873

1847. Opus de re medica, nunc primum integrum latinitate donatum, per Ioannem Guinterium Andernacum, doctorem medicum. Parisiis, apud Simonem Colinaeum, 1532.
[xl] 47; [viii] 39; [viii] 127; [viii] 48; [viii] 24; [viii] 83; [viii] 158 p. 12·5 ins.

> Ornamented woodcut initials.
> Christie Collection. Sunderland copy.
> BM   Osler 439

1848. Opus divinum, quo vir ille vastissimum totius artis oceanum, laconica brevitate, sensibus argutis, merisque aphorismis in epitomen redegit. Albano Torino Vitodurensi interprete. Basileae, (per Andr. Cratandrum, et Io. Bebelium), 1532.
[xxiv] 513 [+1] [ii] p. 12·5 ins.

> Choulant, p. 142   SGC 1

1849. Pharmaca simplicia, Othone Brunfelsio interprete. Idem de ratione victus, Gulielmo Copo Basiliensi interprete. Parisiis, excudebat Christianus Wechelus, 1532.
[xxxii] 175 p. 6·5 ins.

> BM

1850. Salubria de tuenda valetudine praecepta. Guilielmo Copo Basileiensi interprete. Item Encomium artis medicae, D. Eras[mo] Rot[erodamo] autore. (Norembergae, apud Ioannem Petreium, 1525.)

[158] p. 6·5 ins.

Imprint from colophon.
SGC 1   Waller 7249   Wellcome 4860

See [ÉTIENNE (Henri)]. Dictionarium medicum, 1564.

FONTANON (Denys). De morborum internorum curatione libri IIII, 1560.

PICTOR (Georg). Enchiridion . . . 1563.

RORARIUS (Nicolaus). Contradictiones . . . 1566.

PAULUS (PETRUS FRANCISCUS)
Adversus Avicennam de venae sectione tractatus.
In ACADEMIA FLORENTINA. Novae Academiae Florentinae opuscula . . . 1534, pp. 61–90.

PAUW (PIETER); **PAVIUS** (PETRUS)
See PAAW (Pieter)

PE (LAZARE) *ed.*
See MARINELLO (Giovanni). Les maladies des femmes, 1609.

PECCETTI (FRANCESCO)
1851. Opera cheirurgica . . . in duos tomos digesta, quorum prior continet: libr. I. De tumoribus praeter naturam. II. De vulneribus, tam à sclopeto, quàm alio instrumento factis. Posterior III. De ulceribus. IV. De fracturis. V. De luxationibus. & VI. De missione sanguinis, in quibus omnia ad huius artis theoriam, quam praxin spectantia à capite usque ad pedes traduntur, & diligentissime explicantur. Nunc primum correctius edita, annotatiunculis in margine illustrata, & duplici indice locupletata. Francofurti, sumptibus Godefridi Tampachii, 1619.
2 vols.; [xvi] 1116 [2] 1121–1760 [lcvi] p. 6·5 ins.

Vol. 2 has title: 'Cheirurgiae . . . tomus II. Francofurti impensis Gotfredi Tambachi, 1619.'
Bib. Nat.

PECHEY (JOHN) 1655–1716
1852. A general treatise of the diseases of infants and children . . . London, printed for R. Wellington, 1697.
[xvi] 160 [+8] p. 5·5 ins.

BM   TC III 14   Watt   Wing P 1023

1853. A general treatise of the diseases of maids, bigbellied women, child-bed women, and widows, together with the best methods of preventing or curing the same. London, printed for Henry Bonwick, 1696.
[xii] 256 [+6] p. 6 ins.

BM   TC II 589   Waller 7271   Wing P 1024

1854. The store-house of physical practice: being a general treatise of the causes and signs of all diseases afflicting human bodies. Together with shortest, plainest and safest way of curing them, by method, medicine and diet. To which is added, for the benefit of young practisers, several choice forms of medicines used by the London physicians. London, printed for Henry Bonwicke, 1695.
[viii] 320, 355–544 [+2] p. 7·5 ins.

[Apparently complete.]
BM   TC II 557   Watt   Wing P 1030

See The COMPLEAT MIDWIFE'S PRACTICE ENLARGED, 1698.

PECHLIN (JOHANNES NICOLAAS) 1644–1706
1855. De aëris et alimenti defectu, et vita sub aquis, meditatio. Ad nobilissimum & amplissimum virum D. Joelem Langelottum . . . Kiloni, impensis Gothofredi Schultzen, literis Reumannianis, 1676.
[2] 3–183 [+1] p. 6·5 ins.

BM   SGC 1

1856. De habitu & colore AEthiopum, qui vulgo nigritae, liber. Ad excellentissimum virum D. Carolum Drelincurtium . . . Kiloni, literis ac impensis Joach. Reumanni, 1677.
[2] 3–208 p. 6 ins.

BM   SGC 1

1857. De purgantium medicamentorum facultatibus exercitatio nova. Lugd. Batav., & Amstelod., apud Danielem, Abrahamum & Adrianum à Gaasbeek, 1672.
[xxxii] 515 p. 7 fold. pls. 6 ins.

Additional engr. t.-p.
BM   SGC 1   Waller 7273

Excerpta ex . . . exercitatione de purgantium medicamentorum operationibus.
In LE CLERC (Daniel) *and* MANGET (Jean-Jacques) *comps.* Bibliotheca anatomica, 1685, Vol. 1, pp. 150–151. Also 1699 ed., Vol. 1, pp. 184–6 [2nd seq.].

1858. Observationum physico-medicarum libri tres, quibus accessit ephemeris vulneris thoracici & in eam commentarius. Hamburgi, ex officina libraria Schultziana, 1691.
[xxii] 544; [2] 3–68 [ii] p. front. 6 pls. 8 ins.

BM   Dawson 5312   SGC 1   Waller 7276

PECQUET (JEAN) 1622–74
1859. Experimenta nova anatomica, quibus incognitum hactenus chyli receptaculum, & ab eo per thoracem in ramos usque subclavios vasa lactea deteguntur. Eiusdem dissertatio anatomica de circulatione sanguinis, et chyli motu. Accedunt clarissimorum virorum perelegantes ad authorem epistolae. Parisiis, apud Sebastianum Cramoisy, et Gabrielem Cramoisy, 1651.
[xii] 108 p. illus. 7·5 ins.

BM   Waller 7278

Experimenta nova anatomica, quibus incognitum hactenus chyli receptaculum, & ab eo, per thoracem, in ramos usquè subclavios, vasa lactea deteguntur, itèm dissertatio anatomica de chyli motu; respiratione, ac transcolatorio iecinoris usu. Accedunt clarissimorum virorum epistolae tres ad auctorem.
In MUNIER (Jean Alcide). De venis . . . 1654.

Experimenta nova anatomica.
In LE CLERC (Daniel) *and* MANGET (Jean-Jacques) *comps.* Bibliotheca anatomica, 1685, Vol. 2, pp. 652–656. Also 1699 ed., Vol. 2, pp. 689–690 [i.e. 683-4]; 685–687 [2nd seq.].

1860. New anatomical experiments of John Pecquet of Deip. By which the hitherto unknown receptacle of the chyle, and the transmission from thence to the subclavial viens by the now discovered lacteal chanels of the thorax, is plainly made appear in brutes. As also an anatomical dissertation of the motion of blood and chyle. Together with the further description of the same lacteal chanels newly discovered in the body of man as well as brutes. Being an anatomical historie, publickly propos'd by Thomas Bartoline, to Michael Lysere, answering. London, printed by T.W. for Octavian Pulleyn, 1653.
[x] 177 p. fold. pl. diagrs. 5·5 ins.
>   BM   SGC 1   Waller 7282   Wing P 1045

See Guiffart (Pierre). Cor vindicatum, seu tractatus de cordis officio . . . nuper I. Pecqueti labore reperta . . . 1652.

PEERDEKLONTIUS (Ignotus) *pseud.*
See Stymmelius (Christophorus)

PELETARIUS (Jacobus); **PELETIER** (Jacques)
See Pelletier (Jacques)

PELLETIER (Jacques) 1517–82
Iacobi Peletarii Cenomani, de conciliatione locorum Galeni. Sectiones duae. Ad amplissimum medicorum Parisiensium ordinem. Parisiis, apud Iacobum Maceum, 1564.
[2] 3–8 p. 9–24, 33–40 ff.
In Cardano (Geronimo). Contradicentium medicorum libri duo, 1564.

PELSHOFER (Johann Georg) *ed.*
Tractatus physico-medicus de opio, à . . . Joanne Hartmanno . . . publicè praelectus Marburgi anno 1615 et antehac editus à Johanne-Georgio Pelshofero.
In Hartmann (Johann). Opera omnia medico-chymica . . . 1684, Vol. 5.

PELTARIUS (Jacobus)
See Pelletier (Jacques)

PEMELL (Robert)
1861. De morbis puerorum, or, a treatise of the diseases of children; with their causes, signs, prognosticks, and cures, for the benefit of such as do not understand the Latine tongue, and very useful for all such as are housekeepers, and have children. With the contents of the several chapters as also an alphabetical table of all the diseases mentioned herein. London, printed by J. Legatt, for Philemon Stephens, 1653.
[iv] 58 [ii] p. 7·5 ins.
>   *Bd. with his* Tractatus de simplicium medicamentorum facultatibus, 1652.
>   BM   SGC 1   Waller 7293   Wing P 1132

1862. Tractatus de simplicium medicamentorum facultatibus. A treatise of the nature and qualities of such simples as are most frequently used in medicines, both purging, and others. Methodically handled, for the benefit of those that understand not the Latine tongue.

To which is added: many compound medicines for most diseases incident to mankinde: as also two alphabeticall tables, very necessary for the reader. Together with the explanation of all hard words or termes of art, whereby the vulgar may the better understand it by Robert Pemel. London, printed by M. Simmons, for Philemon Stephens, 1652.
[xviii] 8 [9–312] [xvi] p. 7·5 ins.
>   BM   SGC 2   Watt   Wing P 1135

1863. Tractatus, de facultatibus simplicium, the second part of the treatise of the nature and qualitie of such physical simples as are most frequently used in medicines. Methodically handled for the benefit of those that understand not the Latine tongue. To which is added many compound medicines for many diseases incident to mankind; as also an alphabetical table at the latter end very necessary for the reader. London, printed by J. Legatt for Philemon Stephens, 1653.
[66] [x] p. 7·5 ins.
>   *Bd. with his* Tractatus de simplicium medicamentorum facultatibus, 1652.
>   BM   Wing P 1134

PENNA (Lucas de) *pseud., respondent*
Disputatio physiolegistica, de iure et natura pennalium . . . quam praesidente Onuphrio Palaeotto . . . excutiendam proponit Dn. Lucas de Penna.
In Facetiae Facetiarum, 1615, pp. 285–313; 1627, pt. 8; 1647, pp. 303–331; 1657, pp. 294–320. *Also in* Nugae Venales, [16]32, part 6; 1642, pp. 166–199; 1644, pp. 143–163; 1648, pp. 127–151; 1662, pp. 127–151 [nod. 131]; 1663, pp. 127–151; 1689, pp. 120–142.

PEREDA (Pedro Pablo)
1864. In Michaelis Joannis Paschalis methodum curandi scholia. Addita in extremo operis disputatio medica, an cannabis, & aqua, in qua mollitur, possint aërem inficere. Opus recens recognitum, & indicibus suis insignitum. Editio novissima. Lugduni, sumptibus Jacobi Cardon, 1630.
[viii] 212 [viii] ff. 7 ins.
>   Bookplate of Thomas Swanwick, M.D.
>   SGC 2

PERLINUS (Hieronymus)
1865. Binae historiae seu instructiones medicae, physiologicae, pathologicae, et therapeuticae; quae binorum identidem diversorum corporum muliebrium temperamenta, morbos, & morborum institutas tentatasque curationes spectant: utraque in partes tres divisa. Quibus loco praefationis adiuncta est & praeposita methodus compendiaria scribendi huiusmodi historias seu instructiones. Editio nova, aucta et castigata. Hanoviae, typis Wechelianis, apud haeredes Ioannis Aubrii, 1613.
[2] 3–155 p. 8·5 ins.
>   *Bd. with* Mercuriali (Geronimo). De decoratione liber, 1601.
>   BM   SGC 1   Wellcome 4908

1866. Declamatio adversus morborum contagionem huiusque auctores & fautores, imo saeculum in parte,

seu praeludium in eiusdem auctoris tres de contagioni-
bus, ac morbis contagiosis contra vulgarem & communem opinionem libros, in quattuor capita divisum,
cui adiectus est index totius operis, quib. omnib.
veluti scripti eiusdem rudimento, per umbram apparet
quanta sit utilitas integri laboris, qui suppressus adhuc
detinetur apud auctorem. Hanoviae, typis Wechelianis,
apud haeredes Ioannis Aubrii, 1613.
[2] 3–34 [xvi] p. 8·5 ins.
> *Bd. with* MERCURIALI (Geronimo). De decoratione liber, 1601.
> BM   SGC 1   Wellcome 4909

1867.   Praelectiones urbanae, habitae scilicet in academia et coetu medicorum sparsim, & alternatim super
variis locis prorrheticorum Hippocratis. Hanoviae,
typis Wechelianis, impensis haeredum Ioh. Aubrii, 1613.
[x] 3–103 p.
> *Bd. with* MERCURIALI (Geronimo). De decoratione liber, 1601.
> BM   Haller vol. 2, p. 433   Wellcome 4910

PEROTTUS (NICOLAUS)
See HIPPOCRATES. ’Ορκος Iusiurandum, Nicolao Perotto
interprete.
In GALEN (Claudius). περι κρασεων βιβλια τρια . . .
De temperamentis libri tres . . . 1538, pp. 181–182;
138–139.

PERRELLUS (FRANCISCUS)
1868.   De febribus intermittentibus, deque veris inter-
missionum caussis libellus. Cui adiectae sunt observationes quaedam de urinis, quarto potissimum die,
quibuslibet quidem in morbis, sed in pestilentibus
maximè, ad certam salutis vel mortis coniecturam,
observandis, per eundem . . . Parisiis, apud Ambrosium
Drouart, 1597.
[viii] 162 [ii] p. 6·5 ins.
> BM

PERTINAX (ZACHAEUS) *Hierosolymitanus, pseud., re-
spondent*
Disputatio de cornelio et eiusdem natura ac proprietate.
Cujus positiones sub praesidio . . . Dn. Vespasiani
Curidemi . . . publicè proponit Zachaeus Pertinax Hierosolymitanus . . .
In FACETIAE FACETIARUM, 1627, part 17; 1647, pp. 539–
557; 1657, pp. 517–534. *Also in* NUGAE VENALES, [16]32,
part 4; 1642; pp. 200–222; 1644, pp. 163–182; 1648, pp.
152–167; 1662, pp. 152–167; 1663, pp. 152–167; 1689,
pp. 143–157.

PETRAEUS (HEINRICH) 1589–1620
Contradictiones apparentes quatuor, in quibus praecipuae utriusque medicinae, dogmaticae nempe, &
hermeticae hypotheses, & rationes breviter recensentur,
excutiuntur, & conciliantur. (H. Petraeus, respondent.)
In HARTMANN (Johann) *praeses*. Disputationes chymico-
medicae, 1611, pp. 108–166.

Disputatio inauguralis. Contradictiones apparentes
quatuor, in quibus praecipuae utriusque medicinae,
dogmaticae nempe, & hermeticae hypotheses, & ratione
breviter recensentur, excutiuntur & conciliantur.

In HARTMANN (Johann). Disputationes chymico-medicae, VIII, pp. 40–55. [*In his* Opera omnia medico-
chymica . . . 1684, Vol. 4.]

Disputatio hermetica. De principiis rerum naturalium
realibus: in quâ aperitur & monstratur via vera ad
vitalem philosophiam, adversus errores, & παρεκασεις
materialium, & elementariorum ambulatorum. (H.
Petraeus, respondent.)
In HARTMANN (Johann) *praeses*. Disputationes chymico-
medicae, 1611, pp. 23–35. [*Also in* HARTMANN (Johann).
Disputationes chymico-medicae, II, pp. 19–22. [*In his*
Opera omnia medico-chymica . . . 1684, Vol. 4.]

See GROBIUS (Johann Ulric). Disquisitio hermetica.
De origine formarum e seminio virtute plastica instruc-
to. (H. Petraeus, praeses.) [*In* HARTMANN (Johann).
Disputationes chymico-medicae, XVII, pp. 114–120.
[*In his* Opera omnia medico-chymica . . . 1684, Vol. 4.]

MYLIUS (Johann Daniel) *respondent*. De epilepsia.
(H. Petraeus, praeses.) [*In* HARTMANN (Johann).
Disputationes chymico-medicae, XVI, pp. 110–114.
[*In his* Opera omnia medico-chymica . . . 1684, Vol. 4.]

PETRONE (VINCENTIUS DE)
1869.   Literarium duellum inter Salernitanos, et Neapolitanos medicos . . . in quo de intestinorum phlegmone
controvertitur casus. Una cum Michaelis Rocci . . .
apologia. Et alio eiusdem auctoris literario addito de
hepatis inflammatione duello. Venetiis, apud Bertanos,
1647.
[viii] 144 p. 9 ins.
> BM

PETRONIO (ALESSANDRO)
1870. Del viver delli Romani, et di conservar la sanità
. . . libri cinque dove si tratta del sito di Roma, dell’aria,
de’ venti, delle stagioni, dell’acque, de’ vini, delle carni,
de’ pesci, de’ frutti, delle herbe, & di tutte l’altre cose
pertinenti al governo de gli huomini, & delle donne
d’ogni età & conditione. Opera utile, & necessaria non
solo a Roma, ma ancora ad ogn’ altro paese. Con dui
libri appresso dell’istesso autore, del mantenere il
ventre molle senza medicine. Tradotti dalla lingua latina
nella volgare, dall’eccellente medico M. Basilio Paravicino, da Como. Con molte postille in margine, & una
tavola copiosissima delle cose notabili. In Roma,
appresso Domenico Basa, 1592.
[xii] 416 [xxxviii] p. 10 ins.
> Bullock Collection.
> BM   SGC 2   Wellcome 4936

PETRUS *Aponensis*
See PETRUS *de Abano*

PETRUS *de Abano* 1250–1315
1871.   Conciliator differentiarum philosophorum et
medicorum. De venenis. Venezia, Bonetus Locatellus
for Octavianus Scotus, Id [15] March 1496.
265 ff. woodcuts. 12·5 ins.
> Wanting KK10 blank.
> Sigs. R & R interchanged.
> Ed. by Franciscus Argilagnes de Valentia.

On f. 245^v is a woodcut of the abdominal muscles. ff. 261–264:
Petrus de Carariis: De terminatione venenorum.
MS marginal notes.
Ballard 533   Collijn Upps. 1166   Hain *4   Klebs 773: 6
Pellechet 4   Proctor 5069   Schullian 358   Stillwell P391
Waller 113

1872.   Conciliator enucleatus seu differentiarum philosophicarum et medicarum . . . compendium operâ Gregorii Horsti . . . elaboratum. Editio nova. Giessae, imprimebat Casparus Chemlinus, 1621.
[xvi] 279 p. 6 ins.
> *Bd. with* HOFMANN (Caspar). Variarum lectionum lib. VI, 1619.
> BM   SGC 1

1873.   [De remediis venenorum].
(Venetiis, Victor à Rabanis & socii, 1537.)
52 p. 5·5 ins.
> T.-p. wanting. Imprint from colophon.

1874.   De venenis eorumque remediis. Item consilium de praeservatione a venenis D. Guilielmi Gratoroli. Item (generosi) Hermanni à Nuenare Comitis περὶ τοῦ ἱδροπυρετοῦ, id est sudatoria febri. Item curatio sudoris anglici in Germania experta. Item Ioachimi Schilleri de peste Britanica commentariolus aureus. [Item Alexandri Benedicti de pestilenti febre liber unus]. Omnia opera D. Guilielmi Gratoroli ex manuscriptis exemplaribus collata aucta atque illustrata.
193, [+7] ff. 6·5 ins. [no imprint]. [1561?]
> Date from SGC.
> SGC 1

PETRUS *de Abano* 1250–1315
Ex conciliatoris . . . differentiarum libro, differentia. CXXVIII. [de balneis . . . & ex eius additionibus in Mesuem].
In De BALNEIS, 1553, ff. 222^r–224^v; 427^v–429^r [2nd seq.]

Petri Aponi . . . in librum Ioannis Mesuae fructuosae additiones.
In MESUË (Johannes) *the younger*. Opera, 1541, ff. cxiii^r–cxxi^r.

Quaestiones de febribus.
In De FEBRIBUS, 1576, ff. 217^v–240^r [2nd seq.]

Supplementem a membris nutritionis ad cor.
In MESUË (Johannes) *the younger*. Opera quae extant omnia. 1562. ff. 219–229.

Supplementum in secundum librum compendii secretorum Mesue.
In MESUË (Johannes) *the younger*. Opera . . . 1602, Vol. 2, ff. 1^r–11^v.

See BOVIO (Zefiriele Tomaso). Melampigo overo confusione de'medici sofisti, 1626, pp. 146–162. Hyppocratis libellus de medicorum astrologia incipit; a Petro de Abano in latinum traductus.

PETRUS *de Appono*
See PETRUS *de Abano*

PETRUS *de Tussignana*
See TUSSIGNANA (Petrus de)

PETRUS *Hispanus* [Pope John XXI] 1226–77
1875.   Thesaurus pauperum . . . de medendis morbis humani corporis liber: experimenta particularia per simplicia medicamenta ex probatissimis autoribus, & propriis observationibus collecta, continens. Nunc primum opera et studio Guilielmi Adolphi Scribonii Marpurgensis in lucem editus, & multis in locis castigatus. Francof., apud haered. Chr. Egen., (impensis Adami Loniceri, Joannis Cnipii & Pauli Steinmeyers), 1576.
112 [vi] ff. 6·5 ins.
> BM   SGC 1

See: ISAAC *Judaeus.* Commentarium singulare super librum dietarum universalium Isaac. [*In his* Omnia opera, 1515, Vol. 1, ff. xj–ciij.]

ISAAC *Judaeus.* Liber urinarum . . . cum . . . Petri hispani commentarijs. [*In his* Omnia opera, 1515, Vol. 1, ff. clvj–cciii.]

ISAAC, *Judaeus.* Ysaac . . . diete particulares: cum . . . Petri hispani commentarijs. [*In his* Omnia opera, 1515, Vol. 1, ff. ciii–clvj].

PEU (PHILIPPE)   –1707
1876.   La pratique des acouchemens. A Paris, chez Jean Boudot, 1694.
[xxiv] 613 [+1] 15, 114 [ii] p. 8 engr. pls. port. 8 ins.
> *Contents include:* 'Reponse a l'avertissement [de M. Mauriceau]' (15 p.) and 'Réponse de Mr. Peu aux observations particulieres de Mr. Mauriceau sur la grossesse et l'acouchement des femmes'. (114 p.)
> BM   SGC 1   Waller 7355–7

PEUYE (JACOBUS VAN DER) *respondent*
1877.   De ictero. Lugduni Batavorum, apud Abrahamum Elzevier, 1690.
[16] p. 9 ins.
> (Disp. med. inaug., Leyden, Paul Hermann, praeses.)
> *Bd. with* BIDLOO (Govert). Vindiciae quarundam delineationum anatomicarum, 1697.
> BM

PEYER (JOHANN KONRAD) 1653–1712
Certamen epistolare de glandulis intestinorum, cum viro clarissimo Johanne de Muralto.
In LE CLERC (Daniel) *and* MANGET (Jean Jacques) *comps.* Bibliotheca anatomica, 1685, Vol. 1, pp. 145–149. Also 1699 ed., Vol. 1, pp. 180–184 [2nd seq.].

Excerpta e . . . Merycologia sive de ruminantibus et ruminatione commentario.
In LE CLERC (Daniel) *and* MANGET (Jean Jacques) *comps.* Bibliotheca anatomica, 1699, Vol. 1, pp. 110–150 [2nd seq.].

Exercitatio anatomico medica prima de glandulis intestinorum. Adjecta est anatome ventriculi gallinacei. [Scholium sive commentatio in anatomen ventriculi gallinacei].
In LE CLERC (Daniel) *and* MANGET (Jean–Jacques) *comps.* Bibliotheca anatomica, 1685, Vol. 1, pp. 111–136. Also 1699 ed., Vol. 1, pp. 150–172 [2nd seq.].

Exercitatio II. De glandulis intestinorum, quae priori est auctario.

In LE CLERC (Daniel) *and* MANGET (Jean-Jacques) *comps.*
Bibliotheca anatomica, 1685, Vol. 1, pp. 137–144.
Also 1699 ed., Vol. 1, pp. 173–180 [2nd seq.].

1879. Meditatio de valetudine humana ad obtinendum doctoris medicinae titulum et privilegia procerum nutu atque decreto in alma Rauracorum Academia die X octobris MDCLXXXI eruditorum examini proposita. Basileae, typis Jacobi Bertschii, 1681.
[12] p. 2 fold. pls. 8 ins.

> *Bd. with* HARTMANN (Philipp Jacob). Descriptio anatomico-physica xiphiae, [c. 1694/5.]
> SGC 1   Waller 7361

1880. Merycologia sive de ruminantibus et ruminatione commentarius. Quo primùm exponuntur ruminantium species et differentiae, per omnia animalium genera; deinde organorum ruminationi inservientium admiranda structura detegitur, & iconibus aeri incisis ante oculos ponitur: denique de ruminatione ipsa ejusque causis ac utilitate disseritur. Basileae, apud Joh. Ludovicum Koenig & Joh. Brandmyllerum, 1685.
[viii] 288 [xxxiv] p. 6 fold. engr. pls. 8·5 ins.

> . . . Another copy (with 2 copies of pl. 1.) *Bd. with* HARTMANN (Philipp Jacob). Descriptio anatomico-physica xiphiae, [c. 1694/5.]
> BM   Dawson 5364   Osler 3666   SGC 1   Waller 11927

1881. Parerga anatomica et medica septem. Ratione ac experientia parentibus concepta & edita. Genevae, sumptibus J. Herman. Widerhold, 1681.
[xl] 202 p. 2 fold. engr. pls. 7·5 ins.

> BM   Dawson 5362   SGC 1

1882. Parerga anatomica et medica septem. Ratione ac experientia parentibus concepta & edita. Amstelaedami, apud Henricum Wetstenium, 1682.
[x] [4] 5–140 [xii]; [xxviii] 136 [v] p. engr. fold. pl. 6·5 ins.

> Additional engr. t.-p. Imperfect, wanting 3 pls. at end.
> Separate t.-p.s for: 'Parerga anatomica et medica, (praeter id quod de glandulis intestinorum ante aliquot annos evulgavit) reliqua sex . . .', dated 1682, and 'Exercitatio anatomico-medica de glandulis intestinorum earumque usu & affectionibus. Cui subjungitur anatome ventriculi gallinacei', dated 1681.
> *Bd. with* GRAAF (Regnier de). De mulierum organis generationi inservientibus tractatus novus . . . 1672.
> BM   Dawson 5363   Waller 7362

1883. Quem nobilitatis vis maiorum exempla generosae mentis ardor ab ineunte aetate ad maxima quaevis et praeclarissima excitarunt industria indefessa omnigena eruditione instruxit peregrinatio literaria varia diuturna expolivit perfecit scripta publica illustrarunt S.R.I. Academia Nat. Cur. blandum in gremium sub glorioso Pythagorae cognomine recepit virum nobilissimum clarissimum Johannem Conradum Peyerum . . . huius insignia in rem literariam merita Alma Rauracorum Academia aequa virtutum aestimatrix et remuneratrix nulli invidens nulli glandiens gnara quantum distent aera lupinis XV calend. novembris ann. Chr. MDCLXXXI ipso evangelistae lucae medici festo supremis in s. medicina honoribus venerandi et celeberrimi senis Joannis Caspari Bauhini ore et manu

insignere et exornare gestit amicis votivo carmine L.M.Q. adplaudentibus. Basileae, typis Jacobi Bertschii, [1681].
[8] p. 8 ins.

> *Bd. with* HARTMANN (Philipp Jacob). Descriptio anatomico-physica xiphiae, c. 1694/5.]

Schediasma de pancreate et eius usu ad Joh. Conradum Brunnerum medicum Diessenhosianum, 1681.
In BRUNNER (Johann Conrad). Experimenta nova circa pancreas, 1683, pp. 149–158.

PHAEDRO (GEORG)

See DESSEN (Bernard) *von Kronenburg.* Medicinae veteris et rationalis. adversus oberromis cuiusdam mendacissimi atque impudentissimi Georgii Fedronis . . . 1573.

PHAER (THOMAS) 1510?–1560

1884. The regiment of life, whereunto is added a treatise of the pestilence, with the booke of children, newly corrected and enlarged. [15 ?].
165 ff. 5·5 ins.

> Black letter Signatures a-x.
> B.M. has copies dated 1553–1596.
> Osler notes translated from Jean Goeurot.

PHAIRE (THOMAS)

See PHAER (Thomas)

PHARMACOPOEIAS

1885. Pharmacia Galenica & chymica, dat is: de vermeerderde ende verbeterde apotheker en alchymiste licht ende distilleer-konst. Begrypende de beginselen ende fondamenten derselver. Verdeylt in acht boecken, tot onderwijsinge der apothekers. Doorgaens op't nieuw by den autheur oversien, en verrijckt met een kort examen der chirurgie, benevens een tractaet van de kennisse der droogen. Den vierden druck. Amstelredam, Johannes van Ravesteyn, 1662.
xvi, [2]3–54; 466 [xii] p. illus. 6 ins.

> Additional engr. t.-p. of 2nd ed. dated 1661. 'Examen der chirurgie' bound in between preface and book 1.
> BM (dated 1661)   SGC 1

PHARMACOPOEIAS. Augsburg

1886. Pharmacopoeia, seu medicamentarium pro Rep. Augustana. Cui accessere simplicia omnia officinis nostris usitata, & annotationes in eadem & composita, ab Adolpho Occone eiusdem Reip. medico diligenter congesta, & omnia nunc denuo recognita. (Augustae Vindelicorum sumptibus Georgii Vuilleri, apud Michaëlem Mangerum, 1580.)
[viii] 655 [+30] p. 5·5 ins.

> Imprint from colophon.
> BM

1887. Pharmacopoeia Augustana renovata et aucta. Augustae Vindelicorum, typis Joh. Jacobi Schönigii, 1684.
[xviii] 337 [xiv] 47 p. 3 fold. pls. 13 ins.

> Additional engr. t.-p. Last 47 p. have separate t.-p.: 'Taxa, sive pretium medicamentorum, tam simplicium, quam compositorum, in officinis pharmaceuticis Augustanis usualium.'

See ZWELFER (Johann) Animadversiones in pharmacopoeiam Augustanam, 1668.

PHARMACOPOEIAS. Belgium
1888. Pharmacopoea Belgica, or the Dutch dispensatory, revised and confirmed by the College of Physicians at Amsterdam; wherein is described 1. The vertues,
qualities, and properties of every simple; II. The
vertues and use of compounds; III. Directions and
cautions in giving all medicines. Whereunto is added
the compleat herbalist, being a physicall discourse of
all common herbs and fruits, shewing their natures,
vertues, and qualities, as they are frequently used in
medicines; together with many excellent receipts,
whereby everyone (by God's help) may preserve
himself. Rendered into English for the benefit of our
nation by John Roulard. London, E. Farnham, 1659.
[vi] 224, 245–428 p. 6·5 ins.
> Separate t.-p. for The Small Herbalist at p. 181.
> SGC 2   Wing P 1971

PHARMACOPOEIAS. Cologne
1889. Pharmacopoea sive dispensatorium Coloniense
iussu et authoritate S. PQ. Agrippinensis revisum et
auctum labore . . . Petri Holtzemii . . . Cui adiunxit
examen simplicium medicament. carmine rythmico
[Ottonis Cremonensis] nomenclaturam item chymicorum et abstrusorum vocabulorum cum notis chymicis.
Coloniae, in officina Birckmannica (sumptibus Hermanni
Mylij, 1627).
[xii] 103 [+5] p. 12 ins.
> Engr. t.-p. According to Eloy, Bernard Dessen also contributed
> to this work.
> BM   Wellcome 4982

PHARMACOPOEIAS. London, Royal College of
Physicians
1890. Pharmacopoeia Londinensis, in qua medicamenta antiqua et nova usitatissima, sedulò collecta,
accuratissime examinata, quotidianâ experientia confirmata describuntur. Diligenter revisa, denuo recusa,
emendatior, auctior. Quarta editio. Opera Medicorum
Collegij Londinensis . . . London, printed for Iohn
Marriott, 1632.
[xxxviii] 119 [+1] 125–204 [vi] p. 10·5 ins.
> Engr. t.-p.
> STC 16775   Wellcome 4985

1891. Pharmacopoeia Londinensis, in qua medicamenta antiqua et nova usitatissima, sedulò collecta,
accuratissime examinata, quotidianâ experientia confirmata describuntur. Diligenter revisa, denuo recusa,
emendatior, auctior. Quinta editio. Opera Medicorum
Collegij Londinensis. London, printed for Iohn Marriott
1639.
[xxxviii] 200 [vi] p. 11 ins.
> Engr. t.-p.
> BM notes date [1638] taken from printer's address at end of
> vol. STC has quinta editio [1638] 16776.

1892. Pharmacopoeia Collegii Regalis Londini. Londini, typis Tho. Newcomb, prostant venales apud Joh.
Martyn, Joh. Starkey, Tho. Basset, Joh. Wright,
Ric. Chiswel, & Rob. Bowlter, 1677.
[xviii] 208 [vi] p. fold. front. 12·5 ins.
> Additional engr. t.-p. Inserted at end is advertisement for Cepha-
> lick-water or liquid snuff, prepared by Mary Bennet.
> BM   SGC 1   Wing R 2105

PHARMACOPOEIAS. Persia
1893. Pharmacopoea Persica ex idiomate Persico in
latinum conversa . . . opus missionariis, mercatoribus,
caeterisque regionum orientalium lustratoribus necessarium; nec non Europaeis nationibus perutile. Accedunt in fine specimen notarum in Pharmacopoeam
Persicam; tum indices duo; alter pharmaceuticus,
compositiones in hoc opere contentas indigitans; alter
pathologicus, remedia ad singulos morbos ostendens.
Lutetiae Parisiorum, typis Stephani Michallet, 1681.
[vi], 58 [+6] ;370 [xxvii] p. 7·5 ins.
> Translation made in Ispahan by a Carmelite monk, Jos. de la
> Brosse. The 1,100 precepts which go back to ancient Persian
> originals are arranged according to illnesses.
> Part of t.-p. in arabic.
> Partington Collection.
> Waller 7403

PHARMACOPOEIAS. Tours
1894. [Pharmacopoeia.] [Turoni, 1538]
86 [iii] ff. 5·5 ins.
> Wanting t.-p. MS. notes. Index incomplete.

PHAYER (THOMAS)
See PHAER (Thomas)

PHILALETHIUS
See [ZAS (Nicolaus)]. Epistola apologetica ad magnum
Th. Bartholinum . . . 1661.

PHILARETUS
See THEOPHILUS, *Protospatharius*

PHILIATER, *pseud.*
See [?VALENTINI (Michael Bernhard)]. Machiavellus
medicus . . . 1698.

PHILIATER (EUONYMUS)
See EUONYMUS PHILIATER

PHILONIUS
See VALASCUS de Taranta

PHILOTHEOS PHYSIOLOGUS *pseud.*
See TRYON (Thomas)

PHILOTHEUS
See THEOPHILUS *Protospatharius*

PHIORAVANT (LEONARD)
See FIORAVANT (Leonard)

PHRIES (LORENZ); **PHRISIUS** (LAURENTIUS);
PHRYESEN (LORENZ)
See FRISIUS (Lorenz)

PHRYGIUS (PETRUS FRANCISCUS)
1895. Commentarii in historias epidemicas Hippocratis, in tres partes digesti. Opus omnibus medicinae studiosis utilissimum. Lugduni, sumptibus Ioan. Antonii Huguetan, 1644.
[xvi] 569 [+34] p. 9 ins.
  BM   SGC 1

PHYLARETUS
See THEOPHILUS *Protospatharius*

PHYSIOLOGIA EPICURO-GASSENDO-CHARLTONIANA
See CHARLETON (Walter)

PHYSIOLOGUS (PHYLOTHEUS) *pseud.*
See TRYON (Thomas)

PHYTOLOGIA BRITANNICA
See [How (William)]. Phytologia Britannica, 1650.

PICA
In picam oratio funebris.
In DISSERTATIONUM LUDICRARUM ET AMOENITATUM, scriptores varii. 1644, pp. 301–303. 1666, pp. 117–119.

PICCIOLUS (ANTONIUS) *the elder*
1896. De manus inspectione libri tres. Bergomi, expensis Joannis Baptistae Ciotti Senensis, 1587.
[viii] 210 [iii] p. fold. pl. 6·5 ins.
  BM   SGC 2

PICCOLOMINI (ARCHANGELO) 1526–1605
1897. Anatomicae praelectiones . . . explicantes mirificam corporis humani fabricam: et quae animae vires, quibus corporis partibus, tanquam instrumentis, ad suas obeundas actiones, utantur; sicuti tota anima, toto corpore . . . Romae, ex typographia Bartholomaei Bonfadini, 1586.
[xii] 414 [xv] p. port. 12·5 ins.
  Portrait of the author, aged 60, on t.-p. 'Acad. Lugd.' stamped on t.p.
  BM   SGC 1   Waller 7432   Wellcome 5007

PICTOR (GEORG) 1500–69?
1898. Enchiridion, oder ein seer nutzlich Handbüchlein, von den sieben dingen, so die Artzt natürlich ding nennent, und von den sechs nit natürliche[n], sampt den dreyen, so wider die natur genannt, welche der gantzen artzney fundament, auch gewüsser grund sind, gegenwirtig gesundheit zů erhalten, un[d] verlorne wider zů bringen. Auch ein klarer bericht, ob die Christen von den Juden und Mercktartzet, &c. vertrewliche artzney gebrauche[n] mogen . . . Ausz Hippocra. Galeno, Avicenna, AEgineta und anderen fleissig Beschryben. Mit angehencktem und nutzlichem repertorio oder Register, yedes ding so man begert gering zů erfinden, Mülhausen, gedruckt durch Peter Schmid, 1563.
[xviii] 160 [v] ff. 6·5 ins.
  Wanting ff. 124–5.
  Waller 7434

1899. Lasz buchlin. Clarer bericht das aderlassen nit so in geringem bruch soll gehalten wer den, wie dan an allen orten gemeinlich beschicht, unnd mancher hiemit im selber sin lebenn abbricht. Mit anhang wenn und wie man schrapfen soll. Gedruckt zů Basel (by Jacob Kündig, 1555).
[100] p. illus. 6 ins.
  Bd. with RYFF (Walther Hermann). Spiegel unnd Regiment der Gesundtheyt . . . 1555.

1900. Tuendae sanitatis ratio, VII. dialogis, per sex rerum (ut medici vocant) non naturalium ordinem, quae sunt, aër: cibus, potus: motus, quies: somnus, vigilia: repletio, inanitio: animi passiones: ex summorum medicorum sententia nunc denuò exactissimè conscripta: & per autorem, quod cum ad alia, tum potissimum simplicium facultatem attinet, locupletior reddita. Et haec omnia breviter summatim per epilogum seu epitomen ab oculos posita: id quod prior editio non habebat. Quibus accedunt antea non impressa, succisivarum lectionum IX. dialogi, lectu & utilia & iucunda tractantes. Praeterea, conviviorum libri III coniungentes quoque utile dulci. Cum copioso omnium quae in toto hoc volumine continentur, indice. Basileae (per Henricum Petri, 1554).
[xvi] 287 [+33] p. 6·5 ins.
  . . . Another copy. *Bd. with* NIGER (Antonius). Consilium de tuenda valetudine, 1555.
  BM   SGC 1

See MACER (Aemilius). De herbarum virtutibus Aemilii Macri Veronensis elegantissima poesis, cum succincta admodum difficilium & obscurorum locorum, D. Georgii Pictorii Villingani . . . expositione, antea nunquam edita, [1559].

PICTORIUS (GEORGIUS)
See PICTOR (Georg)

PIEDIMONTE (FRANCESCO DE)
See FRANCESCO *de Piedimonte*

PIGRAY (PIERRE) 1532–1613
1901. Cort begrijp van de leere der medicijne ende chirurgije. Verduyscht door Pieter van Nieu-Stadt . . . In dese laetste druck ghecorrigeert ende verbetert. Amsterdam, gedruckt by Jan E. Cloppenburgh, 1633.
[xi] 450 [xvi] p. 8 ins.

1902. Epitome praeceptorum medicinae chirurgiae cum ampla singulis morbis convenientium remediorum expositione. Parisiis, apud viduam Marci Orry, 1612.
12,771 [+33] p. port. 7 ins.
  BM   SGC 1   Waller 7444   Wellcome 5038

PINAEUS (ANTONIUS)
See PINET (Antoine du)

PINAEUS (SEVERINUS)
See PINEAU (Séverin)

PINDER (Ulrich) *fl.* 1500
1903. Epiphanie medicorum. Speculum videndi urinas hominum. Clavis aperiendi portas pulsuum. Berillus discernendi causas & differentias febrium. [Norimbergae], (1506).
[ii] 205 ff. illus. (woodcut) 7·5 ins.
> Date from colophon. Place of publication from Waller.
> *Bd. with* Hippocrates. 'Ορκος, sive jusjurandum, 1643.
> BM   SGC 1   Waller 7448   Wellcome 866

PINEAU (Benjamin) *respondent*
1904. De rachitide. Lugduni Batavorum, apud Abrahamum Elzevier, 1691.
[20] p. 9 ins.
> (Disp. med. inaug., Leyden, Wolferd Senguerd, praeses.)
> . . . Another copy. (No. 33 in the same volume).
> *Bd. with* Bidloo (Govert). Vindiciae quarundam delineationum anatomicarum, 1697.
> BM

PINEAU (Séverin) 1550–1619
1905. Sever. Pinaeus . . . I. de integritatis & corruptionis virginum notis: de graviditate & partu naturali mulierum. Ludov. Bonacioli . . . enneas muliebris . . . Fel. Plateri . . . de origine partium, earumque in utero conformatione. Pet. Gassendi de septo cordis pervio, observationes. Accedent indices novi & pleni. Lugduni Batavorum, apud Franciscos Hegerum & Hackium, 1639.
[viii] 183; [i] 272 [xl] p. 5 ins.
> Additional engr. t.-p. with title of second item: De conformatione faetus. Wanting fold. pl. forming pp. 121–122. Running title of item I: Opusc. physiolog. et anatom. lib. I[–II].
> Wellcome 5042

1906. I. Sever. Pinaei . . . de integritatis et corruptionis virginum notis: graviditate item & partu naturali mulierum, opuscula. II. Ludov. Bonacioli . . . enneas muliebris; III. Fel. Plateri . . . de origine partium, earumque in utero conformatione. IV. Petri Gassendi de septo cordis pervio, observatio. V. Melchioris Sebizii de notis virginitatis. Accedunt indices novi ac pleni. Lugduni-Batavorum, apud Franciscum Hegerum, 1641.
[16] 17–182; [i] 298 [xl] p. illus. 5 ins.
> Additional engr. t.-p. with title of item II: De conformatione foetus. Running title of item I: Opusc. physiolog. et anatom. Lib. I[–II].
> Wanting the fold. pl. forming pp. 121–122 of item I. Fold. pl. forming pp. 129–30 nod. 127–128 and bound in between pp. 126–127 of item I. Plates included in the pagination except pp. 220 and 221 (2nd seq.).
> . . . Another copy. Christie Collection.
> BM   SGC 1

1907. . . . Another ed. Lugduni-Batavorum, apud Franciscum Moyaert, 1650.
[8] 9–182; [i] 338 p. illus. (5 fold.) 5 ins.
> Additional engr. t.-p. with title of item II: De conformatione foetus. Running title of item I: Opusc. physiolog. et anatom. Lib. I[–II]. Colophon: Lugduni Batav., typis Philippi de Croy, 1650.
> BM   Osler 3680   SGC 1   Waller 7451

PINET (Antoine du)
See Mattioli (Pietro Andrea). Historia plantarum. [Edited by Antonius Pinaeus], 1561 and 1567.

PINI (Pietro Matteo) 1540–
See Hippocrates. Compendium instar indicis in Hippocratis Coi opera omnia . . . per Petrum Matthaeum Pinum Urbinatem summo studio collectum . . . 1597.

PINUS (Petrus Matthaeus) *Urbinus*
See Pini (Pietro Matteo)

PIRCKHEIMER (Bilibaldus) 1470–1530
Apologia sive laus podagrae.
In Dissertationum Ludicrarum rt Amoenitatum, scriptores varii. 1644, pp. 1–40. 1666, pp. 170–203.

PISANELLI (Balthasar) *fl.* 1550
1908. De alimentorum facultatibus libellus aureus. Bruxellis, typis Francisci Foppens, 1662.
[iv] 298 [v] p. 5·5 ins.

1909. De alimentorum facultatibus, libellus aureus. Osnabrugi, apud J. G. Schwandreum, 1677.
[vi] 301 [+5] p. 5 ins.

PISO (Carolus)
See Lepois (Charles)

PISO (Homobonus)
See Pison (Omobon)

PISON (Omobon)   –1748
Praecipua contra circulationem sanguinis . . . Ex ejus tractatu Ultio antiquitatis contra circulatore dicto, excerpta; nostraeque ad illa responsiones.
In Le Clerc (Daniel) *and* Manget (Jean–Jacques) *comps.* Bibliotheca anatomica, 1699, Vol. 1, pp. 953–956 [2nd seq.].

PISTOYA (Giovanni)
See Jasolino (Giulio). De rimedii naturali . . . accrescutio con alcune annotationi del dottor filosofo Sig. Gio. Pistoya, 1689.

PITCAIRNE (Archibald) 1652–1713
See Bellini (Lorenzo). Opuscula aliquot, ad Archibaldum Pitcarnium . . . 1696.

Hepburne (George) *respondent*
De circulatione sanguinis in animalibus genitis & non genitis. (A. Pitcairne, praeses), 1693.

PLACENTINUS (Joannes Leo)
Pugna porcorum, per P. Porcium, poëtam.
In Nugae Venales, 1642, pp. 1–32 [3rd seq.]; 1644, pp. 1–32 [2nd seq.]; 1648, pp. 1–19 [3rd seq.]; 1681, pp. 1–19 [2nd seq.]; 1689, pp. 237–255.

PLACITUS (Sextus)
See Sextus Placitus, *Papyrensis*

PLACOTOMUS (Johannes)
See Brettschneider (Johann)

PLANCON (Guillaume)
See Plancy (Guillaume)

PLANCY (Guillaume)   –1568?
See Fernel (Jean). Universa medicina, primum studio
& diligenta Gulielmi Plantii Cenomani elimata . . .
1592 and 1679 eds.
Hippocrates. Galeni in aphorismos Hippocratis commentarii septem . . . recens per Guilelmum Plantium
Cenomanum latinitate donati eiusdemque annotationibus illustrati, 1551, 1554 and 1633 eds.

PLANER (Andreas) *respondent*
1910.   Anatomen dentium human. publico ac solenni
examini submittit Andreas Planer . . . Tubingae, typis
Martini Rommeii, [1685].
16 p. 7·5 ins.
> (Diss. inaug., Facultatis Medicae Almae Eberhardinae,
> Georg Balthasar Mezger, praeses.)
> *Bd. with* Heller (Georgius Christophorus) *respondent.* Disserta-
> tio inauguralis medica, 1754.
> BM

PLANER (Andreas) 1546–1607
1911.   Orationes tres: quarum prima, continet explicationem definitionis artis medicae, quae est apud Platonem
in dialogo, qui inscribitur symposium sive de amore.
Altera, utilitatem & summam libelli Galeni, qui inscribitur ars parva, seu ars medicinalis, recenset. Tertia,
est de arte dialectica, & organo Aristotelis. Tubingae,
excudebat Georgius Gruppenbachius, 1579.
[2] 3–70 p. 8 ins.
> SGC 2

PLANQUE (Nicolaus de la)
See La Planque (Nicolaus de)

1912. **PLANTARUM, ARBORUM, FRUTICUM,
ET HERBARUM EFFIGIES,** numero octingentae,
ad vivum depictae, cum earundem propriis, sex linguarum, videlicet Graecis, Latinis, Italicis, Gallicis, Hispani-
cis et Germanicis nomenclaturis. Baüme, Stauden,
Kreuter, Frücht, in die achthundert, eygentliche
Conterfeytung, sampt derselbigen in sechserley Spraach-
en, rechte Namen, jetzt von newen gantz fleissig und
ordenlich zusamen gelesen und beschrieben. Franc[o-
furti], apud haered. Chr. Egen[olphi], 1562.
[xxx] 391 p. col. illus. 8 ins.
> Illus. appear to be hand-coloured.

PLANTIUS (Gulielmus)
See Plancy (Guillaume)

PLATEA (Johannes de)
See Nicolaus *Salernitanus.* Nicolai . . . antidotarium
parvum cum expositionibus & glossis Platearij. [*In*
Mesuë *the younger.* Opera, 1541. Also 1602 ed.]

PLATEA (Matthaeus de), *the younger, fl.* c. 1150
See Nicolaus *Salernitanus.* Nicolai . . . antidotarium par-
vum cum expositionibus & glossis Platearij. [*In* Mesuë
(Johannes) *the younger.* Opera, 1541. 1562 and 1602 eds.]

PLATEARIUS (Johannes)
See Platea (Johannes de)

PLATEARIUS (Matthaeus) *the younger*
See Platea (Matthaeus de) *the younger*

PLATER (Felix) *the elder*, 1536–1614
1913.   De corporis humani structura et usu . . . libri
III. Tabulis methodicè explicati, iconibus accuratè
illustrati. [Basileae], ex officina Frobeniana, per Ambrosium Frob., 1583.
[viii] 197 [+3]; [iii] p. 50 ff. 50 pls. 11·5 ins.
> Separate t.-p. for 'liber tertius'.
> Text to pl. 46 opposite pl. 49; text to pl. 49 opposite pl. 46.
> Place of publication from Waller.
> BM   SGC 1   Waller 7504   Wellcome 5084

1914.   De corporis humani structura et usu libri III.
Tabulis methodicè explicati, iconibus accuratè illustrati.
Qui libri cùm operi practico recens ab eodem autore
edito plurimùm inserviant, denuò sunt publicati.
Basileae, apud Ludovicum König, 1603.
[viii] 197 [+3]; [iii] p. 50 ff. 50 pls. 11·5 ins.
> Separate t.-p. for 'Liber tertius'.
> Printer's device of Froben, as in 1583 edition.
> BM   SGC 1

De mulierum partibus generationi dicatis tabulae iconibus illustratae, structuram usumque explicantes.
In Gynaeciorum, 1586, tomus 1, no. 1, pp. [ix–xxviii].

De mulierum partibus generationi dicatis. Icones, una
cum explicationibus, ipsarum delineationem accurate
ostendentes. Tabulae, structuram usumque harum
methodice describentes. Quibus quoque quo pacto ossa
mulieris, a viri ossibus hisce sedib. varient, breviter
adiectae fuerunt. Observationes & curationes aliquot
affectuum partibus hisce accidentium. Partim ex opere
ipsius anatomico prius excuso, partim ex observationum
libro nondum edito, deprompta.
In Spach (Israel). Gynaeciorum, 1597, pp. xiii–xxxvi.

De origine partium, earumque in utero conformatione.
In Pineau (Séverin). De integritatis & corruptionis
virginum notis: de graviditate & partu naturali mulierum, 1639, pp. 241–270. Also 1641 ed., pp. 233–261.
Also 1650, pp. 233–261.

1915.   A golden practice of physick. In five books,
and three tomes. After a new easie, and plain method
of knowing, foretelling, preventing, and curing, all
diseases incident to the body of man. Full of proper
observations and remedies; both of ancient and modern
physitians. Being the fruits of one and thirty years
travel: and fifty years practice of physick. By Felix
Plater, Chief Physitian and Professor in Ordinary at
Basil. And R. W. Abdiah Cole, Doctor of Physick, and
the liberal arts. Nich. Culpeper, Gent. Student in
Physick, and astrology. Unto which is added two

excellent treatises. 1. Of the French pox. 2. Of the gout.
London, printed by Peter Cole, 1662.
[viii] 177, 185–314, 391–446, 499–688; [iv] 75 [+1]
87 p. illus. 10·5 ins.

> Last sequence of pagination consists of SENNERT (Daniel).
> Two treatises, 1660.
> BM   SGC 2   Wing P 2395

1916. Observationum, in hominis affectibus plerisque,
corpori & animo, functionum laesione, dolore, aliáve
molestiâ & vitio infensis, libri tres. Totidem praxeos
eius tractatibus, oeconomiâ & methodo respondentes,
plurimorum diversorum affectuum tum initia, progressus & eventus, fidè & sedulò observatos, tum curationes
feliciter, quibusque mediis praestitas, graphicè enar-
rantes. Secundâ nunc vice typis mandati, gemino
charactere distincti, ad autographum plurimis in locis
emendati, medicamentorum in opere non descriptorum
ἀνακεφαλαιώσει & indice, medicis & historicis non
infructuoso, locupletiores. Operâ & studio Felicis
Plateri, Felicis ex fratre Thoma nepotis . . . Basileae,
impensis Ludovici König, 1641.
[xlviii] 912 [cviii] p. 6·5 ins.

> BM   Waller 7506

1917. [Praxeos medicae tomi tres . . . Quibus accessit
quaestionum medicarum paradoxarum et endoxarum
centuria posthuma.] Studio & opera Thomae Plateri
D. Felicis fratris . . . Nunc primùm in lucem edita.
Basileae, impensis Ludovici Regis, typis Ioannis
Schroeteri, 1625.
[xii p.] 568 cols. [i.e. 284 p.] [+11]; [viii p.] 818 cols.
[i.e. 405 p.] [+10]; [xii p.] 840 cols. [i.e. 428 p.] [xiii];
[viii p.] 170 cols. [i.e. 85 p.] [+2] p. illus. 9·5 ins.

> *Contents:* Vol. 1 De functionum laesionibus.—Vol. 2. De
> doloribus.—Vol. 3. De vitiis.—Vol. 4. Centuria posthuma.
> T.-p. imperfect; title from Waller.
> Waller 7507   Wellcome 5088

1918. Praxeos medicae opus, quinque libris adornatum
& in tres tomos distinctum. Methodo nova, sed facili
& perspicua, diuque hactenus desiderata, consignatum:
tum veterum & neotericorum, tum propriis observationibus ac remediis infinitis, refertum. Tertia hac
editione novis aliquibus affectibus, observationibus &
remediis, locupletatum, & ab innumeris mendis
emendatum à Felice Platero . . . Fel. nep. Huic accessit,
ejusdem quaestionum medicarum paradoxarum &
endoxarum, centuria posthuma, operâ primùm Thomae
Plateri, D. Felicis fratris edita, nunc ab eodem nep.
Th. fil. revisa & recusa. Basileae, impensis Emanuelis
König, typis viduae Joh. Jac. Genathii, 1656.
[xxxiv] p. 590 cols. [i.e. 295 p.] [+17]; [viii] p. 862 cols.
[i.e. 430 p.] [xvii]; [viii p.] 930 cols. [i.e. 465 p.] [+22];
[viii p.] 190 cols. [i.e. 95 p.] [+4] p. illus. 9 ins.

> Additional engr. t.-p. Separate t.-p. for 'Centuria posthuma'.
> Double columns; numbered by column not by page. Contents
> of vols. as in 1625 edition.
> BM   SGC 1

See OBSERVATIONS ET HISTOIRES CHIRURGIQUES . . . 1669.

PLATER (FELIX) *the younger*, 1605–71, *ed.*
See PLATER (Felix) *the elder*. Observationum . . . libri
tres . . . 1641.

PLATER (Felix) *the elder*. Praxeos medicae opus, 1656.

PLATER (THOMAS) 1547–1628, *ed.*
See PLATER (Felix) *the elder*. [Praxeos medicae tomi tres
. . .], 1625.

PLATER (Felix) *the elder*. Praxeos medicae opus, 1656.

PLATINA (BARTHOLOMAEUS [*or* BAPTISTA] SACCHI DE),
1421–81
. . . De tuenda valetudine, natura rerum, & popinae
scientia . . . liber I (–X).
In APICIUS (Caelius) . . . De re culinaria [&c.], Basileae,
1541, pp. 139–366. Also Lugduni ed., 1541, pp. 125–314.

PLATO, 430–347 B.C.
See LICETI (Fortunio) . . . De his, qui diu vivunt sine
alimento libri quatuor, 1612.

PLANER (Andreas). Orationes tres . . . continet explicationem definitionis artis medicae, quae est apud Platonem in dialogi . . . 1579.

PROCLUS, *Diadochus*. Excerpta Marsilii Ficini ex graecis
Procli commentarijs in Alcibiadem Platonis primum
(de anima et daemone) [*In* IAMBLICHUS, *Chalcidensis*.
Iamblichus de mysteriis AEgyptiorum [&c.], 1570,
pp. 179–274].

PLATONICUS (SEXTUS)
See SEXTUS PLACITUS *Papyrensis*

PLATTER (FELIX)
See PLATER (Felix)

PLATTER (THOMAS)
See PLATER (Thomas)

PLAZZONI (FRANCESCO)   –1622
1919. De partibus generationi inservientibus libri duo.
Quibus omnium & singulorum organorum utriusque
sexus, ad generationem concurrentium, structura,
actiones & usus. Item Gregorii Nymanni, de vita foetus
in utero. Dissertatio. Lugduni Batavorum, ex officicinâ
(!) Davidis Lopes de Haro, 1644.
[viii] 184; [viii] 87 p. 5 ins.

> Additional engr. t.-p. to Plazzoni item. Second t.-p., and separate
> pagination for Nymann item.
> BM   SGC 1

PLEMP (VOPISCUS FORTUNATUS) 1601–71
1920. De affectibus capillorum et unguium tractatus.
Apospasmation libri sui de particularibus externis
corporis humani affectibus. Ad illustrissimum &
reverendissimum virum D. Theodorum Skvminovium
. . . Lovanii, Typis & sumptibus Hieronymi Nempaei,
1662.
[xii] 64 [vii] p. 7·5 ins.

> . . . Another copy. *Bd. with* GRYLLUS (Laurentius). Oratio de
> peregrinatione, 1566.
> BM   Waller 7518

1921. De togatorum valetudine tuenda commentatio: ad praelustrem virum dominum Petrum Xylandrum . . . Bruxellis, typis Francisci Foppens, 1670.
[xix] 338 [xxvi] p. 8 ins.
> 2 p. MS. notes at end.
> BM   Osler 3699   SGC 1

1922. Fundamenta medicinae ad scholae acribologiam aptata. Editio tertia iterum recognita, interpolata, aucta. Accedit Danielis Vermostij breve apologema pro authore adversus dicteria & ineptias cuijusdam κηπουρου. Item Doctorum aliquot in Academia Lovaniensi virorum iudicia de philosophia Cartesiana. Lovanii, typis ac sumtibus Hieronymi Nempaei, 1654.
[iv] 427 p. 12 ins.
> BM   Waller 7520

1923. Ophthalmographia, sive tractatio de oculi fabricâ actione, & usu praeter vulgatas hactenus philosophorum ac medicorum opiniones. Synopsin versa pagina exhibet. Amsterodami, sumptibus Henrici Laurentii, 1632.
[xx] 340 [ii] p. 8 ins.
> SGC 2   Waller 7521   Wellcome 5103

1924. Verhandeling der spieren. By de welcke aengewesen wordt, wat in hun on-natuyrige toe-vallen en te voorseggen en te Hant-wercken staet. Dordrecht, gedruckt voor François Boels, 1651.
[vi] 166 [+4] p. 6 ins.

See AVICENNA . . . Canon medicinae interprete & scholiaste Vopisco Fortunato Plempio, 1658.

CABROL (Barthélemy). Ontleeding des menschelycken lichaems . . . Nu verduytscht en met by-voechselen als oock figuren verrijckt. Door V.F.P. 1633.

PLINIUS SECUNDUS (Caius) A.D. 23–79
De febribus liber.
In De FEBRIBUS, 1576, ff. 184r–187r [i.e. 185r] [2nd seq.].

1925. Historia naturale . . . tradotta per M. Lodovico Domenichi; con le postille in margine, nelle quali, o vengono segnate le cose notabili, o citati altri auttori, che della stessa materia habbiano scritto, o dichiarati i luoghi difficili, o posti i nomi di geografia moderni. Et con le tavole copiosissime di tutto quel che nell' opera si contiene. In Vinegia, appresso Giacomo Vidali, 1573.
[2] 3–57; 1188 p. 8·5 ins.
> Engr. port. of Lodovico Domenichi on t.-p.
> Bullock Collection.

1926. The historie of the world. Commonly called the natural historie of C. Plinius Secundus. Translated into English by Philemon Holland, doctor of physicke. London, printed by Adam Islip, 1634.
[lii], 614, [xlii]; [x] 409, 421–632, [lxxxv] p. 12 ins.
> Deaf Education Library. Farrar copy.
> BM   STC 20030

1927. Naturalis historiae libri trigintaseptem, a Paulo Manutio multis in locis emendati. Castigationes Sigismundi Gelenii. Index plenissimus. Venetiis, apud Paulum Manutium Aldi F., 1559.
[xxviii] p. 976 cols. [xxxvi; cxxix] p. 12 ins.
> 1st sequence of unnumbered after-pages 'Sigismundi Gelenii castigationes,' etc. 2nd sequence (with separate t.-p. dated 1558): 'Index in C. Plinii Secundi naturalem historiam ad exemplum Ioan. Camertis, mutatis quibusdam quae ad hanc editionem non congruebant, nonnullis etiam adiectis. Venetiis, apud Paulum Manutium, Aldi F.'
> Deaf Education Library. Farrar copy.
> Wellcome 6934

Ex . . . libro . . . naturalis historiae, [de aquis].
In De BALNEIS, 1553, ff. 232v–238v [2nd seq.]. Extracts from books 2, 31 and 35.

See HOFMANN (Caspar). Variarum lectionum lib. VI, 1619.

LEONICENO (Niccolò). De Plinii et aliorum medicorum erroribus liber, 1529.

LICETI (Fortunio). . . . De his, qui diu vivunt sine alimento libri quatuor, 1612.

PLINIUS VALERIANUS *fl.* 6th–7th *Cent.*
C. Plinii Secundi de re medica liber primus [-quintus].
In THORER (Alban) *ed.* De re medica, 1528, ff. 12r–98v.
According to Eloy, Choulant and Osler, this is a compilation derived mainly from Pliny and Dioscorides.
See HAESER no. 5946 (1), p. 623, Eloy 1, p. 508; 3, p. 591.

PLINY *the elder*
See PLINIUS SECUNDUS (Caius)

POETON (EDWARD) *of Petworth*
See BONHAM (Thomas). The chyrurgians closet . . . now drawne into method and forme by Edward Poeton of Petworth . . . 1630.

POGGIUS *Florentinus*
See BRACCIOLINI (Poggio)

POLEMO, *Atheniensis*
See POLEMON

POLEMON   −273 B.C.
Naturae signorum interpretatio.
In MELETIUS. De natura structuráque hominis opus, 1552, pp. 147–179.

POLITIANUS (ANGELUS)
See POLIZIANO (Angelo Ambrogini)

POLIZIANO (ANGELO AMBROGINI)
See ALEXANDER *Aphrodisiensis*. Super quaestionibus nonnullis physicis, solutionum liber, Angelo Politiano interprete. (*In* ARISTOTLE. Problemata Aristotelis, 1558.)

POLL (LUCA VANDER) *praeses*
See KEUCHENIUS (Samuel) *respondent.* De nutritione, 1681.

SCHYN (Hermannus) *respondent.* De odontalgia, 1682.

POLYBUS *4th cent.* B.C.

De salubri victus ratione privatorum, Ioanne Guinterio Andernaco interprete.

In EOBANUS (Helius) *Hessus.* Bonae valetudinis conservandae praecepta, 1533, ff. 55ᵛ–57.

POMET (PIERRE) 1658–99

1928. Histoire générale des drogues, traitant des plantes, des animaux, & des minereaux; ouvrage enrichy de plus de quatre cent figures en taille-douce tirées d'aprés nature; avec un discours qui explique leurs differens noms, les pays d'où elles viennent, la maniere de connôitre les veritables d'avec les falsifiées, & leurs proprietez, où l'on découvre l'erreur des anciens & des modernes; le tout tres utile au public. Paris, Jean-Baptiste Loyson & Augustin Pillon, Estienne Ducastin, 1694–5.

[x] 264, 233–304 [ii] 108, 116, [xxxvii] p. front. (port.) illus. 16 ins.

> The work is in 3 parts, each separately paged; followed at the end of the vol. by separate indices for the 3 parts, and an appendix containing additions. Part 2 has a separate t.-p.: Le marchand sincere ou traite general des drogues simples et composees . . . [etc.].
> BM (1694) SGC 1

POMPONATIUS (PETRUS)
See POMPONAZZI (Pietro)

POMPONAZZI (PIETRO) 1462–1524

1929. Tractatus acutissimi utillimi & mere peripatetici. De intensione & remissione formarum ac de parvitate & magnitudine. De reactione. De modo agendi primarum qualitatum. De immortalitate anime. Apologie libri tres. Contradictoris tractatus doctissimus. Defensorium autoris. Appropationes rationum defensorii per Fratrez Chrysostomum Theologum ordinis predicatorij divinum. De nutritione & augumentatione. (Venetijs, impressum arte & sumptibus haeredum quondam domini Octaviani Scoti . . . & sociorum, 1525).

139 ff. 12 ins.

> Imprint from colophon. Some MS. notes on 1st flyleaf.
> Christie Collection.
> BM Watt

PONS (JACQUES) 1538–1612

1930. De nimis licentiosa ac liberaliore intempestivaque sanguinis missione, à plaerisque hodie, magno aegrorum damno usurpata; brevis & per capita digesta tractatio. Additis ad singula argumentis. Editio altera, priore locupletior & emendatior. Lugduni, apud Joannem Pillehotte, 1600.

[xvi] 127 p. 6·5 ins.

> *Bd. with his* Medicus, 1600.
> BM Wellcome 5160

1931. Medicus, seu ratio, ac via aptissima, ad recte tum discendam, tum exercendam medicinam . . . Accesserunt in tyronum gratiam, breves in historiam generalem plantarum Rovillii annotatienes (!) eiusdem authoris. Lugduni, apud Joannem Pillehotte, 1600.

[2] 3–174 [ii]; [4] 5–59 p. 6·5 ins.

> BM SGC 1 Wellcome 5161

PONTANUS (GEORGIUS BARTHOLDUS) 1616   *ed.*

See BARTHOLOMAEUS *Anglicus.* De genuinis rerum coelestium, terrestrium et inferarum proprietatibus, libri XVIII, 1601.

PONTANUS (JOHANNES JOVIANUS) 1426–1503 or 5

Ex libro suo meteororum de fontibus & fluminibus. Ad Lucium Franciscum filium.

In De BALNEIS, 1553, ff. 217ʳ–220ʳ [2nd seq.].

1932. Quae in hoc enchyridio contineantur. Ioannis Ioviani Pontani urania seu de stellis libri quinque. Meteororum. Liber unus. De hortis Hesperidum. Libri duo. Eiusdem pompae septem. quib. titulus est Lepidina, necnon. Meliseus, Maeon, Acon, carmina pastoralia. In calce vero index est eorum, quae in toto opere habeantur. (Florentiae, ex officina Philippi de Giunta Florentini sumptib., 1514.)

184 [iv] ff. 6·5 ins.

> Bullock Collection.
> BM Wellcome 5162

PONZETTI (FERDINAND)

De venenis lib. tres, ante annos xl. editi: nunc vero multo emendatiores quàm antea typis excusi, cum indice locupletissimo.

In ARDOINE (Sante). Opus de venenis, 1562, pp. 517–573.

POPP (JOHANN) 1577–

1933. Thesaurus medicinae, oder chymischer Artzney Schatz, in welchem Auszerlesene und bewehrte, und theils, biszanhero nicht allerdings gnugsam bewuste Mittel, theils zu Erhaltung, theils zu Wiederbringung Menschlicher Gesundheit, so viel des Haͤupts, der Brust, de Eingewende, und auch anderer gefaͤhrlichen eusserlichen Gebrechen anlangen thut, Erͤffnet und angezeiget werden, alles ausz eigener erfahrner Heimligkeit, oder ausz andern bewehrten Autoribus, fuͤrnemlich ausz Theophrasto. Leipzig, in Vorlegung Zachariae Schuͤrers und Matthiae Goͤtzen, 1628.

[xvi] 812 p. port. 7·5 ins.

> Colophon: Leipzig, gedruckt bey Gregorio Ritzsch, 1628.
> BM

1934. Von der gifftigen epidemischen Hauptkranckheit, oder pestilentzischem Gallenfieber; sampt andern Kranckheiten und Zufaͤllen, so aus dem Haupt entspringen, als da ist der Schlag, hinfallende Sucht, schwindel, Hauptwehe, Ohrenwehe, Augen- und Zahnwehe, boͤse Haͤlse, Braͤune, Mundfeule, Schnuppen und dergleichen: beneben deroselben Curation und Heilung &c. dessen Fundamenta nicht alleine aus dem Paracelso, Arnoldo de Villa Nova, und andern bewaͤrten Philosophis zusammen getragen: sondern auch aus selbst eigener Erfarung in Druck verfertiget. [Leipzig], in verlegung Thomas Schuͤrers & Erben, gedruckt bey Friedrich Lanckisch, 1623.

[xvi] 127 p. 6 ins.

> Place of publication from SGC. Text begins on p. [xv].
> BM SGC 1 Watt

See AGRICOLA (Georg). Erster Theil commentariorum, notarum, observationum et animadversionum in Johannis Poppii Chymische Medicin ... 1638.

POPPEN (JOHANN)
See POPP (Johann)

POPPIUS (HAMERUS)
Basilica antimonii in qua antimonii natura exponitur et nobilissimae remediorum formulae, quae pyro-technica arte ex os elaborantur, quam accurate traduntur. Manuali experientiâ comprobata & conscripta ab Hamero Poppio.
In HARTMANN (Johann). Opera omnia medico-chymica ... 1684, Vol. 1, pp. 136–143. *And in his* Praxis chymiatrica ... 1682, pp. 191–224.

POPPIUS (JOHANNES)
See POPP (Johann)

PORCIUS (PUBLIUS) *pseud.*
See PLACENTINUS (Johannes Leo)

PORDAGE (S   ) *tr.*
See WILLIS (Thomas). The remaining medical works of that famous and renowned physician Dr. Thomas Willis, 1681.
WILLIS (Thomas). Two discourses concerning the soul of brutes, 1683.

PORPHYRIUS, *Philosophus*
See PORPHYRY

PORPHYRY c. 233–c. 305
[Selections.]
See IAMBLICHUS *Chalcidensis*. Iamblichus de mysteriis AEgyptiorum, 1570, pp. 281–333.

PORRALIUS (CLAUDIUS)
See ARANZI (Giulio Cesare). In librum Hippocratis de vulneribus capitis commentarius. Cum Claudii Porralii annotationibus marginalibus, 1639.

PORTA (CASPAR)
1935. Medicina brevis, exhibens hominis machinam, eiusque morbum, morbique curationem paucis iisque selectis & rite paratis medicaminibus instituendam ad mentem neotericorum, Lugduni Batavorum, typis Frederici Haaring, 1688.
[6] 7–96 [viii] p. 2 fold. pls. 6·5 ins.
    BM   Osler 3711

PORTA (GIOVANNI BATTISTA DELLA) 1536–1615
1936. De distillationibus, libri IX. Quibus certa methodo, multiplicique artificio, penitioribus naturae arcanis detectis, cujus libet mixti in propria elementa resolutio perfecte docetur. Nunc primum in Germania typis e vulgati, ac indice capitum & materiarum exornati. Argentorati, sumptibus Lazari Zetneri, 1609.

[xvi] 149 [+11] p. woodcut illus. front. (port.) 7·5 ins.
    Portrait is of the author aged 64.
    Curious woodcut illus. of distilling apparatus.
    Partington Collection.
    BM   Wellcome 5212

1937. De humana physiognomonia ... libri IV. Qui ab extimis, quae in hominum corporibus conspiciuntur signis, ita eorum naturas, mores & consilia (egregiis ad vivum expressis iconibus) demonstrant, ut intimos animi recessus penetrare videantur. Omnibus omnium ordinum studiosis lectu utiles, maximeque iucundi. Editio postrema priori correctior. Cum duplici rerum & verborum incide longè locupletissimo. Francofurti, apud Nicolaum Hoffmannum, impensis haeredum Iacobi Fischeri, 1618.
[xii] 403 [+41] p. illus. 7·5 ins.
    BM   Osler 3715   SGC 1   Wellcome 5199

1938. De i miracoli et maravigliosi effetti dalla natura prodotti, libri III. Nuovamente tradotti di latino in volgare, & con molta diligenza corretti. Con due tavole, una de' capitoli, & l'altra delle cose piu notabili. Venetia, appresso gli heredi di Jacomo Simbeni, 1588.
[xvi] 148 ff. 6 ins.
    SGC 2 (same imprint but lib. III)

1939. De i miracoli et maravigliosi affetti dalla natura prodotti. Libri quattro ... Nuovamente tradotti di latino in volgare, & con molta diligenza corretti, & illustrati. Con due tavole, una de' capitoli, & l'altra delle cose più notabili. In Venetia, appresso Lucio Spineda, 1611.
[xv] 148 ff. 6 ins.
    University History of Science Collection.

1940. Magiae naturalis, sive De miraculis rerum naturalium libri IIII. Neapoli, apud Matthiam Cancer, 1558.
[xvi] 163 p. 11·5 ins.
    Bd. with INGRASSIA (Giovanni Filippo). De tumoribus praeter naturam tomus primus, 1553.
    BM   Haller Vol. 2, p. 125   SGC 1

1941. Magiae naturalis, sive de miraculis rerum naturalium libri IIII. Antverpiae, ex officina Christophori Plantini, 1564.
[4] 5–319 p. 4·5 ins.
    T.W. notes: 'Reprint of Neapolitan ed. of 1558 without index.'
    BM   Wellcome 5181

1942. Magiae naturalis, sive de miraculis rerum naturalium, libri IIII. Lugduni, apud Gulielmum Rovillium, 1569.
[ii] 3–344 [viii] p. 4·5 ins.
    Deaf Education Library. Farrar copy.

1943. Magiae naturalis, sive de miraculis rerum naturalium libri IIII. Cum indice. Antverpiae, ex officina Christophori Plantini, 1585.
[ii] 3–296 [vii] p. 4·5 ins.
    Partington Collection.
    Wellcome 5183

1944. Magiae naturalis libri viginti, in quibus scientiarum naturalium divitiae, & deliciae demonstrantur. Iam de novo, ab omnibus mendis repurgati, in lucem prodierunt . . . Francofurti, apud Andreae Wecheli heredes, Claudium Marnium, & Joann. Aubrium, 1597. [xxxvi] 669 p. illus. 6·5 ins.

> . . . Another copy. University History of Science Collection. Adamson copy.
> SGC 1 Wellcome 5186

1945. Magiae naturalis libri viginti, in quibus scientiarum naturalium divitiae, & deliciae demonstrantur. Iam de novo, ab omnibus mendis repurgati, in lucem prodierunt. Accessit index, rem omnem dilucidè repraesentans, copiosissimus . . . Francofurti, excudebat Samuel Hempelius, sumptibus Claudij Marnij, & haeredum Ioann. Aubrij, 1607. [xxxiv] 669 p. illus. 6·5 ins.

> pp. 369–370 missing.
> University History of Science Collection.
> BM Wellcome 5187

1946. Magiae naturalis libri viginti. Ab ipso quidem authore adaucti, nunc vero ab infinitis, quibus editio illa scatebat mendis, optime repurgati; in quibus scientiarum naturalium divitiae & deliciae demonstrantur. Accessit index, rem omnem dilucide repraesentans, copiosissimus. Lugd. Batavorum, apud Petrum Leffen, 1651. [xvi] 670 [xxii] p. illus. 5·5 ins.

> Additional engr. t.-p. dated 1650.
> Partington Collection.
> BM

1947. Natural magick . . . in twenty books: 1. Of the causes of wonderful things. 2. Of the generation of animals. 3. Of the production of new plants. 4. Of increasing household-stuff. 5. Of changing metals. 6. Of counterfeiting gold. 7. Of the wonders of the loadstone. 8. Of strange cures. 9. Of beautifying women. 10. Of distillation. 11. Of perfuming. 12. Of artificial fires. 13. Of tempering steel. 14. Of cookery. 15. Of fishing, fowling, hunting, &c. 16. Of invisible writing. 17. Of strange glasses. 18. Of statick experiments. 19. Of pneumatick experiments. 20. Of the chaos. Wherein are set forth all the riches and delights of the natural sciences. London, printed for Thomas Young, and Samuel Speed, 1658. [viii] 409 [vi] p. woodcut illus. 11 ins.

> Additional engr. t.-p. (by R. Gaywood) (with medallion port. of the author) Bookplate of Charles Letts.
> Deaf Education Library. Farrar copy.
> BM Wing P 2982

PORTAL (Paul) 1630–1703
1948. La pratique des accouchemens soutenue d'un grand nombre d'observations, composée par Paul Portal. A Paris, de l'imprimerie de Gabriel Martin, et se vend chez l'auteur, 1685. [xx] 368 p. front. (port.) pls. 7·5 ins.

> Front. is portrait of author.
> BM SGC 1 Waller 7575

1949. **PORTATILE MEDICUM** seu regularum pharmaceuticarum atque chymicarum centuria in usum non solùm studiosorum medicinae, sed & pharmacopaeorum collecta atque in hunc ordinem congesta cui in fine modus, B. Michaelis &c. Pharmacopolia visitandi, adjunctus est, apprimè utilis iis potissimum, quibus Onus hoc imponitur. A J.H.D.M.L., 1680. 48 p. interleaved. 5 ins.

> *Bd. with* WEDEL (Georg Wolffgang). Theoremata medica . . . 1677.
> SGC 2

PORTIUS (Simon)
See PORZIO (Simone)

PORZIO (SIMONE) 1497–1554
1950. An homo bonus vel malus volens fiat . . . disputatio, ad Laelium Taurellum iurisconsultiss. Duci Florentinorum à secretis. Florentiae, 1551. [2] 3–67 p. 8 ins.

> Bullock Collection.
> BM Brunet SGC 2

1951. De coloribus libellus, a Simone Portio Neapolitano latinitate donatus, & commentarijs illustratus: una cum eiusdem praefatione, qua coloris naturam declarat. Florentiae, ex officina Laurentii Torrentini, 1548. [4] 5–197 [+2] p. 7·5 ins.

> Marginal MS. notes.
> Bullock Collection.
> BM Watt Wellcome 5217

1952. De coloribus oculorum . . . Florentiae, apud Laurentium Torrentinum, 1550. [2] 3–57 p. 8·5 ins.

> . . . Another copy. Bullock Collection.
> BM Osler 3725 SGC 1 Wellcome 5218

1953. De humana mente disputatio. Florentiae, apud Laurentium Torrentinum, 1551. [ii] 3–98 p. 8·5 ins.

> Bullock Collection. From the Library of Louis Thompson Rowe of XV Hammersmith Terrace, W.
> . . . Another copy. Christie Collection. Followed by 7 pages MS. entitled De conflagratione agri Puteolani Simonis Portij Neapol. Epistola. Illust. D. Petro a Toledo regni Ncapolitani proregi, & militum Imperatori. 'Bibliothecae Colbertinae' written on t.-p.
> BM Brunet SGC 2 Watt

POSTEL (GUILLAUME)
1954. Cosmographicae disciplinae compendium, in suum finem, hoc est ad divinae providentiae certissimam demonstrationem conductum. Addita est rerum tot in orbe gestarum Σύνοψις. Item, quot, quantaeque Christianarum gentium nationes, nobis hactenus incognitae, in universo sint, quae à nostro orbe lumen Evangelij sibi restitutum iri credunt. Cum locuplete rerum & verborum memorabilium indice. Basileae, per Ioannem Oporinum, 1561. [xix] 79 p. 9 ins.

> MS. notes on t.-p.
> Christie Collection.
> BM Des Billons p. 151 Niceron VIII 350.

POSTEN (Claus)

Noch ein kleines Tractätlein vom Pyrmontischen Sauer-Brunnen und Bade, wie dieselben im Jahr 1560 sind gebrauchet worden, unter des Hoch-Edelgebohrnen Herrn Claus Posten, Brieff-schafften gesunden, welcher im vorigen Seculo ûm das 1560. Jahr gelebet, und seiner Nutzbahrkeit halber zum Druck befordert von Andrea von Keil.

In Keil (Andreas von). Οξυδρωγραφια Pyrmontana, 1698, pp. 23–32.

POSTHIUS (Joannes) 1537–97

See Columbus (Matthaeus Realdus). De re anatomica libri XV . . . accesserunt Iohannis Posthii . . . observationes anatomicae, 1590.

Isaac *Judaeus*. De diaetis universalibus & particularibus, libri II. nunc vero opera D. Ioannis Posthij Germershemij sedulo castigatus & lucem editus, (1570).

Joubert (Laurent). Opuscula [quae Johan. Posthius typis excudenda curavit.] [*In his* Operum latinorum tomus primus (-secundus), 1599.]

Seidel (Bruno). Liber, morborum incurabilium causas, mira brevitate . . . Cum praefatione ad J. Posthium & J. Obsopoeum . . . 1662.

POTERIE (Pierre de la); **POTERIUS** (Petrus)

See Potier (Pierre)

POTIER (Michaël)

1955. Fons chymicus id est: vera auri et argenti conficiendi, ex naturalis philosophiae venis scaturiens ratio, ut olim ita & nunc à multis ejus artis ignaris & zoilis quidem impetita, apologetice tamen acriter defensa . . . Ad . . . Romanorum Imperatorem Ferdinand II. Nec non . . . regem Hungariae & Bohemiae Ferdinandum III . . . Coloniae, apud Constantinum Munich, 1637.

[xii] 131 p. 7·5 ins.

> *Bd. with* Hippocrates. 'Ορκος, sive jusjurandum, 1643.
> BM

1956. Libri duo de febribus, insig. curat. & sing. obser. centuriae tres & pharmacopoea Spagirica. Bononiae, typis Iacobi Montij, 1643.

[viii] 122 [vi]; 77; [xiv] 103; 86; [xii]; 308 [xii] p. 8 ins.

> SGC copy has port.
> BM SGC 1

POTIER (Pierre)

1957. Opera omnia medica, et chemica. Adjecta est doctissima dissertatio Petri Guissonii . . . , de tribus principiis chemicis et nova recentiorum medendi methodo. Francofurti, apud Wilh. Richardum Stockium, 1666.

[xii] 752 [xxxii] 24 p. 7 ins.

> Guissonius' work entitled: Epistolica dissertatio de anonymo libello (circa abbreviatum verae medicinae genus) ubi potissimum eventilatur principiorum chymicorum hypothesis . . .
> Index begins p. 744.
> BM SGC 1

POZZI (Francesco)

1958. Apologia in anatome pro Galeno, contra Andream Vessalium Bruxellensem . . . cum praefatione, in qua agitur de medicinae inventione. Venetiis, apud Franciscum de Portonariis, 1562.

[xxx] 184 [iv] ff. 6 ins.

> Verso of t.-p. bears port.
> Partington Collection.
> BM

PRATENSIS (Jason) 1486–1559

1959. De arcenda sterilitate, et progignendis liberis, liber unus. Amstelaedami, sumptibus Joannis Blaeu, 1657.

[xii] 216 p. 5 ins.

> BM SGC 1 Waller 7616

1960. De uteris libri duo . . . In quibus opulentissimam simul ac lautissimam naturalium rerum & historiarum supellectilem invenies. Amstelaedami, sumptibus Joannis Blaeu, 1657.

[xvi] 297 p. 5·5 ins.

> BM SGC 1 Waller 7620

PRATIS (Jason à)

See Pratensis (Jason)

PRATT (Ellis)

Chirurgus methodicus; or, The young chururgion's conductor through the labyrinth of the most difficult cures occurring in his whole art; and whereby he is distinguished from empiricks & quack-salvers . . . London, printed for T. Sawbridge, 1689.

[viii] [2] 3–78 p. front. (port.) 6 ins.

In Brugis (Thomas) Vade mecum, 1689.

> SGC 1 Wing P 3180

PRETIOSA MARGARITA

See Boni (Pietro Antonio) *and* Lacinius (Janus) *ed.* 1546 & 1557 eds.

PREUSS (Maximilianus) 1652–   *respondent*

Parva magnorum morborum initia.

In Ettmüller (Michael). Dissertationes academicae VIII [*In his* Opera medica theoretico-practica, 1696, Vol. 1, pp. 1898–1911.]

PRIMEROSE (James); **PRIMIROSIUS** (Jacobus)

See Primrose (James)

PRIMROSE (James) 1598–1659

1961. De mulierum morbis et symptomatis libri quinque. In quibus plurimi tum veterum, tum recentiorum errores breviter indicantur & explicantur. Cum duplici tam capitum quàm rerum & verborum indice. Roterodami, ex officinâ Arnoldi Leers, 1655.

[viii] 390 [vi] p. 8 ins.

> 1 p. MS. notes at end.
> BM SGC 1

1962. De vulgi erroribus in medicina. Libri IV. Ab auctore recensiti & plus quàm tertiâ parte aucti. Lugduni, apud Jacobum Faeton, 1664.

[xvi] 448 p. 7 ins.

1963. Exercitationes, et animadversiones in librum, de motu cordis, et circulatione sanguinis. Adversus Guilielmum Harveum Londini, excudebat Gulielmus Jones, pro Nicolao Bourne, 1630.
[xi] 108 p. 7·5 ins.
    BM SGC I STC 20385 Waller 7641 Wellcome 5250
Exercitationes, & animadversiones in librum Guilielmi Harveii . . . de motu cordis et circulatione sanguinis. *In* HARVEY (William). De motu cordis & sanguinis in animalibus, anatomica exercitatio, 1639.

1964. Popular errours. Or the errours of the people in physick, first written in Latine by the learned physitian James Primrose Doctor in Physick. Divided into foure books. viz. 1. The first treating concerning physicians. 2. The second of the errours about some diseases, and the knowledge of them. 3. The third of the errours about the diet, as well of the sound as of the sick. 4. The fourth of the errours of the people about the use of remedies. Profitable and necessary to be read of all. To which is added by the same authour his verdict concerning the antimoniall cuppe. Translated into English by Robert Wittie. London, printed by W. Wilson for Nicholas Bourne, 1651.
[xxii] 461 [xii] p. front. 6·5 ins.
    Front. is engr. t.-p. Preceding it is leaf of verse explaining the picture. Marginal notes.
    BM Osler 3736 SGC I Wing P 3476
See DRAKE (Roger). Vindiciae contra animadversiones D. D. Primirosii . . . 1641.

DU ROY (Henri). Spongia qua eluuntur sordes animadversionum . . . quae Jacobus Primirosius adversus these pro circulatione sanguinis . . . nuper edidit, [1647?]

PRISCIANUS (THEODORUS) *fl.* 379
1965. Octavii Horatiani rerum medicarum lib. quatuor. I. Logicus, de curationibus omnium ferme morborum corporis humani, ad Euporistum. II. De acutis & chronicis passionibus, ad eundem. III. Gynecia, de mulierum accidentibus, & curis eorundem, ad Victoriam. IIII. De physica scientia, experimentorum liber, ad Eusebium filium. Per Heremannum comitem a Neüenar, integro candori nuper restitutus autor. Albucasis chirurgicorum omnium primarij, lib. tres. I. De cauterio cum igne, & medicinis acutis per singula corporis humani membra. Cum instrumentorum delimatione. II. De sectione & perforatione, phlebotomia, & ventosis. De vulneribus, & extractione sagittarum, & caeteris similibus. Cum formis instrumentorum. III. De restauratione & curatione dislocationis membrorum. Cum typis item instrumentorum. Argent[orati], apud Ioannem Schottum, 1532.
[viii] 319 p. illus. (woodcuts) 12 ins.
    Albucasis' 'Lib. chirurgici' translated by Gerardus *Cremonensis*.
    BM SGC I Waller 7646 Wellcome 5256
Oct. Horatiani, de curationibus omnium fermè morborum homini accidentium. De acutis & chronicis passionibus. De mulierum accidentibus: & curis eorundem. Deque physica scientia experimentorum libros quatuor.
114 [ii] p.

In EXPERIMENTARIUS medicinae, 1544.
    Running title to book 1: Octavii Horatiani ad Euporistum lib. primus; book 2 Liber secundus; book 3 Victoriam lib. tertius; book 4 Octavii Horatiani ad Eusebium fil. liber quartus. Book 1 usually entitled Euphoriston (*or* Logicus); book 2, Oxyoris; and book 3 Gynaecia.

See RIVINUS (Andreas). Veterum quorundam bonorum scriptorum libri, 1654.

WOLFF (Caspar). Cleopatrae, Moschionis, Prisciani, et incerti cuiusdam muliebrium libri. [*In* GYNAECIORUM, 1566. Also 1586 ed., tomus 1, no. 3.]

WOLFF (Caspar). Harmonia gynaeciorum, sive de morbis muliebribus liber: ex Prisciano, Cleopatra, Moschione, libro matricis dicto, & Theodoro Prisciano collectus. [*In* SPACH (Israel). Gynaeciorum, 1597.]

PROCLUS *Diadochus* c. 410–85
Excerpta Marsilii Ficini ex graecis Procli commentarijs in Alcibiadem Platonis primum (de anima et daemone). *In* IAMBLICHUS *Chalcidensis.* Iamblichus de mysteriis AEgyptiorum [&c.], 1570, pp. 179–274.

Proclus de sacrificio, et magia, interprete Marsilio Ficino Florentino. *In* IAMBLICHUS, *Chalcidensis.* Iamblichus de mysteriis AEgyptiorum [&c.], 1570, pp. 274–280.

Le PROGRÈS de la MÉDECINE
See [BRUNET (Claude)]. Le progrès de la médecine, 1697.

PRONK (JOHANNES) *respondent*
1966. Positiones medicae inaugurales. Trajecti ad Rhenum, ex officina Francisci Halma, 1690.
8 p. 8 ins.
    (Diss. inaug., Utrecht, Hermannus van Halen, praeses.)
    Bd. with AVEMANN (Joannes Christophorus) *respondent.* De medico eleemosynario publico, 1695.
    BM

A PRONOSTYCATION for ever of Erra Pater . . .
See ERRA PATER. A pronostycation for ever of Erra Pater . . . [1535.]

PROVANCHERES (SIMÉON DE) c. 1540–1617
See AILLEBOUST (Jean). Portentosum lithopaedion. Cui accessit Simonis Provancherii . . . de eadem re opinio. [*In* COLLECTANEA de diuturna graviditate, seriem tractatum, 1662, pp. 1–41.]

PRÜCKEL (GEORG)
1967. Foetus posthumus, oder Bericht von dem grausamen Reissen und Grimmen im Leibe, Colica genant, was von solchen Schmertzen zu wissen nützlich, auch bey dessen Cur, Zufällen und Praeservirung meist zu beobachten, nothwendig erfodert werde, benebenst vorhergehenden unvorgreiflichen Gutachten, was dieser Zeit die Artzney-Kunst schwerer mache, und wie sonderlich ungelahrte Empirici vermittelst scheinbahrer Beschönung, ungewehrt, hin und her mit vieler Menschen Schaden curiren, an Tag gegeben von Johann Peter Prükkeln . . . Jena, gedruckt bey Johann Jacob Bauhofern, 1676.

[viii] 188 p. 7·5 ins.

> *Bd. with* Bonfigli (Honuphrius). De plica polonica, 1712.
> SGC 1

PRÜCKEL (Johann Peter)
See Prückel (Georg). Foetus posthumus gegeben von
Johann Peter Průkkeln, 1676.

PRUGGMAYR (Martinus Maximilianus)
1968.   Scrutinium philosophicum de vero elixire vitae,
seu genuino auro potabili philosophico, quo non solùm
omnes humani corporis morbi quondam sanabantur,
verum & immunda, ac leprosa corpora metallorum
curabantur. Opus non minùs utile, quàm necessarium
omnibus artis hermeticae filiis . . . Salisburgi, sumptibus
Johannis Baptistae Mayr, 1687.
[xxx] 146 [vi] p. 6 ins.

> BM

PRUKKELS
See Prückel

PSELLUS (Michael) 1020–1105
1969.   Τοῦ σοφωτατου Ψελλοῦ ἐπίλυσις εἰς τους ἔξ της
φιλοσοφίας τρόπους. Του ἀυτου συνοψις τῶν πέντε φωνῶν,
καὶ των δεκα κατηγοριων της φιλοσοφιας. (᾽Εν τη τῶν
Παρισιων ετυπωθη χορηγια και δαπανημασιν Εμωνδης
Τουσανης, της χηρας γυναικος Κυῤῥαδου Νεοβαριου.)
(Paris, E. Tousan, 1540.)
[31] ff. 5·5 ins.

> Imprint from Greek colophon.
> *Bd. with* Adamantius *Sophista*. Physiognomonica, 1540.
> Christie Collection.
> BM

1970.   Τοῦ σοφωτάτου Ψελλου σύνταγμα ἐυσύνοπτον ἐις
τὰς τεσσαρας μαθηματικὰς ἐπιστημας, αριθμητικὴν, μου-
σικην, γεωμετριαν, καὶ ἀστρονομίαν.
Doctissimi Pselli opus dilucidum in quattuor mathema-
ticas disciplinas, arithmeticam, musicam, geometriam
& astronomiam. Parisiis, excudebat Iacobus Bogardus,
1545.
76 ff. 5·5 ins.

> *Bd. with* Adamantius *Sophista*. Physiognomonica, 1540.
> Christie Collection.

1971.   Pselli de victus ratione ad Constantinum
Imperatorem libri II. Rhazae, cognomento experi-

mentatoris, de pestilentia liber. Georgio Valla Placentino
interprete. Ioannis Manardi Ferrariensis medici, in
artem Galeni medicinalem luculenta expositio. (Basileae,
in aedibus Andreae Cratandri, 1529.)
[viii] 171 [+1] p. 6·5 ins.

> *Bd. with* Benedetti (Alessandro). Anatomice, 1528.
> BM   SGC 1   Wellcome 5270

1972.   Introductio in philosophiae modos, à Iacobo
Foscareno D. Michaëlis filio è graeco in latinum versa.
Parisiis, 1541.
26 ff. 5·5 ins.

> *Contents:* Introductio in sex philosophiae modos.—Eiusdem
> compendium quinque vocum, & decem praedicamentorum
> philosophiae.—Blemmidae de quinque vocibus, cur sint hae
> solum, neque plures, aut pauciores.—Georgii Pachymerii,
> de sex philosophiae diffinitionibus.—Eiusdem, divisio philo-
> sophiae.—Eiusdem, de quinque vocibus.—Eiusdem, de decem
> praedicamentis.
> Printers' device of Conradus Neobarius on t.-p.
> *Bd. with* Adamantius, *Sophista*. Physiognomonica, 1540.
> Christie Collection.
> BM

PUERARIUS (Danielis)
De carnibus lucentibus.
In Bartholin (Thomas). De flammula cordis epistola,
1667, pp. 116–136.

PUMBSACK (Hans)
Hans Pumbsack, das ist: ein Gesprach zwischen zweyen
Persohnen Philomusum und Hansen Pumbsack . . .
In Facetiae Facetiarum, 1627, part 20, 1647, pp. 397–
444; 1657, pp. 378–424.

PUTEANUS (Erycius)
Democritus, sive de risu dissertatio saturnalis.
In Dissertationum Ludicrarum et Amoenitatum,
scriptores varii. 1644, pp. 579–593. 1666, pp. 278–289.
Ovi encomium.
In Dissertationum Ludicrarum et Amoenitatum,
scriptores varii. 1644, pp. 595–654. 1666, pp. 1–56.

PUTEUS (Franciscus)
See Pozzi (Francesco)

PYRMONTANUS (Johannes)
See Feuerberg (Johannes)

Q

1973.　The **QUEENS CLOSET** opened. Incomparable secrets in physick, chyrurgery, preserving and candying, &c. which were presented unto the Queen: by the most experienced persons of the times, many whereof were had in esteem, when she pleased to descend to private recreations. Corrected and revived, with many new and large additions: together with three exact tables. London, printed for Nath. Brooke, and are to be sold by Tho. Guy, 1674.

[x] 190 [viii] p. front. (port.) 6 ins.

 (With Queens delight and The Compleat Cook). Preface signed W.M. The Queen was Henrietta Maria. Article on this book appeared in *Boston Medical and Surgical Journal*, Sept. 9, 1909, pp. 362–364.

 BM　Waller 7693　Wing M 102

1974.　A **QUEENS DELIGHT** or, the art of preserving, conserving, and candying. As also, a right knowledge of making perfumes, and distillings the mot excellent waters. Never before published. London, printed by F. Leach for Nat. Brooks, and are to be sold by Tho. Guy, 1675.

[ii] 106 [iv] p. 6 ins.

 Bd. with above item.

QUERCETANUS (JOSEPHUS)
See DU CHESNE (Joseph)

QUIRICUS DE AUGUSTIS
See AUGUSTIS (Quiricus de)

QUISTORP (JOHANN) *the elder*
Orationes duae, una, in qua schoristae, altera, in qua nationalia collegia, seu nationales societates delineantur
. . .
In FACETIAE FACETIARUM, 1627, part 3.

R

R., M.A.
See SALA (Angelo). Tractatus duo . . . in latinam linguam . . . translatum . . . labore & conatu M.A.R. 1649.

RABBI MOSES BEN MAIMON
See MOSES *Maimonides*

[RABE (VICTOR) *respondent*]
Disputatio feudalis de cucurbitatione. (Heinricus Christophorus à Greissheim, praeses.)
In FACETIAE FACETIARUM, 1615, pp. 161–171; 1627, part 15; 1647, pp. 43–53; 1657, pp. 43–52.

RABELAIS (FRANÇOIS) 1483? (or 1495?)–1553?
See HIPPOCRATES. Hippocrates ac Galeni libri aliquot, ex recognitione Francisci Rabelaesi, 1532.

HIPPOCRATES. Aphorismorum sectiones septem, ex Franc. Rabelaesi, recognitione, 1543.

RAEI (JOHANNES DE)
See LAMZWEERDE (Jan Baptist van). Respirationis Swammerdammianae exspiratio. Una cum anatomia neologices Joannis de Raei . . . 1674.

RAENERIUS (JOANNES)
See FONTANON (Denys). De morborum internorum curatione libri IIII. Adiectisab Ioanne Raenerio medico in singulis capitum initiis morborum causis & signis . . . 1560.

RAIMBOTUS
See GARIOPONTUS

RAITH (JOHANNES ULRICUS) *respondent*
1975. Thesium chiriatricarum sylloge V. De fonticulis. Tubingae, typis Johann-Henrici Reisi, 1675.
20 p. 7·5 ins.
(Georg Balthasar Mezger, praeses.)
Bd. with HELLER (Georgius Christophorus) *respondent*. Dissertatio inauguralis medica, qua innocuum atque egregium corticis Peruviani in febribus intermittentibus usum . . . 1754.
SGC I

RAMBAM
See MOSES *Maimonides*

RAMELIN (JOHANN)
See REMMELIN (Johann)

RAMELOV (MATTHIAS) *and* **BOLMANN** (GEORGE)
fl. 1650
1976. Hochnützliche, heilsame Wasser—und Brunnen—Betrachtung. Das ist: Aussführliche Beschreibung und gründliche Unterforschung der Weltberühmten Sauer—Brunnen zu Wildungen und Pyrmont, in der Grafschafft Waldeck entsprungen, und wie man selbige beydes ihrer Natur, Krafft und Würckung nach, mit Nutzen, so wohl inn—als äusserlich, gebrauchen soll. Männiglich zu sonderbarer Nachrichtung in offenen Druck verfertiget. Wie auch dess wunderbaren Heyl—Brunnens, so bey Hof—Geissmar in Hessen, zwey Meil über Cassel entstanden, znsampt (!) einem kurtzen Bericht, von den herrlichen und wunderbaren Tugenden dess lobwürdigen Wildunger Biers. Alle solche Brunnen—Tractätlein itzo von neuem wieder auff vieler vornehmer Leuten Begehren verlegt durch Johannem Ingebrandum, Cassellanum. Marburg, gedruckt bey Johann Heinrich Stock, 1682.
[xxxii] 231 [+9]; [xvi] 88, 31 p. 6·5 ins.
> Additional t.-p.s:
> p. xix: Speculum acidularum Wildungensium renovatum & perpolitum . . . durch Matthiam Ramlovium.
> p. 201: Encomium cerevisiae Wildungensis . . . durch Matthiam Ramelovium.
> p. i: [2nd seq.] Kurtze Beschreibung dess Pyrmontischen Sauer—Brunnens . . . durch Georgium Bolmannum.
> p. I [3rd seq.] Gründliche und unverfängliche Beschreibung: wie auch der natürliche Ursprung, Eigengenschafft, Würckung, Gebrauch und vermuhtliche Bedeutungeines Heyl—Brunnens durch M. Georgium Schultzen. BM copy has 2nd t.-p. with imprint of Cassel.
> BM

RAMIREZ DE CARRION (MANUEL)
1977. Maravillas de naturaleza, en que se contienen dos mil secretos de cosas naturales, dispuestos por abecedario a modo de aforismos faciles, y breves de mucha curiosidad, y provecho. Recogidos de la leccion de diversos y graves autores. En Montilla en la Imprenta de su Excelencia por Iuan Batista de Morales, 1629.
[viii] 144 ff. 8 ins.
> Waller has 1629 ed. with different imprint.
> Deaf Education Library. Farrar copy.
> BM

RAMSEY (WILLIAM) 1645–76
1978. Ἑλμινθολογια; Or, some physical considerations of the matter, origination, and several species of wormes, macerating and direfully cruciating every part of the bodies of mankind, of all ages and constitutions, whereby it doth probably appear to be an epidemical disease, killing more, than either the sword or plague. Together with their various causes, signs, diagnosticks, prognosticks, the horrid symptomes by them introduced, as also the indications and method of cure. All which is medicinally, philosophically, astrologically, and historically handled, by William Ramesey. Printed by John Streater, for George Sawbridge, 1668.

[iv] 10; 374, [+2] p. fold. front. 6.5 ins.

Marginal notes.
BM SGC 1 Wing R 205

1979. Θανασιμα, και δηλητήρια; Tractatus de venenis. Or, a treatise of poysons. Their sundry sorts, names, natures and virtues, with their severall symptomes, signes, diagnosticks, prognosticks, and antidotes. Wherein, are divers necessary questions discussed. The truth by the most learned, confirmed, by many instances, examples & stories illustrated; and, both philosophically and medicinally handled, by William Ramesey. London, printed by S.G. for D. Pakeman, 1661.
[lxiv] 239 [xvi] p. 5.5 ins.

Marginal notes.
BM SGC 1 Wing R 211

1980. De venenis: or, a discourse of poysons, their names, natures, & vertues; with their several symptomes prognosticks, and antidotes, by W.R. M.D. London, printed for Samuel Speed, [1663].
[lxiv] 239 [xvi] p. 5.5 ins.

BM Watt Wing R 204

RANCHIN (François) 1565–1641
1981. Tractatus duo posthumi: I. De morbis ante partum, in partu, & post partum. II. Depurificatione rerum infectarum post pestilentiam. Lugduni, sumptibus Petri Ravaud, 1645.
[xvi] 320 p. 7 ins.

BM SGC 1 Waller 7741

See Guy de Chauliac. Heelkonstige geschillen, Beschreven in 't frans, door . . . . den heer Francois Ranchin . . . 1662.

RANGONI (Tommaso) *Filologo*
1981A. De vita hominis ultra cxx annos protrahenda. Venetiis, [1553?].
[viii] p. 120 ff. 8 ins.

T.-p. and prelims. damaged. MS. date 1560 added. SGC has 12mo copy dated 1560 but above corresponds more closely with 4to copy in Royal College of Physicians catalogue.

RANTZAU (Heinrich von) 1526–98
1982. De conservanda valetudine liber, in privatum liberorum suorum usum ab ipso conscriptus, ac editus, à Dethlevo Sylvio Holsato. In quo de diaeta, itinere, annis climactericis, & antidotis praestantissimis, brevia & utilia praecepta continentur. Lipsiae, (imprimebat Iohannes Steinman, typis Voegelianis, 1576.)
[xii] 169 p. 6 ins.

Imprint from colophon. Author's coat of arms on p. [vi].
Bd. *with* Wolff (Caspar). Viaticum novum, 1578.
BM SGC 2 Waller 7744

1983. . . . Quinta editio, auctior & emendatior. Seorsim accessit Gulielmi Grataroli . . . de literatorum, & eorum qui magistratum gerunt, conservanda valetudine liber. Francofurti, typis Nicolai Hofmanni, sumtibus Ionae Rhodii, 1604.
[3] 4–192 p. 4.5 ins.

BM SGC 1

See Macer (Aemilius). Henrici Ranzovii editio duorum librorum Macri De virtutibus herbarum, De quibusdam animalium partibus, ac terrae speciebus, itemque medicamentis totius corporis humani, 1590.

RANZONI (Tommaso)
See Rangoni (Tommaso) *Filologo*

RASARIO (Giovanni Battista) 1517–78, *ed.*
See Delphinus (Julius) *and others*. Consilium de balneis Aquensibus. [*In* De Balneis, 1553, f. 303 [2nd seq.].]

Hippocrates. De balneis ex Hippocratis et Galeni libros. [*In* De Balneis, 1553, ff. 454ᵛ–470ʳ [2nd seq.].]

Oribasius. Collectorum medicinalium, libri xvii. [1554?] & 1555 eds.

Oribasius. Opera. [*In* Medicae Artis Principes, 1567, cols. 1–683 [4th seq.].]

Oribasius. Synopseos ad Eustathium filium libri novem, 1554.

Theophilus *Protospatharius*. De corporis humani fabrica, libri v. 1556.

RASIS
See Rhazes (Muhammad)

RASPANUS (Fabritius) *ed.*
See Paulinus (Fabius). Tabulae isagogicae. [*In* Avicenna. [Canon medicinae], 1595, Vol. 1, pp. [xxi–lii]. Also 1608 ed. same pages.]

De RATIONE MOTUS MUSCULORUM
See [Croone (William)] De ratione motus musculorum, 1664.

RATTRAY (Sylvester)
See Theatrum Sympatheticum Auctum . . . 1662.

RAWLEY (William)
1984. The life of the Right Honourable Francis Bacon, Baron of Verulam, Viscount St. Alban. London, printed by S.G. & E.G. for William Lee, 1670.
[ii] 14 p.

In Bacon (Francis). Sylva sylvarum, 1670.

RAY (John)
1985. Historia plantarum species hactenus editas aliasque insuper multas noviter inventas & descriptas complectens. In qua agitur primò de plantis in genere, earumque partibus, accidentibus & differentiis; deinde genera omnia tum summa tum subalterna ad species usque infimas, notis suis certis & characteristicis definita, methodo naturae vestigiis insistente disponuntur; species singulae accurate describuntur obscura illustrantur, omissa supplentur, superflua resecantur, synonyma necessaria adjiciuntur; vires denique & usus recepti compendiò traduntur. Tomus primus (-secundus). Londini, typis Mariae Clark: prostant apud Henricum Faithorne & Joannem Kersey, 1686-8.
2 vols.; [xxiv] 983 [i.e. 987] [viii] 985–1350 [ii] 1351–1944 [xxxv] p. 17.5 ins.

Separate t.-p. to Vol. 2: Historia plantarum tomus secundus: cum duplici indice; generali altero nominum & synonymorum praecipuorum; altero affectuum & remediorum: accessit nomenclator botanicus anglo-latinus. Londini, typis Mariae Clark, prostant apud Henricum Faithorne, 1688.
A 3rd vol. published dated 1704.
University History of Science Collection.
BM   Osler 972   Wing R 394

See SCHELHAMMER (Günther Christoph). De nova plantas in classes digerendi ratione . . . Ad . . . Joh. Rajum & Aug. Qu. Rivinum epistolica dissertatio, 1695.

RAYGER (KARL)
Clar. Caroli Kaygeri (!) observatio de puella sine cerebro nata è miscellaneis curiosis german.
In LE CLERC (Daniel) *and* MANGET (Jean-Jacques) *comps.* Bibliotheca anatomica, 1685, Vol. 2, p. 352. Also 1699 ed., Vol. 2, p. 112.

RAYNALDE (THOMAS) *fl.* 1540–51
The birth of mankynde. 1565, 1598 and 1634 editions.
See ROESLIN (Eucharius)

RAYNAUD (THÉOPHILE) 1584–1663
1986.   De ortu infantium contra naturam, per sectionem caesaream, tractatio: qua reliqui item conscientiae nodi ad matrem alvo gerentem, ac foetum, eiúsque partum spectantes, solidè & accuratè expediuntur. Accessit discussio erroris popularis, de communione pro mortuis. Lugduni, sumpt. Gabr. Boissat, & socior., (ex typographia Claudii Cayne), 1637.
[xxiv] 398 [xvii] p. 7 ins.
   BM   Dawson 5616   SGC 2   Waller 7778   Wellcome 5351

READ (ALEXANDER) 1586?–1641
1987.   The chirurgicall lectures of tumors and ulcers. Delivered on Tusedayes appointed for these exercises, and keeping of their courts in the Chirurgeans Hall these three yeeres last past, viz. 1632, 1633, and 1634. London, printed by I. H[aviland], for Francis Constable and E.B., 1635.
[xiv] 334 p. 7 ins.
   BM   SGC 2   STC 20781   Wellcome 5354

1988.   Chirurgorum comes: or the whole practice of chirurgery. Begun by the learned Dr. Read; continued and completed by a member of the College of Physicians in London. Licensed, Feb. 15. 1686–7. London, printed by Edw. Jones, for Christopher Wilkinson, 1687.
[xxiv] 704 p. pl. 7·5 ins.
   . . . Another copy.
   BM   Osler 3766   SGC 2   Waller 7781   Wing R 427

1989.   Σωματογραφια ανθρωπίνη. Or a description of the body of man. By artificiall figures representing the members, and fit termes expressing the same. Set forth either to pleasure or to profite those who are addicted to this study. By W. I. Printer. [London] printed by W. Jaggard, 1616.
[vi] 154 ff. illus. pl. 7 ins.
   Ff. 13–14 not numbered. No f.16 but apparently complete.
   Illus. on the verso of every page.
   SGC 1   STC 20782   Waller 7782   Wellcome 1687

1990.   Σωματογραφία ἀνθρωπίνη: Or a description of the body of man. With the practise of chirurgery, and the use of three and fifty instruments. By artificiall figures representing the members, and fit termes expressing the same. Set forth either to pleasure or to profit those who are addicted to this study. [London], printed by Tho. Cotes, and are to be sold by Michael Sparke, 1634.
[iv] 154 ff. illus. pl. 8 ins.
   Illus. on the verso of every leaf.
   BM   Dawson 5617   STC 20783   Waller 7783   Wellcome 1688

1991.   [The manuall of the anatomy or dissection of the body of man: containing the enumeration and description of the parts of the same which usually are shewn in the publick anatomical exercises. With sundry figures thereunto belonging. 5th ed. London, R. Thrale, 1655.]
[viii] 446 [xii] p. pls. 5·5 ins.
   T.-p. missing.
   SGC 1   Waller 7784   Wing R 432

1992.   The workes of that famous physitian Dr. Alexander Read . . . Containing I. Chirurgicall lectures of tumors and ulcers. II. A treatise of the first part of chirurgery, which teacheth the re-unition of the parts of the body dis-joynted; and the methodicall doctrine of wounds. III. A treatise of all the muscles of the body of man. Delivered in severall lectures at Barbar-Chirurgians-Hall, upon Tuesdaies appointed for these exercises, and the keeping of their courts. Published in his life time in severall treatises, and now in one volume, corrected and amended. 2nd ed. London, printed by E.G. for Richard Thrale, and are to be sold by John Clarke, 1650.
[xii] 270; [vi] 206; [iv] 44 [viii] p. tabs. 7 ins.
   Separate t.-p.s for 2nd and 3rd parts as follows:
   A treatise of the first part of chirurgery, called by me συνθετικὴ;
   The part which teacheth the re-unition of the parts of the body disjoyned. Containing the methodicall doctrine of wounds: delivered in lectures in the Barber-Chirurgeons-Hall, upon Tuesdaies, appointed for these exercises, and the keeping of their courts.
   A treatise of all the muscles of the whole body.
   Dawson 5618   SGC 1   Wing R 425
See [WOOD (Owen).] Alphabetical list of physicall secrets . . . With a commendatory preface by A. Read, 1639.

READ (JOHN) *tr.*
See ARCEO (Francisco). A most excellent and compendious method of curing woundes in the head . . . 1588.

READE (ALEXANDER)
See READ (Alexander)

RECORD (ROBERT) 1510?–58
1993.   The urinal of physick. By Robert Record. Whereunto is added an ingenious treatise concerning physicians, apothecaries and chyrurgians, set forth by a doctor in Queen Elizabeths dayes. With a translation of Papius Ahalsossa concerning apothecaries confecting their medicines; worthy perusing, and following. London, printed by Gartrude Dawson, 1651.

[xx] 111 p. illus. 5·5 ins.
>Marginal notes.
>BM Osler 3768   SGC 1   Wing R 651

REDDEWITZ (Henricus Georgius) *respondent*
1994.   De vero catharticorum usu. Harderovici, apud Albertum Sas, 1697.
[15] p. 8 ins.
>(Disp. med. inaug., Hardervick, Johann Meyer, praeses.)
>*Bd. with* Rojestein (Johannes à) *respondent*. De arthritide, 1683.

REDI (Francesco) 1626–97
1995.   Experimenta circa generationem insectorum ad nobilissimum virum Carolum Dati. Amstelodami, sumptibus Andreae Frisii, 1671.
[xii] 230 [i.e. 330] [xix] p. 2 illus. 38 engr. pls. 5·5 ins.
>Additional engr. t.-p.
>BM Dawson 5625   SGC 1   Waller 1937

1996.   Experimenta circa varias res naturales, speciatim illas quae ex Indiis afferuntur. Ut & alia eiusdem opuscula, quae, paginâ sequenti narrantur. Amstelaedami, apud Henr. Wetstenium, 1685.
[vi] 312 [xxxii] p. illus. 12 pls. 5·5 ins.
>*Contents:* Experimenta circa varias res naturales, speciatim illas quae ex Indiis afferuntur.—Observationes de viperis.—Epistola de quibusdam objectionibus contra suas de viperis observationes.—Observationes circa illas guttulas & fila ex vitro quae rupta in quacunque sui parte, dissiliunt & comminuuntur.
>Additional engr. t.-p. Forms vol. 2 of 'Opusculum pars prior et tomus alter', 2 vols., 1685–6.
>BM Watt

Observationes de viperis . . . scriptae in literis ad . . . Laurentium Magalotti magni Ducis Hetruriae Camerarium ex italica in latinam translatae.
[3] 4–40 p.
In Miscellanea Curiosa Medico-Physica, Vol. 1, 1670.

See Zambeccari (Giuseppe). Experimenta circa diversa è variis animalibus viventibus execta viscera. Et ab ipso ad . . . Franciscum Redi scripta, eique dicata. [*In* Le Clerc (Daniel) and Manget (Jean-Jacques) *comps.* Bibliotheca anatomica, 1685, Vol. 2, pp. 1101–1106. Also 1699 ed., Vol. 2, pp. 1202 1207.]

REFORMATION oder Ernewerte Ordnung des Heyl. Reichs Statt Franckfurt am Mayn . . . 1659.
See Frankfort *on the Main*. Reformation . . . 1669.

REGAZOLA (Giulio Bernhard) *tr.*
See Paulus Ægineta. De chirurgia liber, 1533.

REGEMORTER (Ahasuerus) 1614–50, *joint author*
See Glisson (Francis) *and others*. A treatise of the rickets, 1651. *And* Tractatus de rachitide sive morbo puerili . . . 1682.

1997.   **REGIMEN SANITATIS.** (Getruckt in der keijserlichen stat Augspurg von Hannsen Froschauer 1495.)
73 ff. 6·5 ins.

Imprint from colophon.
T.-p. (ai) & di missing.
Several leaves damaged.
BMC II, 395   Hain 13746

1998.   A **REGISTER** of the doctors of physick in our two Universities of Cambridge and Oxford. Printed in the year 1695.
[iv] 5–32 p. 5·5 ins.
>*Bd. with* Royal College of Physicians of London. Statuta collegii medicorum Londinensium, [1695].
>. . . Another copy. *Bd. with* Stephens (Philip) *and* Browne (William). Catalogus Horti Botanici Oxoniensis alphabetice digestus, 1658.
>Wing B 385.

REGIUS (Henricus)
See Du Roy (Henri)

REGNERUS (Cyprianus) *praeses*
See Hugaert (Gerardus) *respondent*. De pleuritide, 1669.

De RE HORTENSI LIBELLUS
See [Etienne (Charles)]. De re hortensi libellus, 1536 and 1539.

REID (Alexander)
See Read (Alexander)

REIDANUS (Petrus)
Ecloga Fedro, scripta ad doctissimum medicum D. Bernardum Cronenburgum.
In Dessen (Bernard). Medicinae veteris et rationalis, 1673.

REIFF (Walter *or* Walther Hermann)
See Ryff (Walther Hermann)

REINESIUS (Thomas) 1587–1667
1999.   Ad viros clariss[imos] D. Casp. Hofmannum. Christ. Ad Rupertum . . . epistolae. In quibus multae inscriptiones veteres hactenus ineditae vulgantur, emendantur, explicantur: varia etiam inscriptoribus antiquis corrupta loca notantur & restituuntur. Lipsiae, sumtibus Johannis Scheibii imprimebat Johannes Bauerus, 1660.
[x] 681 [682–3] [+9] p. 3 fold. tabs. 7·5 ins.
>Additional engr. t.-p.
>BM

2000.   Epistolarum ad Johannem Vorstium scriptarum fasciculus: quo varia ad literas pertinentia; itemq[ue], ingenuum de quibusdam huius temporis controversiis theologicis judicium exponitur. Adjecta ceterisq[ue], praemissa est una ad Jacobum Clauderum; ex qua eiusdem de beroso anniano sententiam intelligi licet. Coloniae Brandenburgicae, ex officina Georgi Schultzi, 1667.
[3] 4–64 p. 7·5 ins.
>*Bd. with* above item.
>BM

REINHARD (Gunther)
See Leichner (Eckard). De generatione, 1649.

REINNECCERUS (FIDEJUSTUS)
2001. Thesaurus chymicus experimentorum certissimorum collectorum usuǫue probatorum. Cum praefatione Joachimi Tanckij D. de medicina. Lipsiae,
impensis Thomae Schureri, 1609.
[lvi] 200 [xv] p. 6·5 ins.
> Colophon: Lipsiae, typis Tobiae Beyeri, excudit Valentin. am
> Ende, 1609. Ed. by Janus Baccerus.
> *Bd. with* BAUHIN (Caspar). De corporis humani fabrica: libri III,
> (1615).
> BM   Wellcome 5408

REISKE (JOHANN)
2002. De morbo Jobi difficillimo periscylacismo graeco
nec non canibus inter numos ac inscriptiones veteres
receptis epistola. Helmstadii, typis Georg Wolfgangi
Hammii, 1685.
[24] p. 7·5 ins.
> BM

REISKIUS (JOHANNES)
See REISKE (Johann)

RELAZIONE del contagio stato in Firenze l'anno
1630 e 1633 . . . In Fiorenza, per Gio. Batista Landini,
1634.

See [RONDINELLI (Francesco)]. Relazione del contagio . . .
1634.

2002A. **De RE MEDICA** huic volumini insunt,
Sorani Ephesij Peripatetici, & vetustissimi archiatri,
in artem medendi isagoge, hactenus non visa. D.
Oribasii Sardiani fragmentum, de victus ratione,
quolibet anni tempore utili, antea nunquam aeditum.
C. Plinii Secundi de re medica libri V accuratius recogniti, & (nothis ac pseudepigraphis semotis) ab innumeris
mendarum millibus, fide vetustissimi codicis repurgati.
L. Apuleius Madaurensis, philosophi Platonici, de
herbarum virtutibus, verè aurea & salutaris historia, è
tenebris eruta, & à situ vindicata. Accessit his vice
coronidis, libellus utilissimus de betonica, quem quidam
Antonio Musae, nonnulli L. Apuleio adscribendum
autumant, nuper excusus. Praeterea rerum & verborum
locupletissimus index. (Basileae, in aedibus Andreae
Cratandri, 1528.)
[xii] 125 [+1] ff. 12 ins.
> BM

REMILINUS (JOHANN)
See REMMELIN (Johann)

REMMELIN (JOHANN) 1583–
2003. Catoptrum microcosmicum, suis aere incisis
visionibus splendens, cum historia & pinace, de novo
prodit. Ulmae Suevorum, sumptibus Iohannis Görlini,
(imprimebat Balthasar Kŭhne), 1639.
28 [i.e. 26] p. 17 ins.
> Engr. t.-p. No portrait as in Wellcome copy. No p. 25–26 but
> section complete.
> Choulant. Hist. Anat. Illus. p. 232   Wellcome 5419

2004. Elucidarius, tabulis synopticis, microcosmici
laminis incisi aeneis, admirandam partium hominis

creaturarum divinarum praestantissimi universarum
fabricam repraesentantis, catoptri, litteras & characteres
explicans, ex Pinace Microcosmographico eidem catoptro ac historica brevis at perspicua enarratio addito,
exscriptus, et nunc primum cum magno omnium
mortalium fructu luci publicae datus divulgatusque à
Stephano Michelspachero Tirolensi . . . (Impressus
sumptibus Stephani Michelspacheri), 1614.
11 [+1] ff. 9 ins.
> The explanation of the plates in Remmelin's 'Catoptron micro-
> cosmicon', an anatomical atlas, published by S. M. Spacher.
> Osler 3790

2005. An exact survey of the microcosmus or little
world. Being an anatomie, of the bodies of man and
woman. Wherein the skin, veins, nerves, muscles,
bones, sinews and ligaments, are accurately delineated.
And curiously pasted together, so as at first sight you
may behold all the outward parts of man and woman.
And by turning up the several dissections of the paper
take a view of all their inwards. With alphabetical
refferences to every member and part of the body.
Usefull for all doctors, chirurgeons, &c. As also for
painters, carvers, and all persons that desire to be aquain-
ted with the parts, and their names, in the bodies of man,
or woman. Set forth by Michael Spaher of Tyrol. And
Englished by John Ireton, chirurgeon. And lastly
perused and corrected, by several rare anatomists.
London, printed by Joseph Moxon, 1670.
[8] p. pl. illus. 16 ins.
> See Osler's note.

2006. Pinax microcosmographicus hoc est, admirandae
partium hominis creaturarum divinarum praestantissimi universarum fabricae, historica brevis et perspicua
enarratio, microcosmico tabulis sculpto aeneis catoptro
lucidissimo, explicationis vice addita, impensisque maxi-
mis Stephani Michelspacheri Tirolensis, in omnium
utilitatem & jucunditatem divulgata. (Sumptibus
Stephani Michelspacheri), 1615.
[iv] 30 [+4] ff. 9 ins.
> Engr. t.-p. The text to accompany Remmelin's 'Catoptron
> microscomicon', published by S. M. Spacher.
> Some eds. of this work bear the name of Remmelin, other of
> Spacher. Spacher was in fact the publisher, and (according to
> Eloy) the engraver of the plates, but not the author of the text.
> *Bd. with* above item.
> Osler 3791   Wellcome 6925

RENNER (FRANTZ)
2007. Wundartzneybuch, ein sehr nŭtzliches unnd
heilsames, wolgegründtes Handtbŭchlein, gemeiner
Practick, aller innerlicher und eusserlicher Artzney, so
wider die abscheuliche Kranckheit der Frantzosen
un[d] Lemung, Auch fŭr alle ander seuchten, so ausz
diesen Kranckheiten erfolgen, wie die erkennt, und zu
grŭndlicher Cur mŏgen gebracht werden. Leib und
Wundartzt, beschrieben, und jetzt aber wiederumb von
neuwem mit sonderm fleisz, ersehen, augirt und gebessert, &c. Weiterer und unterschiedlicher Inhalt dieses
Bŭchleins, findestu nach der Vorrede, mit einem sonderlichen Register. Gedruckt zu Franckfurt am Mayn, 1578.

[viii] 217 [ii] ff. 8 ins.

> T.-p. mutilated. ff. 25–28 missing but added in MS. Colophon: Gedruckt zu Nŭrmberg, durch Christoff Heuszler. Probably a reissue, with new t.-p., of the 1571 Heussler edition, noted in SGC, with same collation.

RENODAEUS (JOANNES)
See RENOU (Jean de)

RENOU (JEAN DE)
2008.   A medicinal dispensatory, containing the whole body of physick: discovering the natures, properties, and vertues of vegetables, minerals, & animals: the manner of compounding medicaments, and the way to administer them. Methodically digested in five books of philosophical and pharmaceutical institutions; three books of physical materials, Galenical and chymical. Together with a most perfect and absolute pharmacopoea or apothecaries shop. Accommodated with three useful tables. Composed by the illustrious Renodaeus, chief physician to the Monarch of France; and now Englished and revised by Richard Tomlinson of London, apothecary. London, printed by Jo: Streater and Ja: Cottrel; and are to be sold by Giles Calvert, 1657.
[lii] 222 [viii] 223–504 [vi] 505–758 [xxiv] p. front. 10·5 ins.

> Engr. front. with portraits of Renou & Richard Tomlinson.
> . . . Another copy.
> BM   SGC 1   Wing R 1037

REUSNER (HIERONYMUS)
Curationes et observationes medicae . . .
In WELSCH (Georg Hieronymus). Sylloge curationum et observationum medicinalium centurias VI . . . 1668.

REVERHORST (MAURITS VAN) 1686–1722
De motu bilis circulari eiusque morbis . . .
In NUCK (Antonius). Adenographia curiosa . . . 1696.

REYNOLDS (JOHN)
2009.   De spiritibus animalibus. Lugduni Batavorum, apud Abrahamum Elzevier, 1682.
[11] p. 7·5 ins.

> (Disp. med. inaug., Leyden, Theodorus Ryckius, praeses.)
> *Bd. with* GRYLLUS (Laurentius). Oratio de peregrinatione, 1566.

RHAEDUS (ALEXANDER)
See READ (Alexander)

RHAZES (MUHAMMAD) 852–932
2010.   Abubetri Rhazae Maomethi, ob usum experientiamque multiplicem, et ob certissimas, ex demonstrationibus logicis indicationes, ad omnes praeter naturam affectus, atque etiam propter remediorum uberrimam materiam, summi medici opera exquisitiora, quibus nihil utilius ad actus practicos extat, omnia enim penitus quae habet aut Hippocrates obscuriora, aut Galenus fusiora, fidelissime doctissimeque exponit, & in lucem profert. Per Gerardum Toletanum medicum Cremonensem, Andream Vesalium Bruxellensem, Albanum

Torinum Vitoduranum, latinitate donata, ac iam primum quam castigatissime ad vetustum codicem summo studio collata & restaurata, sic ut a medicinae candidatis intelligi possint. Quibus nihil prorsus salutarius in miserorum mortalium usum, adversus tot morborum species, conferri potuit. Basileae in officina Henrichi Petri, (1544).
[xlvii] 590 [ii] p. 10·5 ins.

> *Contents:* De arte medendi compendiosa introductio.—Ad regem Mansorem libri X.—Liber divisionum.—De antidotis in librum divisionum.—De affectibus iuncturarum.—De morbis infantium—Aphorismorum libri sex.—Antidotarius.—De praeservatione ab aegritudine lapidis.—De sectionibus, cauterijs, & ventosis.—De facultatibus partium animalium.
> BM   SGC 1   Wellcome 5460

Collectanea Lacinii sive brevia excerpta ex libro luminis luminum Rhasis.
In LACINIUS (Janus) *ed.* Pretiosa margarita, 1546, ff. 167^r–179^v.

De febribus . . . liber.
In DE FEBRIBUS, 1576, ff. 199^v [i.e. 98^v]–105^v [2nd seq.].

De pestilentia libellus ex Syrorum lingua in Graecam translatus.
In ALEXANDER *Trallianus* . . . βιβλια δυοκαιδεκα . . . Lib. XII, 1548, pp. 243–259.

De pestilentia liber, Georgio Valla Placentino interprete.
In PSELLUS (Michael). Pselli de victus ratione, 1529, pp. 42–89.

. . . De simplicibus ad Almansorem.
In BRUNFELS (Otto). In hoc volumine continentur . . . 1531, pp. 373–397.

2011.   Liber ad Almansorem [with other medical tracts]. [Venice], (expensis Octaviani Scoti per Bonetum Locatellum, 1497, 7 Oct.).
159 ff. 12·5 × 8 ins.

> Wanting S4 & 5, V 8 (last blank)
> Boston 603   BMC V. 448   Collijn Stockh. 929
> Hain-Copinger 13893   Klebs 828.2   Pol. 3350   Schullian 40
> Waller 130   Wellcome 5455

Ex Rasis continente, [excerpta quae ad aquas & balnea pertinent & ex eiusdem lib. ad Almansorem & Herculani commentarijs excerpta.]
In DE BALNEIS, 1553, ff. 309^r–321^r [2nd seq.].

See ARCOLANI (Giovanni). Practica . . . particularium morborum omnium . . . Dum enim his suis commentarijs, nonum librum Rasis ad Almansorem regem accuratius explicat . . . 1557.

AVICENNA. Liber canonis, de medicinis cordialibus, et cantica, 1556.

CHAMPIER (Symphorien). Castigationes . . . [1532].

CHAMPIER (Symphorien). Rosa gallica, (1514).

JACCHINUS (Lionardo). In nonum librum Rasis arabis medici ad Almansorem regem, 1564. And 1577 ed.

MONTE (Giovanni Battista). In nonum librum Rhasis ad R. Almansorem lectiones . . . 1562.

ROLFINCK (Werner). Epitome methodi cognoscendi & curandi particulares corporis affectus . . . 1675.

RHEAD (ALEXANDER)
See READ (Alexander)

RHELLICANUS (JOHANNES)
Stockhornias, qua Stockhornus mons altissimus in Bernensium Helvetiorm (!) agro versibus heroicis describitur. Tiguri, apud Gesneros, [1555?]
In GESNER (Conrad). De raris et admirandis herbis, [1555?]. pp. [77]–86.

RHENANUS (JOANNES)
Dissertatio chymiotechnica, in qua totius operationis chymicae methodus practica clarè ob oculos ponitur.
In HARTMANN (Johann) *praeses*. Disputationes chymico-medicae, 1611, pp. 71–108. *Also in* HARTMANN (Johann). Disputationes chymico-medicae VII, pp. 32–40. Fold. pl. (*In his* Opera omnia medico-chymica . . . 1684, Vol. 4.)

RHIJNE (WILLEM TEN)
See RHYNE (Willem ten)

RHINGHIER (INNOCENT)
See RINGHIERI (Innocentio)

RHODE (JOHANN) 1587–1659
2012. Analecta et notae in Ludovici Septalii anim-adversiones et cautiones medicas. Patavii, typis Pauli Frambotti, 1652.
[xlvii] 703 [lxviii] p. 6 ins.
   BM   SGC 1   Waller 7929

2013. Antiquitates philosophicae, medicae & chirurgi-cae, a summis viris Cornelio Celso & Johanne Rhodio, maximo cum labore erutae dissertationibus quibusdam de acia pondere & mensuris, inclusae ac aeneis figuris illustratae, multorum rogatu ab interitu & oblivione revocatae per V.J.B.T. Londoni Scanorum, 1691.
[xvi] [4] 5–76; 218 [xxiv] p. 4 pls. 7·5 ins.
   Previously published in 1639 and 1672 under the title: 'De acia, dissertatio ad Cornelii Celsi mentem, qua universa fibulae ratio explicatur'—Eloy.
   SGC 2

2014. De acia dissertatio ad Cornelii Celsi mentem. Patavii, typis Pauli Frambotti, 1639.
[xxx] 197 p. illus. 4 pls. 8 ins.
   Bd. with SCRIBONIUS LARGUS. Compositiones medicae, 1655.
   BM   SGC 1

Mantissa anatomica ad Thomam Bartholinum, Hafniae, typis Henrici Gödiani, impensis Petri Hauboldi, 1661.
[5] 6–32 p.
In BARTHOLIN (Thomas) [Caspari filius]. Historiarum anatomicarum & medicarum rariorum centuria V & VI, 1661.

Observationum medicinalium centuriae tres.
In BOREL (Pierre). Historiarum et observationum medicophysicarum centuriae IV, 1676.

See CELSUS (Aurelius *or* Aulus Cornelius). De medician libri octo, 1687. (Prelims. include a life of Celsus by Johann Rhode.)

SETTALA (Ludovico). Animadversionum et cautionum medicarum libri IX . . . accedunt Joannis Rhodii ana-lecta et notae, 1652.

RHODION (EUCHARIUS)
See ROESLIN (Eucharius)

RHODIUS (JOHANNES)
See RHODE (Johann)

RHUMEL JOHANN KONRAD); **RHUMELIUS** (JANUS CHUNRADUS)
See RUMMEL (Johann Konrad)

RHYNE (WILLEM TEN) 1647–1700
2015. Dissertatio de arthritide: mantissa schematica: de acupunctura: et orationes tres, I. de chymiae ac botaniae antiquitate & dignitate. II. de physiognomia. III. de monstris. Singula ipsius authoris notis illustrata. Londini, impensis R. Chiswell, 1683.
[xliv] 334 p. front. (port.) 6 fold. pls. 7 ins.
   BM   Osler 3796   SGC 1   Wing R 1326

2016. Meditationes. In magni Hippocratis textum XXIV. De veteri medicina. Quibus traduntur brevis πνευματολογία, succincta φυτολογία, intercalaris χυμο-λογία &c. Cum additamento & variis hinc inde laciniis. De salium &c. figuris. Lug[duni] Batavorum, apud Johannem à Schuylenburgh, 1672.
[xxiv] 387 [+29] p. fold. pl. 5 ins.
   Additional engr. t.-p.
   BM   SGC 1

2017. Verhandelinge van de Asiatise melaatsheid, na een naaukeuriger ondersoek, ten dienste van het gemeen. t'Amsterdam, by Abraham van Someren, 1687.
[xviii] 181 p. 6·5 ins.
   SGC 2

RIBERA (PIETRO PAOLO DI) *Valentiano*
2018. Le glorie immortali de'trionfi, et heroiche imprese d'ottocento quarantacinque donne illustri antiche, e moderne, dotate di conditioni, e scienze segnalate: cioè in sacra scrittura, teologia, profetia, filosofia, retorica, gramatica, medicina, astrologia, leggi civili, pittura, musica, armi, & in altre virtù principali; tra le quali vi sono molte versate in santità, virginità, penitenza, digiuni, vigilie, orationi, meditationi, marti-rio, costanza, pietà, carità, lealtà, castimonia, e magnani-mità; sonovi molte tra esse vive, e morte, di cui fin'hora niun'autore n'hà fatto mentione. Sonovi alquante inventrici di varie scienze, e mestieri all'uso humano necessarij, dalle quali si possono cavare copiosi esempli, ed avvertimenti utilissimi a tutte le conditioni di persone. In Venetia, appresso Evangelista Deuchino, 1609.
[vi] 337 p. 8 ins.
   Bullock Collection.
   BM

RICCOBONI (ANTONIO)
2019. De Gymnasio Patavino . . . commentariorum libri sex: quibus antiquissima eius origo & multa

praeclara ad Patavium pertinentia doctoresque clariores usque ad an. 1571: ac deinceps omnes, quotquot in eo floruerunt, & florent: eorumque controversiae: atque alia memoratu dignissima recensentur: opus ut non amplius pertractatum: sic studiosis antiquitatis valde expetendum. Cum duplici indice, altero capitum, altero praecipuarum rerum capitibus comprehensarum. Patavij apud Franciscum Bolzetam, 1598.

[viii] 148 ff. 9·5 ins.

> Christie Collection.
> . . . Another copy. Bullock Collection.
> BM   Haller. Vol. 2, p. 332.

2020. A RICH CLOSET OF PHYSICAL SECRETS, collected by the elaborate paines of four severall students in physick, and digested together; viz. The child-bearers cabinet. A preservative against the plague and small pox. Physicall experiments presented to our late Queen Elizabeths own hands. With certain approved medicines, taken out of a manuscript, found at the dissolution of one of our English Abbies, and supplied with some of his own experiments, by a late English Doctor. London, printed by Gartrude Dawson, [1652?]

[viii] 71 p. 7 ins.

> Preface signed A.M.
> BM   SGC 1   Waller 7944   Wing M 7

RIDLEY (HUMPHREY) 1653–1708
Anatomia cerebri, complectens ejus mechanismum et physiologiam, simulque nova quaedam inventa, cum correctionibus aliquot veterum ac recentiorum, qui in eandem materiam scripserunt. Cui annexum est examen accuratum functionum animalium, & motûs muscularis. Omnia elegantibus ad vivum expressis sculpturis, illustrata . . . Ex anglico in latinum fideliter translata.

In LE CLERC (Daniel) *and* MANGET (Jean Jacques) *comps.* Bibliotheca anatomica, 1699, Vol. 2, pp. 366–408.

2021.   The anatomy of the brain. Containing its mechanism and physiology; together with some new discoveries and corrections of ancient and modern authors upon that subject. To which is annex'd a particular account of animal functions and muscular motion. The whole illustrated with elegant sculptures after the life. London, printed for Sam. Smith and Benj. Walford, 1695.

[xvi] 200, [xxiv] p. fold. pls. 7 ins.

> BM   SGC 1   Wing R 1449

RIEDLIN (VEIT) *the younger*, 1656–1724
2022.   Lineae medicae, singulos per menses quotidie ductae, continentis observationes, historias, experimenta cautelas, regulas, monita, idque genus alia in medicina apprimè utilia ex ipsa praxi deducta, anni [MIIDCC et] MDCC . . . Augustae Vindelicorum, impensis Laurentii Kronigeri, & haeredum Theophili Göbelii, typis Joannis Christophori Wagneri, [1698–1701.]

2 vols. in 1; [vi] 723; [viii] 88 [vi] 89–172 [iv] 173–538 [ii] 539–[626] [iv] 627–[718] [ii] 719–1092 [xxxi] p. 6 ins.

> 1700 vol. bound before 1698 vol. Each has engr. front.; 1700 vol. includes inscription 'Linearum medicarum annus sext[us]

et ultimus'; 1698 vol. '. . . annus quartus'. Date of publication of 1700 vol. from SGC; B. Méd. gives 1702. T.-p. of 1698 vol. has 'typis Antonii Nepperschmidii' instead of 'typis Joannis Christophori Wagneri'.

RIESE (JUSTUS) *respondent*
See WALDSCHMIDT (Johann Jacob) *praes.* [Theses medicae,] 1679, no. VIII.

RIFFUS, RIIF (WALTHER HERMANN)
See RYFF (Walther Hermann)

RIKEMANN (JOHANNES) *praes*
See ESCHENBACH (Johannes) *respondent*. Satyriasin et priapismum, [1670.]

RINCIUS (CAESAR)
Disputatio de peste Mediolanensi, quae anno Christi MDLXXVII urbem afflixit.

In CAMERARIUS (Joachim) *the younger*. Synopsis quorundam brevium sed perutilium commentariorum de peste, 1583.

RINDFLEISCH (DANIEL)
See CASSERIO (Giulio). Anatomische Tafeln, mit denselben welche Daniel Bucretius hinzugethan, und aller beygefügten Erklärung, 1656.

CASSERIO (Giulio). Tabulae anatomicae LXXIIX . . . Daniel Bucretius XX quae deerant supplevit & omnium explicationes addidit, 1632.

CASSERIO (Giulio). Tabulae anatomicae lxxviii . . . cum supplemento XX tabularum Danielis Bucretii . . . [*In* SPIEGHEL (Adriaan van den). Opera quae extant omnia, Vol. 1, 1645.]

SPIEGHEL (Adriaan van den). De humani corporis fabrica libri decem . . . Opus posthumus. Daniel Bucretius [iussu authoris in lucem profert], 1632.

RINGHIERI (INNOCENTIO) *fl.* 1551
2023.   Il sole. In Roma, (per Antonio Blado d'Asola), 1564.

[119] p. 8 ins.

> Date on t.-p. MDL altered in MS. to MDLXIIII.
> Colophon: Stampato in Roma per Antonio Blado d'Asola, 1543.
> Bullock Collection.

RINIO (BENEDETTO)
See RINIUS (Benedictus)

RINIUS (BENEDICTUS) 1485–1565
See AVICENNA, Liber canonis de medicinis cordialibus et cantica . . . à Benedicto Rinio Veneto . . . eruditissimis accuratissimisque lucubrationibus illustrata, 1556.

RIOLAN (JEAN) *the elder*, 1539–1606
2024.   Artis medicinalis, theoricae & practicae sejunctim hactenus multoties excusae, systema, ab Emmanuele Stupano, in jatrices cultorum, & admiratorum gratiam, rerum, & verborum indice gemino annexo. Hâc formâ adornatum, recognitum & studiosissimè emendatum. Basileae, sumptibus Ludovici Regis, 1629.

[xvi] 334 [viii] p. 6·5 ins.
> 'Bibliotheca Hermanni de Koehler' stamped on verso of t.-p.
> BM notes 2nd part is an edition of 'Ars medendi'.
> BM   SGC 1   Wellcome 5490

2025.   In libros Fernelii partim physiologicos, partim therapeuticos commentarii. Accesserunt eiusdem Riolani, de primis principiis rerum naturalium, lib[ri] III. Mompelgarti, per Jacobum Foyllet, 1588.
[i] 480 p. 6 ins.
> BM

2026.   Morborum curandorum ratio generalis particularis. Opera Emman. Stupani . . . locupletior, & correctior edita. Basileae, sumptibus Ludovici Regis, 1629.
[2] 3–283 [viii] ff. 6·5 ins.
> *Bd. with his* Artis medicinalis . . . systema, 1629.
> SGC 1   Wellcome 5490

2027.   Opera cum physica, tum medica, authoris postrema manu exarata & exornata. Quibus physicam, ac universam medicinam fideliter & accurate descripsit, atque illustravit. Cui accessit Anatomia Ioannis Riolani filii. Omnibus philosophiae studiosis, medicis tum theoricis, tum practicis apprime necessaria & utilia. Francofurti, apud D. Zachariam Palthenium, 1611.
[xvi] 567 [+15] p. front. (port.) 12·5 ins.
> Frontispiece is portrait of Jean Riolan senior at age of 62.
> SGC 1

RIOLAN (JEAN) *the younger,* 1580–1657
Anatome.
In RIOLAN (JEAN) *the elder.* Opera cum physica, tum medica . . . 1611, pp. 439–567.

2028.   Anthropographia, et osteologia. Omnia recognita, triplò auctiora, & emendatiora ex propriis, ac novis cognitationibus, observationibus. Cum duplici indice, uno capitum, & praecipuorum insigniorum copiosissimo. Parisiis, ex officina Dionysii Moream, 1626.
[lxxvi] 580 p., 581–588 [2] ff. 589–938, [lxiv] p. front. 9 ins.
> Dedication to Louis XIII included in prelims. & paginated 5–8. Additional engr. t.-p.
> BM   Waller 7995   Wellcome 5495

2029.   Encheiridium anatomicum et pathologicum, in quo ex naturali constitutione partium recessus à naturali statu demonstratur, ad usum theatri anatomici adornatum. Figuris elegantissimis indiceque accuratissime exornatum. Lugduni Batavorum, ex officinâ Adriani Wyngaerden, 1649.
[xviii] 470 [xxii] p. 7 ins.
> Interleaved with blank sheets, some with MS. notes. Incomplete. SGC copy has 471 p., 361., front. and 24 plates. Page nos. 411–416; 461 apparently not used; signatures complete.
> BM   Osler 3809   SGC 1   Waller 7997

2030.   . . . Editio quarta, renovata, illustrata, variis tractatibus locupletata, & emendata. Cum triplici indice, tractatuum, capitum, ac rerum, accuratissimo. Parisiis, apud Casparum Meturas, 1658.

[xxxii] 610 [lxvi] p. 24 engr. fold. pls. 6·5 ins.
> Each of the 24 pls. has its 'Explicatio' on a separate facing leaf not included in the pagination.
> BM   SGC 2   Watt

2031.   . . . Editio nova, emendatior, & variis tractatibus aliis auctior. Cum indicibus rerum. Lipsiae, apud Johann. Ludovicum Neuenhan, 1674.
[xiv] 484 [xxvii] p. 24 engr. fold. pls. 6·5 ins.
> Osler notes plates originally part of Vesling's 'Syntagma'. Wanting the tracts mentioned in the title.
> *Bd. with* RIOLAN (Jean) *the elder.* Artis medicinalis . . . systema, 1629.

2032.   . . . Editio nova, emendatior, & variis tractatibus aliis auctior. Cum indicibus rerum. Lipsiae, apud Johann. Ludovicum Neuenhan, 1675.
[xiv] 484 [xliv] 111 p. 7 ins.
> Separate t.-p. for the tracts: 'Opuscula quaedam physiologico medica.'

2033.   Opera anatomica vetera, recognita, & auctiora, quamplura nova, quorum seriem dabit sequens pagina. Lutetiae Parisiorum, sumptibus Gaspari Meturas, 1649.
[xxviii] 872, 56 p. 14·5 ins.
> *Contents:* Anthropographia.—In librum Galeni de ossibus, ad tyrones commentarius didacticus, & apologeticus, pro Galeno, adversus novitios & novatores anatomicos.—Simiae osteologia, ut discrimen ossium hominis & simiae innotescat.—Osteologia ex Hippocratis libris eruta, collecta, & in ordinem digesta.—Opuscula anatomica nova. Instauratio magna physicae & medicinae, per novam doctrinam de motu circulatorio sanguinis in corde. Accessere notae in Ioannis Wallaei duas epistolas de circulatione sanguinis. Eiusdem animadversiones in historiam anatomicam Andreae Laurentij; in theatrum anatomicum Caspari Bauhini; in librum anatomicum de fabrica humana Andreae Spigelij; ad institutiones anatomicas Caspari Bartholini; ad anatomica Caspari Hofmanni, in syntagma anatomicum Ioannis Weslingij; in tractatum de diaphragmate AEmilij Parisani. De monstro nato Lutetiae, liber iampridem editus.—Rarae observationes anatomicae.
> BM

2034.   Opuscula anatomica nova. Quae nunc primùm in lucem prodeunt. Instauratio magna physicae & medicinae, per novam doctrinam de motu circulatorio sanguinis in corde. Accessere notae in Joannis Wallaei duas epistolas de circulatione sanguinis. Eiusdem animadversiones in historiam anatomicam Andreae Laurentii. In theatrum anatomicum Caspari Bauhini. In librum anatomicum de fabrica humana Andreae Spigelii. Ad institutiones anatomicas Caspari Bartholini. Ad anatomica Caspari Hofmanni. In syntagma anatomicum Joannis Veslingii. In tractatum de diaphragmate AEmilii Parisani. De monstro nato Lutetiae, liber iampridem editus. Londini, typis Milonis Flesher, 1649.
[iv] 536 p. 7·5 ins.
> Bookplate of D. de Superville on verso of t.-p.
> BM   SGC 1   Waller 8000   Wing R 1524

See MARCHETTI (Domenico de). Anatomia: cui responsiones ad Riolanum, anatomicum Parisiensem, in ipsius animadversiones contra Veslingium additae sunt, 1656.

RIPLAEUS (Georgius)
Opera omnia chemica, quotquot hactenus visa sunt, quorum aliqua jam primum in lucem prodeunt, aliqua MS. exemplarium collatione à mendis & lacunis repurgata, atque integritati restituta sunt. Cassellis, typis Jacobi Gentschii, impensis Sebaldi Kohlers, 1649.
[xvi] 439 [+1] p. illus.
In Tractatus Aliquot Chemici, 1647.

RIPLEY (George)
Georgij Riplei Medulla alchymiae. The marrow of alchymie, written in Latin by George Ripley, Cannon of Bridlington, which he sent out of Italy, anno 1476. To the Arch-Bishop of York: translated into English and now revised and claused by William Salmon.

See Salmon (William). Clavis alchymiae. Book 3 of his Medicina Practica, 1692, pp. 643–696.

[RITTERSHAUSEN (Georg)]
Jucunda de osculis dissertatio historica, philologica. *In* Facetiae Facetiarum, 1615, pp. 219–284; 1627, part 4; 1647, pp. 185–250; 1657, pp. 180–244.

RITTERSHUSIUS (Georgius)
See Rittershausen (Georg)

RIVERIUS (Lazarus)
See Rivière (Lazare)

RIVERIUS (Stephanus)
See La Rivière (Étienne de)

RIVIÈRE (Étienne de la)
See La Rivière (Étienne de)

RIVIÈRE (Lazare) 1589–1655
2035. Arcana . . . Ultrajecti, [e]x officinâ Joannis Ribbii 1680.
[2] 3–115 [+4] p. 5·5 ins.
   BM SGC 1

2036. Opera medica universa; quibus continentur, I. Institutionum medicarum, libri quinque. II. Praxeos medicae, libri septemdecim. III. Obscrvationum medicarum, centuriae quatuor. Quibus accedunt observationes variae ab aliis communicatae: itemque observationes infrequentium morborum. Ac denique ipsissima arcana Riverij plenè revelata. Omnia non tantùm ab ipsomet authore ultimò revisa, emaculata, locupletata; sed etiam à Johanne Daniele Horstio, adornata, necnon à Joh. Jacobo Doebelio recensita. Nunc vero singula peculiaribus suis indicibus illustrata. Lugduni, sumpt. Joannis—Antonii Huguetan, & soc., 1679.
[xvi] 604 [xxxv] p. front. (port.) 14 ins.
   Portrait is of Rivière, aged 63.
   SGC 1

2037. The practice of physick, in seventeen several books. Wherein is plainly set forth, the nature, cause, differences, and several sorts of signs; together with the cure of all diseases in the body. By Nicholas Culpeper,
physitian and astrologer. Abdiah Cole, doctor of physick. And William Rowland, physitian. Being chiefly a translation of the works of that learned and renowned doctor, Lazarus Riverius, sometimes Councellor and Physitian to the King of France. To which are added four books containing five hundred and thirteen observations of famous cures. By the same author. And a fifth book of select medicinal counsels. By John Fernelius. With a table of the principal matters treated of therein. As also a physical dictionary, explaining the hard words used in these books. London, printed for George Sawbridge, 1678.
[xii] 517; [x] 363 [xxxii] p. front. 12 ins.
   The front. contains portraits of Riverius, Culpeper, Cole and Fernelius.
   SGC 1 Wing R 1564

2038. Praxeos medicae libri septem posteriores. Lugduni, sumptib. Ioann. Ant. Huguetan, & Marci Ant. Ravaud, 1653.
[viii] 708 p. 6·5 ins.

2039. Praxis medica. Editio octava. Integrâ morborum theoria, & quamplurimis remediis selectissimis locupletata. Lugduni, sumpt. Ioannis-Antonii Huguetan, & Marci-Antonii Ravaud, 1653.
[xxx] 748 p. engr. front. (port.) 6·5 ins.
   SGC 1

2040. Praxis medica cum theoria. Editio nona. Cui accessit index rerum locupletissimus. Lugduni, sumpt. Ioannis-Antonii Huguetan & Marci-Antonii Ravaud, 1657.
[xii] 365 [+24] p. front. (port). 13·5 ins.
   Front. port. is of the author, aged 63.
   MS marginal notes.
   SGC 1

2041. The rationall physitian's library. Containing these most excellent books following; in that order they ought to be read and studied. 1 Vol. Of natural phylosophy; or the nature of all things in the world. 2 Vol. Of anatomy; or, descriptions of the body of man. First, briefly. Secondly, morc largcly, fitted for physick. 3 Vol. Of the institutes; or, speculative part of physick. 4 Vol. Of the practice of physick. The first briefly. The second largely. In several books containing the cure of all diseases incident to the body of man from head to foot. 5 Vol. Of Cheirurgery in six books. I. Of tumours. 2. Of ulcers. 3. Of the skin, hair and nailes. 4. Of wounds, wherein is a learned discourse of weapon salve. 5. Of fractures. 6. Of luxations. 6 Vol. Histories of famous and rare cures; above a thousand are printed, also two treatises, 1. Of the whores pox. 2. Of the gout. 7 Vol. The London dispensatory with the vertues of all the medicines therein. And the English physitian, or, herbal. To which may be added, for further helps. 1. Medicaments for the poor. 2. Health for rich and poor, by diet without physick. 3. Galen's art of physick. 4. A directory for midwives, or, a guide for women. 5. A treatise of the rickets. 6. A new method of studying and practising physick. Partly collected out of the best authors, in the world; either in Greek, Arabick, or Latin: and partly from Dr. Reason, and experience in forty nine years practice of physick, and above thirty years travel. And now published for publick good. By Abdiah Cole . . . W[illiam] R[owland] and Nich. Culpeper . . . London, printed by Peter Cole and Edward Cole, 1661.

[xxviii] 645 [i.e. 517] [+3]; [xvi] 463 [+3] [xx] p. 11 ins.

> 2 identical t.-p.s, On second 'Ariana Chappell her booke given by John Chappell'.
> *Contents* as for 'The practice of physick & c., 1678, *viz.* A physical dictionary.—The practice of physick [by Lazare Rivière].—Four books of . . . Lazarus Riverius. Containing five hundred and thirteen observations, or histories, of famous and rare cures; most of which were his own. The other were communicated to him by twenty four several famous physitians and chyrurgions . . . Unto which is added, a fift[h] book, being select medicinal counsels of John Fernelius . . . All Englished by Nicholas Culpeper—Additions of observations and histories of famous and rare cures.
> Separate t.-p. dated 1658 for Four books.

2042. The universal body of physick, in five books; comprehending the several treatises of nature, of diseases and their causes, of symptoms, of the preservation of health, and of cures. Written in Latine by that famous and learned Doctor Laz. Riverius, Counsellour and Physician to the present King of France, and Professor in the university of Montpelier. Exactly translated into English by William Carr, Practitioner in Physick. London, printed for Henry Eversden, 1657.

[xviii] 236, 257–408 [iv] p. fold. tab. 10·5 ins.

> Watt   Wing R 1567

RIVINUS (Andreas) 1601–56

2043. Veterum quorundam bonorum scriptorum libri & reliquiae singulares de materia & re medica. Videlicet 1. Q. Sereni Sammonici de morboru[m] curatione: 2. Marcelli, seu Vindiciani potiùs carmen de medicinâ, & huius epistola ad Valentinianum Imp. 3. Prisciani de ponderibus & mensuris: 4. Sexti Placiti . . . de medicinâ ex animalibus: 5. Constantini Africani . . . de animalium virtutibus naturalibus: 6. Theodori . . . veteris diaeta. Quos ipsos post Aldum, H. Stephanum, Ioan. Sambucum, Gabr. Humelbergium, Fr. Emericum, Io. Schottum, P. Pythaeum, C. Barthium, G. Eberh. Schreinerum &c. diligenter collatis invicem MS & exemplaribus conjunctim edidit cum indicibus. Lipsiae, prostat ibidem in bibliopolio Ellingeriano, 1654.

[142] p. 6 ins.

RIVINUS (Augustus Quirinus) 1652–1723

2044. Dissertatio de Lipsiensi peste anni 1680. [Lipsiae,] prostat apud Laur. Sig. Cörnerum, [1681].

[viii] 136 p. 6 ins.

> Place of publication and date from Waller and SGC. Dedication dated 1681.
> BM (1680)   SGC 1   Waller 8015

See Schelhammer (Günther Christoph). De nova plantas in classes digerendi ratione. Joh. Rajum & Aug. Qu. Rivinum. epistolica dissertatio, 1695.

RIVIS, RIVIUS (Walter Hermann)
See Ryff (Walther Hermann)

ROBERTI (Jean) 1569–1651
See Theatrum Sympatheticum Auctum . . . 1662.

ROCCI (Michaelis)
See Petrone (Vincentius de). Literarium duellum inter Salernitanos, et Neapolitanos medicos . . . Una cum Michaelis Rocci . . . apologia, 1647.

ROCHE (Joannes Henricus la)
See La Roche (Joannes Henricus)

ROCHE (Nicolas)
De morbis mulierum curandis liber, partim ex veterum graecorum, latinorum & arabum monumentis, partim experientia propria confectus, longè nunc quàm antea locis innumeris emendatior.
In Gynaeciorum, 1566, cols. 311–550. Also 1586 ed. tomus 1, pp. 128–221. And Spach (I.) 1597 ed., pp. 61–108 [2nd seq.].

RODE (Johan)
See Rhode (Johann)

RODRIGUES DE CASTRO (Estevan)
See Castro (Esteban Rodrigo de)

RODRIGUEZ DE CASTELLO-BRANCO (Jean)
See Amatus Lusitanus

ROEDERUS (Johannes) 1620–81, *respondent*
2045. Disputatio medica, aegram dysentericam sistens. Jenae, prodibat à chalcographéo Samuelis Krebsii, [1675].
[20] p. 7·5 ins.

> (Diss. med. Jena, Georg Wolffgang Wedel, praeses.)
> *Bd. with* Major (Johann Daniel). Historia anatomica calculorum, 1662.
> BM   SGC 1

ROESLIN (Eucharius)   –1526
2046. The birth of mankynde, otherwyse named the womans booke. Newly set foorth, corrected and augmented. Whose contentes ye may reade in the table of the booke, and most plainely in the prologue. By Thomas Raynalde, Phisition. [London, Richard Jugge, 1565.]
[xiv] cxxxi ff. 8 ins.

> T.-p. with woodcut border. Woodcut initials. Marginal notes. 2 consecutive folios (not dups.) numbered XXXIX.
> BM   Osler 3821   Power 1565 A ed.   SGC 1   STC 21157 (McKerrow border-device no. 134)   Waller 8112   Wellcome 5512

2047. The birth of mankinde, otherwyse named The Womans Booke. Set foorth in English by Thomas Raynalde phisition, and by him corrected, and augmented. Whose contents yee may reade in the Table folowyng: but most playnely in the prologue. Imprinted at London by Richarde Watkins, (1598).
[viii], 206 p. 7·5 ins.

> Woodcut border to t.-p. Woodcut initials.
> The 'cum privilegia' issue of 1598 ed.—Power.
> BM   SGC 1   STC 21160   Wellcome 5515

2048. The birth of man–kinde; otherwise named, the womans booke. Set forth in English by Thomas Raynald, physitian, and by him corrected and augmented London, printed for A[nn] H[elme] and are to be sold by John Morret, 1634.
[viii] 208 p. 7·5 ins.
> Woodcut border to t.-p.
> STC printer A[nn] H[ebb].
> BM   Power 1634   SGC 1 (204 p.)   STC 21164   Waller 8116

2049. De partu hominis, et quae circa ipsum accidunt, libellus. [Parisiis], venundatur apud Ioannem Foucher, 1535.
80 ff. illus. 6 ins.
> Place of publication from SGC 1
> BM   SGC 1

2050. De partu hominis, et quae circa ipsum accidunt, adeoque de parturientum & infantium morbis atque cura, libellus . . . recognitus. Franc[ofurti], apud haered. Chr. Egen[olphis], 1563.
69 [+1] ff. illus. 6 ins.
> BM   SGC 1   Waller 8107

2051. Des divers travaulx et enfanteme[n]s des femmes, et p[ar] quel moyen lon doit survenir aux accidens qui peuvent escheoir devant & apres iceulx travaulx. Item quel lait & quelle nourisse on doit eslire aux enfans: ensemble aucuns remedes concernens plusieurs maladies survena[n]tes ausd'enfans nouveaux nez. Livret fort utile et duysa[n]t pour survenir a beaucoup de necessitez, compose premierement en latin . . . & depuis tourne en langue francoyse, a lutilite de plusieurs personnes. On les vent a Paris, en la boutique de Iehan Foucher, 1536.
87 [i] ff. illus. 5·5 ins.
> Waller 8108   Wellcome 5508

2052. Ehestandts Artzney. Schwangerer Frauwen und Hebammen Rosengarten. Frauwen Artzney, D. Johan Cuba. Die Heimligkeiten Alberti Magni. Von sörglichen Zufellen der schwangern frauwen, Ludovicus Bonatiolus Kindspflegung, D. Barth. Merlinger. Getruckt zu Franckfurt am Main, (durch Georg Raben und Weygand Hanen Erben), 1565. [2] 3–93 [ii] ff. illus. 6 ins.
> Printers from colophon.
> SGC 1

2053. Kreuterbuch; künstliche Conterfeytunge der Bäume, Standen, Hecken, Kreuter, Getreyde, Gewürtze. Mit eygentlicher Beschreibung derselbigen Namen, Underscheidt, Gestalt, natürlicher Krafft und Wirckung. Item von fürnembsten Gethiern der Erden, Vögeln, und Fischen. Auch von Metallen, Gummi, und gestandenen Säfften. Sampt Distillierens künstlichem und kurtzem Bericht. 4 Aufl. Franckfort am Meyn, bey Christian Egenolffs Erben, 1569.
[ix] I–CCCXLVIII [+1] ff. col. illus. 11·5 ins.
> 9 leaves missing from the prelims.
> (aaii–bbiiii) Leaves XXXIII, CCVI, and CCXXIX damaged. Printing on verso of t.-p. obscured by repair. Col. woodcut on t.-p. Small col. woodcuts throughout text.
> SGC 2

2054. Der Swangern frawen und hebammen roszgarten. [Hagenau, H. Gran, 1513?]
55 ff. woodcut illus. 7·5 ins.
> Imperfect copy (Aii, Aiii, F, Fiv missing.)
> Publishers initials in woodcut border on t.-p.
> Dedication dated 1513, Wurms.
> For full notes see Siebold (E.C.J. von): Versuch einer Geschichte der Geburtshülfe, 1839–45, Bd. II, p. 3 seq.
> Osler 3818   Waller 8093

ROGANUS (Leo)   −1588
2055. De urinis libri iii. Quorum primus de urinarum differentiis est. Secundus de urinarum causis. Tertijs de providentia ex urinis. Romae, in officina Salviana, 1560.
83 ff. 6 ins.
> SGC 1   Wellcome 5526

ROGERS (George) 1618–97
2056. Oratio anniversaria, habita in theatro Collegii Medicorum Londinensium, decimo octavo die Octob. et divi Lucae festo 1681, in commemorationem beneficiorum à doctore Harveio, aliisque munificis viris foeminisque eidem Collegio praestitorum . . . Necnon & oratio in gymnasio Patavino habita prid. cal. Maii an. MDCXLVI ab eodem, docturae gradu suscepto. Londini, sumptibus Benj. Tooke, 1682.
[viii] 42 p. 7·5 ins.
> The doctoral thesis has a separate t.-p.
> *Bd. with* Gryllus (Laurentius). Oratio de peregrinatione, 1566.
> BM   Watt   Wing R 1803

ROGERS (John)
2057. Analecta inauguralia: sive disceptationes medicae. Necnon diatribae discussoriae de quinque corporis humani concoctionibus, potissimumque de pneumatosi ac spermatosi. Quibus arcana naturae quoad individuum, speciemque tam elaborando principia, quam coquendo succos hum. corp. spiritusque animales atque spermaticos, enucleantur; quibus chymiatricae medicinae, methodíque medendi fundamentum in medium ratiociniis clarissimis καταφατίκῶς καὶ κατασκευασικῶς expugnatur . . . Londini, typis E. C[otes] pro H. Eversden, 1664.
[xcvii] 499 [iv] 367–740 [ii] p. 6·5 ins.
> Additional engr. t.-p. Separate t.-p. for each of the 3 books. Printer's name from t.-p. to second and third books.
> SGC 1   Wing R 1804

ROHAULT (Jacques) 1620–75
2058. Physica. Latinè reddidit, & annotatiunculis quibusdam illustravit S. Clarke. Accessit index rerum & phaenomenorum praecipuorum. Londini, impensis Jacobi Knapton, 1697.
[xxx] 184, 262 [ii] p. 8 fold. pls. (tabs.) 7 ins.
> Wing R 1870

ROHR (Philippus) *praeses*
See Frizschius (Benjamin) *respondent*. De masticatione mortuorum, [1679.]

ROJESTEIN (Johannes à) *respondent*
2059. De arthritide. Ultrajecti, typis Appelarianis, 1683.
[16] p. 9 ins.
> (Disp. med. inaug., Utrecht, Jacobus Vallan, praeses.)

ROLAND, *of Parma*
See ROLANDO CAPELLUTI

ROLANDO CAPELLUTI
Humani corporis, interiorum et exteriorum, morbis
medendi ratio methodica . . . liber I(–IIII).
In ALBUCASIS. Methodus medendi certa, 1541, pp.
233–304.
> Eloy suggests that Roland of Parma and Rolando Capelluti
> may be two different authors.

ROLFINCK (WERNER) 1599–1673
2060.   Chimia in artis formam redacta, sex libris comprehensa. Genevae, 1671.
[viii] 443 [+11] p. 7·5 ins.
> *Bd. with his* Epitome, 1675.
> BM   Watt

2061.   De vegetabilibus, plantis, suffruticibus, fruticibus, arboribus in genere libri duo. Jenae, apud Petrum
Brosseln, typis Johannis Wertheri, 1670.
[xx] 88 p.; 89–96 ff.; 97–216 [viii] p. 7·5 ins.
> *Bd. with his* Epitome, 1675.
> BM

2062.   Dissertationes anatomicae methodo syntheticâ
exaratae, sex libris comprehensae, theoricis & practicis
veterum, & recentiorum, propriisque observationibus
illustratae, & ad circulationem accommodatae. Noribergae, Michaeli Endterus curabat, 1656.
[xl] 1303 p. 8 ins.
> Additional engr. t.-p.
> BM   SGC 1

2063.   Epitome methodi cognoscendi & curandi
particulares corporis affectus, secundum ordinem
Abubetri Rhazae ad regem Mansorem libro nono,
Hippocraticis, Paracelsicis & Harveanis principiis
illustratae & recognitae, philiatrorum in gratiam
adornata, & editione hâc secundâ triplici indice locupletata, cum novâ praefatione & recensione Georgii
Wolfgangi Wedelii. Jenae, impensis Joh. Birckneri,
typis Johannis Nisi, 1675.
[xx] 396 [xvi] p. engr. front. (port.) 7·5 ins.
> *Bd. with his* Epitome, 1675.

2064.   Liber de purgantibus vegetabilibus, sectionibus
XV absolutus. Jenae, impensis Johan. Ludovici
Neuenhahnii, typis Johannis Wertheri, 1667.
[xxiv] 454 [vi] p. 7·5 ins.
> *Bd. with his* Epitome, 1675.
> BM   SGC 1

2065.   Ordo et methodus generationi dicatarum partium, per anatomen, cognoscendi fabricam, liber unus,
ad normam veterum & recentiorum scriptorum exaratus.
Jenae, curabat Samuel Krebs, 1664.
[xvi] 214 [xiv] p. 7·5 ins.
> . . . Another copy.
> BM   SGC 1

2066.   Ordo et methodus medicinae specialis com-
mentatoriae, ὡς ἐν εἴδει cognoscendi & curandi

dolorem capitis, ad normam veterum & novorum dog-
matum proposita. Praemittitur dissertatio de autoribus
practicis. Jenae, curabat Johannes Nisius, 1671.
[viii] 245 [+11] p. pl. (tab.) 7·5 ins.
> *Bd. with his* Epitome, 1675.
> BM   SGC 1

See HORNE (Johannes van). Μικρoκoσμoς. Accessit . . .
epistola ad . . . D. D. Guernerum Rolfincium, 1675.

ROMA (FRANCESCO DI)
See ROMANUS (Franciscus)

ROMAN (JACOB) *respondent*
2067.   De renum & vesicae affectu calculoso. Lugduni
Batavorum, apud Abrahamum Elzevier, 1689.
[12] p. 9 ins.
> (Disp. med. inaug., Leyden, Jacobus Triglandius,
> praeses.)
> *Bd. with* BIDLOO (Govert). Vindiciae quarundam delineationum
> anatomicarum, 1697.
> BM

ROMANUS (ANTONIUS) *ed.*
See ROMANUS (Franciscus). Consultationes medico-
chirurgicae . . . 1669.

ROMANUS (FRANCISCUS)
2068.   Consultationes medico-chirurgicae . . . opus
posthumum, non solùm medicis, atque chirurgis valdè
necessarium, sed omnibus privatae valetudinis studiosis
magnopere proficuum. Adsunt etiam in calce cuiuslibet
consultationis appendices, seú adnotationes, quae cum
materia de qua agitur connectuntur. Cum indice
quoquè, & summarijs locupletissimis. Ad . . . Don
Felicem Lazina Ulloa . . . Neapoli, apud Novellum de
Bonis, 1669.
[xx] 380 [xx] p. 12·5 ins.
> Comprises centuria I (complete) and centuria II (21 only).
> Edited by Roma's sons, Antonius and Januarius.
> Preface by T. Morese.
> *Bd. with* SEVERINO (Marco Aurelio). De efficaci medicina libri
> III, 1646.
> BM

ROMANUS (JANUARIUS) *ed.*
See ROMANUS (Franciscus). Consultationes medico-
chirurgicae . . . 1669.

ROME. Collegio de' Medici
2069.   Statuta Collegii dd. almae urbis medicorum ex
antiquis romanorum pontificum bullis congesta, &
hactenùs per sedem apostolicam recognita, & innovata.
Mox ab Urbano octavo confirmata, eorumdemque
statutorum in apostolicis litteris inserctione corroborata.
Demum à s. d. n. Clemente X firmiús consolidata, &
novis auctarijs amplificata. Romae, ex typographia Reu.
Cam. Apost., 1676.
[xvi] 116 p. 8·5 ins.
> BM

RONDELET (GUILLAUME) 1507–66
2070.   De ponderibus: sive de iusta quantitate et
proportione medicamentorum liber. Antverpiae, ex
officina Christophori Plantini, 1561.

[2] 3–52 [viii] ff. 6·5 ins.
> *Bd. with* L'Ecluse (Charles). Antidotarium . . . libri tres, 1561.
> Wellcome 5551

De ponderibus, sive de iusta quantitate, et proportione medicamentorum liber.
In Opuscula Illustrium Medicorum de Dosibus, 1584, pp. 284–428.

Gulielmi Rondeletii vita, mors, et epitaphia cum catalogo scriptorum ab eo relictorum, quae ad D. Iouberti manus pervenerunt . . . per Laur. Ioubertum . . .
In Joubert (Laurent). Operum latinorum tomus primus (-secundus), 1599. Vol. 2, pp. 150–174.

2071. Opera omnia medica, nunc ab infinitis quibus antehac scatebant mendis, studio & opera I. Croqueri . . . repurgata, & in gratiam medicinae studiosorum nitori suo restituta. Quid hoc opere contineatur, sequens pagina indicabit. Genevae, sumptibus Samuelis Crispini, 1619.
[xv] 1277 p. tabs. 6·5 ins.
> *Contents:* I. Methodus curandorum omnium morborum corporis humani . . .—II. De dignoscendis morbis.—III. De febribus.—IV. De morbo Italico.—V. De medicamentis internis & externis.—VI. De pharmacopolarum officina.—VII. De fucis.
> Watt

2072. Opera omnia medica. Nunc ab infinitis quibus antehac scatebant mendis, studio & opera J. Croqueri . . . repurgata, & in gratiam medicinae studiosorum nitori suo restituta. Editio postrema, aliquot opusculis huius authoris nondum antehac editis aucta, quorum seriem sequens pagina indicat. [Genevae], apud Petrum & Jacobum Chouët, 1628.
[xvi] 1359 p. tab. 6·5 ins.
> Place of publication in MS. on t.-p.
> *Contents:* Methodus curandorum omnium morborum corporis humani . . .—De dignoscendis morbis.—De febribus.—De morbo Italico.—De medicamentis internis & externis.—De pharmacopolarum officina.—De fucis.—Introductio ad praxim.—De urinis.—Consilia medica.
> SGC 1 Watt

[RONDINELLI (Francesco)] 1589–1665
2073. Relazione del contagio stato in Firenze l'anno 1630 e 1633. Con un breve ragguaglio della miracolosa immagine della Madonna dell' Impruneta . . . In Fiorenza, per Gio. Batista Landini, 1634.
[xvi] 284 [iv] p. illus. 8·5 ins.
> Author's name given in the Dedication.
> BM SGC 1

RONSS (Baudouin) 1525–97
2074. De hominis primordiis hystericisque affectibus centones. Eiusdem de Hippocratis magnis lienibus, Pliniique stomacace seu sceletyrte epistola. Lovanii, apud Antonium Mariam Bergainge, 1559.
[xxxii] 179 p. illus. 6·5 ins.
> *Bd. with* Tolet (Pierre). Opusculum recens natum de morbis puerorum, 1583.
> SGC 1

2075. Opuscula medica. I. Epistolae medicinales. II. De morbis muliebribus. III. De venatione medica. IV. De scorbuto. Accesserunt quidam aliorum celebrium

medicorum de scorbuto tractatus. Lugduni Batavorum, apud Iohannem Maire, 1618.
[ii] 4, 3–257 [+6]; [xvi] 236; [2] 3–107 [+5]; [xii] 90 p. illus. 6·5 ins.
> *Bd. with* Trissinus (Aloysius). Problematum medicinalium . . . libri sex posthumi, 1629.
> BM Watt

See Celsus (Aurelius *or* Aulus Cornelius). De re medica libri octo, 1592.

Sennert (Daniel). De scorbuto tractatus. Cui accesserunt eiusdem argumenti tractatus & epistolae Balduini Ronssei . . . 1624.

RONSSEUS (Balduinus)
See Ronss (Baudouin)

ROONHUYSE (Henry van) 1622–72
2076. Genees- en heel-konstige aanmerkingen. t'Amsteldam, by de weduwe van Theunis Jacobsz. Lootsman, 1672.
2 vols. in 1; [xiv] 251 [+5]; [xvi] 184 [viii] p. illus. 6 ins.
> Engr. t.-p. for each book.
> SGC 1 Waller 8163

2077. Heel-konstige aanmerkkingen. Betreffende de gebreekken der vrouwen. t'Amsterdam, by de weduwe van Theunis Jacobsz [Lootsman?], 1663.
[xvi] 244 [iv] p. 6 ins.
> BM SGC 1

2078. Historischer Heil-Curen, in zwey Theile verfassete Anmerckungen: deren erster Theil allerhand, an Manns- und Weibspersonen, sich ereignende schwere, und ungemeine Gebrechen, zusamt denen darwider geordneten Artzneymitteln: wie auch die, vom Autore, dabey gebrauchte Art und künstliche Handgriffe, dieselben zu curiren, und zu heilen; der Andere aber die vielfaltige Gebrechen der Schwangern, und anderer Weiber, nebst des Autoris an ihnen bewiesesen Wunder-Curen, vorstellet. Um ihres unvergleichlichen Nutzens willen, in unsere Hochteutsche Mutter-Sprach getreulich übersetzet: und beyden Theilen die behörige Kupffer einverleibet. Nürnberg, in verlegung Michael und Johann Friederich Endtern, 1674.
2 vols; [xii] 235 [+7]; [vi] 170 [xii] p. front. illus. 9 pls. 6·5 ins.
> SGC 1 (11 pls.) Waller 14874

See Busschof (Herman). Two treatises, 1676.

Ruff (Jakob) Tractaet van de phlegmatijke geswellen . . . [Tr. H. van Roonhuyse], 1662.

ROONHUYZE, ROONHUYZEN (Hendrik van)
See Roonhuyse (Henry van)

RORARIUS (Nicolaus)
2079. Contradictiones, dubia, et paradoxa, in libros Hippocratis, Celsi, Galeni, Aetii, Aeginetae, Avicennae. Cum eorundem conciliationibus. Venetiis, ex officina Dominici Guerrei, & Io. Baptistae fratrum, 1566.
[xxxii] 620 [ii] p. 6 ins.

ROSACCIO (Giuseppe)

2080.   Le sci eta' del mondo, nelle quali brevemente si tratta della creazione del cielo, & della terra. Di Adamo, & suoi descendenti. Del diluvio, & suo tempo. Del nome delle genti, & loro origine. Delle monarchie, & quanto durarone. Delle natività di Giesu Christo. Delle vite de' Papi, Imperatori, Rè, & altri prencipi. De' maravigliosi prodigi, & altre cose avenute fino all' anno 1593. In Brescia, presso Vincenzo Sabbio, 1593.
[ii] 51 [+2] p. 5·5 ins.

> *Bd. with his* Teatro del cielo e della terra, 1592.
> Bullock Collection.

2081.   Teatro del cielo e della terra, nelquale si discorre brevemente del centro, e dove sia. Del terremoto, e sue cause. De' fiumi, e sue proprietà. De' metalli, e sua origine. Del mondo, e sue parti. Dell' acqua, e sua salsedine. Dell' aria, e sue impressioni. De' pianetti, e loro natura. Delle stelle, e sue grandezze. Delle sfere, e come girino. Opera curiosa, & degna di ogni elevato spirito. In Brescia, appresso Vincenzo Sabbio, 1592.
[viii] 65 [66–72] p. woodcut maps, tabs. 5·5 ins.

> Woodcut map of the world on t.-p., inscribed 'Gioseppe Rosatio f., 1590'.
> Bullock Collection.

2082.   **ROSARIUM PHILOSOPHORUM.** Secunda pars alchimiae de lapide philosophico vero modo praeparando, continens exactam eius scientiae progressionem. Cum figuris rei perfectionem ostendentibus. [Francofurti, 1550].
[93] ff. illus. (woodcuts). 8 ins.

> Imperfect. Wanting all after signature a iii. Imprint from BM catalogue.
> *Bd. with* Monte (Giovanni Battista). Summaria declaratio eorum . . . 1552.
> BM

ROSENBERG (Joannes Carolus)

2083.   Rhodologia seu philosophico-medica generosae rosae descriptio: flosculis philosophicis, arcanis politicis, chymicis, &c. adornata. Editio novissima, correcta, & infinitis ferè locis aucta. Francofurti ad Moenum, sumptibus Wilhelmi Fitzeri, typis haered. Hartmanni Palthenii, 1631.
[xl] 403 [+1] p. engr. illus. (port.) 6·5 ins.

> BM

ROSICRUCIANS

See Libavius (Andreas). Appendix necessaria Syntagmatis arcanorum chymicorum . . . 1615. De philosophia harmonica magica Fraternitatis de Rosea Cruce, pp. 262–306 [2nd seq.]. Analysis confessionis Fraternitatis de Rosea Cruce . . . pp. 1–28 [3rd seq.].

RÖSLIN (Eucharius)
See Roeslin (Eucharius)

ROSS (Alexander) 1591–1654

2084.   [Arcana microcosmi: or the hid secrets of man's body discovered; in an anatomical duel between Aristotle and Galen . . . as also, by a discovery of the strange and marveilous diseases, symptomes and accidents of man's body. With a refutation of Dr. Brown's vulgar errors, the Lord Bacons natural history, and Doctor Harvy's Book de Generatione, Comenius and others; whereunto is annexed a letter from Doctor Pr. to the author, and his answer thereto, touching Doctor Harvy's Book de Generatione. By A. R. London, T. Newcomb, 1652.]
207 [iv] 209–267 p. 6·5 ins.

> Additional t.-p. for appendix reads:
> An appendix to Arcana Microcosmi: wherein are contained divers passages; as of fishes presages, sneezing, thunder-struck persons, etc. With a refutation of divers tenets held by Doctor Harvie in his Book de Generatione. The Lord Bacon in his Naturall History, nd [!] some others. By Alexander Ross. London, printed by Thomas Newcomb, 1652.
> BM   Osler 4559   SGC 2   Wing R 1947

ROSSET (François); **ROSSETUS** (Franciscus)
See Rousset (François)

ROSSETTO (Giacomo) *ed.*
See Mesuë (Johannes) *the younger.* I libri . . . dei semplici purgativi, 1589.

ROSSI (Francesco)

2085.   Nocturnae exercitationes in medicas historias, quae plurimum conducunt ad artem praedicendi in morbis acutis. Auctore F. Rubeo. Joannes Garmers denuò edidit & praefationem notasque & indicem accuratum adjunxit. Hamburgi, typis Pfeifferianis sumptibus Joh. Naumanni, 1660.
[xxxii] 489 [+32] p. 6·5 ins.

> Bookplate: 'ex bibliotheca Laurentii Heisteri.'
> BM   SGC 1

ROSSI (Girolamo) 1539–1607

2086.   De destillatione. Liber: in quo stillatitiorum liquorum, qui ad medicinam faciunt, methodus ac vires explicantur: et chemicae artis veritas, ratione, & experimento comprobatur. Iampridem ab innumeris mendis repurgatus, & in usum studiosorum editus. Basileae, per Sebastianum Henricpetri, (1585).
[viii] 290 [vi] p. illus. 6·5 ins.

> Date from colophon.
> BM

ROSSIUS (Petrus Matthaeus)

Consultationes et observationes selectae, pro morbis ad facultatem chirurgicam & physicam spectantibus rite & ordine curandis.
In Borel (Pierre). Historiarum et observationum medicophysicarum centuriae IV. 1676.

RÖSSLIN (Eucharius)
See Roeslin (Eucharius)

ROSTINIO (Pietro) *fl.* 1555 *and* **ROSTINIO** (Lodovico)

2087.   Compendio di tutta la cirugia, per' Pietro et Lodovico Rostini medici, estratto da tutti coloro, che di essa hanno scritto. Et' hora dall'eccell. dottore, & cavaliero M. Leonardo Fioravanti Bolognese ampliato

di bellissimi discorsi: & aggiuntovi un nuovo trattato a' professori di tal' arte molto utile, & necessario. Di nuovo ristampato, & con molta diligenza ricorretto dall' eccell. Borgarucci. Con la tavola copiosissima delle cose più notabili. Et con li dissegni de gli istromenti, che più si convengono à cirugici. In Venetia, appresso Lodovico Avanzo, 1568.
8 [16] 127 ff. woodcut illus. 5·5 ins.

> Bullock Collection.
> Wellcome 5580 [8, 16, 175 ff.].

ROTA (GIOVANNI FRANCESCO)   –1558
2088. De introducendis graecorum medicaminibus liber. Commentarius sane in Galeni librum primum de compositione medicamentorum per genera. Bononiae, apud Anselmum Giaccarellum, 1553.
[viii] 68 p. 11·5 ins.

> *Bd. with* INGRASSIA (Giovanni Filippo). De tumoribus praeter naturam tomus primus, 1553.
> BM   Wellcome 5585

2089. De tormentariorum sive archibusorum vulnerum natura et curatione liber. Francofurti ad Moenum, apud Georgium Corvinum, 1575.
[vi] 128 [ii] p. 7·5 ins.

> BM

ROTERODAMUS (ERASMUS)
Encomium artis medicae.
In PAULUS *Aegineta.* Salubria de tuenda valetudine praecepta, 1525. pp. [127] to [158]

> [Title at beginning of actual text is 'Declamatio Erasmi Roterodami in laudem artis medicae'.]

ROTHOCHS (JOHANN CHRISTIAN) *tr.*
See SCHULTZE (Walther). Verletzter Kopff . . . 1695.

ROTTENBERGER (JOHANN) *respondent*
2089A. Diaeta literatorum . . . Editio quarta, cum additamentis paradoxis. Ienae, apud. Iohann. Bielckium, 1695. (Georg Wolffgang Wedel, *praeses.*)
[ii] 3–112 p. 5 ins.

> *Bd. with* FRANCK DE FRANCKENAU (Georg). De studiorum noxa dissertatio, 1695.
> *Another copy bd. with* WEDEL (Georg Wolffgang). Theoremata medica, 1692.
> BM   SGC 1

ROUILLE (GUILLAUME LE)
See LE ROUILLE (Guillaume)

ROULARD (JOHN) *tr.*
See PHARMACOPOEIAS Belgium.

ROULLIARD (SEBASTIEN)
2090. Capitulaire auquel est traicté qu'un homme nay sans testicules apparens, & qui ha neantmoins toutes les autres marques de virilité: est capable des œuvres du mariage. Derniere edition reveuë & augmentée de quelques autres opuscules du mesme autheur. A Paris, chez François Iacquin, 1604.
[ii] 140 [i.e. 110] p. 6 ins.

> BM   SGC 2

ROUSSET (FRANÇOIS) 1535–1590?
De partu caesareo, liber nunc primum Caspari Bauhini medici Basil. opera è gallico conversus.
In GYNAECIORUM, tomus II, sect. 2, pp. 501–563.

2091. Dialogus apologeticus pro caesareo partu, in malevoli cuiusdam pseudoprotei dicteria . . . Parisiis, excudebat Dionysius Duvallius, 1590.
[2] 3–56 p. 6 ins.

> With Marchant's In Franc. Rosseti apologiam . . . declamatio, 1598 and Rousset's reply to this.
> BM   Waller 8260

2092. Exsectio foetus vivi ex matre viva sine alterutrius vitae periculo, & absque foecunditatis ablatione . . . gallice conscripta. Casparo Bauhino latio reddita, & variis historiis aucta. Adiecta est Ioan. Albosii . . . foetus per ann. XXIIX in utero contenti & lapide facti historia. Franc. item Rosseti tractat. huius indurationis causas explicans. Francoforti, excudebat Melchior Hartmannus, sumptibus Nicolai Bassaei, 1601.
[xxiii] 396 [+8] p. illus. 6 ins.

> Imperfect; wanting pp. 295–296.
> BM   SGC 1   Waller 8262   Wellcome 5595

2093. Foetus vivi ex matre viva sine alterutrius vitae periculo caesura. Casparo Bauhino . . . latio reddita: variis historiis aucta & confirmata. Adiecta est Iohannis Albosii . . . foetus per annos XXIIX in utero contenti & lapidefacti historia elegantiss. Basileae, apud Conradum Waldkirch, 1591.
[xxii] 386 [i.e. 286] [viii] p. illus. fold. pl. 6 ins.

> BM   Waller 8263

2094. Ὑστεροτομοτοκια gallicè primum edita, nunc verò Caspari Bauhini . . . opera latinè reddita: multisque & variis historiis in appendice additis locupletata, comprobata & confirmata. Adiecta est Ioan. Albosii . . . lithopaedii senonensis, per annos XXIIX in utero contenti, historia elegantissima. Basileae, apud Conr. Valdkirch, 1588.
[xv] 272 [vi] p. illus. engr. pl. 6·5 ins.

> BM   Waller 8265   Wellcome 5594

2095. Ὑστεροτομοτοκιας. (Id est) Caesarei partus assertio historiologica. Pars medicae artis interdum naturae extrema patienti, perquam necessaria. In qua agitur de opificio chirurgico humani ortus, aliter fauste succedere nequeuntis, quam per ventris materni solertem incisionem, sospite cum suo foetu matre ipsa. Item: foetus lapidei vigeoctennalis causae. Cur nasci non potuerit. Cur per viginti octo annos in utero retentus non putruerit. Cur in lapidem obdurverit. Parisiis, excudebat Dionysius Duvallius, 1590.
[xii] 508 [xv] p. 7 ins.

> 'Partus Caesareus' only. Wanting pp. 509–596, noted in SGC copy.
> BM   SGC 1   Waller 8265a

Ὑστεροτομοτοκια, seu de partu caesareo tractatus, gallice scriptus: nunc primum Caspari Bauhini . . . labore & studio latinitate donatus.
In SPACH (Israel). Gynaeciorum, 1597, pp. 448–478 [2nd seq.].

2096. Responsio ad Jacobi Marchant declamationem. Parisiis, excudebat Dionisius Duvallius, [1598].
[2] 3–15 p. 6 ins.

> Bib. Nat. copy has 30 p. Date from Bib. Nat. copy. MS. copy, made, according to the note between declamationes 1 and 3, from the copy in the Bibliothecâ Regiâ.
> *Bd. with his* Dialogus apologeticus, 1590.

2097. Traitte nouveau de l'hysterotomotokie, ou enfantement Caesarien, qui est extraction de l'enfant par incision laterale du ventre, & matrice de la femme grosse ne pouvant autrement accoucher. Et ce sans preiudicier à la vie de l'un, ny de l'autre; ny empescher la fœcondité maternelle par aprés. Par Françoys Rasset Medecin. A Paris, chez Denys du Val, 1581.
[xvi] 228 [iv] p. 6 ins.

> Dawson 5833   Garrison-Morton 6236   Waller 8264
> Wellcome 5593

See MARCHANT (Jacques). In Franc. Rosseti apologiam … declamatio … 1598.

ROVILLIUS (GULIELMUS)
See LE ROUILLE (Guillaume)

ROWLAND (WILLIAM)
See FEYENS (Johannes). A new and needful treatise of spirits and wind offending man's body, Englished by William Rowland, 1668.

RIVIÈRE (Lazare). The practice of physick, 1678.

[RIVIÈRE (Lazare)]. The rationall physitian's library, 1661.

SCHROEDER (Johann). The compleat chymical dispensatory … Englished by William Rowland, 1669.

ROY (HENDRICK DE)
See DU ROY (Henri)

ROYAL COLLEGE OF PHYSICIANS OF LONDON
2098. The statutes of the Colledge of Physicians London: worthy to be perused by all men, but more especially physicians, lawyers, apothecaries surgeons, and all such that either do, or shall study, profess, or practice physick. [London], 1693.
[iv] 12; 171 [iv] 176–201 p. 5·5 ins.

> Separate t.-p. for Statuta collegii medicorum Londinensium. The statutes (or by-laws) of the Colledge of Physicians of London, [London, 1693].
> 171 [iv] 176–201 p.
> Latin and English text.
> BM   SGC 1   Wing R 2123

2099. Statuta collegii medicorum Londinensium. The Statutes (or by-laws) of the Colledge of Physicians of London. [London, 1695.]
201 p. 5·5 ins.

> SGC 1

See CHARLETON (Walter). Oratio anniversaria, 1680.

GOODALL (Charles). The Royal College of Physicians of London, 1684.

PHARMACOPOEIAS. London. Royal College of Physicians.

Pharmacopoeia Londinensis … 1632, 1639, 1677 eds.

ROGERS (George). Oratio anniversaria, 1682.

ROYAL SOCIETY. Museum
See GREW (Nehemiah). Musaeum Regalis Societatis, 1681.

RUBEUS (FRANCISCUS)
See ROSSI (Francesco)

RUBEUS (HIERONYMUS)
See ROSSI (Girolamo)

RUDBECK (OLAUS) *the elder* 1630–1702
Nova exercitatio anatomica, exhibens ductus hepaticos aquosos et vasa glandularum serosa.
In LE CLERC (Daniel) *and* MANGET (Jean-Jacques) *comps.* Bibliotheca anatomica, 1685, Vol. 2, pp. 700–711.
Also in 1699 ed., Vol. 2, pp. 157 [i.e. 729] –740.

RUDBECK (OLAUS) *the elder,* 1630–1702
2100. Olai Rudbeckii … ad Thomam Bartholinum … epistola qua sibi primam inventionem vasorum [s]erosorum hepatis, invictis ration[i]bus, contra Bogdani cujusdam i[m]pudentissimas calumnias, sub a[po]logiae nomine pro Bartholino [e]ditas, asserit. Et in per vasa serosa cordis, pulm[on]um, mediastini, ligamenti, suspensorii hepatis ventriculi, lienis, testiculorum maris & feminae, uteri, lumborum, omni seculo incognita & anno 1653, 1654, & 1655 ab ipso Lugduni Batavorum & Ubsaliae inventa, describit. Ubsaliae, impensis Johanni Pauli, 1657.
[2] 3–72 [ii] p. 5 ins.

> *Bd. with* SCHÄFFER (Carolus). Deliciae botanicae Hallenses … 1662.
> BM   Waller 8285

See HEMSTERHUIJS (Sibout). Messis aurea exhibens … accesserunt de vasis lymphaticis tabulae Rudbeckianae, 1659.

RUDBECK (OLAUS) *the younger,* 1660–1740 *respondent,*
2101. De fundamentali plantarum notitia rite acquirenda. Trajecti ad Rhenum, ex officina Francisci Halma, 1690.
25 [+3] p. 8 ins.

> (Disp. med. inaug., Utrecht, Joannes Georgius Graevius, praeses.)
> *Bd. with* AVEMANN (Joannes Christophorus) *respondent.* De medico eleemosynario publico, 1695.
> BM   SGC 1

RUDE (DANIEL) *respondent*
2102. Positiones medicae inaugurales. Trajecti ad Rhenum, ex officina Francisci Halma, 1692.
8 p. 8 ins.

> (Diss. inaug., Utrecht, Jacobus Vallan, praeses.)
> *Bd. with* AVEMANN (Joannes Christophorus) *respondent.* De medico eleemosynario publico, 1695.

RUDIO (EUSTACHIO) 1551–1611
2103. De virtutibus, et viciis cordis. Libri tres. Primus agit de virtutibus & functionibus cordis.

Secundus de palpitatione cordis. Tertius de syncope . . .
Venetiis, apud Paulum Meietum, 1587.
[iii] 63 ff. 9·5 ins.

BM Osler 916 SGC 1

RUEFF (Jakob)
See Ruff (Jakob)

RUELLE (Jean de la); **RUELLIUS** (Joannes)
See La Ruelle (Jean de)

RUF (Walther Hermann)
See Ryff (Walther Hermann)

RUFF (Jakob) 1500–58
De conceptu & generatione hominis & iis quae circa
haec potissimùm considerantur, libri VI.
In Gynaeciorum, 1586, tomus 1, no. 8, pp. 341–423.

2104. [De conceptu et generatione hominis et iis
quae circa haec potissimum considerantur, libri sex . . .]
(Francofurti ad Moenum, apud Petrum Fabricium,
impensis Sigismundi Feyrabendii, 1587).
[iv] 92 ff. illus. 7·5 ins.

Title from SGC. Imprint from colophon.
Imperfect; wanting t.-p., ff. 1, 3, 26, 34. f. [iv] bound in after
f. 92.
BM SGC 1

De conceptu et generatione hominis, et iis quae circa
haec potissimum considerantur, libri sex . . .
In Spach (Israel). Gynaeciorum, 1597, pp. 166–208
[2nd seq.].

2105. The expert midwife, or an excellent and most
necessary treatise of the generation and birth of man.
Wherein is contained many very notable and necessary
particulars requisite to be knowne and practised: with
divers apt and usefull figures appropriated to this
worke. Also the causes, signes, and various cures, of
the most principall maladies and infirmities incident to
women. Six bookes compiled in Latine by the industry
of James Rueff, a learned and expert chirurgion: and
now translated into English for the generall good and
benefit of this nation. London, printed by E. G[riffin]
for S. B[urton] 1637.
[xvi]; 192; 3; 14–120 p. illus. 7 ins.

. . . Another copy. pp. 1–10 [2nd seq.] missing.
BM SGC 1 STC 21442 Waller 8309 Wellcome 5616

2106. Tractaet van de phlegmatijke geswellen. Beschreven door Jacobus Ruff: uyt de latynsche spraecke
vertaalt. Den tweeden druck. t'Amsterdam, gedruckt
by de weduwe van Theunis Iacobsz, 1662.
[x] 70 p. illus.

Bd. with Roonhuyse (Henry van). Heel-konstige aanmerckingen
. . . 1663.

RUFUS, *of Ephesus, fl.* c. 100
De appellationibus partium corporis humani, libri III.
Eiusdem tractatus de vesicae ac renum affectibus.
Eiusdem fragmentum libri de medicamentis purganti-

bus. Horum librorum primus à Iunio Paulo Crasso
latinitate donatus est, reliqui autem duo ab alio.
In Medicae Artis Principes, 1567, cols. 101–128 [1st
seq.].

De corporis humani partium appellationibus libri tres.
Iunio Paulo Crasso interprete.
In Aretaeus *Cappadox.* Aretaei Cappadocis medici lib.
VIII, 1554, pp. 401–495.

De corporis humani partium appellationibus . . . Iunio
Paulo Crasso Patavino interprete.
In Medici Antiqui Graeci, 1581, pp. 3–35.

2107. Περὶ τῶν ἐν κύστει καὶ νεφροῖς παθῶν. Περὶ τῶν
φαρμάκων καθαρτικῶν. Περὶ θέσεως καὶ ὀνομασίας τῶν
τοῦ ἀνθρώπου μορίων. Σωράνου περὶ μήτρας, καὶ γυναικείου αἰδοίου. De vesicae renúmque morbis. De purgantibus medicamentis. De partibus corporis humani. Sorani
de utero & muliebri pudendo. Parisiis, apud Adr.
Turnebum, 1554.
[iv] 60 p. 6 ins.

Greek text.
. . . Another copy. Christie Collection.
BM SGC 1 Wellcome 5623

Universa antiquorum anatome tam ossium, quam
partium & externarum, & internarum: ex Rufo
Ephesio . . . tribus tabellis explicata per Fabium Paulinum. Quibus accessit quarta ex Sorani . . . fragmento
graeco non antehac latino facto. De matrice. Venetiis,
apud Io. Antonium, & Iacobum de Franciscis, 1604.
In Vesalius (Andreas). Anatomia, [1604], Appendix.

See [Étienne (Henri)]. Dictionarium medicum, 1564.

RUINI (Carlo)   –1598
2108. Anatomia del cavallo, infermita, et suoi rimedii.
Opera nuova, degna di qualsivoglia prencipe, & cavaliere, & molto necessaria à filosofi, medici, cavallerizzi,
& marescalchi . . . Adornata di bellissime figure, le
quali dimostrano tutta l'anatomia di esso cavallo.
Divisa in due volumi. De quali questo primo, in cinque
libri copiosamente dichiara tutte le cose appartenenti
alla detta anatomia. [—volume secondo. Nelquale in
sei libri si tratta pienamente di tutte l'infermità del
cavallo, & suoi rimedij]. Con due bellissime tavole, una
de'capitoli, & l'altra delle cose notabili . . . In Venetia,
appresso Fioravante Prati, 1618.
2 vols.; [iv] 247 [xix]; [ii] 300 [xvii] p. illus. (woodcuts)
13 ins.

BM Osler 918 SGC 1 Wellcome 5625

RULAND (Martin) *the elder,* 1532–1602
2109. Curationum, empiricarum et historicarum, in
certis locis et notis personis optimè expertarum, & ritè
probatarum, centuria. Cum indice, continente morbos,
personas, loca & medicamenta, secundum curationum
seriem seu numerum digesto. Basileae, (ex officina
Henricpetrina, 1578).
[xxix] 216 [i.e. 162] [xxviii] p. 4 ins.

2110. Curationum empyricarum & historicarum, in
certis locis & notis personis optimè expertarum, &
ritè probatarum, centuriae decem. Quibus adiuncta

de novo eiusdem authoris medicina practica; cum indice rerum omnium uberrimo. Rothomagi, sumptibus Ioannis Berthelin, 1650.

[viii] 794 [xiii]; [2] 3–175 p. 6·5 ins.

> Separate t.-p.s for 'Medicina practica' and 'Appendix de dosibus'.
> . . . Another copy. Wanting p. 175.

2111. De phlebotomia: morbisque per eam curandis. Libellus sic antea nunquam editus. Argentorati, excudebat Iosias Rihelius, 1567.

[i] 40 ff. 6 ins.

> SGC 1

2112. De scarificatione, ac ventosatione, morbisque per eam curandis. Libellus recens, perutilis atque brevis. Argentorati, excudebat Iosias Rihelius, 1567.

[i] 13 ff. 6 ins.

> SGC 1

RULAND (Martin) *the younger,* 1569–1611

2113. De perniciosae luis ungaricae tecmarsi et curatione, tractatus. Historicis curis atque observationibus triginta, nec non quaestionibus aliquot homogeneis locupletatus. Francoforti, [typ]is Romani Beati, sumptibus Nicolai Bassaei, 1600.

[2] 3–252 [xvi] p. 6·5 ins.

> Inscription by author on t.-p.
> SGC 1

2114. Secreta spagirica, sive plerorumque medicamentorum Rulandinorum genuinae descriptiones, cum scholiis Ehrenfridi Hagendornii . . . Jenae, literis Gollnerianis, 1676.

[3] 4–94 [ii] p. 5 ins.

> *Bd. with* MOLITOR (Johann Horatius). Tractatus de thermis artificialibus, 1676.

RUMBAUM (Christoph)

2115. De partibus corporis humani exercitationes quaedem: quibus generatio, substantia, usus, sanitas morbus & curatio illarum exponitur. Basileae, per Sebastianum Henricpetri, (1586).

[xvi] 215 [+1] p. 6 ins.

> Date from colophon. Marginal MS. notes.
> *Bd. with* MACER (Aemilius). Henrici Ranzovii editio duorum librorum Macri, 1590.
> BM   SGC 2   Wellcome 5642

RUMLERUS (Johannes Udalricus)

Observationes medicae . . .

In WELSCH (Georg Hieronymus). Sylloge curationum et observationum medicinalium centurias VI . . . 1668.

RUMMEL (Johann Konrad) *the elder,* 1574–

2116. Loimographia. Ambergae, typis Schönfeldianis, 1605.

[vi] 40 p. 6·5 ins.

> Dedication dated 1605 (chronogram). Date on t.-p. altered from 1605 to 1606. t.-p. imperfect.
> BM

RUMMEL (Johann Konrad) *the younger,* 1597–1661

2117. Partus humanus sive dissertatio perbrevis de humani partus natura, temporibus, et causis; ex meditul-

lio verae medicinae theoricae eruta, & concinna methodo proposita . . . Noribergae, curâ Simonis Halbmayeri, 1624.

[2] 3–64 p. 6·5 ins.

> BM   Waller 8321

2118. Philosophia animalis vivario, aviario, natatorio recensita. Noribergae, typis Simonis Halbmeyeri, 1630.

[2] 3–101 p. 6·5 ins.

> *Bd. with his* Partus humanus, 1624.
> BM   Waller 11954

2119. Theologia vegetabilis. Noribergae, typis Simonis Halbmayeri, 1626.

[2] 3–62 p. 6·5 ins.

> *Bd. with his* Partus humanus, 1624.
> BM

RUOFF (Jakob)

See RUFF (Jakob)

RUSCELLI (Girolamo)

See ALEXIS *Pedemontanus*

RUSCELLI (Girolamo)   –1566, *ed.*

See LETTERE di XIII huomini illustri, 1560, lib. 14–15.

RUSIO (Lorenzo)

2120. Opera de l'arte del malscalcio. Nellaquale si tratta delle razze, governo, & segni di tutte le qualità de cavalli; & di molte malattie, con suoi rimedij. Con la descrittione di alcure maniere di morsi, nuovamente di latino in lingua volgare tradotta. In Venetia, (Stampate in Vineggia per Michele Tramezino) 1548.

[4] 5–102 [+5] ff. 6 ins.

> Bullock Collection.
> BM

RUSIUS (Albertus) *praeses*

See KLEE (Henricus). Disputatio medica inauguralis. 1667.

RUSIUS (Laurentius)

See RUSIO (Lorenzo)

RUSTICHELLI (Pietro Torrigiano) 1270?–1350?

Ex Turrisani plusquam comm. in microtechnes Gal. librum tertium commen. LXXXI balneandi canones.

In De BALNEIS, 1553, f. 222ʳ [2nd seq.].

RUYSCH (Fredrik) 1638–1731

2121. Dilucidatio valvularum in vasis lymphaticis, et lacteis. Cum figuris aeneis. Accesserunt quaedam observationes anatomicae rariores. Hagae-Com., ex officina Harmani Gael, 1665.

[xviii] 94 p. 7 pls. (fold.) 6 ins.

> Wanting pls 5 and 6.
> *Bd. with* BARTHOLIN (Thomas) [Caspari filius]. De medicina danorum domestica dissertationes x. 1666.
> SGC 1

Dilucidatio valvularum in vasis lymphaticis, et lacteis.

In LE CLERC (Daniel) *and* MANGET (Jean-Jacques) *comps.*

Bibliotheca anatomica, 1685, Vol. 2, pp. 712–717. Also 1699 ed., Vol. 2, pp. 741–745.

2122. Dilucidatio valvularum in vasis lymphaticis, et lacteis. Cum figuris aeneis. Accesserunt quaedam observationes anatomicae rariores. Lugd[uni] Batav[orum], apud Jacobum Moukee, 1687.
[viii] 88 p. 7 pls. 6 ins.
>   MS. note back of t.-p.: Ex libris Ludovici Choulant, 1825.
>   BM   SGC I

2123. Observationum anatomico-chirurgicarum centuria. Accedit catalogus rariorum, quae in muséo Ruyschiano asservantur. Adjectis ubique iconibus aeneis naturalem magnitudinem repraesentantibus. Amstelodami, apud Henricum & viduam Theodori Boom, 1691.
[xvi] 138 [ii]; [iv] 3–120 p. 46 engr. pls. (fold.) illus. 9·5 ins.
>   BM   SGC I (1st part only)   Waller 8337
Observatiuncula de ovo in utero humano reperto.
In SLADE (Matthias). Dissertatio epistola contra Guilielmum Harveum. [*In* LeCLERC (Daniel) *and* MANGET (Jean-Jacques) *comps*. Bibliotheca anatomica, 1685, Vol. 1. pp. 738–739. Also 1699 ed., Vol. 1, pp. 550–551 [2nd seq.].]

2124. Responsio ad Godefridi Bidloi, libellum, cui nomen vindiciarum inscripsit. Amstelaedami, apud Joannem Wolters, 1697.
[3] 4–47 [+1] p. 9 ins.
>   *Bd. with* GAUB (Joan). Epistola problematica, prima [-tertia], 1696.
Responsio, ad . . . Joh. Jac. Campdomercum. In epistolam ejus anatomicam, problematicam, quae inter literas nostras ordine existit quarta.
In CAMPDOMERCUS (Johannes Jacobus). Epistola anatomica, problematica quarta, 1696, pp. 6–12.
Responsio, ad . . . Mich. Ernestum Ettmullerum . . . in epistolam ejus anatomicam problematicam, [XII.]
In ETTMÜLLER (Michael Ernst). Epistola anatomica, problematica duodecima, 1699, pp. 7–29.
Responsio, ad . . . Gerardum Frentz . . . in epistolam ejus anatomicam, problematicam, quae inter literas nostras ordine est quinta.
In FRENTZ (Gerard). Epistola anatomica, problematica quinta, 1696, pp. 5–10.
Responsio, ad . . . Johannem Gaubium . . . de epistola [anatomica] problematica prima [-tertia].
In GAUB (Joan). Epistola problematica, prima (-tertia), 1696.
Responsio ad . . . Andream Ottomarum Goelicke . . . in epistolam ejus anatomicam, problematicam [IX].
In GOELICKE (Andreas Ottomar). Epistola anatomica, problematica nona, 1697, pp. 7–13.
Responsio ad . . . Johannem Henricum Graetz in epistolam ejus anatomicam, problematicam [VI–VIII].
In GRAETZ (Johannes Henricus). Epistola anatomica, problematica sexta[-octava], 1696–7.

Responsio, ad . . . Albertum Henricum Graetz, in epistolam anatomicam, problematicam decimam quintam.
In GRAETZ (Albert Henricus). Epistola anatomica, problematica, quinta & decima, 1704, pp. 7–15.
Responsio ad . . . Bartholomaeum Keerwolff . . . in epistolam ejus anatomicarum, problematicam [X].
In KEERWOLFF (Bartholomaeus). Epistola anatomica, problematica decima, 1697, pp. 5–7.
Responsio, ad . . . Christianum Wedelium, in epistolam anatomicam, problematicam [XIII].
In WEDEL (Christian). Epistola anatomica, problematica tertia & decima, 1700, pp. 9–34.
Responsio, ad . . . Johannem Christianum Wolf . . . In epistolam ejus anatomicam problematicam, [XI].
In WOLF (Johann Christian). Epistola anatomica, problematica undecima, 1698, pp. 7–13.
See BIDLOO (Govert). Vindiciae quarundam delineationum anatomicarum, contra ineptas animadversiones Fred. Ruyschii . . . 1697.

RYCKIUS (THEODORUS) *praeses*
See REYNOLDS (John). De spiritibus animalibus, 1682.

RYF (WALTHER HERMANN)
See RYFF (Walther Hermann)

RYFF (JAKOB)
See RUFF (Jakob)

RYFF (WALTHER HERMANN) *fl.* 1550
2125. Der erst und ander theyl des heylsamen Handbüchlins gemeyner Practick der gantzen leibartzeney, wie solche bey den altesten unnd namhafftigsten, auch ytzigen fürnembsten leibårtzen, im brauch unnd ubung, Alle kranckheyt, zůfåll, und gepreften des gantzen leibs, eygentlich zůerkennen, und mit warhafftiger Cur zůhaylen, durch bewerte artzney, eynfacher und gemeyner fruck, Allen denen zůnutz, die mit kranckheytten des Leibs beladen seind. Jetz von newem Corrigiert und gebessert. Mit kurtzem, aber cygentlichem und notwendigem bericht und erklärung aller masz, zal und gewicht, so mordenlicher vermischung und zusamensetzung eynfacher stuck, nach rechter art und proportion, gemeynklich gebraucht werden, hinden angehenckt, sampt einem volkommen Register. (Getruckt zu Straszburg, bey Balthassar Beck,) 1552.
243 ff. illus. 7·5 ins.
>   Place of publication and printer from colophon.

2126. Der ander theyl der kleynern Teütschen Apoteck, Confect oder Latwergen büchlins . . . Von den aller kostlichsten, hoch nutzlichsten und åltsten Latwergen oder Confecten des gerechten Tiriacs und Metridats, sampt vilen andern gebreüchlichsten Latwergen, Tabulaten, Confecttåfelin, Species, pulver, Tresenei, und dergleichen nützlichen heilsamen vermischungen, so in den fürnåmbsten Apotecken bereytet werden, wie solche recht und künstlich geordnet, gmacht und vermischt werden sollen, auch mitt was nutzbarkeyt sy zuniessen und zubrauchen seyen, für mancherley gefärliche Kranckheyt, täglicher zůfåll unnd gebrechen menschlichs leibs, nach der leer und erfarung der berümptsten åltesten, auch yetzigen erfarnesten Doctoren und Leibartzten, etc. Sampt kurtzem, aber vast notwendigem bericht, der natur, krefft und ver mögen der fürtrefflichtsen, gebruüchlichsten, auszgebranten oder künstlich gedistillierten wasser, wie solche recht und nützlich zugebrauchen, in mancherley schweren zůfållen, grossen unkosten Apoteckischer artzney underweilen zumeyden und ersparen ... 1542. [iv] clv [viii] ff. 8 ins.

> *Bd. with his* Warhafftige, künstliche, gerechte Underweisung unnd Anzeygung, 1540.
> SGC 1

2127. Iatromathematicae, hoc est, medicationis accommodatae ad astrologicam rationem enchiridion, de crisi, deque investigatione & inventione dierum criticorum, indicativorum, intercadentium, sive provocativorum, et vacuorum, rationali modo, & plane astrologico. Cum canonibus aliquot, et multis aliis, quorum catalogum reperies in proxima pagella, futuro medico admodum necessariis. In rei medicae studiosorum gratiam opera & diligentia M. Gual. H. Ryff ... concinnata. Argentinae, (ex officina Knoblochiana, per Georgium Macheropeum, 1542). 190 ff. diagr. 5 ins.

> *Bd. with his* Medicinae theoricae et practicae ... 1542.
> BM   Waller 8352   Wellcome 5663

2128. ... Der kleinen Apoteck oder Confectbüchlins, wie alle Latwergen, Confect, Conserven, und eynbeytzungen etc., von mancherley früchten, blůmen, kreütern und würtzeln, auch andere künstliche und anmütige stuck, so in den Apotecken gemacht, unnd in grossem werdt gehalten und verkaufft werden, eyn yeder für sich selbs, mit ringem kosten, kleiner můh, auff das gerechtest unnd best bereyten, und zů der notturfft behalten soll. Auch nützliche erklårung der natur dieser stuck, war zů eyn yedes nutzlich gebraucht werden mög, zeitlichs leben zůerhalten, unnd schwere kranckheyt zůuertreiben. Jetz von neüwem ubersehen und gebessert. Mit einer fast kurtzen, aber nützlichen und bewerten underrichtung, wie man sich in zeyt vergyffts buffts, sterbend und Pestilentz, halten und bewaren soll, dergleichen inn Teütscher sprach nit gesehen ... (Gedruckt zů Straszburg, bey Balthassar Beck), 1552. 3 vols in 1; [vii] xcviii [vi]; [iv] clv [viii]; [iv] clxiii [iv] ff. illus. 7·5 ins.

> Place of publication and printer from colophon.
> SGC 1

2129. Medicinae theoricae et practicae breve quidem, sed doctissimum pariter ac opulentum enchiridion totam rem mire eruditis, dilucidis ac succinctis aphorismis complectens, in rei medicae studiosorum gratiam, ex doctissimoru[m] virorum libris excerptum, & non sine insigni delectu congestum, non modo medicis, verum & chirurgis accomodum atque adeò necessarium.

Nunc primum ... repurgagatum (!) atque in lucem editum. Quibus adiecimus A. Cornelii Celsi sententias elegantissimas ex libris ipsius diligenter selectas. [Argentorati, ex officina Knoblochiana, per Georgium Messerschmid, 1542.] [335] p. 5 ins.

2130. Newe aussgerüste deütsche Apoteck darinnen aller fürnemsten, und gebräuchlichsten einfachen Artzneyen, als Kråutter, Gewürtz, Mineralien, &c. Natur und vermögen, auch was von denselbigen allen und jeden für apoteckische stuck, und dergleichen vilfaltige Compositiones, und vermischungen, bereit werden mögen, als Syrup, Latwergen, Confect, Conserven, Gebrante Wasser, Kråutterwein, Essig, Oel, Pflaster, Salben, &c. Und wie solche dem Menschen, zu seiner Gesundheit jeder zeit zu gebrauchen seyen. Item von nutzlichem Gebrauch, und ordenlicher Zubereitung aller Laxativen, oder purgierenden Artzneyen, einfacher und vermischter, sammt einem nutzlichen Regiment, wie man sich in Sterbensläuffen und pestilentzischen Febern, bewahren soll. Erstlich durch ... Herren W. Gualtherum Ryff ... beschriben. Jetzund aber auff das new, mit möglichem Fleiss, ubersehen, verbessert, mit den berümmtesten und heutigs tags gebräuchlichsten Antidotarijs verglichen, und mit allen den einfachen und vermischten Artzneyen, so jemaln bey den Artzten im brauch gewesen, beneben einer eygentlichen beschreibung der vier Hauptstücken der Holtz Churen, mehr alls uber die helffte gemehrt, dabey auffs fleissigest, alle Missbråuch und Irrthumb, so etliche hundert Jar her darinnen begangen worden, entdeckt, auch mehrer richtigkeit halben in drey Theil (wie im nachfolgenden dritten blat weiter zusehen Apoteckem und Haussvåttern zum besten gericht. Durch Nicolaum Agerium ... Getruckt zu Strassburg, in Verlegung Lazari Zetzners, 1602. [xii] 721 [+25] 302 [viii] p. illus. (woodcuts) 13·5 ins.

> Another ed. of 'Reformirte deutsche Apothek', 1573.
> Bookplate of Professor Baader.
> SGC 1   Wellcome 5681

2131. New gross Distillirbůch, wolgegründter künstlicher Distillation, sampt Underweisung und Bericht, künstlich abzuziehen oder separieren, die fürnembste distillierte Wasser, köstliche Aquas vitae, quintam essentiam, heylsame Öl, Balsam, und dergleichen vil güter Abzüge (so zu vilfaltigen Kranckheyten, Fehl unnd Gebrechen menschliches Cörpers, fast nützlich gebraucht werden mögen) recht künstlich und vil auff bequemerem Art dann bissher, auch mit bequemere Zeug der Gefäss und Instrument, des gantzen Distillierzeugs, von Kreutern, Blůmen, Wurtzeln, Früchten, Gethier, unnd anderen Stucken, darinn natürliche Feuchte unnd elementische Krafft ... Jetzt gantz von newem durch einen deren Künsten liebhaber fleissig ersehen, corrigiert, und uber vorige Edition gebessert. Franckfort am Meyn, bey Christian Egenolffs seligen Erben, 1567. [iv] I–CXCVII ff. col. illus. 11·5 ins.

> Illus. consist of col. woodcuts in the text.
> *Bd. with* ROESLIN (Eucharius). Kreuterbuch, 1569.

2132. New Kochbůch, für die Krancken. Wie mann krancker Personen, in mancherley Fehl und Gebrechen des leibs pflegen, mit zůrichtung unnd kochung viler nützlicher gesunder Speiss, Getránck, und allen eusserlichen dingen warten sol. Den Kranckenwärtern, unnd sonst iederman in der noturfft zu underweisung gestelt. (Gedruckt zu Franckfurt am Meyn, bei Christian Egenolff, 1545).
[iv] 152 ff. illus. (col.) 7·5 ins.
  BM SGC 1 Waller 8356 Wellcome 5669

2133. New Kochbuch. Wie mann krancker personen in mancherley fehl und Leibegebrechen warten unnd pflegen sol, mit zůrichtung unnd kochung viler nützlicher gesunder Speiss und Getránck etc. Den Kranckenwartern und sonst iederman in der notturfft zur underweisung gestelt. Gedruckt zu Franckfort am Meyn, bei Christian Egenolffs Erben, 1564.
[viii] 264 ff. illus. (woodcuts) 6 ins.
  Imperfect; f. 8, 42–47, 49–72, 134–136 missing.
  Waller 8357

2134. Schwangerer Frauwen Rosengarten. Gründtliche nothwendige beschreibung allerhandt Zufållen, so sich mit Schwangern Frauwen, vor, in, unnd nach der Geburt, manichfaltig zutragen mógen, sampt gebůrlicher haltung und wartung derselben. Auch von pflegung unnd allerhandt Gebresten der jungen Kinder, mit eigentlichem bericht, wesz sich in allen solchen fållen zu halten sey. Zu nutz und wolfahrt allen Frawen, Kindern, und sonderlich zu unterrichtung der Ammen. Jetzt aber gantz von newem durchsehen, gebessert, und gemehrt, sampt einem nützlichen zu ende angehenckten Register. Gedruckt zu Franckfurt am Meyn, (durch Sigismundum Latomum) in verlegung Vincentij Steinmeyers, 1603.
[viii] 356 [+8] ff. illus. 6 ins.
  'Ex libris Dr. W. H. Niemeyer' inside front board. Printer's name from colophon.
  Waller 8365

2135. Spiegel, unnd Regiment der Gesundtheyt, fürnemlich auff Land, Gebreuch, Art, und Complexion der Teuschen gerichtet. Wie mann sich auch aller Speisz und Tranck ausz Kuchen, Keller, unnd Apotecken, der Gesundtheyt nach, gebrauchen und geniessen sol. Vualtherus Rivius. (Gedruckt zu Franckfurt am Meyn, bei Christian Egenolph, 1555).
[viii] 294 ff. illus. (col.) 6 ins.
  T.-p. imperfect; printer and date from colophon.
  SGC 2 Waller 8367

2136. Des Steins, Sandts, und Gries inn Nieren Lenden und Blasen, sampt allen diser schmertzhafftigen unleidlichen oder hart beschwerlichen gebrechen, vilfaltigen schweren unnd sorglichen zu fellen, ersten ursprung, anfencklichen und gründlichen ursachen. Mit sonderlichem eigentlichen bericht, wie dieselbigen,

so mit disen ermelten gebrechen behafft oder darzu geneigt, inn der erste durch gewise hilff bewerter und erfarner Artzney, mancherley gestalt, solchen schedlichen gebrechen fürkommen, oder wa solche zugegen, daruon erlediget und hernach sich weitter darfür versicheren und verhůten oder gentzlichen preserviren mógen. Mit weiterer unterrichtung. Rechter erkantnusz und eigentlicher unterschiedung mancherley art und gestalt der Brůch, als des Nabels, der macht, und gemecht, sampt notwendigem bericht gründtlicher heylung newer unnd veralteter Brůch, welcher gestalt die sein mógen, durch bequeme Gebendt, heylsame Dråunck, krefftige Bruchpflaster und nützliche Brůch Båder, darnnt der sorglichen Cur desz Bruchschneidens zu entpfliehen und solcher geferlicheit zu fůrkommen. Zu sonderlichem nutz, wolfart, und trostlicher hilff dem Armen gemeinen man, auffs new beschriben und inn Truck verordnet. Wyrtzburg, getruckt Johann Myller [n.d.]
[70] ff. 8 ins.
  Bd. with MELETIUS. De natura structuráque hominis opus . . . 1552.
  SGC 1

2137. Warhafftige, künstliche, gerechte underweisung unnd anzeygung, Alle Latwergen, Confect, Conserven, einbeytzungen und einmachungen, von mancherley früchten, blumen, kreütern unnd wurtzeln, sampt andern künstlichen und anmütigen stucken, wie solche in den Apotecken gemacht, unnd in grossem werdt gehalten unnd verkaufft werden, wie die selbigen, ein yeder für sich selbs, mit ringem kosten, kleyner můh, auff das gerechtest und best zůbereyten, unnd zů der notdurfft behalten soll. Auch nützliche erklårung der natur, kråfft unnd würckung diserstuck, warzů ein yedes nutzlich gebraucht werden móg, zeitlichs leben zůerhalten, unnd schwere kranckheyt zůuertreiben. Ausz sunderlichem geneyg tem willen, gemeinem nutz zůgůt und wolfart, fleissig und ernstlich an tag geben. Mit einer fast kurtzen, aber nützlichen unnd bewårten underrichtung, wie man sich in zeit vergiffts luffts, sterbend und pestilentz, halten und bewaren soll, der gleichen in Teütscher sprach nit gesehen . . . (Gedruckt. in . . . Augspurg, durch Alexander der Weyssenhorn), 1540.
[vii] xcviii [vi] ff. illus. 8 ins.

See DIOSCORIDES ANAZARBEUS (Pedacius). De medicinali materia libri sex, (1543).

RYP (NICOLAUS DE) *respondent*
2137A. Disputationum anatomicarum de corporis animalis oeconomia septima. Ultrajecti, apud Franciscum Halma, 1683.
[12] p. 8 ins.
  (Diss. inaug. Utrecht, Johannes Munniks, praeses.)
  Bd. with AVEMANN (Joannes Christophorus) *respondent*. De medico eleemosynario publico, 1695.

S

SAALMAN (Jacobus)
2138. Disputatione inaugurali Pleuritin eruditorum disquisitione exponit Jacobus Saalman. Argentorati, literis Johannis Welperi, [1668].
26 [ii] p. 7·5 ins.
> (Diss. inaug., Strasburg.)
>> *Bd. with* Major (Johann Daniel). Historia anatomica calculorum, 1662.
>> BM

SABUCO (Oliva)
2139. Nueva filosofia de la naturaleza del hombre, no conocida, ni alcançada de los grandes filosofos antiguos: la qual mejora la vida, y salud humana: con las addiciones de la segunda impressiŏ, y (en esta tercera) expurgada. [I]mpresso ē Braga ... por Fructuoso Loureço de Basto, 1622.
[vi] 347 [vii] ff. 5·5 ins.
> Imperfect; wanting f. 160. f. 250 torn.
> BM   Wellcome 5684

SACCHI (Bartholomaeus [*or* Baptista])
See Platina (Bartholomaeus [*or* Baptista] Sacchi de).

SACHS VON LEWENHAIMB (Philipp Jakob) 1627–71 or 2
2140. Αμπελογραφια sive vitis viniferae eiusque partium consideratio physico-philologico-historico-medico-chymica, in qua tam de vite in genere, quàm in specie de ejus pampinis, flore, lachryma, sarmentis, fructu, vini multivario usu, de spiritu vini, aceto, vini faece, & tartaro, curiosa notata plurima ad normam Collegii naturae curiosorum instituta, plurimis jucundis secretis naturae, artesque locupletata. Lipsiae, impensis Viti Jacobi Trescheri, typis Christiani Michaëlis, 1661.
[xlix] 670, 70 [xxxiv] p. fold. front. 6·5 ins.
> BM   SGC 2   Waller 8378

2141. Γαμμαρολογια, sive gammarorum, vulgo cancrorum consideratio physico-philologico-historico-medico-chymica, in qua, praeter gammarorum singularem naturam, indolem & multivarium usum non minus reliquorum crustatorum instituitur tractatio ad normam Collegii naturae curiosorum, plurimis inventis secretioribus naturae artisque locupletata. Francofurti & Lipsiae, sumptibus Esaiae Fellgibelii, 1665.
[xliv] 962 [lxxiv] p. fold. front., 10 fold. pls. 6 ins.
> BM   SGC 1

2142. **SACRA ELEUSINIA PATEFACTA,** seu tractatus anatomicus novus, de organorum generationi dicatorum structura admirabili in utroque sexu, veterum atque neotericorum hypothesibus et inventis adcom-modatus, indiceque rerum copioso locupletatus. Francofurti ad Moenum, sumptibus Tobiae Oehrlingii, bibliopol. Jenensis., 1684.
[iv] 214 [xiv] p. 7·5 ins.
> Faculty of Phys. and Surg. of Glasgow Cat., 1885.

SAINT ANDRÉ (François de)
2143. Reflexions nouvelles sur les causes des maladies et de leurs symptomes. Par Monsieur de Saint André Docteur en Medicine de la Faculté de Caën. A Paris, chez Laurent d'Houry, 1687.
[xii] 394 [xxxvi] p. 6 ins.
> SGC 1

SAINTE CROIX (Alphonse de)
See Santa Cruz (Alphonso de)

SALA (Angelo) c. 1575–1637
2144. Aphorismorum chymiatricorum synopsis universa chymiatriae intima fundamenta, fines ac scopos breviter duabus sectionibus continens. (Bremae, impensis M. Johannis Willii & Johannis Benthemii, 1620.)
[xii] 100 p. 6·5 ins.
> Engr. t.-p.
> *Bd. with* Bauhin (Caspar). De corporis humani fabrica: libri IIII, (1615).

2145. Opera medico-chymica quae extant omnia. Frustulatim hactenus, diversisque linguis excusa, nunc in unum collecta latinoque idiomate edita, additio indice rerum & verborum locupletissimo ... Francofurti, sumptibus Joannis Beyeri, 1647.
[viii] 856 [xvi] p. illus. 8 ins.
> With additional 4 leaves, entitled "Compositio et formula antidoti pretiosi, aliorumque nonnullorum medicamentorum Angeli Salae Vicentini"; preface by Ludovicus Combathius, dated 1649.
> Additional engr. t.-p.
> BM   SGC 1   Waller 8411

2146. Tractatus duo: de variis tum chymicorum, tum Galenistarum erroribus, in praeparatione medicinali commissis. Opus Italice primum ab auctore conscriptum, jam verò eodem requirente, in Latinam linguam, stylo quàm simplicissimo translatum, labore & conatu M.A.R. Francofurti, vaenit apud Ioannem Beyerum, 1649.
[2] 3–64 [iii] p. 8 ins.
> Ed. by S. Schroederus.
> *Bd. with* his Opera medico-chymica. 1647.

SALA (Giovanni Domenico) 1579–1644
2147. Ars medica. In qua methodus, & praecepta omnia medicinae curatricis, & conservatricis explicantur. In hac secunda editione aucta, correcta, addito indice

rerum memorabilium. Patavii, apud Franciscum Bolzetta, ex typographia Io. Baptistae Pasquati, 1641.
[xlvii] 299 p. 8·5 ins.
    BM

2148. De alimentis et eorum recta administratione liber . . . in quo primo ex recensu omnium differentiarum alimentorum, tum optima eliguntur tum idonea pro quacumque constitutione, deinde rectae administrationis praecepta traduntur. Patavii, apud Io. Bapt. Martinum, 1628.
[viii] 3–152; [2] 3–48 p. 9 ins.

> *Contents:* Sectio prima in qua agitur de omnibus differentijs alimentorum, et condimentorum, de nocumentis singulorum, & de electione optimorum, & convenientium cuicunque constitutioni sanorum aegrorum & neutrorum, & in particulari febricitantibus. Sectio altera in qua agitur de recta alimentorum administratione, quae consistit in inventione loci, modi, quantitatis, et temporis tum nutritionis, tum ipsorum alimentorum. [With separate t.-p.].
> *Bd. with his* Ars medica, 1641.
> BM Dawson 5912 SGC 1 Wellcome 6944

SALADIN VON ASCULO
Compendium aromatariorum.
In MESUË (Johannes) *the younger.* Opera . . . 1602, Vol. 2. ff. 251ᵛ–264ᵛ.

Instructio aromatariorum Saladini Aesculani.
In MESUË (Johannes) *the younger.* Opera quae extant omnia, 1562. ff. 454–466.

Saladini eximium aromatariorum compendium.
In MESUË (Johannes) *the younger.* Opera, 1541, ff. ccxcviiiᵛ–cccviᵛ.

SALADINUS *Asculanus*
See SALADIN VON ASCULO

SALERNO, School of
2149. Conservandae bonae valetudinis praecepta longe saluberrima, regi Angliae quondam à doctoribus Scholae Salernitanae versibus conscripta: nunc demùm non integritati solùm atque nitori suo restituta, sed rhytmis quoque Germanicis illustrata. Cum luculenta & succincta Arnoldi Villanovani . . . in singula capita exegesi. Per Joannem Curionem . . . ita nunc denuò, mutatis & recisis nonnullis, ac innumeris fermè sublatis mendis, recognita & repurgata, ut novum opus iure videri possit. Accesserunt & alia quaedam lectu non indigna, quae sequenti indicatur pagina . . . Franc., apud haeredes Christiani Egenolphi, 1573.
[viii] 280 [+4] ff. illus. 6 ins.

2150. . . . Another ed. . . . 1582.
[viii] 280 [+3] ff. illus. 6 ins.
    SGC 1

2151. [De conservanda bona valetudine opusculum versibus conscriptum: cum Arnoldi Novicomensis enarrationibus. Et haec omnia accurate repurgata. Opera & studio J. Curionis & J. Crellii. Accessere de electione meliorum simplicium, ac specierum medicinalium, rhytmi Ottonis Cremonensis. Item S. Augustini concio de vitanda ebrietate carmine reddita [per L. Kernerum.]

(Franc[ofurti], apud Christianum Egenolphum, 1553).
[vii] 147 [148–156] p. illus. 5·5 ins.

> Title from BM Cat. Imprint from colophon.
> Last leaf of index in MS., with short title of work in MS. on verso.
> *Bd. with* SALERNO, School of. Novo-antiqua Schola Salerna, 1635.
> BM Wellcome 5373

2152. Medicina Salernitana: id est, conservandae bonae valetudinis praecepta, cum luculenta et succincta Arnoldi Villanovi in singula capita exegesi, per Joannem Curionem recognita & repurgata. Nova editio melior, & aliquot medicis opusculis (quae sequens pagella exhibet) auctior . . . Francofurti, excudebat Joannes Saurius impensis Vincentii Steinmeieri, 1605.
[xxxii] 478 [i] p. 4·5 ins.
    SGC 2

2153. . . . Francofurti, excudebat Johannes Saurius impensis Vincentii Steinmeyeri, 1612.
[xxxii] 478 [i] p. 4·5 ins.
    Dawson 5914 SGC 1

2154. Novo-Antiqua Schola Salerna [a Joannes de Mediolano] Antiqua, sanis solidísque veterum archiatrorum praeceptis, rhythmo brevi, facili, suavi datis: ad sartam tectamáue humani corporis valetudinem conservandam producendamáue. Nova, ordine concinno, nexu continuo, fideli citatione ac additione C.C.C.C. & ampliùs versuum perutili & necessariá: ad certiùs citiùsque formanda & firmanda artis potissimùm medicae candidatorum ingenia, judicia, memoriam & usum. Operâ quondam Reg. Bruytsma . . . excussa. Lovanii, apud Francisc. Simonis, 1635.
[xvi] 37 [+11] p. 5·5 ins.

> 28 p. MS. notes beginning 'Singuliero remedio voor die quartano' at end of vol.

2155. Regimen sanitatis Salerni: or, The Schoole of Salernes regiment of health. Containing, most learned and judicious directions and instructions, for the preservation, guide, and government of man's life. Dedicated, unto the late high and mighty King of England, from that University and published (by consent of learned physicians) for a generall good. Reviewed, corrected, and inlarged with a commentary, for the more plain and easie understanding thereof. By P. H[olland] Dr. in physicke, deceased. Whereunto is annexed, a necessary discourse of all sorts of fish, in use among us, with their effects appertaining to the health of man. As also, now, and never before, is added certain precious and approved experiments for health, by a Right Honorable, and Noble Personage. London, printed by B. Alsop, 1649.
[viii] 205 [xii] 207–220 p. 7 ins.
    BM SGC 1 Wing V 384

Schola Salernitana, of regulen tot de behoudenisse der gesontheit . . .
In BLANKAART (Stephan). De borgerlyke tafel, 1683, pp. 155–192.

2156. Schola Salernitana, sive de conservandâ valetudine praecepta metrica. Autore Joanne de Mediolano hactenus ignoto cum luculentâ & succincta Arnoldi Villanovani in singula capita exegesi. Ex recensione Zachariae Sylvii... Cum ejusdem praefatione. Nova editio, melior & aliquot medicis opusculis auctior. Cum indicibus duobus, altero capitum, altero rerum. Roterodami, ex officinâ Arnoldi Leers, 1649.
[xlviii] 519 [+11] p. 5 ins.

> Additional engr. t.-p. 'Ignoti' altered in MS. to 'Ignoto'.
> Christie Collection.

SALICETUS (JOHANNES)
See WIDMANN [*or* MECHINGER *or* SALICETUS] (Johannes)

SALIUS DIVERSUS (PETRUS)
See DIVERSO (Pierre Salio)

SALMASIUS (CLAUDIUS)
See SAUMAISE (Claude de)

SALMON (WILLIAM) 1644–1713
2157. Ars chirurgica. A compendium of the theory and practice of chirurgery. In seven books. Containing I. The instruments and operations of the art. II. The removal of defilements. III. The cure of tumors. IV. The cure of wounds. V. The cure of ulcers. VI. The cure of fractures. VII. The cure of dislocations. Shewing the names, causes, signs, differences, prognosticks, and various intentions of curing all kinds of chirurgick diseases, from head to foot, happening to human bodies. To which is added, Pharmacopœia Chirurgica; or, the medical store, Latin and English: which contains an absolute sett of choice preparations or medicaments, fitted for the compleat and universal practice both of physick and chirurgery. The whole work galenically and chymically performed. The like yet never published in any language whatsoever. London, printed for J. Dawks... and sold by S. Sprint, G. Conyers... Roger Clavel... J. Jones and R. Knaplock... B. Aylmer... and E. Tracy, 1698.
2 vols. Vol. 1: [xviii] 730 p. front. fold. pl. Vol. 2: [ii] 731–1352 [xviii] pls. diagrs. front. pls (fold.) diagrs. 7 ins.

> T.-p. to vol. 2 reads: Ars chirurgica. A compendium of the theory and practice of chirurgery. The second volume. Containing: The cure of wounds. The cure of ulcers. The cure of fractures. The cure of dislocations. Shewing various names, causes signs, differences, prognosticks, and several intentions of curing; adapted to all habits and constitutions of body whatsoever. The whole work Galenically and chymically performed. The like yet never published in any language whatsoever. London, printed by J. Dawks, 1698.
> Wing S 422

2158. Ars chirurgica. A compendium of theory and practice of chirurgery. In seven books. Containing I. The instruments and operations of the art. II. The removal of defilements. III. The cure of tumors. IV. The cure of wounds. V. The cure of ulcers. VI. The cure of fractures. VII. The cure of dislocations. Shewing the names, causes, signs, differences, prognosticks, and various intentions of curing all kinds of chirurgick diseases, from head to foot, happening to human bodies. To which is added, Pharmacopoeia Chirurgica; or, the Medical Store, Latin and English: which contains an absolute sett of choice preparations or medicaments, fitted for the compleat and universal practice both of physick and chirurgery. The whole work Galenically and chymically performed. The like yet never published in any language whatsoever. London, printed for J. Dawks, ... and sold by S. Sprint and G. Conyers, 1699.
[xviii] 730 p. front. pls. 7 ins.

> Front. is a portrait of the author.
> This is vol. 1. of a 2 vol. work.
> SGC 1   Waller 8424   Wing S 423

2159. Doron medicum: or, a supplement to the new London Dispensatory. In three books. Containing a supplement. I. To the materia media. II. To the internal compound medicaments. III. To the external compound medicaments. Completed with the art of compounding medicines: observations and exemplifications chymical: an idea of the process of the universal medicine of Paracelsus, taken from an original manuscript, together with many rare secrets of the medical art, not vulgarly known: some of them gather'd out of the manuscripts of famous men, not yet printed: some the gleanings out of the vast printed volumes of medical authors; others of them communicated by several worthy & learned men of profound parts, universal scholars, and professors of this art. London, printed for T. Dawks, T. Bassett, J. Wright and R. Chiswell, 1683.
[xvi] 320, 289–344, 321–720 [lxiv] p. front. tabs. 6.5 ins.

> Front. is portrait of author.
> BM   SGC 1   Wing S 426

2160. ... The second edition corrected. London, printed for, and sold by T. Dawks, T. Basset, R. Chiswell, M. Wotton, and G. Conyers, 1688.
[xiv] 776 [lvi] p. tabs. 7 ins.

> Wing S 427

2161. Medicina practica: practical physick, shewing the method of curing the most usual diseases happening to humane bodies. As all sorts of aches and pains, apoplexies, agues, bleeding, fluxes, gripings, wind, shortness of breath, diseases of the brest and lungs, abortion, want of appetite, loss of the use of limbs, cholick or belly-ach, apostems, thrushes, quinsies, deafness, bubo's, cachexia, stone in the reins, and stone in the bladder; with the preparation of the praecipiolum, or universal medicine, of Paracelsus. To which is added, The philosophick works of Hermes Trismegistus, Kalid Persicus, Geber Arabs, Artesius Longaevus, Nicholas Flammel, Roger Bachon and George Ripley. All translated out of the best latin editions, into English; and carefully claused, or divided into chapters and sections, for the more pleasant reading and easier understanding of those authors. Together with a singular comment upon the first book of Hermes, the most ancient of philosophers. The whole compleated in three books. London, printed for Tho. Hawkins and John Harris. 1692.

[xxxii] 176; [x], 179-472; [x], 433–696 p. 8 engr. pls.
6·5 ins.

> Double column text. Bookplate of Charles F. Cox, New York.
> Partington Collection.
> BM   Osler 3907   SGC 1   Wing S 434

2162.   Παραληρηματα or select physical and chyrurgical observations: containing divers remarkable histories of cures, done by several famous physicians. And above seven hundred eminent cures, in the most usual diseases happening to humane bodies: performed by the author hereof William Salmon: Professor of physick. With useful tables for the whole work, as also large and plain directions for the use of every instrument. London, printed for Thomas Passinger, and John Richardson, and are to be sold by Randal Taylor ... and Josias Mitchel, 1687.
[xvi] 523 [xxxiv+2] p. pls. 7 ins.

> SGC 1   Wing S 435

2163.   Pharmacopaeia Londinensis. Or, the new London dispensatory in VI books. Translated into English for the publick good, and fitted to the whole art of healing. Illustrated with the preparations virtues and uses of all simple medicaments, vegetable, animal and mineral: of all the compounds, both internal and external: and of all the chymical preparations now in use. Together with some choise medicines added by the author. As also, the praxis of chymistry, as its now exercised, fitted to the meanest capacity. The second edition corrected and amended: whereto is added a table of diseases: & another of the Colledge's errors. London, printed for Th. Dawks, Th. Basset, Jo. Wright, and Ri. Chiswell, 1682.
[xvi] 912 p. 7 ins.

> Double column text.
> SGC 2   Wing S 438

2164.   Seplasium. The compleat English physician: or, the druggist's shop opened. Explicating all the particulars of which medicines at this day are composed and made. Shewing their various names and natures, their several preparations, virtues, uses, and doses, as they are applicable to the whole art of physick, and containing above 600 chymical processes. A work of exceeding use to all sorts of men, of what quality or profession soever. The like not hitherto extant. In X books. London, printed for Matthew Gilliflower ... and George Sawbridge, 1693.
[lxiv] 1207 p. diagrs. 6·5 ins.

> SGC 1   Waller 8426   Wing S 452

2165.   Synopsis medicinae. A compendium of physick, chirurgery and anatomy. In IV books. Shewing the signs, causes, judgments, and various ways of curing all diseases whether external or internal, hapning to the bodies of humane kind. Perform'd astrologically, galenically and chymically. Illustrated with celestial observations; the judgments of urines and pulses; the presages of Hippocrates from the body of the sick; the manner of performing of all kinds of chirurgick operations: the art of embalming of dead bodies, both ancient and modern: the chirurgians chest, fitted both for sea and land: the explication and use of all sorts of chirurgick instruments, with their various figures; the cure of all manner of tumors, wounds, ulcers, fractures and dislocations: with many other things of excellent use; and a compleat anatomical idea, of the whole body of man. The second edition. Enlarged with above two thousand several additions through the whole work; and adorn'd with 24 copper plates or sculptures. London, printed for Th. Dawks, ... sold by L. Curtiss, 1681.
[lxxviii] 1208 p. 212 pls. tabs. diagrs. 7 ins.

> BM   SGC 1   Wing S 455

2166.   Synopsis medicinae: or, a compendium of the theory and practice of physick. In seven books. Containing I. The elements or principles of the art. II. The cure of infants diseases. III. The cure of diseases of the head. IV. The cure of diseases of the brest. V. The cure of diseases of the belly. VI. The cure of diseases universal. VII. The cure of all sorts of fevers. Shewing the names, signs, causes, differences, prognosticks, and various intentions of curing all kinds of diseases from head to foot, happening to humane bodies. Galenically and chimically performed. The like never published before in any language whatsoever. The third edition. Wherein, besides the addition of nearly the whole first book, there are several hundreds of other additions, alterations and amendments, throughout the whole work. London, printed by J. Dawks, 1695.
[xxxii] 1064 p. 7 ins.

> Wing S 456

2167.   Systema medicinale, a compleat system of physick, theorical and practical. In six books. Containing the names, definitions, differences, parts affected, signs, causes, prognosticks, and various methods of curing all the principal diseases, happening to the bodies of men, women, and children. Translated out of Latin into English, out of the most learned John Dolaeus, being a summary of the ancient and modern way of practice, collected chiefly from Hippocrates, Galen, Paracelsus, Helmont, Willis, Sylvius, Cartesius, and others; wherein both the galenick and chymick methods are particularly and specially explicated and exemplified: brought into this portable volume for the publick good. Whereunto is annexed a prefatory discourse concerning the method of studying and practising physick; and other accommodations relating to the same. London, printed for T. Passinger ... T. Sawbridge ... and T. Flesher, 1686.
[xxx] 516, 360 p. front. 7·5 ins.

> Front. is portrait of author.
> ... Another copy. (Without front.)
> BM   Dawson 5925   Wing S 457

See BATE (George). Pharmacopoeia Bateana, 1694.

DIEMERBROECK (Isbrand de). The anatomy of human bodies ... Translated ... by William Salmon, [1689]. Also 1694 ed.

SALMUTH (PHILIPP)
2168.   Observationum medicarum centuriae tres posthumae. Cum Hermanni Conringii praefatione de

doctrina pathologica. Accedit Rolandi Capelluti libellus de peste à mendis liberatus. Brunsvigae, sumptibus Gotfridi Mulleri, excudit Andreas Dunckerus, 1648.
[xvi] 160 [x] p. 7·5 ins.

> Wanting the 'Libellus de peste' of Rolando Capelluti (16? p.).
> BM   SGC 1   Waller 8427

SALTZMANN (Jean Rodolphe)   –1656
See Sebisch (Melchior) *the younger, praeses*. [Dissertationes.] 1630–9.

SALVIANI (Sallustio) *fl.* 1576–87
2169. De calore naturali acquisititio, et febrili libri duo. Cum expositione xiiii. & xv. aph. primae par. Quibus accedunt libri duo de concoctione ubi exponuntur xxij. & xxiiij. aphor. primae part. Romae, ex typographia Jacobi Tornerij & Bernardini Donangeli, 1586.
[vii] 276 [xii] p. 6·5 ins.

> Colophon: Romae, excudebant Alexander Gardanus, & Franciscus Coattinus, 1586.
> BM   SGC 1   Wellcome 5736

2170. De urinarum differentiis causes et iudiciis libri duo. Romae, ex typographia Jacobi Tornerij & Bernardini Donangeli, 1587.
[ix] 238 [xviii] p. 6·5 ins.

> Colophon: Romae, excudebant Alexander Gardanus, & Franciscus Coattinus Socij, 1587.
> *Bd. with his* De calore naturali, 1586.
> BM   Osler 3910   SGC 1   Wellcome 5737

2171. Variarum lectionum de re medica libri tres. Quorum cathalogum ab epistola sequens pagella indicabit. Romae, ex typographia Jacobi Tornerij, & Bernardini Donangeli, 1588.
[xvi] 271 [+15] p. 6·5 ins.

> Colophon: Romae, excudebant Alexander Gardanus, & Franciscus Coattinus socij, 1588.
> *Bd. with his* De calore naturali, 1586.
> ... Another copy. *Bd. with* Trissinus (Aloysius). Problematum medicinalium ... libri sex posthumi, 1629.
> BM   SGC 1   Wellcome 5738

SAMBUCUS (Johannes) 1531–84
See Rivinus (Andreas). Veterum quorundam bonorum scriptorum libri, 1654.

SAMONICUS (Quintus Serenus)
See Serenus Samonicus (Quintus)

SAMPSON (Henry) 1629?–1700
2172. De celebri indicationum fundamento, contraria contrariis curari. Lugduni Batavorum, apud viduam & haeredes Joannis Elsevirii, 1668.
[24] p. 7·5 ins.

> (Diss., Leyden Univ., Johannes Coccejus, praeses.)
> *Bd. with* Gryllus (Laurentius). Oratio de peregrinatione, 1566.
> BM

SANCHEZ (Franciscus) 1552–1632
2173. Opera medica. His iuncti sunt tractatus quidam philosophici non insubtiles. Tolosae Tectosagum, apud Petrum Bosc, 1636.

[xvi] 943; [2] 3–134 p. fold. pl. 2 fold. tabs. 8·5 ins.

> Imperfect; wanting pp. 99–104.
> BM   SGC 1   Waller 8446

SANCHEZ (Thomas) 1550?–1610
2174. Disputationum de sancto matrimonii sacramento, tomi tres. Qui universam huius argumenti tractationem complectuntur, ut quarta docebit pagina ... Accessit duplex index, disputationum & rerum. Antverpiae, apud Martinum Nutium, 1607.
[lvi] 253; [xx] 441 [3] 445–888 [xxxi] p. 12·5 ins.

> Engr. t.-p. Separate t.-p-s for vols. 2 and 3.
> Colophon to Vol. 1: Moguntiae, ex typographia Balthasaris Lippij, 1606.

SANCTA CRUCE; SANCTACRUCIUS; SANCTA CRUZ (Alphonsus, Alphonso)
See Santa Cruz (Alphonso de)

SANCTORIUS (Sanctorius)
See Santorio (Santorio)

SANCTUS (Marianus) *Barolitanus*
See Mariano Santo *di Barletta*

SANDIVOGIUS (Micheel)
See Sendivogius (Michael)

SANS MALICE (Martin)
See Akakia (Martin)

SANTA CRUZ (Alphonso de) *fl.* 1600
2175. Dignotio et cura affectuum melancholicorum ... Ad Regem Catholicum. Matriti, apud Thomam Iuntam, 1622.
[iv] 44 p. 11·5 ins.

> SGC 1

SANTALBINUS (Jacobus) *tr.*
See Palladius *Iatrosophista* ... Scholia in librum Hippocratis de fracturis, 1657.

SANTINI (Giuseppe) *and* **MELICHIO** (Giorgio)
2176. Dispensatorium medicum, oder Güldene Apoteck, Von Praeparierung und Bereitung allerley Artzneyen, deren man heut zu Tagsich gebrauchet, wieder allerhand Schwachheiten und Gebrechen ... in Italienischer Sprach erstlich beschrieben, an jetzo aber durch der Artzney Verstendige und Vorneme ins Teutsch ubersetzt: Beneben einem vollkommenem Bericht und Register allerley Schwachheiten. Franckfurt am Mayn, in Palthenii Buchladen, 1606.
[iv] 583 [xxxvi] p. 8 ins.

SANTORELLI (Antonio) 1581–1653
2177. De sanitatis natura lib. XXIV. In quibus explicantur quaecumque ad partem physiologicam vocatam à medicis pertinent, & de sanitate tuenda. Opus nedum medicis, sed et philosophis fructuosum. Prodit nunc primum in lucem cum triplici indice superiorum licentia opera Dominici Maccarani. Neapoli, 1643.
[iv] 556 [xiv] p. 12 ins.

> BM

SANTORIO (Santorio) 1561–1636
2178.   Commentaria. In artem medicinalem Galeni ad
. . . Academiae Patavinae moderatores Nicolaum Donatum, Augustinum Nanium, Franciscum Contarenum,
equites . . . Venetiis, apud Iacobum Antonium Somaschum, 1612.
[viii p.] 785 [i.e. 784 cols. i.e. 392 p.] [x p.]; [xii p.] 418
cols. [i.e. 408 cols. i.e. 204 p.] 12·5 ins.

> Separate t.-p. to Part 3.
> Osler 400 (Pts. 1–2 only)   SGC 1

2179.   Medicina statica: or, rules of health, in eight
sections of aphorisms. Originally written by Sanctorius,
Chief Professor of physick at Padua. English'd by
J[ohn] D[avies]. London, printed for John Starkey,
1676.
[xii] 180 p. front. 5·5 ins.

> BM   SGC 1   Waller 8485   Wing S 571

2180.   Methodi vitandorum errorum omnium, qui
in arte medica contingunt libri quindecim . . . Ad
Ferdinandum Austriae Archiducem . . . Cum triplici
indice uno librorum, altero capitum omnium, tertio
rerum notabilium. Venetiis, apud Franciscum Barilet-
tum, 1603.
[vi] 230 [xvi] ff. 12·5 ins.

> *Bd. with his* Commentaria, 1612.
> BM   SGC 1   Waller 8488   Wellcome 5757

SANTORIO DE' SANTORI
See Santorio (Santorio)

SAPORTA (Jean) 15 ?–1605
See Joubert (Laurent). Declamatio, in Ioannis Sapportae
inauguratione, seu promotione ad doctoralem dignitatem. [*In his* Operum latinorum tomus primus [-secundus]
1599, Vol. 2, pp. 185–189.]

SARACENUS (Janus)
See Sebisch (Melchior) *the younger, praeses.* [Disserta-
tiones.] 1630–9.

SARACENUS (Janus Antonius)
See Sarrasin (Jean-Antoine)

SARDUS (Baptistus)
See Silvatico (Matteo). Pandectae medicinae . . . (Cum
tabula & additionibus ac dosi solutivorum magistri
Baptist sardi), 1541.

SARRASIN (Jean-Antoine)
See Dioscorides (Pedanius) [Pedacius] *Anazarbeus,*
. . . Opera quae extant omnia. Ex nova interpretatione
Jani-Antonii Saraceni, 1598.

SASSONIA (Ercole) 1551–1607
2181.   Opera practica. Quibus hac octava editione
accesserunt quae pagina versa indicantur. Omnia
quam ante cura emendatiore. Patavii ex typographia
Matthaei de Cadorinis, 1658.
[xii] 276; [viii] 172; 5–44; 30; 60; [viii] 74 [ii]; [3] 4–18
[i]; [iv] 23 p. 13 ins.

Contents: 1. Praelectiones practicae in tres partes distinctae.—
2. De febribus liber unus.—3. De melancholia liber I. —4.
De lue venerea liber I.—5. De pulsibus liber.—6. De urinis
liber.—7. De plica polonica libellus.—8. De putredine tractatus.
—9. Disputatio de phoenigmorum, quae vulgo vesicantia
appellantur & de theriacae usu in febribus pestilentibus.
[Imprint of last item reads: Patavii, apud Matthaeum Cadorinum,
1660].
Separate t.-p.s to items 2, 7, 8, 9.
BM   SGC 1

SAUBERT (Johann)
2182.   Innocentia calculi et podagrae in innocentibus,
sermone publico, in gymnasio Noribergensium ad
div. aegidij. Norimbergae, typis Wolfgangi Endteri,
1637.
[32] p. 6 ins.

SAUMAISE (Claude de) 1588–1653
2183.   De annis climactericis et antiqua astrologia
diatribae. Lugd[uni] Batavor[um], ex officinâ Elzevirio-
rum, 1648.
[cxxviii] 844 [xviii] p. diagrs. 6 ins.

> BM   Osler 3906   SGC 1   Waller 15673

De sanguine vetito judicium.
In Bartholin (Thomas). De sanguine vetito disquisitio
medica, 1673, pp. 89–104.

2184.   Interpretatio Hippocratei aphorismi lxxix sectione iv. De calculo. Additae sunt epistolae duae Ioh.
Beverovicii . . . quibus respondetur. Lugduni Batavorum, ex officina Ioannis Maire, 1640.
[xx] 221 [i] p. 6 ins.

> 'lxxix' on t.-p. is a cancel; pasted over 'lxix'.
> BM   SGC 1   Wellcome 5776

SAUNDERS (Richard) 1613–87?
2185.   The astrological judgment and practice of
physick. Deduced from the position of the heavens at
the decumbiture of the sick person: wherein the fundamental grounds thereof are most clearly displayed and
laid open: shewing by an universal method not only
the cause, but the cure and end of all manner of diseases
incident to humane bodies. Also divers notable experiments, of great use to all the industrious students in
physick and astrology. Being the XXX years practice
and experience of Richard Saunders, student in astrology and physick. London, printed for L. C.[urtis] and
are to be sold by Thomas Sawbridge, 1677.
[xxxviii] 208, 214 p. pl. tabs. diagrs. 7 ins.

> BM   Dawson 5955   Wing S 748

SAVONAROLA (Giovanni Michele) 1384–1462?
De balneis et thermis naturalibus omnibus Italiae, sicque
totius orbis, proprietatibusque earum . . . libellus.
In De Balneis, 1553, ff. 1–36^v. [2nd seq.]

2186.   Practica canonica, de febribus, pulsibus, urinis,
egestionibus, vermibus, balneis omnibus Italiae. Huic
accessit de hectica febre Caesaris Optati opusculum
unáque Jacobi Sylvii de omni febrium genere commentarius, & de eiusdem Gulielmi Verignanei duo
tractatus sanitati recuperandae commodissimi. Lugduni,
apud Sebastianum Honoratum, 1560.

[xvi] 1119 [+1] p. 6·5 ins.

> Colophon: Lugduni, excudebat Jacobus Faurus.
> BM   Wellcome 5789

2187. Practica canonica de febribus ... eiusdem de pulsibus, de urinis, de egestionibus, de vermibus, & de balneis omnibus Italiae. Quorum morborum causae, signa, symptomata, atque omnino eorum curandorum universa ratio, & remedia adeo apertè, & copiosè traduntur, ut nullum aliud opus medicis hoc uno esse videatur utilius : maxima diligentia cum probatis exemplaribus collata, & plurimis locis depravatis, ac corruptis emendata eduntur. Indices duos tum capitum, tum omnium, quae scitu digna sunt locupletissimos adiunximus : et Caesaris Optati ... de hectica febre librum. Venetiis, apud Iunctas, 1563.
[xvi] 118, 26 [ix] ff. 13 ins.

> *Bd. with* COLUMBUS (Matthaeus Realdus) ... De re anatomica libri XV, 1559.

2188. Practica medicinae. Venetiis, expensis Octaviani Scoti per Bonetum Locatellum, 1497, Quinto kal. Julias [i.e. 27 June].
[vi] 275 [+1] ff. 12·5 ins.

> Boston 625   BMC V. 448   Klebs 882.3   Osler 7489   Poynter 530   Schullian 428   SGC 1   Stilwell S 273

SAXONIA (HERCULES)
See SASSONIA (Ercole)

[SBARAGLIA (GIAN GIROLAMO)] 1641–1710
De recentiorum medicorum studio dissertatio epistolaris ad amicum.
In MALPIGHI (Marcello). Opera posthuma, 1697, pp. 84–91 [2nd seq.].

SCALIGER (JOSEPH-JUSTE) 1540–1609
De nominis Iouberti orthographia D. Iosephi Scaligeri ... censura.
In JOUBERT (Laurent). Operum latinorum tomus primus (-secundus), 1599. Vol. 2, pp. 241–242.

SCALIGER (JULIUS CAESAR) 1484–1558
De laudibus anseris.
In DISSERTATIONUM LUDICRARUM ET AMOENITATUM, scriptores varii. 1644, pp. 255–258.

See CHIOCCO (Andrea) ... Apologia pro divina Hieronymi Fracastorij v.c. syphilide, vel libris de morbo gallico adversus Iulij Caesaris Scaligeri censuram, 1598.

HIPPOCRATES. De insomniis liber. Iulio Caesare Scaligero interprete. [*In* FERRIER (August) ... Liber de somnis, 1549, pp. 81–105.]

THEOPHRASTUS *Eresius*. De historia plantarum libri decem, graecè & latinè. Accesserunt Iulii Caesaris Scaligeri in eosdem libros animadversiones, 1644.

SCARBOROUGH SPA
See TONSTALL (George). Scarbrough Spaw, 1670.

SCHACHER (POLYCARP GOTTLIEB) 1674–1737, *respondent*

2189. Laesam hominis loquelam ... in dissertatione inaugurali placido eruditorum examini sistit ... Polycarp. Gottlieb Schacher. [Lipsiae], typis Goezianis, 1696.
[44] p. 7·5 ins.

> (Diss. inaug., in Alma Philyrea, Johann Christian Schamberg, praeses.)
> Deaf Education Library
> BM   Waller 8564

SCHAEFFER (CAROLUS) M.D. *of Halle*
2190. Deliciae botanicae Hallenses seu catalogus plantarum indigenarum que in locis herbosis, pratensibus, montosis, saxosis, clivosis, umbrosis, arenosis, paludosis, uliginosis, nemorosis, & sylvestribus circa Hallam Saxonum procrescunt. Hallae Saxonum, typis Christophori Salfeldii, 1662.
[64] p. 5 ins.

> BM

SCHÄFFER (CAROLUS)
See SCHAEFFER (Carolus)

SCHALLING (JACOB)
2191. Ὀφθαλμία sive disquisitio hermetico—galenica de natura oculorum eorumque visibilibus characteribus morbis & remediis. Censurae gratiosi ordinis D. D. FF.^rm· Rosatae Crucis oblata & repraesentata. Augentrost, darinn von Natur, sichtbaren Bildnissen, Kranckheiten und Artzeneyen der Augen trewlich und fleissig gehandelt wird : dem hochlôblichen Orden derer H. H. Brûder des RosenCreutzes zum Urtheil und Censur untergeben und praesentirt. Erffurdt, in Verlegung Johann Bischoffs Buchf., 1615.
[x] 169 [i.e. 177] p. illus. 12 ins.

> t.-p. with woodcut border.
> BM   SGC 1   Waller 8563   Wellcome 5817

SCHAMBERG (JOHANN CHRISTIAN) *praeses*
See SCHACHER (Polycarp Gottlieb) *respondent*. Laesam hominis loquelam ... 1696.

SCHEIDLINUS (PHILIPPUS JACOBUS) *respondent*
See SCHENCK (Johann Theodor). Synopsis institutionum medicinae disputatoriae ... 1668.

SCHELHAMMER (GÜNTHER CHRISTOPH) 1649–1716
2192. De auditu liber unus. Quo plerorumque omnium doctorum sententiae examinantur, & auditus ratio nova methodo, ex ipsius naturae legibus, explicatur. Lugduni Batavorum, apud Petrum de Graaf, 1684.
[xxxviii] 274 [iv] p. 5 fold. pls. 6 ins.

> BM   Osler 3930   SGC 1   Waller 8586

De auditu tractatus.
In LE CLERC (Daniel) *and* MANGET (Jean-Jacques) *comps.* Bibliotheca anatomica, 1685, Vol. 2, pp. 376–426. Also 1699 ed., Vol. 2, pp. 196–273.

De lymphae ortu et lymphaticorum vasorum causis ... epistolica dissertatio.
In LE CLERC (Daniel) *and* MANGET (Jean-Jacques) *comps.* Bibliotheca anatomica, 1685, Vol. 2, pp. 717–724. Also 1699 ed., Vol. 2, pp. 746–753.

2193. De nova plantas in classes digerendi ratione. Ad viros clarissimos et de re herbaria optime meritos. Joh. Rajum & Aug. Qu. Rivinum, epistolica dissertatio. Hamburgi, apud Gottfried Liebezeit, 1695.
32 p. 8 ins.

> Bd. *with* SEIP (F.G.P.). De spiritu et sale aquarum mineralium praesertim Pyrmontanarum, 1748.
> BM

See MEINEKE (Daniel Christoph) *respondent.* De peste. (G. C. Schelhammer praeses), [1682].

SCHENCK (JOHANN GEORG)   –1620
See SCHENCK von Grafenberg (Johannes). Observationum medicarum rariorum libri VII, 1644. Also 1665 ed.

SCHENCK (JOHANN THEODOR) 1619–71
2194. Exercitationes anatomicae ad usum medicum accommodatae. Jenae, apud Johannem Ludovicum Neuenhahn, typis Johannis Jacobi Bauhöfferi, 1662.
[viii] 654 p. 8 ins.

> Imperfect; wanting pp. 461–544; 655–740.
> BM   SGC 1

2195. Humorum corporis humani historia generalis, cognoscendi et curandi principiis illustrata. Jenae, typis ac sumptibus Johannis Jacobi Bauhoferi, 1663.
[xviii] 134 [iv] 135–180 [iv] p. 8 ins.

> Bd. *with* KERGER (Martin). De fermentatione liber physico-medicus, 1663.
> BM

2196. Schola partium humani corporis, usum earundem & actionem secundum situm, connexionem, quantitatem, qualitatem, figuram atque substantiam continens. Jenae, sumptibus Johannis Ludovici Neuenhahns, typis Samuelis Krebsii, 1664.
[viii] 254 [liv] p. 7.5 ins.

> BM   SGC 1

2197. Seri sanguinis historia ex veterum & recentiorum scriptis eruta, certisque capitibus comprehensa, unà cum disputatione de natura lactis & exercitatione de materia turgente, aucta & secundùm edita. Jenae, sumtibus Johannis Fritschi, excudebat Joh. Werther, 1671.
[xvi] 120 [xii] p. 7.5 ins.

> Bd. *with his* Synopsis institutionum medicinae disputatoriae, 1668–71.
> BM   SGC 2

2198. Synopsis institutionum medicinae disputatoriae. [Libri 1–2]: prolegomena, physiologia et pathologia, veterum non minus, quàm recentiorum fundamentis principiisque illustrata, unà cum indiculo. Jenae, sumtibus Johannis Bielcki, excudebat Johannes Werther, 1668.
[xviii] 220 [ix] p. engr. front. (port.) 7.5 ins.

> Additional engr. t.-p. dated 1672, with title: Medicinae generalis novo antiquae synopsis.
> *Respondents:* Casparus Zugmantelius. Philippus Jacobus Scheidlinus. Heinricus Krugerus. Hermannus Theodoricus Teichmeierus. Gothofredus Schultzius. Johannes Christophorus Zinckius. Johannes Andreas Henckelius. Gothofredus Hendelius.

2199. Synopsis institutionum medicinae disputatoriae [Libri 3–5:] pars semiotica, hygieine et therapeutica veterum non minus quàm recentiorum principiis illustrata. Una cum indiculo. Jenae, sumtibus Johannis Bielkii, excudebat Johannes Nisius, 1671.
[xvi] 296 [xx] p. 7.5 ins.

> BM

2200. Syntagma componendi & praescribendi medicamenta, ex veterum & recentiorum scriptis erutum, cum indice generali et speciali. Jenae, sumtibus Johannis Fritschi, excudebat Johannes Wertherus, 1672.
[xxii] 380 [xx] p. 7.5 ins.

> Bd. *with his* Synopsis institutionum medicinae disputatoriae, 1668–71.
> BM

SCHENCK *von Grafenberg* (JOHANNES) 1530–1598
2201. Observationum medicarum rariorum, libri VII in quibus nova, abdita, admirabilia monstrosaque exempla, circa anatomen, aegritudinum causas, signa, eventus, curationes, à veteribus recentioribusque sive medicis, sive aliis quibusque fide digniss. scriptorib. monumentis consignata, partem hactenus publicatis, partim etiam ανεκδότοις non paucis, per communes locos artificiosè digesta proponuntur. Opus ut indefesso labore partum, ita inexhaustae utilitatis ac voluptatis, omnibus scientiae naturalis, ac medicinae cultoribus feracissimum: a Ioan. Georgio Schenckio . . . tertium acuratiss. illustratum modo vero ab innumeris praecedentium editionum mendis, Car. Sponii . . . opera vendicatum (!). Lugduni, sumptibus Ioannis-Antonii Huguetan, 1644.
[xliv] 892 [xlvi] p. front. (port.) 14 ins.

> Front. portrait of Johann Schenck the elder at the age of 45.
> BM   SGC 1

2202. . . . Another ed. Ante annos vero XX ab innumeris praecedentium editionum mendis . . . Dr. Car. Sponii . . . operâ vindicatum, & nunc passim novis recentiorum autorum observationibus auctum, a Laur. Straussio etc. Francofurti, sumptibus Joannis Beyeri, excudebat Hieronymus Polichius, 1665.
[xl,] 918, [xlvi] p. 14 ins.

> Half-title missing.
> BM   SGC 1

SCHERB (PHILIPP) 1555–1605
2203. Theses medicae collectae & editâ Casp. Hofmanno. Lipsiae, excudebant haeredes Valentini am Ende, impensis Johannis Dörneri & Eliae Rehefeldii, 1614.
[xiv] 199 [+1] p. 6 ins.

> BM

SCHEUNEMANN (HENNINGUS)
See LIBAVIUS (Andreas). Appendix necessaria Syntagmatis arcanorum chymicorum . . . In qua . . . continentur defensiones geminae, primum eorum quae ab Henningo Scheunemano . . . sunt impugnata . . . Accesserunt I. Iudicium breve de dea Hippocratis seu Hygeia argentea (argentipara) Henningi Scheunemani . . . 1615, pp. 1–117.

SCHEURL (Christophorus Theophilus)
2204. Discursus medico-chirurgicus de arteriotomia. Norimbergae, [l]iteris Wolffgang. Eberh. Felseckeri, 1666.
44 p. 5 ins.
… Another copy.

SCHILLER (Joachim) *fl.* 1529
De peste Britanica commentariolus aureus.
In Petrus *de* Abano. De veneris eorumque remediis, [1561?], ff. 97–138.

SCHILPEROORT (Jan)
2205. De aloude bekende mogelijkheid van de sympathetische werkinge, voorgesteld in een brief aan den heere … Rotterdam, by Pieter vander Slaart, 1697.
32 p. 6 ins.

SCHMALKALDERS (Johann Jakob) *respondent*
See Waldschmidt (Johann Jacob) *praeses.* [Theses medicae, 1679], nos. III, IV.

SCHMID (Jacobus) *respondent*
2206. Aegrum tertianarium … publico $\phi\iota\lambda\iota\alpha\tau\rho\tilde{\omega}\nu$ examini sistet Jacobus Schmid … Jenae, typis Samuelis Krebsii, [1674].
[20] p. 7·5 ins.
  (Diss. inaug. ?, Jena, Georg Wolffgang Wedel, praeses.
  Bd. with Major (Johann Daniel). Historia anatomica calculorum, 1662.
  BM SGC 1

SCHMID (Johannes Ulricus) *respondent*
2207. De gialapa. Jenae, typis Samuelis Krebsii, [1678].
40 p. 8 ins.
  (Disp. med., Jena ?, Georg Wolffgang Wedel, praeses.)
  Bd. with Adolphi (Christian Michael). De equitationis eximio usu medico dissertatio, 1729.
  BM

SCHMIDIUS (Henricus) *of Geissen, respondent*
2208. Dissertatio medica, proponens aegrum palpitatione cordis laborantem. Jenae, typis Samuelis Krebsii, [1674].
[20] p. 7·5 ins.
  (Diss. med., Jena, Georg Wolffgang Wedel, praeses.)
  Bd. with Major (Johann Daniel). Historia anatomica calculorum, 1662.
  BM

SCHMITZ (Johannes Andreas)   –1652
Objectiones … adversus dissertationem A. Deusingii de lacte, ac nutrimento foetus in utero.
In Deusing (Anton). De motu cordis et sanguinis, 1655, pp. 442–556.

SCHNEBERGER (Anton)
See Schneeberger (Anton)

SCHNEEBERGER (Anton) 1530–
Catalogus medicamentorum simplicium sive euporistôn pestilentiae veneno adversantium, & quomodo ijs utendum sit brevis institutio.

In Cassius *Iatrosophista.* Naturales et medicinales quaestiones LXXXIIII, (1562).

2209. Medicamentorum facile parabilium adversus omnis generis articulorum dolores enumeratio. Alios eiusdem autoris libellos adiunctos sequens pagina indicabit. Item Joannis Fernelii Ambiani consilium pro epileptico scriptum. Francofurti, apud Andream Wechelum, 1580.
[xiv] 270 [i] p. 7 ins.
  SGC 1

SCHNEEBERGK (Israel Hiebnern von)
See Hiebnern von Schneebergk (Israel)

SCHNEIDER (Konrad Victor) 1614–80
2210. Liber primus de catarrhis, quo agitur de speciebus catarrhorum, & de osse cuneiformi per quod catarrhi decurrere finguntur. Wittebergae, sumptibus haered. D. Tobiae Mevii, & Elerdi Schumacheri, excudebat Michael Wendt, 1660.
[xxxii] 257 [+6] p. 7·5 ins.

2211. Liber de catarrhis secundus, quo Galenici catarrhorum meatus, perspicuè falsi revincuntur. Wittebergae, sumptibus haered. D. Tobiae Mevii & Elerdi Schumacheri, excudebat Johannes Hacke, 1660.
[xx] 464 [xi] p. 7·5 ins.

2212. Liber de catarrhis tertius, quo novi catarrhorum meatus demonstrantur. Wittebergae, sumptibus haered. D. Tobiae Mevii & Elerdi Schumacheri, literis Johannis Haken, 1661.
[xxiv] 600 [xvi] p. 5 engr. fold. pls. 7·5 ins.

2213. Liber de catarrhis quartus, quo generalis catarrhorum curatio ad novitia dogmata & inventa paratur. Wittebergae, sumptibus haered. D. Tobiae Mevii & Elerdi Schumacheri, litteris Johannis Haken, 1661.
[xxxvi] 723 [+13] p. engr. front. (port.) 7 ins.

2214. Liber quintus et ultimus de catarrhosorum diaeta, & de speciebus catarrhorum, ut de coryza, seu catarrho membranae pituitariae anterioris, catarrho membraneac pituitariae posterioris, brancho, hoc est, raucitate, seu de catarrho gutturis, catarrho suffocativo, ac de curatione illorum. Wittebergae, sumptibus haeredum D. Tobiae Mevii & Elerdi Schumacheri, literis Matthaei Henckelii, 1662.
[vi] 346 [xiv] p. 7 ins.
  Books 1–5 bound together.
  BM SGC 1

2215. Liber de catarrhis specialissimus, quo juxta Hippocratem libro de gland. & de locis in homine septem catarrhi, ut: $\kappa\alpha\tau\acute{\alpha}\rho\rho\breve{o}s$ $\grave{\epsilon}s$ $\tau\grave{o}s$ $\grave{o}\phi\theta\alpha\lambda\mu\grave{o}s$, seu catarrhus oculorum, $\kappa\alpha\tau\acute{\alpha}\rho\rho\breve{o}s$ $\grave{\epsilon}s$ $\tau\grave{\alpha}$ $\grave{\omega}\tau\alpha$, seu catarrhus aurium, $\kappa\alpha\tau\acute{\alpha}\rho\rho\breve{o}s$ $\grave{\epsilon}s$ $\tau\grave{\alpha}s$ $\zeta\iota\nu\alpha s$, seu catarrhus narium; quo volumine & de sternutatione agitur, ac quoqué palàm fit, nec cerebrum esse epilepsiae sedem, nec illud eo morbo principaliter affici, concutique nec eiusdem membri meninges moveri ac vellicari. $\kappa\alpha\tau\acute{\alpha}\rho\rho\breve{o}s$ $\grave{\epsilon}s$ $\tau\grave{o}\nu$

πνευμονα, seu catarrhus pulmonis, κατάρρὄς ἐς τὸν ζόμαχον, seu catarrhus stomachi, κατάρρὄς ἐς τὸν μυελον, seu catarrhus medullae spinalis, κατὰρρὄς ἐς τὸ αιμα, seu catarrhus sanguinis, pertractantur, cui alius, ad sextem catarrhum spectans, liber de arthritide, podagra & ischiagra, ac de horum morborum curatione jungitur, item anacephalaeosis, quâ assertio catarrhorum cephalicorum repetita magis perspicuae falsitatis convincetur. Wittebergae, impensis haered. D. Tobiae Mevii, & Elerdi Schumacheri, typis Matthaei Henckelii, 1664.

[xxvi] 948 p. 7·5 ins.

BM   Waller 8655

2216.   Liber de morbis capitis seu cephalicis illis, ut vocant, soporosis, atque horum de curatione conditus, quo quidam loci ex medicinâ praecipuè tractantur, reddunturáque maximè probabiles: ut: somni naturalis causa proxima non ex defectu spirituum animalium, nec ex evaporatione cibi, sed ex privatâ animae facultate pendet. Facultates animae principes omnes sunt, ut loquitur vulgus, inorganicae, nec in solo cerebro conclusae. Facultates animae, corpore omni fusae, mirâ sympathiâ cohaerent, hinc earum symptomata existunt, illaesis aliquando organis, membrisáque. Vertigo non oritur ab inordinato, circulariáque motu spirituum animalium, nec hic causa proxima ejus est. Cataphora non est somnus praeternaturalis. Lethargus non est oblivio quaedam nec quoddam delirium, nec denique somnus praeternaturalis. Carus non est paralysis facultatis imaginatricis, nec est somnus praeternaturalis. Apoplexia non est somnus praeternaturalis: quemadmodum apoplexiae causa proxima non est spirituum animalium defectus, ita nec hic est proxima causa cari, nec lethargi, nec cataphorae. Wittenbergae, sumptibus haered. D. Tobiae Nevii, & Elerdi Schumacheri, typis Matthaei Henckelii, 1669.

[lii] 535 [xxxvi] 443 [xvi] p. 7·5 ins.

BM   SGC 2   Waller 8656

2217.   Liber de osse cribriformi, & sensu ac organo odoratus, & morbis ad utrumque, spectantibus, de coryzâ, haemorrhagiâ narium, polypo, sternutatione amissione odoratus. Wittebergae, typis Jobi Wilhelmi Fincelii, [im]pensis heraed. D. Tobiae Mevij, & Elardi Schumacheri, 1655.

[xviii] 531 [iv] p. 5 ins.

BM   SGC 1   Waller 8657

Liber de osse cribriformi, et sensu ac organo odoratus. *In* Le Clerc (Daniel) *and* Manget (Jean Jacques) *comps.* Bibliotheca anatomica, 1699, Vol. 2, pp. 274–318.

2218.   Liber de spasmorum natura et subjecto, nec non et de causis eorum spasmorum ac earum motionum spasticarum et epilepticarum, quae aliquando in recens defunctis ac in occisis corporibus maxime militum, qui in acie pugnantes ceciderunt, etiamnum manifestantur, ac non sine admiratione deprehenduntur. Wittebergae, typis Jhannis Borckardi, excudebat Simon Lieberhirt, 1678.

[ii] 430 p. 7 ins.

Bd. with his Liber primus de catarrhis, 1660.
BM   SGC1

See Becker (Gottlieb) *respondent*. Lapidem Bezoar. (K. V. Schneider, praeses), 1673.

SCHNEIDERMANN (Joannes)
2219.   De phlebotomia exercitatio. Helmestadii, apud Joh. Lüderwaldum, 1681.

[xiv] 103 p. 5 ins.

Additional t.-p. with woodcut and imprint: Helmestadii, apud Frid. Lüderwaldum, 1681.
BM

SCHÖNBERG (Thomas Mermann von)
See Mermann (Thomas) *von Schönberg und Aufhofen*

SCHÖNBORN (Samuel)
2220.   Manuale medicinae practicae Galeno-chymicae cui ultima hac, eaque correctiori editione accessere purgantia secundum humores peccantes disposita. Argentorati, sumptibus Georgii Andreae Dolhopffii, 1681.

[viii] 328 [xix] p. 5·5 ins.

Bd. with Francke (Johann). Veronica theézans, id est, collatio veronicae Europaeae cum theé Chinitico . . . [1699?].
BM

SCHOENLEIN (Joannes Theodorus)
See Du Laurens (André). Discursus de visus nobilitate et conservandi modo a Joanne Theodoro Schonlino . . . 1618.

SCHÖNLINUS (Philippus Mauritius)
2221.   Epigraphe syntagmatis theriacalis ac mithridaticae panaceae ex veterum graecorum, arabum, latinorum ac neotericorum autorum sententia, tum coelestium siderum influxu desumpta. Ingolstadii, typis Gregorii Haenlini, 1630.

[x] 151 [+1] p. 6 ins.

Bd. with Frigida Valle (Hughes de). De tuenda sanitate, libri VI, 1568.

SCHOLA SALERNITANA, 1649
See Salerno, School of. Schola Salernitana, 1649.

SCHOLTZ (Adam Sigismund) *respondent*
A.S.S. cerebrum orcae vulgari supposititiâ spermatis ceti larva develatum . . . publici velitationi subjecit.
In Ettmüller (Michael). Dissertationes academicae III. [*In his* Opera medica theoretico-practica, Vol. 1, 1696, pp. 1830–1837.]

SCHOLTZ (Lorenz) *von Rosenau*, 1552–99
2222.   Aphorismorum medicinalium, cum theoricorum, tum practicorum, omnibus, quibus secunda valetudo curae est, apprimè necessariorum, sectiones octo. Quarum priores quinque theoricam medicinae partem, ut ex Arabum distinctione appellatur; posteriores verò tres practicam, sic ab iisdem dictam complectuntur. Francofurti ad Moenum, typis & sumptibus Wechelia-

norum, apud Danielem & Davidem Aubrios & Clementem Schleichium, 1626.
[xxxvi] 437 [+1] p. 6·5 ins.
> Dawson 6041   SGC 1   Wellcome 5853

2223. Epistolarum philosophicarum medicinalium, ac chymicarum, a summis nostrae aetatis philosophis ac medicis exaratarum, volumen. Opus, cum ob remediorum saluberrimorum copiam; tum ob variam doctrinam, ac varij generis difficilium & obscurarum quaestionum explicationem, non solum medicis, verum etiam philosophis admodum utile, ac necessarium. Addito elencho rerum omnium notatum dignissimarum refertissimo. Nunc primum labore, ac industria Laurentij Scholzij à Rosenau... isto modo foras datum. Francofurti ad Moenum, apud And. Wecheli haeredes, Claudium di Marni, & Ioh. Aubrium, 1598.
[xii] p. 536 cols. [i.e. 269 p.] [+15] p. 13·5 ins.
> Engr. t.-p. Imperfect: wanting cols. 193–6 (sig. I 1), 213–6 (sig. I 6).
> *Bc. with* CRATO VON KRAFFTHEIM (Johannes). Consiliorum medicinalium conscriptorum... liber, 1598. [Ed. L. Scholtz.]
> BM

See CRATO VON KRAFFTHEIM (Johannes). Consiliorum et epistolarum medicinalium [libri]. Various eds. by L. Scholtz.

GOLDSCHMIDT (Andreas). Succini historia, breviter & succincte descripta... Et nunc primum studio & opera Laurentii Scholzii... in lucem edita. [*In* CRATO VON KRAFFTHEIM (Johannes). [Co]nsiliorum, et epistolarum medicinalium, liber quartus, 1614.]

SCHOLZIUS (LAURENTIUS) *a Rosenaw*
See SCHOLTZ (Lorenz) *von Rosenau*

SCHÖNBERG
See SCHOENBERG

SCHÖNLINUS
See SCHOENLINUS

SCHOOCK (MARTIN) 1614–67
2224. De sternutatione tractatus copiosus: omnia ad illam pertinentia, juxta recentia inventa proponens. Editio altera, priori & emendatior & uberior. Amstelodami, apud Petrum vanden Berge, 1664.
[xxiv] 164 p. 5·5 ins.
> BM   SGC 1

Fumi encomium.
In DISSERTATIONUM LUDICRARUM ET AMOENITATUM, scriptores varii. 1666, pp. 626–650.

Surditatis encomium.
In DISSERTATIONUM LUDICRARUM ET AMOENITATUM, scriptores varii, 1666, pp. 602–625.

SCHOOKIUS (MARTINUS)
See SCHOOCK (Martin)

SCHOPFF (ABRAHAM)
2225. καθολου omnium praesidiorum medicorum universalium & topicorum disquisitio, qua quorundam

practicorum in administratione & usu eorundem, errores deteguntur, legitima utendi ratio docetur... Basileae, per Hieronymum Gemusaeum, 1595.
[2] 3–127 p. 6·5 ins.
> BM

See MUENSTER (Johann). Discussio eorum quae an Abrahamo Schopffio... 1603.

SCHOPFF (PHILIPP)
2226. Kurtzer aber doch aussführlicher Bericht von dem Aussatz, auch dessen Ursachen, Zeychen, und Curation. Item wie die jenige so auff die Schau kommen, von den DD. medicinae und chirurgis welchen dises Werck zu verrichten gebürt, sollen probiert werden, auss vilen herrlichen scriptoribus gezogen und zusammen gebracht, denen so des Handels unerfahren, zu gutem mittgetheylt. Strassburg, getruckt... durch Bernhard Jobin, 1582.
[xvi, 93] p. 6·5 ins.
> T.-p. of last item mutilated.
> *Bd. with* WECKER (Johann [or Hans] Jacob). Ein nutzliches Büchlein, 1581.
> SGC 1   Waller 8688

See GADDESDEN (John of). Ioannis Anglici praxis medica... opera ac studio... Doct. Philippi Schopffii, 1595.

[SCHOTT (GASPAR)] 1608–66
2227. Ioco-seriorum naturae et artis, sive magiae naturalis centuriae tres. Accessit diattibe (!) [Athanasii Kircheri] de prodigiosis crucibus. [Herbipoli, 1666.]
[xii] 363 p. 22 engr. pls. 8·5 ins.
> Engr. t.-p. without imprint. Separate t.-p. for work by Kircher. Date from chronogram at end of preface. Place of publication given as Würzburg in Osler & Guyot, but t.-p. has Amsterdam added in MS.
> N.B. Nota lector on last page of Schott's 'Technica curiosa', 1664: In hoc opere passim fit mentio Joc-seriorum naturae & artis: quae tamen lucem hactenus non viderunt, nec meo sub nomine videbunt. Quare si similis tituli opusculum nomen meum aliquando fortassis praeferet, supposititium credito.
> Deaf Education Library. Farrar copy.
> BM   Guyot p. 123   Osler 3122

SCHOTT (GASPAR) 1608–66
2228. Physica curiosa, sive mirabilia naturae et artis libris XII. Comprehensa, quibus pleraque, quae de angelis, daemonibus, hominibus, spectris, energumenis, monstris, portentis, animalibus, meteoris, &c. rara, arcana, curiosaque; circumferuntur, ad veritatis trutinam expenduntur, variis ex historia ac philosophia petitis disquisitionibus excutiuntur, & innumeris exemplis illustrantur. Editio altera auctior. Herbipoli, sumptibus Johannis Andreae Endteri & Wolfgangi Jun. haeredum, excudebat Jobus Hertz, typographum Herbipol., 1667.
2 pts. in 1; [lvi], 1389 [+23] p. 60 pls. 8 ins.
> Additional engr. t.-p.
> ... Another copy. Deaf Education Library.
> BM   Dawson 6047   SGC 1

2229. Schola steganographica, in classes octo distributa, quibus, praeter alia multa, ac jucundissima, explicantur artificia nova, queis quilibet, scribendo

epistolam qualibet de re, & quocunque idiomate, potest alteri absenti, eorundem artificiorum conscio, arcanum animi sui conceptum, sine ulla secreti latentis suspicione manifestare; & scriptam ab aliis eâdem arte, quacunque linguâ, intelligere, & interpretari . . . Cum figuris aeri incisis, & privilegio. Sumptibus Johannis Andreae Endteri, & Wolfgangi junioris haeredes, excudebat Jobus Hertz, typographus Herbipol., prostant Norimbergae apud dictos Endteros, 1665.
[xxxvi] 346 [x] p. illus. 11 pls. tabs. 8 ins.

> Additional engr. t.-p.
> Deaf Education Library. Farrar copy.
> BM   Guyot, p. 435.

2230. Technica curiosa, sive mirabilia artis, libier XII comprehensa; quibus varia experimenta, variaáqus technasmata pneumatica, hydraulica, hydrotechnica, mechanica, graphica, cyclometrica, chronometrica, automatica, cabalistica, aliáque artis arcana ac miracula, rara, curiosa, ingeniosa, magnamáque partem nova & antehac inaudita, eruditi orbis utilitati, delectationi, disceptationique proponuntur. Ad . . . Joannem Philippum Elector. Mogunt. Cum figuris aeri incisis, & privilegio. Sumptibus Johannis Andreae Endteri, & Wolfgangi junioris haeredum; excudebat Jobus Hertz typographus Herbipol., prostant Norimbergae apud dictos Endteros 1664.
[xlii] 1044 [xvi] p. illus. 57 engr. pls. (fold.) tabs. 8 ins.

> Additional engr. t.-p. Portrait of Johann Philipp on verso of t.-p. Ex bibliotheca J. W. Six.
> Deaf Education Library. Farrar copy.
> BM   Guyot, p. 427, Waller 20243

SCHOTT (JOHANN)
See RIVINUS (Andreas). Veterum quorundam bonorum scriptorum libri, 1654.

SCHRADER (FRIEDRICH) 1657–1704
2231. Programma quo exercitationes medicas publicè habendas significat, ad easque nobilissimos dominos studiosos in illustri Acad. Julia invitat Fridericus Schraderus . . . Helmestadi, typis Georg Wolfgangi Hammii, 1699.
[16] p. 8 ins.

> Bd. with ADOLPHI (Christian Michael). De equitationis eximio usu medico dissertatio, 1729.

See HERSTELLE (Daniel Andreas) *respondent.* De signis medicis exercitatio primo (-quarta). (F. Schrader, praeses), 1699–1700.

LA ROCHE (Johannes Henricus) *respondent.* De vulnerum cura. (F. Schrader, praeses), [1695].

SCHRADER (JUSTUS) 1646–
2232. Observationes et historiae omnes & singulae è Guiljelmi Harvei libello de generatione animalium excerptae, & in accuratissimum ordinem redactae. Item Wilhelmi Langly De generatione animalium observationes quaedam. Accedunt ovi faecundi singulis ab incubatione diebus factae inspectiones; ut et observationum anatomico-med. decades quatuor; denique cadavera balsamo condiendi modus. Studio Justi Schraderi. Amstelodami, typis Abrahami Wolfgang. 1674.
[xxxiv] 240 p. 8 pls. 5 ins.

> Additional engr. t.-p.
> BM   Keynes 41   Osler 715   SGC 1   Waller 4124

See LE BOË (Franz de). Opera medica, 1698, pp. 443–670. Praxeos medicae appendix de affectibus quibusdam memoratu dignis aliquot tractatus continens, . . . opus posthumum, editum cura Iusti Schraderi.

SCHREINER (GEORGIUS EBERHARDUS)
See RIVINUS (Andreas). Veterum quorundam bonorum scriptorum libri, 1654.

SCHRICK (MICHAEL PUFF VON) 1400–73
See BRAUNSCHWEIG (Hieronymus) *and* SCHRICK (Michael Puff von). Apoteck für den gmeynen man, 1527. Also (1529) and 1563 eds.

TOLLAT (Johann) *von Vochenberg.* Margarita medicine . . . 1509.

SCHROECK (LUCAS) 1646–1730
2233. Historia moschi, ad normam academiae naturae curiosorum. Augustae Vindelicorum, impensis Theophili Göbelii, excudit Johann. Jacob. Schönigkius, 1682.
[xii] 224 [v] p. engr. front., 3 engr. pls. 7·5 ins.

> BM   Dawson 6055   SGC 1

2234. Memoria Welschiana, sive historia vitae viri celeberrimi, Dr. Georgii Hieronymi Welschii, Augustani, in S.R.I. Societate Naturae Curiosorum dicti Nestoris Augustae Vindelicorum impensis Theophili Göbelii, typis Koppmayerianis, 1678.
90 p. front. (port.) 8 ins.

> Bd. with WELSCH (Georg Hieronymus). Hecatosteae II observationum physico-medicarum, 1675.
> BM   SGC 1   Waller 17972

See FELIX (Antonius). De ovis cochlearum epistola, 1684. *And ed. in* MALPIGHI (Marcello). Opera omnia, 1687, Vol. 2, pp. 85–110.

HELLWIG (Johann). Observationes physico-medicae . . . cditae, scholiisque adauctae à Luca Schröckio, 1680.

SCHROEDER (JOHANN) 1600–64
2235. The compleat chymical dispensatory, in five books: treating of all sorts of metals, precious stones, and minerals, of all vegetables and animals, and things that are taken from them, as musk, civet, &c. How rightly to know them, and how they are to be used in physick; with their several doses. The like work never extant before. Being very proper for all merchants, druggists, chirurgions, and apothecaries; and such ingenious persons as study physick or philosophy. Written in Latin, by Dr. John Schroder, that most famous and faithful chymist. And Englished, by William Rowland, Dr. of Physick. Who translated, Hippocrates, Riverius, Platerus, Sennertus, Rulandus, Crato, and Bartholinus. London, printed by John Darby, for Richard Chiswell, and Robert Clavell, 1669.

[vi] 445 [xii] p. tabs. 11·5 ins.

  BM   SGC 1   Wing S 898

2236. Pharmacopoeia medico-chymica, sive thesaurus pharmacologicus, quo composita quaeque celebriora; hinc mineralia, vegetabilia & animalia chymico-medicè describuntur, atque insuper principia physicae Hermetico-Hippocraticae candidè exhibentur. Opus non minùs utile physicis quàm medicis: editione secundâ correctius & auctius. Ulmae, sumptibus Johannis Gerlini, 1644.

[lxxxviii] 270; 172; 326 [xxviii] p. 7·5 ins.

  Additional engr. t.-p.

2237. … Editio ultima, prioribus multò correctior, tribus linguis Gallicâ, Anglicâ, & Belgicâ, totidemque indicibus aucta. Lugduni Batavorum, apud Felicem Lopez d'Haro, 1672.

[lxiv] 872 [lxxiv]; [1] 4–34 [lvi] p. pl. 7 ins.

  'Appendix' has colophon: ex typographia Severini Matthiae. Additional engr. t.-p.

See DU CHESNE (Joseph). Quercetanus redivivus … opera Joannis Schröderi, 1648.

ETTMÜLLER (Michael). Collegium pharmaceuticum in Johannis Schroederi pharmacopoeiam medico chymicam. [*In his* Opera medica theoretico-practica, Vol. 1, 1696, pp. 497–1048.]

SCHROETER (JOHANNES) 1513–93

See EMERICUS (Franciscus). Oratio de re medica … cum in amplissimo clarissimorum hominum consessu Ioanni Schötero Vinariensi gradus doctoris decerneretur, 1552.

SCHULTES (JOHANN) 1595–1645

2238. Armamentarium chirurgicum. Hagae-Comitum apud Adrianum Vlacq, 1657.

[xxii] 328 [xiv] p. 43 engr. illus. 8 ins.

  Engr. t.p.

2239. Armamentarium chirurgicum, oder Wundartzneyisches Zeug-Haus, in zween Theil abgetheilet; welches aus dem Lateinischen, von dess Authoris Brudern Sohn, Herrn Johann Schultes … reformirten, verbessert und vermehrtem Exemplar, in die teutsche Sprach übersetzet hat. … D. Amadeus Megerlin. Mit dreyen vollkommenen Registern aller Instrumenten wahrnehmungen und denckwürdigen Sachen. Franckfurt, gedruckt bey Johann Gerlin, 1665.

[viii] 3–263; 238 [lx] p. 56 engr. pls. 8 ins.

2240. Armamentarium chirurgicum renovatum & auctum triginta novem tabulis, tam veteres quàm recenter excogitatas machinas & operationes exhibentibus. Una cum observationum medico-chirurgicarum centuria à praecipuis hujus patriae & saeculi practicis annotata, & collecta operâ & studio Joannis Baptistae à Lamzweerde. Amstelodami, apud Joannem à Someren, 1672.

[xvi] 343 [+21]; [2] 3–32; [2] 3–288 [xi] p. 43; 11; 29 engr. illus. 7 ins.

Additional engr. t.-p. T.-p.s for 2nd and 3rd parts read:

1. Auctarium ad armamentarium chirurgicum Johannis Schulteti. Opera defuncti haeredum editum tabulis X exornatum. Amstelodami, ex officinâ Johannis à Someren, 1669.
2. Appendix, variorum tam veterum, quam recenter inventorum instrumentorum ad armamentarium chirurgicum, una cum quatuor et centum observationibus chirurgicis, ab expertis hujus saeculi et patriae practicis annotatis, et collectis opera et studio Joannis Baptistae à Lamzweerde. Amstelodami, Joannem van Someren, 1671.

… Another copy. 3rd item has additional 2 p. introduction to reader and different t.-p. Chirurgiae, veteris ac modernae, promptuarium tabulis viginti novem exornatum, instrumenta varia, eorumque, usum exhibentibus, nec non observationum medico-chirurgicarum centuria illustratum. Opera & studio Johannis Baptistae à Lamzweerde. Amstelodami, apud Joannem à Someren, 1672. Running title and text otherwise same.

SGC 1

2241. Armamentarium chirurgicum olim auctum triginta novem tabulis, tam veteres quàm recenter excogitatas machinas & operationes exhibentibus; nec non observationum medico-chirurgicarum centuria ex praecipuis hujus seculi practicis collecta a Joh. Baptista à Lamzweerde. Nunc verò observationibus quibusdam curiosissimis denuo locupletatum, & ab innumeris mendis expurgatum studio Johannis Tilingii. Lugduni Batavorum apud Cornelium Boutesteyn [et] Jordanum Luchtmans, 1693.

[viii] 343 [xvii]; [2] 3–288 [viii]; [2] 3–62 [i] p. 43; 29; 10 illus. 2 engr. fold. pls. 7·5 ins.

Additional engr. t.-p. Sections 2 and 3 with separate t.-p.s as for 1672 ed. except that they are bound in reverse order, the Appendix coming 2nd and Auctarium 3rd. T.-p. to Auctarium bears date 1672. There is also an additional part to this section T.-p. on p. 33 as follows: Auctarium II continens Petri Hadriani F. Verduin … observationes chirurgicas e Belgica in latinam linguam translatas a Johanne Tilingio, 1693.

… Another copy wrongly bound.

SCHULTZ (GEORG)

Gründliche und unverfängliche Beschreibung: wie auch der natürliche Ursprung, Eigengenschafft, Würckung, Gebrauch und vermuhtliche Bedeutungeines Heyl-Brunnens, welcher ungefehr vor achtzig Jahren zu Hott Geissmar in Hessen, zwey Meil über Cassel entstanden, und selbiger Zeit, nemlich um den Anfang Mondens Aprilis, dess 1639 Jahres, vielen mit unheilbahren Schäden und Kranckheiten beladenen Menschen zum besten anderweit erschienen und herfür gebrochen ist. Männiglich zu sonderbahrer Nachrichtung in offenden Druck verfertiget.

In RAMELOV (Matthias) *and* BOLMANN (George). Hochnützliche, heilsame Wasser- und Brunnen- Betrachtung, 1682, pp. 1–31 [3rd seq.]

SCHULTZ (GODOFREDUS) 1642–98

2242. Dissertatio pharmaceutico-therapeutica de natura tincturae bezoardicae D. Johannis Michaelis cum appendice collectaneâ ob naturam symbolicam & homogeneam, de mistura simplici, his praefixae sunt epistolae honorariae nonnullorum veteranorum medicorum. Hall. [S]axon., sumptibus Simon. Joh. Hubneri, literis Christiani Michaëlis, 1678.

[iv] 197 [+2] p. 6·5 ins.

Bd. with TILING (Matthias). De febribus petechialibus tractatus curiosus . . . 1676.
. . . Another copy. *Bd. with* HAGENDORN (Ehrenfried). Tractatus physico-medicus, 1679.
BM   SGC 2

2243.   Scrutinium cinnabarinum seu triga cinnabriorum, quae sistit naturam cinnabaris antimonii nativae & factitiae vulgaris. Nec non specifici cephalici (des rothen Hertz- und Haupt- Pulvers); D. Johann Michaelis, cum appendice de emplastro magnetico hernias scrotales curante, ad enchiresin chemicam & clinicam praxin accommodatum, operâ & studiò Godofredi Schulzii. Hall. Saxon., sumptibus Simon. Joh. Hübneri, 1680.
[xxvi] 192 [iii] p. front. 6·5 ins.
    Bd. with HAGENDORN (Ehrenfried). Tractatus physico-medicus, 1679.
    BM

See SCHENCK (Johann Theodor). Synopsis institutionum medicinae disputatoriae (G. Schultz, respondent), 1668.

SCHULTZE (WALTHER)
2244.   Verletzter Kopff, das ist, kurtse und gründlich untersuchte Heil-kunst aller und ieder Kopff-Wunden und Brüche der Hirnschaalen, ingleichen der Wunden des Angesichts, und des Halsses, so wohl nach der Lehre der alten und Cur-Vortheilen der heutigen chirurgorum eingerichtet, als auch insonderheit mit vielen aus eigener Erfahrung genommenen raren Begebenheiten bekräfftiget, aus den Holländischen in die hochteutsche Sprache übersetzet von D. Joh. Christian Rothochs. Leipzig, verlegts Joh. Ludwig Gleditsch, und M.G. Weidmanns seel. Erben, 1695.
[xxix] 279 [+ix] p. front. (port.) 6·5 ins.
    SGC 1   Waller 8727

SCHUYL (FLORENZ) 1619–69
See DESCARTES (René). De homine figuris et latinitate donatus a Florentio Schuyl, 1662.

SCHUYL (HERMANNUS) *respondent*
2245.   De respiratione. Lugduni Batavorum, apud Abrahamum Elzevier, 1688.
[12] p. 8 ins.
    [Disp. physico-med. inaug., Leyden, Charles Drelincourt, praeses.)
    Bd. with LIPSTORP (Gustavus Daniel). De animalculis in humano corpore genitis, 1687.

2246.   De vi corporum elastica. Lugduni Batavorum, apud Abrahamum Elzevier, 1688.
[16] p. 8 ins.
    (Disp. philosophica inaug., Leyden, Charles Drelincourt, praeses.)
    Bd. with LIPSTORP (Gustavus Daniel). De animalculis in humano corpore genitis, 1687.
    SGC 1

SCHWALENBERG (ANTHON ULRICH) *respondent*
2247.   De catarrhis. Lugduni Batavorum, apud Abrahamum Elzevier, 1689.
[15] p. 8 ins.

(Disp. med. inaug., Leyden, Jacobus Triglandius, praeses.)
    Bd. with BIDLOO (Govert). Vindiciae quarundam delineationum anatomicarum, 1697.
    . . . Another copy *bd. with* LIPSTORP (Gustavus Daniel). De animalculis in humano corpore genitis, 1687.
    BM

SCHYN (HERMANNUS) *respondent*
2248.   De odontalgia. Trajecti ad Rhenum, ex officinâ Cornelii à Vechten, 1682.
11 [+1] p. 8 ins.
    (Disp. med. inaug., Utrecht, Luca van der Poll, praeses.)
    Bd. with AVEMANN (Johannes Christophorus) *respondent*. De medico eleemosynario publico, 1695.

SCIENTIA (GIUSEPPE)
See ZAPATA (Giovanni Battista). Li maravigliosi secreti di medicina, Raccolti . . . da G. Scientia, chirurgico, suo discepolo, 1618.

[SCLOPETARIUS (BULDRIANUS) *Blessensis, pseud., respondent*]
Discursus methodicus de peditu, ejusque speciebus, crepitu & visio, in theses digestus. (Bombardus Stevarzius, pseud., praeses.)
In FACETIAE FACETIARUM, 1615, pp. 73–98; 1627, part 7; 1647, pp. 17–42; 1657, pp. 19–42.

SCOTT (MICHAEL) 1175 ?–1234 ?
Libellus de secretis naturae.
In ALBERTUS MAGNUS. De secretis mulierum, 1655, pp. 220–358. Also 1665 ed., pp. 204–329.
    Title from running-title.

Quaestio curiosa de natura solis et lunae ex Michaele Scoto.
In LUCINIO (Jean). Pretiosa margarita, 1546, ff. 195r–202r.

SCRETA (HEINRICH) *Schotnovius de Zavorziz*
2249.   De febri castrensi maligna, seu mollium corporis humani partium inflammatione dicta liber singularis. In latinum versus ab auctore recognitus, & auctus. Scafusii, impensis Joh. Martini Meisteri, typis Joh. Martini Osvaldi, 1686.
[xii] 352 [iv] p. 6·5 ins.
    BM   Waller 8989

See LINSENBAHRT (Rosinus). Miscellanea medico-practica tripartita . . . cum sylloge medicamentorum B. D. D. Scretae, 1698.

SCRIBONIUS (GEORGIUS)
Consilium nuptiale, von der Frag: was vor ein Weib ein rechtschaffener studiosus nehmen und freyen soll? Durch Georgium Scribonium.
In FACETIAE FACETIARUM, 1627, part 19.

SCRIBONIUS (WILHELM ADOLPH)
See PETRUS *Hispanus* [Pope John XXI]. Thesaurus pauperum . . . opera et studio Guilielmi Adolphi Scribonii . . . 1576.

SCRIBONIUS LARGUS *fl.* 43

2250. Compositiones medicae. Ioannes Rhodius recensuit, notis illustravit, lexicon Scribonianum adiecit. Patavii, typis Pauli Frambotti, 1655.
[xxii] 144; [2] 3–465 [xli] p. 14 engr. illus. 8·5 ins.

  pp. 219–21 missing.
  ...Another copy. 8 ins. pp. 51–52, 75–78, 167–170 (Emendationes et notae) missing.
  BM   SGC 1

De compositione medicamentorum liber.
In MEDICAE ARTIS PRINCIPES, 1567, cols. 187–238 [3rd seq.]

SCRIPTORES VARII

See DISSERTATIONUM LUDICRARUM ET AMOENITATUM, scriptores varii. Editio nova et aucta. Lugd[uni] Batavor[um], apud Franciscum Hegerum, 1644.

SCULTET (JOHANN); SCULTETUS (JOHANNES)
Ulmensis
See SCHULTES (Johann)

SCUTTER (AEgidius) *respondent*

2251. Disputationum anatomicarum de corporis animalis oeconomia quarta. Ultrajecti, typis Appelarianis, 1679.
[ii] 8 [9–10] p. 7·5 ins.

  (Diss. inaug., Utrecht, Johannes Munniks, praeses.)
  ...Another copy *bd. with* AVEMANN (Johannes Christophorus) *respondent*. De medico eleemosynario publico. 1695.
  BM

SEBASTIANO D'AQUILA
See AQUILA (Sebastiano d')

SEBISCH (JOHANN ALBERT)
See SEBITZ (Johann Albert)

SEBISCH (MELCHIOR) *the younger,* 1578–1674?

2252. Commentarius in libellos Galeni de curandi ratione per sanguinis missionem: hirudinibus: revulsione: cucurbitula: scarificatione. Publicè olim Argentoratensium in Universitate praelectus, & nunc in gratiam medicinae tyronum divulgatus. Argentorati, impensis & typis haeredum Christophori ab Heyden, 1652.
[xii] 333 [+19] p. 8 ins.

  BM

De notis virginitatis.
In PINEAU (Séverin). De integritatis et corruptionis virginum notis, 1641, pp. 264–298.

2253. Discursus medico-philosophicus de casu adolescentis cuiusdam Argentoratensis mirabili: qui anno M.D.C.XVII. octavo Aprilis, circa horam primam pomeridianam, mortuus in quodam paternarum aedium loco, adjacente ipsi serpente, à domesticis inventus fuit: publice in Argentoratensis academiae ἀκροάσει nova XIV. Maii habitus ... Argentorati, excudebat Antonius Bertramus, impensis Pauli Ledertz, 1617.
69 ff. 2 engr. pls., 14 engr. illus. 7·5 ins.

  SGC 1   Waller 8796   Wellcome 5902

2254. Exercitationes medicae. Antehac in illustri Argentoratensium Universitate ad disputandum propositae, nunc denuo recognitae, & indice tum quaestionum, tum rerum auctae. Quibus accesserunt dissertationes de discrimine corporis virilis et muliebris. Item de notis virginitatis, & historia memorabilis de foemina quadam Argentoratensi, quae ventrem suprà modùm tumidum gestavit ultrà decennium, & tùm hydrope uterino, tùm molis carnosis 76 fuit conflictata. Argentinae, ex officina Josiae Staedelii, 1672.
[l] 705 [i] 706–767 [i] 768–941 [+1] p. 3 pls. (fold.) 8 ins.
  BM

2255. Manualis, sive speculi medicinae practici, in usum medicinae tyronum ex bonis & probatis authoribus concinnati. Tomus prior. Argentorati, typis & impensis Friderici Spoor, 1661.
[xxx], 1479 p. 6·5 ins.

  Additional t.-p. engr. by Peter Aubry.
  BM   SGC 1   Waller 8799

2256. [Dissertationes. Argentoratensium Univ.] Argentorati, 1630–9. 8 ins.

  Contents: Examen vulnerum singularum humani corporis partium, quaternus vel lethalia sunt et incurabilia, vel ratione eventus salutaria et sanabilia ... [Partes I–III] Apud heredes Lazari Zetzneri, 1639.
  N.B. Each part has a separate t.-p. with the imprint 'typis Eberhardi Welperi'.
  Respondents: I. Chabreus (Dominicus) 1632. II. Fesel (Wolradus Engelhardus) 1633. III. Zachmann (Johannes Guilielmus) 1633.
  ...Examen vulnerum partium similarium. Typis Eberhardi Welperi, 1635. *Respondent.* Stephanus (Johannes Guilhelmus).
  ...Examinis vulnerum partium dissimilarium. Pars (I–IV). Typis Eberhardi Welperi, 1636–7. *Respondents:* I. Enckelmann (Achatius Christophorus). 1636. II. Saltzmann (Johannes Rudolphus, 1637. III. Hochstat (Johannes Wilhelmus) 1637. IV. Kueffer (Johannes) 1637.
  ...Liber Galeni de differentiis morborum. Typis Eberhard Welperi, 1630. *Respondent:* Arthusius (Guilielmus).
  ...Liber Galeni di morborum causis. Typis Eberhardi Welperi 1630. *Respondent:* Hartig (Amandus).
  ...Liber Galeni de symptomatum differentiis. Typis Johannis Reppii, 1630. *Respondent:* Nitsch (Andreas).
  ...Liber Galeni symptomatorum causis primis. Typis Eberhardi Welperi, 1631. *Respondent:* Jåger (Johannes Gerhardus).
  ...Liber Galeni de symptomatum causis secundus. Typis Eberhardi Welperi, 1631. *Respondent:* Keppler (Ludovicus).
  ...Liber Galeni de symptomatum causis tertius. Typis Eberhardi Welperi, 1632. *Respondent:* Wolff (Johannes).
  ...Problemata phlebotomica, ex Galeni libro de curandi per sanguinis missionem deprompta, et ad mentem eius decisa. Typis Johannis Reppii, 1631. *Respondent:* Kisling (Antonius).
  ...Disputatio medica de plethora et cacochymia. Typis Eberhardi Welperi, 1631. *Respondent:* Saracenus (Janus).
  ...Liber Galeni de tumoribus praeter naturam. Typis Eberhardi Welperi, 1633. *Respondent:* Maclaeus (Johannes).

See NAGELIUS (Bartholomaeus) *respondent*. Disputatio de variolis et morbillis prima, 1642.

WIDEMANNUS (Georgius Sebastianus) *respondent*. Disputationes medicae duae: una de discrimine ... 1630.

SEBITZ (JOHANN ALBERT) *praeses,* 1615–85
See ENGELHARDT (Johannes Laurentius) *respondent*. De AEsculapio inventore medicinae, 1669.

SEBITZ (MELCHIOR)
See SEBISCH (Melchior)

SEBIZIUS (JOHANNES ALBERTUS)
See SEBITZ (Johann Albert)

SEBIZIUS (MELCHIOR)
See SEBISCH (Melchior)

SEGER (GEORG) 1629–78
2257.   Synopsis methodica rariorum tàm naturalium, quàm artificialium, quae Hafniae servantur in musaeo viri excellentissimi, experientissimi, ac praeclarissimi Dn. D. Olai Wormii. Hafniae, sumptibus Georgii Holstii, typis imprimebat Petrus Hakius, 1653.
44 p. 7·5 ins.
> *Bd. with* GRYLLUS (Laurentius). Oratio de peregrinatione, 1566.
> BM   Waller 20254

SEGNI (GIOVANNI BATTISTA)
2258.   Trattato de'sogni. In Urbino, appresso Bartholomeo Ragusij, 1591.
[viii] 64 p. 8 ins.
> Bullock Collection

SEIDEL (BRUNO)   –1577?
2259.   Liber, morborum incurabilium causas, mira brevitate, summa lectionis jucunditate exhibens, medicis atque theologis apprime necessarius atque utilis ... Cum praefatione ad J. Posthium & J. Obsopoeum ... Accessit Fabritii de Paduanis tractatus de morbis, in quibus praesentaneis uti convenit remediis. Lugduni Batavorum, apud Petrum Hackium, 1662.
[xvi] 190 [i.e. 198]; [1–3] 4–34 [xvi] p. 6 ins.
> Edited by Hadrianus Foppens.
> BM   SGC 1   Waller 8817

Sententia ... de iis quae Laurentius Ioubertus in paradoxis suis de febrium humoralium origine ac materia disputavit.
In JOUBERT (Laurent). Operum latinorum tomus primus (-secundus), 1599, Vol. 2, pp. 88–102.

SEIDEL (JAKOB) 1546–1615
Observationes medicae rariores ad Thomam Bartholinum. Missae à Christiano Willichio.
In LYSER (Michael). Culter anatomicus, 1665, pp. 287–300. Also 1679 ed., pp. 228–237.

SEILER (GERYON)   –1563
See GESNER (Conrad). Observationes de medicinae chirurgicae praestantia & antiquitate ad Geryonem Seilerum. [*In* CHIRURGIA, 1555, ff. 393r–395r.]

SELNECCER (NICOLAUS)
See SELNECKER (Nicolaus)

SELNECKER (NICOLAUS)
2260.   Propositiones et quaestiones in octo libros physicorum Aristotelis, ad usum studiosorum scriptae: libellus physiologicus de rebus naturalibus, elegiaco carmine scriptus, & in eundem annotationes theologicae & medicae. Item: libellus sphaericus: omnia ante annos viginti duos praelecta inventuti studiosae ... & nunc

denuo autoris permissu edita. Lipsiae, (Johannes Rhamba excudebat), 1577.
[xxix] 853 [+2] p. 6 ins.
> Printer from colophon.

SELVATICO (BENEDETTO) 1575–1658
2261.   Consiliorum et responsorum medicinalium centuriae quatuor, quibus rari casus proponuntur, plurésque difficultates elucidantur. Additis indicibus locupletissimis. Accessit eiusdem methodus consultandi. Genevae, sumpt. Ioannis Antonij & Samuelis de Tournes, 1662.
[xxviii] 390 [xxv] p. front. (port.) 13 ins.
> Portrait is of the author, aged 81.
> BM   SGC 1

SELVATICO (GIAMBATTISTA) 1550–1621
2262.   Galeni historiae medicinales a Jo. Baptista Silvatico ... Jo. Petri filio, enarratae. Accessit historiarum & rerum memorabilium index copiosissimus. Hanoviae, typis Wechelianis, apud Claudium Marnium & haeredes Johannis Aubrii, 1605.
[xii] 422 [xviii] p. 13·5 ins.
> Bookplate of Sebastianus Schefferus, Dr.
> BM

SENDIVOGIUS (MICHAEL) 1566–1646
2263.   A new light of alchymy. Taken out of the fountain of nature and manual experience, to which is added a treatise of sulphur. Written by Micheel Sandivogius. i.e. anagrammatically, divi leschi genus amo. Also nine books of the nature of things, written by Paracelsus, viz. Of the generations, growths, conservations, life, death, renewing, transmutation, separation, signatures of natural things. Also a chymical dictionary explaining hard places and words met withal in the writings of Paracelsus and other obscure authors. All which are faithfully translated out of the Latin into the English tongue, by J. F. MD. London, printed by A. Clark for Tho. Williams, 1674.
[xvi] 150 [x] 161–351 p. 6·5 ins.
> Marginal notes.
> Wing 2507A

SENECA (LUCIUS ANNAEUS) c. 5 B.C.–A.D. 65
Ex ... libro tertio naturalium quaestionum [excerpta de aquis].
In De BALNEIS, 1553, ff. 229v–232r [2nd seq.]

SENF (MICHEL ANGELO) 1602–
2264.   Absurda vera sive paradoxa medica quorum Pars I. Theoremata & quaestiones controversas varias quae hodie Neotericis cum Galenicis intercedunt proponit cum dissertatione nova cap V. De spirituum effluviis & animae communis transmigratione iuxta modernos Pythagoricos. Pars II. Occasione morborum certorùm septentrionalium easdem quaestiones controversas continuat cum dissertatione de falso titulo sive falsa existentia morbi Gallici. Pars III. Continet tractatum de vanitate, falsitate, & incertitudine aphorismorum Hippocratis. Opus philiatris omnibus tam incipientibus quàm adultis, lectu jucundum utile & necessarium. Genevae, sumptibus Cramer & Perachon, 1697.
[xii] 116; [vi] 114 [vi]; [xii] 195 p. 6·5 ins.

2265. Tractatus de remedio doloris, sive materia anodynorum. Nec non opii, causa criminali in foro medico. Accessit visio Alethophili advocati de secta et religione empyricorum panacaeistarum. Amstelaedami, apud Janssonio-Waesbergios, 1699.
[i] 172 p. 7 ins.

SENGUERD (WOLFERD) 1646–1724
2266. Philosophia naturalis, quatuor partibus primarias corporum species, affectiones, differentias, productiones, mutationes, & interitus, exhibens. Editio secunda, priore auctior. Lugd. Batav., apud Danielem à Gaesbeeck, 1685.
[xxviii] 432 [xxxii] p. illus., 5 pls. 8 ins.

  Additional engr. t.-p.
  Presented by Thomas Windsor.
  University History of Science Collection.
  BM

. . . praeses

See BURNET (Thomas) *respondent*. De vomitu, 1691.

FORREST (Jacob) *respondent*. De mensibus vitiosis, 1691.

'S GRAVESANDE (Isaacus) *respondent*. De angina vera & spuria, 1691.

HULLEMAN (Pillegromius) *respondent*. De succo nerveo, 1691.

LE BOE (Franciscus de) *respondent*. De febre nuperrima epidemia, 1692.

LEEW (Theodorus de) *respondent*. De nephritide, 1691.

MANDEVILLE (Bernardus de) *respondent*. De chylosi vitiata, 1691.

MUYKENS (Theodorus) *respondet*. Positiones de corporum statu & mutatione physico-medicas continens, 1691.

NEUBIG (Johannes Christophorus) *respondent*. De scorbuto, 1691.

PINEAU (Benjamin) *respondent*. De rachitide, 1691.

STER (Mauritius vander) *respondent*. De cholera humida, 1691.

TIELENS (Paulus) *respondent*. De urinis, 1691.

VOOGD (Petrus) *respondent*. [Exercitia medico-physico-aphoristica], 1691, no. II. De morborum signis *and* no. IV. Inaugurale exercitium medico-physico-aphoristicum praecedentibus annexum.

SENGUERDUS (ARNOLDUS) 1610–68
Discursus de ostento dolano.
In COLLECTANEA de diuturna graviditate, seriem tractatum, 1662, pp. 1–27.

SENNERT (DANIEL) 1572–1637
2267. De chymicorum cum Aristotelicis et Galenicis consensu ac dissensu liber I. Controversias plurimas tum philosophis quam medicis cognitu utiles continens. Wittebergae, apud Zachariam Schurerum, 1619.
[xxxii] 709 [+23] p. 7 ins.

  BM notes no more seems to have been published.
  Partington Collection.
  BM Wellcome 5920

2268. De chymicorum cum Aristotelicis et Galenicis consensu ac dissensu liber: cui accessit appendix de constitutione chimiae. Editio tertia auctior. Parisiis, apud Societatem, 1633.
[xviii] 434 [xi] p. 9 ins.

  Waller 8849 Wellcome 5922

2269. De scorbuto tractatus. Cui accesserunt eiusdem argumenti tractatus & epistolae Balduini Ronssei, Johannis Echthii, Johannis Wieri, Johannis Langii, Salomonis Alberti, Matthaei Martini. Wittebergae, apud Zachariam Schurerum, (impressum typis Jobi Wilhelmi Fincelii), 1624.
[xvi] 230 [xii] 232–353 [xix] 354–573 [ii] 574–755 [xxii] p. 2 illus. 6.5 ins.

  Printer from colophon. Inscription to Jacob Lind, 1765 on verso of fly-leaf.
  BM SGC 1 Wellcome 6948

2270. Epitome naturalis scientiae. Parisiis, apud Societatem, 1633.
[xii] p. 9 ins.

  Dedication, preface 'lectore candido' & index librorum I–VIII only. Bibliothèque Nationale copy has prelim. leaves, index, 298 p.
  Bd. with his De scorbuto tractatus, 1624.

2271. (Opera omnia in tres tomos divisa). Editio novissima caeteris omnibus auctior & correctior. Lugduni, sumptibus Ioannis Antonii Huguetan & Marci Antonii Ravaud, 1650.
3 vols. Vol. 1. [xxxvi], 882 [i.e. 886] [xxxv]; Vol. 2. [xx] 1156 [xxii], Vol. 3 [xvi] 866 [xiv] p. front. port. 1 p. of diagrs. in vol. 3. 14 ins.

  Contents: Vol. 1. I. Epitome scientiae naturalis. II. Hypomnemata physica. III. Methodus discendi medicinam. IV. Institutiones medicae. V. De origine animarum in brutis. Vol. 2. I. De Febribus Libri IV. II. Practicae Libri I–III. Vol. 3. I. Practicae Libri IV–V. II. Tractatus de arthritide [Lucian. Podagra tragice]. III. Practicae liber VI. IV. Tractatus de consensu & dissensu chymicorum cum Galenicis & Aristotelicis. V. Exoterica.
  Title from half t.-p. Each vol. has separate engr. t.-p. Portrait of author as front. to vol. 1. Book plate of Thomas Windsor. Imprint to vol. 2 reads: sumptibus Ioannis Antonii Huguetan filii & Marci Antonii Ravaud.

2272. (Opera omnia in quatuor tomos divisa.) Editio novissima, caeteris omnibus auctior & correctior. Lugduni, sumptibus Ioannis Antonii Huguetan & Marci Antonii Ravaud, 1656.
4 vols. in 2. Vols. 1–2 [xxxvi] 306; [ii] 307–870 [i.e. 880] [xxxiv]; Vols. 3–4 [xx] 363 [+1] 363–622; [ii] 625–1098 [xxi] p. front. (port.) 1 p. diagrs. in vol. 4. 14 ins.

  Contents: Vol. 1. I. Epitome scientiae naturalis. II. Hypomnemata physica. III. Methodus discendi medicinam. De consensu & dissensu chymicorum cum Galenicis. IV. De origine animarum in brutis. Vol. 2. I. Institutionum medicinae libri quinque. II. De febribus libri quatuor. III. Fasciculus medicamentorum contra pestem. Vol. 3. Practicae Libri I–III. Vol. 4. I. Practicae libri IV–V. II. Tractatus de arthritide. [Lucian. Podagra tragice]. III. Practicae liber VI. IV. Exoterica.
  Title from half t.-p. Separate engr. t.-p. for each vol. T.-p. to vol. 2. dated 1654. Front. is portrait of author.
  SGC 1 Watt

2273. (Opera omnia in sex tomos divisa.) Editio novissima. Lugduni, sumptibus Joannis Antonii Huguetan, 1676.
6 vols in 3. [Vols. 1–2: [xl], 306; [iv] 309–808 [xxxi]; Vols 3–4. [xvi], 363; [ii], 363–786 [xvii]; Vols 5–6 [xii], 320; [ii] 323–696 [xi] p., front. (port.) 1 p. diagrs in vols. 3–4.

> *Contents:* Vol. 1. I. Epitome scientiae naturalis. II. Hypomnemata physica. III. Methodus discendi medicinam. IV. De consensu & dissensu chymicorum cum Galenicis. V. De origine animarum in brutis. Vol. 2. I. Epitome institutionum medicinae. II. Institutionum medicinae libri quinque. Vols. 3–4. Practicae Libri I–IV. Vol. 5. I. Practicae liber V. II. De arthritide tractatus. Lucian: Podagra tragice. III. Practicae liber VI. IV. Exoterica. Vol. 6. I. Epitome febrium. II. De febribus, libri quatuor. III. Fasciculus medicamentorum contra pestem. IV. Epistolae. Title from half t.-p. Each vol. has separate engr. t.-p. Portrait of author as front. to vol. 1.
> BM   SGC 1   Waller 8860

2274. Practicae medicinae liber secundus. (Wittebergae), sumtibus viduae et haered. Zachariae Schüreri senioris (typis haeredum Salomonis Auerbach, 1629). [xvi] 429 [i.e. 439] [viii] p. illus. 8 ins.

> Imprint from colophon. Engr. t.-p.

2275. Practicae medicinae liber secundus. Olim in Germania, iam secundò in Gallia typis excusus multísque quibus scatebat erroribus repurgatus. Parisiis, 1632. [xii] 363 [+7] p. 9 ins.

> *Bd. with his* De scorbuto tractatus, 1624.

2276. Practical physick: or, five distinct treatises of the most predominant diseases of these times. The first of the scurvy. The second of the dropsie. The third of feavers and agues of all sorts. The fourth of the French pox. And the fifth of the gout. Wherein the nature, causes, symptomes, various methods of cure, and waies of preventing every of the said diseases, are severally handled, and plainly discovered to the meanest capacity. Written in Latine by the famous Dr. Daniel Sennertus, late publick Professor of Physick in the University of Wittenburgh. In English, by Nich. Culpeper, and H. Care, students in physick and astrology. London, printed for William Whitwood, 1679. [xvi] 151 [xii] 176, 279 p. 6.5 ins.

> SGC 1   Wing S 2543

2277. Two treatises. The first of the venereal pocks: Wherein is shewed, I. The name and original of this disease. II. Histories thereof. III. The nature thereof. IV. Its causes. V. Its differences. VI. Several sorts of signs thereof. VII. Several waies of the cure thereof. VIII. How to cure such diseases as are wont to accompany the whores pocks. The second treatise. Of the gout. 1. Of the nature of the gout. 2. Of the causes thereof. 3. Of the signs thereof. 4. Of the cure thereof. 5. Of the hip-gout or sciatica. 6. The way to prevent the gout. Written in Latin and English by Daniel Sennert, Nicholas Culpeper, Physitian and Astrologer, Abdiah Cole, Doctor of Physick, and the liberal arts. London, printed by Peter Cole, 1660.

[iv] 75 [+1] 87 p. 10.5 ins.

> *Bd. with* PLATER (Felix) *the elder.* A golden practice of physick, 1662.
> SGC 1   Wing S 2547

See MOCHINGER (George) *praeses.* Compendium institutionum medicarum Danieli Sennerti, 1631.

SPERLING (Johann). Tractatus physico-medicus, de origine formarum, 1634. Tractatus physico-medicus, de calido innato. 1634; Tractatus physico-medicus de morbis totius substantiae, 1633.

THEATRUM SYMPATHETICUM AUCTUM . . . 1662.

SEPTALIUS (LUDOVICUS)
See SETTALA (Ludovico)

SERAPION *the elder,*   –c. 930
De febribus liber.
In De FEBRIBUS, 1576, 153^r–164^v [2nd seq.]
Ex Ioanne filio Serapionis, excerpta de balneis.
In De BALNEIS, 1553, ff. 430^r–438^v.

2278. Iani Damasceni . . . therapeuticae methodi, hoc est, curandi artis libri VII partim Albano Torino Vitodurano paraphraste; partim Gerardo iatro Cremonensi metaphraste. Qui sane libri vel hoc nomine magni sunt faciendi, quod sint per omnia Galenici, & consumatam totius medicinae curativae partem, (quae caeteris difficilior ac praestantior habetur) cum omnibus suis indicationibus, complectantur. Universi nanque (!) corporis humani, singularumque eiusdem partium, tam internarum, quàm externarum aegritudinum ac vitiorum curandi rationes quàm absolutissimas continent . . . Apud inclytam Basilaeam per Henrichum Petrum, (1543). [xxiv] 491 [+1] p. 11 ins.

> Date from colophon.
> Ascribed by Wellcome to Mesue the elder; SGC entered under Janus *Damascenus* BM under YUHANNA Ibn SARAPION. Campbell (Vol. 1, p. 72) cites Constantinus Africanus as the source of confusion between Serapion and Mesue, both called 'Janus Damascenus', and attributes this work to Serapion *the elder.* Choulant agrees with this attribution but believes the confusion concerning Janus Damascenus originated with this particular edition (*see* p. 345), pp. 485–490: Claudii Galeni Pergamensis de succidaneis, hoc est, quae inter se commutantur medicamentis, Albano Torino interprete. Probably a spurious work, according to Ackermann.
> BM   SGC 1   Wellcome 4272

2279. Practica studiosis medicinae utilissima: quam postremo Andreas Alpagus Bellunensis medicus, & philosophus, idiomatisque arabici peritissimus, in latinum convertit: cuius translatio nunc primum exit in lucem. Eiusdem Serapionis de simplicium medicamentorum temperamentis commentaria Abrahamo Iudaeo, & Simone Ianuensi interpretibus: quae diligenti cura nunc sunt castigata, ac singulis eorum capitibus Dioscoridis, ac Galeni loca, in quibus de eodem medicamento ab illis auctoribus agitur, in margine notata sunt. Omnium praeterea capitum indicem, ac simplicium medicamentorum nomina tam arabica, quam latina impressimus. Venetiis, apud Iuntas, 1550. [vi] 200 ff. 12.5 ins.

'De simplicibus commentarii' is by Serapion the younger.
Colophon: Venetijs, impressum in officina haeredum Lucae
Antonij Iuntae, 1550. Device with initials L.A. on t.-p.
Wellcome ascribes both items to Serapion the elder, SGC to
Serapion the younger. And see Choulant p. 347.
BM   SGC 1   Wellcome 5934

See CHAMPIER (Symphorien). Castigationes . . . [1532]
MESUË (Johannes) *the elder*. Aphorismi Damasceni. [*In* BENEDETTI (Alessandro). Anatomice, 1528,
ff. 106ᵛ – 111ʳ.]

SERAPION *the younger, fl.* 1070
Serapionis aggregatoris de simplicibus commentarii,
Abrahamo Iudaeo, et Symone Ianuensi interpretibus.
In BRUNFELS (Otto). In hoc volumine continentur . . .
1531. pp. 1–308.

Serapionis aggregatoris de simplicibus commentarii,
Abrahamo Iudaeo, et Symone Ianuensi interpretibus.
Sciàs lector nominum arabum interpretationem in
libro cui titulus est Clavis sanitatis, ab ipso Symone
Ianuensi composito, haberi. Capita vero Dioscoridis in
margine huius libri notata, ex Ruellij tralatione citata
esse.
In SERAPION *the elder*. Practica studiosis medicinae utilissima, 1550, ff. 113–200.

See CHAMPIER (Symphorien). Castigationes . . . [1532].

MESUË (Johannes) *the elder*. Aphorismi Damasceni.
[*In* BENEDETTI (Alessandro). Anatomice, 1528, ff.
106ᵛ–111ʳ.]

SERENUS SAMONICUS (QUINTUS)   –212
De febribus carmina.
In De FEBRIBUS, 1576, f. 183ᵛ [2nd seq.]

De medicina, praecepta saluberrima, per eundem D.
Caesarium, ab omnibus quibus scatebant mendis, probe
ac diligenter emaculata . . .
In CELSUS (Aurelius *or* Aulus Cornelius). De re medica
libri octo . . . 1528, ff. 1–26 [2nd seq.].

De medicina praecepta saluberrima, Antonij Molinij
Matisconensis opera, post Io. Caesarei castigationem,
diligenter emaculata.
In CELSUS (Aurelius *or* Aulus Cornelius). De re medica,
1542, pp. 431–470. Also 1554 ed., pp. 534–575.

De medicina praecepta saluberrima. R. Constantini
opera, post Caesarei & Molinij castigationem, diligenter
emaculata.
In CELSUS (Aurelianus *or* Aulus Cornelius). De re medica
libri octo, 1566, pp. 345–378.

De medicina praecepta saluberrima.
In MEDICAE ARTIS PRINCIPES, 1567, cols. 415–432 [3rd
seq.].

2280.   De medicina praecepta saluberrima. Robertus
Keuchenius ex veteri libro restituit, emendavit, illustravit . . . Amstelodami, apud Petrum van den Berge, 1662.
[xvi] 295 [xxi] p. 6 ins.

Additional engr. t.-p.
MS. biographical notes on verso of fly-leaf.
BM   SGC 1   Waller 8869

2281.   De re medica sive morborum curationibus liber
tum elegans tum humanae saluti perquàm utilis, &
diligenter emendatus. Item Gabrielis Humelbergii . . .
in Q. Sereni librum medicinalen, commentarii. Tiguri,
1540.
[i] 249 ff. 8 ins.

BM   Dawson 6115   SGC 1   Wellcome 5939
. . . Medicina.
See CELSUS (Aurelius *or* Aulus Cornelius). [In hoc
volumine haec continentur. Aurelii Cornelii Celsi
medicinae libri VIII quam emendatissimi, graecis
etiam omnibus dictionibus restitutis,] 1528, ff. 149–164.

RIVINUS (Andreas). Veterum quorundam bonorum
scriptorum libri, 1654.

SERMON (WILLIAM) 1629?–79
2282.   The ladies companion, or the English midwife.
Wherein is demonstrated, the manner and order how
women ought to govern themselves, during the whole
time of their breeding children; and of their difficult
labour, hard travail, and lying-in, etc. Together with
the diseases they are subject to (especially in such times)
and the several wayes and means to help them. Also
the various forms of the childs proceeding forth of the
womb, in 17 copper cuts; with a discourse of the parts
principally serving for generation. Digested into a
small volume, by William Sermon Doctor in Physick,
one of His Majesties physicians in ordinary; author of
those most famous Cathartique and Diuretique pills,
so well known for curing of the dropsie, scurvey, all
other sharp, salt, and watry humours etc. London,
printed for Edward Thomas, 1671.
[xiv] 208 p. front. fold. pl. 6 ins.

Front. is portrait of the author.
BM   Watt   Wing S 2628

SERNA (JUAN GALLEGO DE LA)
See GALLEGO DE LA SERNA (Juan)

SERRANUS (IOANNES)
περι της εντελεχειας disputatio, Laurent. Iouberti et
Io. Serrani.
In JOUBERT (Laurent). Operum latinorum tomus primus
(-secundus), 1599, Vol. 2, pp. 228–232.

SERRANUS (LUDOVICUS)
See SERRES (Louis de)

SERRES (LOUIS DE)
See VEGA (Christóbal de). Opera omnia: opera & labore
Ludovici Serrani, 1626.

SERRURIER (JOSEPH) *respondent*
2283.   De febribus in genere. Lugduni Batavorum,
apud Abrahamum Elzevier, 1690.
[16] p. 9 ins.

(Disp. med. inaug., Leyden, Paul Hermann, praeses.)
Bd. with BIDLOO (Govert). Vindiciae quarundam delineationum
anatomicarum, 1697.
BM   SGC 1

2284.   De gravitate aeris. Lugduni Batavorum, apud Abrahamum Elzevier, 1690.

[16] p. 9 ins.

(Disp. phil. inaug., Leyden, Paul Hermann, praeses.)

Bd. with BIDLOO (Govert). Vindiciae quarundam delineationum anatomicarum, 1697.
BM

SERVETUS (MICHAEL) 1509–53

2285.   Syruporum universa ratio, ad Galeni censuram diligenter expolita. Cui, post integram de concoctione disceptationem, praescripta est vera purgandi methodus, cum expositione aphorismi [Hippocratis]: concocta medicari. Michaële Villanovano authore. Parisiis, ex officina Simonis Colinaei, 1537.

70 [+1] ff. 6 ins.

BM   SGC 1   Waller 8880   Wellcome 5943

2286.   . . . Another ed. Lugduni, apud Gulielmum Rovilium, 1546.

[ii] 3–111 p. 6 ins.

Colophon reads: Excudebat Lugduni Ioannes Pullonus, alias de Trin.
Christie Collection.
BM   Waller 8882

SERVIUS (PETRUS)   –1648

2287.   Dissertatio de unguento armario, sive de naturae artisque miraculis. Romae, typis Dominici Marciani, 1643.

[viii] 179 [+5] p. 6·5 ins.

Book-plate of James Allardes.
Waller 8883 (dated 1642)

See THEATRUM SYMPATHETICUM AUCTUM . . . 1662.

SETTALA (LUDOVICO) 1552–1633

2288.   Animadversionum et cautionum medicarum. Libri IX. Postremae huic editioni quartae accedent Joannis Rhodii analecta et notae. Patavii, apud Paulum Frambottum, 1652.

[xvi] 608 [lxii] p. 6 ins.

pp. 575–608: 'De naevis liber. Editio postrema emendatior & indiculo auctior.' Wanting Vol. 2. noted in SGC and Waller.
SGC 1   Waller 8884

2289.   De peste, & pestiferis affectibus. Libri quinque. Mediolani, apud Ioannem Baptistam Bidellium, 1622.

[xvi] 343 [xvi] p. 9 ins.

BM   SGC 1   Wellcome 5947

2290.   . . . In librum Hippocratis Coi de aeribus, aquis, locis, commentarii V. Appositus est graecus Hippocratis contextus, ope antiquorum exemplarium restitutus, & in multis locis emendatus; unà cum nova eiusdem in latinum versione. Cum indice rerum & verborum locupletissimo. Francofurti, apud Ioannem Beyer, 1645.

[iv] p. 512 cols. [i.e. 256 p.] [vii] p. diagr. 13·5 ins.

Marginal MS. notes.
. . . Another copy.
BM

Tractatus de naevis.

[3] 4–20 [iii] p.

In BONET (Théophile) Labyrinthi medici extricati, 1687.

See ARISTOTLE. Ludovici Septalii . . . commentariorum in Aristotelis problemata tomus I(–II) . . . 1602–7.

BONET (Théophile). Labyrinthi medici extricati . . . monstrantibus Gulielmo Ballonio & Lud. Septalio . . . 1687.

RHODE (Johann). Analecta et notae in Ludovici Septalii animadversiones . . . 1652.

SEVERINO (MARCO AURELIO) 1580–1656

2291.   Antiperipatias. Hoc est adversus Aristoteleos de respiratione piscium diatriba. De piscibus in sicco viventibus. Commentarius in Theophrasti Eresij libellum huius argumenti. Phoca illustratus, scilicet anatome spectatus, & philosophico criterio examinatus de radio turturis marini, eiusque vi, medica, veneno. Opuscula diù expectata nunquam visa. Accessit vitae authoris synopsis. Neapoli, apud haeredes Camilli Cavalli, expensis Ioannis Alberti Tarini, 1659.

[xxii] 128 [vi] 70 p. 12·5 ins.

Separate t.-p.s for 'De piscibus in sicco viventibus' & 'Phoca illustratus'. Spaces for illus. on pp. 46 and 47 of the latter are blank.
Bd. with STEPHANUS (Johannes). Opera universa, 1653.
BM

2292.   De efficaci medicina libri III. Qua Herculea quasi manu, ferri ignisque viribus armata, cuncta, sive externa sive interna, tetriora et contumaciora mala colliduntur, proteruntur, extinguuntur; adjuvantibus aeque pragmatias experimento, methodi fulcimento, auctoritatis complemento. Opus ante hac in arte desideratum, nunc primùm in lucem datum. Francofurti, sumptibus Joannis Beyeri, typis verò Antonij Hummij, 1646.

[xvi] 297 [+14] p. illus. 12·5 ins.

Additional engr. t.-p.
SGC 1   Waller 8888

. . . Another copy of above edition.

In FABRY (Wilhelm). Opera quae extant omnia, 1646.

In FABRY (Wilhelm). Opera quae extant omnia, 1682.
2 copies one of which bears t.-p. dated 1671.

2293.   De la mèdecine efficace ou la manière de guérir les plus grandes & dangereuses maladies tant du dedans que du dehors, par le fer & par le feu. Divisée en III livres. Et traduite nouvellement de latin en françois, avec les tables des chapitres et matières. Genève, pour Pierre Chouët, 1668.

[xliv] 654 [xxiv] p. 4 pls. 8·5 ins.

SGC 1

2294.   Quaestiones anatomicae quatuor. Prima, de aqua pericardia. Secunda, de cordis adipe. Terria [!], de poris cholidochis. Quarta, osteologia pro Galeno adversus argutatores. Epidochae in totidem alias Julii Jasolini. Hanoviae, typis Johannis Aubry; Francofurti, sumptibus Christophori Le Blon, 1654.

54 [ii] p. 8 ins.

Bd. with his Seilo-phlebotome castigata, 1654.
BM   SGC 1

2295. Seilo-phlebotome castigata sive de venae salvatellae usu & abusu. Hanoviae, typis Joannis Aubry, sumptibus Christophori Le Blon, 1654.
[xvi] 192 [xxiii] p. illus. 7 pls. 8 ins.

Includes, pp. 150–192, Joannis Trullii...de serie venarum, ad M. Aurelium Severinum...epistola—Petri Castelli responsio, ad...D. Marcum Aurelium Severinum de venae seilem—phlebotome adversus Spigelium disputatiunculam.—Ad...D. Petrum Castellum...Marci Aurelii Severini...pro sua seilomastyge epistola.
Additional t.-p.
BM SGC 1

2296. Synopseos chirurgiae libri sex. Amstelodami, apud Elizeum Weyerstraeten, 1664.
135 [i] p. 5 ins.

Engr. t.-p.
Falsely attributed to Severino, according to Biog. Méd., Vol. 7, p. 209.
BM SGC 1 Waller 8891

2297. Tractatus absolutissimus de abscessibus. Tertia hac editione à mendis purgatus, variis additamentis, eorumdemque iconibus, aere incisis, adauctus, ac locupletiori rerum, verborum & historiarum indice donatus. Francofurti, cura haeredum Beyerianorum, 1668.
[xx] 168 [i.e. 468] [xlvi] p. illus. 8 ins.

Contents: Liber 1. De abscessu critico cum consultatione singulari —2. De abscessibus per congestum.—3. De abscessibus anomalis.—4. De novissime observatis abscessibus. —5. De paedarthrocace, abscessu puerorum proprio.—6. De gibbis, valgis, varis & aliis ab interna vi varie luxatis.—7. De epincytidibus, roseolis, saltantibus & pernionibus.—8. De παιδαγχονη λοιμωδει.

2298. τριβοήτητος ἠ τρισέρειστος trimembris chirurgia, in qua diaetetico-chirurgica pharmaco-chirurgica & chymico-chirurgica traditio est . . . Francofurti, impensis Joannis Godefridi Schönwetteri, 1653.
[xii] 268 [x] p. 8 ins.

Preface to reader and dedication bound between pp. 8–9.
BM SGC 1 Waller 8892

2299. Vipera pythia, id est, de viperae natura, veneno, medicina, demonstrationes, & experimenta nova. Patavii, typis Pauli Frambotti, 1651.
[xviii] 522 [xxiv] p. illus. 9 ins.

Additional engr. t.-p. Wanting portrait noted in Dawson & SGC.
BM Dawson 6128 SGC 1 Waller 8893

See COLLEGIUM ANATOMICUM . . . trium virorum Julii Jasolini Locri, Marci Aurelii Severini Thurii, Bartholomaei Cabrolii Aquitani . . . 1654.

COLMENERO DE LEDESMA (Antoine). Chocolata Inda . . . curante Marco Aurelio Severino . . . 1644.

SEVERINUS (Petrus) *Danus*
See SOERENSEN (Peder)

SEXTUS PLACITUS *Papyrensis* 6th cent. A.D.
Sexti philosophi Platonici liber de medicina ex animalibus, Gabriele Humelbergio . . . interprete.
In MEDICAE ARTIS PRINCIPES, 1567, cols. 684–697 [4th seq.]

See RIVINUS (Andreas). Veterum quorundam bonorum scriptorum libri, 1654.

SEXTUS PLATONICUS
See SEXTUS PLACITUS *Papyrensis*

2300. Here begynneth the **SEYNGE OF URYNES** of all the coloures that urynes be of, with the medycines annexed to every uryne and every uryne his urynall much profytable for every man to knowe. London, Wyllyam Powel, 1548.
[1] 48 ff. 5 ins.

Leaves [1] (t.-p.) and 1 (first page) missing.
Wellcome 5958

SFORZIA (NATHANAEL)
2301. Der sichere und Geschwinde Artzt: oder Neues Artzney-buch, worinnen alle und jede Kranckheiten des Menschlichen Leibs, nach Ordnung des Alphabeths, kurtzlich vorgestellet sind, auch, wie sie am sichersten und geschwindesten zu heylen, angezeigt wird. Alles nach Grundmässigen Lehr-sätzen, [au]ffgesetzet, und ausz der erfahrensten Aertzten fürnemlich Paracelsi, Helmontii, Michaëlis, Wepferi, Hildani, Ettmülleri, Wedelii, Bohnii, Cardilucii, Barbette und anderer, so wol gedruckten als ungedruckten Schrifften, zu vieler sonderlich auff dem Land wohnenden, Nothleydenden, wie auch aller Liebhaberen der Artzneykunst vielfaltigem Nutzen . . . Basel, in Verlag Johann-Philip Richters, 1684.
[viii] 440 p. 6·5 ins.

SHARP (JANE)
2302. The midwives book. Or the whole art of midwifry discovered. Directing childbearing women how to behave themselves in their conception, breeding, bearing, and nursing of children. In six books, viz. 1. An anatomical description of the parts of men and women. 2. What is requisite for procreation: signes of a womans being with a child, and whether it be male or female, and how the child is formed in the womb. 3. The causes and hinderance of conception and barrenness, and of the paines and difficulties of childbearing with their causes, signes and cures. 4. Rules to know when a woman is near her labour, and when she is near conception, and how to order the child when born. 5. How to order women in childbirth, and of several diseases and cures for women in that condition. 6. Of diseases incident to women after conception: rules for the choice of a nurse; her office; with proper cures for all diseases incident to young children. By Mrs. Jane Sharp practitioner in the art of midwifry above thirty years. London, printed for Simon Miller, 1671.
[xii] 418 [iv] p. fold. pls. 5·5 ins.

BM Watt

SHORT (RICHARD) *of Bury*
2303. Περι ψυχροποσιας, of drinking water, against our novelists, that prescribed it in England. Whereunto is added, περι θερμοποσιας, of warm drink, and is an

answer to a treatise of warm drink, printed at Cambridge
... London, printed for John Crook, 1656.
[xxxii] 173 p. 6 ins.
   BM Watt Wing S 3528

SIBSCOTA (George)
2304. The deaf and dumb man's discourse. Or a
treatise concerning those that are born deaf and dumb,
containing a discovery of their knowledge or understanding; as also the method they use, to manifest the
sentiments of their mind. Together with an additional
tract of the reason and speech of inanimate creatures.
London, printed by H. Bruges, for William Crook,
1670.
[ii] 89 [+5] p. 6 ins.
   ... Three copies. Deaf Education Library (Two copies Arnold
   Library, one Monckton copy presented by Abraham Farrar,
   1928.)
   MS. note on Monckton copy: this is a translation of a book
   issued some 15 years previously by Anthony Deussing, Prof.
   of Medicine at Groningen, Holland.
   BM

SICCUS (Joannes Antonius)
De balneis compendium, ex Hippocrate et Galeno.
Ad Dominicum Maurocenum ...
In De Balneis, 1553, ff. 489ʳ–497ᵛ [2nd seq.]

SIEGEMUNDIN (Justine)
See Dittrich (Justine)

SILVATICO (Matteo)   –1340?
2305. Pandectae medicinae. Opus pandectarum medicinae ... tam aromatarijs, quam medicis omnibus
necessarium, nuperrimè castigatius redditum, et non
invenustis characteribus in gratiam studiosorum excusum, ac plurimis celeberrimorum autorum, in primisque
Simonis Genuensis, adnotationibus decenter illustratum,
nec non varijs capitibus simplicium medicinarum, quae
in perquàm multis codicibus non comperiuntur, adauctum: cum tractatu quoque declarante quantum ex
solutivis laboriosis ingrediatur pro singula drachma
pilularum & electuariorum solutivorum. Tabula simplicium proximè sequentem paginam volventi sese
offert. Subiecta quoque est in fine operis tabula omnium
capitum per elementorum alphabeti seriem digesta.
Adiecta item fuere adnotamenta pleraque studiosis
lectoribus haud dubiè profutura per ... Dominicum
Martinum de Sospitello, qui non pauca quae depravata
fuerant integritati suae non indiligenter restituit. (Cum
tabula & additionibus ac dosi solutivorum magistri
Baptiste sardi). Lugduni, apud Iacobem Giunctam,
1541.
[iv] clxxij [iii] ff. 12·5 ins.
   Woodcut border to t.-p. Marginal MS. notes.
   Colophon: Lugduni, nunc demum exactissimè per ... Theobaldum Paganum calchographum excusum, 1541. Imperfect,
   wanting ff. xlix, l, cx, cxiii.
   BM SGC 1 (with different printer) Wellcome 5973

SILVATICUS (Benedictus)
See Selvatico (Benedetto)

SILVATICUS (Joannes Baptista)
See Selvatico (Giambattista)

SILVIUS (Dethlevus) *Holsatus, ed.*
See Rantzau (Henrik). De conservanda valetudine
liber ... 1576 & 1604 eds.

SILVIUS (Zacharias), *fl. c. 1650*
See Salerno, School of. Schola Salernitana ... ex
recensione Zachariae Sylvii ... 1648.

SIMEON *Seth,* 11th cent.
2306. Σύνταγμα κατὰ στοιχειων περὶ τροφων δυναμεων
... Volumen de alimentòrum facultatibus iuxta
ordinem literarum digestum, ex duob. bibliothecae
Mentelianae MM.SS. codd. emendatum, auctum, &
Latina versione donatum, cum difficilium locorum
explicatione, a Martino Bogdano. Lutetiae Parisiorum,
ex. offic. Dion. Bechet & Lud. Billanii, 1658.
[viii] 174 p. 6·5 ins.
   Greek and Latin texts.
   BM SGC 1 Waller 8951

SIMLER (Josias) 1530–76, *ed.*
See Gesner (Conrad). Bibliotheca instituta, 1574.

SIMON *de Cordo, of Genoa;* **SIMON** *Genuensis;* **SIMON**
Januensis.
See Simon von Genua

SIMON SETH
See Simeon *Seth*

SIMON VON GENUA, 1270–1303
See Albucasis. Bulchasis sive Servitoris ... libellus
medicinae. (Translatus a Symone Januensi) ... [*In*
Mesuë (Johannes) *the younger.* Opera, 1541, ff. cclxxxixᵛ–
ccxcviiiᵛ.]

Albucasis. Liber Servitoris, id est liber 27 Bulchasim
benaberazerin, translatus a Simone Ianuensi ... [*In*
Mesuë (Johannes) *the younger.* Opera, 1602, Vol. 2,
ff. 240ʳ–251ᵛ.]

Serapion *the younger.* Serapionis aggregatoris de simplicibus commentarii. Abrahamo Iudaeo, et Symone
Ianuensi interpretibus. [*In* Brunfels (Otto). In hoc
volumine continentur ... 1531, pp. 1–308. *Also in*
Serapion *the elder.* Practica studiosis medicinae utilissima, 1550, ff. 113–200.]

Silvatico (Matteo). Pandectae medicinae ... in primisque Simonis Genuensis, adnotationibus decenter
illustratum ... 1541.

SIMONE CORDO
See Simon von Genua

SIMONI (Simone) 1532–1602
2307. Artificiosa curandae pestis methodus libellis
duobus comprehensa. Lipsiae, (Joannes Steinman
imprimebat, typis Voegelianis, 1576.)
[viii] 137 [+6] p. 9·5 ins.
   Publisher, printer and date from colophon.
   BM SGC 1 Wellcome 5981

Examen sententiae a Brunone Seidelio latae, de iis quae Laurentius Ioubertus ad explicandam febrium humoralium naturam & materiam, in suis paradoxis disputavit.
In Joubert (Laurent). Operum latinorum tomus primus (-secundus) 1599, Vol. 2, pp. 102–117.

2308. Supplex ad . . . Marcellocamillum quendam, Squarcilupum Thuscum Plumbinensem triumphantem. Quid sub hoc titulo contineat libellus hic, sequens pagella indicabit. Cum indice brevi, penè tamen omnia capita complectente. (Cracoviae, Alexius Rodecius imprimebat, 1585).
374, [xiii] p. 8 ins.

> Imprint from colophon. Pagination in MS. to p. 208. Title to part 2 reads: Pars altera, in qua, de peripneumoniae nothae dignotione curationeque in domino à Niemsta, de subiecto febris de rabie canis de sternutamento de infoecundis nuptiis, agitur . . .

SIMPSON (William)

2309. Zymologia physica. Or a brief philosophical discourse of fermentation. From a new hypothesis of acidum and sulphur. Whereby the phœnomena of all natural hot-baths, the generation of minerals, the production of many acidulæ or spaw-waters, the grand apparances of heat, fire and light, throughout the triplicity of natures dominions, in the productions of bodies, are solv'd from the intestine duellings and inward collisions of the foresaid principles, Whereby also various other subterraneal phoenomena, as damps, earth-quakes, eruptions etc. likewise the apparances of meteors, etc. and divers other no less remarkable then entertaining are from the same doctrine of fermentation genuinely solv'd. With an additional discourse of the sulphurbath at Knarsbrough. London, printed by T.R. and N.T. for W. Cooper, 1675.
[xvi] 149 [+3]; [ii] 28 p. 6·5 ins.

> SGC 1   Wing S 3840

SINAPIUS (Michel Angelo)
See Senf (Michel Angelo)

SINIBALDI (Giovanni Benedetto) 1594–1658

2310. Geneanthropeiae sive de hominis generatione decateuchon ubi ex ordine quaecunque ad humanae generationis liturgiam, eiusdemque principia, organa, tempus, usum, modum, occasionem, voluptatem, aliasque omnes affectiones, quae in aphrodisijs accidere quoquomodo solent, ac possunt dedita opera plenè, methodicè & iucundè pertractantur. Opus nimirum philosophis, philiatris, philomusis apprimè utile . . . Romae, ex typographia Francisci Caballi, 1642.
[xxxii p.] 1050 cols. [i.e. 525 p.] [+43] p. 12 ins.

> Additional engr. t.-p.
> . . . Another copy (Wanting additional engr. t.-p.)
> BM   Dawson 6246   SGC 1   Waller 8969 (with different collation)

SITONI (Giovanni Battista) 1605–81

2311. Miscellanea medico-curiosa. Opus hac secunda editione mendis, quibus scatebat expurgatum, et tertia plusquam parte adauctum. Primò ex originalibus secundùm duas partes Patavii impressum, nunc verò denuò recusum. Coloniae Agrippinae, apud Joannem Wilhelmum Freissem, 1676. [i.e. 1677?]

[xvi] 361 [+31] p.

> Additional engr. t.-p. BM & SGC copies dated 1677. This date appears to have been erased from library copy.
> BM   SGC 1

SKRETA (Heinrich)
See Screta (Heinrich) *Schotnovius de Zaverziz.*

SLADE (Matthias) 1628–89

Dissertatio epistolica contra Guilielmum Harveum, tribus anatomicis observationibus in vitulis & vaccino utero factis auctior reddita. Adjectae sunt praeterea observationes in ovis facta & sciagraphia nutritionis pulli in ovo, item Frederici Ruyschij observatiuncula de ovo in utero humano reperto.
In Le Clerc (Daniel) *and* Manget (Jean-Jacques) *comps.* Bibliotheca anatomica, 1685, Vol. 1, pp. 729–739. Also 1699 ed., Vol. 1, pp. 544–551 [2nd seq.]

SNEEBERGER (Anton)
See Schneeberger (Anton)

SOBRAMONTE RAMIRES; SOBREMONTE RAMIREZ (Gasparo Bravo de)
See Bravo de Sobramonte Ramires (Gasparo).

SOERENSEN (Peder) 1542–1602

2312. Idea medicinae philosophicae, fundamenta continens totius doctrina Paracelsicae, Hippocraticae, & Galenicae . . . Ad Fridericum II Daniae & Septentrionis regem . . . Basiliae, ex officina Sixti Henricpetri, 1571.
[xiv] 416 [xv] p. 7·5 ins.

> 4 p. MS. notes at end.
> *Bd. with* Hippocrates. Ορκος, sive jusjurandum, 1643.
> SGC 1

2313. Idea medicinae philosophicae, continens fundamenta totius doctrinae Paracelsicae, Hippocraticae & Galenicae. Hagae-Comitis, ex typographia Adriani Vlacq, 1660.
[viii] 212 [ii] p. 8 ins.

> *Bd. with* Davidson (William). Commentariorum in sublimis philosophi & incomparabilis viri Petri Severini Dani ideam medicinae philosophicae, propediem proditurorum prodromus, 1660.

SOLENANDER (Reinert) 1524–1601

2314. Consiliorum medicinalium . . . sectiones quinque, quarum prima ante annos triginta octo, à Ioanne Francisco de Gabiano Lugduni edita, & cum consiliis celeberrimi medici Ioannis Montani in 16 excusa. Reliquae quatuor ab auctore iam recens additae. Francofurti, apud Andreae Wecheli heredes, Claudium Marnium, & Ioan. Aubrium, 1596.
[xx] 505 [+27] p. 12·5 ins.

> Vellum binding stamped with initials F.S.D. 1597.
> BM   SGC 1   Wellcome 6005

2315. . . . Editio secunda. Hanoviae, typis Wechelianis apud Claudium Marnium & heredes Ioan. Aubrii, 1609.
[xx] 516 [xxiv] p. 13 ins.

> Bookplate of Faculty of Physicians and Surgeons.
> . . . Another copy.
> SGC 1

SOLINGEN (CORNELIS) 1641–87
2316. Manuale operatien der chirurgie, beneffens het
ampt en pligt der vroedvrouwen, midsgaders besondere
aenmerkingen, de vrouwen en kinderen betreffende.
Amsterdam, Jan Bouman, 1684.
[xxxii] 234 [2] 237–376 [xiv] 74 [iv] 56 [viii] p. 16 pls.
7·5 ins.
> Additional engr. t.-p.
> BM   SGC 1   Waller 9068

SOLINUS (SAMUEL) *respondent*
2317. De pleuritide vera. Trajecti ad Rhenum, ex
officina Francisci Halma, 1695.
14 p. 8 ins.
> (Disp. med. inaug., Utrecht, Cornelius van Eck,
> *praeses*.)
> *Bd. with* AVEMANN (Joannes Christophorus) *respondent*. De
> medico eleemosynario publico, 1695.

SORANUS *of Ephesus*
Ex Sorano, de vulva, & pudendo muliebri, Bapt.
Rosario interprete.
In THEOPHILUS *Protosphtharius*. De corporis humani
fabrica, 1556, pp. 105–112.

Ἱπποκρατους γενος και βιος κατα Σωρανον.
In HIPPOCRATES . . . Omnia opera Hippocratis, 1526, f.
[vi]. *Also in* HIPPOCRATES . . . βιβλία ἅπαντα . . . Libri
omnes, 1538, pp. vii–viii.

Hippocratis vita de Sorani historiis.
In HIPPOCRATES. Opera, 1526, pp. [l–li].

In artem medendi isagoge saluberrima.
In THORER (Alban) *ed.* De re medica, 1528, ff. 1–10ᵉ.

Matricis anatome ex Sorano.
In RUFUS, *of Ephesus*. Universa antiquorum anatome,
1604. [Appendix to VESALIUS (Andreas). Anatomia,
1604].

Περὶ μητρας καὶ γυναικείου αιδοιου.
In RUFUS, *of Ephesus*. Περὶ τῶν ἐν κυστει και νεφροις παθῶν.
De vesicae renúmque morbis, 1554, pp. 54–60.

SORBAIT (PAUL DE) 1624–91
2318. Consilium medicum, oder frenndliches Gespräch, uber den betrübten und armseligen Zustand
der Käyserl. Residentz- und Haupt-Stadt Wien in
Oesterreich, bey diser gefährlichen und vorhero nie
erhörten contagion. Mit höchst-nutzlichen Befrag- und
Antwortungen, von deren Ursprung, Ursachen, Progress oder Zunehmung, von unterschiedlichen Differentien und Proprietäten, oder Eigenschafften, Umbständen
Accidentien, Experientzen, und Observationen; item
von dero Praeservation, oder Vorhütung, und Cura
generalis, item wie man solle allen Zufällen vorkom-
men, und sich in der Diät verhalten. Zwischen dem
Polylogum curiosulum, und dem Orthophilum medicum, in der Eyl gestellet. Saltzburg, durch Joh. Bapt.
Mayr, 1679.
[ii] 119 [+11] p. interleaved. 5 ins.
> *Bd. with* WEDEL (Georg Wolffgang). Theoremata medica . . .
> 1677.
> BM   Watt

2319. Universa medicina . . . tam theorica quam practica, nempe, isagoge institutionum medicarum et
anatomicarum, methodus medendi, cum controversiis,
annexa sylva medica. Deinde sequuntur curationes
omnium morborum, virorum, mulierum et puerorum,
a capite ad calcem, nec non cura morbi venerei, et
tractatus de febribus, peste et venenis, cum resolutis
per objectiones difficultatibus. Item, Chirurgia cum
examine chirurgico, methodus consultandi cum annexis
observationibus aliquot peculiaribus, cuivis Philiatro
utilissimis, denique modus Viennae doctores creandi,
triplici discursu exornatus. Noribergae, sumptibus
Michael. & Johan. Friderici Endterorum, 1672.
[xxxiv] 782 [xxxviii] p. 13 ins.
> Additional engr. t.-p. Additional t.-p.s at p. 203 and 763.
> BM   SGC 1   Waller 9088

SØRENSEN (PEDER)
See SOERENSEN (Peder)

SORIANUS
See SORSANUS

SORSANUS
. . . Avicennae vita, ex Sorsano Arabe eius discipulo:
à Nicolao Massa . . . latinitate donata.
In AVICENNA. Liber canonis, 1556, pp. [viii–xi]. *Also in*
1595 ed., Vol. 1, pp. [viii–xi]. And 1608 ed., Vol. 1, pp.
[viii–xi].

SOSPITELLO (DOMINICUS MARTINUS DE)
See SILVATICO (Matteo). Pandectae medicinae . . . Adiecta
item fuere adnotamenta pleraque studiosis lectoribus
haud dubie profutura per . . . Dominicum Martinum
de Sospitello . . . 1541.

SPACH (ISRAEL) 1560–1610
2320. Gynaeciorum sive de mulierum tum communibus, tum gravidarum, parientium, et puerperarum
affectibus & morbis, libri graecorum, arabum, latinorum
veterum et recentium quotquot extant, partim nunc
primùm editi, partim verò denuò recogniti, emendati,
necessarijs imaginibus exornati, & optimorum scriptorum autoritatibus illustrati . . . Additi sunt etiam indices
capitum, rerum ac verborum in his memorabilium
locupletissimi & fidelissimi. Argentinae, sumptibus
Lazari Zetzneri, 1597.
[xxxvi] 28, 1080 [xxxiii] p. illus. (woodcuts) 13 ins.
> *Contents:* Felicis Plateri de mulierum partibus generationi
> dicatis . . . Additis observationibus & curationibus aliquot
> harum partium affectuum.—Moschionis . . . de passionibus
> mulierum liber graecus, Conradi Gesneri opera emendatus, &
> per Casparum Wolphium Tigurinum in lucem editus.—Cleo-
> patrae, Moschionis, Prisciani, & incerti cuiusdam muliebrium
> libri, superfluis ac repetitis omnibus recisis, in unam harmoniam
> redacti, per Casparum Wolph.—Trotulae, sive potius Erotis . . .
> liber: qui etiam ad ornatum pertinentia quaedam, & alia varia
> continet.—Nicolai Rochei Galli, de morbis mulierum curandis
> liber . . .—Ludovici Bonacioli Ferrariensis, enneas muliebris
> . . .—Iacobi Sylvii Galli, de mensibus muliebrib. liber . . . quibus
> adiicitur de generatione hominis, sive de foecunditatis &
> sterilitatis causis libellus.—Ioannis Ruffi . . . de conceptu &
> generatione hominis, & iis quae circa haec potissimum conside-
> rantur. Lib. 6.—Hieronymi mercurialis de morbis muliebribrus
> (!) libri IV.—Ioan. Baptistae Montani de affectibus uterinis

libellus: cum eiusdem X. consiliis muliebribus.—Victoris Trincavellii consilia muliebria tria.—Alberti Bottoni de morbis muliebribus liber.—Ioan le Bon therapia puerperarum.— Ambrosii Paraei de hominis generatione, Iacobi Guellemeau . . . opera latinitate donatus, liber.—Albucasis Arabis quae de morbis muliebribus scripsit capita, cum instrumentis chirurgicis ad id necessariis.—Francisci Rousseti de partu caesareo liber, Caspari Bauhini . . . opera è gallico conversus.—Lithopaedii Senonensis (ut D. Ioan. Albosius descripsit) icon, cuius historia & exercitatio problematica de istius indurationis causis in extremo commentariorum Cordaei in Hippocr. Περὶ γυναικείων habetur. —Casp. Bauhini libellus variarum historiarum . . .—Mauricii Cordaei Rhemi, commentarij in librum priorem Hippocratis Coi de muliebribus.—Martini Akakiae Galli, de morbis muliebribur (!) libri II, nunc primum in lucem editi.—Ludovici Mercati Hispani, gynaeciorum libri IV.
. . . Another copy.
BM   Choulant p. 420   SGC 1   Waller 9096   Wellcome 6030

2321.   Nomenclator scriptorum medicorum. Hoc est: Elenchus eorum, qui artem medicam suis scriptus illustrarunt, secundum locos communes ipsius medicinae; cum duplici indice & rerum & authorum. Francofurti, ex officina typographica Martini Lechleri, impensis Nicolai Bassaei, 1591.
[xvi] 215 [+39] p. 6.5 ins.
   BM   SGC 1   Waller 19058

SPACHER (Stephen Michel) *publ.*
See REMMELIN (Johann). Elucidarius, tabulis synopticis, 1614.

REMMELIN (Johann). An exact survey of the microcosmus or little world . . . Set forth by Michael Spaher of Tyrol . . . 1670.

[REMMELIN (Johann)]. Pinax microcosmographicus . . . 1615.

SPAHER (Michael)
See SPACHER (Stephen Michel) *publ.*

SPANHEM (Friedrich) *praeses*
See CLOPTHACK (Marcus) *respondent*. De catalepsi, 1687.

FIERLINCK (Heinrich) *respondent*. De angina, 1687.

GERSTMANN (Bartold Florian) *respondent*. De peste, 1687.

LIPSTORP (Gustavus Daniel) *respondent*. De animalculis in humano corpore genitis, 1687.

SPINA (David de) *respondent*. De philtromania, 1687.

SYLVIUS (Nathanael) *respondent*. De fluore muliebri, 1687.

VERRYN (Gisbert) *respondent*. De haemorrhagia, 1687.

YPELAAR (Abrahamus) *respondent*. De catoche, 1687.

SPARR (Johann Caspar)
2322.   Dissertationes duae medicae de lue venerea. Argentorati, apud J. F. Spoor, & R. Waechtler, 1673.
[i] 72 p. 7.5 ins.
   Bd. with MATTHIS (Johannes Conradus) *respondent*. De mania, 1669.
   BM

SPERLING (Johann) 1603–58
2323.   Tractatus physico-medicus, de calido innato, pro D. Daniele Sennerto . . . contra D. Johannem

Freitagium . . . Wittebergae, impensis Johannis Helwigii, excudebat Ambrosius Rothius, 1634.
[viii] 115 p. 6.5 ins.
   Bd. with his Tractatus physico-medicus, de origine formarum, 1634.
   BM

2324.   Tractatus physico-medicus de morbis totius substantiae, et cognatis quaestionibus, pro D. Daniele Sennerto . . . contra D. Johannem Freitagium . . . Witebergae, sumptibus haered. Zachariae Schureri, typis Georgii Mulleri, 1633.
[207] p. 6.5 ins.
   Bd. with his Tractatus physico-medicus, de origine formarum, 1634.
   BM

2325.   Tractatus physico-medicus, de origine formarum, pro D. Daniele Sennerto . . . contra D. Johannem Freitagium . . . Wittebergae, impensis Johannis Helwigii; excudebat Ambrosius Rothius, 1634.
[xxx] 432 p. 6.5 ins.
   BM

See MAJOR (Johann Daniel). Historia anatomica calculorum, 1662.

SPIEGHEL (Adriaan van den) 1578-1625
2326.   Ἀγγειολογία or, A description of the vessels in the body of man: of the three kinds; i.e. of the veins, arteries, and nerves: especially of those in the limbs and habit of the body. Whereof there are also given anatomical figures, the largest and fairest that ever were published with any English book. In three tractates. Translated out of the anatomy of Adrianus Spigelius, by whom these parts are more largely and accurately described than by other authors: the more full tractation whereof, being a part of anatomy so useful in order to chirurgical operations, hath been judged very worthy, to be annexed unto this present work. London, printed by M. Clark for John Clark, 1678.
[iv] 44 [xvii] p. woodcut illus.
In PARÉ (Ambroise). The works of . . . Ambrose Parey, 1678.
   BM   Waller 9116   Wing S 65

Büchlein, von der Frucht in Mutter-Leibe: oder Ander Theil, derer von Simone Paulii . . . verdeutscheten anatomia.
In CASSERI (Giulio). Anatomische Tafeln . . . 1656.
   Waller 9117

2327.   De formatu foetu liber singularis, aeneis figuris exornatus. Epistolae duae anatomicae. Tractatus de arthritide. Opera posthuma studio Liberalis Cremae Tarvisini . . . edita. Francofurti, impensis & caelo Matthaei Meriani, typis Caspari Rötelii, 1631.
[viii] 105 [+6] p. 9 illus. 8 ins.
   Bd. with his De humani corporis fabrica, 1632.
   BM   SGC 1   Waller 9120   Wellcome 6039

2328.   De humani corporis fabrica libri decem, tabulis XCIIX aeri incisis elegantissimis, nec antehac visis exornati. Opus posthumum. Daniel Bucretius

[iussu authoris in lucem profert]. Francofurti, impensis & caelo Matthaei Meriani, 1632.
[xvi] 390 [xxi] p. 8 ins.

Engr. t.-p.
BM   SGC 1   Waller 9122   Wellcome 6040

[Ioannis Riolani] animadversiones in librum anatomicum de fabrica humana Adriani Spigelii . . .
In RIOLAN (Jean) *the younger.* Opera anatomica, 1649, pp. 735–757. *Also in his* Opuscula anatomica nova, 1649.

2329.   Opera quae extant omnia, ex recensione Ioh. Antonidae vander Linden . . . Amsterdami, apud Iohannem Blaeu, 1645.
2 vols. in 1; [xxiv] 303 [xiv] [2] 3–199 [iv] 49 [+1] [iv] iii–xxxv [+1] [10] [ii] xxxviiii–lxxxvj [v] [viii] 155 [viii] p. front. (port.) pl. illus. 17 ins.

Contents: Vol. 1. Adriani Spigelii . . . de fabrica humani corporis, libri decem.—Iulii Casserii . . . tabulae anatomicae, cum Danielis Bucretii . . . supplemento.—Adriani Spigelii, de formatu foetu, liber singularis.—Iulii Casserii, tabulae de formato foetu.—Gasparis Asellii . . . de lactibus, sive lacteis venis, dissertatio.—Guilielmi Harveii . . . de motu cordis & sanguinis in animalibus, exercitatio anatomica.—Iohannis Walaei . . . epistolae duae, de motu chyli & sanguinis. Vol. 2. Adriani Spigelii . . . De semitertiana, lib IV. De arthritide, liber. De lumbrico lato, liber. Isagoges in rem herbariam, libri II.—Antonii vander Linden . . . De monstrosis vermibus, observatio rara.—[Epistolae quaedam.] Engr. t.-p. Portrait of the author, aged 46. pp. xlvii–xlviii bound after p. 1.
BM   Choulant Hist. Anat. Illus. p. 226   Keynes 5   SGC 1   Waller 9124

SPIGELIUS (ADRIANUS)
See SPIEGHEL (Adriaan van den)

SPINA (DAVID DE) 1662–   , *respondent*
2330.   De philtromania. Lugduni Batavorum, apud Abrahamum Elzevier, 1687.
[24] p. 8 ins.
(Disp. med. inaug., Leyden, Friedrich Spanhem, praeses.)
Bd. with LIPSTORP (Gustavus Daniel) *respondent.* De animalculis in humano corpore genitis, 1687.
SGC 2

SPLEISSIUS (DAVID) *ed. and tr.*
See ZAPATA (Giovanni Battista). Mirabilia sive secreta medico-chirurgica, 1696.

SPON (CHARLES) 1609–84
Musculorum microcosmi origo et insertio.
In LE CLERC (Daniel) *and* MANGET (Jean-Jacques) *comps.* Bibliotheca anatomica, 1685, Vol. 2, pp. 588–597. Also 1699 ed., Vol. 2, pp. 576–585.

Myologia heroico carmine expressa.
In LE CLERC (Daniel) *and* MANGET (Jean-Jacques) *comps.* Bibliotheca anatomica, 1685, Vol. 2, pp. 585–587. Also 1699 ed., Vol. 2, pp. 574–576.

See CARDANO (Girolamo). Opera omnia: . . . cura Caroli Sponii, 1663.

SCHENCK *von Grafenberg* (Johannes). Observationum medicarum rariorum . . . Dr. Carl. Sponii opera . . . 1644 & 1665 eds.

SPON (JACQUES) 1647–85
See HIPPOCRATES. Ἀφορισμοι νεωτεροι. Aphorismi novi . . . studio Jacobi Sponii, 1684.

MALPIGHI (Marcello). Opera omnia, 1686 & 1686–7.

SPOOR (CORNELIUS WINANDUS) *respondent*
2331.   Disputationum anatomicarum de corporis animalis oeconomia, tertia. Ultrajecti, typis Appelarianis, 1679.
[ii] 8 [ii] p. 8 ins.
(Diss. inaug., Utrecht, Johannes Munniks, praeses.)
Bd. with AVEMANN (Joannes Christophorus) *respondent.* De medico eleemosynario publico, 1695.
. . . Another copy.

SPOORWATER (THOMAS) *respondent*
2332.   De paralysi. Harderovici, apud Albertum Sas, 1687.
[ii] p. 8 ins.
(Disp. med. inaug., Harderwick, Jodocus à Gesseler, praeses.)
Bd. with LIPSTORP (Gustavus Daniel). De animalculis in humano corpore genitis, 1687.

SQUARCIALUPI (MARCELLO)
De cometa in universum, atque de illo qui anno 1577, visus est, opinio Marcello Squarcialupi . . . ad . . . Andream Dudithium . . .
In De COMETIS dissertationes, 1580, pp. 27–102.

See DUDITH (Andreas) *von Horekovicz.* Epistola ad Erastum de Squarcialupi sententia. [*In* De COMETIS dissertationes, 1580, pp. 22–26.]

ERASTUS (Thomas). De cometarum ortu, natura et causis tractatus: in quo Aristot. sententia explicatur, & contra D. Marcellum Squarcialupum . . . defenditur . . . [*In* De COMETIS dissertationes, 1580, pp. 103–166.]

SIMONI (Simone). Supplex ad . . . Marcellocamillum quendam, Squarcilupum thuscum plumbinensem triumphantem, (1585).

SQUARCIALUPUS (CAMILLOMARCELLUS)
See SQUARCIALUPI (Marcello)

STAFFORD (THOMAS) *tr.*
See BECKER (Daniel). Een besondere genesinge van den prussiaenschen mes-inslicker, 1649.

STAHL (GEORG ERNST) 1661–1734
2333.   Fragmentorum aetiologiae physiologico-chymicae ex indagatione sensu rationali, seu conaminum ad concipiendam notitiam mechanicam de rarefactione chymica prodromus de indagatione chymico-physiologica, Jenae, apud Johannem Bielkium, literis Nisianis, 1683.
[xxii] 139 [+7] p. 5·5 ins.
Bd. with FRANCKE (Johann). Veronica theézans, [1699?]
BM

2334.   Propemticon inaugurale de sterilitate foeminarum per aetatem [Halis Magdeburgicis, 1699].
[8] p. 8 ins.

[With a sketch life of Georg Daniel Coschwitz.]
Bd. with STURM (Mauritz Eucharius). De linguae graecae in studio medico utilitate ac necessitate oratio, [1695].
BM SGC 1

STALPART VAN DER WIEL (CORNELIS) 1620–87

2335. Eerste deel, van het tweede hondert-getal der zeldzame aanmerkingen, soo in de genees- als heel- en sny-konst, meest by eygen ondervinding van tijt tot tijt, vergadert, en opgestelt. s'Graven-hage, Daniel Geselle, 1686.
[xviii] 492 [iv] p. 15 engr. pls., engr. port. 6 ins.
  SGC 1

2336. Hondert seldzame aanmerkingen, so inde genees—als heel—en sny-konst, meest by eygen ondervinding, van tijt tot tijt, vergadert, en opgestelt. Amsterdam, Johan ten Hoorn, 1682.
[xxvi] 400 [vii] p. 6 engr. pls. engr. port. 6 ins.
  Additional engr. t.-p.
  . . . Another copy. 9 engr. pls. engr. port.
  SGC 1

2337. Observationum rariorum medic. anatomic. chirurgicarum centuria prior, accedit de unicornu dissertatio. Utraque tertia parte auctior, longeque emendatior. Lugduni Batavorum, apud Petrum vander Aa, 1687.
[xxxiv] 516 [xvi] p. 9 engr. pls. engr. port. 6·5 ins.
  Engr. t.-p. as for Dutch ed. but with Latin title.
  BM Dawson 6364 SGC 1 Waller 9187

2338. Observationum rariorum medic. anatomic. chirurgicarum centuriae posterioris pars prior, auctior longe, atque emendatior. Accedit P. Stalpartii vander Wiel . . . de nutritione foetus exercitatio. Lugduni Batavorum, apud Petrum vander Aa, 1687.
[x] 512 [xvi]; [5] 6–56 [x] p. engr. front. (port.) 12 pls. 6·5 ins.
  SGC copy has 15 pls. incl. port.
  BM Dawson 6364 SGC 1

STALPART VAN DER WIEL (PETRUS)

De nutritione foetus exercitatio.
56 [x] p.
In STALPART VAN DER WIEL (Cornelis). Observationum rariorum medic. anatomic., 1687.

STARKEY (GEORGE)   –1665

2339. The admirable efficacy, and almost incredible virtue of true oyl, which is made of sulphur-vive, set on fire, and called commonly oyl of sulphur per Campane. To distinguish it from that rascally sophisticate oyl of sulphur, which instead of this true oyl, is unfaithfully prepared, and sold by druggists and apothecaries, to the dishonour of art, and unspeakable damage of their deluded patients. Faithfully collected out of the writings of the most accute philosopher, and unparaleld doctor of this last age, John Baptist van Helmont, of a noble extraction in Belgia, and confirmed by the experience of George Starkey, who is a philosopher by the fire, London, printed by T.L. and are to be sold at George Starkeys house, . . . and at Richard Johnsons, . . . and Robert Lever, 1660.
14 p. 5·5 ins.
  Watt

STATUTA COLLEGII DD. ALMAE URBIS MEDICORUM, 1676

See ROME. Collegio de' Medici. Statuta Collegii . . . 1676.

STECHIUS (GODEFRIDUS)

See STEEG (Godefridus)

STEEG (GODEFRIDUS) *fl.* 1579–95

2340. Ars medica . . . Tota conscripta methodo divisâ à Galeno diversis locis propositâ, commendatâ & exemplis illustratâ: à recentioribus quibusdam clarissimis inchoatâ, sed à nemine hactenus absolutâ. Cum indice rerum & verborum locupletissimo . . . Francofurti, apud Claud. Marnium, & heredes Io. Aubrii, 1606.
[xviii] 554 [xxxvi] p. pl. (port.) 12·5 ins.
  Portrait of author, aged 60.
  On fly-leaf: Ex bibliotheca Adriani Ravesteini . . . 1643. Nunc autem inter numeros librorum Abraham van Oven . . . 1756.
  BM SGC 1 Wellcome 6059

STEIGERTHAL (JOANNES GEORGIUS) *respondent*

2341. De medicamentorum noxis. Trajecti ad Rhenum, ex officina Francisci Halma, 1690.
[3] 4–16 p. 9 ins.
  (Diss. med. inaug., Utrecht, Hermannus van Halen, praeses.)
  Bd. with BIDLOO (Govert). Vindiciae quarundam delineationum anatomicarum, 1697.
  BM SGC 1

STENGLERUS (FABIUS) LEPORINUS, *pseud., praeses*

See CAPITO (Lepidus) *pseud., respondent*. Theses de hasione et hasibili qualitate. [*In* FACETIAE FACETIARUM, 1627, part 11; 1647, pp. 511–530; 1657, pp. 490–508.]
Also in NUGAE VENALES, [1632 etc.]

STENO (NIELS); STENON (NICOLAS); STENONIS, STENONIUS (NICOLAUS)

See STENSEN (Niels)

STENSEN (NIELS) 1638–86

De cerebri anatome dissertatio . . .
In LE CLERC (Daniel) *and* MANGET (Jean Jacques) *comps.* Bibliotheca anatomica, 1685, Vol. 2, pp. 326–334. Also 1699 ed., Vol. 2, pp. 87–95.
De glandulis tractatus.
In LE CLERC (Daniel) *and* MANGET (Jean-Jacques) *comps.* Bibliotheca anatomica, 1685, Vol. 2, pp. 765–770. Also 1699 ed., Vol. 2, pp. 792–797.

2342. De musculis et glandulis observationum specimen cum epistolis duabus anatomicis. Hafniae, literis Matthiae Godichenii, 1664.
[vi] 48; 41–48; 57–84 p. 7·5 ins.
  Bd. with AMMAN (Paul). Medicina critica, 1677.
  BM SGC 1 Waller 9217

De musculis observationum specimen.

In Le Clerc (Daniel) *and* Manget (Jean-Jacques) *comps.*
Bibliotheca anatomica, 1685, Vol. 2, pp. 527–533. Also
1699 ed., Vol. 2, pp. 518–524.

De vitulo hydrocephalo ad . . . ducem Ferdinandum II
epistola ex italica in latinem translata à Dno. Matthia
Motthio . . .
In Le Clerc (Daniel) *and* Manget (Jean-Jacques) *comps.*
Bibliotheca anatomica, 1685, Vol. 2, pp. 335–338. Also
1699 ed., Vol. 2, pp. 95–99.

2343.   Elementorum myologiae specimen, seu musculi
descriptio geometrica. Cui accedunt Canis carchariae
dissectum caput, et dissectus piscis ex canum genere.
Florentiae, ex typographia sub signo Stellae, 1667.
[viii] 123 p. illus. 7 fold. pls. 9 ins.
> University History of Science Collection. Presented by Professor
> S. Jevons.
> BM   Osler 4021   SGC 1   Waller 9223

Elementorum myologiae specimen.
In Le Clerc (Daniel) *and* Manget (Jean-Jacques) *comps.*
Bibliotheca anatomica, 1685, Vol. 2, pp. 533–552. Also
1699 ed., Vol. 2, pp. 524–543.

Ex variorum animalium sectionibus hic inde factis
excerptae observationes circa motum cordis, auricula-
rumque & venae cavae . . .
In Le Clerc (Daniel) *and* Manget (Jean-Jacques) *comps.*
Bibliotheca anatomica, 1685, Vol. 2, pp. 116–118. Also
1699 ed., Vol. 1, pp. 921–923 [2nd seq.]

2344.   Observationes anatomicae, quibus varia oris,
oculorum, & narium vasa describuntur, novique salivae
lacrymarum & muci fontes deteguntur, et novum
nobilissimi Bilsii de lymphae motu & usu commentum
examinatur & rejicitur. Lugduni Batavorum, apud
Jacobum Chouet, 1662.
[xii] 108 p. 3 engr. fold. pls. 5 ins.
> *Bd. with* Everaerts (Anton). Novus et genuinus hominis
> brutique animalis exortus, 1661.
> BM   Osler 4018   SGC 1   Waller 9226

Observationes anatomicae de glandulis oculorum,
novisque earundem vasis. [Appendix de narium vasis.]
In Le Clerc (Daniel) *and* Manget (Jean-Jacques) *comps.*
Bibliotheca anatomica, 1685, Vol. 2, pp. 760–765. Also
1699 ed., Vol. 2, pp. 787–792.

Observationes anatomicae de glandulis, oris et novis
inde prodeuntibus salivae vasis.
In Le Clerc (Daniel) *and* Manget (Jean-Jacques) *comps.*
Bibliotheca anatomica, 1685, Vol. 2, pp. 747–759. Also
1699 ed., Vol. 2, pp. 775–787.

Observationes anatomicae spectantes ova viviparorum.
In Le Clerc (Daniel) *and* Manget (Jean-Jacques) *comps.*
Bibliotheca anatomica, 1685, Vol. 1, pp. 482–489. Also
1699 ed., Vol. 1, pp. 637–644 [2nd seq.]

See Malpighi (Marcello). Opera posthuma, 1697.
(Versio epistolarum . . . citroque scriptarum . . . [cor-
respondence between Malpighi, G. A. Borelli, N.
Stensen, etc.])

STEPHANUS *Atheniensis*
Explanationes in Galeni priorem librum therapeuticum

ad Glauconem. Augustino Gadaldino Mutinensi interprete.
In Medici Antiqui Graeci, 1581, pp. 109–212 [xlv].
> Last 45 p. comprise 'Scholia Augustini Gadaldini in Stephani
> Atheniensis explanationes'.

See Dioscorides (Pedanius) [Pedacius] *Anazarbeus and*
Stephanus *Atheniensis.* Alphabetum empiricum 1581.

STEPHANUS (Carolus)
See Étienne (Charles)

STEPHANUS (Henricus)
See Étienne (Henri)

STEPHANUS (Joannes) *of Belluno*
2345.   In Hippocratis Coi libellum de hominis structura
commentarius, in quo plurimae difficultates diluuntur
. . . Venetiis, apud Marcum Antonium Brogiollum,
1633.
[x] 60 [xviii] p. 8·5 ins.
> *Bd. with* Sala (Giovanni Domenico). Ars medica . . . 1641.
> BM

2346.   In Hippocratis Coi libellum de virginum morbis
commentarius. Accessere medico-philosophica epistolia,
carmina, sententia de vesicantibus, & medica consilia . . .
Venetiis, apud Marcum Antonium Brogiollum, 1635.
[viii] 97 [+1] p. 8·5 ins.
> *Bd. with* Sala (Giovanni Domenico). Ars medica . . . 1641.
> BM

2347.   Opera universa, cum medicinae, ac philosophiae,
tum cultioris literaturae studiosis apprimè utilia:
suprema manu recognita. Ad . . . D. Petrum Foscare-
num. Venetiis, apud Iuntas, 1653.
[xxviii] 533 p. 12·5 ins.
> *Contents:* Commentarius in libellum Hipp. de lege.—Commenta-
> rius in lib. Hipp. de structura hominis.—Commentarius in lib.
> Hipp. de virginum morbis.—Diagoge ad incolumitatem diu
> servandum.—Commentarius in lib. Arist. de conservatione
> sanitatis ad Alexandrum Magnum.—Paraphrasis in novem fen.
> lib. III. Avicennae.—Pyrine, sive de natura feb. dialogus.—
> Paraphrasis in primam fen. lib. iiij de feb. Avic.—Consiliorum
> medicorum decem decades.—Caenologia, sive de vertigine
> dialogus.—De contagionis natura libellus.—Symmixis, seu
> miscellanea physicarum, iactricarumque quaestionum.—Cos-
> metice.—Hippocratica theologia.—Eudaemon, seu de humanae
> mentis immortalitate dialogus.—Libri tres carminum.
> BM   SGC 2

STEPHANUS (Johannes Guilhelmus)
See Sebisch (Melchior) *the younger. praeses* [Dissertationes,]
1630–9.

STEPHENS (Philip) c. 1620–79 *and* **BROWNE**
(William) 1628–78
2348.   Catalogus Horti Botanici Oxoniensis alphabeticè
digestus, duas, praeterpropter, plantarum chiliadas
complectens, priore duplo auctior, idemque elimatior;
nec non etymologiis, quà Graecis, quà Latinis, hinc
inde petitis, enucleatior: in quo nomina Latina pariter
& Graeca vernaculis; & in ejus sequiore parte verna-
cula Latinis, praeponuntur. Cui accessere plantae

minimùm sexaginta suis nominibus insignitae, quae nullibi nisi in hoc opusculo memorantur . . . Adhibitis etiam in consilium D. Boberto patre, hortulano academico ejusque filio, ut pote rei herbariae callentissimis. Oxonii, typis Gulielmi Hall, 1658.
[xvi] 214 p. 5·5 ins.
> Wing S 5454

STER (MAURITIUS VANDER) *respondent*
2349. De cholera humida. Lugduni Batavorum, apud Abrahamum Elzevier, 1691.
[12] p. 9 ins.
> (Disp. med. inaug., Leyden, Wolferd Senguerd, praeses.)
> *Bd. with* BIDLOO (Govert). Vindiciae quarundam delineationum anatomicarum, 1697.

STERRE (DIONISIUS VAN DER)   –1691
2350. Tractatus novus de generatione ex ovo: nec non de monstrorum productione; duabus epistolis comprehensus. Amstelodami, apud Cornelium Blancardum, 1687.
[iii] 149 p. 5 ins.
> . . . Another copy *bd. with* SCHRADER (Justus). Observationes et historiae, 1674.
> BM   SGC 1

2351. Verhandeling der genees- en heel-konstige practyk der medicynen, steunende op d'ondervinding van verscheyde aanmerkingen. Amsterdam, by Jan ten Hoorn, 1687.
[xvi] 354 [vi] p. 6·5 ins.
> . . . Another copy.
> SGC 1

2352. Voorstelling van de noodsaakelijkheid der keyserlijke snee: daar neven de verhandelinge van de teeling en baaring. Briefs-wijs opgedragen aan den onvermoeiden genees-heer Cornelius' sGravesande. Leyden, by David van Gaesbeek, 1682.
[i] 23 [i] 23–48, 154, 258 [i.e. 285] [ii] p. 3 engr. illus. 5 ins.
> BM   SGC 1

[STEVARZIUS (BOMBARDUS) *Clarefortensis, pseud., praeses.]*
See [SCLOPETARIUS (Buldrianus) *Blessensis, pseud., respondent.*] Discursus methodicus de peditu, ejusque speciebus, crepitu & visio, in theses digestus. [*In* FACETIAE FACETIARUM, 1615, pp. 73–98; 1627, part 7; 1647, pp. 17–42; 1657, pp. 19–42.]

STIRIUS (GEORGIUS FRIDERICUS) *respondent*
De chirurgia infusoria.
In ETTMÜLLER (Michael). Dissertationes medicae IV. [*In* ETTMÜLLER (Michael). Opera medica theoretico-practica, Vol. 1, 1696, pp. 1669 (nod. 1664)–1692.]

STIRNN (JACOB) *respondent*
2353. Disputatio philosophica, continens quaestiones nonnullas selectas. Marburgi Cattorum, typis Johannis Henrici Stockenii, [1687].

[2] 3–18 p. 8 ins.
> (Diss. inaug. Marburg, Johann Jakob Waldschmidt, praeses.)

2354. Physicae curiosae et utilis specimen de sensibus. Marburgi Cattorum, typis Johannis Henrici Stockenii, 1686.
[2] 3–16 p. 8 ins.
> (Diss. inaug., Marburg, Johann Jakob Waldschmidt, praeses.)
> BM   SGC 1

STOIUS (MATTHIAS) 1526–83
See ERASTUS (Thomas). Varia opuscula medica, 1590. Item 5. De vapore disputatio ad D. Matth. Stoium . . .

STORCK (JOHANN CHRISTOPHER)
2355. De malo hypochondriaco . . . Altdorffi, literis Henrici Meyeri, [1685].
32 p. 7·5 ins.
> (Diss. inaug., Altdorff.)
> BM   SGC 1

STORMS (ROLAND)
2356. Febrifugi Peruviani vindiciarum pars prior. Pulveris historiam complectens eiusque vires & proprietates juxta sensum dogmaticorum exhibens. Antverpiae, apud viduam & haeredes Joannis Cnobbari, 1659.
2 vols. in 1; [xii] 166; [viii] 142 [vii] p. 5 ins.
> T.-p. of vol. 2 reads: Febrifugi Peruviani pars altera. In qua Peruviani corticis energia accuratius investigatur. Eiusque modus operandi in humoris febrilis solutione singulari methodo explicatur.
> SGC 1 has 1659 ed. with imprint Delphis, P. Oosterhout.

STRABUS (WALAFRIDUS) *Gallus,* 806?–49
Ad Grimaldum Abbatem, hortulus amoenissimus.
In EOBANUS (Helius) *Hessus.* De tuenda bona valetudine, libellus . . . [1556?], ff. 147ᵛ–156.

. . . Hortulus amoenissimus.
In EOBANUS (Helius) *Hessus.* Bonae valetudinis conservandae praecepta, 1533, ff. 47–55.

STRATEN (WILLIAM)
Disputationum medicarum de fallaci urinarum judicio.
In ACTUARIUS (Joannes) *Zachariae filius.* De urinis libri VII, 1670, pp. 379–418.

STRAUSS (LORENZ) 1603–1687
2357. Conatus anatomicus, aliquot disputationibus exhibitus. Gissae Hassorum, typis Josephi Dieterici Hampelii, 1666.
[viii] 144 p. 8 ins.
> *Contents:* De cerebro.—De corde.—De pulmone.—De ventriculo —De hepate.—De liene.—De renibus.
> *Bd. with* BONFIGLI (Honuphrius). De plica polonica, 1712.
> BM   SGC 1

See SCHENCK *von Grafenberg* (JOHANNES). Observationum medicarum rariorum, & nunc passim novis recentiorum autorum observationibus auctum, a Laur. Strassio etc. 1665.

THEATRUM SYMPATHETICUM AUCTUM . . . 1662.

STROBELBERGER (Johann Stephen) 1593–1630
2358.   De dentium podagra, seu potius de ὀδοντάγρα, dolorevè dentium, tractatus absolutissimus, in quo, tam doloris istius mitigandi rationes, quam dentium sine & cum ferro artificiose extrahendorum varii modi, theoricè ac practicè proponuntur, in medicorum ac chirurgorum quorumvis gratiam. Cum collectaneorum, dolori, & extractioni dentium ab autoribus dicatorum appendice. Lipsiae, impensis Johannis Grosii, typis exscribebat Justus Jansonius, 1630.
238 p. 5·5 ins.
   BM   SGC 1   Wellcome 6120

2359.   Recens nec antea sic visa Galliae politica—medica descriptio, in qua de qualitatibus eius, academiis celebrioribus, urbibus praecipuis, fluviis dignioribus, aquis medicatis, fontibus mirabilibus, plantis & herbis rarioribus, aliisque, notatu dignissimis rebus à nemine adhuc publicitùs emissis ingenuè disseritur. Iis, qui Galliam adituri sunt, utilissimi viatici, aliis verò non ingrati oblectamenti instar communicata. Jenae, typis & sumptibus Johan. Beithmanni, 1620.
271 p. 5 ins.
   BM   SGC 2

2360.   Tractatus novus in quo de Cocco Baphica, & quae indè paratur confectionis alchermes recto usu disseritur. Cui insertus est Laurentii Catelani genuinus ejusdem confectionis apparandae modus: nunc primùm in latinum sermonem è gallico breviter conversus . . . Jenae, typis Johannis Beithmanni, 1620.
55 ff. (1 fold.) 7·5 ins.
   Bd. with Schroeck (Lucas). Historia moschi, ad normam academiae naturae curiosorum, 1682.
   SGC 1   Wellcome 6116

STRUS; STRUSS (Joseph)
See Struthius (Joseph)

STRUTHIUS (Joseph) 1510–68
2361.   Ars sphygmica seu pulsuum doctrina supra m.cc. annos perdita, & desiderata, omnibus tamen medicinam cum nominis celebritate maximáque utilitate facere volentibus summè necessaria. Libris v. conscripta, & iam primùm aucta. Accessit Hieronymi Capivaccei de pulsibus elegans tractatus: & Caspari Bauhini introductio pulsuum synopsin continens. Basileae, impensis Ludovici Kônigs, 1602.
[xviii] 23 [iv] 460 [xvii] p. fold. tab. diagrs. 5·5 ins.
   . . . Another copy. 6·5 ins.
   With MS. notes, signed W.D. dated 1577 inside front cover.
   SGC 1

STRUVE (Johannes Philippus) *respondent*
2362.   De fonticulis. Jenae, typis Müllerianis, 1675.
[44] p. 7·5 ins.
   (Diatribe inaug. med., Academia Salana, Rudolph Wilhelm Crause, praeses.)
   Bd. with Matthis (Johannes Conradus) *respondent*. De mania, 1669.
   BM

STUBBE (Henry) 1631–76
2363.   The Indian nectar, or a discourse concerning chocolata: wherein the nature of the cacao-nut, and the other ingredients of that composition, is examined, and stated according to the judgement and experience of the Indians, and Spanish writers, who lived in the Indies, and others; with sundry additional observations made in England: The ways of compounding and preparing chocolata are enquired into; its effects as to its alimental and venereal quality, as well as medicinal (especially in hypochondriacal melancholy) are fully debated. Together with a spagyrical analysis of the cacao-nut, performed by that excellent chymist, Monsieur le Febure, chymist to His Majesty. By Henry Stubbe. London, printed by J.C. for Andrew Crook, 1662.
[xvi] 184 p. 6·5 ins.
   BM   Wing S 6049

2364.   The Lord Bacons relation of the sweating-sickness examined, in a reply to George Thomson, pretender to physick and chymistry. Together with a defence of phlebotomy in general, and also particularly in the plague, small-pox, scurvey and pleurisie. In opposition to the same author, and the author of Medela Medicine, Doctor Whitaker and Dr. Sydenham. Also a relation concerning the strange symptomes happening upon the bite of an adder. And a reply, by way of preface to the calumnies of Eccebolius Glanvile. London, printed for Phil. Brigs, 1671.
[xvi] 27 [ii] 136, 133–259 [vi] 11, 32 p. 8·5 ins.
   BM   SGC 2   Wing S 6059

STUCK (Johann Wilhelm)
2365.   Antiquitatum convivialium libri III, in quibus Hebraeorum, Graecorum, Romanorum aliarumque nationum antiqua conviviorum genera, nec non mores, consuetudines, ritus ceremoniaeque conviviales, atque etiam aliae explicantur, & cum ijs quae hodie cum apud Christianos, tum apud alias gentes a Christiano nomine alienas in usu sunt, conferuntur: multa grammatica, physica, medica, ethica, oeconomica, politica, philosophica denique atque historica cognitu iucunda simul & utilia tractantur: plurima sacrorum prophanorumque auctorum veterum loca obscura illustrantur, corrupta emendantur: denique desperatus deploratusque nostrorum temporum luxus atque luxuria gravi censura damnatur Tiguri, excudebat Christophorus Froschoverus, 1582.
[xii] 397; [xxvii] p. 12·5 ins.
   Binding dated 1584.
   BM   Haller vol. 2. p. 236   Watt   Wellcome 6128

STUCKLEW (Godefridus de)
2366.   Indago pestis, quâ luis huius à putredine cadaverosâ conceptae genesis, adultae metamorphosis expenditur adjectis nonnullis observationibus argumentum roborantibus; obiter una nodosum dogma de principiis corporum naturalium pro virili enodatur. Vratislaviae, in officinâ Baumanniana typis exprimebat Joannes Guntherus Roererus, 1699.

[iv] 154 [i.e. 254] p. 8 ins.
  SGC 1

STUPANUS (EMMANUEL)
See STUPPAN (Emmanuel)

STUPPAN (EMMANUEL) 1587–1664, *ed.*
See CASTELLI (Bartholomeo). Lexicon medicum graeco-latinum, 1632.
RIOLAN (Jean) *the elder.* Artis medicinalis . . . 1629.
RIOLAN (Jean) *the elder.* Morborum curandorum ratio generalis particularis . . . 1629.

STURM (JOHANNES CHRISTOPHORUS) 1635–1703
2367.   Epistola invitatoria ad observationes magneticae variationis communi studio junctisque; laboribus instituendas. Altorfi Noricorum, Prid. Festi Paschalis, 1682.
[6] p. fold. chart. 7·5 ins.
  Bd. with AMMAN (Paul). Medicina critica, 1677.

STURM (MAURITZ EUCHARIUS)
2368.   De linguae graecae in studio medico utilitate ac necessitate oratio. Altdorfi, excudit Jobst Wilhelm Kohles, [1695].
[vi] 3–30 p. 7·5 ins.
  BM   Waller 9341

STURM (ROLAND); **STURMIUS** (ROLANDUS)
See STORMS (Roland)

STYMMELIUS (CHRISTOPHORUS)
Studentes sive comoedia de vitâ studiosorum autore Ignoto Peerdeklontio.
In NUGAE VENALES, 1648, pp. 1–96 [2nd seq.], 1662, pp. [1–86]; 1663, pp. [1–86].

SUARDUS (PAULUS)
Thesaurus aromatariorum medicis atque aromatarijs omnibus eque utilis ac necessarius recens singulari diligentia recognitus atque castigatissime impressus.
lv ff.
In MANLIIS *de Bosco* (Johannes Jacobus de). Luminare maius, 1525.

SUCHTEN (ALEXANDER VON) *fl.* 1546–60
2369.   Antimonii mysteria gemina. Das ist von den grossen Geheimnussen des antimonii in zweene Tractat abgeteilet. Derer einer die Artzeneyen zu anfallenden menschlichen kranckheiten offenbahret der Ander uber wie die Metallen erhôhet und in verbesserung ubersetzet werden. Mit mancherley Kûnstlichen und philosophischen beyderseits derselbigen Bereitungen exempelweise illustrirt und zu vindicirung seines Lobs und Ruhms publiciret worden. Durch Johann Theolden. Leipzig, in vorlegung Jacob Apels, 1604.
531 [xvii] p. diagr. 6 ins.
  Colophon: Gedruckt zu Leipzig bey Valentin am ende, typis heraedum Beyeri. 2 p. MS. notes on end leaf. T.-p. imperfect.
  BM   Wellcome 6137

SUEVUS (BERNHARDUS)
2370.   Tractatus de inspectione vulnerum lethalium et sanabilium praecipuarum partium corporis humani. Variis cum veterum, tum recentium medicorum observa-

tionibus, exemplis atque controversiis illustratus, non minùs I[uris] C[onsul]tis quàm medicis utilis atque necessarius. Marpurgi, sumtibus & typis Casp. Chemlini, 1629.
[xxiv] 136 p. 6·5 ins.
  Bd. with WELSCH (Gottfried). Rationale vulnerum lethalium judicium . . . 1674.
  BM   SGC 1

See OBSERVATIONS ET HISTOIRES CHYRURGIQUES, 1669.

SULTZBERGER (SIGISMUND RUPERT) *praeses*
De morsu viperae.
In ETTMÜLLER (Michael). Dissertationes medicae III. [*In his* Opera medica theoretico-practica, Vol. 1, 1696, pp. 1658–1664.]

SUNDER (ANTONIUS VAN) *respondent*
2371.   De catameniis suppressis. Hardervici, apud Albertum Sas, 1688.
[26] p. 8 ins.
  (Disp. med. inaug., Harderwijk, Jodocus à Gesseler, praeses.)
  Bd. with PRAUSERUS (Theophilus) *respondent.* De lactis natura, 1706.

SUSENBETUS (LAZARUS) *ed.*
See BOTTONI (Alberto) *and* CAMPOLONGO (Aemilio). Methodi medicinales duae . . . 1595.

SUSIO (GIAMBATTISTA) c. 1524–
2372.   Liber de sanguinis mittendi ratione. Nunc primum in lucem editus. Basileae, 1559.
[vii] 74 [v] p. 6·5 ins.
  Text begins on verso of p. [vii].
  Bd. with CARDANO (Girolamo). De methodo medendi, sectiones quatuor, 1565.
  Christie Collection.
  BM

SUSIUS (JOANNES BAPTISTA) *Mirandulanus*
See SUSIO (Giambattista)

SWALVE (BERNHARD)   –1680
2373.   Disquisitio therapeutica generalis, sive medendi methodus ad recentiorum dogmata adornata, & Walaeanae methodo conformata. Editio altera, emaculatior, & indice alphabetico locupletior. Jenae, typis Gollnerianis, 1677.
[xii] 208 [xx] p. engr. front. 5 ins.
  Bd. with WALE (Johannes de). Methodus medendi brevissima . . . 1679.
  BM   Dawson 6467B   Waller 9380

2374.   Pancreas pancrene: sive pancreatis et succi ex eo profluentis commentum succinctum . . . Amstelodami, apud Joannem Janssonium à Waesberge, [&] viduam Elizei Weyerstraet, 1667.
[xiv] 271 [+8] p. 5 ins.
  BM   SGC 1   Waller 9381

2375.   Querelae ventriculi renovatae, sive προσωποποιία eiusdem naturalia sua sibi vendicantis et abusus tam diaeteticos, quam pharmaceuticos perstringentis . . . Amstelaedami, apud Joannem Janssonium à Waesberge, 1675.

[xii] 286 [x] p. 5 ins.
>> Engr. t.-p.
>> BM   SGC 1   Waller 9383

SWALWE (Bernard)
See Swalve (Bernhard)

SWAMMERDAM (Jan) 1637–80
2376.   Miraculum naturae sive uteri muliebris fabrica, notis in D. Joh. van Horne prodromum illustrata, & tabulis, a clariss. expertissimisque viris cum ipso archetypo collatis, adumbrata. Adjecta est nova methodus, cavitates corporis ita praeparandi, ut suam semper genuinam faciem servent. Ad illustriss. Regiam Societatem Londinensem. Lugduni Batavorum, apud Severinum Matthaei, 1672.
[vi] [2] 3–57 [+1] p. 3 fold. col. pls. 8 ins.
>> *Bd. with* Casseri (Giulio). Anatomische Tafeln . . . 1656.
>> BM   SGC 1

Miraculum naturae sive uteri muliebris fabrica. Notis in D. Ioh. van Horne prodromum illustrata. Adjecta est nova methodus, cavitates corporis ita praeparandi, ut suam semper genuinam faciem servent . . .
In Le Clerc (Daniel) *and* Manget (Jean-Jacques) *comps.* Bibliotheca anatomica, 1685, Vol. 1, pp. 490–508. Also 1699 ed., Vol. 1, pp. 644–662 [2nd seq.]

2377.   Tractatus physico-anatomico-medicus de respiratione usuque pulmonum. In quo, praeter primam respirationis in foetu inchoationem, aëris per circulum propulsio statuminatur, attractio exploditur; experimentaque ad explicandum sanguinis in corde tam auctum quam diminutum motum in medium producuntur. Lugduni Batavorum, apud Joannem vander Linden, 1679.
[xvi] 121 [+23] p. illus. 6·5 ins.
>> *Bd. with* Lyser (Michael). Culter anatomicus, 1679.
>> BM   Osler 959   SGC 1

Tractatus physico-anatomico-medicus de respiratione usuque pulmonum.
In Le Clerc (Daniel) *and* Manget (Jean-Jacques) *comps.* Bibliotheca anatomica, 1685, Vol. 2, pp. 150–203 [i.e. 165]. Also 1699 ed., Vol. 1. pp. 985–1000 [2nd seq.]

See Lamzweerde (Jan Baptist van). Respirationis Swammerdammianae exspiratio, 1674.

SYBOLD (Henricus) *ed.*
See Berengario (Giacomo). Isagogae breves et exactissimae in anatomiam humani corporis per illustrem medicum Carpum, 1530.

SYDENHAM (Thomas) 1624–89
2378.   Opera universa. In quibus non solummodò morborum acutorum historiae & curationes novâ & exquisitâ methodo diligentissimè traduntur, verùm etiam morborum ferè omnium chronicorum curatio brevissima, pariter ac fidelissima in publici commodum exhibetur. Huic etiam de novo accessit index alphabeticus summam omnium rerum, & curationum singularum in gratiam studiosorum, breviter complectens. Editio altera, priori multùm auctior, & emendatior reddita. Londini, typis R.N. impensis Walteri Kettilby, 1685.

[xlii] 321 [323–365]; 277 [279–305] [xxvii]; [xv] 127 p. front. 7 ins.
>> *Contents:* I. Observationes medicae circa morborum acutorum historiam et curationem. Editio quarta.—II. Epistolae responsoriae duae. Prima de morbis epidemicis ab anno 1675 ad annum 1680 ad . . . Robertum Brady . . . secunda de luis venereae historia & curatione ad . . . Henricum Paman . . . Editio secunda —III. Dissertio epistolaris ad . . . Gulielmum Cole, de observationibus nuperis circa curationem variolarum confluentium; nec-non de effectione hysterica. Editio secunda.—IV. Tractatus de podagra et hydrope. Editio secunda.—V. Elenchus rerum in epist. duabus responsoriis, dissertatione epistolari, & tract. de podagra, & hydrope.—VI. Index alphabeticus.—VII. Schedula monitoria de novae febris ingressu. Editio secunda. 1688.
>> Engr. front. is portrait of Sydenham engraved by A. Blooteling.
>> 2 pp. MS. prescriptions on end-leaves, dated 1744.
>> BM   Osler 1002   SGC 1   Waller 9406   Wing s 6304

See Collections of Acute Diseases, 1687.

SYEN (Arnoldus) 1640–78? *praeses*
See Birch (Andrew) *respondent.* De ἰδιοκακία scorbutica, 1674.

SYLVATICUS (Matthaeus)
See Silvatico (Matteo)

SYLVIUS (Dethlevus) *Holsatus*
See Silvius (Dethlevus) *Holsatus*

SYLVIUS (Franciscus)
See Le Boë (Franz de)

SYLVIUS (Jacobus)
See Du Bois (Jacques)

SYLVIUS (Nathanael) *respondent*
2379.   De fluore muliebri. Lugduni Batavorum, apud Abrahamum Elzevier, 1687.
[16] p. 8 ins.
>> (Disp. med. inaug., Leyden, Friedrich Spanhem, praeses.)
>> *Bd. with* Lipstorp (Gustavus Daniel) *respondent.* De animalculis in humano corpore genitis, 1687.
>> BM

SYLVIUS (Zacharias) *ed.*
See Heurne (Jan van). Praxis medicinae nova ratio, 1650.

SYNESIUS
De somniis, translatus à Marsilio Ficino.
In Ferrier (August) . . . Liber de somniis, 1549, pp. 112–202.

The true book of the learned Synesius a Greek abbot, taken out of the Emperour's Library, concerning the philosopher's stone . . .
In Basilius Valentinus, *pseud.* Basil Valentine his triumphant chariot of antimony, 1678, pp. 161–176.

SYRASUS
Ex Syrasi super fen secunda canonis primi Avicennae . . .
In De Balneis, 1553, ff. 340ᵛ–334ʳ [i.e. 346ʳ] [2nd seq].

SZNEBERGER (Anton)
See Schneeberger (Anton)

T

T., V.J.B.
See RHODE (Johann). Antiquitates philosophicae, medicae & chirurgicae, 1691.

TABERNAEMONTANUS (JACOB THEODOR) 1520–90
2380. New Wasserschatz, das ist, von allen heylsamen metallischen mineralischen Bädern unnd Wassern, sonderlich aber von den newen erfundenen sauwerbrunnen zu Langen Schwalbach in der Nidergraffschafft Katzerelnbogen, und in Schwartzwald in dem löblichen Stifft Strassburg inn S. Petersthal unnd der Greissbach, bey dem weiler, Greissbach gelegen, auch aller anderer Sauwerbrunnen eygentliche Beschreibung, sampt derselben Gehalt, Krafft unnd Wirckung . . . widerumb übersehn, verbessert gemehret . . . Frankfurt am Mayn, (Wolffgang Richtern in Verlegung Nicolai Bassaei), 1605.
[xvi] 649 [+68] p. 6·5 ins.
    BM   Watt

See WIRSUNG (Christoph). Ein neuwes Artzney Buch, 1577.

TABOR (*Sir* ROBERT)
See TALBOR (*Sir* Robert)

TACHENIUS (OTTO)
2381. Antiquissimae Hippocraticae medicinae clavis. Manuali experientia in naturae fontibus elaborata, qua per ignem, & aquam inaudita methodo, occulta naturae & artis, compendiosa operandi ratione manifesta fiunt, & dilucide aperiuntur. Venetiis sumptibus Combi & La-Novij, 1697.
[ii] 3–208 [ii] p. 5·5 ins.
    Bd. with his Hippocrates chimicus, 1697.
    Partington Collection.

2382. Hippocrates chymicus, omnibus à mendis vindicatus. In quo novissimi Viperini salis antiquissima fundamenta simul & acidi alcalique natura fuse ac dilucide explicantur. Accessit index capitum non inutilis. Lutetiae Parisiorum, apud Ioannem d'Houry, 1669.
[xxxvi], 259 [+5] p. 6 ins.
    Partington Collection.

2383. Hippocrates chimicus, qui novissimi viperini salis antiquissima fundamenta ostendit . . . Editio tertia, caeteris magis emendata, ac indice locupleti donata. Lugd. Batavor. apud Felicem Lopez et Adrianum Severinum (typis Adriani Severini), 1671.
[xlvi] 190 [ii] p. 5·5 ins.

Additional engr. t.-p.
Bd. with HARVEY (William). Exercitationes de generatione animalium, 1651.
BM   SGC 1

2384. Otto Tachenius his Hippocrates Chymicus which discovers the ancient foundations of the lats Viperine salt and his Clavis thereunto. Translated into English by J. W. London, printed for Thomas James and are to be sold by Math. Crouch, 1677.
[xx], 122, [ix]; [x, 2] 3–18, 15–120 (i.e. 124), [xiii] p. 8 ins.
    Pages missing from prelims. (2nd seq.).
    Bookplate of William Astelt, Esq., dated 1807.
    Separate t.-p. for 2nd part reads 'Otto Tachenius his Clavis to the ancient Hippocratical physick or medicine made by manual experience in the very foundations of nature. Whereby, through fire and water, in a method unheard of before, the occult mysteries of nature and art are unlocked, and clearly explained by a compendious way of operation'.
    Note on flyleaf 'lacks engr. t.-p. see Ferguson II 597. End of Clavis differs from Ferguson'.
    Partington Collection.
    SGC 1   Wing T 89

2385. Hippocrates chimicus per ignem & aquam methodo inaudita novissimi salis Viperini antiquissima fundamenta ostendens. Editio secunda auctior & emendatior. Accessit eiusdem authoris de morborum principe tractatus. Venetiis, sumptibus Combi & La Novij, 1697.
[xxxii] 33–460 [iv] p. 5·5 ins.
    2nd engr. t.-p. dated 1678 bearing portrait of Hippocrates.
    2nd part entitled Tractatus de morborum principe.
    Partington Collection.

Ottonis Tachenii Hippocratis chymici reformatio: seu adulterini salis viperini refutatio a Joanne Zwelfer . . . brevi apologemate adumbrata.
In ZWELFER (Johann). Animadversiones in pharmacopoeiam Augustanam, 1668.

TACKE (JOHANN) 1617–75
2386. Triplex phasis sophicus. Solis orbe expeditus humanaeque fragilitati & spei resurrectionis rerum consecratus. Francofurti, sumptibus Johannis Petri Zubrodt & haered. John Baptistae Schönwetteri, 1673.
[viii] 40 [vi] 190 [xvi] 79 p. 7·5 ins.
    BM   Watt

TACKENIUS (OTTO)
See TACHENIUS (Otto)

TACKIUS (JOHANN)
See TACKE (Johann)

TAEGIO (BARTOLOMEO) *fl.* 1550
2387. L'humore dialogo . . . In Milano, appresso Gio. Antonio degli Antonii, 1564.

[5] 6–80 ff. 6·5 ins.

> Colophon: In Milano, per Valerio & Hieronimo fratelli da
> Meda. Portrait of the author on verso of t.-p. MS. marginal
> notes. Dialogue on wine and wine making between Taegio and
> Giovan Paolo Barza.
> Bullock Collection.
> BM   Wellcome 6201

TAGAULT (JEAN)   –1545

De chirurgica institutione libri V quibus praeposita
est eiusdem authoris generalis & compendiaria chirurgi
institutio facili & artificiosa methodo tradita.

In CHIRURGIA, 1555, ff. 1–126ʳ.

Institutionum chirurgicarum libri quinque: quibus
totum Guidonis Cauliaci volumen chirurgicum continetur, sed multo copiosius & pro barbaro obscuroque
latinum, elegantius & expeditius factum. Lib. I . . . De
tumoribus praeter naturam. II. De vulneribus. III. De
ulceribus. IV. De fracturis. V. De luxationibus.

In [CHIRURGIA]. De chirurgia, scriptores optimi quique
veteres et recentiores . . . per Conradum Gesnerum in
unam volumen collecti. [*In* UFFENBACH (Peter).
Thesaurus chirurgiae . . . 1610, pp. 663–832.]

TAGAULTIUS; TAGAUTIUS (JOHANNES)

See TAGAULT (Jean)

TAGEREAU (VINCENT)

2388.   Discours sur l'impuissance de l'homme et de la
femme. Auquel est declaré que c'est qu'impuissance
empeschant & separant le mariage. Comment elle se
cognoist. Et ce qui doit estre observé aux procès de
separation pour cause d'impuissance, conformément
aux saincts canons & decrets: & à ce qu'en ont escrit les
theologiens & canonistes. Divisé par chapitres pour
plus grande facilité . . . Reveu & augmenté en ceste
seconde edition. A Paris, chez la veufve Jean du Brayet,
et chez Nicolas Rousset, 1612.

[viii] 226 p. 6 ins.

> *Bd. with* ROULLIARD (Sebastien). Capitulaire auquel est traicté
> qu'un homme nay sans testicules apparens . . . est capable des
> oeuvres du mariage, 1604.
> BM   Brunet   SGC 1   Waller 9448

TAGLIACOZZI (GASPARE) 1546–99

2389.   Cheirurgia nova de narium, aurium, labio-
rumque defectu, per insitionem cutis ex humero, arte,
hactenus omnibus ignotâ, sarciendo. Quae de curtis
pars cheirurgiae nobilissima, tam à neotericis, quàm
veteribus, magno artis, at maiore laborantium dispendio
& iacturâ, tot fuit seculis desiderata. Additis cutis
traducis instrumentorum omnium, atque deligationum
iconibus, & tabulis. Cum indice quadruplici expeditissimo, capitum singulorum, authorum, controversiarum,
rerum denique & verbarum memorabilium. Francofurti,
excudebat Johannes Saurius, impensis Petri Kopffi, 1598

605 [+10] p. illus. 6·5 ins.

> BM   Dawson 6580   SGC 1   Waller 9450   Wellcome 6211

2390.   De curtorum chirurgia per insitionem, libri duo.
In quibus ea omnia, quae ad huius chirurgiae, narium
scilicet, aurium, ac labiorum per insitionem restauran-
dorum cum theoricen, tum practicen pertinere videbantur, clarissima methodo cumulatissime declarantur.
Additis cutis traducis instrumentorum omnium, atque
deligationum iconibus, & tabulis. Cum indice quadruplici expeditissimo, capitum singulorum, authorum,
controversiarum, rerum denique & verborum memorabilium. Venetiis, apud Gasparem Bindonum iuniorem,
1597.

[xxx] 94; 95; [iii] 4–47 [xxxii] p. woodcut illus. 13 ins.

> Additional engr. t.-p.s
> BM   SGC 1   Waller 9451   Wellcome 6210

TALBOR (*Sir* ROBERT) 1642 ?–81

2391.   The English remedy: or, Talbor's wonderful
secret, for cureing of agues and feavers. Sold by the
author Sir Robert Talbor, to the most Christian king,
[Louis XIV] and since his death, ordered by his Majesty
to be published in French, for the benefit of his subjects.
And now translated into English for publick good.
London, printed by J. Wallis, for Jos. Hindmarsh, 1682.

[viii] 112 p. 5·5 ins.

> BM   Osler 4078   SGC 1   Wing T 111

2392.   Πυρετολογια, a rational account of the cause
and cure of agues, with their signes, diagnostick &
prognostick. Also some specifick medicines prescribed
for the cure of all sorts of agues; with an account of a
successful method of the authors for the cure of the
most tedious and dangerous quartans. Likewise some
observations of cures performed by the aforesaid
method. Whereunto is added a short account of the
cause and cure of feavers, and the griping in the guts,
agreeable to nature's rules and method of healing.
London, printed for R. Robinson, 1672.

[x] 77 [iii] p. 5·5 ins.

> BM   Watt   Wing T 112

TALBOT (*Sir* ROBERT)

See TALBOR (*Sir* ROBERT)

TALIACOTIUS (GASPAR)

See TAGLIACOZZI (Gaspare)

TALLAT (JOHANN) *von Vochenberg*

See TOLLAT (Johann) *von Vochenberg*

TANCK (JOACHIM) 1557–1609

See REINNECCERUS (Fidejustus). Thesaurus chymicus,
1609.

TANCKE; TANCKIUS; TANKE (JOACHIM, JOACHIMUS)

See TANCK (Joachim)

TAPPE (JAKOB) 1603–80

2393.   Dissertationes de principum sive sensuum
internorum functionum laesionibus earumque veris
contra vulgarem opinionem caussis & curationibus.
Helmstadii, typis & sumptibus Jacobi Mulleri, 1676.

[xxii] 407 p. 8 ins.

> *Bd. with* KERGER (Martin). De fermentatione liber physico-
> medicus, 1663.
> BM   Watt

TAPPIUS (Jacobus)
See Tappe (Jakob)

TARANTA (Valascus de)
See Valascus *de Taranta*

TARDY (Claude) 1607–70
2394. Les opérations chirurgiques esclairées des expériences du mouvement circulaire du sang et des esprits. Paris, chez l'autheur, Jean du Bray [et] C. Barbin, 1665.
[xv] 24, 140 [iv] p. 9 ins.
   Waller 9485

TATAI (Georgius Kovacs)
See Kovacs–Tatai (Georgius)

TATE (Nahum) [1652–1715] *tr.*
See Fracastori (Girolamo). Syphilis, 1686.

TAURELLUS (Nicolas) 1547–1606
2395. Medicae praedictionis methodus, hoc est, recta brevisque ratio coram aegris praeterita, praesentia, futuraque praedicendi, morbos scilicet, morborumque causas, mortem, sanitatem, recidivam, alique sympto-mata: non minus ad nomen conciliandum, quàm foelicem curationis eventum, medicinam facturis neces-saria: quam ex Hippocratis, & Galleni monumentis, aliorumque probatissimorum medicinae doctorum opti-ma fide condidit . . . Francofurti, sumptibus Bernhardi Iobini, per Iohan. Feierabend, 1581.
[xiv] 652 p. illus. 6 fold. tabs. 8·5 ins.
   BM   SGC 1

See Arnaldus *de Villa Nova*. Opera omnia. Cum Nicolai Taurelli . . . in quosdam libros annotationibus, 1585.

TAUVRY (Daniel) 1669–1701
2396. Nouvelle anatomie raisonnée ou l'on explique les usages de la structure du corps de l'homme, et de quelques autres animaux, suivant les loix des mécaniques. Par Daniel Tauvry, Troisième edition revûe, corrigée & augmentée par l'auteur, & enrichie de figures. Paris, chez Barthelemy Girin, 1698.
[xiv] 422 [xiv] p. front. pls. (fold.) 6 ins.

TEICHMEIERUS (Hermannus Theodoricus) *re-spondent*
See Schenck (Johann Theodor). Synopsis institutionum medicinae disputatoriae . . . 1668.

TENCKE (Jérôme)   –1687
2397. Instrumenta curationis morborum deprompta ex pharmacia, chyrurgia, et diaeta. De instrumentis pharmaceuticis ex Galenicis & chymicis. In qua multa traduntur praxim ineuntibus utilissima, eosque velut manu ducentia. Barcinone, apud Josephum Forcada, expens. Josephi Moya, 1683.
[iv] 388 [xv] p. 5·5 ins.

TENQUE (Hieronymus)
See Tencke (Jérôme)

TENTZEL (Andreas)
2398. Medicina diastatica, hoc est singularis illa et admirabilis ad distans, & beneficio mumialis trans-plantationis operationem & officaciam habens, quae ipsa loco commentarii in tractatum tertium de tempore seu philosop. D. Theoph. Paracelsi, multa, eaque selectissima abstrusioris philosophiae & medicinae arcana continet. Erfurti, sumtibus Johanni Birckneri, excud. Johann Georg. Hertz, 1666.
[xvi] 188 p. 6 ins.

TESTAMENTUM M. GRUNNII COROCOTTAE PORCELLI, incerti authoris.
In Dissertationum Ludicrarum et Amoenitatum, scriptores varii. 1666, pp. 120–122.

TEXTOR (Benoist)
Of the nature and divers kinds of cancers or cankers. 35 p.
In Banister (Richard). A treatise of one hundred and thirteen diseases of the eyes, 1622.

THAL (Johann) 1542?–1583
Sylva Hercynia, sive catalogus plantarum sponte nascen-tium in montibus, et locis vicinis Hercyniae, quae respicit Saxoniam, conscriptus singulari studio, a Ioanne Thalio medico Northusano. Nunc primum in lucem edita. Francofurti ad Moenum, 1588.
[2] 2–133 [+1] p.
In Camerarius (Joachim) *the younger*. Hortus medicus et philosophicus, 1588.

2399. **THEATRUM SYMPATHETICUM** in quo sympathiae actiones variae, singulares & admirandae tàm macro quàm microcosmicae exhibentur, & mecha-nicè, physicè, mathematicè, chimicè, & medicè, occa-sione pulveris sympathetici, ita quidem elucidantur, ut illarum agendi vis & modus, sine qualitatum occultarum, animaeve mundi aut spiritus astralis magnive magnalis, vel aliorum commentariorum subsidio ad oculum pateat. Opusculum lectu jucundum & utilissimum; Digbaei, Papinii, Helmontii, aliorumque recentiorum scriptorum prolata exhibens & trutinans, atque ipsius pulveris sympathetici germanam & optimam descrip-tionem simul exponens. Norimbergae, impensis Joh. And. & Wolffg. jun. Endterorum haered., 1660.
[xx] 377 [+4] p. engr. front. 5·5 ins.
   BM   Osler 4092   SGC 1

2400. **THEATRUM SYMPATHETICUM AUC-TUM,** exhibens varios authores. De pulvere sympa-thetico quidem: Digbaeum, Straussium, Papinium, et Mohyum. De unguento verò armario: Goclenium, Robertum, Helmontium, Robertum Fluddum, Becker-um, Borellum, Bartholinum, Servium, Kircherum, Matthaeum, Sennertum, Wechtlerum, Nardium, Freita-gium, Conringium, Burlinum, Frascatorium, et Wecke-rum. Praemittitur his Sylvestri Rattray, aditus ad

sympathiam et anti-pathiam. Editio novissima, correctior, auctior, multisque parasangis melior. Norimbergae, apud Johan. Andream Endterum, & Wolfgangi junioris haeredes, 1662.
[viii] 722 [xlii] p. 8 ins.

> Engraving on p. 125.
> BM   Osler 4094   Waller 11251

THEODORICUS *Ostrogothorum rex,* 454?–526
Theodoricus Ostrogothorum rex Aloysio architecto, s. [de balneis Aponi].
In DE BALNEIS, 1553, f. 93. [2nd seq.]

THEODORUS
Dietam: quibusnam vel salubriter utendum vel cautius abstinendum.
In EXPERIMENTARIUS MEDICINAE, 1544, pp. 234–245 [3rd seq.]

> Probably the work of Theodorus Priscianus. (*See* Eloy, Choulant).

THEODORUS
See also PRISCIANUS (Theodorus)

THEODORUS (JACOB) *Tabernaemontanus*
See TABERNAEMONTANUS (Jacob Theodor)

THEODOSIUS (Giovanni Battista) 1457–1538
2401.   Medicinales epistolae lxviii in quibus complures variaeque res ad medicinam, physicenque spectantes disertissimè traduntur, quibusvis literarum studiosis utiles, nunc primum in lucem emissae. Basileae, apud Nic. Episcopium juniorem, 1553.
[3] 4–397 [+3] p. 7 ins.

> BM   SGC 1   Wellcome 6257

2402.   **A THEOLOGICAL AND PHILOSOPHICAL TREATISE OF THE NATURE AND GOODNESSE OF SALT,** out of the holy scriptures, learned writers, and approved practise: wherein the old vulgar conceit that salt makes the earth barren is examined; and the much more ancient truth, that salt is the great fructifier of the earth, is established. At London, imprinted by Felix Kyngston for Richard Boyle, 1612.
[vi] 58 p. 7 ins.

> *Bd. with* VIGENERE (Blaise). A discourse of fire and salt, 1649.

THEOPHILUS *Iatrosophista*
See THEOPHILUS *Prospatharius*

THEOPHILUS, *Monachus*
See THEOPHILUS *Protospatharius*

THEOPHILUS *Protospatharius* 7th cent. A.D.
2403.   Περι της του ἀνθρωπου κατασκευης De hominis fabrica, lib. V. Parisiis, apud Guil. Morelium, 1555.
84 p. 6·5 ins.

> Greek text. *Bd. with* 1556 translation.
> . . . Another copy. Christie Collection. Evans copy. *Bd. with* 1556 translation.
> . . . Another copy. Christie Collection. *Bd. with* ORIBASIUS, 1556.
> BM   SGC 1   Wellcome 6262

2404.   De corporis humani fabrica, libri v. Junio Paulo Crasso Patavino interprete. Ex Sorano de vulva et pudendo muliebri, Joan. Baptista Rasario interprete. Parisiis, apud Guil. Morelium, 1556.
[viii] 112 p. 6·5 ins.

> *Bd. with* above item.
> BM   SGC 1

De corporis humani fabrica, liber primus [-quintus]. Iun. Paulo Crasso Patavino interprete.
In GUENTHER (Johann) *von Andernach.* Anatomicarum institutionum, ex Galeni sententia, libri IIII, 1541, pp. 131–220. *Also in* MEDICI ANTIQUI GRAECI, 1581, pp. 34–93.

Liber pulsuum Philareti.
In ARTICELLA . . . 1500. ff. 3ᵛ–4ʳ.

Liber Philareti. De pulsibus.
In [ARTICELLA], 1502, sig. B2ᵛ–B5ʳ. *Also in* 1519 ed., ff. ix–xi.

Philareti . . . de pulsuum scientia libellus, Albano Torino . . . interprete.
In MEDICAE ARTIS PRINCIPES, 1567, cols. 843–850 [5th seq.]

Liber urinarum Theophili.
In ARTICELLA . . . 1500. ff. 4ʳ–6.

Liber urinarum.
In [ARTICELLA], 1502, sig. B5ʳ–C5ᵛ. Also 1519 ed., ff. xi–xviii.

Theophili . . . de exacta retrimentorum vesicae cognitione libellus, Albano Torino . . . interprete.
In MEDICAE ARTIS PRINCIPES, 1567, cols. 851–866 4th] seq.]

> Running title: 'De urinis lib.'

THEOPHRASTUS *Eresius,* c. 390–280? B.C.
2405.   De historia plantarum libri decem, Graecè & Latinè. In quibus textum Graecum variis lectionibus, emendationibus, hiulcorum supplementis: Latinam Gazae versionem nova interpretatione ad margines: totum opus absolutissimis cum notis, tum commentariis: item rariorum plantarum iconibus illustravit Ioannes Bodaeus à Stapel, medicus Amstelodamensis. Accesserunt Iulii Caesaris Scaligeri, in eosdem libros animadversiones: et Roberti Constantini annotationes, cum indice locupletissimo. Amstelodami, apud Henricum Laurentium, 1644.
[xxii] 1187 [lxxxvii] p. illus. 14 ins.

> SGC 2   Watt

De piscibus in sicco viventibus commentarius in libellum Theophrasti Eresij, naturae & Aristotelis interpretis summi . . . M. Aurelio Severino . . . Fortunio Liceto . . . dicatus.
[vi] 18 p.
In SEVERINO (Marco Aurelio). Antiperipatias, 1659.

2406.   Περὶ ἰδρώτων, και περὶ ἰλιγγων. De sudoribus libell[us] unus: de vertigine libell[us] alter. E Graeca lingua in Latinam conversi, et annotationibus illustrati, per Bonaventuram Grangerium . . . Nunquam antea Latinè editi. Libello de sudoribus adiecta sunt sudorum prognostica, ab eodem interprete latinis versibus descripta, ex. Hippocr. & Gal scriptis. Parisiis, apud Joannem de Bourdeaulx, 1576.

[xiv] p. 44 ff. 6 ins.

  BM Watt

See BAILLOU (Guillaume de). Commentarius in libellum Theophrasti de vertigine, 1640.

POPP (Johannes). Thesaurus medicinae . . . 1628.

THÉVART (JACQUES) 1600–1670 or 4, *ed.*
See BAILLOU (Guillaume de). Commentarius in libellum Theophrasti de vertigine, 1640.

BAILLOU (Guillaume de). Consiliorum medicinalium libri II . . . 1635.

BAILLOU (Guillaume de). De convulsionibus libellus . . . 1640.

BAILLOU (Guillaume de). Definitionum medicarum liber . . . 1640.

BAILLOU (Guillaume de). De virginum et mulierum morbis liber . . . 1643.

BAILLOU (Guillaume de). Epidemiorum et ephemeridum libri duo . . . 1640.

BAILLOU (Guillaume de). Opuscula medica, de arthritide, de calculo et de urinarum hypostasi, 1643.

THIERMAIR (FRANZ IGNAZ) *ed.*
See MERMANN (Thomas) *von Schönberg und Aufhofen.* Consultationes ac responsiones medicae, 1675.

THIERMAIER; THIERMAYR (FRANZ IGNAZ)
See THIERMAIR (Franz Ignaz)

THILE (JOHANNES) *praeses*
See KIRCHMAJER (Carolus Christianus) *respondent.* Theelogia medica, 1690.

THOLDE (JOHANN) *ed.*
See SUCHTEN (Alexander von). Antimonii mysteria gemina, 1604.

THOMAI (THOMASO)
2407. Idea del giardino del mondo . . . ove, oltre molti secreti maravigliosi di natura, sono posti varij, & soavissimi frutti curiosissimi, secondo la diversità del gusto de gli huomini. In Venetia, appresso Simon Alberti, 1593.

[viii] 74 [xiv] p. 8 ins.

  Engr. t.-p.
  Bullock Collection.
  BM

THOMAIUS *Ravennas* (Camillus)
Rationalis methodus atque compendiosa ad omnes fere curandos morbos internarum partium humani corporis.
In VETTORI (Benedetto), *and others.* Empirica Benedicti Victorii Farentini . . . necnon Camilli Thomaii Ravennatis morborum humani corporis curandorum rationalis methodus . . . 1572, pp. 570–661.

z

THOMAS AQUINAS
See THOMAS DE AQUINO *Saint*

THOMAS DE AQUINO *Saint* 1227–1274
De vegetabilibus & animalibus.
In LACINIUS (Janus). Pretiosa margarita, 1546, ff. 188ᵛ–192ʳ.

THOMAS PHILOLOGUS, pseud.
See RANGONI (Tommaso) *Filologo*

THOMSON (GEORGE) 1620 ?–79
2408. Ορθο-μεθοδος ιατρο-χυμικη: or the direct method of curing chymically. Wherein is contened the original matter, and principal agent of all natural bodies. Also the efficient and material cause of diseases in general. Their therapeutick way and means. I. Diaetetical, by rectifying eating, drinking, etc. II. Pharmaceutick. 1. By encreasing and supporting the vital spirits. 2. By pacifying and indulging them. 3. By defacing or blotting out the idea of diseases by proper specificks. Lastly by removing the extimulating or occasional cause of maladies. To which is added, the art of midwifery chymically asserted. The character of an orthochymist, and pseudo chymist. A description of the sanative virtues of our stomach-essence. Also Γαλενο-μεμφις: or a just complaint of the method of the Galenists. London, printed for B. Billingsley . . . & S. Crouch, 1675.

[xiv] 200 p. front. (port.) 6.5 ins.

  BM SGC 1 Wing T 1029

See STUBBE (Henry). The Lord Bacons relation of the sweating-sickness examined, in a reply to George Thomson, pretender to physick and chymistry . . . 1671.

THONER (AUGUSTIN)
2409. Observationum medicinalium, haud trivialium, libri quatuor. In quibus variae morborum, interiores et exteriores corporis humani partes, obsidentium, historiae, cum eorum causis concomitantibus, symptomatis, & prospero medendi successu, proponuntur, ubi complures singulares casus, & qui alibi haud obvii, in occursum venturi, cognitu dignissimi. Hisce adjuncti sunt consultationum, cum diversarum regionum medicis habitarum, & epistolarum de variis rebus medicophilosophicis disserentium libri duo: indubium philiatris haud fore inacceptos. Ulmae, sumptibus Johannis Gerlini, 1651.

[xvi] 368 [xxiii] p. 8 ins.

  Bd. with SEVERINO (Marco Aurelio). Tractatus absolutissimus de abscessibus, 1668.
  . . . Another copy *bd. with* WELSCH (George Hieronymus). Hecatosteae ii observationum physico-medicarum . . . 1675.
  BM SGC 1

[THORER (ALBAN)] 1489–1550 *ed*
2410. De re medica huic volumini insunt, Sorani Ephesij Peripatetici, & vetustissimi archiatri, in artem medendi isagoge, hactenus non visa. D. Oribasii Sardiani fragmentum, de victus ratione, quolibet anni tempore utili, antea nunquam aeditum. C. Plinii Secundi de re medica libri V accuratius recogniti, &

(nothis ac pseudepigraphis semotis) ab innumeris mendarum millibus, fide vetustissimi codicis repurgati. L. Apuleius Madaurensis, philosophi Platonici, de herbarum virtutibus, verè aurea & salutaris historia, è tenebris eruta, & à situ vindicata. Accessit his vice coronidis, libellus utilissimus de betonica, quem quidam Antonio Musae, nonnulli L. Apuleio adscribendum autumant, nuper excusus. Praeterea rerum & verborum locupletissimus index. (Basileae, in aedibus Andreae Cratandri, 1528.)

[xii] 125 [+1] ff. 12 ins.

> Note by Ludwig Choulant on fly-leaf.
> BM   Choulant p. 405/6   Wellcome 5353

—ed. and/or tr.
See: ALEXANDER *Trallianus*. De singularum corporis partium . . . libri ad unguem facti V (1533).

MESUË (Johannes) *the younger*. Appendicula de condituris varijs . . . [*In* APICIUS (Caelius). De re culinaria [&c.] 1541, pp. 100–105; 111–117.]

PAULUS *Ægineta*. De chirurgia liber, 1533.

PAULUS *Ægineta*. De facultatibus alimentorum. [*In* APICIUS (Caelius). De re culinaria [&c.], 1541, pp. 106–124; 117–139.]

PAULUS *Ægineta*. Medicinae totius enchiridion . . . 1551.

PAULUS *Ægineta*. Opus divinum, 1532.

RHAZES (Muhammad). Abubetri Rhazae Maomethi, opera . . . (1544).

SERAPION *the elder*. Iani Damasceni . . . therapeuticae methodi, 1543.

THEOPHILUS *Protospatharius*. Philareti . . . de pulsuum scientia libellus. [*In* MEDICAE ARTIS PRINCIPES, 1567, cols. 843–850 [5th seq.]

THEOPHILUS. *Protospatharius*. Theophili de exacta retrimentorum vesicae cognitione libellus. [*In* MEDICAE ARTIS PRINCIPES, 1567, cols. 851–866 [4th seq.].

THORINUS (ALBANUS)
See THORER (Alban)

THRIVERIUS BRACHELIUS (HIEREMIAS)
See DRIVERE (Jeremias)

THRUSTON (MALACHI)
De respirationis usu primario, diatriba.
In LE CLERC (Daniel) *and* MANGET (Jean–Jacques) *comps.* Bibliotheca anatomica, 1685, Vol. 2, pp. 166–185. Also 1699 ed., Vol. 1, pp. 1000–1019 [2nd seq.]

See ENT (*Sir* George). Ἀντιδιατριβη sive animadversiones in Malachiae Thrustoni diatribam de respirationis usu primario. [*In* LE CLERC (Daniel) *and* MANGET (Jean-Jacques) *comps.* Bibliotheca anatomica, 1685, Vol. 2, pp. 186–223. Also 1699 ed., Vol. 1, pp. 102 [i.e. 1020]–1057 [2nd seq.]

THURNEISSER ZUM THURN (LEONHARD)
See MARTINIUS (Henricus). Anatomia urinae Galeno-spagyrica, 1658.

THYLESIUS *Cosentinus* (Antonius)
De coloribus libellus.
In ACTUARIUS (Joannes) *Zachariae filius* Libri VII de urinis, 1548, pp. 282–302. Also 1670 ed., pp. 437–467.

TIELENS (PAULUS) *respondent*
2411. De urinis. Lugduni Batavorum, apud Abrahamum Elzevier, 1691.

[12] p. 9 ins.
   (Disp. med. inaug., Wolferd Senguerd, praeses.)

> *Bd. with* BIDLOO (Govert). Vindiciae quarundam delineationum anatomicarum, 1697.
> SGC 1

TILBORGH (CORNELIUS) *respondent*
2412. De motu musculari ejusque actione laesa. Trajecti ad Rhenum, ex officina Guilielmi vande Water, 1700.

11 [+1] p. 8 ins.
   (Disp. med. inaug., Utrecht, Joannes Georgius Graevius, praeses.)

> *Bd. with* AVEMANN (Joannes Christophorus) *respondent.* De medico eleemosynario publico, 1695.

TILING (JOHANN) 1668–1715, *ed.*
See NUCK (Antonius). Operationes & experimenta chirurgica, 1692.

SCHULTES (Johann). Armamentarium chirurgicam tabulis, 1693.

TILING (MATTHIAS) 1634–85
2413. Anchora salutis sacra, seu de laudano opiato, medicamine isto divino ac coelitus demisso, liber singularis. In quo ineffabiles ac mirabiles planè medicamenti hujus in omnibus totius corporis adfectibus virtutes ac effectus, in juniorem medicorum informationem, ac multorum hominum miserrimè aegrotantium, agonizantium ac in mortis articulo positorum solatium summum, partim secundum rationis normam considerantur, partim observantionibus permultis tàm proprils, quàm alienis ex clarissimorum ac felicissimorum medicorum libris petitis, adornantur ac confirmantur. Francofurti, impensis Wilhelmi Richardi Stockii, 1671.

[xiv] 554 [v] p. 6·5 ins.

> Additional engr. t.-p.
> *Bd. with* ZACCHIA (Paolo). De affectionibus hypochondriacis libri tres, 1671.
> BM   SGC 1   Waller 9590

2414. De febribus petechialibus tractatus curiosus, duabus sectionibus comprehensus; universam periculosissimi & truculentissimi huius morbi historiam ratione & experientiâ confirmatam accuratè, dilucidè ac breviter exhibens. Francofurti, impensis Jacobi Gothofredi Seyleri, 1676.

[xxii] 362 [vi] p. engr. front. 6·5 ins.

> BM   SGC 2   Waller 9591

2415. De tuba uteri deque foetu nuper in Gallia extra uteri cavitatem in tuba concepto; exercitatio anatomica, cui duorum monstrorum, unius Berolini, alterius verò in agro Marpurgensi nuper editorum, relatio est

innexa. Rinthelii, impensis Thomae Henrici Hauenstetnii, typis G. C. Wåchter, 1670.
[3] 4–108 p. 5 ins.
SGC 1   Waller 9592

2416. Παρεκβασις seu digressio physico-anatomica curiosa de vase brevi lienis eiusque usu nobili ac egregio in corporis humani oeconomia. Mindae, impensis Thomae Henrici Havensteinii, typis Johannis Pileri, 1676.
[xvi] 742 [ii] p. 5 ins.
BM

2417. Rhabarbarologia seu curiosa rhabarbari disquisitio, illius etymologiam, differentiam, locum natalem, formam, temperamentum, vires, substantiam, &c. Item eius adulterationem, conservationem, electionem, noxam & correctionem, dosin atque usum pharmaceuticum, chymico-medicum, omnibus penè humani corporis partibus destinatum, additis diversis observationibus, & quaestionibus, rhabarbarum concernentibus, detegens. Francofurti ad Moenum, sumptibus Jacobi Gothofredi Seyleri, 1679.
[xxii] 782 p. 2 fold pls. 7 ins.
Additional engr. t.-p.
BM   Osler 4106

TILINGIUS (MATTHIAS)
See TILING (Matthias)

TIMAEUS *Locrus*, c. 400 B.C.
2418. Περι ψυχας κοσμω και φυσιος . . . de animo mundi, & natura . . . Parisiis, apud Guil. Morelium, 1555.
[2] 3–31 p. 6·5 ins.
Greek text.
Bd. with NEMESIUS *Bishop of Emesa.* Περι φυσεως ανθρωπου, βιβλιον εν . . . De natura hominis . . . 1565.

TIMAEUS *von Güldenklee* (Balthasar) 1601–67
2419. Baldassaris Timaei von Guldenklee medici electoralis et celebrium quorundam Germaniae, Galliae et Italiae medicorum epistolae et consilia. Accessit & Hortolini Timaeani topographia metrica, & inscriptiones. Lipsiae, impensis Christiani Kirchneri, typis Johann–Erici Hahni, 1665.
[xxiv] 464 [ii] 465–494 [viii] p. 8 ins.
Book plate of D. de Superville.
BM   SGC 1   Waller 9594

See WALDSCHMIDT (Johann Jacob). Opera medica practica, 1695.

WALDSCHMIDT (Johann Jacob). Praxis medicinae rationalis succincta, 1691.

TIMM (J   )
See NUCK (Antonius). Operationes & experimenta chirurgica, edita per J[ohann] T[iling] . . . 1692.
Waller gives editor as J. Timm.

TOLET (FRANÇOIS) 1647–1724
2420. A treatise of lithotomy: or, of the extraction of the stone out of the bladder. Written in French by Mr. Tolet. Translated into English by A. Lovell. London, printed by H. H. for William Cademann, 1683.
[viii] 185 [+7] p. pls. 6 ins.
. . . Another 2 copies.
BM   SGC 1   Waller 9626   Wing T 1775

TOLET (PIERRE) 1502–
2421. Opusculum recens natum de morbis puerorum, cum appendicibus . . . Sunt etiam nonnulli additi libelli perutiles, hactenus desiderati, quos sequens pagella demonstrabit. Lugduni, apud Germanum Rose, 1538.
[xvi] 238 [i] p. 6·5 ins.
1st part work of Paulus Bagellardus. De egritudinibus infantium.
Bd. with ARGENTERIO (Giovanni). De consultationibus medicis . . . liber, 1551.
. . . Another copy. *Bd. with* RONSS (Baudouin). De hominis primordiis hystericisque affectibus centones, 1559.
BM   SGC 1   Waller 9631   Wellcome 6310

—*tr.*

See GALEN (Claudius). Des tumeurs oultre le coustumier de nature, 1542.

PAULUS *Ægineta*. La chirurgie de Paulus Ægineta. 1540, 1541 and 1542 eds.

TOLL (ADRIAAN)   –1675 *ed.*
See HIPPOCRATES. Claudii Galeni in aphorismos Hippocratis commentaria, 1633.

TOLLAT (JOHANN) *von Vochenberg*
2422. Margarita medicine. Ein maisterlichs auszerlesens büchlin der artzney für mancherlay kranckhayt und siechtagen der menschen . . . in der weitberümpten universitet zů Wienn, bey dem aller erfarnisten man der artzney Doctor Schrick. (Augspurg, getruckt von Hannsen Froschauer, 1509.)
xl ff. 7·5 ins.
Imprint from colophon. Woodcut of a figure, enclosed within a circular frame, on t.-p. Marginal MS. notes. BM has 1509 ed. Strassburg.

TOMAI (TOMASO)
See THOMAI (Thomaso)

TOMASINI (GIACOMO FILIPPO 1597–1654
2423. Gymnasium Patavinum . . . libris V comprehensum. Primus de gymnasii origine, incremento, decremento, confirmatione, aedificiis. De universitatibus studiosorum, eorum privilegiis, honoribus, ministris. De professoribus, cathedris, collegiis, ceterisque ad veram totius Academiae rationem pertinentibus. Alter professores tum iuris pontificii, tum civilis à prima origine ad nostra tempora enumerat. Tertius professores theologiae, sacri codicis, philosophiae naturalis, moralis, metaphysicae, ac medicinae, aliarumque artium recenset. Quartus Gymnasii historiam, & memorabilia quaedam ad annos quingentos breviter persequitur. Quintus Gymnasii monumenta exhibet. Utini, ex typographia Nicolai Schiratti, 1654.
[xvi] 497 [+45] p. engr. illus. 9 ins.
pp. 65/6, 73/4, 81/4, 209/10, 217/8 missing.
Christie Collection.
BM   Waller 12425   Watt

TOMLINSON (JOANNES) *respondent*

2424. Positiones medicae inaugurales. Trajecti ad Rhenum, ex officina Francisci Halma, 1690.

8 p. 8 ins.

    (Diss. inaug., Utrecht, Joannes Georgius Graevius, praeses.)

    Bd. with AVEMANN (Joannes Christophorus) *respondent.* De medico eleemosynario publico, 1695.

TOMLINSON (RICHARD) *tr.*

See RENOU (Jean de). A medicinal dispensatory, 1657.

TONGEREN (CHRISTOPHORUS À) *respondent*

2425. Positiones medicae inaugurales. Ultrajecti, ex officinâ Johannis Ribbii, 1682.

[8] p. 7·5 ins.

    (Diss. inaug., Utrecht, Petrus van Maestricht, praeses.)

    Bd. with AVEMANN (Joannes Christophorus) *respondent.* De medico eleemosynario publico, 1695.

TONSTALL (GEORGE)

2426. Scarbrough Spaw spagyrically anatomized. London, printed by J.M. for the author, 1670.

[xii] 13–63 [+6] p. 5·5 ins.

    BM   Watt   Wing T 1889

TORINUS (ALBANUS)

See THORER (Alban)

TORNAMIRA (JOANNES DE)

Joannis de tornamira ... ad practicam medicine isagogicus libellus. *In* VALASCUS *de Taranta.* Philonium, 1526. ff. ccccxxiᵛ–ccccxxiiiiʳ.

TORNIUS (BERNARDUS)

2427. ... In capitulum de motu locali Hentisberi quedam annotata ... (Pisis impressa, 1484.)

[22] ff. 8 ins.

    Bd. with ALBERTUS MAGNUS [Philosophia pauperum, sive philosophia naturalis.] (1493).
    BM

TORRE (ALFONSO DE LA)

See LA TORRE (Alfonso de)

TORRE (GIACOMO DELLA)   –1413

2428. Summes candidissime lector animo que libentissimo interpretationes ... in tres libros thegni Gal. cum questionibus eiusdem. Qui licet inter modernos expositores iure merito principatum obtineat. Verum tamen presenti ultima impressione adeo cuiuslibet animo satisfiet ut non possit magnis hoc quippe emendatissima correctione additionibusque ipsius Hieronymi bompilli de Olearijs de Verona physici qui & alia volumina Jacobi in hanc eamdem formam collexit & indice opus exornavit. (Venetijs, impressum per Jacobum Pentium de Leucho: arte impensa vero Juncte de Junctis Florentini, ultimo Octobris, 1508).

187 [iv] ff. 12·5 ins.

    Wooden boards; vellum spine, blind-tooled. Two clasps.
    Proctor-Isaac 12920   Wellcome 3442

TORRES (PEDRO DE)

2429. Libro que trata de la enfermedad de las bubas. Alcala de Henares, impresso ... por la Biuda de Iuan Gracian, 1626.

[x] 56 [+4] p. 7·5 ins.

    Wellcome 6331

TORRIGIANO *de Torrigiani*

See RUSTICHELLI (Pietro Torrigiano)

TOVAR (SIMON DE)

Hispalensium pharmacopoliorum recognitio.

[vi] 165 [+2] p.

In DU BOYS (Jean). Pharmacopoei Parisiensis methodus miscendi & conficiendi medicamenta ... 1640. With separate t.-p. and pagination.

2430. **TRACTATUS ALIQUOT CHEMICI** singulares summum philosophorum arcanum continentes. 1. Liber de principiis naturae, & artis chemicae, incerti authoris. 2. Johannis Belye Angli tractatulus novus, & alius Bernhardi Comitis Trevirensis, ex Gallico versus. Cum fragmentis Eduardi Kellaei, H. Aquilae Thuringi, & Joh. Isaaci Hollandi. 3. Fratris Ferrarii tractatus integer, hactenus ferè suppressus, & in principio & fine plus quam dimidia parte mutilatus. 4. Johannis Daustenii Angli Rosarium. Opuscula partim nondum in lucem producta, partim à mendis, lacunis & corruptione vindicata, & integritati restituta. Geismariae, typis Salomonis Schadewiss, sumptibus Sebaldi Köhlers, 1647.

[4] 5–15 [+1], [2] 3–56; [2] 3–38; [2] 3–86; [2] 3–110; [xvi] 439 [+1] p. 6 ins.

    Separate t.-p.s for each item.
    University History of Science Collection. Angus Smith memorial copy.
    BM

TRAGUS (HIERONYMUS)

See BOCK (Hieronymus)

2431. **TRAITE DE L'AME** et de la connoissance des bêtes, ou apres avoir demontré la spiritualité de l'ame de l'homme l'on explique par la seule machine, les actions les plus surprenantes des animaux, suivant les principes de Descartes; par A. D. Amsterdam, chez George Gallet, 1691.

[xxii] 276 p. front. 5·5 ins.

    BM notes A.D. [i.e. Antoine Dilly]. First published under title 'De l'ame des bêtes'.
    BM

TRAITÉS NOUVEAUX DE MEDICINE ... 1684

See [BARBEYRAC (Charles) 1629–99]. Traités nouveaux de medecine, 1684.

TRALLES, ALEXANDER OF; **TRALLIANUS** (ALEXANDER)

See ALEXANDER *Trallianus*

TRAMEZINO (MICHELE) *tr.*

See RUSIO (Lorenzo). Opera de l'arte del malscalcio, 1548.

TREASURE OF PORE MEN
2432. London, John Waley, [15 ?].
[iv], lxxx ff. 5 ins.
Black letter.
STC notes undated J. Waley ed.

2433. **A TREATISE CONCERNING THE PLAGUE** and the pox, discovering as well the meanes how to preserve from the danger of these infectious contagions, as also how to cure those which are infected with either of them. London, printed by Gartrude Dawson, 1652.
[vi] 50, 35–42, 59–65, 97–146 [xiv] p. 7 ins.
Bd. with A RICH CLOSET OF PHYSICAL SECRETS [1652?]
SGC 1   Wing E 190

[**TRENTACINQUIUS** (CONRADUS) *praeses*]
See HANNOW (Joachimus Ebertus ab) *respondent*. Bonus mulier sive centuria juridica practica quaestionum illustrium de mulieribus vel uxoribus. [*In* FACETIAE FACETIARUM, 1615, pp. 173–218; 1627, part 6; 1647, pp. 139–184; 1657, pp. 136–179.]

TREVISA (JOHN) 1236–1412, *tr.*
See BARTHOLOMAEUS *Anglicus*. De proprietatibus rerum, 1535.

TRIGLANDIUS (JACOBUS) 1652–1705, *praeses*.
See BRESCIUS (Zacharias) *respondent*. De lumbricis, 1699.

BURGER (Petrus) *respondent*. Varias medico-philosophicas positiones, 1689.

DEVENTERWAAG (Theodor von) *respondent*. De hydrope in genere, 1689.

DUSSEN (Paulus vander) *respondent*. De ileo sue iliaca passione, [1699?]

GUILLERMET (Paulus) *respondent*. De diarrhoea, 1699.

HAKE (Robert) *respondent*. De febre puerperarum, 1689.

HOEST (Nicolaus de) *respondent*. De sputo sanguinis, 1689.

MUNCKERUS (Johannes Henricus) *respondent*. De asthmate, 1689.

OYENBRUGGE (Hieronymus Matthias van) *respondent*. Tum de conservanda sanitate, 1689.

ROMAN (Jacob) *respondent*. De renum & vesicae affectu calculoso, 1689.

SCHWALENBERG (Anthon Ulrich) *respondent*. De catarrhis 1689.

WITTE (Henricus Theodorus) *respondent*. De arthritide vaga scorbutica, [1699.]

TRIGLANDIUS (NICOLAUS DE) *praeses*.
See LA PLANQUE (Nicolaus de) *respondent*. De lienteria, 1699.

TRINCAVELLA (VITTORE) 1496–1568
2434. Consilia medica post editionem Venetam & Lugdunensem, accessione CXXVIII consiliorum locu-

pletata, & per locos communes digesta. Epistolae item philosophicis & medicis quaestionibus insignitae expolitaeque. Accessère tractatus tres: De reactione. De venae sectione in pleuriticis, &c. De febre pestilente, planè novus. Cum indice copiosissimo. Basileae, apud Conradum Valdkirchium, 1587.
[xii] p. 1068 cols. [i..e 534 p.] [xxvi] p. 13·5 ins.
Bound in leaves from a parchment MS.
SGC 1   Wellcome 6353

Consilia muliebria tria. Hactenus in Germania non editi.
In GYNAECIORUM, 1586, tomus II, sect. 1, pp. 252–268.
Also in SPACH (Israel). Gynaeciorum, 1597, pp. 330–337 [2nd seq.]

2435. In Galeni libros de differentiis febrium, atque in priorem de arte curandi ad Glauconem explanationes, una cum pulcherrimo tractatu de febre pestilenti, in Patavino gymnasio factae, dum practicam medicinae partem in primario loco summa cum laude profiteretur, nunc primum in lucem editae. Accurata Belisarii Gadaldini philosophi ac medici adhibita diligentia. Quibus accedit index & capitulorum, & rerum omnium notabilium, quae in toto opere continentur, ab eodem Belisario locupletissimè confectus. Venetiis, apud Camillum, & Rutilium Borgominerios, fratres, 1575.
[xlviii] 209 [i.e. 207] [+1] p. 11·5 ins.
Bullock Collection

TRISSINUS (ALOYSIUS) 1517–43
2436. Problematum medicinalium ex sententia Galeni libri sex posthumi. Patavii, apud Franciscum Bolzetam, 1629.
[xx] 213 [xxiv] p. front. (port.) 6·5 ins.
BM   SGC 1

TROPPANNIGER (JOHANN CHRISTOPH) *respondent*
De malo hypochondriaco.
In ETTMULLER (Michael). Dissertationes academicae VI. [*In his* Opera medica theoretico-practica, Vol. 1, 1696, pp. 1886–1890.]

TROTULA
De mulierum passionibus, ante, in, & post partum, cum reliquis partum item inservientibus liber experimentalis mirificus.
4–35 [+2] p.
Title on t.-p.: 'Curandarum aegritudinum muliebrium, ante, in, & post partum lib. unicum . . . ' Revised by Georgius Kraut.
In EXPERIMENTARIUS MEDICINAE, 1544. *Also in* VETTORI (Benedetto) *and others*. Empirica Benedicti Victorii Farentini . . . necnon Camilli Thomaii Ravennatis morborum humani corporis curandorum rationalis methodus, ac Trotulae antiquissimi authoris compendium, de passionibus mulierum curandis . . . 1572, pp. 667–760.

Erotis medici liberti Iuliae. Quem aliqui Trotulam ineptè nominant, muliebrium liber, longe quam ante hac emendatior.
In SPACH (Israel). Gynaeciorum, 1597, pp. 42–60 [2nd seq.]

Trotulae, sive potius Erotis medici liberti Juliae, muliebrium liber: qui etiam adornatum pertinentia quaedam, & alia varia continet.
In Gynaeciorum, 1566, cols. 215–310. Also 1586 ed. tomus I, no. 4, pp. 89–127.

TRULLIUS (Joannes)
... De serie venarum ad M. Aurelium Severinum ... epistola.
In Severino (Marco Aurelio). Seilo-phlebotome castigata ... 1654, pp. 150–192.

TRUSIANUS
See Rustichelli (Pietro Torrigiano)

TRYON (Thomas) 1634–1703
2437. Monthly observations for the preserving of health, with a long and comfortable life, in this our pilgrimage on earth; but more particularly for the spring and summer seasons. By Phylotheus Physiologus. London, printed, and sold, by Andrew Sowle, 1688.
[ii] 3–95 p. 5·5 ins.
  BM   Watt

2438. A new method of educating children: or, rules and directions for the well ordering and governing them, during their younger years. Shewing that they are capable, at the age of three years, to be caused to learn languages and most arts and sciences; which, if observed by parents would be of greater value than a thousand pounds portion. Also, what methods is to be used by breeding women, and what diet is most proper for them and their children to prevent wind, vapours, convulsions etc. Written to dis-engage the world from those ill customs in education it has been so long used to ... Recommended to parents, nurses, tutors and all others concerned in the educating of children. London, J. Salisbury, and J. Harris, 1695.
[viii] 102 [+10] p. 5·5 ins.
  BM   Wing T 3190

2439. The way to health, long life and happiness, or, a discourse of temperance and the particular nature of all things requisit for the life of man, as all sorts of meats, drinks, air, exercise, etc, with special directions how to use each of them to the best advantage of the body and mind shewing from the true ground of nature whence most diseases proceed, and how to prevent them. To which is added a Treatise of most sorts of English herbs, with several other remarkable and most useful observations, very necessary for all families. The whole treatise displaying the most hidden secrets of philosophy and made easie and familiar to the meanest capacities by various examples and demonstrations. The like never before published. Communicated to the world for a general good, by Philotheos Physiologus. London, Andrew Sowlé, 1683.
[xvi] 390, 395–669 [+iii] p. tabs. 7 ins.
  Wing T 3200

2440. The way to health, long life and happiness: or, a discourse of temperance, and the particular nature of all things requisite for the life of man; as; all sorts of meats, drinks, air, exercise, &c. with special directions how to use each of them to the best advantage of the body and mind. Shewing from the true ground of nature, whence most diseases proceed, and how to prevent them. To which is added, a treatise of most sorts of English herbs, with several other remarkable and most useful observations, very necessary for all families. The whole treatise displaying the most hidden secrets of philosophy, and made easie and familiar to the meanest capacities, by various examples and demonstrances. The like never before published. Communicated to the world for a general good. The second edition, with amendments. London, printed by H.C. for R. Baldwin, 1691.
[xiv] 500, [ii] 18 p. 7·5 ins.
  Last 20 p.: 'A dialogue between an East-Indian brackmanny, or heathen-philosopher, and a French-gentleman, concerning the present affairs in Europe. London, printed for D. Newman, and R. Baldwin, 1691.'
  Separate t.-p. and pagination but continuous signatures.
  Bookplate of William Stirling, M.D.
  ... Another copy. Incomplete.
  BM   Osler 5527   SGC 1   Wing T 3201

2441 ... The third edition. To which is added a discourse of the Philosophers Stone, or universal medicine, discovering the cheats and abuses of those chymical pretenders. London, printed and are to be sold by most Booksellers, 1697.
[xvi] 464, 24 p. 7·5 ins.
  Last sequence of pagination: pp. 1–17 Dialogue between an East-Indian brackmanny, etc. p. 18–24 Discourse of the philosopher's stone.
  BM   SGC 1   Wing T 3202

2442. Wisdom's dictates: or, aphorisms and rules, physical moral and divine for preserving the health of the body, and the peace of the mind; fit to be regarded and practised by all that would enjoy the blessings of the present and future world. To which is added, a bill of fare of seventy five noble dishes of excellent food, far exceeding those made of fish or flesh. Which banquet I present to the sons of wisdom, or such as shall decline that depraved custom of eating flesh and blood. London, John Salusbury, 1696.
[viii] 144 p. 5·5 ins.
  BM   Watt   Wing T 3206

[TSCHIRNHAUS (Ehrenfried Walther von) 1651–1708]
2443. Medicina corporis, seu cogitationes admodum probabiles de conservanda sanitate. Lipsiae, apud J. Thomam Fritsch, 1695.
[iv] 64 p. 8 ins.
  Bd. with following item.
  SGC 1   Waller 9702

2444. Medicina mentis, sive artis inveniendi praecepta generalia. Editio nova, auctior & correctior, cum praefatione autoris. Lipsiae, apud J. Thomam Fritsch, 1695.

[xxviii] 296 p. diagrs. 8 ins.

> Each of these two works has separate t.-p. and pagination but half title preceding 'Medicina mentis' reads 'Medicina mentis et corporis'.
> BM   SGC 1   Waller 9702

TUCCIUS (TUCCIUS)

2445.   De parte horoscopante ad Sereniss. Franciscum Medicem magnum Hetruriae ducem II . . . Cum S.D.N. natali ad illmum & excelJmum D. Iacobum Boncompagnum . . . Lugduni, apud Bartholomaeum Honoratum, 1584.

88 [i.e. 92] [iv] p. 9 ins.

> With cancelled (dated 1585) and uncancelled t.-p.s, and first leaf of preface duplicated.
> Bookplate of Edward Waple, ST.B., 1712.
> Bullock Collection. Sion College Library copy.

2446 . . . 1585 ed.

> Differs from 1584 ed. by the addition of one page of errata at end.
> Bullock Collection.
> BM

TULP (NICOLAAS PIETERSZOON) 1593–1674

2447.   Observationes medicae. Editio nova, libro quarto auctior, et sparsim multis in locis emendatior. Amstelredami, apud Ludovicum Elzevirium, 1652.

[xvi] 403 p. 18 illus. 6 ins.

> Engr. t.-p. Lacks pp. 97–112.
> BM   Dawson 6780   SGC 1   Waller 9716

2448.   Observationes medicae. Editio nova, libro quarto auctior, et sparsim multis in locis emendatior. Amstelaedami, apud Henricum Wetstenium, 1685.

[xiv] 382 p. front. (port.) 18 engraved illus. 6·5 ins.

> BM   SGC 1   Waller 9718

TURA DE CASTELLI

See CASTELLI (Tura de)

TURNER (ROBERT) *fl.* 1640–65

2449.   Βοτανολόγια. The Brittish physician: or, the nature and vertues of English plants. Exactly describing such plants as grow naturally in our land with their several names, Greek, Latine, or English natures, places where they grow, times when they flourish, and are most proper to be gathered; their degrees of temperature, applications and vertues, physical and astrological uses, treated of; each plant appropriated to the several diseases they cure and directions for their medicinal uses, throughout the whole body of man; being most special helps for sudden accidents, acute and chronick distempers. By means whereof people may gather their own physick under every hedge, or in their own gardens, which may be most conducing to their health; so that observing the direction in this book, they may become their own physicians; for what climate soever is subject to any particular disease in the same place there grows a cure. With two exact tables; the one of the English and Latine names of the plants; the other of the diseases and names of each plant appropriated to the diseases, with their cures. London, Obadiah Blagrave, 1687.

[viii] 363, [+21] p. 6·5 ins.

> BM   SGC 1   Wing T 3329

See MOULTON (Thomas). The compleat bone-setter . . . Englished and enlarged by Rob. Turner, 1665.

TURNER (WILLIAM) 1520–68

The rare treasure of the English baths written by William Turner, doctor of physicke. Gathered and set forth for the benefit and cure of the poorer sort of people who are not able to goe to the physitians by William Bremer. *In* VICARY (Thomas). The English-mans treasure, 1641.

Pt. 5, pp. 79–94.

TURQUET DE MAYERNE (*Sir* Théodore)

See MAYERNE (*Sir* Théodore Turquet de)

TURRISANUS

See RUSTICHELLI (Pietro Torrigiano)

TUSSIGNANA (PETRUS DE) *fl.* 1363

Liber de balneis Burmi, in quo non solum aquarum vires & medicinae, sed earum quoque exhibendarum canones explicantur.

In De BALNEIS, 1553, ff. 193ᵛ–194ᵛ [2nd seq.]

TYSON (EDWARD) 1649 ?–1708

2450.   Orang-outang, sive homo sylvestris: or, the anatomy of a pygmie compared with that of a monkey, an ape, and a man. To which is added, a philological essay concerning the pygmies, the cynocephali, the satyrs, and sphinges of the ancients. Wherein it will appear that they are all either apes or monkeys, and not men, as formerly pretended. By Edward Tyson. London; printed for Thomas Bennet . . . and Daniel Brown, 1699.

[xii] 108 [ii] 58 [ii] p. fold. pls. 11 ins.

> *Bd. with his* Anatomy of a pygmy, 1751.
> BM   Dawson 6822   SGC 1   Waller 9727   Wing T 3598

U

UCAY (Gervais)
2451.   Nieuwe verhandeling van de Venus-ziekten. In welke, na dat men getoont heeft, dat de gewoone wyze van genesen, zeer gevaarlyk, twyffelagtig en swaar is; een andere veel gemakkelyker en veelzekerder wert voorgestelt. Nevens eenige naau-keurige geschillen . . . En mot verscheyde noodigeaanm erkingen door Steph. Blankaart. Amsterdam, by Nicolaus ten Hoorn, 1700. [xvi] 116 p. 6 ins.

UFFENBACH (Peter)   –1635
2452.   Thesaurus chirurgiae, continens praestantissimorum autorum, utpote Ambrosii Parei Parisiensis, Ioannis Tagaultii Ambiani Vimaci, Iacobi Hollerii Stempani, Mariani Sancti Barolitani, Angeli Bolognini, Michaelis Angeli Blondi, Alphonsi Ferrii Neapolitani, Iacobi Dondi, et Guilelmi Fabritii Hildani opera chirurgica in quibus non solum perfectissima, tumores praeter naturam, vulnera, ulcera, luxationes & fracturas, ratio curandi; verum etiam humani corporis singularumque, partium exactissima anatome; curationes item multorum aliorum affectuum, rarae observationes & varia medicamenta ad chirurgiam pertinentia demonstrantur. Ante hac quidem disiunctim edita; nunc vero in unum collecta & ab omnibus mendis repurgata; per Petrum Uffenbachium. Francofurti, prodit typis Nicolai Hoffmanni, impensa Iacobi Fischeri, 1610. [xii] 1164 [xxxi] p. woodcut illus. 14 ins.

> Ornate woodcut colophon. Bookplate of John Pyle.
> BM SGC 1 Waller 9545 Wellcome 6389

—*ed. and/or tr.*
See Bernard *de Gordon.* Lilium medicinae ἑπταφυλλον . . . 1617.
Croce (Giovanni Andrea della). Officina aurea, 1607.
Dioscorides (Pedanius) [Pedacius] *Anazarbeus.* Kräuterbuch . . . 1610.
Montagnana (Bartholomeo). Opera selectiora, 1652.
Wirsung (Christoph). Ein newes Artzney Buch, 1605.

UGO *Senensis*
See Benzi (Ugone)

UGOLINO *de Monte Catino, fl. c. 1450*
Liber de balneis.
In De Balneis, 1553, ff. 47ᵛ–57ᵛ [2nd seq.]

UGULINUS
See Ugolino *de Monte Catino*

ULLEN (Michael Henricus)
See Leichner (Eckard). De generatione seu propagativa animalium, planatarum & mineralium . . . 1649.

ULMUS (Franciscus)
See Umeau (François)

ULMUS (Marcus Antonius)
2453.   Uterus muliebris, hoc est de indiciis cognoscendi temperamenta uteri, vel partium genitalium ipsius mulieris. Liber unus. Opus hoc novum aphoristico scriptum est caractere, atque summe necessarium ad medicinam faciundam in corporibus muliebribus, earum scilicet morbos cognoscendos, praedicendos, atque curandos. In quo etiam libro continentur Graecorum, Arabum, & Latinorum testimonia ad hanc doctrinam pertinentia. Bononiae, apud Ioannem Baptistam Bellagambam, 1601. [1] 235 p. 7.5 ins.

> BM SGC 1 Wellcome 6394

ULRICH (Daniel Henricus) *respondent*
2454.   Dissertatio medico exhibens aegrum laborantem peste. Jenae, typis viduae Samuelis Krebsii, [1681]. [vi] 3–36 p. 8 ins.

> (Diss. med., Jena, Georg Wolffgang Wedel, praeses.)
> *Bd. with* Justenius (Joannes Nicolaus). De colica, 1704.
> BM

UMEAU (François) *the elder, 1530–1594*
2455.   De liene libellus. Lutetiae, apud Mamertum Patissonium, in officina Roberti Stephani, 1578. 27 ff. 6.5 ins.

> SGC 1 Waller 9745 Wellcome 6392

UNGER (Bernardus)
See Monteux (Sébastien de). Annotatiunculae . . . Apologetica epistola pro defensione arabum a domino Bernardo Unger . . . composita. 1533.

URBICH (Johann Caspar) *respondent*
2456.   De sanitatis et morborum fonte. Lugduni Batavorum, apud Abrahamum Elzevier, 1696. [24] p. 8 ins.

> (Disp. med. inaug., Leyden, Govert Bidloo, praeses.)
> *Bd. with* Prauserus (Theophilus) *respondent.* De lactis natura, usu et abusu, 1706.
> BM Haller, vol. 4, p. 210.

URSINUS (Johann Christian) *1659–   , respondent*
2457.   De venenis & bezoardicis. Jenae, literis Krebsianis, [1682]. 31 [+1] p. 8 ins.

> (Diss. med., Jena?, Georg Wolffgang Wedel, praeses.)
> *Bd. with* Adolphi (Christian Michael). De equitationis eximio usu medico dissertation, 1729.
> BM SGC 1

USLERUS (Daniel)
2458.   De eventu in morbis praecognoscendo, et modis solutionis eorum commentariolus verè aureus. Ex selectissimorum medicorum scriptis excerptus & conscriptus. (Jenae, ex officina Tobiae Steinmanni), 1601. [87] p. 6 ins.

> Imprint from colophon.

V

V.J.B.T.
See T., V.J.B.

VALASCUS *de Taranta,* 1382–1417
Medicinalium observationum exempla rara ex libris de curandis morbis.
In DODOENS (Rembert). Medicinalium observationum exempla rara, 1581, pp. 289–293.

Philonii de febribus liber.
> Extracted from the 'Philonium' of Valascus de Taranta, but sometimes attributed to an author named Philonius.
In De FEBRIBUS, 1576, ff. 254^r–284^v [2nd seq.].

2459.   Philonium, aureum ac perutile opus practice medicine operam dantibus: quod philonium appellatur: consummatissimi medici domini Valesci de Tharanta. Novo ac diligenti examine correctum. Introductorius etiam libellus ad practicam medicine partem domini Joannis de Tornamira. [Lugduni, per . . . Jacobum Myt, 1526].
[iv] ccccxxiiii p. 7 ins.
> Imprint from colophon. MS notes on flyleaves and in text.
> BM   SGC I

2460.   Philonium pharmaceuticum et chirurgicum, de medendis omnibus, cum internis, tum externis humani corporis affectibus: à Valesco de Taranta . . . deinde post Guidonis Desideri editionem, locis infinitis emendatum variè auctum, notisque illustratum, opera et studio Joannis Hartmanni Beyeri . . . nunc vero cum praefatione Georgii Wolfg. Wedelii . . . editum. Francofurti & Lipsiae, sumptibus Joannis Adami Kästneri, 1680.
[xiv] 871 [27] p. 8 ins.
> BM

2461.   Practica . . . que alias philonium dicitur. (Lugd., impressum per Mathiam Husz alemanum, xx mensis novembris, 1490.)
269 ff. 10 ins.
> Woodcut printer's device at end. Rubricated capitals. Last leaf (blank) missing. Text affected by cropping.
> BMC VIII. 264   H.C. 15215   Klebs 1010.3   Osler 7501
> Polain 3889   Schullian 475   Stillwell V 9

VALENTINI (MICHAEL BERNHARD) 1657–1729
2462.   Epistola de nova matricis et morbonae muliebris anatome, aliisque observationibus curiosis. Ad illustrem et magnificum Dr. D. Joh. Dan. Widtium . . . [etc.] Giessae Hassorum, typis Academicis Kargerianis, 1683.
24 p. 6·5 ins.
> SGC I

2463.   Machiavellus medicus, seu ratio status medicorum, secundum exercitium chymicum delineata, & in certas regulas redacta, atque ob usum, quem junioribus practicis praestat, publicae luci donata, à Philiatro. Argentorati, 1698.
[28] p. 8 ins.
> Authorities disagree on the authorship of this work. Valentini was certainly the author of a work entitled: Animadversiones in Machiavellum medicum, 1711. Waller attributes 'Machiavellus medicus' to Jacob Barner, 1641–1686 and the Biographisches Lexikon states: 'Einigen Biographen gilt B[arner] auch als der Autor des werkes, De Machiavello medico.'
> SGC I

2464.   Medicina nov-antiqua, h.e. cursus artis medicae, e fontibus Hippocratis juxta principia naturae mechanica mentemque modernorum erutus & perpetuis commentariis illustratus, in quo per formam institutionum non tantum generalia medicinae fundamenta, sed & conspectus materiae medicae selectioris, methodus praescribendi formulas, monita practica, cum potioribus & ex parte rarioribus artis chymicae, chirurgicae ac obstetricae enchirisibus traduntur. Francofurti ad Moenum, prostat apud Johannem Davidem Zunnerum, impress. Gissae, typ. Henningi Mulleri, 1698.
[vi] 372 p. 8 ins.
> BM   Watt

2465.   Polychresta exotica in curandis affectibus contumacissimis probatissima, scil. Fabae S. Ignatii, ipecacuanha, pedra del porco, china chinae, clyster tabacinus, panacea gallorum, ut et nova herniarum cura. Accedunt seorsim olim editae, nunc autem desiderium plurimorum, conjunctim denuò prodeuntes dissertationes epistol[icae] varii argumenti. Cum fig. aeneis. [Francof. ad M., sumpt. J. D. Zunneri, 1700.]
[viii] 293 [+1] p. 5 engr. pls. (fold.) 7 ins.
> T.-p. mutilated; imprint from SGC. Plate facing p. 122 wanting.
> SGC I

VALENTINUS (BASILIUS)
See BASILIUS VALENTINUS

VALERIANUS (PLINIUS)
See PLINIUS VALERIANUS

VALERIUS DE VALERIIS
Valerii de Valeriis patricii Veneti opus aureum in quo omnia breviter explicantur, quae scientiarum omnium parens Raymundus Lullus tàm in scientiarum arbore quàm arte generali tradit.
In LULLY (Raymond). Opera . . . 1651, pp. 968–1108.

VALERIUS MAXIMUS *fl.* A.D. 14–31
Petit recueil du livre . . . touchant les songes.
In ARTEMIDORUS *Daldianus.* Cinq livres . . . de l'interpretation des songes, 1581, pp. 182–192.

VALESCUS *de Taranta*
See VALASCUS *de Taranta*

VALESIUS DUBOURGDIEU (CAROLUS)
See DUBOURGDIEU (Carolus Valesius)

VALET (Antoine)
See GESNER (Conrad). Euonymus, sive de remedijs secretis ... Accessit eiusdem de editione viatici novi, ad titubantem Antonij Valetij Iunianens, linguam, responsio, (1569).

HOULLIER (Jacques). Omnia opera practica ... & Antonij Valetij ... exercitationibus luculentis, 1623.

VALLA (GIORGIO) 1430–99
2466. De simplicium natura liber unus. Argentinae, per Henricum Sybold, (1528).
[207] p. 6 ins.
> Date from colophon.
> BM SGC 1 Wellcome 6437

See RHAZES, Muhammad. De pestilentia liber, Georgio Valla Placentino interprete, 1529. [*In* PSELLUS (Michael). Pselli de victus ratione, 1529.]

VALLAN (JACOBUS) 1637–1720, *praeses*
See ALMELOVEEN (Theodorus Janssonius van) *respondent*. De semine, 1680.

FRANTZIUS (Samuel) *respondent*. Disputatio medica inauguralis virginum valetudinarium continens, 1698.

LANGENRAET (Abrahamus à) *respondent*. De intemperie frigida, 1683.

ROJESTEIN (Johannes à) *respondent*. De arthritide, 1683.

RUDE (Daniel) *respondent*. Positiones medicae inaugurales, 1692.

WALSCHE (Petrus de) *respondent*. De variolis, 1683.

WYCKERHELDT (Maximilianus) *respondent*. De singultu, 1683.

VALLERIOLA (FRANÇOIS) 1504–80
Animadversiones in omnia Laur. Iouberti paradoxa & Iouberti ad singulas responsio ...
In JOUBERT (Laurent). Operum latinorum tomus primus (-secundus), 1599, Vol. 2, pp. 72–88.

2467. Loci medicinae communes, tribus libris digesti. Quibus accessit appendix, universa complectens ea, quae ad totius operis integritatem deesse videbantur ... Cum triplici indice, videlicet capitum totius operis, dubiorum, seu quaestionum medicinalium, & demum eorum, quae toto opere notatu digniora habentur. Lugduni, apud haeredes Sebastiani Gryphii, 1562.
[xxx] 672, 48 [ii] 116 [viii] p. 13 ins.
> T.-p. mutilated. Separate t.-p. for 'Appendix'.
> Bookplate of Iacob Reinbold Spielmann.
> BM SGC 1 Waller 9783 Wellcome 6452

2468. Observationum medicinalium libri sex, nunc primùm editi, & in lucem emissi. In quibus gravissimorum morborum historiae, eorundem causae, symptomata, atque eventus, tum & curationes miro ordine describuntur. Cum indice rerum notatu dignarum

locupletissimo. Lugduni, apud Antonium Gryphuim, 1673.
[xviii] 264 [xxii] p. 13 ins.
> MS. marginal notes.
> *Bd. with* COLUMBUS (Matthaeus Realdus). ... De re anatomica libri XV, 1559.
> SGC 1 Wellcome 6456

VALLERIUS (NICOLAUS)
2469. Tentamina physico-chymica circa aquas thermales Aquisgranenses. Quibus adjecta ex Anglico ab eo versa R. B. specimina historiae naturalis & experimentalis aquarum mineralium. Atque Joh. Floyeri inquisitio in usum & abusum calidorum, frigidorum & temperatorum balneorum. Lugduni Batavorum, apud Cornelium Boutesteyn, 1699.
[xvi] 282 [xxii] p. 6·5 ins.
> BM Waller 10102

VALLES (FRANCISCO) 1524–92
2470. Commentaria illustria, in Cl. Galeni Pergameni libros subsequentes, I. Artem medicinalem, II. De inaequali temperie libellum, III. Tertium de temperamentis librum, IIII. Quinque priores de simplicium medicamentorum facultate libros. V. Duos de differentia febrium, VI. Sex de locis patientibus libros. Tractatus medicinales. I. De urinis compendiaria tractatio, II. De pulsibus libellus, III. De febribus commentarius, IIII. Methodi medendi libri tres. Omnia recens prima hac editione publicata, operâ & industriâ Ioannis Petri Ayroldi Marcellini. Cum indice rerum & verborum locupletissimo. Coloniae, Francisci de Franciscis, & Ioannis Baptistae Ciottiaere, 1594.
[ii p.] 1222 cols. [i.e. 592 p.] [x] p. 12·5 ins.
> Wellcome 6473

2471. Controversiarum medicarum et philosophicarum libri decem. Adiecto rerum indice copiosiss. Francofurti ad Moenum, apud haeredes Andreae. Wechelii, 1582.
[xvi] 417 [+15] p. 13 ins.
> Marginal MS. notes. 1 p. MS. notes at end.
> BM SGC 1

2472. Controversiarum medicarum, & philosophicarum libri decem. Quibus accessit libellus de locis manifeste pugnantibus apud Galenum eodem Vallesio authore. Editio postrema, praecedentibus multo correctior, & indice capitum rerumque memorabilium adauctior. Lugduni, sumptib. Antonii Chard, 1625.
[xvi] 640 [xvi] p. 10 ins.

VALVERDE DI HAMUSCO (JUAN)
2473. Anatome corporis humani ... Nunc primùm à Michaele Colúmbo latine reddita, et additis novis aliquot tabulis exornata. Venetiis, studio, et industria Iuntarum, 1589.
[xxxiv] 339 p. 46 engr. illus. 12 ins.
> Engr. t.-p. Colophon dated 1588. 42 original plates by Valverde and 4 myologic pls. (pp. 171–7) by an unknown artist and engraver. This copy lacks sig. c6, with portrait of Valverde on the verso.
> BM Choulant. Hist. Anat. illus. pp. 206–7 Cushing VI D.-38
> SGC 1 Waller 9798 Wellcome 6479

2474. Anatomie, ofte af-beeldinghe van de deelen des menschelijcken lichaems, en derselver verklaringhe. Met een aenwijsinghe om het selve te ontleden, volgens de leeringe Galleni, Vesalii, Fallopii en Arantii. T' Amstelredam, by Cornelis Danckertz, 1647.

[iv] 198 [i]; [2] 3–101 [+2] p. engr. illus. 42 engr. pls. 11.5 ins.

> pp. 141–198: Het epitome, oft kort verhael van de boecken van Andries Vesalius Brusselaer, van de fabrijcke van d'menschellijcke lichaemen. On last leaf: De differentien van alle de partien oft deelen des lighaems [deur Jacob Grevin.] Appended is: Bedieninghe der anatomien, dat is: maniere ende onderrichtinghe om perfectelijck des menschen lichaem t'anatomizeren, na de leeringhe Galeni, Vesallij, Faloppij ende Aranti, achtervolghende de figuren ende characteren oft letteren der anatomie Vesalij en Valverde, van Plantino anno 1583 ende nu an. 1646 door Cornelis Danckertsz int Nederlants ghedrukt. Deur David van Mauden . . . t'Amsterdam, ghedruckt voor Cornelis Danckertsz, 1646. Additional engr. t.-p.
> Cushing VI D.-16.

2475. Vivae imagines partium corporis humani aereis formis expressae. Antverpiae, ex officina Christophori Plantini, 1566.

[8] 9–153 [xlvi] p. 42 engr. illus. 11 ins.

> Contents include: Andreae Vesalii . . . suorum de humani corporis fabrica librorum epitome, and, Iacobi Grevini . . . partium corporis tum simplicium, tum compositarum brevis elucidatio. For detailed analysis see Cushing and Choulant. Engr. t.-p.

VAN AKEN (Cornelius)
See Aken (Cornelius van)

VAN BEEST (Arnoldus Franciscus)
See Beest (Arnoldus Franciscus van)

VAN BERENDRECHT (Gerardus de Bruyn)
See Berendrecht (Gerardus de Bruyn van)

VAN DEN SPIEGHEL (Adriaan)
See Spieghel (Adriaan van den)

VANDER DUSSEN (Paulus)
See Dussen (Paulus vander)

VAN DER GRACHT (Jacob)
See Gracht (Jacob van der)

VAN DER HOORN (Johann)
See Hoorn (Johann van)

VAN DER LINDEN (Johannes Antonides)
See Linden (Johannes Antonides van der)

VAN DER MEERSCHE (Jason)
See Pratensis (Jason)

VAN DER MYLE (Ægidius)
See Myle (Ægidius van der)

VANDER PEUYE (Jacobus)
See Peuye (Jacobus vander)

VAN DER POLL (Luca)
See Poll (Luca van der)

VANDER STER (Mauritius)
See Ster (Mauritius vander)

VAN DER STERRE (Dionisius)
See Sterre (Dionisius van der)

VAN DER WIEL (Cornelis Stalpart)
See Stalpart van der Wiel (Cornelis)

VAN DER WIEL (Petrus Stalpart)
See Stalpart van der Weil (Petrus)

VAN DER ZYPE (Franciscus)
See Zype (Franciscus van der)

VAN DE VELDE (Jason)
See Pratensis (Jason)

VAN DEVENTER (Hendrik)
See Deventer (Hendrik van)

VAN DE VOORDE (Cornelis)
See Voorde (Cornelis van de)

VAN DYK (Isaac Breberenus)
See Dyk (Isaac Breberenus van)

VAN GORCUM (Gybertus Blyeel)
See Gorcum (Gybertus Blyeel van)

VAN HALEN (Hermannus)
See Halen (Hermannus van)

VAN HELMONT (Franciscus Mercurius)
See Helmont (Franciscus Mercurius van)

VAN HELMONT (Joannes Baptista)
See Helmont (Joannes Baptista van)

VAN HERVELT (Jacob)
See Hervelt (Jacob van)

VAN HEURNE (Jan)
See Heurne (Jan van)

VAN HEURNE (Otto)
See Heurne (Otto van)

VAN KERKRAAD (Michäel)
See Kerkraad (Michäel van)

VAN MAESTRICHT: VAN MASTRICHT (Petrus)
See Maestricht (Petrus van)

VAN MAUDEN (David)
See Mauden (David van)

VAN OYENBRUGGE (Hieronymus Matthias)
See Oyenbrugge (Hieronymus Matthias van)

VAN REVERHORST (Maurits)
See Reverhorst (Maurits van)

VAN ROSSUM (W   J   )
See Rossum (W   J   van)

VAN WYMIS (Arnout)
See Wymis (Arnout van)

VARANDÉ (Jean)   –1617
2476.   De morbis mulierum lib. III multum antehac desiderati, nunc primum in lucem editi opera Romani a Costa. Monspessuli, in officina Francisci Chouët, 1620.
[xx] 511 [+4] p. 6·5 ins.
> SGC 1   Wellcome 6490

2477.   Tractatus therapeuticus primus de morbis ventriculi. Nunc primum in lucem editus, opera Romani a Costa. Monspessuli, in officina Francisci Chouët, 1620.
[viii] 168 p. 6·5 ins.
> *Bd. with* above item.
> SGC 1   Welcome 6490

VARCHI (Benedetto)
2478.   La prima parte delle lezzioni di M. Benedetto Varchi nella quale si tratta della natura, della generazione del corpo humano e de' mostri. [*Followed by*] La seconda parte . . . nelle quale si contengono cinque lezzioni d'amore. Lette da lui publicamente nella Accademia Fiorentina. Nuovamente stampate. In Fiorenza appresso I. Giunti, 1560–1.
[viii] 9–140; [vi] 3–120 [+1] ff.
> Separate t.-p. for 2nd part.
> Bullock Collection.
> BM   Wellcome 6492

VARIGNANA (Guglielmo)
2479.   Secreta medicine. Guillielmi Varignane secreta sublimia ad varios curandos morbos verissimis autoritatibus illustrata: flosculi item nonnulli proficue superadditi cum marginalibus decorationibus. Que nuperrime castigatissime dantur excusa. (Lugduni, impressum per Benedictum Bonnyn) 1533.
lxxvii [iii] ff. 7 ins.
> Imprint from colophon. Device on t.-p. reproduced also on last page includes: Vincentius de Portonariis de Tridino de Monte Ferrato.

VARISCO (Paolo) *tr.*
See Guy *de Chauliac* Chirurgia, 1480.

VAROLIO (Constanzo) 1543–75
2480.   Anatomiae, sive de resolutione corporis humani . . . libri IIII a Joan. Baptista Cortesio . . . nunc primum editi; ac v. c. Hieronymo Mercuriali . . . ab eodem nuncupati. Eiusdem Varolii & Hier. Mercurialis de nervis opticis, nonnullisque aliis, preter communem in humano capite observatis, epistolae. Francofurti, apud Ioannem Wechelum & Petrum Fischerum consortes, 1591.
[viii] 184 p. diagrs. 7·5 ins.
> T.-p. damaged. Separate t.-p. for 2nd part 'De nervis opticis'.
> BM   SGC 1   Waller 9816

VASSAEUS (Joannes)
See Vassès (Jean)

VASSAEUS (Lodovicus)
See Vassé (Louis)

VASSÉ (Louis)
2481.   In anatomen corporis humani tabulae quatuor, nunc denuo accuratius recognitae, una cum copiosissimo, qui antea non erat, indice. Venetiis, ex officina Erasmiana apud Vincentium Vaugris, 1544.
117 [xi] ff. 6·5 ins.
> Lacks f. 65.
> Waller 9818

2482.   Tables anatomicques du corps humain universel: soit de l'homme, ou de la femme. Premierement composées en latin, par maistre Loys Vassée. Et depuis traduictes en francoys, par maistre Iehan Canappe. A Lyon, chés Estienne Dolet, 1542.
[ii] 3–309 [i.e. 249] p. 6 ins.
> *Bd. with* Zapata (Giovanni Battista). Li maravigliosi secreti di medicina, 1618.
> Christie Collection.

VASSÈS (Jean) 1486–1550
2483.   De indiciis urinarum tractatus, ex probatis collectus autoribus, & in tabulae formam confectus, adiectis etiam causis, quae hanc vel illam urinam reddant. Venetiis, ex officina Erasmiana Vincentii Valgrisii, 1549.
70 [+2] p. 6·5 ins.
> BM   Osler 4160   SGC 1

See Hippocrates. Galeni in librum Hippocratis de victus ratione . . . 1531.

Hippocrates. Ἱπποκράτους κῶου το περὶ διαίτης, ὀξέων νοσημάτων, ἤτοι περὶ πτισσανης. De victus ratione in morbis acutis, 1543.

VASSEUR (Louis le)
See Le Vasseur (Louis)

VAUGHAN (William) 1577–1640?
2484.   Directions for health, both naturall and artificiall: approved and derived from the best physitians, as well moderne as auncient. Teaching how every man should keepe his body and minde in health: and sicke, how hee may safely restore it himselfe. Divided into 6 sections. 1. Ayre, fire, and water. 2. Meate, drinke with nourishment. 3. Avoydance of excrements, by Physicke, as Mechoacans Ale, tobacco, etc. 4. Remedies for common sicknesses. 5. The soules qualities and affections. 6. Quarterly, monethly, and daily diet. Newly enriched with large additions by the Author. The fift edition. London, printed by T. S[nodham] for Roger Jackson, 1617.
[viii] 300 [iv] p. 5·5 ins.
> BM   STC 24616

2485.   Directions for health, naturall and artificiall: derived from the best physicians, as well moderne as antient. Divided into 6 sections comprehending 1. Ayre, fire, and water. 2. Food and nourishment. 3. Evacuations,

as purgations, tobacco-taking, &c. 4. Infirmities, Humours, and death. 5. Perturbations of the mind, & spiritual sicknesses. 6. Quarterly, monethly, and daily-dyet, with medicines to prolong life. The seventh edition reviewed by the author. Whereunto is annexed two treatises of approved medicines for all diseases of the eyes, and preservation of the eye sight. The first written by Doctor Baily, sometimes of Oxford : the other collected out of those two famous physitians, Fernelius and Riolanus. London, printed by Thomas Harper, for John Harison, 1633.
[vi] 171 [iv] 38 p. 7 ins.

BM   SGC 1   STC 24618   Waller 9843

VAUGUION (DE LA**)**
See LA VAUGUION (de)

VECHNER (MATTHAEUS)
Hypotyposis universae therapeutices naturae ad arche-typum panaceae & hygieiae conformata, & pro redi-menda laurea Apollinari publicae disquisitioni subjecta. *In* HARTMANN (Johann). Disputationes chymico-medicae, IX, pp. 55–77. [*In* HARTMANN (Johann). Opera omnia medico-chymica . . . 1684, Vol. 4.]

VEGA (CHRISTÓBAL DE) –1573
2486. Opera omnia nunc denuo publici iuris facta, recens recensita, ab erroribus typographicis fermè infinitis, quibus in priore editione scatebant, egregiè repurgata, & annotationibus non poenitendis illustrata; operâ & labore Ludovici Serrani . . . Accessit rerum omnium index copiosissimus. Lugduni, sumptibus Antonii Chard, 1626.
2 parts; [x] 894 [xxviii] p. 14·5 ins.

Contents: Part 1. De arte medendi Lib. I-III. Commentaria in librum Galeni de differentia febrium.—Commentarius de urinis. Part 2. Commentaria in lib. aphorismorum Hippocratis.—Prognosticorum item Hippocratis è graeco in latinum versionem, cum expositionibus ac annotationibus, in Galeni commentaria. Ex bibliotheca Danielis Wilhelmi Nebelii.
. . . Another copy.
BM   SGC 1

VEGA (CHRISTOPHORO A)
See VEGA (Christóbal de)

VEGA (THOMAS RODRIQUEZ DE) *fl.* 1548
2487. Opera omnia in Galeni libros edita, & com-mentarijs in partes novem distinctis, expressa, quibus nodi difficultatum in medicina frequentes, solvuntur, classicorumque medicorum controversiae, veritatis lima expenduntur. Prae superioribus editionibus eli-mata, & exacta qua potuit fieri correctione, typis exarata. Annectus est insuper rerum & verborum sese occurrentium, index uberrimus, quo quivis legentium in eorum indagatione, ad alphabeticos gradus recurrens, potest sublevari. Elenchum librorum, medium sequen-tis paginae suggerit. Lugduni, apud Petrum Landry, 1593.
[viii] 568 [i.e. 468] [xli] p. 14 ins.

Contents: [Commentarii] in libros tres artis medicae.—[Commen-tarii] In libros sex de locis affectis. [Commentarii] In libros duos de febrium differentijs.
Colophon: Excudebat Ioannem Tolozanum.
Signature of Bernh. Rottendorff Med. D., ClƆIƆCXXII on t.-p.
BM

2488. . . . 1594 ed.

Colophon: excudebat Ioannem Tolozanum.
Bd. with JOUBERT (Laurent). Operum latinorum tomus primus (-secundus). 1599.
BM

VEGE (PETRUS DE)
2489. Pax methodicorum, cum spagyricis . . . Cum epilepsiae, podagrae, hydrop. & leprae curatione. Accessit Conr. Gesneri Thesaurus Euonymi de reme-diis secretis nunc in lucem editus, diligentia Casp. Wolffii, adiectis ingeniosis fornacum figuris. Lugduni, apud Bartholomaeum Vincentium, 1620.
60 p. 4·5 ins.

This copy lacks the 531 [xxvi] p. containing Gesner's Thesaurus.
BM   SGC 1   Wellcome 6522

VEIGA (THOMAS RODERICUS A)
See VEGA (Thomas Rodriquez de)

VELDE (JASON VAN DE)
See PRATENSIS (Jason)

VELSCH: VELSCHIUS (GEORG, GEORGIUS HIERO-NYMOUS)
See WELSCH (Georg Hieronymous)

VELTHUSIUS (LAMBERT)
See VELTHUYSEN (Lambert van)

VELTHUYSEN (LAMBERT VAN) 1622–85
2490. Tractatus duo medico-physici unus de liene alter de generatione. Trajecti ad Rhenum, typis Theodori ab Ackersdijck & Gisberti à Zyll, 1657.
[lvi] 162; 287 p. 5·5 ins.

BM   SGC 1

VENNER (TOBIAS) 1577–1660
2491. Via recta ad vitam longam. Or, a treatise where-in the right way and best manner of living for attaining to a long and healthfull life, is clearly demonstrated and punctually applied to every age and constitution of body. Much more enlarged than the former impressions . . . . By Tho. [!] Venner. Whereunto is annexed by the same authour, a very necessary, and compendious treatise of the famous baths of Bathe. With a censure of the medicinall faculties of the water of St. Vincents-Rocks neer the city of Bristoll. As also an accurate treatise concerning tobacco. All which are likewise amplified since the former impressions. London, printed by James Flesher for Henry Hood, 1650.
[xii] 417 p. 7·5 ins.

Separate t.-p.s for treatises on baths and tobacco.
BM   SGC 1   Waller 9865   Wing V 195

2492. **VENUS MINSIEKE GASTHUIS,** waer in beschreven worden de bedryven der liefde in den staet des houwelijks, met de natuurlijke eygenschappen der mannen en vrouwen, hare siekten, oirsaken en genesin-gen. Door I. V. E. Amsterdam, by Timotheus ten Hoorn, 1687.
[xxviii] 654 [xxviii] p. front. 6 ins.

VENUSTI (Antonio Maria)
... Consilia medica ... In quibus vera quaedam consultandi methodus proponitur. Multi morbi cum suis causis & signis considerantur. Multae & arduae quaesstiones medicae praespicue pertractantur.
In Consilia Medicinalia, 1605, pp. 1–252 [2nd seq.]

2493. Eyn **VERANTWORTTUNG PODAGRAE** vor dem Eichter: uber vilfaltige klage der armen Podagrischen rott. Meyntz, bey Juo Schäffer, 1537.
[32] p. col. illus. (woodcuts) 7 ins.

VERBRIGGE (Johann)
See Verbrugge (Johann)

VERBRUGGE (Johann) *ed.*
See Guillemeau (Jacques). Hondert en dertien gebreken en genesinge der oogen, 1678.

VERDUC (Laurent)   –1695
2494. La maniere de guerir toutes les fractures et les luxations qui arrivent au corps humain, par le moyen des bandages. Paris, chez l'autheur, 1685.
[xxiv] 370 p. 6·5 ins.
    SGC 1   Waller 9873

VERDUIN (Pieter Andriaanszoon)
See Verduyn (Pieter Andriaanszoon)

VERDUYN (Pieter Adriaanszoon)
See Schultes (Johann). Armamentarium chirurgicum olim auctum triginta novem tabulis, 1693.

VERIGNANEUS (Gulielmus)
De febrium dispositione, tractatus duo ...
In Savonarola (Giovanni Michele). Practica canonica ... 1560, pp. 1109–1119.

VERLE (Giovanni Battista)
Anatomia artificialis oculi.
In Le Clerc (Daniel) *and* Manget (Jean-Jacques) *comps.* Bibliotheca anatomica, 1685, Vol. 2, pp. 366–370. Also 1699 ed., Vol. 2, pp. 185–188.

VERNEI (Pierre) *tr.*
See Hippocrates ... Le livre des presaiges, previsions ou prenostiques ... 1539. Also 1542 ed.

VERNEY (Guichard Joseph du)
See Du Verney (Guichard Joseph)

VERNEY (Pierre)
See Vernei (Pierre)

VERNY (Franciscus)
Vindiciae Zwelferianae adversus quendam, Franciscum Verny pharmacopoeum Monspeliensem: & contra notas ejusdem in pharmacopoeiam Bricij Bauderonij ... gallicè editas, in 4to, Lugduni, anno 1662.
In Zwelfer (Johann). Animadversiones in pharmacopoeiam Augustanam, 1668. pp. 231–256 [last seq.].

VERRYN (Gisbert) *respondent*
2495. De haemorrhagia. Lugduni Batavorum, apud Abrahamum Elzevier, 1687.
[15] p. 8 ins.
    (Diss. med. inaug., Leyden, Friedrich Spanhem, praeses.)
    Bd. with Lipstorp (Gustavus Daniel) *respondent*. De animalculis in humano corpore genitis, 1687.
    Another copy bd. with Oehmbius (Carolus Christianus) *respondent*. De acido primigenio, 1710.

VERSTEEG (Godefridus)
See Steeg (Godefridus)

VERTUZZO
See Bertuccio

VERZASCHA (Bernhard) 1629–80
2496. Centuria prima observationum medicarum. Cui accesserunt celeberrimorum virorum consilia & epistolae. Cum indicibus necessariis. Basileae, typis Johannis Jacobi Deckeri, 1677.
xvi, 311 [+17] p. 6·5 ins.
    BM

2497. Exercitatio de apoplexia et paralysi. Basileae, typis Joh. Jacobi Deckeri, [1662].
[viii] 68 [iii] p. 7·5 ins.
    Date from SGC
    Bd. with Schroeck (Lucas). Historia moschi, 1682.
    BM   SGC 1

VESALIUS (Andreas) 1514–1564
2498. Anatomia. Venetiis, apud Ioan. Anton. et Iacobum de Franciscis, [1604].
[vi] 510 [xlv] [19] p. illus. (woodcuts) 12·5 ins.
    Appendix: Universa antiquorum anatome tam ossium, quam partium & externarum, & internarum: ex Rufo Ephesio ... tribus tabellis explicata per Fabium Paulinum. Quibus accessit quarta ex Sorani ... fragmento graeco non antehac latino facto. De matrice. Venetiis, apud Io. Antonium, & Iacobum de Franciscis, 1604.
    Posthumous 5th ed. Wanting sig.* 1 (half-title). Engr. t.-p. signed by F. Valegio.
    BM   Cushing VI A.-5   SGC 1   Wellcome 6563

2499. De humani corporis fabrica, lib. VII. Lugduni, apud Ioan. Tornaesium, 1552.
2 vols. 458 [liii] 524 [xliv]; 833 [77] p. 5 ins.
    BM   Cushing VI.A-2   SGC 1   Waller 9900   Wellcome 6561

2500. De humani corporis fabrica libri septem. Basileae per Ioannem Oporinum, (1555.) [2nd folio (3rd ed.)].
[xii] 824 [xlviii] p. woodcut t.-p. illus. & port. 16 ins.
    Portrait of author aged 28 opposite p. 1.
    Last leaf missing. Possibly original binding (repaired).
    ... Another copy. Rebound.
    BM   Choulant Hist. Anat. Illus. p. 181   Cushing VI A.3   Osler 568 SGC 1   Waller 9901   Wellcome 6562

Het epitome, oft kort verhael van de boecken van Andries Vesalius Brusselaer, van de fabrijcke van d'menschelijcke lichaemen.
In Valverde di Hamusco (Juan). Anatomie, 1647, pp. 141–198.

2501. Librorum . . . de humani corporis fabrica epitome: cum annotationibus Nicolai Fontani . . . Amstelodami, apud Ioannem Janssonium, 1642.
[xii] 112 p. illus. 38 engr. pls. 15 ins.

> Engr. t.-p. Bookplate with initial 'M' and motto 'Nunquam
> otiosus.'
> BM   Cushing VI.D-13   Osler 575   SGC 1   Waller 9920

2502. Radicis chynae usus. Lugduni, sub scuto Colo-
niensi, 1547.
290 [xxxviii] p. 5 ins.

> Colophon: Lugduni, excudebat Ioannes Frellonius, 1547.
> BM   Cushing VII-3   Osler 585   Waller 9925   Wellcome 6571

. . . Suorum de humani corporis fabrica, librorum
epitome.
In [VALVERDE DI HAMUSCO (Juan)]. Vivae imagines
partium corporis humani, 1566, pp. i–xxix.

See FUCHS (Leonhard). De humani corporis fabrica ex
Galeni & Andreae Vesalii libris concinnatae epitomes
. . . 1551.

GRACHT (Jacob van der). Anatomie der wtterlicke
deelen van het menschelick lichaem, 1634.

PAAW (Pieter). Andreae Vesalii . . . Epitome anatomica
. . . 1616.

POZZI (Francesco). Apologia in anatome pro Galeno,
contra Andream Vessalium Bruxellensem . . . 1562.

RHAZES (Muhammad). Abubetri Rhazae Maomethi
. . . opera . . . Per Gerardum Toletum . . . Andream
Vesalium . . . Albanum Torinum . . . latinitate donata
. . . ac summo studio collata & restaurata . . . (1544).

VESLING (JOHANN) 1598–1649
2503. The anatomy of the body of man: wherein is
exactly described every part thereof, in the same manner
as it is commonly shewed in publick anatomies. And for
the further help of young physitians and chyrurgions,
there is added very many copper cuts, far larger than
is printed in any book written in the English tongue.
Also explanations of every particular expressed in the
copper plates. Published in Latin, by Joh. Veslingus,
reader of the publick anatomy in the most famous
university of Padua. And Englished, by Nich. Culpeper
Gent. Student in physick and astrology. London,
printed for George Sawbridge, 1677.
[viii] 92 [xlviii] p. 24 pls. 11·5 ins.

> SGC 1   Wing V 287

[Ioannis Riolani] animadversiones in syntagma anatomicum Ioannis Veslingii.
In RIOLAN (Jean) *the younger*. Opera anatomica, 1649,
pp. 805–829.

2504. Künstliche Zerlegung des gantzen menschlichen
Leibes. Anfangs in Lateinischer Sprache beschrieben,
und mit vielen schönen Figuren gezieret . . . Itzo aber,
allen Wund-Aertzten zu sonderbaren höchsterspriess-
lichen Nutzen, ins Teutsche übersetzt durch Gerhardum
Blasium. Nürnberg, in Verlegung Johann Hoffmanns,
1676.

[xii] 333 [32] p. engr. front. pls. 6·5 ins.

> Additional engr. t.-p.
> MS. index 'Indicis Germani proxime antecedentis index Latinus
> alphabeticus', 29 p.
> *Bd. with* WELSCH (Gottfried). Rationale vulnerum lethalium
> judicium, 1674.
> SGC 1

2505. Observationes anatomicae & epistolae medicae
ex schedis posthumis selectae & editae à Th. Bartholino.
Hafniae, apud Petrum Hauboldum, 1664.
[viii] 248 p. 6·5 ins.

> BM   Osler 4167   Waller 9930

2506. Syntagma anatomicum publicis dissectionibus,
in additorum usum, diligenter aptatum. Francofurti,
sumptibus Johannis Beyeri, 1641.
[xxiv] 194; [ii] 195–262 p. 5 ins.

> *Contents:* pp. [ii] 195–243: Folli (Cecilio). Sanguinis a dextro in
> sinistrum cordis ventriculum defluentis facilis reperta via, cui
> non vulgaris in lacteas nuper patefactas venas animadversio
> praeponitur. pp. [ii] 246–254: De nupero Botalianorum invento,
> quo viam sanguinis è dextro in sinistrum cordis ventriculum
> asserunt. Cl. Galeni Pergameni sententia. Abhinc mille quingentis
> annis monumentis literarum publicata. [ii] 257–262 p. Botallo
> (Leonardo) De via sanguinis a dextro in sinistrum cordis
> ventriculum . . . Sententia promulgata Parisiis anno salutis 1564.
> Separate t.-p. for each item. Engr. t.-p.
> BM   Waller 993

2507. Syntagma anatomicum, locis plurimis auctum,
emendatum, novisque iconibus diligenter exornatum.
Patavii typis Pauli Frambotti, 1647.
[xvi] 276 [xii] p. engr. illus. 10 ins.

> Additional engr. t.-p. Front. portrait of author, aged 48.
> BM   Dawson 6891/2   SGC 1   Waller 9931

2508. Syntagma anatomicum, commentariis illustratum a Gerardo Leonardi Blasio . . . Amstelodami, apud
Joannem Janssonium, 1663.
[xvi] 276 [xii]; [x] 3–228 [xix] p. engr. illus. 10 ins.

> Additional engr. t.-p. Separate t.-p. (dated 1659) for 'Gerardi
> Leon. Blasii . . . Commentaria'.

See MARCHETTI (Domenico de). Anatomia, cui re
sponsiones ad Riolanum . . . in ipsius animadversionibus contra Veslingium additae sunt, 1656.

RIOLAN (Jean) *the younger*. Opuscula anatomica nova,
1649. pp. 454–491. Animadversiones in syntagma
anatomicum Joannis Veslingii.

VETTORI (ANGELO)   –1640
2509. Medicae consultationes post obitum auctoris in
lucem editae a Vincentio Mannuccio Perusino . . .
Romae, ex officina typographica Caballina, 1640.
[xvi] 449 [+25] p. 12·5 ins.

> *Bd. with* MERCURIALI (Geronimo). Consultationes et responsa
> medicinalia quatuor tomis comprehensa, 1624.
> BM   SGC 1

VETTORI (BENEDETTO) 1481–1561
Compendium breve . . . de dosibus medicanarum.
In OPUSCULA ILLUSTRIUM MEDICORIUM DE DOSIBUS,
1584. pp. 39–49.

2510. Empirica Benedictii Victorii Faventini ... necnon Camilli Thomaii Ravennatis morborum humani corporis curandorum rationalis methodus, ac Trotulae antiquissimi authoris compendium, de passionibus mulierum curandis. His accesserunt morborum in his contentorum indices duo, per ordinem alphabeticum digesti. Lugduni, apud Bartholomaeum Honoratum, 1572.
760 [iv] p. 5 ins.

2511. In Hippocratis prognostica commentarii. His accessit theoricae latitudinum medicinae liber, ad Galeni scopum in arte medicinali. Florentiae, apud Laurentium Torrentinum, 1551.
[2] 3–243 [+17] p. diagrs. 11·5 ins.
> Woodcut border to t.-p. Marginal MS. notes.
> Bullock Collection.
> BM SGC 1 Wellcome 6590

2512. Medicinalia consilia ad varia morborum genera ... nunc primum in lucem edita. Venetiis, in officina Erasmiana, apud Vincentium Valgrisium, 1551.
[vi] 329 [i] ff. 8·5 ins.
> ff. 327 and 328 between [iii] and [iv] of prelims.

2513. New Artzneybüchlein von allen unnd jeden Kranckheiten, dess gantzen menschlichen Leibes, nach eines jeden Geschlechts, und alters Complexion ... Mit besonderm Fleiss beschrieben, und in drey underschiedliche Bücher abgetheilet. Bey Johann Carl Unckeln. Franckfurt am Mayn, (gedruckt ... durch Matthes Becker, in Verlegung Joan. Theob. Schönwetters), 1618.
[xxiv] 857 p. 7 ins.
> Place of publication and publisher from colophon, which, however, bears date 1602. Engr. t.-p.

VETTORI (Leonello)   −1520
2514. Practica medicinalis, cum scholiis Ioannis Kufneri. De aegritudinibus infantium, eodem authore, tractatus. Item, appendix ad eundem per Georgium Kufnerum juniorem. Lugduni, apud Ioannem Frellonium, 1547.
747 [+5] 156 [xx] p. 4·5 ins.
> Christie Collection.

2515. ... Another ed. Excudebat Ioannes Lertotius, 1593.
747 [+5] 156 [xix] p.
> Separate t.-p. and pagination for 'De aegritudinibus infantium tractatus'.

VETTORI (Pietro) 1499–1585
2516. Trattato ... delle lodi et della coltivatione de gl'ulivi. In Firenze, appresso i Giunti, 1569.
[viii] 89 p. 8 ins.
> Colophon: In Firenze, per Filippo Giunti & fratelli, 1569.
> Bullock Collection.
> BM

VIARDEL (Cosme)
2517. Observations sur la practique des accouchemens naturels, contre nature & monstreux, avec une methode tres-facile pour secourir les femmes en toute sorte d'accouchemens, sans se servir de crochets, ny d'aucun instrument, que de la seule main. Où est parfaictemen-expliqué non seulement tout ce qui concerne l'act couchement en general, & le temps precix d'iceluy; mais encore la conception, & formation du foetus, des gemeaux, des monstres, de la mole, & les veritables signes de grossesse, avec un traitté des principalles maladies qui arrivent ordinairement aux femmes & aux filles, & des maladies des mamelles. Paris, Edme Couterot ... [etc], 1671.
[xlvi] 371 p. fold. front. (port.) 7 ins.
> SGC 1 Waller 9946

2518. ... Another ed. Reveu, corrigé, enrichy & augmenté de quantité de figures en taille douce, lesquelles n'ont pas esté jusques icy mises au jour par aucun autheur qui ayt traitté de cette matiere. Avec une maniere de reduire toutes les descentes de matrice, laquelle n'a pas encore esté veuë. Ouvrage non-seulement curieux, mais aussi tres-necessaire & utile aux chirurgiens & sages-femmes qui pratiquent l'art des accouchemens. 2e ed. A Paris, chez l'autheur ... et Jean d'Houry, 1674.
[xliv] 371 p. pls. (fold.) 7 ins.
> BM SGC 1

VIATICUM NOVUM ... nunc primùm in lucem editus per Casparum Wolphium ... Tiguri, apud Christoph. Frosch., 1578.
See WOLFF (Caspar) *ed.* Viaticum novum, 1578.

VICARY (Thomas) 1490?–1561
2519. The English-mans treasure. With the true anatomie of mans body: compiled by that excellent chyrurgion Mr. Thomas Vicary Esquire ... Whereunto are annexed many secrets appertaining to chyrurgerie, with divers excellent approved remedies for all captaines and souldiers, that travel either by water or land: and likewise for all diseases which are either in man or woman: with emplaisters of especiall cure: with other potions and drinkes approved in physicke. Also the rare treasure of the English bathes: written by William Turner, Doctor in Physicke. Gathered and set forth for the benefit and cure of the poorer sort of people, who are not able to goe to the physitians: by William Bremer, Practitioner in Physicke and Chyrurgerie. And now ninthly much augmented, corrected and enlarged, with almost a thousand approved waters and medicines, meet and necessary for physicke and chyrurgerie: as also oyntments and plaisters, with especiall and approved remedies for the plague, and pestilent feaver, which never came to light before this present; by W. B. Practitioner in physick and chirurgerie. With a necessary table for the ready finding out of any secret therein contained. London, B. Alsop, and Tho: Fawcet, 1641.
[x] 292 [xiv] p. front. illus. 7 ins.
> BM SGC 1 Wing V 334

VICO (Giovanni di)
See VIGO (Giovanni de)

VICTORIUS (ANGELIUS)
See VETTORI (Angelo)

VICTORIUS *Faventinus* (BENEDICTUS)
See VETTORI (Benedetto)

VICTORIUS *Faventinus* (LEONELLUS)
See VETTORI (Leonello)

VIDIUS (VIDUS)
See GUIDI (Guido)

VIERI (FRANCESCO DE')
2520.   Trattato di M. Francesco de Vieri cognominato il Verino Secondo nel quale si contengono i tre primi libri delle metheore. Nuovamente ristampati, & da lui ricorretti con l'aggiunta del quarto libro. In Fiorenza, appresso Giorgio Marescotti, 1582.
[xiv] 424 [xvi] p. diagrs. 6·5 ins.

> pp. 179–424: Libro quarto. Delle metheore d'Aristotile.
> Bullock Collection.
> BM

VIERINGEN (JOHANN WALTER VAN) 1539–
2521.   De ieiunio, et abstinentia medico-ecclesiastici libri quinque. Rigiaci Atrebatium, ex officina Gulielmi Riverii, 1597.
[xxiv] 157 [3] p. 7·5 ins.

VIEUSSENS (RAYMOND) 1641–1715
De cerebro liber.
In LE CLERC (Daniel) *and* MANGET (Jean Jacques) *comps.* Bibliotheca anatomica, 1699, Vol. 2, pp. 113–173.

De medulla spinali liber.
In LE CLERC (Daniel) *and* MANGET (Jean Jacques) *comps.* Bibliotheca anatomica, 1699, Vol. 2, pp. 621–627.

De nervis liber.
In LE CLERC (Daniel) *and* MANGET (Jean Jacques) *comps.* Bibliotheca anatomica, 1699, Vol. 2, pp. 628–665.

2522.   Neurographia universalis. Hoc est, omnium corporis humani nervorum, simul & cerebri, medullaeque spinalis descriptio anatomica; eaque integra et accurata, variis iconibus fideliter & ad vivum delineatis, aeréque incisis illustrata: cum ipsorum actione et usu, physico discursu explicatis. Editio nova. Lugduni, apud Joannem Certe, 1684.
[xvi] 252 [ii] p. engr. illus. 22 engr. pls. (incl. port.) 13·5 ins.

> Portrait of the author aged 42.
> BM   Dawson 1903   Osler 4171   SGC 1   Waller 9961
> (all above dated 1685, cited by Garrison-Morton as 1st ed.)

2523.   Tractatus duo. Primus de remotis et proximis mixti principiis in ordine ad corpus humanum spectatis. Secundus de natura, differentiis, subjectis, conditionibus, & causis fermentationis, in quo praecipua, quae in ipsa fermentatione observantur, phoenomena explicantur. Lugduni, apud Joannem Certe, 1688.
[xii] 348 p. 9 pls. (fold.) 10 ins.

> BM   SGC 1

Varia de sanguine & corde ex ejusdem de remotis & proximis mixti principiis tractatu excerpta.
In LE CLERC (Daniel) *and* MANGET (Jean Jacques) *comps.* Bibliotheca anatomica, 1699, Vol. 1, pp. 923–949 [2nd seq.].

VIGANI (JOHANNES FRANCISCUS) 1650–1712
2524.   Medulla chymiae, variis experimentis aucta, multisque figuris illustrata. Londini, impensis Henrici Faithorne, & Joannis Kersey, 1683.
[xvi] 71 p. 3 fold. pls. 6 ins.

> BM   Wing V 373

VIGENERE (BLAISE)
2525.   A discourse of fire and salt, discovering many secret mysteries, as well philosophicall as theologicall. [Translated by Edward Stephens.] London, printed by Richard Cotes, and are to be sold by Andrew Crooke, 1649.
[ii] 162 p. 7 ins.

> University History of Science Collection. Angus Smith Memorial vol.
> BM   Wing B 3128

VIGIER (JEAN) *the elder*
2526.   Opera medico-chirurgica quae continent chirurgiam magnam, thesaurum & armamentarium medico-chirurgicum, enchiridion anatomicum, historiam foetus. In quibus nihil desiderari potest quod ad perfectam atque integram de dignoscendis, praenoscendis & curandis externis humani corporis morbis methodum pertineat. Ex variis authoribus Graecis, Latinis, Arabibus & Neotericis compilata, Gallico idiomate primum edita, nunc vero Latina facta, recognita, & multum aucta, cum variis observationibus & operationibus, a Joanne Vigierio filio. Hagae-Comitum, ex typographia Adriani Vlacq, 1659.
[xvi] 347 [+15]; [iv] 142; [iv] 83 p. fold. tab. 8 ins.

> Lacks pages 1–16 of the third set of pagination. Separate t.-p.s for 'Thesaurus et armamentarium' and 'Enchiridion anatomicum.'
> BM   SGC 1   Waller 9968

2527.   Tractatus absolutissimus et accuratissimus de catarrho, rheumatismo, vitiis dentium, linguae, vocis, de immodica & indecora salivatione, & aliis a cerebro destillationibus, de variis authoribus compilatus. Item Andreae Laurentii . . . Tractatus excellentissimus de catarrho e Gallico sermone in Latinum conversus. Genevae, apud Ioannem Bouchereau, 1620.
120 p. 6·5 ins.

> BM

VIGIER (JEAN) *the younger, ed.*
See VIGIER (Jean) *the elder.* Opera medico-chirurgica, 1659.

VIGIERIUS: VIGIRIUS (JOANNES)
See VIGIER (Jean)

VIGO (GIOVANNI DI) 1460–1520
2528.   Medecyn boec, ende chyrurgie . . . Welck een principael fondament van alle chyrurijen is, beyde in de

theorijcke ende practijcke. Ende is inhoudende twee deelen. Noch is hier achter by-gevoeght een grondigh ende ervaren medicijn-boeck, inhoudende veel schoone ende versochte remedien. Eertijts ghestelt ende ghepractiseert, door M. Joannis Hagius ... ende nu uyt des autheurs eyghen schriften met aller neersticheydt afghevaerdight. Tot Dordrecht, ghedruct by Peeter Verhaghen, 1614.
[iv] 202 [i.e. 203] [2] 28 [i] ff. 11·5 ins.

> Woodcut on t.-p. ff. 81–82 and 93–94 transposed.
> SGC 1   Waller 9974

2529. Opera Domini Joannis de Vigo in chyrurgia. Additur chyrurgia Mariani Sancti Barolitani Jo. de Vigo discipuli. (Lugd., per Joannem Crespin, impensis Jacobi q. Francisci de Giuncta Florentini et sociorum, 1530.)
2 parts in 1 vol. cclxxix [5]; [iii] lxxxvi [3] ff. 6·5 ins.

> Imprint from colophon. Separate t.-ps. for part 2 and Marianus: Compendium in chyrurgia.
> BM   SGC 1

2530. La prattica universale in cirugia. Di nuovo riformata, e dal latino ridotta alla sua vera lettura; con le figure in disegno de i semplici nel settimo libro. Appresso vi è un bellissimo compendio, che tratta dell' istessa materia; composto per Mariano Santo Barolitano. Con due trattati di Gio. Andrea dalla Croce, l'uno in materia delle ferite, l'altro del cauar l'armi, e le saette fuori della carne. E di nuovo aggiuntovi molti capitoli, estratti dall'opere dell dottore e cavalier Leonardo Fioravanti Bolognese, i quali sono molti necessarij alla medicina, e cirugia per bene operare ... Venetia, appresso Nicolò Pezzana, 1685.
[viii] 484 p. illus. (woodcuts) 9 ins.

2531. The whole worke of that famous chirurgion Maister John Vigo: newly corrected, by men skilfull in that arte, whereunto are annexed certain works, compiled and published by Thomas Gale, Maister in chirurgerie. At London, printed by Thomas East, 1586.
[x] 454 [viii] 76 ff. 7·5 ins.

> ff. [v–vi] [1st seq.] missing.
> BM   SGC 1   STC 24723   Waller 9980

VILLANOVA (ARNOLDUS DE)
See ARNALDUS *de Villanova*

VILLANOVANUS (MICHAELUS)
See SERVETUS (Michael)

VINCENTIUS DE PETRONE
See PETRONE (Vincentius de)

A **VINDICATION** of the **NEW THEORY** of the **EARTH** from the exceptions of Mr. Keill and others.
See [WHISTON (William).] A Vindication of the new theory of the earth ... 1698.

VINDICIANUS
See RIVINUS (ANDREAS). Veterum quorundam bonorum scriptorum libri, 1654.

VIOTTI A CLIVOLO (BARPTOLOMEO)
See VIOTTO (Bartolommeo)

VIOTTO (BARTOLOMMEO)   –1586
De balneorum naturalium viribus libri quatuor.
In De BALNEIS, 1553. ff. 246^v–271^v [2nd seq.].

VIRGILIUS (MARCELLUS) *ed.*
See DIOSCORIDES (Pedanius) [Pedacius] *Anazarbeus* De medicinali materia libri sex. (1543).

VIRINGUS (JOANNES WALTER)
See VIERINGEN (Johann Walter van)

VIRSUNGUS (CHRISTOPHORUS)
See WIRSUNG (Christoph)

VITRIARIUS (PHILIPPUS REINHARDUS) *praeses*
See GAILLARD (Johannes Paulus) *respondent*. De nephritide, 1694.
LEMMER (Gregorius van den) *respondent*. De purgantibus, 1693.
PANTELIUS (Michael) *respondent*. De calculo renum et vesicae, 1693.

VITRUVIUS POLLIO (MARCUS) 1st century B.C.
Ex M. Vitruvii libro VIII [excerpta de aquis].
In De BALNEIS, 1553, ff. 227^r–229^r [2nd seq.].

VITTORIO (LEONELLUS) *Faventinus*
See VETTORI (Leonello)

VIVAE IMAGINES PARTIUM CORPORIS HUMANI aereis formis expressae.
See [VALVERDE DI HAMUSCO (Juan)]. Vivae imagines partium corporis humani, 1566.

VIVES (JUAN LUIS) 1492–1540
2532. Ioannis Lodovici Vivis Valentini de anima & vita libri tres. Eiusdem argumenti Viti Amerbachii de anima libri IIII. Philippi Melanthonis liber unus. His accedit nunc primùm Conradi Gesneri de anima liber, sententiosa brevitate, velutíque per tabulas & aphorismos magna ex parte conscriptus, philosophiae, rei medicae ac philologiae studiosis accommodatus: in quo de tactilibus qualitatibus, saporibus, odoribus, sonis, & coloribus, copiose accuratéque tractatur. Cum indice duplici. Tiguri, apud Iacobum Gesnerum, [1563].
[xvi] 718 [4] 719–951 [+53] p. 7 ins.

> Gesner's works have separate t.-p. dated 1563.
> Binding date 1569. Ownership mark on t.-p. dated 1593.
> Deaf Education Library. Farrar copy.
> Guyot p. 122

See HYGINUS (Caius Julius). Aureum opus historias ad amussim pertractans una cum multis astronomice rationis ambagibus. [Ed. J. L. Vives.] 1514.

VOET (DANIEL) *respondent*

2533. De podagra. Trajecti ad Rhenum, ex officina Francisci Halma, 1690.
16 p. 8 ins.

(Diss. med. inaug., Utrecht, Johannes Georgius Graevius, praeses.)

Bd. with AVEMANN (Joannes Christophorus) *respondent*. De medico eleemosynario publico. 1695.
BM

VOET (JOHANNES) *praeses*

See FISCHER (Johannes Petrus) *respondent*. De gonorrhoea virulenta. 1686.

VOGTER (BARTHOLOMAEUS)

2534. Ein nutzlich und notwendigs Artzney Büchlin für den gemeynen Menschen, darinnen von allen Kranckkaiten allerlay Art, so dem Menschen zů stehen mögen, die zů vertreiben, mit vil bewerten stucken, Kreijtern, Salben, Pflastern, und Recepten &c. . . . Bey dem hochwirdigen &c. Herrn, Herrn Cristoffen Bischoff zů Augspurg newlich beschriben und in Truck gegeben.
[Augspurg, Heynrich Steyner, 1531?]
[iv] lxxviii ff. 7·5 ins.

ff. lxxvii-lxxviii missing. Imprint from SGC.
Bd. with following item.
SGC 2

2535. Wie man alle Gebresten und Kranckhaiten des menschlichen Leibs, ausswendig und ynwendig, von dem Haupt an biss auff die Füss, artzneyen und vertreiben soll, mit auss gepranten Wassern . . . bey dem hochwirdigen &c. Herrn, Herrn Christoffen Bischoff zů Augspurg, dem gemainen Menschen zů gůt, newlich zůsamen gesetzt und gezogen. (Augspurg, Haynrich Steyner), 1531.
[viii] lxxx ff. 7·5 ins.

Imprint from colophon.
SGC 2   Wellcome 6666

VOLCAMERUS (JOANNES GEORGIUS)
See VOLCKAMER (Johann Georg)

VOLCKAMER (JOHANN GEORG) 1616–93

2536. Opobalsami orientalis in theriaces confectionem Romae revocati examen, doctiorumque calculis approbati sinceritas. Norimbergae, typis Wolfgangi Enderi, 1644.
[viii] 224 [viii] p. 4 ins.

Additional engr. t.-p.
Bd. with COLMENERO DE LEDESMA (Antoine). Chocolata Inda, 1644.
BM   SGC 1

See COLLEGIUM ANATOMICUM . . . collect. and promot. Joanne Georgio Volcamero, 1654.

KIRCHMAIER (Georg Caspar). Memoria Volckameriana . . . [*In* HARTMANN (Philipp Jacob). Descriptio anatomico-physica xiphiae sive gladii piscis [c. 1694/5], pp. 51–74.]

VOLDER (BURCHARD DE) 1643–1709, *praeses*
See VOOGD (Petrus) *respondent*. [Exercitia medico-physico aphoristica], 1691, no. I. De morborum causis.

VOLKAMER (JOHANN GEORGE)
See VOLCKAMER (Johann Georg)

VON DEVENTERWAAG (THEODOR)
See DEVENTERWAAG (Theodor von)

VON MOINICHEN (HEINRICH)
See MOINICHEN (Heinrich von)

VON MOLTKE (LEVIN NICOL)
See MOLTKE (Levin Nicol von)

VON MURALT (JOHANN)
See MURALT (Johann von)

VON SCHNEEBERGK (ISRAEL HEIBNERN)
See HIEBNERN VON SCHNEEBERGK (Israel)

VOOGD (PETRUS) *respondent*

2537. [Exercitia medico-physico-aphoristica]. Lugduni Batavorum, apud Abrahamum Elzevier, 1691.
[2] 3–52 [xvi] p. 8 ins.
(Diss. inaug., Leyden.)

Contents: I. De morborum causis. Praeses: Burcherus de Volder. —II. De morborum signis. Praeses: Wolferd Senguerd.— III. De morborum remediis. Praeses: Paulus Hermannus.—IV. Inaugurale exercitium medico-physico-aphoristicum praecedentibus annexum. Praeses: Wolberd Senguerd. Separate t.-p. for each item.
Bd. with PRAUSERUS (Theophilus) *respondent*. De lactis natura, usu et abusu, 1706.
BM

VOORDE (CORNELIS VAN DE) 1630–78

2538. Nieuw lichtende fakkel der chirurgie of hedendaagze heel-konst; verklarende I. de geheele anatomie of ontleding des menschen lichaams. Ten II. de theorie of Bespiegeling der heel-konst. En ten III. de praktyk of oeffening der zelve . . . Nu in dezen laatsten druk vanden autheur zelfs merkelijk verbeterd en vermeerderd en na zijn dood doorgaans met nutte en noodige aanteekeningen en blad vijzer voorzien, door Antonis de Heyde, . . . verrijkt met een chirurgijns of heel-meesters zee-compas; leerende hoemen op zestien streken de genezing der gevaarlijkste scheeps, land en legerziekten gelukkig bezeilen zal. Door den zelven Heer Cornelis vande Voorde. Middelburg, by Wilhelmus Goeree, Amsterdam, Johannes Janzonius van Waasberge en Zonen, 1680.
[xii] 797 [19] p. 9 ins.

SGC 1

VORM (HOBIUS VANDER)

2539. [A]triplex salsum, vulgo dictum soutenelle, essentia, viribus, & operationibus suis primo descriptum. Amsterdami, ex officina Johannis a Waesberge, 1660.
[xii] 94 p. 5 ins.

Running title: Atriplex salsum.

VRIES (Gerardus de) *praeses*
See Harp (Martinus) *respondent*. Positiones medicae inaugurales, 1692.

Leusdenus (Rodolphus) *respondent*. De terrae-motu, 1692.

Milan (Daniel de) *respondent*. De paralysi, 1678.

VRIES (Jacobus de) *respondent*
2540. De religione. Trajecti ad Rhenum, ex officina Francisci Halma, 1690.

43 [+9] p. 8 ins.
(Disp. philosophica inaug., Utrecht, Joannes Georgius Graevius, praeses.)

Bd. with Avemann (Joannes Christophorus) *respondent*. De medico eleemosynario publico, 1695.
BM

VUIER (George)
See Bodin (Jean). Demonomania de gli stregoni... con una confutatione dell'opinione de Gio. Vuier... 1589.

W

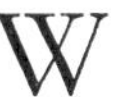

WACHENDORFF (ALEXANDER CAROLUS) *respondent*
2541. De peripneumonia. Trajecti ad Rhenum, ex officina Francisci Halma, 1691.
12 p. 8 ins.
 (Disp. med. inaug., Utrecht, Joannes Georgius Graevius, praeses.)
 Bd. with AVEMANN (Joannes Christophorus) *respondent*. De medico eleemosynario publico, 1695.

WAECHTLER (JOHANN CONRAD)
See WECHTLER (Johann Conrad)

WALAEUS (JOHANNES)
See WALE (Johannes de)

WALDKIRCH (JOHANNES LUDOVICUS À) 1632–86
2542. Memoriae perenni viri nobilissimi Jo. Ludovici à Waldkirch civis quondam Schafhusani et Genevensis nunc coelo donati defuncti Genevae XVII kal. sextil. MDCLXXXVI. cum in terris vixisset annos LIV. Ad recolendas illius virtutes pietatem justitiam fidem monumentum amici et propinqui P. C. Schafhusii; typis Joh. Martini Oswald, 1687.
[31] p. 8 ins.
 Bd. with HARTMANN (Philipp Jacob). Descriptio anatomico-physica xiphiae sive gladii piscis, *c*. 1694–5.

WALDSCHMIDT (JOHANN JACOB) 1644–87
2543. Opera medico-practica, quibus continentur: I. Institutiones medicinae rationalis, recentiorum theoriae & praxi accommodatae. II. Praxis medicinae rationalis succincta, per casus tradita. III. Monita medico-practica necessaria per plurimos morbos illustrata. IV. Notae ad praxin chirurgicam Barbettae. V. Notae ad casus Baldas. Timaei a Guldenklee. VI. Disputationes medicae varii argumenit [!, i.e. argumenti]. Omnia ad mentem Cartesii. Francofurti ad Moenum, sumptibus Friderici Knochii, 1695.
[viii] 652 [xvi] 354 [+6] p. Engr. front. 8 ins.
 BM SGC 1

2544. Praxis medicinae rationalis succincta, per casus tradita, et in appendice monitis medico-practicis necessariis illustrata per plurimos morbos. Quibus accesserunt notae ejusdem ad praxin chirurgicam Barbette; nec non ad Casus Baldas. Timaei à Güldenklee. Omnia ad mentem Cartesii. Cum praefatione Johannis Dolaei. Parisiis, sumptibus societatis, 1691.
[xii] 874 [xix] p. Engr. front. 6.5 ins.
 BM SGC 1

—*praeses*
2545. [Theses medicae sive] collegii practici, disputatio prima [–octava]. [Marburgi Cattorum, typis Salomonis Schadewitzii, 1679].
[40] p. 8 ins.
 Contents: Disputatio I. De febribus in genere. Respondent: Philippus Andreas Gieswein.—II. De febribus in specie. Respondent: Ludovicus Gothofredus Buelius.—III. De febribus intermittentibus. Respondent: Johann Jakob Schalkalders.—IV. De synocha putrida, causone, tertiana continua aliisque febribus continuis putridis. Respondent: Johann Jakob Schmalkalder.—V. De febribus malignis, peste, variolis et morbillis. Respondent: Philippus Andreas Gieswein.—VI. De capitis affectibus et quidem de cephalalgia, lethargo & catalepsi. Respondent: Ludovicus Gothofredus Buelius.—VII. De apoplexia. Respondent: Dominicus Beddevole.—VIII. De incubo, vertigine, et epilepsia. Respondent: Justus Riese.
 Part of title (in square brackets) and imprint from t.-p. to Disputatio quinta.
 Bd. with JUSTENIUS (Joannes Nicolaus). De colica, 1704.

See AMELUNG (Johann Heinrich) *respondent*. De fontibus, 1683.

CHUNONUS (Philippus Henricus) *respondent*. Monita medica circa opii et opiatorum usum vulgo Schlaff-Trânck, 1676.

CNYRIMIUS (Johann Nicolaus) *respondent*. De vera origine fontium dulcium et salinorum, 1686.

DINCKGREVE (Johann) *respondent*. De epilepsia, von der schweren Noht, 1676.

ECKHARDUS (Martinus) *respondent*. De colore AEthiopum qui vulgo nigritae, 1683.

HAUMANN ((Johann Gall) *respondent*. Physicae curiosae et utilis specimen de anima hominis, 1685.

HAUTEL (Daniel Henricus) *respondent*. Physicae curiosae et utilis miscellanea, 1685.

KESZLER (Johann Hermann) *respondent*. Physicae curiosae et utilis specimen, exhibens miscellanea, 1685.

KURSNER (Christianus) *respondent*. De primaevo et hodierno telluris statu, [1684.]

LOMBARDIUS (Carolus Philippus) *respondent*. De microscopiis, 1682.

LUDOLFF (Johannes Philippus) *respondent*. Meteori ignei in aere nuper conspecti consideratio physica, [1683].

STIRNN (Jacob) *respondent*. Disputatio philosophica, continens quaestiones nonnullas selectas, [1687.]

STIRNN (Jacob) *respondent*. Physicae curiosae et utilis specimen de sensibus, 1686.

WALDSCHMIDT (Wilhelm Ulrich) *respondent*. De morbis aulicis, [1686.]

WALDSCHMIDT (WILHELM ULRICH) 1669–1731, *respondent*.
2546. De morbis aulicis. Marburgi Cattorum, typis Johannis Jodoci Kürsneri, [1686].

[2] 3–24 p. 8 ins.
   (Disp. med., Marburg, Johann Jacob Waldschmidt, praeses.)
   BM SGC 1

2547. Dissertatio epistolica una, de rebus medicis & philosophicis variis, in quâ praeter alia, ad objectiones nonnullas, in epistola tertia celeb. D. Dolaei motas, modestè respondetur, scripta ad amicum. Kiliae Holfatorum, sumpt. Joh. Sebast. Richelli, (1693).
32 p. 8 ins.
   Date at end of text.
   Waller 10087

2548. ... Hanc corporis humani statum naturalem & praeternaturalem exhibentem dissertation. inauguralem ... discutiendam exponit Wilh. Hulder Waldschmiedt ... Marburgi, typis Johannis Henrici Stockii, [1690].
[2] 3–40 p. 8 ins.
   (Diss. med. inaug., in Academi Marburgensi.)

WALDSCHMIED (JOHANN JAKOB)
See WALDSCHMIDT (Johann Jacob)

WALDSCHMIEDT (WILHELMUS HULDERICUS)
See WALDSCHMIDT (Wilhelmus Huldericus)

WALE (JOHANNES DE) 1604–49
Epistolae duae: de motu chyli, et sanguinis. Ad Thomam Bartholinum, Casp. filium. Editio quarta.
In BARTHOLIN (Caspar) *the elder*. Institutiones anatomicae 1645, pp. 443–488.

... Editio praecedentibus auctior.
In SPIEGHEL (Adriaan van den). Opera, quae extant, omnia, Vol. 1, 1645, pp. lxv–lxxxvi.

... Editio quinta.
In BARTHOLIN (Thomas). Anatomia, 1651, pp. 529–576.

... Editio sexta.
In BARTHOLIN (Thomas). Anatomia, 1655, pp. 529–576.

... Another ed.
In HARVEY (William). Exercitationes anatomicae, de motu cordis & sanguinis circulatione ... 1660, pp. 201–282.

... Editio decima.
In BARTHOLIN (Thomas). Anatome, 1673, pp. 759–804.

... Editio decima.
In BARTHOLIN (Thomas). Anatome quartum renovata, 1684, pp. 759–804.

Epistola prima, de motu chyli, et sanguinis; ad Thomam Bartholinum, Casp. filium. Editio octava. Altera epistola de motu sanguinis, ad eundem.
In BARTHOLIN (Thomas). Anatomia ... 1666, pp. 529–594.

Ioannis Riolani notae ad duas epistolas Ioannis Valaei.
In RIOLAN (Jean) *the younger*. Opera anatomica, 1649, pp. 605–622.

... Notae in Joannis Wallaei duas epistolas de circulatione sanguinis.

See RIOLAN (Jean) *the younger*. Opuscula anatomica nova, 1649.

2549. Methodus medendi brevissima, ad circulationem sanguinis adornata, ac ante annos XXX in Academia, que Lugduni Batavorum est, studiosae juventuti privatim praelecta à Joanne Walaeo ... & Georg. Hieronymi Welschii ... animadversionibus illustrata. Augustae Vindelicorum, impensis Theophili Goebelii, typis Koppmayerianis, 1679.
[xii] 348 [xxiv] p. 5 ins.
   BM SGC 1 Waller 10089

WALLIS (JOHN) 1616–1703
2550. Grammatica linguae Anglicanae. Cui praefigitur, de loquela sive sonorum formatione, tractatus grammatico-physicus. Oxoniae, excudebat Leon. Lichfield, 1653.
[xxiii] 128 p. 5·5 ins.
   Deaf Education Library. Arnold Library copy.
   BM Watt Wing W 584

See DRAKE (Roger). Vindiciae. [Johannes de Wale, praeses], 1641.

WALSCHE (PETRUS DE) *respondent*
2551. De variolis. Ultrajecti, typis Appelarianis, 1683.
[11] p. 9 ins.
   (Disp. med. inaug., Utrecht, Jacobus Vallan, praeses.)
   Bd. with ROJESTEIN (Johannes à) *respondent*. De arthritide, 1683.

WALTER (GODOFREDUS) *respondent*
2552. De suffocatione hypochondriacâ in viro. Lugduni Batavorum, apud Abrahamum Elzevier, 1688.
[32] p. 8 ins.
   (Disp. med. inaug., Leyden, Charles Drelincourt, praeses.)
   Bd. with LIPSTORP (Gustavus Daniel) *respondent*. De animalculis in humano corpore genitis. 1687.
   BM SGC 1

WALWYN (WILLIAM)
2553. Physick for families: or, the new, safe and powerful way of physick, upon constant proof established; enabling every one, at sea or land, by the medicines herein mentioned to cure themselves, their friends and relations in all distempers and diseases. Without any the trouble, hazzard, pain or danger of purgers, vomiters, bleedings, issues, glisters, blisters, opium, antimony and quicksilver, so full of perplexity in sickness. London, John Starky, 1681.
[xvi] 144 p. front. (port.) 5·5 ins.
   BM Watt Wing W 689

WARIMPOTUS; WARMIPOTUS
See GARIOPONTUS

WARNATIUS (HENRICUS) *respondent*
Medicina Hippocratis chymica.
[*In* ETTMÜLLER (Michael). Opera medica theoretico-practica, Vol. 1, 1696, pp. 1692–1703 [nod. 1603].)

WARTHONUS (THOMAS)
See WHARTON (Thomas)

WEBER (JOHANN CORNELIUS)
2554. Anchora sauciatorum, hoc est: liquor stypticus, sanguinem confestim et miraculose sistens. Wratislaviae, apud Joh. Adam. Kaestnerum, 1680.
[vii] 126 p. 6 ins.
> BM SGC 1

WECHTLER (JOHANN CONRAD) *fl.* 1659
See THEATRUM SYMPATHETICUM AUCTUM, 1662.

WECKER (HANS JACOB)
See WECKER (Johann [or Hans] Jacob)

WECKER (HIERONYMUS) *fl.* 1630
See THEATRUM SYMPATHETICUM AUCTUM, 1662.

WECKER (JOHANN [OR HANS] JACOB) 1528–86
2555. Antidotarium generale et speciale: ex opt. authorum tam veterum, quam recentiorum scriptis fideliter & methodice . . . congestum & dispositum: nunc vero supra priores editiones omnes multis novis et optimis formulis, maxime vero extractis auctum. Adjectis indicibus locupletissimis. Basileae, typis Joan. Jacobi Genathi, sumptibus haeredum Ludovici König, 1642.
[xvi] p. 1210 columns, [29] p. 9 ins.

2556. Ein nutzliches Bŭchlein von mancherleyen künstlichen, Wassern, Olenunnd Weinen, jetzt neuwlich inn Teutsch gebracht durch Doctor Hanss Jacob Wecker. Basel, getruckt . . . bey Peter Perna, 1581.
[xvi] 127 p. 6·5 ins.
> BM

2557. Medicinae utriusque syntaxes, ex graecorum, latinorum, arabúmque thesauris per Io. Iacobum Weckerum . . . singulari fide, methodo ac industria collectae & concinnatae. Accessit index locupletiss. Basileae, ex officina Eusebii Episcopii, et Nicolai fr. haeredum, 1582.
[viii] 752 [xxvii] p. 13 ins.
> SGC 1

2558. Practica medicinae generalis . . . VII libris explicata. Basileae, per Hieron. Frobenium, & eius affinem, 1585.
xxxii, 437 [+27] p. 4 ins.
> BM Watt

See ALESSIO *Piemontanus*. De secretis libri septem; a Ioan. Iacobo Weckero . . . ex Italico sermone in Latinum conversi et multis bonis secretis aucti diligentiusque castigate. Accessit eiusdem Weckeri opera, octavus de artificiosis vinis liber, 1603.

ALESSIO *Piemontanus*. Kunstbuch . . . Jetzt newlich verteutscht durch Doctor Hanss Jacob Wecker, 1580.

WEDEL (CHRISTIAN) 1678–1714
2559. Epistola anatomica, problematica, tertia & decima . . . Ad . . . Fredericum Ruyschium . . . De ocu-lorum tunicis. Amstelaedami, apud Joannem Wolters, 1700.
[3] 4–40 p. engr. pl. 9 ins.
> pp. 9–34: Frederici Ruyschii responsio, ad . . . Christianum Wedelium, in epistolam anatomicam, problematicam [XIII]. *Bd. with his* Epistola problematica, prima [-tertia], 1696.
> BM

WEDEL (GEORG WOLFFGANG) 1645–1721
2560. Aphorismi aphorismorum, id est, aphorismi Hippocratis in porismata resoluti, ut & mens textus, & usus facilè patere queat. Ienae, sumptibus Iohannis Bielki, 1695.
[xlviii] 362 p. 5 ins.
> *Bd. with his* Theoremata medica, 1692.
> BM SGC 1

2561. Exercitationem medico-chirurgicam de setaceis. Jenae, literis Samuelis Krebsii, [1673].
[24] p. 7·5 ins.
> (Diss. inaug., Academia Salana.)
> *Bd. with* MAJOR (Johann Daniel). Historia anatomica calculorum, 1662.
> BM SGC 1 Dawson 7074

2562. Exercitationes pathologico-therapeuticae. Ienae, sumptibus Iohannis Bielckii, 1697.
[xvi] 162 [vi] p. 8 ins.
> BM SGC 1

2563. Exercitationes semiotico-pathologicae. Jenae, sumptibus Johannis Bielckii, literis Christophori Krebsii, 1700.
[xvi] 214 [vi] p. 8 ins.
> *Bd. with* above item.
> BM SGC 1

2564. Experimentum chimicum novum de sale volatili plantarum, quo latius exponuntur, specimine ipso exhibita. Jenae, sumptibus Johannis Bielckii, typis viduae Samuelis Krebsii, 1682.
[xxii] 96 [xvii] p. fold. pl. 5 ins.
> *Bd. with his* Theoremata medica, 1692.

2565. Opiologia ad mentem Academiae Naturae Curiosorum. Jenae, sumptibus Johannis Fritschii, typis Samuelis Krebsii, 1674.
[viii] 170 [2] p. 7·5 ins.
> Engr. illus. t.-p.
> BM SGC 1

2566. Pharmacia in artis formam redacta, experimentis, observationibus et discursu perpetuo illustrata. Jenae, sumptibus Joh. Bielckii, typis Samuelis Krebsii, 1677.
[xiv] 245 [+9] p. 7·5 ins.
> Marginal MS. notes.
> *Bd. with* KLOBIUS (Justus Fidus). Ambrae historiam ad omnipotentis dei gloriam, et hominum sanitatem, 1666.
> BM Watt

2567. Programma de unicornu et ebore fossili. Jenae, typis Christophori Krebsii, [1699].
16 p. 8 ins.
> *Bd. with* his Exercitationes pathologico-therapeuticae, 1697.
> BM

2568. Specimen experimenti chimici novi, de sale volatili plantarum, quo demonstratur, posse ex plantis modo peculiari parari sal volatile verum & genuinum. Jenae, sumptibus Johannis Bielkii, typis viduae Samuelis Krebsii, 1682.
[xxiv] 96 p. 5 ins.
> *Bd. with his* Theoremata medica, 1692.
> BM   Watt

2569. Theoremata medica, seu introductio ad medicinam, certis theorematibus, juxta ductum institutionum medicarum, absoluta, ad legendum & disputandum proposita. Jenae, sumptibus Johannis Bielckii, typis Samuelis Krebsii, 1677.
[xxiv] 240 p. interleaved. engr. front. 4 fold. tabs. 5 ins.
> Engr. front. forms 2nd t.-p.
> BM   SGC 1

2570. . . . Editio secunda, auctior & correctior. Jenae, sumptibus Johannis Bielckii, typis viduae Samuelis Krebsii, 1692.
[xxiv] 240 p.
> Engr. front. 4 fold. tabs. 5 ins.
> SGC 1

—*praeses*

See BEERWINCKEL (Tobias Ernestus) *respondent*. De venaesectione rite adhibenda, [1675].

BÜCKING (Johann Justus) *respondent*. Aegrum pollutione nocturna laborantem . . . exponet, [1675].

BURG (Johannes) *respondent*. Visum . . . physiologicè examinandum . . . disquisitioni sistet, [1674].

CHEMNITZ (Samuel) *respondent*. Dissertatio medica, [1674].

CLAUDER (Christian Ernst) *respondent*. De arthritide vaga scorbutica, [1674].

CORBERUS (Hermannus Fridericus) *respondent*. Exercitatio chimica de menstruis, 1674.

DOERMER (Augustus Michael) *respondent*. De diarrhoea, [1673].

EICHHORN (Johannes Guilielmus). De febri petechiali, [1674].

FOUR (David de) *respondent*. De purgantibus rite adhibendis, [1675].

FRANZIUS (Elias) *respondent*. Disputatio medica . . . [1674].

HEYDENREICH (Justus Rudolphus) *respondent*. Dissertatio medica, proponens juvenem melancholia, [1675].

LENTZ (Johann Andreas) *respondent*. De pleuritide, [1673].

LOHNER (Bernhardus). De partu difficili, [1675].

NEUENHAHN (Johannes Ludovicus) *respondent*. De scabie, [1674].

ROEDERUS (Johannes) *respondent*. Disputatio medica, [1675].

ROLFINCKE (Werner). Epitome methodi cognoscendi & curandi particulares corporis affectus . . . 1675.

ROTTENBERGER (Johann) *respondent*. Diaeta literatorum, 1695.

SCHMID (Jacobus) *respondent*. Aegrum tertianarium . . . [1674].

SCHMID (Johannes Ulricus) *respondent*. De gialapa. [1678].

SCHMIDIUS (Henricus) *respondent*. Dissertatio medica, [1674].

SFORZIA (Nathanael). Der sichere und Geschwinde Artzt . . . 1684.

ULRICH (Daniel Henricus) *respondent*. Dissertatio medica exhibens aegrum laborantem peste, [1681.]

URSINUS (Johannes Christianus) *respondent*. De venenis & bezoardicis, [1682?]

WELLER (Johannes Gottlieb) *respondent*. Disputatio medica, juvenem ictero flavo laborantem exhibens, 1675.

ZOPFF (Johann Christoph) *respondent*. De malo hypochondriaco, 1676.

WEINDRICH (MARTIN); WEINDRICHIUS (MARTINUS)
See WEINRICH (Martin)

WEINLIG (GODOFREDUS) *respondent*
De epilepsia.
In ETTMÜLLER (Michael). Dissertationes academicae VII. [*In his* Opera medica theoretico-practica, Vol. 1, 1696, pp. 1891–1898].

WEINRICH (MARTIN) 1548?–1609, *ed.*
See CRATO VON KRAFFTHEIM (Johannes). Commentarius de vera praecavendi et curandi febrem pestilentem contagiosam ratione. [*In* [Co]nsiliorum et epistolarum medicinalium, liber quartus, 1614.]

MONTE (Giovanni Battista). Medicina universa . . . 1587.

MONTE (Giovanni Battista). Problematum partim physicorum, partim medicorum, ex . . . Iohan. Baptistae Mohtani Veronensis scriptis, accuratè selectorum, 1590.

WELLER (JOHANNES GOTTLIEB) *respondent*.
2571. Disputatio medica, juvenem ictero flavo laborantem exhibens. Jenae, charactere Samuelis Krebsii, 1675.
[16] p. 7.5 ins.
> (Disp. med., Academia Salana, Georg Wolffgang Wedel, praeses.)
> *Bd. with* MAJOR (Johann Daniel). Historia anatomica calculorum, 1662.
> *Another copy bd. with* MATTHIS (Johannes Conradus) *respondent*. De mania, 1669.
> BM

WELLES (BENJAMIN)
2572. A treatise of the gout, or joint-evil. London, Henry Herringman, 1669.
[viii] 148 p. 5.5 ins.
> BM   SGC 1   Wing W 1285

WELSCH (GEORG HIERONYMUS) 1624–77
2573. Dissertatio medico-philosophica de aegagropilis. Cui secunda hac editione emendatiori, auctarii vice altera accedit. Augustae Vindelicorum, impensis Jo. Wehe, typis Jacobi Kopmajerj et heredum Jo. Praetorij, 1668.
2 parts; [viii] 71 [+9]; [ii] 101 [+23] p. 3 engr. pls. 7·5 ins.

> Engr. t.-p.
> *Bd. with* SCHENCK (Johann Theodor). Synopsis institutionum medicinae disputatoriae . . . 1668.
> SGC 2

2574. Exercitatio de vena medinensi, ad mentem Ebnsinae, sive de dracunculis veterum. Specimen exhibens novae versionis ex Arabico, cum commentario uberiori. Cui accedit altera, de vermiculis capillaribus infantium. Augustae Vindelicorum, impensis Theophili Goebelii, 1674.
[liv] 456 [cxix] p. double page front. pls. (fold.) fold. tabs. 8 ins.

> Includes: p. 395–400: Cunelius (Georgius). De dracunculis, disputatio medica. Reprinted here, 1674, as part of the main work. Basileae, typis Leonh. Ostenii 1589. (Thesis, Leipzig).
> BM   Dawson 6869   Osler 4162   SGC 1

2575. Hecatosteae II observationum physico-medicarum ad illustrem Societatem Naturae Curiosorum in Germania. Augustae Vindelicorum, impensis Theophili Goebelii, typis Joannis Schönigkii, 1675.
[viii] 130 [v], 69 [5, xx] p. 12 engr. pls. 8 ins.

> Additional engr. t.-p.
> . . . Another copy *bd. with* THONER (Augustin) Observationum medicinalium . . . libri quatuor, 1651.
> BM   SGC 1

2576. Sylloge curationem et observationum medicinalium centurias VI complectens, cum notis ejusdem et episagmatum centuria I. Augustae Vindelicorum impensis Gottlieb Goebelij, typis Christiani Balthasaris Kuhnij, 1668.
[x] 89 [+12]; 52 [viii]; 46 [x]; 63[+11]; 109 [+17]; 70 [x]; 19 [+4] p. 3 engr. pls. (1 fold.) 7·5 ins.

> *Contents:* Georgii Hieronymi Velschii sylloge observationum e curationum medicinalium, quarum seriem versa pagina ostendit. —Marcelli Cumani curationes et observationes medicae. Nunc primum editae è Bibliotheca Georgii Hieronymi Velschii cum ejusdem notis.—Jeremiae Martii . . . curationes et observationes medicae . . .—Achilles Gasseri . . . curationes et observationes medicae . . .—Joannis Udalrici Rumleri . . . observationes medicae . . . —Hieronymi Reusneri . . . curationes et observationes medicae . . .—Georgii Hieronymi Velschii observationum medicinalium episagmata centum.—Addenda.
> Engr. t.-p.
> *Bd. with* SCHENCK (Johann Theodor). Synopsis institutionum medicinae disputatoriae . . . 1668.
> BM   SGC 1

See SCHROECK (Lucas). Memoria Welschiana, sive sive historia vitae viri celeberrimi, Dr. Georgii Hieronymi Welschii, Augustani, in S.R.I. Societate Naturae Curiosorum dicti Nestoris, 1678.

WALE (Johannes de). Methodus medendi brevissima . . . Georg. Hieronymi Welschii . . . adimadversionibus illustrata, 1679.

WELSCH (GOTTFRIED) 1618–90
De singularibus (G. Welsch praeses).
In ETTMÜLLER (Michael). Dissertationes academicae I. [*In his* Opera medica theoretico-practica, vol. 1, 1696, pp. 1810–18.]

2577. Rationale vulnerum lethalium judicium, in quo de vulnerum lethalium natura, & causis; legitimâ item eorundem inspectione, ac aliis circa hanc materiam scitu dignis juxta, quàm necessariis, agitur; cui accesserunt signa lethalitatis in iis, qui veneno extincti sunt, editio tertia. Lipsiae, sumptibus ac literis Ritzschianis, 1674.
[viii] 216 p. 6·5 ins.

> Additional engr. t.-p.
> . . . Another copy.
> SGC 1

—*ed.*
See MERCURII (Geronimo). La commare . . . 1671.

WEPFER (JOHANN JAKOB), 1620–95
De puella sine cerebro nata, historia.
In LE CLERC (Daniel) *and* MANGET (Jean-Jacques) *comps.* Bibliotheca anatomica, 1685, vol. 2, pp. 339–352. Also 1699 ed., vol. 2, pp. 99–112.

Excerpta . . . de glandulis ventriculi.
In LE CLERC (Daniel) *and* MANGET (Jean-Jacques) *comps.* Bibliotheca anatomica, 1685, Vol. 1, pp. 152–156. Also 1699 ed., Vol. 1, pp. 186–190 [2nd seq.]

See SFORZIA (Nathanael). Der sichere und Geschwinde Artzt . . . 1684.

WESENER (WOLFFGANGUS CHRISTOPHORUS) *respondent*
2578. Ordo et methodus considerandi tractandique parturientes. Jenae, typis Johannis Nisi, [1675].
[ii] 100 [ii] p. 7·5 ins.

> (Diss. inaug.?, Academia Salana, Augustin Heinrich Fasch, praeses.)
> *Bd. with* MATTHIS (Johannes Conradus) *respondent*. De mania, 1669.
> DM

WESLING (JOHANN)
See VESLING (Johann)

WESTENBERG (JOHANNES ORTWINUS) *praeses*
See KEUN (Johannes) *respondent*. De aphtis nostratibus b. de sprou, 1697.

WESTPHAL (JOHANN KASPER)   –1722
See ETTMÜLLER (Michael). Opera medica theoretico-practica . . . Opus . . . in duo volumina digestum, cum indicibus locupletissimis; studio et cura Johannis Casp. Westphali . . . 1696–7.

WESTWOOD (ANTHONY)
2579. De variolis et morbillis: of the small pox and measles: with their definitions, distinctions, causes, differences, signs, prognosticks, and cures, with cautions in aire and diet to prevent them. Also cordiall remedies, by which we may preserve our bodies from them, with

locall medicines of excellent vertues to be applied outwardly or carried in the hand, to repel the venemous and pestiferous aire from entring into the body. London, H. Seyle, [1656.]
[xx] 28, 49–92 p. 4·5 ins.
> BM   Wing W 1486

WEYER (JEAN)
See WEYER (Johann)

WEYER (JOHANN) 1515–1588
2580. Artzney Buch: von etlichen biss anher unbekannten unnd unbeschriebenen Kranckheyten, deren Verzeichnuss im folgenden Blat zu finden . . . Jetzt uber auffs neuw gebessert und vermehret. Franckfurt am Mayn, gedruckt . . . durch Johann Lechler, in Verlegung Nicolai Bassaej, 1599.
[xiv] 115 [3] ff. illus. 6 ins.

A discourse of the scorby, translated out of Wyers observations.
42 p.
In BANISTER (Richard). A treatise of one hundred and thirteene diseases of the eyes, 1622.
Also in GUILLEMEAU (Jacques). A worthy treatise of the eies, 159–?, pp. 1–38 [2nd seq.].

Joannis Wieri de scorbuto tractatus.
In SENNERT (Daniel). De scorbuto tractatus, 1624.

WHARTON (THOMAS) 1614–73
2581. Adenographia: sive, glandularum totius corporis descriptio. Londini, typis J. G. impensis authoris, 1656.
[xvi] 287 p. 4 pls. 6·5 ins.
> BM   Osler 4219   SGC 1   Wing W 1576

2582. . . . Another ed. Noviomagi, apud Andream ab Hoogenhuyse, 1664.
xxiv, 261 p. 3 pls. 5·5 ins.
> SGC 1

Adenographia, sive glandularum totius corporis descriptio.
In LE CLERC (Daniel) *and* MANGET (Jean-Jacques) *comps.* Bibliotheca anatomica, 1685, Vol. 2, pp. 726–759. Also 1699 ed., Vol. 2, pp. 754–774.

De mesenterio.
In LE CLERC (Daniel) *and* MANGET (Jean-Jacques) *comps.* Bibliotheca anatomica, 1685, Vol. 1, pp. 167–176. And 1699 ed., Vol. 1, pp. 199–207 [2nd seq].

WHISTLER (DANIEL) 1619–84
2583. De morbo puerili Anglorum, quem patrio idiomate indigenae vocant The rickets. Lugduni Batavorum, ex officina Wilhe[l]mi Christiani Boxii, 1645.
[ii, 10; ii, 6] p. 7·5 ins.
> (Disp. med. inaug. Univ. Leyden. Johannes Polyander à Kerchoven, praeses.)
>> 2nd sequence of pagination with separate t.-p. consists of laudatory comments of friends: Plausus congratulantes amicorum, ac conterraneorum in honorem ornatissimi viri D. Danielis Whistler, cum in celeberrima Lugd.—Batava Academia pro doctoratus gradu in medicina de morbo puerili Anglorum disputaret. This part said to be rare.

[**WHISTON** (WILLIAM)] 1667–1752
2584. A vindication of the new theory of the earth from the exceptions of Mr. Keill and others. With an historical preface of the occasions of the discoveries therein contain'd: and some corrections and additions. London, printed for Benj. Tooke, 1698.
[xii], 52 p. 7 ins.
> An account of this dispute in D.N.B.
> BM   Watt   Wing W 1698

WHITE (R   ) *tr.*
See DIGBY (*Sir* Kenelm). A late discourse . . . touching the cure of wounds by the powder of sympathy, 1638.

WICKEN (GEORGIUS) *respondent*
2585. Disputatio medica qua lupanaria S.v. Huren-Häuser ex principiis medicis q.q. improbantur . . . praeside Georgio Franco, ad diem 13 Maii 1674. Heidelbergae, typis Joh. Christiani Walteri, [1674?]
[ii] 3–12 p. 7·5 ins.
> *Bd. with* GROSS (I. P.) no. 11.
> Christie Collection.
> BM   SGC 1

WIDEMANNUS (GEORGIUS SEBASTIANUS) *respondent*
2586. Disputationes medicae duae: una de discrimine corporis virilis et muliebris: altera, de notis virginitatis. Argentorati, typis Eberhardi Welperi, 1630.
[92] p. 7·5 ins.
> (Disp. med., Strasburg, Melchior Sebisch, praeses.)
>> Separate t.-p. for each dissertation, the first dated 1629 and the second 1630. Stamp on verso of t.-p.: Ad bibliothecam Ed. Casp. Iac. de Siebold.

2587. **WIDMANN** [*or* **MECHINGER** *or* **SALICETUS**] (JOHANNES) 1440–1524
Tractatus de pestilentia, (Tubingen, 1501).
[126] p. 8·5 ins.
> Imprint from colophon. Rubricated by hand. With device of F. Meinberger on last page.
> And various MSS.
> BM   SGC 1

WIEDEMANN (GEORG MELCHIOR) *respondent*
De corpulentia nimia. *In* ETTMÜLLER (Michael). Dissertationes academicae X. [*In his* Opera medica theoretico-practica, Vol. 1, 1696, pp. 1917–1931]

WIEL (CORNELIS STALPART VAN DER)
See STALPART VAN DER WIEL (Cornelis)

WIEL (PETRUS STALPART VAN DER)
See STALPART VAN DER WIEL (Petrus)

WIER (JEAN); **WIERUS** (JOHANNES)
See WEYER (Johann)

WIJCKERSLOOT (HUBERTUS À) *respondent*
2588. De phthisi. Trajecti ad Rhenum, ex officina Francisci Halma, 1690.
12 p. 8 ins.
> (Disp. med. inaug., Utrecht, Johannes Georgius Graevius, praeses.)
>> *Bd. with* AVEMANN (Johannes Christophorus) *respondent.* De medico eleemosynario publico, 1695.

WIJNMANN (NICOLAUS)
Colymbetes, sive de arte natandi. *In* DISSERTATIONUM
LUDICRARUM ET AMOENITATUM, scriptores varii, 1644,
pp. 83–189.

WILLE (JOHANN VALENTIN)
2589. Tractatus medicus de morbis castrensibus internis. Hafniae, typis Matthiae Godicchenii, 1676.
[xvi] 94 [ii] 8 p. 7·5 ins.
> *Bd. with* TACKE (Johann). Triplex phasis sophicus . . . 1673.
> BM   SGC 1

WILLI (JOHANN VALENTIN)
See WILLE (Johann Valentin)

WILLIAMS (RALPH)
2590. Physical rarities, containing the most choice
receipts of physick, and chyrurgerie, for the cure of all
diseases incident to mans body. Being a rich jewell kept
in the cabinet of a famous doctor in this nation; stored
with admirable secrets and approved medicines. The
second edition corrected and much inlarged. Hereunto
is annexed the physicall mathematicks of Hermes
Trismegistus. London, printed for W.L. and J.M. to
be sold by W. Ley, and George Calvert, 1652.
[xvi] 172; 31 p. diagrs. 5·5 ins.
> Separate t.-p. for HERMES TRISMEGISTUS as follows:
> The learned work of Hermes Trismegistus, intituled Iatro-
> mathematica, that is, his physical mathematiques, or mathe-
> matical physicks, directed unto Ammon the Aegyptian. A
> book of special great use, for all students in astrology and physic.
> Lately Englished by John Harvey, at the request of M. Charles
> P.
> Wing W 2752

WILLICHIUS (JODOCUS) 1501–52
2591. Ars magirica, hoc est, coquinaria, de cibariis,
ferculis opsoniis, alimentis & potibus diversis parandis,
eorumque facultatibus. Liber medicis, philologis, &
sanitatis tuendae studiosis omnibus apprimĕ utilis . . .
Huic accedit, Iacobi Bifrontis Rhaeti De operibus lactariis epistola. Cum indice rerum & verborum. Tiguri,
apud Iacobum Geanerum, [1556].
[xvi] 227 [+29] p. 6·5 ins.

2592. Commentarius anatomicus, in quo est omnium
partium corporis humani diligens enumeratio. Item de
locustis dialogus, philosophis, medicis, & theologis
non parum utilis. (Argentorati, apud Cratonem Mylium,
1544.)
357 [+3] p. 6·5 ins.
> Imprint from colophon.
> BM   SGC 1

2593. Urinarum probationes, D. Iodoci Wilichii
Reselliani: illustratae scholis medicis, Hieronymi Reusneri Leorini . . . in quibus principia solidae uroscopiae,
ad solidae philosophiae fontes revocantur: multique
medicorum errores deteguntur. His accessere variae
matularum delineationes: atque genuini urinarum
colores. Remedia item plurima ex urina desumpta:
maxima verò ex parte chemica . . . Basileae, per
Sebastianum Henricpetri, (1582).

[xxiv] 342 p. 6·5 ins.
> Date from colophon. Illus. originally uncoloured; coloured at
> a later date.
> *Bd. with* STRUTHIUS (Joseph). Ars sphygmica . . . 1602.
> BM   Dawson 7193   SGC 1   Wellcome 6745

Urinarum probationes, illustratae scholis medicis
Hieronymi Reusneri Leorini D. med. his accessere
remedia plurima ex urina desumpta.
In ACTUARIUS (Joannes) *Zachariae filius.* De urinis libri
VII, 1670, pp. 309–320, 1–300 [2nd seq.].

WILLIS (THOMAS) 1621–75
Arteriae descriptio anatomica.
In LE CLERC (Daniel) *and* MANGET (Jean-Jacques) *comps.*
Bibliotheca anatomica, 1685, Vol. 2, pp. 633–634. Also
1699 ed., Vol. 2, pp. 666–667.

2594. Cerebri anatome, cui accessit Nervorum descriptio & usus . . . Editio ultima priori emendatior. Amstelodami, apud Casparum Commelinum, 1667.
[xxii] 272 p. 16 fold. pls.
> BM   SGC 1   Waller 10318

2595. Cerebri anatome, cui accessit Nervorum descriptio & usus . . . Editio ultima priori emendatior.
Amstelaedami, sumtibus Henrici Wetstenii, 1683.
[xxii] 272 p. 16 fold. plates.
> BM

Cerebri anatome.
In LE CLERC (Daniel) *and* MANGET (Jean-Jacques) *comps.*
Bibliotheca anatomica, 1685, Vol. 2, pp. 241–294. Also
1699 ed., Vol. 2, pp. 3–56.

2596. De anima brutorum quae hominis vitalis ac
sensitiva est, exercitationes duae. Prior physiologica
ejusdem naturam, partes, potentias & affectiones tradit.
Altera pathologica morbos qui ipsam, & sedem ejus
primarium, nempe cerebrum & nervosum genus
afficiunt, explicat, eorumque therapeias instituit. Oxonii,
e Theatro Sheldoniano, impensis Ric. Davis, 1672.
[lii] 16, 33–563 [+11] p. 8 pls. (fold.) 8 ins.
Apparently complete. pp. 15/16 = B4, pp. 33/34 = C1.
> BM   Dawson 7195   Wing W 2826

2597. . . . Coloniae Allobrogum, apud Samuelem de
Tournes, 1676.
[xxxii] 333 [+11] p. pls. (fold.) 8·5 ins.
> Contains pls. 1, 2, 4, 5, 7, 8 only.
> SGC 2

De respirationis organis et usu dissertatio.
In LE CLERC (Daniel) *and* MANGET (Jean-Jacques) *comps.*
Bibliotheca anatomica, 1685, Vol. 2, pp. 172 [i.e. 134]–
147. Also 1699 ed., Vol. 1, pp. 970–682 [i.e. 982]
[2nd seq.].

2598. Diatribae duae medico-philosophicae: quarum
prior agit de fermentatione, sive de motu intestino
particularum in quovis corpore; altera de febribus, sive
de motu earundem in sanguine animalium. His accessit
dissertatio epistolica de urinis. Editio tertia, ab authore
recognita, atque ab eodem multiplici actuario locupletata.
Hagae-Comitis, ex typographia Adriani Vlacq, 1662.

[xliv] 376 p. engr. front. 6 ins.
  BM   SGC 1
Dissertatio de urinis.
In ACTUARIUS (Joannes) *Zachariae filius*. De urinis libri
VII, 1670, pp. 301–378.

2599.   Dr. Willis's practice of physick, being the whole
works of that renowned and famous physician: containing these eleven several treatises, viz. I. Of fermentation. II. Of feavers. III. Of urines. IV. Of the accension of the blood. V. Of musculary motion. VI. Of the
anatomy of the brain. VII. Of the description and use
of the nerves. VIII. Of convulsive diseases. IX. Pharmaceutice rationalis, the first and second part. X. Of the
scurvy. XI. Two discourses concerning the soul of
brutes. Wherein most of the diseases belonging to the
body of man are treated of, with excellent methods and
receipts for the cure of the same. Fitted to the meanest
capacity by an index for the explaining of all the hard
and unusual words and terms of art derived from the
Greek, Latine, or other languages, for the benefit of
the English reader. With forty copper plates. The
pharmaceutice new translated, and the whole carefully
corrected and amended. London, printed for T. Dring,
C. Harper, and J. Leigh, 1684.
[xxxviii] 152; [ii] 158; [iv] 96; [viii] 160; [viii] 218;
[viii] 96, 105–234 [viii] p. pls. (fold.) 12·5 ins.
  . . . Another copy (imperfect).
  Osler 4248   SGC 1   Wing W 2854

2600.   An essay of the pathology of the brain and
nervous stock: in which convulsive diseases are treated
of: translated out of Latine into English, by S. P[ordage].
London, printed by J.B. for T. Dring, 1681.
[iv] 106 p. 13 ins.
  Bd. with his The remaining medical works, 1681.
  SGC 1   Wing W 2836
Exercitatio medico-physica de motu musculari.
In LE CLERC (Daniel) *and* MANGET (Jean-Jacques) *comps.*
Bibliotheca anatomica, 1685, Vol. 2, pp. 552–563. Also
1699 ed., Vol. 2, pp. 543–554.

2601.   The London practice of physick: or the whole
practical part of physick contained in the works of Dr.
Willis. Faithfully made English and printed together for
the publick good. London, Thomas Basset, William
Crooke, 1685.
[x] 672 [+16] p. 7 ins.
  BM   SGC 1   Wing W 2838
Nervorum descriptio et usus.
In LE CLERC (Daniel) *and* MANGET (Jean-Jacques) *comps.*
Bibliotheca anatomica, 1685, Vol. 2, pp. 598–632.
Also 1699, ed., Vol. 2, pp. 586–620.

2602.   Opera omnia, nitidius quàm unquam hactenus
edita, plurimum emendata, indicibus rerum copiosissimis, ac distinctione characterum exornata. Studio &
opera Gerardi Blasii . . . Amstelaedami, apud Henricum
Wetstenium, 1682.

[xvi] 182 [i.e. 180]; [viii] 123; 146 [iv]; [iv] 41 [+3]
[viii] 210 [viii]; [viii] 296 [i.e. 298] [vi] p. 38 engr.pls.
(incl. port.) 9·5 ins.
  BM   SGC 1

2603.   Pathologiae cerebri, et nervosi generis specimen.
In quo agitur de morbis convulsivis, et de scorbuto.
Amstelodami, apud Danielem Elzevirium, 1668.
[xii] 338 [xix] p. 5·5 ins. port.
  Engr. port. of author on p. [xii].
  BM   Osler 4249A   SGC 1

2604.   Pharmaceutice rationalis, sive diatriba de medicamentorum operationibus in humano corpore. Pars
secunda. Oxoniae, e Theatro Sheldoniano, 1675.
[xliv] 327 [x] p. fold. pls. 6 ins.
  BM   Watt   Wing W 2846 [2nd ed.]

2605.   Pharmaceutice rationalis sive diatriba de medicamentorum operationibus in humano corpore. Genevae, apud Samuelem de Tournes, 1676–7.
2 vols. in 1. Vol. 1 [xvi] 204 [+4] p. Vol. 2 [xxxii] 266
[vi] p. pls. (fold.)
  Vol. 1 contains pls. 1–6. Vol. 2 contains pls. 1–5, 7, 8 only.
  Bd. with his De anima brutorum, 1676.
  SGC 2

2606.   Pharmaceutice rationalis. Sive diatriba de medicamentorum operationibus in humano corpore. Editio
tertia. Oxoniae, e Theatro Sheldoniano, prostant apud
Ric. Davis, 1678–9.
2 vols. in 1: [xxxvi] 164 p. 6 fold. pls.; [xx] 210 [xiii] p.
8 fold. pls. 7·5 ins.
  Vol. 1, 1679. Vol. 2 1678.
  Editio tertia apparently refers to pt. 1 only.
  BM   SGC 1   Wing 2847

2607.   Pharmaceutice rationalis: or, An exercitation
of the operations of medicines in humane bodies.
Shewing the signs, causes, and cures of most distempers
incident thereunto. In two parts. As also a treatise of
the scurby, and the several sorts thereof, with their
symptoms, causes, and cure . . . London, printed for
T. Dring, C. Harper, and J. Leigh: and are to be sold
by R. Clavell, 1679.
2 vols. in 1. [xxiv] 155; [viii] 179, 56 [ii] p. 14 engr. pls.
12·5 ins.
  t.-p. mutilated. Separate t.-p. to Part 2.
  Dawson 7196   SGC 1   Wing W 2848

2608.   A plain and easie method for preserving [by
God's Blessing] those that are well from the infection
of the plague, or any contagious distemper, in city,
camp, fleet, &c. and for curing such as are infected
with it. Written in the year 1666 . . . Never before printed
London, printed for W. Crook, 1691.
[x] 74 p. front. 7 ins.
  Front. is port. of author.
  BM   Wing W 2852
Primarum viarum descriptio.
In LE CLERC (Daniel) *and* MANGET (Jean-Jacques) *comps.*
Bibliotheca anatomica, 1685, Vol. 1. pp. 101–110. Also
1699 ed., Vol. 1, pp. 101–110 [2nd seq.].

2609. The remaining medical works of that famous and renowned physician Dr. Thomas Willis of Christ-Church in Oxford, and Sidley professor of natural philosophy in that famous university. viz. I. Of fermentation. II. Of feavours. III. Of urines. IV. Of the accension of the bloud. V. Of musculary motion. VI. Of the anatomy of the brain. VII. Of the description and uses of the nerves. VIII. Of convulsive diseases. The first part, though last published. With large alphabetical tables for the whole, and an index for the explaining all the hard and unusual words and terms of art, derived from the Latine, Greek, or other languages, for the benefit of the meer English reader, and meanest capacity. With eighteen copper plates. Englished by S. P[ordage] Esq. London, printed for T. Dring, C. Harper, J. Leigh, and S. Martyn, 1681.
[xii] 56 [ii] 57–178 [xxxiv] 192 p. front. (port.) pls. (fold.) 13 ins.

> Front. is port. of Willis.
> BM   Wing W 2855

2610. Two discourses concerning the soul of brutes, which is that of the vital and sensitive of man. The first is physiological, shewing the nature, parts, powers, and affections of the same. The other is pathological, which unfolds the diseases which affect it and its primary seat; to wit, the brain and nervous stock, and treats of their cures: with copper cuts. By Thomas Willis (doctor in physick, professor of natural philosophy in Oxford, and also one of the Royal Society, and of the renowned College of Physicians in London). Englished by S. Pordage student in physick. London, printed for Thomas Dring, Ch. Harper, and John Leigh, 1683.
[viii] 96, 105–234 [viii] p. pls. 12·5 ins.

> BM   Wing W 2856

See GRUBE (Hermann). De arcanis medicorum non arcanis commentatio, ex inventis recentiorum Harveianis … Willisianis & caeteris … 1673.

MEARA (Edmund). Examen diatribae Thomae Willisii, 1665.

WILLIUS (JOHANN VALENTINUS)
See WILLE (Johann Valentin)

WINCKLER (NICOLAUS)
2611. Kreüter Chronica mit sampt deren Blomen, Samen, Wurtzeln, Såfften und Thyren, zu welcher zeyt, dise zu der Artzney am bequembsten und besten Wachsen, nach dem natürlichen Lauff der Sonnen, in die zwölff Monaten getheylet vormalsin Latein, jetzmals uber in die Teutsche Sprach, für den gemainen Mann, gantz dienstlich, und nutzlich, aussgangen und beschriben. Augspurg, getruckt durch Michael Manger, 1577.
[viii, 215] p. 6 ins.

WINSTON (THOMAS) 1575–1655
2612. Anatomy lectures at Gresham Colledge. London printed by R. Daniel for Thomas Eglesfield, 1659.
[viii] 3–256 p. 6 ins.

> BM   SGC 1   Wing W 3078

WINTERTON (RALPH) 1600–36, *ed.*
See HIPPOCRATES. Ἀφορισμοι, πεζικοί καὶ εμμετροι. Aphorismi, soluti & metrici … 1633.

WIRSUNG (CHRISTOPH) 1500–71
2613. Ein newes Artzney Buch darinn fast alle eusserliche und innerliche Glieder des menschlichen leibs, mit jhrer gestalt, eigenschafft unnd würckung beschriben werden, darbey auch vom haupt an biss zun fersen verzeichnet, was jedes sonderlich oder inn gemein für kranckheiten unnd gebrechen angreiffen. Letzlich wie man denselbigen inn mehrerley weiss, so wol dem armen gemeinen Mann mit geringen sachen, als dem reichen zu hülffkommen möge. Zu disem hat man im anfang ein einleytung die nicht allein nutzlich, sonder notwendig ist, wie man Wurtzen, Kreuter unnd andre-fürnembste stuck einsamlen, behalten, und das, so schädlich inn jhnen ist, benemen möge, also wie man sich im Purgieren, Aderlassen unnd der gleichen, halten soll. Item: Drey nutzliche Register, darinn wird angezeigt warzu jedes einlützel stück gut sey, und gebraucht werd, also die krafft unnd bereitung der vermischten Artzneyen, namen der Kranckheiten wo von jedem glid des Leibs geschriben werd. Letzlich-werden den Gelehrten zu gut, Lateinische und etliche Greichische Namen, der einlützlen stück oder Simplicien und Artzneyen, unnd wie sie verteutscht sind, angezeit. Mit sondrem fleiss aus den berümptesten Artzten so wol der newen als der alten beschribnen Bücher, und sonderbarer erfarung zusamen getragen … Jetzund wider auff ein newes gedruckt, und mit Fleiss ubersehen. (Heydelberg, durch Johannem Mayer), 1572.
[ccxl] cccccxci [+1] p. 12·5 ins.

> SGC 1

2614. Ein neuwes Artzney Buch darinn fast alle eusserliche und innerliche Glieder dess menschlichen Leibs, sampt jren Kranckheiten und Gebrechen, von dem Haupt an biss zu den Füssen, ordenlich beschriben, und wie man dieselbigen durch Gottes Hülff, und seine darzu geschaffene Mittel, auff mancherley weiss wenden und curieren sol. Von weyland dem Ehrnvesten und fürnemmen Herren Christophoro Wirsung beschriben, und erstlich in Druck verfertiget: folgends aber zu ehren der durchleuchtigen hochgebornen Fürstin und Frauwen, Frauwen Elizabeth, gebornen Hertzogin zu Sachsen, Pfaltzgrefin bey Rhein, und Hertzogin in Beyern, fleissig ubersehen, mit zweyen nützlichen Registern gezieret, in ein richtige Ordnung verfasset, und auff ein neuwes in Druck ubergeben. Durch Iacobum Theodorum Tabernaemontanum … Gedruckt zu Franckfurt am Mayn durch Georg Raben, in verlegung Matthis Harnischs, Buch Hendlers zu Heydelberg, 1577.
[xxxii] 630 [cclxvi] p. 12 ins.

> 2 clasps.
> SGC 1

2615. Ein newes Artzney Buch darinn fast alle eusserliche und innerliche unnatürliche Geschwülste, alle dess gantzen menschlichen Leibs und dessen Gliedmassen Wunden, alle Geschwär und Fisteln aller und jeder Glieder: endlich auch die Beinbrüche selbst, beschrieben, und wie dieselbe nechst der hülff Gottes curiert werden mögen angezeigt wird. Darneben auch drey newer Tractat, darvon Herr Christoph Wirsung nicht geschrieben. I. Von den Schwachheiten und Gebrechen der jungen Kinder, und jhrer Cur. [Hieronymi Mercurialis]. II. Von der Kunst die todten Córper zu Balsamiren [genommen auss dem XXIX Buch Petri Foresti]. III. Von dem Schorbock und seiner Cur. Alles zu Ehren und wolgefallen, den löblichen Chirurgen, Balbierern und Wundártzten, verteutscht und an Tag geben, durch . . . Petrum Uffenbach . . . Sampt einem volkommenem Register der Capitel, und anderer Sachen. Franckfort am Mayn, gedruckt durch Zachariam Palthenium, 1605.

222, 261 [3] p. 2 ports. 12·5 ins.

> Contents include: 'Chirurgy, oder Wundt Artzney Hieronymi Fabricii, ab Aquapendente.'

2616.   The general practise of physicke. Conteyning all inward and outward parts of the body, with all the accidents and infirmities that are incident unto them, even from the crowne of the head to the sole of the foote. Also by what meanes (with the help of God) they may be remedied: very meete and profitable, not onely for all physitions, chirurgians, apothecaries, and midwives, but for all other estates whatsoever; the like whereof as yet in English hath not beene published. Compiled and written by the most famous and learned doctour Christopher Wirtzung, in the Germane tongue, and now translated into English, in divers places corrected, and with many additions illustrated and augmented. By Iacob Mosan . . . London, [J. Legat] printed for Thomas Adams, 1617.

[xx] 790 [cxvii] p. 11·5 ins.

> pp. 289–304 wanting (sig. T.)
> BM   STC 25865   Wellcome 6760

2617.   Medcyn Boec. Daer inne alle uitwendighe, ende inwendighe parthyen des menschen lichaems, met alle hare siечkten ende ghebreken, van den hoofde af, tot de voeten toe, begrepen zijn, ende daer inne oock gheleert wert, hoe datmen alle de selve (met Gods hulpe) door menichderleye remedyen, helpen ende cureren sal. Seer bequaem ende gerief-felick, niet alleene voor medicÿns, chirurgijns, aptekers, end vroede-vrouwen, maer ooc voor alle andere gemeyne Luyden. Welcx gelÿck (hier te voren) in nederlantsche sprake, noyt wtgegaen en is. Door . . . D. Christophorum Wirtsung, wt det beroemster, outster, ende nieuwer doctoren schriften ende wt syne langhe experientie (onlancx door den druck) in de hoochduytsche sprake wtghegheuen, ende nu wt de selve, in onse gemeyne nederlantsche tale, overgheset. Door D. Carolum Battum . . . De tweede editie. Hier is oock byghevoecht, eenen seer excellenten, gheexperimenteerden nieuwen coc-boeck, die noyt hier te voren, in druck en is gheweest. Tot Dordrecht, ghedruckt by Jan Canin, 1593.

[xx] 664 [lviii] 28 p. 12 ins.

WIRSUNGUS (Christophorus); **WIRTZUNG** (Christoph)
See Wirsung (Christoph)

WISEMAN (Richard) 1622–76
2618.   Eight chirurgical treatises, on these following heads, viz. I. Of tumours. II. Of ulcers. III. Of diseases of the anus. IV. Of the kings-evil. V. Of wounds. VI. Of gun-shot wounds. VII. Of fractures and luxations. VIII. Of the lues venerea. By Richard Wiseman, (Serjeant-Chirurgeon to King Charles the Second.) The third edition. London: printed for B. T. and L. M. and are to be sold by W. Keblewhite . . . and J. Jones, 1697.

[xiv] 563 [xiv] p. 12 ins.

> . . . Another copy.

2619.   Severall chirurgicall treatises. By Richard Wiseman, Serjeant-Chirurgeon. London, printed by E. Flesher and J. Macock, for R. Royston . . ., and B. Took, 1676.

[xvi] 498, 79 [xiv] p. 12 ins.

> . . . Another copy.
> BM   Dawson 7226   Osler 4258   SGC 1   Wing W 3107

2620.   . . . The second edition London, printed by R. Norton, and J. Macock, for R. Royston . . . and B. Took, 1686.

[xvi] 577 [xiv] p. 12·5 ins.

> Marginal notes.
> . . . Another copy.
> BM   Dawson 7227   Osler 4259   SGC 1   Wing W 3108

WITSIUS (Hermann) *praeses*
See Ackersdyck (Cornelius van) *respondent*. De partu difficili, 1697.

Mulerius (Petrus) *respondent*. De variolis, 1686.

WITTE (Henricus Theodorus) *respondent*
2621.   De arthritide vaga scorbutica. Lugduni Batavorum apud Abrahamum Elzevier, 1699.

[27] p. 9 ins.

> (Diss. med. inaug., Leyden, Jacobus Triglandius, praeses.)
> Date on t.-p. MDCXCXIX.
> BM

WITTEN (Henning) 1634–96
2622.   Memoriae medicorum nostri seculi clarissimorum renovatae decas prima [secunda et tertia]. Francofurti, apud Martinum Hallervord, typis Joannis Andreae, 1676–7.

72 [xvi] 73–285, 606 p. engr. front. 7 ins.

> Title of Decas II (p. 101 2nd series pagination) and Decas III (p. 295, 2nd series): Memoriae philosophorum oratorum, poetarum, historicorum, et philologorum nostri seculi clarissimorum renovate decas II. Francofurti, apud Mart. Hallervord, typis Wendelini Moewaldi, 1677.
> BM   Dawson 7239   SGC 2

WITTICH (Johann) 1537–98?
2623.   Libellus de infantilium aegritudinum medicatione, das ist: Artzneybúchlein, wie man den armen

Kindelein für allerhand Leibs gebrechen, von Haupt an, bis auff die Fussole, helffen und rathen soll. In richtige Ordnung gebracht, und mit krefftigen wolversuchten Mitteln gezieret. Leipzig, (Johan. Beyer), 1596.
[vii] 134 [+7] ff. 7·5 ins.

> Imprint from colophon.
> *Bd. with his* Vade mecum, 1595–6.
> BM   SGC 1

2624.   Praeservator sanitatis. Ein nutzlicher Bericht von den sechs unvormeidlichen Dingen, zur Gesundheit gantz erspriesslichen, wie man sich in denselben beydes zu Hause, und auch uber Land verhalten sol. Alles auff die deudsche übliche Kost, Speise und Tranck gerichtet unnd mit sententiosis versibus, alten rythmis, und guten Ertzneymitteln gezieret. Darzu ist auch kommen die arcula itineraria, das ist, das Reise Kåstlein, für aller Hand zukünfftigen Kranckheiten, den jenigen sehr nützlich, so stets uber Land reisen müssen, solcher in vorfallenden Nöhten zugebrauchen: Alles auffs new ubersehen, corrigirt und verbessert. Leipzig, (gedrukt durch Zachariam Berwald, 1592).
[ii] 215 [xiii]; [ii] 121 p. 5·5 ins.

> 2nd item with separate pagination and t.-p. as follows: Arcula itineraria. Das ist: Reisekåstlein, für allerhand zukünfftigen Kranckheiten, von vielen nützlichen und probirten Stucken, so in fürfallenden Noten krefftig können gebraucht werden, mit hochstem Fleis zusammen getragen. Darzu ein kurtzer und hochnotiger Bericht, von des extractionibus, so man jetziger Zeit auch mit grossem Nutz zu gebrauchen pfleget. Item, von des theriacae Andromachi und Mithridati Damocratis rechtem Gebrauch in allerhand Kranckheiten. Jetzo auffs new ubersehen, corrigirt, vermehrt, und in Druck gegeben.
> Some woodcut decorations.
> Wellcome 6766

2625.   Vade mecum. Das ist: ein künstlich new Artzneybuch, so man stets bey sich haben und führen kan, in fürfallender Not sich Hülff daraus zuerholen, wider allerhand Kranckheit des menschlichen Leibes, vom Heupt an bis auff die Fussohlen. In gewisse Capitel unnd richtige Ordnung gebracht, und mit guten, heilsamen, schlechten, einfeltigen und zusammen gesetzten Mitteln, aus vieler hochgelåhrter Leute Bucher, gezieret. Auch zum Anfang ein Unterricht gesatzt, wie man durchs gantze Jahr, gute Gesundheit erhalten möge. Sampt eines vornemen erfarnen Münchs Experimentlein, welcher zur Zeit Friderici, des ersten Churfürsten zu Sachsen, gelebet, und in sehr grossem Beruff gewesen. Allen Haussvåtern, hohes und niedern Standes Personen gantz nützlich. Dergleichen zuvor niemals also in Druck kommen. Leipzig, Johann. Beyer, 1595–6.
2 vols. in 1; [xxiv] 508 [1] p.; [xvi] 121 [+7] ff. 7·5 ins.

> T.-p. to vol. 2 reads: Vade mecum, der ander Theil des künstlichen newen Artzneybuchs, so man stets bey sich haben und fuhren kan, in allerhandt Kranckheiten der Jungfrawen, besonders der ehelichen Weiber, sich vor, in und nach der Geburt, gutes Raths daraus zu erholen. Item: von allerhandt Kranckheiten der jungen Kinder, vom Haupt bis auff die Fussohle, auch von den vornembsten Fiebern der Kinder, unnd erwachsenen Personen, wie dieselben mit nutz zu curiren . . . [etc.]
> SGC 1

WITTIE (Robert) 1613?–84, *tr.*
See Primrose (James). Popular errours, 1651.

WOLF (Johann Christian) 1673–1723
2626.   Epistola anatomica, problematica, undecima . . . ad . . . Fredericum Ruyschium . . . de intestinorum tunicis, glandulis, &c. Amstelaedami, apud Joannem Wolters, 1698.
[2] 3–13 [+2] p. pl. 9 ins.

> pp. 7–13. Frederici Ruyschii responsio, ad . . . Johannem Christianum Wolf . . . In epistolam ejus anatomicam problematicam [XI].
> *Bd. with* Gaub (Johann). Epistola problematica, prima [-tertia], 1696.

WOLFF (Caspar) 1525–1601
Cleopatrae, Moschionis, Prisciani, et incerti cuiusdam muliebrium libri, superfluis ac repetitis omnibus recisis, in unam harmoniam redacti.
In Gynaeciorum, 1566, cols. 5–186. Also 1586 ed. tomus 1, no. 3, pp. 1–88.

Harmonia gynaeciorum, sive de morbis muliebribus liber: ex Prisciano, Cleopatra, Moschione, libro matricis dicto, & Theodoro Prisciano collectus. [Pars prior (-posterior).]
In Spach (Israel). Gynaeciorum, 1597, pp. 27–28 [1st seq.]; 1–41 [2nd seq.].

2627.   Viaticum novum. De omnium fere particularium morborum curatione, liber, authoris innominati quidem, sed longè doctissimi, verè aureus & incomparabilis, nunc primùm in lucem editus per Casparum Wolphium medicum Tigurinum. Tiguri, apud Christoph. Frosch., 1578.
[viii] 151 [i] ff. 6·5 ins.

> . . . Another copy *bd. with* Rantzau (Heinrich von). De conservanda valetudine liber, (1576).
> . . . Another copy. Christie Collection. *Bd. with* Dioscorides (Pedanius) [Pedacius] *Anazarbeus and* Stephanus *Atheniensis.* Alphabetum empiricum, 1581.

See Dioscorides (Pedanius) [Pedacius] *Anazarbeus and* Stephanus *Atheniensis.* Alphabetum empiricum, 1581.

Gesner (Conrad). Epistolarum medicinalium, 1577.

Gesner (Conrad). Euonymus, sive de remedijs secretis, 1569.

Massaria (Domenicus). De ponderibus & mensuris medicinalibus libri tres, 1584.

Moschion. De passionibus mulierum liber graecus. [*In* Gynaeciorum, 1586, tomus 1, no. 2.]

Moschion. Περὶ γυναικείων παθῶν βιβλίον. [*In* Spach (Israel). Gynaeciorum, 1597.]

WOLFF (Hans Caspar)
See Wolff (Caspar)

WOLFF (Jacob) 1642–95
2628.   Scrutinium amuletorum medicum, in quo de natura & attributis illorum, uti & plurimis illis, quae passim in usum tam in thoria (!) quam praxi vocari sueverunt, ac in specie de Zenechtis, vel quae pesti opponuntur, agitur; superstitiosa atque illicita notantur

& rejiciuntur, & varia, non in medicinae solum, sed etiam aliarum facultatum usum afferuntur & illustrantur, ad normam Academ. Leopoldino-Imper. Curios. adornatum. Lipsiae & Jenae, apud viduam Reinhardi Waechtleri, 1690.
[xvi] 688 [lii] p. 8 ins.
> BM

See SEBISCH (Melchior). [Dissertationes.] 1630–9.

WOLPHIUS (CASPARUS)
See WOLFF (Caspar)

WOLVERIDGE (JAMES)
2629. Speculum matricis; or, the expert midwives handmaid. Catechistically composed . . . with a copious alphabetical index. London, printed by E. Okes [for] Rowland Reynolds, 1671.
[liv], 166 p. front. illus. pls. (fold.) 6 ins.
> Front. copied from volume in British College of Obstetricians and Gynaecologists Library.

[WOOD (OWEN)]
2630. [An alphabetical book of physicall secrets for . . . diseases . . . most predominant in the body of man [With a commendatory preface by A. Read]. London, J. Norton for W. Edmonds, 1639.]
[xxx] 239 p. 5 ins.
> T.-p. and pp. 119–122 missing. Running title: The secrets of physick and chyrurgery.
> BM   Osler 4272?   STC 25955?   Wellcome 6773?

WOODALL (JOHN) 1570–1643
2631. The Surgeons mate or military & domestique surgery. Discovering faithfully & plainly yᵉ method and order of yᵉ surgeons chest, yᵉ uses of the instruments, the vertues and operations of yᵉ medicines wᵗʰ yᵉ exact cures of wounds made by gunshott, and otherwise as namely: wounds, apostumes, ulcers, fistulas, fractures, dislocations, with yᵉ most easie & safest wayes of amputation or dismembring, the cures of the scurvey, of yᵉ fluxes of yᵉ belly, of yᵉ collicke and iliaca palsie, of tenasmus and exitus ani, and of the calenture, with a treatise of yᵉ cure of yᵉ plague. Published for the service of his Ma[jes]tie and of the com[mon]wealth by John Woodall. London, printed, by Rob: Young, for Nicholas Bourne, 1639.
[xxxiv] 26 [viii] 27–98; 141–275 [xii] 301–318; [iv] 323–376; [ii] 379–412 [x] p. pls. (fold.) fold. tabs. 12 ins.
> Marginal notes. Illus. t.-p. with portraits of Asculapius, Paracelsus, Fernelius, Hippocrates, Podalerius, Avicenna, Ram: Lulius and Galenus.
> T.-p. damaged (portrait of Woodall missing.) Last page missing.
> BM   Osler 4273   SGC 1   STC 25963   Wellcome 6775

WORM (OLE) 1588–1654
De aureo cornu Danico ad Fortunium Licetum responsio cum ejus brevi descriptione & eruditorum judiciis.
[2] 3–40 p. 5·5 ins.
In BARTHOLIN (Thomas). De armillis veterum schedion, 1676.

2632. Historia animalis quod in Norvagia quandoque è nubibus decidit, & sata ac gramina, magno incolarum

detrimento celerrimè depascitur. Hafniae, impensis Joachimi Moltkenii, literis Georgii Lamprechtii, 1653.
[ii] 66 p. 7·5 ins.
> *Bd. with* GRYLLUS (Laurentius). Oratio de peregrinatione, 1566.
> BM

WORMIUS (OLÄUS)
See WORM (Ole)

WRAY (JOHN)
See RAY (John)

WÜRTZ (FELIX) 1518–75 ?
2633. Practica der Wundartzney . . . darinnen allerley schädliche Missbräuche welche bissher von unerfahrnen ungeschickten Wundärtzten in gemeinem schwang gangen seynd aussführlichen angedeutet und ümb vieler arheblichen Ursachen willen abgeschafft werden. Atzunder alles mit grossern Fleiss und Treuen aus des Autoris Handgeschriebenen Büchern von neuen übersehen und mit vieler Schäden Cur vermehret durch Rudolph Würtzen. Stettin, Jeremiae Mamphrasen, 1649.
[xvi] 730 [+37] p. 6 ins.
> BM

2634. Wund-Artzney darinnen nicht allein allerhand schädliche Missbräuche abgeschaffet sondern auch gründlich die Cur allerley Wunden und Schäden und dero Zufällen samt kunstlicher Bereitung der darzu ausserlesenen Artzneyen dargestellet wird; samt Rudolf Würtzen . . . sehr schönem und nützlichen Lebammen- und kinder Buchlein: Auch köstlicher neuer Zugab von der Pest herzlicher Mitteln auss einem Manuscripto D. Schaevii mit den neuen Anatomischen Erfindungen vermehret von einem des Hochlöblichen Colleg. Nat. Curiosorum in Teutschland Mitglied. Basel, Emanuel und Joh. Georg. Königs, 1687.
[xvi] 762 [+22], [ii] 3–80 p. 6 ins.

WURTZ (RUDOLPH) *ed.*
See WÜRTZ (Felix). Practica der Wundartzney . . . 1649.

WUNDERSIEBEN (ANDREAS)
See LEICHNER (Eckard). De generatione seu propagativa animalium, plantarum & mineralium . . . 1649.

WYCKERHELDT (MAXIMILIANUS) *respondent*
2635. De singultu. Ultrajecti, typis Appelarianis, 1683.
[11] p. 9 ins.
> (Disp. med. inaug., Utrecht, Jacobus Vallan, praeses.)
> *Bd. with* ROJESTEIN (Johannes à) *respondent*. De arthritide, 1683.

WYER (JEAN)
See WEYER (Jean)

WYMIS (ARNOUT VAN) *tr.*
See GUY de Chauliac. Heelkonstige geschillen, 1662.

WYNMANN (NICOLAUS)
See WIJNMANN (Nicolaus)

Y

YONGE (James) 1646–1721
2636.   Currus triumphalis, è terebintho. Or an account of the many admirable vertues of Oleum Terebinthinoe. More particularly, of the good effects produced by its application to recent wounds, especially with respect to the hemorrhagies of the veins, and arteries, and the no less pernicious weepings of the nerves, and lymphaducts. Wherein also, the common methods, and medicaments, used to restrain hemorrhagies, are examined, and divers of them censured. And lastly, a new way of amputation, and a speedier convenient method of curing stumps, than that commonly practised, is with divers other useful matters recommended to the military chirurgeon, in two letters: The one to his most honoured James Pearse Esq., Chirurgeon to His Royal Highness the Duke of York, and Chirurgeon General to His Majestie's Navy Royal. The other, to Mr. Thomas Hobbs, Chirurgeon in London. London, printed for J. Martyn, 1679.
[xvi] 120 [viii] p. 7·5 ins.
   BM   SGC 1   Waller 10433   Wing Y 39

2637.   **YPELAAR** (Abrahamus) *respondent*
De catoche. Lugduni Batavorum, apud Abrahamum Elzevier, 1687.
[16] p. 8 ins.
   (Disp. med. inaug., Leyden, Friedrich Spanhem, praeses.)

Bd. with Lipstorp (Gustavus Daniel) *respondent*. De animalculis in humano corpore genitis, 1687.
BM

YUHANNA IBN MASAWAIH
See Mesuë (Johannes) *the elder*

Y-WORTH (William)
2638.   Chymicus rationalis or, the fundamental grounds of the chymical art rationally stated and demonstrated, by various examples in distillation, rectification, and exaltation of vinor spirits, tinctures, oyls, salts, powers, and oleosums; in such a method as to retain the specifick virtue of concrets in the greatest power and force. In all which the chymical doctrines are illustrated upon a new hypothesis or spagirick course, composed agreeable to practical philosophy, and the best authority of art, for mysteries treated of by Cartes, Starkey, Sylvius, Glauber, Helmont, Paracelsus, and others, are explicated and exemplarified, after a more particular and exact manner than theretofore, and so fitted in order for the publick service. In which is contained, a philosophical description of the astrum lunare microcosmicum, or phospheros. Recommended to all that desire to improve and advance profitable truths, such as are real and not hystorical. London, printed for Thomas Salusbury, 1692.
[xvi] 154 [vi] p. fold. pl. 6·5 ins.
   BM   Wing Y 217

Z

ZACCHIA (Lanfrancus)
See Zacchia (Paolo). Quaestionum medico-legalium, tomi tres. Vol. 3. Consilia et responsa LXXXV ad materias medico-legales pertinentia ... a cl. D. Lanfranco Zacchia collectae ... 1688.

ZACCHIA (Paolo) 1584–1659
2639. De affectionibus hypochondriacis libri tres, Italico idiomate primum ab authore conscripti, nunc in Latinum sermonem translati ab Alphonso Khonn. Augustae Vindelicorum, sumptibus viduae Joh. Görlini, typis Jacobi Koppmairii, 1671.
[xx] 705 [+21] p. 6·5 ins.
> BM SGC 1

2640. Quaestionum medico-legalium, tomi tres. Editio nova à variis mendis purgata, passimque interpolata, & novus recentiorum authorum inventis ac observationibus aucta, curâ Ioan. Danielis Horstii ... Opus omnibus medicinae & iuris utriusque peritis, necnon tribunalium (ecclesiastici, civilis) assessoribus maximè necessarium. Praeter indices librorum, titulorum & quaestionum, annexus est index rerum notabilium locupletissimus. Lugduni, ex typographia Germani Nanty, 1673–4.
3 vols. in 2; [xvi] 442 [iv] 443–784 [lxii]; [viii] 254 [xliv] p. 14 ins.
> Vol. 1 dated 1674; 2 and 3 dated 1673.
> Separate t.-p. to each volume: *viz.* Tomus secundus, continens libros VI. VII. VIII. & IX. ... 1673.
> Tomus tertius, quo continentur consilia et responsa LXXXV. Ad materias medico-legales pertinentia; nec non decisiones S. Rotae Romanae, ad praedictas materias spectantes, à Cl. D. Lanfranco Zacchia collectae ... 1673. [Separate pagination].
> Deaf Education Library. Farrar copy.
> BM

2641. Quaestionum medico-legalium, tomi tres. Olim aucti et emendati a ... Joh. Daniel. Horstio, nunc pluribus in locis notis & observationibus curiosis qua juridicis, qua medicis, quas benevole communicarunt celeberrimi J[uris] C[onsul]ti & medici, quorum catalogus post praefationem videre est, illustrati, emendati atque adaucti a Georgio Franco ... Opus omnibus juris utriusque & medicinae peritis nec non tribunalium (ecclesiastici civilis,) assessoribus maximè necessarium. Francofurti ad Moenum, sumtibus Johannis Melchioris Bencard, 1688.
3 vols. in 1; [xliv] 482; [iv] 483–825 [lix]; [vi] 326 [xxxv] p. 14 ins.
> *Contents:* Vol. 1. Libri I–V.—Vol. 2. Libri VI–IX.—Vol. 3. Consilia et responsa LXXXV ad materias medico-legales pertinentia; nec non decisiones sacrae rotae Romanae, ad praedictas materias spectantes, a cl. D. Lanfranco Zacchia collectae. Separate t.-p. to each volume. Vol. 3 has separate pagination. Includes a life of Zacchia by Georg Franck.
> BM SGC 1

ZACCHIAS (Lanfrancus)
See Zacchia (Lanfrancus)

ZACCHIAS (Paolo)
See Zacchia (Paolo)

ZACHMANN (Joannes Guilielmus), *respondent*
See Sebisch (Melchior) *the younger, praeses.* [Dissertationes], 1630–9.

ZACUTO (Abraham) 1575–1642
2642. (Opera omnia, in duos tomos divisa.) Priore continentur de historia principum medicorum libri VI. Posteriore, praxis historiarum libri V. Introitus ad praxin. Pharmacopoea. Praxis medica admiranda, (multis observationibus ab authore locupletata.) Editio postrema, à mendis purgatissima. Lugduni, sumptibus Ioannis Antonii Huguetan, filij, & Marci Antonii Ravaud, 1649.
2 vols.; [lxxii] 984 [xxxi]; [lii] 655 [+1, xlvi]; [xvi] 148 [vii] p. 14 ins.
> Portrait of the author aged 66. Title from half-title.
> BM SGC 1

2643. (Opera omnia in duos tomos divisa.) Lugduni, sumptibus Ioannis-Antonii Huguetan & Marci-Antonii Ravaud, 1657. Editio postrema, a mendis purgatissima.
2 vols.; lxviii, 984, xxxi; lii, 655 [+45] [xvi] 148 [vii] p. front. (port.) 14 ins.
> *Contents:* Vol. 1. In quo de medicorum principum historia, libri sex: ubi medicinales omnes historiae de morbis internis, quae passim apud principes medicos occurrunt, concinno ordine disponuntur, paraphrasi, & commentariis illustrantur: necnon quaestionibus, dubiis, & observationibus exquisitissimis exornantur. Vol. 2. In quo praxis historiarum, ubi morborum omnium internorum curatio ad principum medicorum mentem explicatur: graviora dubia ventilantur, ac resoluuntur: practicae denique observationes permultae suis locis insperguntur. Praemittitur introitus medici ad praxim: necnon pharmacopoea elegantissima. Accessit praxis medica admiranda, ab ipsomet auctore non parum de novo locupletata in qua exempla rara, mirabilia, monstrosa, circa abditas morborum causas, signa, eventus, atque curationes proponuntur.
> SGC 1 Waller 10452

2644. [Praxis medica admiranda: in qua, exempla monstrosa rara, nova, mirabilia, circa abditas morborum causas, signa, eventus, atque curationes exhibita, diligentissime proponuntur. Lugduni, J. A. Huguetan, 1637.]
[xlvi] 634 [xxviii] p. 6·5 ins.
> Imperfect, wanting t.-p.
> BM SGC 2 Waller 10453 Wellcome 6791

ZACUTUS *Lusitanus*
See Zacuto (Abraham)

ZAMBECCARI (Giuseppe)
Experimenta circa diversa è variis animalibus viventibus execta viscera. Et ab ipso ad . . . Franciscum Redi scripta, eique dicata.
In Le Clerc (Daniel) *and* Manget (Jean-Jacques) *comps.* Bibliotheca anatomica, 1685, Vol. 2, pp. 1101–1106. Also 1699 ed., Vol. 2, pp. 1202–1207.

ZANCHIN (François)
See Ranchin (François)

ZAPATA (Giovanni Battista) 1520–
2645. Li maravigliosi secreti di medicina, e chirurgia, di nuovo ritrovati, per guarire ogni sorte d'infermità. Raccolti dalla prattica, dell'eccellente medico M. Gio. Battista Zapata, da Gioseppe Scientia chirurgico, suo discepolo. In Venetia, appresso Gio. Battista Usso, 1618.
[xliv] 190 p. 6 ins.
  Christie Collection.

2646. Mirabilia sive secreta medico-chirurgica, denuo inventa, ad sanandos omnes humani corporis affectus. Ex Italico idiomate, nunc primum in Latinum versa, & annotationibus foecundissimis, ad genium seculi ita adcommodatis illustrata, ut praeter multas observationes & experimenta curiosa, totam fere atque novam physicam ex constantissimo ignis principio stabilitam, constituant. Per Davidem Spleissium. Ulmae, apud Georgium Wilhelmum Kŭhnen, 1696.
[xxviii] 453 [+161] p. engr. double page front. 6·5 ins.
  BM Waller 10460

ZAS (Nicolaus)
2647. Den douw der dieren, ende de welle des waters. In 't rouwe ontworpen, bij een gebracht, en in bedenkinge gegeven door N. Zas tot bevestiginge der ongemeene ontledinge van Jonkheer Lowys de Bils, Heere van Koppensdamme, Bonem, etc. Tot Rotterdam, bij Ioannes Naeranus, 1660.
[xiv] 112 p. fold. pl. 6 ins.

2648. Epistola apologetica ad magnum Th. Bartholinum . . . de calumniis nobiliss. Ludovico Bilsio . . . perperam impactis. Romana veste donata, per Philalethium. Roterodami, ex officina Arnoldi Leers, 1661.
10 p. 7·5 ins.
  Bd. with Gryllus (Laurentius). Oratio de peregrinatione, 1566.
  SGC 1 Waller 10460 a

ZEIDLER (Sebastianus Christianus À)
See Zeidlern (Sebastian Christian von)

ZEIDLERN (Bernard Norbert von)
See Zeidlern (Sebastian Christian von). Somatotomia anthropologica . . . praeparante filio Bernardo Norberto à Zeidlern . . . 1686.

ZEIDLERN (Sebastian Christian von)
2649. Somatotomia anthropologica, seu corporis humani fabrica methodicè divisa, & controversarum quaestionum discussionibus illustrata, publicè in gratiam studiosae juventutis celebrata in Caenobio FF. Misericordiae ad Sanctum Simonem et Judam, praeparante filio Bernardo Norberto à Zeidlern . . . Pragae, typis Joannis Caroli Gerzabek, 1686.
[x] 118 [ii] p. front. (port.) 28 pls. 11·5 ins.
  Additional engr. t.-p., dated 1685.
  BM Dawson 7289 SGC 1 Waller 10462

ZERBI (Gabriel) –1505
Anatomia infantis ex commentarijs . . . Gabrielis de Zerbis desumpta.
In Eichmann (Johann). Anatomiae . . . pars prior, 1537, pp. 60–62.

Opus perutile de cautelis medicorum editus a clarissimo philosopho ac medico magistro Gabriele Zerbo Veronense . . .
In Pantaleone *da Confienza.* Pillularium omnibus medicis quam necessarium . . . 1528, ff. liiiiᵛ–lxxiiiᵛ.

ZIMALIA (Ludovicus) *fl.* 1470
Liber, cui titulus est, index balneorum S. Pancratij vallis Transcherianae agri Bergomatis, ad . . . D. Bartholomaeum Colleonem . . .
In De Balneis, 1553, ff. 190ʳ–191ᵛ [2nd seq.].

ZIMARA (Marco Antonio) 1460–
Problemata his addita, unà cum trecentis Aristotelis & Averrois propositionibus . . .
In Aristotle. Problemata Aristotelis, ac philosophorum medicorumque complurium . . . 1558.

ZINCKIUS (Johannes Christophorus) *respondent*
See Schenck (Johann Theodor). Synopsis institutionum medicinae disputatoriae . . . 1668.

ZOPFF (Johann Christoph) *respondent.*
2650. De malo hypochondriaco. [Jenae], typis Krebsianis, 1676.
[52] p. 7·5 ins.
  (Diss. inaug. Florentissima ad Salem academia, Georg Wolfgang Wedel, praeses.)
  SGC 1

ZUGMANTELIUS (Casparus) *respondent*
See Schenck (Johann Theodor). Synopsis institutionum medicinae disputatoriae . . . 1668.

ZUINGER (Theodor)
See Zwinger (Theodor)

ZWELFER (Johann) 1618–68
2651. Animadversiones in pharmacopoeiam Augustanam, ejusque mantissam, tertium revisae. Cum appendice annexa. Quibus accessit Pharmacopoeia Regia nova locupletata & absoluta. Adiecta mantissa spagyrica. Cura Joannis Zwelferi . . . [Noribergae, sumtibus Michaelis & Johan. Friderici Endterorum, 1668.]
[xxii] 468 [xx]; [xvi] 80 [iv]; [xxiv] 418 [xxviii]; [xii] 267 [+1] p. engr. illus. 12·5 ins.

Contents include: Discursus apologeticus . . . adversus Hippocratem chymicum Ottonis Tackenii: ejusque adulterini salis viperini novissimi fundamenta, ut ait, antiquissima. Cui & accessere eiusdem justissimae vindiciae contra Franciscum Verny . . . Annexo etiam apologemate epistolico anonymi.
Engr. t.-p.s for 'Animadversiones' and 'Pharmacopoeia Regia'
Imprint from t.-p. to 'Pharmacopoeia Regia'.
Bookplate of Joh. Casp. Schobingerus.

ZWINGER (THEODOR), *the elder, 1533–1588*
2652. In artem medicinalem Galeni, tabulae & commentarij . . . Ex quibus medici, longae artis compendium: philosophi, cognitionem naturae in corpore humano, tanquam in microcosmo: logici denique, artificiosam ordinis definitivi dialysin, magna cum utilitate & facilitate haurire poterunt. Accessit rerum & verborum in his praecipuè memorabilium index. Basileae, per Ioannem Oporinum, (apud Iacobum Parcum, 1561.)
[xvi] 5–36 [iv] 111 p. 14·5 ins.

    Ackermann IX. 50 (p. cxix)
    BM   SGC 1

2653. In Galeni librum de constitutione artis medicae, tabulae & commentarij . . . Ex quibus rationem inveniendi & constituendi artem quamlibet, iuxta resolutivi ordinis leges, (cuius natura, ars & usus multis iam seculis latuit) studiosus lector facili negotio depromet. Accessit rerum & verborum in his praecipuè memorabilium index. Basileae, per Ioannem Oporinum (apud Iacobum Parcum), 1561.
[7] 8–29 [+5] 38 [i] p. 14·5 ins.

Bd. with previous item.
    Ackermann IX.7 (p. lxxv)   BM   SGC 1
See HIPPOCRATES. Hippocrates Coi . . . viginti duo commentarii tabulis illustrati . . . Theod. Zuingeri Bas. studio & conatu, 1579.

ZWINGER (THEODOR) *the younger, 1658–1724*
2654. Sicherer und geschwinder Artzt oder neues Artzney-Buch Worinnen alle und Jede Kranckheiten des menschlichen Leibs nach Ordnung des Alphabeths kürzlich und gründlich beschrieben und die sie am sichersten und geschwindesten zu heilen so wohl auss eigener als auch der berühmtesten Aertzten heutiges tages vielfältiger Erfahrung an den tag geleget wird. Zu vieler sonderlich auss dem Land wohnenden Nothleidenden wie auch allerhand Liebhabern der Artzney-kunst vielfaltigen Nutzen Anjetzo zum dritten mahl auffgelegt verbesseret und umb ein namhafftes vermehret. Basel, Johann Philipp Richter, 1695.
[lvi] 864 [+23] p. front. 6·5 ins.

    Waller 10505

ZWÖLFER (JOHANN)
See ZWELFER (Johann)

ZYPE (FRANCISCUS VAN DER)
2655. Fundamenta medicinae physico-anatomica. Bruxellis, apud Aegidium T'Serstevens, 1683.
[xviii] 398 p. front. 6·5 ins.

    Front. is 2nd engr. t.-p. Nos. 161–190 omitted from pagination but text continuous.

SUPPLEMENT

ARCOLANI (Giovanni)
See Avicenna Joannis Herculani expositio in primam fen Avicene. (1519).

AVICENNA
2656. Joannis Herculani expositio in primam fen quarti canonis Avicene. (Venetiis mandato & expensis heredum nobilis viri quondam domini Octaviani Scoti civis Modeotiensis ac sociorum. Anno salutis 1519, die 15 Aprilis).
148 ff. 11 ins.
> Imprint from colophon.
> BM

BIGGS (Noah)
2657. Matæotechnica medicinae praxews. The vanity of the craft of physick or, a new dispensatory wherein is dissected the errors, ignorance, impostures and supinities of the schools, in their main pillars of purges, blood-letting, fontanels or issues and diet etc., and the particular medicines of the shops. With an humble motion for the reformation of the universities, and the whole landscap of physick, and discovering the terra incognita of chymistrie. To the Parliament of England. London, printed for Edward Blackmore, 1651.
[xxxii] 232 p. 7 ins.
> BM   SGC 1   Wing B 2888

BLANKAART (Stephan) 165?–1702
2658. Venus belegert en ontset. Zynde een verhandelinge van de pokken, en des selfs toevallen, van druipers, chankers, klap-ooren, spaanse kragen, sand-klooten, cordée uitwasschen, enz. Met een zekere en grondige genezinge. Steunende op de Cartesiaanse philosophie, en het sondigende suur en sout. Item een nauwkeurige beschryvinge der pokken, door de heeren Sylvius, Sydenham, Wierus en Everaarts. t'Amsterdam, by Timotheus ten Hoorn, 1696.
[viii] 492 [viii] p. 8 engr. pls. 6 ins.
> Plate 8 inserted facing p. 168 not p. 186
> Additional engr, t.-p.
> SGC 1

BOE (Franz de le) 1614–72
Verhandelinge der pokken.
In Blankaart (Stephan). Venus belegert en ontset, 1696, pp. 211–336.

BONTEKOE (Cornelis) 1647–85
2659. Verscheyde tractaetjes, handelende van de voornaemste Grondstukken om tot een waere kennisse der Philosophie en medicyne te geraeken, zynde een inleydingh tot de philosophie, metaphysica. logica, physica, als ook een nieuwe Leer vande physiologia,

pathologia, ofte kennis vande siektens, nevens een verhandeling van de geswellen. In 'sGravenhage by Pieter Hagen, en t'Amsterdam by Jan ten Hoorn, 1687.
[xvi] 282 [vi] p. 6.5 ins.

BRAUNSCHWEIG (Heironymous) 1450–1512
2660. Thesaurus pauperum. Hauss apoteck guter gebrauchlicher Artzney zu jeden Leibes gebrechen. Für das arme hand uolck und gemeynen Man. Ann tag geben. Franckfort am Meyn, C. Egenolffs Erben, 1570.
133 [+1]ff. 5.5 ins.
> 1 p. MS notes.
> BM   Wellcome 1119

BRUEL (Walter)
2661. Praxis medicinae theorica et empirica familiarissima Gualteri Bruele: in qua pulcherrima dilucidissimaque ratione morborum internorum cognitio, eorundemque curatio traditur. Lugduni Batavorum, ex officina Ioannis Maire, 1628.
[xii], 421 [+1] p. 6 ins.

BULLEIN (William) 1500–76
2662. Bullein's bulwarke of defence against all sicknesse, soarenesse, and woundes that doe dayly assaulte mankinde: which bulwarke is kept with Hilarius the gardener, & health the physicion, with the chirugian, to helpe the wounded souldiours. Gathered and practised from the most worthy learned, both olde and new; to the great comfort of mankinde: by William Bullein, Doctor of Phisicke, 1562. Imprinted at London by Thomas Marshe, 1579. Hereafter ensueth a little dialogue betweene two men, the one called Sorenes, and the other Chirurgi, concerning apostumations, & woundes their causes, and also theire cures, gathered by William Bulleine the aucthour and collectoure of all these dialogues contayned wythin this booke. Very profitable for every reader and tru observer of them. And fyrst beginneth the sore manne to speake, as followeth . . . 1579.
[iv] 85 [viii]; 46 [ii] 43 [ix] 33 [ii] ff. illus. 11 ins.
> BM   SGC 1   Waller 1638   Wellcome 1150   Wing B 4034

CHARRAS (Moses) 1618–1698
2663. The Royal Pharmacopoea, galenical and chemical, according to the practice of the most learned physitians of France, and publish'd with their several approbations by Moses Charras, the King's chief operator in his Royal Garden of Plants. Faithfully Englished. Illustrated with several copper plates. London, printed for John Starkey and Moses Pitt, 1678.
[vi] 272, 245 [+17] p. 5 copper pls. 12 ins.
> BM   SGC 2   Wing C 2040

C[ULPEPER] (N[ICHOLAS]) 1616–54 *tr.*
See FABRY (Wilhelm). Lithotomia vesicae . . . 1640.

EVERAERTS (ANTON)   –1679
Her-wekte soogster-siekte. Vergeleken by de fransche
ofte indiaensche, Beyder oorspronck, aart, en voorna-
mentlijk volkomene, seekere, haestige, en gemackelijke
genesinge.
In BLANKAART (Stephan). Venus belegert en ontset,
1696, pp. 441–492.

FABRY (WILHELM) 1560–1634
2664.   Lithotomia vesicae: that is, an accurate description of the stone in the bladder: shewing the causes
and pathognomicall signes thereof, and chiefly of the
method whereby it is to be artificially taken out both of
men and women, by section. Wherein severall wayes of
operation are described, and the chirurgicall instruments lively delineated. Written first in High Dutch . . .
Afterward augmented by the author, and first translated
into Latin by his scholler and communer Henricus
Schobingerus Iangalthensis; and now done into
English by N.C. for the generall good of this nation,
and particular use of the Societie of chirurgians. With
better instruments than heretofore. London, printed
by John Norton, and are to be sold by William Harris,
1640.
[xvi] 206 p.   Illus (woodcuts) 1 fold pl. 6.5 ins.
> Note on fly-leaf: translated by N. Culpeper.
> BM   SGC 1   STC 10658   Waller 2902   Wellcome 2133

FUCHS (REMACLUS) 1510–1587
2665.   Morbi Hispanici quem alii Gallicum, alii
Neopolitanum appellant, curandi per ligni Indici, quod
Guayacum vulgo dicitur, decoctum, exquisitissima
methodus sententia, ad novi morbi curationem magis
absolutam, medica theoremata excutiuntur. Autore
Remaclo F. Lymburgensi. Parisiis, apud Christianum
Wechelum, 1541.
80 p.   7.5 ins.
> SGC 2

FUNCCIUS (CHRISTOPHORUS) *respondent*
2666.   Theses de sterilitate muliebri . . . Basileae, typis
Ioannis Schroeteri, 1615.
[28]p.   7.5 ins.
(Diss. inaug. Raurac. Academ. [i.e. Basle])

GALEN
2667.   Γαληνου A'-[E']. Galeni librorum pars prima
[-quinta]. (Ediderunt Andr. Asulanus et J. B. Opizius).
Venetiis, in aedibus Aldi et Andreae Asulani soceri,
mense Aprili MDXXV.
5 vols.   16 ins.
> Editio princeps.   Greek text.
> 2 ll wanting in vol 2.   (ff. 82 & 83 last seq.)
> Christie Collection
> BM   SGC 1   Wellcome 2507

GOCKEL (EBERHARD) 1636–1703
2668.   Kurtzer Bericht, von denen wuetenden Hunds-
Bissen.   Was dieselbe eigentlich für eine Beschaffenheit
haben, was für Schaden und Unheil darausz erfolge,
wie sie ausserlich und innerlich zu suriren, und was
sonsten dabey in acht zunemmen seye; verfasset.
Augspurg, in Verlegung Gottlieb Gobels, gedruckt by
Jacob Koppmayr, 1679.
[vi] 3–101 [+2]p.   6.5 ins.

GRATAROLI (GUGLIELMO) 1516–68
2669.   Opuscula, videlicet: de memoria reparanda,
augenda, conservandaque, ac de reminiscentia: tutoria
omnimoda remedia, praeceptiones optimae. De praedictione morum naturarumque hominum, cum ex inspectione partium corporis, tum aliis modis. De temporum
omnimoda mutatione, perpetua & certissima signa &
prognostica. Omnia ab autore correcta, aucta satis, &
ultimo edita, Basileae, apud Nicolaum Episcopium
juniorem, 1554.
258 [iv]p.   6.5 ins.
> MS notes.
> Wellcome 2916

GRIEFF (SEBASTIAN)
2670.   Wundartzeney, vor dessen aus Phil. Theophrast.
Paracelsi Schrifften colligiret, und aus 28. jariger selbst
eigener Erfahrung und Handübung beschrieben und
hinterlassen . . . Jetzo aber auff begeren revidiret,
und kurtzlich zusammen gezogen, jeden Wundartzten,
Barbirern und andern zu Nutz und Beforderung der
Wundartzeney publiciret durch Johann. Mercker . . .
Schleusingen, typis Schmuccianis, gedruckt durch
Thomam Marckart in Verlegung Salomon Gruners,
1622.
[x] 101 p.   6 ins.
> MS notes.
> SGC 2

GREMBS (FRANZ OSWALD)
2671.   Arbor integra et ruinosa hominis, id est:
tractatus medicus theorico practicus in tres libros
divisus; in quo sana & morbosa hominis natura ex
archeis seu spiritibus in natis tanquam suis radicibus
proveniens dilucide demonstratur ac simul de rerum
principiis, seu elementis, meteoris, lapidibus, mineralibus, vegetabilibus, animalibus, de usu & defectibus
partium humani co^{r}poris, de anima, de febribus, peste
venenis vita longa, & brevi, & tandem de remediis
Paracelsicis, juxta consensum & dissensum Hippocratis,
Galeni & Helmontii cum exegesi remediorum Galeni-
corum, & chymnicorum, historiarumque medicarum
breviter, & accurate disseritur. Francofurti, typis
Johannis Georgii Sporlin, symptibus Wilhelmi Serlini,
1657.
[xxii] 240; 385–512 [xxxii]p.   7.5 ins.
> Marginal MS notes.   Wanting pp. 211–2.   Additional engr. t.-p.
> BM   SGC 1   Waller 3734

GROENEVELDT (JAN) 1647?–1710?
2672.   De tuto cantharidum in medicina usu interno . . .
Londini, typis J. H. prostant venales apud Johannem
Taylor, 1698.
[iii]xvi, 135[+1]p.   6 ins.
> BM   Wing G 2060.

GUY (*de Chauliac*) 1300–68
2673. Cyrurgia Guidonia de cauliaco. De balneis porectanis. Cyrurgia Bruni. Theodorici. Rolandini. Rogerii. Lanfranci. Bertapalie. Jesu Hali de oculis. Lanamusali de baldac de oculis. Venetiis, impressus per Gregorius de gregoriis, anno salutis nostre, MCCCCCXIII die XVI Julii.
270[vi]ff.   12 ins.

> Wellcome 3018

HERCULANUS (JOANNES)
See ARCOLANI (Giovanni)

JOANNIUS (JOANNES)
2674. De pilularum ex aloë cum succo rosarum utilitatibus liber quarum pil. occasione omnia fere cum antiqua, tum recentissima lenientia; & ipsorum incommoda attinguntur. Ad serenissimum inclytae reip. Venetae principem Leonardum Donatum. Patavii, apud Paulum Meiettum, ex typographia Laurentii Pasquati, 1611.
[viii]42[ii]p.   8 ins.

> BM

PARTRIDGE (JOHN)
2675. [The widdowes treasure plentifully furnished with sundry secrets[. London, 15—?].
46ff.   5/5 ins.

> Wanting t.-p.
> STC 19434 seq.

PHARMACOPOEIAS.   London
2676. Pharmacopoeia Collegii Regalis Londini. Londini, impensis Tho. Newcomb, Tho. Basset, Joh. Wright & Ric. Chiswel, 1678.
[xxiv]362[xxiv]p.   4/5 ins.

> Frontis: Theatrum Cutlerianum.
> Wing R 2106

2677. Pharmacopoeiae Collegii Regalis Londini. Remedia omnia succincte descripta: una cum catalogo simplicium ordine alphabetico digestorum: quibus annexum est Manuale ad forum: nec-non pinax posographicus. Editio tertia prioribus emendatior & auctior. Huic insuper adjiciuntur Pharmaca nonnulla in usu hodierno apud medicos Londinenses. Accessit item in calce prosodia medica observatu non indigna. Cura Ja. Shipton Pharmacopoei Lond. Londini, impensis R. Chiswell, S. Smith, B. Walford, N. Wotton, G. Conyers, W. Battersby, 1699.
[iv]104, 101[+3]p.

> Wanting pp. 61–72 [sign. F]
> Wing R 2109

RÜFF (JAKOB) 1500–58
2678. De conceptu, et generatione hominis: de matrice et eius partibus, nec non de conditione infantis in utero et gravidarum cura et officio: de partu et parturientium infantiumque, cura omnifaria: de differentiis non naturalis partus & earundem curis: de mola alijsque, falsis uteri tumoribus, simulque de abortibus & monstris diversis, nec non de conceptus signis varijs: de sterilitatis causis diversis, & de praeci-

puis matricis aegritudinibus, omniumque horum curis varijs, libri sex opera clarissimi viri Iacobi Rueffi, chirurgi Tigurini quondam congesti. Nunc denuo recogniti & in plerisque locis castigati, picturis insuper convenientissimis foetus primum in utero siti, deinde in partu, mox etiam matricis & instrumentorum ad partum promovendum & extrahendum pertinentium illustrati, ornati & in usum eorum qui parturientibus & obstetricibus consulere debent, typis evulgati. Francofurti ad Moenum, (apud Georgium Corvinum, impensis Sigismundi Feyrabendij), 1580.
[v] 100ff.   7/5 ins.

> Printer from colophon.
> BM SGC 1

2679. ... Another ed. Francofurti ad Moenum (apud Petrum Fabricium, impensis Sigismundi Feyrabendij), 1587.
[iv]92ff.   illus. 7 ins.

> Printer from colophon.
> 1 leaf prelims. missing.
> BM   SGC 1   Waller 8302

SALMON (WILLIAM) 1644–1713
2680. Iatrica: seu praxis medendi. The practice of curing diseases. Being a medicinal history of near two hundred famous observations in the cure of diseases, performed by the author hereof. Whereunto is added, by way of scholia, a compleat theory, or method of precepts, wherein the names, definitions, kinds, signs, causes, prognosticks, and various ways of cure are methodically instituted, digested and reduced to vulgar practice. To which is newly added, as an appendix, observations upon the lethargy, carus, frenzy, madness, defects of the internal senses, and hurts of the external senses; with several remarks worthy consideration. And a catalogue of the authors works. A work of singular use to all the practisers of the arts of physick and chyrurgery, whether physicians, chyrurgions, apothecaries or charitable and well-disposed gentlemen and ladies who have espoused the afflictions of the poor and needy, London, printed for Nath. Rolls, 1694.
[xvi]64, 37–52, 73–120, 129–762 [xiv] 763–796 p.   9 ins.

> Inscription to Joseph Jorden.
> BM   SGC 1   Wing S 433

SCHOBINGERUS (HENRICUS) *tr.*
See FABRY (Wilhelm) Lithotomia vesicae, 1640.

SEVERINO (MARCO AURELIO) 1580–1656
2681. Zootomia Democritaea–: id est, anatome generalis totius animantium opificii, libris quinque distincta, quorum seriem sequens facies delineabit. Opus, quod omnes omnium bonarum artium studiosos, nedum professores anatomicos decet. Noribergae, literis Endterianis, 1645.
[xxiv] 408, [xxxiv]p.   7.5 ins.   illus.   2 enrg. ports.

> Additional engr. t.-p.
> BM   SGC 1

SNELLEN (HENDRIK) *respondent*
2682. Observatio medico-anatomica, de animalculis, in ovino aliorumque animantium hepate, detegendis.

Lugduni Batavorum, apud Abrahamum Elzevier, 1698.
[vi] 33 p.   illus. pl. 8 ins.
   (Diss. inaug., Leyden, Govert Bidloo, praeses.)
Bd with BAUDOUS (Philippus de) *Respondent* De aëre, 1710.
BM   Waller 1038

STENSEN (NIELS) 1638–86
2683.   Elementorum myologiae specimen: seu musculi descriptio geometrica. Cui accedunt Canic carchariae dissectum caput et dissectus piscis ex canum genere. Amstelodami, apud Johan. Janssonium a Waesberge & viduam Elizei Weyerstraet, 1669.
148 [+3] p.   illus.   7 fold. pls.   6 ins.
   BM   SGC 1   Waller 9225

SYDENHAM (THOMAS) 1624–89
Briefs-gewijse der pokken . . . geschreven aan den heer Henricus Paman.
In BLANKAART (Stephan). Venus belegert en ontset, 1696.   pp. 339–378.

TEUNEMANS (JOAN) *respondent*
2684.   De angina. Trajecti ad Rhenum, ex officina Guilielmi vande Water, 1700.
10 [ii]p.   8 ins.

(Disp. med. inaug. Utrecht, Joannes Georgius Graevius praeses)
Bd with BAUDOUS (Philippus de) *respondent*.   De aëre 1710.

A TRUE and EXACT RELATION of the LATE PRODIGIOUS EARTHQUAKE
2685.   A true and exact relation of the late prodigious earthquake & eruption of Mount Aetna, or Monte-Gibello as it came in a letter written to his Majesty from Naples by the right honorable the Earle of Winchilsea, his majesties late ambassador at Constantinople, who in his return from thence, visiting Catania in the island of Sicily, was an ey-witness of that dreadfull spectacle. Together with a more particular narrative of the same as it is collected out of severall relations sent from Catania. Printed by T. Newcomb in the Savoy, 1669.
30 p.   1 fold pl.   7 ins.
   Wing T 2450

WEYER (JOHANN) 1515–88
Verhandelinge der pokken.
In BLANKAART (Stephan) Venus belegert en ontset, 1696.   pp. 379–439.

BIBLIOGRAPHICAL WORKS
MENTIONED IN THE TEXT

Ackermann   Ackermann, J. G. G. 'Historia literaria Claudii Galeni.' (In Kuhn, C. G. ed. *Medicorum Graecorum opera quae exstant*. Vol. 1. Leipzig, 1821)

Aldis   Aldis, H. G. *A list of books printed in Scotland before 1700*. Edinburgh, 1904

Allut   Allut, P. *Étude biographique et bibliographique sur Symphorien Champier*. Lyons, 1859

Ballard   Ballard, J. F. comp. *Catalogue of the medieval and renaissance manuscripts and incunabula in the Boston Medical Library*. Boston, 1944

Baumgartner-Fulton   Baumgartner, L. & Fulton, J. F. *A bibliography of the poem 'Syphilis sive morbus gallicus' by G. Fracastoro*. New Haven, 1935

Bibl. It.   *Primo catalogo collettivo delle biblioteche Italiane*. Vol. 1. Rome, 1962—

Bibl. Nat.   Bibliothèque Nationale. *Catalogue général*. Vol. 1. Paris, 1924—

BM   *General Catalogue of Printed Books to 1955*. London, 1964

BMC   British Museum. *Catalogue of books printed in the XVth century*. London, 1908—

B. Méd.   *Dictionnaire des sciences médicales: Biographie médicale*. 7 vols. Paris, Panckoucke, 1820–5

Bongi   Bongi, S. 'Catalogo delle opera di . . . O. Lando' (In *Novelle di M. O. Lando*). Lucca, 1951

Boston   Ballard, J. F. comp. *Catalogue of the medieval and renaissance manuscripts and incunabula in the Boston Medical Library*. Boston, 1944

Brunet   Brunet, J. C. *Manuel du libraire et de l'amateur des livres*. 5e ed. 6 vols. Paris, 1860–65

Caillet   Caillet, A. L. *Manuel bibliographique des sciences psychiques ou occultes*. 3 vols. Paris, 1912–13

Choulant   Choulant, J. L. *Handbuch der Bücherkunde für ältere Medicin*. Leipzig, 1841

Hist. Anat. Illus.   Choulant, J. L. *History and bibliography of anatomic illustration* . . . annotated & ed. by M. Frank. New York, 1945

Christie Catalogue   Manchester University. *Catalogue of the Christie Collection comprising the printed books and manuscripts bequeathed to the Library of the University of Manchester by the late Richard Copley Christie, LL.D.* Compiled under the direction of Charles W. E. Leigh. Manchester, 1915

Collijn (Stock)   Collijn, I. *Katalog der Inkunabeln der Kgl. Bibliothek in Stockholm*. Stockholm, 1914

Collijn (Upps.)   Collijn, I. *Katalog der Inkunabeln der Kgl. Universitäts-Bibliothek zu Uppsala*. Uppsala & Leipzig, 1907

BIBLIOGRAPHY

Cushing	Cushing, H. *A bio-bibliography of Andreas Vesalius.* New York, 1943
Dawson	Dawson, W. & Sons, Ltd. *Medicine and Science: a bibliographical catalogue of historical and rare books from the 15th to the 20th century.* London, [1958]
Des Billons	Des Billons, F. J. T. *Nouveaux éclaircissements sur la vie et les ouvrages de G. Postel.* Liège, 1773
Dezeimeris	Dezeimeris, J. E. *Dictionnaire historique de la médecine ancienne et moderne.* 4 vols. Paris, 1828–39
Doe	Doe, J. *A bibliography of the works of Ambroise Paré.* Chicago, 1937
Eloy	Eloy, N. F. J. *Dictionnaire historique de la médecine ancienne et moderne.* 4 vols. Mons, 1778
Ferguson	Ferguson, J. *Bibliotheca chemica: a catalogue of the alchemical, chemical and pharmaceutical books in the collection of the late James Young.* 2 vols. Glasgow, 1906
Fulton	Fulton, J. F. *A bibliography of the Honourable Robert Boyle, Fellow of the Royal Society.* 2nd ed. Oxford, 1961
Garrison	Garrison, F. *An Introduction to the history of medicine.* 4th ed. Philadelphia, 1929
Garrison & Morton	Garrison, F. & Morton, L. T., *Medical bibliography.* 2nd ed. rev. 1965
G.K.W.	*Gesamtkatalog der Wiegendrucke.* Leipzig, 1925—In progress
Goldsmid	Goldsmid, E. *Bibliotheca curiosa. See* Renouard
Greswell	Greswell, W. P. *A view of the early Parisian Greek press, including the lives of the Stephani or Estiennes, notices of other Greek contemporary printers of Paris ... and an appendix of Casauboniana.* Oxford, 1840
Guyot	Guyot, C. & Guyot, R. T. *Liste littéraire philosophe ou catalogue d'étude de ce qui a été publié jusqu'à nos jours sur les sourdsmuets; sur l'oreille, l'ouïe, la voix, le langage, la mimique, les aveugles, etc.* Groningen, 1842
Haeser	Haeser, H. *Lehrbuch der Geschichte der Medicin und der epidemischen Krankheiten.* 3 vols. Jena, 1875–1882
Hain	Hain, L. F. T. *Repertorium bibliographicum* . . . 2 vols. in 4. Stuttgart & Paris, 1826–38
Hain-Copinger	Above with Copinger's Supplement. London, 1895-1902
Haller	Haller, A. von. *Bibliotheca medicinae practicae.* 4 vols. Berne & Basle, 1776–1788
Haller. Bibl. Bot.	Haller, A. von. *Bibliotheca botanica.* 2 vols. London, 1771–2
Hirsch	*Biographisches Lexikon der herrvorragenden Aerzte aller Zeiten und Völker.* Heraus. von Dr. A. Hirsch. 6 vols. Vienna & Leipzig, 1884–86
Kestner	Kestner, C. W. *Medicinisches Gelehrten-Lexicon.* Jena, 1740
Keynes	Keynes, Sir G. L. *A bibliography of Sir Thomas Browne.* 2nd ed. Oxford, 1968
	Keynes, Sir G. L. *A bibliography of the writings of William Harvey.* 2nd ed. Cambridge, 1953
Klebs	Klebs, A. C. *Incunabula scientifica et medica.* Bruges, 1938 [In *Osiris*, vol. 4, pt. 1]

BIBLIOGRAPHY

Madan   Madan, F. *The early Oxford press*. Oxford, 1895

Manchester Med. Soc. 1890 Catalogue   Manchester Medical Society. *Catalogue of the Library of the Manchester Medical Society.* Manchester, 1890

Melzi   Melzi, G., Conte. *Dizionario de opere anonime e pseudonime di scrittori italiani . . .* 3 vols in 2. Milan, 1848–59

Mook   Mook, F. *Theophrastus Paracelsus; eine kritische Studie.* Würzburg, 1876

Niceron   Niceron, J. P. and others. *Mémoires pour servir à l'histoire des hommes illustres.* 43 vols. 1728–45

Osler   Osler, Sir W. *Bibliotheca Osleriana.* Oxford, 1929

Osler, Inc. Med.   Osler, Sir W. *Incunabula medica: a study of the earliest printed medical books 1467–1480.* O.U.P. 1923

Pellechet   Pellechet, M. *Catalogue général des incunables des bibliothèques publiques de France.* (Continued by M. L. Polain) 3 vols. Paris, 1897–1909

Polain   Polain, M. L. *Catalogue des livres imprimés au quinzième siècle des bibliothèques de Belgique.* 4 vols. Brussels, 1932

Power   Power, Sir D'Arcy. *Birth of mankind or the woman's book.* London, Bibliographical Society, 1927
Power, Sir D'Arcy. *Foundations of medical history.* Baltimore, 1931

Poynter   Poynter, F. N. L. *Catalogue of incunabula in the Wellcome Historical Medical Library* O.U.P., 1954

Proctor   Proctor, R. G. C. *An index to the early printed books in the British Museum . . .* 3 vols. London, 1898–1903

Proctor-Isaac   Continuation of above by F. S. Isaac. London, 1938

Renouard   Renouard, A. A., *Bibliotheca curiosa. A bibliographical sketch of the Aldine press at Venice, forming a catalogue of all works issued by Aldus and his successors from 1494 to 1597 and a list of all known forgeries and imitations,* translated and abridged from A. A. Renouard's *Annales de l'imprimerie des Aldes . . .* rev. by E. Goldsmid
Renouard, A. A. *Annales de l'imprimerie des Aldes, ou histoire des trois Manuce et de leurs éditions.* 3e ed. Paris, 1834
Renouard, A. A. *Annales de l'imprimerie des Estienne ou histoire de la famille des Estienne et de ses éditions.* Paris, 1843
Renouard P. *Bibliographie des éditions de Simon de Colines. 1520–1546.* Paris, 1894

Rohde   Rohde, E. *The old English herbals.* London, 1922

Rome. Ist. di Storia della Med.   Rome. Istituto di Storia della Medicina dell'Università di Roma. *Catalogo.* Vol. 2.—Rome, 1962—

Schullian   Schullian, D. M. & Sommer, F. E. *Catalogue of incunabula & manuscripts in the Army Medical Library.* New York [1948]

SGC 1–4   United States. Surgeon General's Office. Library. *Index-Catalogue of the Library of the Surgeon-General's Office.* United States Army. Series 1–4, 1880–1955

Sherrington   Sherrington, Sir C. *The endeavour of Jean Fernel, with a list of the editions of his writings.* Cambridge, 1946

BIBLIOGRAPHY

Siebold Siebold, E. *Versuch einer Geschichte der Gerburtshülfe.* 2 vols. Berlin, 1839–45

STC Pollard, A. W. & Redgrave, G. R. *A short-title catalogue of books printed in England, Ireland & Scotland and of books in English printed abroad, 1475–1640.* London, 1926

Stillwell Stillwell, M. B. *Incunabula in American libraries. A second census.* New York, 1940

Sudhoff Sudhoff, K. *Bibliographia Paracelsica. Besprechung der unter Hohenheims Namen 1527–1893 erschienenen Druckschriften.* Graz, 1958 reprint

TC *Term Catalogues A.D. 1668–1709.* Edited by E. Arber. 3 vols. London, 1903–6

Vogt Vogt, J. *Catalogus historico-criticus librorum rariorum.* [4th ed?] Frankfurt & Leipzig, 1793

Waller Uppsala. Universitet. Bibliothek. *Bibliotheca Walleriana: the books illustrating the history of medicine and science collected by Dr. Erik Waller and bequeathed to the Library of the Royal University of Uppsala.* A catalogue compiled by Hans Sallander. 2 vols. Stockholm, 1955

Wellcome Wellcome Historical Medical Library. *A catalogue of printed books in the Wellcome Historical Medical Library.* Vol. 1. Books printed before 1641. London, 1962

Wickersheimer Wickersheimer, E. *Dictionnaire biographique des médecins en France au moyen âge.* Paris, 1936

Wing Wing, D. G. *Short-title catalogue of books printed in England, Scotland, Ireland, Wales and British America, and of English books printed in other countries, 1641–1700.* 3 vols. New York, 1945–1951

SELECT SUBJECT INDEX

Excluding general works on medicine, surgery and anatomy, and opera omnia

INDEX OF PRINTERS AND PUBLISHERS
Compiled by Lawrence C. Aspden.

Names with the prefix A or Ab are indexed under the substantive part of the name.

Heyden (Christoff von) *Heirs of*, Strassburg 2252

Heyll (Nicolaus), Mainz 374, 835

Hickman (Spencer), London 1070

Hilary (D), Paris 1263

Hindmarsh (Jos.), London 2391

Hittorp (Gottfried), Cologne 966

Hodkin (T), London 580

Hodgskin (H), London 1145

Hoeve (Wilhelm vander), Gouda 1314, 1767

Hof[f]mann (Johann), Nuremberg 198, 1644, 2504

Hof[f]mann (Nicholaus), Frankfurt 1457, 1459, 1559, 1743, 1937, 1983, 2452

Hofmann (Wolgang), Frankfurt 854

Hoismaniani *Heirs of*, Bremen 1197

Holst (Georg), Copenhagen 2257

Holst (Johann), Sulzbach 1173

Holt (R), London 519

Honate (Giovanni Antonio de), Milan 823

Honorat (Bathélemy), Lyons 2445, 2446, 2510

Honorat (Sébastien), Lyons 2186

Hood (Henry), London 2491

Hoogenhuyse (Andreas ab), Nijmegen 2582

Hoorn (Jan ten), Amsterdam 297, 298, 299, 302, 743, 1204, 1781, 2336, 2351, 2659

Hoorn (Jan Claesz. ten), Amsterdam 301, 303, 304, 1101

Hoorn (Nicolaus ten), Amsterdam 1717, 2451

Hoorn (Timotheus ten), Amsterdam 724, 2492, 2658

d'Houry (Jean), Paris 344, 346, 477, 2382, 2518

d'Houry (Laurent), Paris 62, 394, 516, 1262, 1394, 1409, 1410, 2143

Howkins (Sarah), London 1172

Hubbert (Fr.), London 393

Hübner (Simon Johann), Halle 2242, 2243

Hüter (Simon), Frankfurt 1814

Huguetan (Jacob), Lyons 511

Huguetan (Jean-Antoine), Lyons 459, 831, 832, 1175, 1182, 1209, 1295, 1391, 1895, 2036, 2038, 2039, 2040, 2201, 2271, 2272, 2273, 2643, 2644

Huguetan (Jean-Antoine) *fils*, Lyons 2642

Huguetan (Marcus) & (Joannes Henricus), Lyons 166

Humm[en] (Anthoni), Frankfurt 842, 844, 2292

Humm (Johann Nikolaus), Frankfurt 1482

Humm (Paul), Frankfurt 665

Hunt (William), London 406

Husz (Matthias), Lyons 2461

Huter (Simon)
See Hueter (Simon)

Hyll (Nycholas), London 993

Hynitzsch (Johann-Erasmus), Nordhausen 1082

Hyppianis *typis*, Montbelliard 283

Isingriniana *in officina*, Basle 918

Isingrin (Michael), Basle 915, 916, 1541, 1631, 1675, 1705A

Islip (Adam), London 997, 998, 1926

Isola (Petrus de), Palermo 1156

Izeruer (Jacques), Paris 955

Jackson (Roger), London 2484

Jacob (William), London 377

Jacobsz (Theunis)

See Lootsman (Theunis Jacobsz)

Jacquin (François), Paris 2090

Jaggard (W), London 1989

James (Thomas), London 1141, 2384

Jansonius (Justus), Leipzig 1798, 2358

Janssonius (Iodocus), Amsterdam 26

Janssonius (Johann), Amsterdam 826, 867, 1019, 1021, 1022, 1023, 1024, 1025, 1026, 1027, 1028, 1029, 1030, 1031, 1032, 1033, 1286, 2501, 2508

Janssonius à Waesberge (Johann), Amsterdam 264, 1187, 1188, 1190, 1211, 2265, 2374, 2375, 2539, 2683; *& sons*, Amsterdam 2538

Jansz *Broer*, Amsterdam 723

Jauchius (Samuel), Lubeck 894

Jeger (Grottfried), Lubeck 1730

Jenensis *bibliopol.* Frankfurt 2142

Jennis (Lucas), Frankfurt 257, 734, 1587, 1718

Jobin (Bernhard), Frankfurt 2395; Strassburg 2226

Johnson (Michael), London 853

Johnson (Richard), London 2339

Johnson (Thomas), London 1140, 1144

Jolly (Thomas), Paris 458

Jones (Edward), London 1988

Jones (J), London 2157, 2618

Jones (William), London 1963

Jugge (Richard), London 2046

Junior (Jacobus), Amsterdam 1041

Junta (Franciscus de), Lyons 2529

Junta (Jacobus de), Lyons 103, 2305, 2529; *Heirs of*, Lyons 642

Junta (Luca Antonius), Venice 766, 806, 807, 822, 2279

Junta (Philippus de), Florence 1932

Junta (Thomas), Madrid 2175

Junta Press (*Heirs, etc.*), Florence 2478, 2516; Venice 77, 107–108, 139, 502, 883, 938–939, 1094, 1180, 1227, 1554, 1618, 1621, 1624–1627, 1638, 2187, 2279, 2347, 2428, 2473

Juvenes (Martinus), Paris 1267

Kaesterner (Johann Adam), Breslau 2554; Frankfurt & Leipzig 2460

Kalcoven (Jodocus), Cologne 1177, 1365

Kargerianis *typis Academicis*, Giessen 2462

Kaufmann (Paul), Nuremberg 584

Keblewhite (W), London 2618

Kemp (D), London 1359

Kempfer (Johann), Frankfurt 992

Kersey (John), London 1985, 2524

Kettilby (Walter), London 528, 1045, 1046, 1351A, 1433, 1433A, 1486, 1503, 2378

Kettlewel (Robert), London 1171

Kilianis *typis*, Leipzig 1411

Kingston (Felix), London 727

Kirchner (Christian), Leipzig 1788, 2419

Kirsten (Peter) *author*, Breslau *sumpt. authoris* 1371

Knaplock (Robert), London 2157

Knapton (James), London 2058

Knight (Clement), London 246

Knoblochiana *ex officina*, Strassburg 2127, 2129

Knochen (Friedrich), Frankfurt 1836, 1837, 2543

Kober (Lorenz), Leipzig) 1297, 1794, 1795, 1796, 1797

Köhler (Sebaldus), Geissmar 2430

König (Emanuel), Basle 1918, 2634

König (Johann), Basle 1582

König (Johann Georg), Basle 2634

Koenig (Johann Ludwig), Basle 1880

König (Ludwig), Basle 41, 218, 1914, 1916, 1917, 2024, 2026, 2361, Pruntrut 638; *Heirs of*, Basle 2555

Kohle (Jobst Wilhelm), Altdorf 2368

Kolbe (Andreas), Marpurg 367

Koldenaus (Nathanael), Stockholm 1312

Kolerianis *literis*, Leipzig 1660

Kollitz (Ioannes), Frankfurt 1456

König
See Koenig

Kopff (Peter), Frankfurt 1454–1459, 2389

Kopp (Johannes Henricus), Cologne 1304

Koppmayer (Jacob), Augsburg 743A, 898, 2573, 2639, 2668

Koppmayeriania, *typis*, Augsburg 1168, 1558, 2234, 2549

Kozak, (Johann Sophron) *author*, Bremen 1379

Krafft (Johann), Wittenberg 25

Krebs (Christopher), Jena 2563, 2567

Krebs (Samuel), Jena 236, 402, 403, 534, 698, 745, 769, 877, 1121, 1441, 1496, 1654, 1666, 1731, 2045, 2065, 2196, 2206, 2207, 2208, 2561, 2565, 2566, 2569, 2571; *Widow of*, Jena 2454, 2564, 2568, 2570

Krebsiana *ex typographia*, Jena 1213

Krebsianis *literis*, Jena 410, 582, 896, 2457, 2650

Krebsianum *Stannum* 529

Kroniger (Lorenz), Augsburg 2022; Augsburg & Leipzig 782

Kroock (Franciscus), Milan 784

Krooneveld (Henricus à), Delft 1427

Kühn (Christian Balthasar), Augsburg 2576

Kühn (Balthasar), Frankfurt 1380; Ulm 1116, 1117, 2003

Kühn (Georg Wilhelm), Ulm 902, 1481, 2646

Kühn (Elias), Ulm 1481

Kündig (Jacob), Basle 1899, 2652–2653

Künig (Ludovicus)
See König (Ludwig)

Kürsner (Johann Jodocus), Marpurg 54, 744, 1159, 1383, 1498, 1514, 2546

Kynge (John), London 1067

Kyngston (Felix), London 142, 2402

Kyngston (John), London 39

L. H.
See Lownes (H)

L, T., London 2339

L, W., London 2590

La Burgh (Pieter), Amsterdam 1314

Lacellotus (Johannes),
See Lancellot (Johann)

La Coste (Jean de), Paris 1260

La Coste (Nicolas de), Paris 1260

Lambert (Jean), Paris 1331

Lamprecht (Georg), Copenhagen 2632

Lancellot (Johann), Frankfurt 11

Lanckisch (Friedrich), Leipzig 1934

Landini (Giovanni Battista), Florence 2073

Landry (Pierre), Lyons 2487, 2488

L'Angelier (Abel), Paris 1355

L'Angelier (Arnould) & (Charles) *brothers*, Paris 1841

La Nou, Venice 1540, 2381, 2385

Lantzenberger (Michael), Leipzig 1315, 1316; *Heirs of*, Leipzig 720

INDEX OF PLACES OF PUBLICATION